CASOS CLÍNICOS
EM MEDICINA DE EMERGÊNCIA

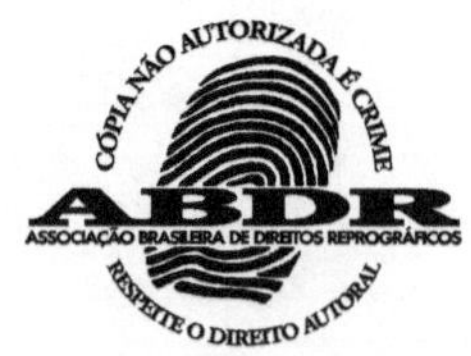

C341 Casos clínicos em medicina de emergência / Toy ... [et al.] ; tradução: Soraya Imon de Oliveira ; revisão técnica: Rafael Nicolaidis. – 3. ed. – Porto Alegre : AMGH, 2014.
xxii, 614 p. : il. ; 23 cm.

ISBN 978-85-8055-321-5

1. Medicina. 2. Medicina de emergência. I. Toy, Eugene C.

CDU 616

Catalogação na publicação: Ana Paula M. Magnus – CRB 10/2052

3ª Edição

CASOS CLÍNICOS EM MEDICINA DE EMERGÊNCIA

TOY • SIMON • LIU • TAKENAKA • ROSH

Tradução:
Soraya Imon de Oliveira

Revisão técnica desta edição:
Rafael Nicolaidis

Médico do Hospital de Clínicas de Porto Alegre (HCPA). Residência em Medicina de Emergência pelo Hospital de Pronto Socorro de Porto Alegre. Instrutor do Programa Advanced Trauma Life Support (ATLS). Instrutor do Grupo Brasileiro de Classificação de Risco. Membro da Associação Brasileira de Medicina de Emergência (ABRAMEDE).

Reimpressão
2022

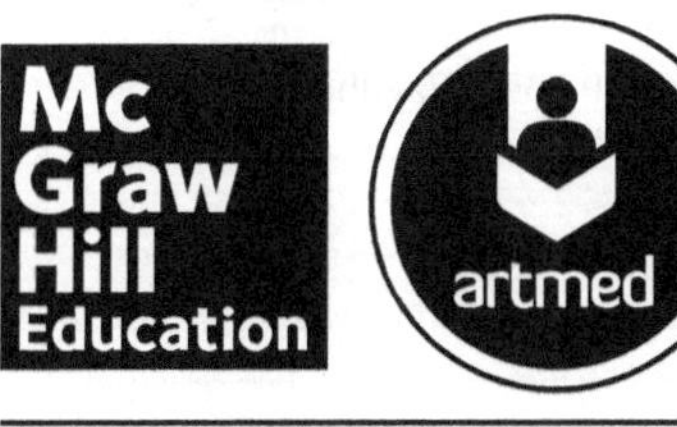

AMGH Editora Ltda.

2014

Obra originalmente publicada sob o título *Case files emergency medicine*, 3rd Edition
ISBN 0071768548 / 9780071768542

Gerente editorial: *Letícia Bispo de Lima*

Colaboraram nesta edição

Editor: *Alberto Schwanke*
Assistente editorial: *Mirela Favaretto*
Arte sobre capa original: *Márcio Monticelli*
Preparação de originais: *Janice Ribeiro de Souza e Laura Avila de Souza*
Leitura final: *Lisiane Andriolli Danieli*
Editoração: *Armazém Digital® Editoração Eletrônica – Roberto Carlos Moreira Vieira*

NOTA

A medicina é uma ciência em constante evolução. À medida que novas pesquisas e a experiência clínica ampliam o nosso conhecimento, são necessárias modificações no tratamento e na farmacoterapia. Os autores desta obra consultaram as fontes consideradas confiáveis, num esforço para oferecer informações completas e, geralmente, de acordo com os padrões aceitos à época da publicação. Entretanto, tendo em vista a possibilidade de falha humana ou de alterações nas ciências médicas, os leitores devem confirmar estas informações com outras fontes. Por exemplo, e em particular, os leitores são aconselhados a conferir a bula de qualquer medicamento que pretendam administrar, para se certificar de que a informação contida neste livro está correta e de que não houve alteração na dose recomendada nem nas contraindicações para o seu uso. Essa recomendação é particularmente importante em relação a medicamentos novos ou raramente usados.

Reservados todos os direitos de publicação, em língua portuguesa, à
AMGH EDITORA LTDA., uma parceria entre GRUPO A EDUCAÇÃO S.A.
e MCGRAW-HILL EDUCATION
Av. Jerônimo de Ornelas, 670 – Santana
90040-340 – Porto Alegre – RS
Fone: (51) 3027-7000 Fax: (51) 3027-7070

Unidade São Paulo
Av. Embaixador Macedo Soares, 10.735 – Pavilhão 5 –
Cond. Espace Center – Vila Anastácio
05095-035 – São Paulo – SP
Fone: (11) 3665-1100 Fax: (11) 3667-1333

SAC 0800 703-3444

IMPRESSO NO BRASIL
PRINTED IN BRAZIL

AUTORES

Eugene C. Toy, MD
Vice Chair of Academic Affairs and Residency Program Director
Department of Obstetrics and Gynecology
The Methodist Hospital
Houston, Texas
The John S. Dunn Senior Academic Chair
St Joseph Medical Center, Houston
Clinical Professor and Clerkship Director
Department of Obstetrics and Gynecology
University of Texas Medical School at Houston
Houston, Texas
Associate Clinical Professor
Weill Cornell College of Medicine

Barry C. Simon, MD
Chairman, Department of Emergency Medicine
Clinical Professor of Medicine
Alameda County Medical Center/Highland Campus
University of California, San Francisco
Oakland, California

Katrin Y. Takenaka, MD
Assistant Professor, Clerkship Director
Assistant Residency Program Director
Department of Emergency Medicine
University of Texas Medical School at Houston
Houston, Texas

Terrence H. Liu, MD, MHP
Professor of Clinical Surgery
University of California San Francisco School of Medicine
San Francisco, California
Program Director, University of California San Francisco East Bay Surgery Residency
Attending Surgeon, Alameda County Medical Center
Oakland, California

Adam J. Rosh, MD, MS
Assistant Professor
Residency Director
Department of Emergency Medicine
Wayne State University School of Medicine
Detroit Receiving Hospital
Detroit, Michigan

Allison Mulcahy, MD
Assistant Professor and Attending Physician
Department of Emergency Medicine
University of New Mexico
Albuquerque, New Mexico

Amandeep Singh, MD
Assistant Clinical Professor of Medicine
Department of Emergency Medicine
University of California, San Francisco
Attending Physician
Department of Emergency Medicine
Alameda County Medical Center/Highland Campus
Oakland, California

Ambrose H. Wong, MD
Resident
Department of Emergency Medicine
New York University/Bellevue Hospital Center
New York, New York

Anand K. Swaminathan, MD, MPH
Assistant Professor
Assistant Residency Director
Department of Emergency Medicine
New York University/Bellevue Hospital Center
New York, New York

Andrea X. Durant, MD
Resident
Department of Emergency Medicine
Alameda County Medical Center/Highland Campus
Oakland, California

Aparajita Sohoni, MD
Faculty/Attending Physician
Department of Emergency Medicine
Alameda County Medical Center/Highland Campus
Oakland, California

Arun Nagdev, MD
Assistant Clinical Professor
Department of Emergency Medicine
University of California, San Francisco
Director, Emergency Ultrasound
Department of Emergency Medicine
Alameda County Medical Center/Highland Campus
Oakland, California

Barry C. Simon, MD
Clinical Professor
Department of Emergency Medicine
University of California, San Francisco
Chairman
Department of Emergency Medicine
Alameda County Medical Center/Highland Campus
Oakland, California

Benjamin D. Wiederhold, MD
Assistant Medical Director
Department of Emergency Medicine
St. Joseph's Medical Center
Stockton, California

Berenice Perez, MD
Clinical Instructor in Medicine
University of California, San Francisco
San Francisco, California
Attending Physician and Co-Medical Director
Department of Emergency Medicine
Alameda County Medical Center/Highland Campus
Oakland, California

Bradley W. Frazee, MD
Clinical Professor
Department of Emergency Medicine
University of California, San Francisco
Attending Physician
Department of Emergency Medicine
Alameda County Medical Center/Highland Campus
Oakland, California

Brian D. Vu, MD
Resident
Department of Emergency Medicine
The University of Texas Medical School at Houston
Houston, Texas

Charlotte Page Wills, MD
Assistant Clinical Professor
Department of Emergency Medicine
University of California, San Francisco
Associate Residency Director
Department of Emergency Medicine
Alameda County Medical Center/Highland Campus
Oakland, California

Cherie A. Hargis, MD
Assistant Clinical Professor
Department of Emergency Medicine
University of California, San Francisco
Attending Physician
Department of Emergency Medicine
Alameda County Medical Center/Highland Campus
Oakland, California

Christopher Bryczkowski, MD
Chief Resident
Department of Emergency Medicine
University of Medicine and Dentistry of New Jersey – Robert Wood Johnson Medical School
New Brunswick, New Jersey

Claire Pearson, MD, MPH
Assistant Professor
Department of Emergency Medicine
Wayne State University/Detroit Receiving Hospital
Detroit, Michigan

David K. English, MD, FACEP, FAAEM
Assistant Clinical Professor
Department of Emergency Medicine
University of California, San Francisco
Informatics Director
Department of Emergency Medicine
Alameda County Medical Center/Highland Campus
Oakland, California

David Mishkin, MD
Attending Physician
Department of Emergency Medicine
Baptist Hospital of Miami
Miami, Florida

Diana T. Vo, MD
Attending Physician
Bronx Lebanon Hospital
Bronx, New York

Eliza E. Long, MD
Resident
Department of Emergency Medicine
Alameda County Medical Center/Highland Campus
Oakland, California

Eric R. Snoey, MD
Clinical Professor
Department of Emergency Medicine
University of California, San Francisco
Vice Chair
Department of Emergency Medicine
Alameda County Medical Center/Highland Campus
Oakland, California

H. Gene Hern, MD, MS
Associate Clinical Professor
Department of Emergency Medicine
University of California, San Francisco
Residency Director
Department of Emergency Medicine
Alameda County Medical Center/Highland Campus
Oakland, California

Jennifer M. Starling, MD
Resident
Department of Emergency Medicine
Alameda County Medical Center/Highland Campus
Oakland, California

Jesus Alvarez, MD
Resident
Department of Emergency Medicine
Alameda County Medical Center/Highland Campus
Oakland, California

Jocelyn Freeman Garrick, MD, MS
Associate Clinical Professor
Department of Emergency Medicine
University of California, San Francisco
EMS Base Director
Alameda County Medical Center/Highland Campus
Oakland, California

Katrin Y. Takenaka, MD
Assistant Professor, Clerkship Director
Assistant Residency Program Director
Department of Emergency Medicine
University of Texas Medical School at Houston
Houston, Texas

Keenan M. Bora, MD
Assistant Professor
Department of Emergency Medicine
Wayne State University School of Medicine
Toxicologist, Children's Hospital of Michigan
Regional Poison Control Center
Detroit, Michigan

Kenneth A. Frausto, MD, MPH
Resident
Department of Emergency Medicine
Alameda County Medical Center/Highland Campus
Oakland, California

Kerin A. Jones, MD
Assistant Professor
Associate Residency Director
Department of Emergency Medicine
Wayne State University/Detroit Receiving Hospital
Detroit, Michigan

Kevin Hoffman, MD
Resident
Department of Emergency Medicine
The University of Texas Medical School at Houston
Houston, Texas

Krista G. Handyside, MD
Attending Physician
Department of Emergency Medicine
Tacoma General Hospital
Tacoma, Washington

Lauren Fine, MD
Chief Resident
Department of Emergency Medicine
Alameda County Medical Center/Highland Campus
Oakland, California

Lauren M. Leavitt, MD
Resident
Department of Emergency Medicine
The University of Texas Medical School at Houston
Houston, Texas

Marjan Siadat, MD, MPH
Attending Physician
Department of Emergency Medicine
Director
Emergency Medicine Residency Rotation
Kaiser Permanente South Sacramento Medical Center
Sacramento, California

Meigra Myers Chin, MD
Instructor
Department of Emergency Medicine
University of Medicine and Dentistry of New Jersey – Robert Wood Johnson
Medical School
New Brunswick, New Jersey

Melissa Clark, MD
Resident
Department of Emergency Medicine
Alameda County Medical Center/Highland Campus
Oakland, California

Michael B. Stone, MD
Chief, Division of Emergency Ultrasound
Department of Emergency Medicine
Brigham and Women's Hospital
Boston, Massachusetts

Michael C. Anana, MD
Clinical Instructor
Department of Emergency Medicine
University of Medicine and Dentistry of New Jersey
Newark, New Jersey

Naomi Adler, MD
Resident
Department of Emergency Medicine
Alameda County Medical Center/Highland Campus
Oakland, California

Oron Frenkel, MD, MS
Resident Physician
Department of Emergency Medicine
Alameda County Medical Center/Highland Campus
Oakland, California

Paul A. Testa, MD, JD, MPH
Assistant Professor
Department of Emergency Medicine
New York University School of Medicine
Medical Director for Clinical Transformation
NYU Langone Medical Center
New York, New York

R. Carter Clements, MD
Clinical Instructor
Department of Emergency Medicine
University of California, San Francisco
San Francisco, California
Attending Physician
Department of Emergency Medicine
Alameda County Medical Center/Highland Campus
General Hospital
Oakland, California

R. Starr Knight, MD
Assistant Clinical Professor
Department of Emergency Medicine
University of California, San Francisco
San Francisco, California

Randi N. Smith, MD, MPH
Resident
Department of Surgery
University of California San Francisco – East Bay
Oakland, California

DEDICATÓRIA

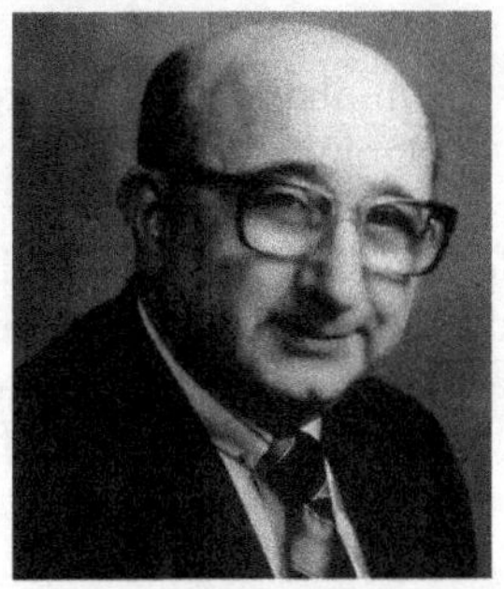

(1921-2008)

Casos clínicos em medicina de emergência, agora em 3ª terceira edição, foi o último no planejamento da série *Casos clínicos*. Convenientemente, aproveitamos a oportunidade para dedicar esta série à memória de um grande médico, Dr. Joseph A. Lucci Jr., que exerceu notável impacto sobre a prática e o ensino da medicina em Houston, em particular no CHRISTUS St. Joseph Hospital. Dr. Lucci nasceu em Morrone del Sannio, província de Campobasso, na Itália, no dia 21 de agosto de 1921. "Dr. Joe" chegou aos Estados Unidos em 1930, com 9 anos. Obteve seu diploma em medicina no Medical College of Wisconsin, em 1946. Após terminar seu estágio, em 1947, serviu à Força Aérea como cirurgião, na Alemanha. Depois, passou por um treinamento de residência de 2 anos no Margaret Hague Maternity Hospital, em Jersey City, New Jersey. Ao chegar a Houston, Dr. Lucci passou por novos treinamentos em cirurgia ginecológica, no MD Anderson Cancer Center, tendo sido indicado para o primeiro cargo acadêmico honorário do Departamento de Obstetrícia/Ginecologia do St. Joseph Hospital. Exerceu cargos acadêmicos também no MD Anderson Cancer Center, UTMB Galveston Medical School e, posteriormente, na University of Texas Houston Medical School. Ao longo de seus 31 anos como acadêmico, Dr. Joe treinou mais de 100 residentes excelentes, revolucionou o ensino da cirurgia ginecológica, desenvolveu técnicas cirúrgicas inovadoras, reduziu a mortalidade materna a quase zero e ajudou a coordenar o ensino médico em toda a região de Houston/Galveston. Com a esposa, Joan, teve cinco filhos: Joe, Joan Marie, Jacqueline, Regina Marie e James, que lhe deram nove netos. "Dr. Joe" foi chefe emérito acadêmico do CHRISTUS St. Joseph Hospital Obstetrics-Gynecology Residency. Ele foi pioneiro em vários aspectos da medicina, influenciando a vida de milhares de pessoas. Temos uma dívida de gratidão com esse homem extraordinário e lamentamos sua morte, que ocorreu de forma serena em 21 de novembro de 2008, diante de todos os seus familiares.

Para Mabel Wong Ligh, cuja graça, amor e bom senso
mantiveram nossa família unida, e em memória de John Wong,
cujo sorriso, integridade e entusiasmo continuam aquecendo nossos corações.
E aos seus herdeiros, Randy e Joyce, e seus filhos, Matthew e Rebekah;
e a Wanda e Jerry, cujas vidas refletem as virtudes de seus pais.

– ECT

À minha melhor amiga e esposa, Zina Rosen-Simon,
e às minhas filhas, Jamie e Kaylie, por me ensinarem a
sempre me lembrar do que mais importa na vida.
Também gostaria de agradecer à faculdade do Highland General Hospital,
bem como a todos os residentes e alunos que pasaram por aqui e
ajudaram a tornar minha carreira como médico emergencista
e acadêmico um desafio e uma imensa recompensa.

– BS

Aos meus pais, que continuam sendo minha luz-guia.
Aos meus residentes e colegas, que nunca falham em me
impressionar com sua dedicação à nossa profissão.
E a Clare, que continua sendo minha professora e amiga.

– KYT

À minha esposa, Eileen, pelo apoio, amor e amizade constantes.
A todos os estudantes de medicina e residentes, por sua
dedicação ao ensino e à melhora do atendimento aos pacientes.

– THL

Um caloroso agradecimento à minha família,
por seu amor e apoio, especialmente a Ruby;
aos dedicados profissionais dos SEs de NYU/Bellevue Hospital
e Wayne State University/DR.H;
e aos meus pacientes, que depositam sua confiança em mim
e me ensinam algo novo a cada dia.

– AR

AGRADECIMENTOS

Os estudos que evoluíram para as ideias desta série foram inspirados por dois estudantes talentosos e objetivos, Philbert Yau e Chuck Rosipal, que se graduaram na faculdade de medicina. Tem sido um prazer trabalhar com o Dr. Barry Simon, um emergencista maravilhosamente habilidoso e compassivo, e com a Dra. Kay Takenaka, que é tão talentosa para escrever e ensinar quanto para atuar na clínica. Também tem sido excelente contar com Adam Rosh na equipe. A McGraw-Hill e eu tivemos a sorte de trabalhar com Adam em seus tempos de estudante de medicina, residente e, agora, como médico emergencista. Do mesmo modo, tenho apreciado trabalhar com meu amigo Terry Liu desde os tempos de faculdade, e foi ele quem inicialmente sugeriu a ideia de escrever este livro. Esta terceira edição traz 8 casos novos e inclui atualizações em quase todos os demais. Devo muito à minha editora, Catherine Johnson, cuja experiência e visão ajudaram a dar o formato à série. Agradeço à McGraw-Hill por acreditar no conceito de ensino por meio de casos clínicos. Também sou grato a Catherine Saggese, por seus conhecimentos excelentes em produção; Cindy Yoo, pela edição maravilhosa; e Ridhi Mathur, por suas notáveis habilidades de produção. No Methodist Hospital, agradeço o apoio importante que recebi dos Drs. Marc Boom, Dirk Sostman, Alan Kaplan e Eric Haufrect. Da mesma forma, sem os conselhos e o apoio de Debby Chambers e Linda Bergstrom, esse livro não poderia ter sido escrito. E, sobretudo, sou grato à minha eterna e amada esposa, Terri, e também aos nossos filhos maravilhosos, Andy, Michael, Allison e Christina, pela paciência, incentivo e compreensão.

Eugene C. Toy

SUMÁRIO

SEÇÃO I

Como abordar problemas clínicos 1

1. Abordagem ao paciente 2
2. Abordagem à solução de problemas clínicos 7
3. Abordagem pela leitura 11

SEÇÃO II

Casos clínicos 15

SEÇÃO III

Lista de casos 589

Lista por número do caso 591
Lista por tópico (em ordem alfabética) 592

Índice 595

INTRODUÇÃO

Dominar o conhecimento cognitivo em uma área como a medicina de emergência é uma tarefa formidável. É ainda mais difícil contar com esse conhecimento, obtê-lo e filtrá-lo por meio de dados clínicos e laboratoriais, desenvolver um diagnóstico diferencial e, por fim, elaborar um plano de tratamento racional. Para conseguir essas habilidades, o estudante costuma aprender melhor à beira do leito, orientado e instruído por professores experientes e inspirado por uma leitura autodirigida e diligente. Está claro que nada substitui o aprendizado à beira do leito, mas, infelizmente, as situações clínicas em geral não abrangem toda a amplitude da especialidade. A melhor alternativa talvez seja simular um caso clínico em detalhes, que seja delineado com vistas à abordagem clínica e à tomada de decisão. Em uma tentativa de alcançar esse objetivo, criamos uma coleção de vinhetas clínicas para ensinar as abordagens diagnósticas ou terapêuticas relevantes para a medicina de emergência. E, mais significativamente, as explicações para os casos enfatizam os mecanismos e princípios subjacentes, em vez da simples memorização de perguntas e respostas.

Este livro foi organizado de modo a favorecer a versatilidade: seja para o estudante "apressado" passar rapidamente pelas situações e checar as respostas correspondentes, seja para o estudante que deseja explicações mais complexas e instigadas. As respostas estão ordenadas da mais simples à mais complexa: um resumo dos pontos pertinentes, as respostas simples, uma análise do caso, uma abordagem do tópico, um teste de compreensão ao final (para reforço e ênfase) e uma lista de referências para leitura adicional. As vinhetas clínicas foram propositadamente dispostas de maneira aleatória para simular o modo como os pacientes reais chegam até o profissional. Uma lista de casos foi incluída na Seção III com o objetivo de ajudar os estudantes que desejam testar seus próprios conhecimentos em determinada área, ou para revisar um dado tópico incluindo as definições básicas. Enfim, intencionalmente não fizemos uso do formato de questões de múltipla escolha nos cenários de casos, uma vez que no mundo real não há pistas (ou distrações). Mesmo assim, foram incluídas várias questões desse tipo ao final de cada situação com o intuito de reforçar conceitos ou introduzir tópicos relacionados.

COMO APROVEITAR MELHOR O LIVRO

Cada caso foi delineado de modo a simular um encontro com um paciente por meio da utilização de questões abertas. A queixa do paciente às vezes difere do aspecto mais preocupante, assim como em alguns casos são fornecidas informações irrelevantes. As respostas foram organizadas em quatro tópicos distintos.

Tópico I

1. **Resumo:** são identificados os aspectos marcantes do caso, que são filtrados a partir das informações irrelevantes fornecidas. O estudante deve formular seu próprio resumo do caso antes de ver as respostas. Uma comparação com o todo na elaboração da resposta será útil para melhorar a habilidade do estudante de se concentrar nos dados importantes e, ao mesmo tempo, descartar a informação irrelevante – uma habilidade essencial à resolução de problemas clínicos.
2. **Resposta objetiva:** fornecida para cada questão aberta.
3. **Análise de caso:** que consiste em:
   a. **Objetivos do caso:** uma lista de 2 a 3 princípios mais importantes, essenciais ao manejo do paciente pelo profissional. Mais uma vez, o estudante é desafiado a hipotetizar sobre os objetivos do caso, após uma revisão inicial do caso, e isso o ajudará a aguçar suas habilidades clínicas e analíticas.
   b. **Considerações:** uma discussão sobre os pontos relevantes e uma breve abordagem do paciente específico.

Tópico II

Abordagem do processo patológico, que consiste em:

a. **Definições ou fisiopatologia:** correlações de terminologia ou ciência básica pertinentes ao processo patológico.
b. **Abordagem clínica:** uma discussão sobre a abordagem do problema clínico em geral, incluindo quadros, figuras e algoritmos.

Tópico III

Questões de compreensão: cada caso contém várias questões de múltipla escolha que reforçam o material ou introduzem conceitos novos e relacionados. As questões sobre o material não encontradas no texto são explicadas nas respostas.

Tópico IV

Dicas clínicas: uma lista de vários pontos de importância clínica, repetidos sob a forma de resumo do texto, que possibilitam realizar uma revisão de forma simples, por exemplo, antes de uma prova.

SEÇÃO I

Como abordar problemas clínicos

1 Abordagem ao paciente

2 Abordagem à solução de problemas clínicos

3 Abordagem pela leitura

1. Abordagem ao paciente

Aplicar o "aprendizado do livro" a uma situação clínica específica é uma das tarefas mais difíceis na medicina. Para tanto, o clínico deve não só reter a informação, organizar os fatos e obter uma grande quantidade de dados, mas também aplicar tudo isso ao caso do paciente. O propósito deste texto é facilitar esse processo.

A primeira etapa envolve a coleta de informações, também conhecida como formação do banco de dados. Essa tarefa inclui obter a história, realizar o exame físico e solicitar exames laboratoriais seletivos, exames especiais e/ou exames de imagem. A empatia e o respeito devem ser sempre exercidos durante a entrevista dos pacientes. **Um clínico competente também sabe como fazer a mesma pergunta de várias formas diferentes, empregando uma terminologia distinta.** Por exemplo, um paciente pode negar que tenha "insuficiência cardíaca congestiva" e, todavia, responder afirmativamente que foi tratado por ter "líquido nos pulmões".

DICAS CLÍNICAS

- A **anamnese** costuma ser a **única ferramenta mais importante** para a obtenção de um diagnóstico. A busca dessa informação de forma empática, completa e não crítica não pode ser excessivamente enfatizada.

ANAMNESE

1. **Informações básicas:**
   a. **Idade:** algumas condições são mais comuns em determinadas idades. A dor torácica em um paciente idoso, por exemplo, é mais preocupante em termos de doença arterial coronariana do que a mesma queixa vinda de um adolescente.
   b. **Sexo:** existem distúrbios que são mais comuns em homens, como os aneurismas aórticos abdominais. Em contrapartida, as mulheres são mais afetadas por problemas autoimunes, como a púrpura trombocitopênica idiopática crônica ou o lúpus eritematoso sistêmico. Do mesmo modo, a possibilidade de gravidez deve ser considerada para qualquer paciente em idade fértil.
   c. **Etnia:** há processos patológicos que são mais frequentes em determinados grupos étnicos (p. ex., o diabetes melito tipo 2 na população hispânica).

DICA CLÍNICA

- A possibilidade de gravidez deve ser considerada para qualquer paciente em idade fértil.

2. **Queixa principal:** o que trouxe o paciente ao hospital? Existe a possibilidade de uma condição crônica ou recorrente, ou trata-se de um problema totalmente novo? A duração e o caráter da queixa, os sintomas associados e fatores exacerbadores/aliviadores devem ser todos registrados. A queixa principal gera um diagnóstico diferencial e as possíveis etiologias devem ser exploradas com investigação adicional.

DICA CLÍNICA

▶ A primeira linha de qualquer apresentação deve incluir a **idade, etnia, sexo e queixa principal.** Exemplo: um homem branco, de 32 anos, queixa-se de uma dor na região abdominal inferior que já dura 8 horas.

3. **História médica pregressa:**
   a. As doenças mais significativas, como hipertensão, diabetes, doença da via aérea reativa, insuficiência cardíaca congestiva, angina ou acidente vascular encefálico (AVE), devem ser detalhadas.
      i. Idade no momento do aparecimento da condição, gravidade e envolvimento de órgão-alvo.
      ii. As medicações usadas no tratamento de determinadas doenças em particular, incluindo quaisquer alterações recentes da medicação e o motivo das alterações.
      iii. Última avaliação da condição (p. ex., quando foi realizado o último teste de estresse ou cateterismo cardíaco em um paciente com angina?).
      iv. Qual médico ou clínico está acompanhando o distúrbio do paciente?
   b. Doenças menos significativas, como infecções recentes no trato respiratório superior.
   c. Os casos de internação, não importa o quão trivial possam ter sido, devem ser examinados.
4. **História cirúrgica:** data e tipo de procedimento realizado, indicação e resultado. É necessário diferenciar entre laparoscopia *versus* laparotomia. Os nomes do cirurgião e do hospital/localização devem ser registrados. Essas informações devem ser correlacionadas com as cicatrizes cirúrgicas encontradas no corpo do paciente. Quaisquer complicações devem ser delineadas, como complicações anestésicas e intubações difíceis.
5. **Alergias:** as reações aos medicamentos devem ser registradas, incluindo a gravidade e a relação temporal com a dose da medicação. A hipersensibilidade imediata deve ser distinguida de uma reação adversa.
6. **Medicações:** é preciso criar uma lista de medicações, dosagens, vias, frequências de administração e duração do uso. Os medicamentos prescritos, vendidos sem receita médica, e as plantas medicinais são importantes. Se o paciente estiver usando antibióticos, é importante anotar o tipo de infecção que está sendo tratada.
7. **História social:** ocupação, estado civil, suporte familiar e tendências à depressão ou ansiedade são todos dados importantes. O uso ou consumo abusivo de drogas ilícitas, cigarro ou bebidas alcoólicas também devem ser registrados.
8. **História familiar:** muitos dos principais problemas médicos são geneticamente transmitidos (p. ex., hemofilia, anemia falciforme). Além disso, uma história familiar de condições como o câncer de mama e a cardiopatia isquêmica pode representar um fator de risco de desenvolvimento dessas doenças.
9. **Revisão de sistemas:** é preciso realizar uma revisão sistemática que enfoque as doenças com risco de vida e aquelas mais comuns. Por exemplo, no caso de um jovem que tenha uma massa testicular, é importante observar a existência de

traumatismo na área, perda de peso e sintomas de infecção. Já no caso de uma idosa que apresenta enfraquecimento geral, é necessário investigar os sintomas sugestivos de cardiopatia, como dor torácica, falta de ar, fadiga ou palpitações.

EXAME FÍSICO

1. **Aspecto geral:** o paciente apresenta qualquer tipo de sofrimento agudo? O médico emergencista deve enfocar o **ABC** (***Airway*** **[via aérea],** ***Breathing*** **[respiração],** ***Circulation*** **[circulação])**. Observe o estado caquético *versus* bem nutrido, ansiedade *versus* tranquilidade, alerta *versus* obtundo.
2. **Sinais vitais:** registre a temperatura, pressão arterial, frequência cardíaca e frequência respiratória. A saturação do oxigênio é útil em casos de pacientes com sintomas respiratórios. A altura, o peso e o índice de massa corporal (IMC) costumam ser incluídos aqui.
3. **Exame de cabeça e pescoço:** devem ser investigadas as evidências de traumatismo, tumores, edema facial, gota e nódulos na tireoide, bem como ruídos carotídeos. Em pacientes com estado mental alterado ou lesão na cabeça, é importante determinar o tamanho, a simetria e a reatividade pupilares. As membranas mucosas devem ser inspecionadas quanto à palidez, icterícia e evidência de desidratação. Os nodos cervical e supraclavicular devem ser palpados.
4. **Exame de mama:** inspecionar quanto à simetria e pele ou retração de mamilo, e realizar palpação para detecção de massas. O mamilo deve ser inspecionado quanto à presença de secreção e as regiões axilar e supraclavicular devem ser examinadas.
5. **Exame cardíaco:** o *ictus cordi* deve ser determinado, e o coração precisa ser auscultado na região do ápice e também na base. É importante observar se o ritmo auscultado é regular ou irregular. As bulhas cardíacas (incluindo B_3 e B_4), sopros, cliques e atritos devem ser caracterizados. Os sopros de fluxo sistólico são bastante comuns em gestantes, devido ao débito cardíaco aumentado. Os sopros diastólicos, porém, são incomuns.
6. **Exame pulmonar:** os campos pulmonares devem ser examinados de modo sistemático e completo. Estridores, sibilos, estertores e roncos devem ser gravados. O clínico também deve procurar evidências de consolidação (sons respiratórios bronquiais, egofonia) e maior esforço para respirar (retrações, respiração abdominal, uso de músculos auxiliares).
7. **Exame abdominal:** o abdome deve ser inspecionado quanto à presença de cicatrizes, distensão, massas e descoloração. O sinal de Grey-Turner, por exemplo, que indica a presença de contusões em áreas do flanco, pode apontar a ocorrência de hemorragia intra-abdominal ou retroperitoneal. A ausculta deve identificar ruídos hidroaéreos normais *versus* ruídos hidroaéreos altos e hiperativos *versus* ruídos hidroaéreos hipoativos. A percussão abdominal deve ser realizada para detectar um macicez móvel (indicador de ascite). Em seguida, uma cuidadosa palpação deve ser iniciada a partir da área dolorida e avançar até incluir todo o abdome, para avaliar a presença de dor à palpação, massas, organomegalias (i.e., baço ou fígado) e sinais peritoneais. A defesa muscular deve ser checada e sua natureza voluntária ou involuntária, determinada.

8. **Exame do dorso e da coluna espinal:** o dorso deve ser avaliado quanto à simetria, dor à palpação ou presença de massas. É importante avaliar as regiões do flanco para detecção de dor à percussão, que pode ser indicativa de doença renal.
9. **Exame genital:**
   a. **Mulheres:** os genitais externos devem ser inspecionados e o espéculo deve ser usado para visualizar a cérvice e a vagina. É preciso tentar realizar um exame bimanual para detectar a existência de dor à mobilização cervical, avaliar o tamanho do útero e detectar a presença de massas ou sensibilidade ovariana.
   b. **Homens:** o pênis deve ser examinado quanto à existência de hipospadia, lesões e secreção. O escroto deve ser palpado para detecção de sensibilidade e massas. Se uma massa for encontrada, é possível transiluminá-la para distinguir entre massas sólidas e císticas. A região da virilha deve ser cuidadosamente palpada para detecção de saliências (hérnias) com o paciente em repouso e sob provocação (tosse, posição vertical).
   c. **Exame retal:** um exame retal revelará presença de massas na região posterior da pelve e pode identificar a presença de sangue grosseira ou oculta nas fezes. Nas mulheres, a nodularidade e a sensibilidade junto ao ligamento uterossacral podem ser sinais de endometriose. A região posterior do útero e as massas palpáveis no fundo de saco podem ser identificadas pelo exame retal. No homem, a próstata deve ser palpada para avaliação de sensibilidade, nodularidade e ampliação.
10. **Membros/pele:** a presença de efusões articulares, dor, edema e cianose deve ser registrada. Também é importante observar o enchimento capilar e os pulsos periféricos.
11. **Exame neurológico:** os pacientes que apresentam queixas neurológicas requerem uma avaliação completa, que inclua a avaliação do estado mental, nervos cranianos, força, sensibilidade, reflexos e função cerebelar. A escala de coma de Glasgow é importante em casos de pacientes com traumatismo (Quadro I.1).

DICA CLÍNICA

- É importante ter um conhecimento abrangente de anatomia para interpretar da melhor maneira possível os achados fornecidos pelo exame físico.

12. **A avaliação laboratorial depende das seguintes circunstâncias:**
    a. Hemograma completo (HC): pode avaliar anemia, leucocitose (infecção) e trombocitopenia.
    b. Painel metabólico básico: eletrólitos, glicose, ureia e creatinina (função renal).
    c. Exame de urina e/ou cultura de urina: para avaliar hematúria, piúria ou bacteriúria. É importante realizar um teste de gravidez em mulheres em idade fértil.
    d. Aspartato aminotransferase (AST), alanina aminotransferase (ALT), bilirrubina, fosfatase alcalina para função hepática; amilase e lipase para avaliar o pâncreas. O escore da escala de coma de Glasgow consiste na soma das melhores respostas nas seguintes áreas: abertura ocular, melhor resposta motora e resposta verbal.

Quadro I.1 • ESCALA DE COMA DE GLASGOW

Área de avaliação	Escore
Abertura ocular	
Espontânea	4
Ao falar	3
À dor	2
Ausente	1
Melhor resposta motora	
Obedece a comandos	6
Localiza a dor	5
Retirada diante da dor	4
Postura de descorticação (flexão anormal)	3
Postura de descerebração (extensão)	2
Sem resposta	1
Resposta verbal	
Orientada	5
Conversação confusa	4
Palavras inadequadas	3
Sons incompreensíveis	2
Nenhuma	1

e. Marcadores cardíacos (CK-MB [creatina quinase-miocárdica], troponina, mioglobina), se houver suspeita de doença arterial coronariana ou outra disfunção cardíaca.

f. Níveis farmacológicos, como o nível de paracetamol, possivelmente em superdosagens.

g. As medidas de gasometria arterial fornecem informação sobre a oxigenação, bem como leituras de pH e dióxido de carbono.

13. **Auxiliares diagnósticos:**

a. Eletrocardiograma, se houver suspeita de isquemia cardíaca, disritmia ou outra disfunção cardíaca.

b. Exame de ultrassonografia, que é útil para avaliar processos pélvicos em mulheres (p. ex., doença inflamatória pélvica, abscesso tubo-ovariano) e diagnosticar cálculos biliares e outras doenças da vesícula biliar. Com a adição do Doppler de fluxo colorido, é possível detectar casos de trombose venosa profunda e torsão ovariana ou testicular.

c. Tomografia computadorizada (TC), que é útil para avaliar o cérebro quanto à presença de massas, AVE e fraturas cranianas. As TCs do tórax permitem avaliar a presença de massas, acúmulos de líquido, dissecções aórticas e êmbolos pulmonares. As TCs abdominais podem detectar infecção (abscesso, apendicite, diverticulite), massas, aneurismas aórticos e cálculos ureterais.

d. O exame de ressonância magnética (RM) ajuda a identificar os planos de tecido mole de forma bastante nítida. No contexto do serviço de emergência (SE), esse exame é mais usado para excluir a hipótese de compressão da medula espinal, síndrome da cauda equina e hematoma ou abscesso epidural. A RM também pode ser útil para pacientes com AVE agudo.

2. Abordagem à solução de problemas clínicos

SOLUÇÃO DE PROBLEMAS CLÍNICOS CLÁSSICA

Em geral, existem cinco passos que um médico emergencista segue para resolver de modo sistemático a maioria dos problemas clínicos:

1. Tratar o ABC e outras condições ameaçadoras à vida.
2. Estabelecer o diagnóstico.
3. Avaliar a gravidade da doença.
4. Instituir o tratamento com base no estágio da doença.
5. Acompanhar a resposta do paciente ao tratamento.

AVALIAÇÃO E TRATAMENTO DE EMERGÊNCIA

Os pacientes frequentemente chegam ao SE apresentando condições de risco à vida que requerem **avaliação e tratamento simultâneos.** Por exemplo, um paciente com falta de ar aguda e hipoxêmico requer suplementação de oxigênio e possivelmente intubação com ventilação mecânica. Ao mesmo tempo em que trata dessas necessidades, o clínico também deve determinar se o paciente apresenta dispneia em decorrência de pneumonia, insuficiência cardíaca congestiva, embolia pulmonar, pneumotórax ou outro motivo qualquer.

Como regra geral, **a prioridade é a estabilização do ABC** (ver Quadro I.2). Um paciente comatoso com múltiplos traumatismos, por exemplo, requer intubação para proteção da via aérea (ver Figs. I.1 a I.3, que ilustram o manejo da via aérea e os aspectos relacionados à respiração). Em seguida, se o paciente tiver um pneumotórax hipertensivo (problema respiratório), precisará ser submetido imediatamente a uma toracostomia com agulha. Se esse paciente apresentar hipotensão, será necessário acesso intravenoso (IV) de grande calibre e ressuscitação volêmica para suporte circulatório. Uma pressão deve ser aplicada em qualquer região que apresente sangramento ativo. Após a estabilização do ABC e de outras condições ameaçadoras à vida, as próximas ações devem ser a obtenção da história e a realização de exame físico mais completo.

DICA CLÍNICA

- Como os médicos emergencistas se deparam com doenças e lesões inesperadas, muitas vezes são obrigados a realizar o diagnóstico e proceder às etapas terapêuticas ao mesmo tempo. **Nos casos de pacientes com condições agudamente ameaçadoras à vida, a prioridade mais importante é a estabilização – o ABC.**

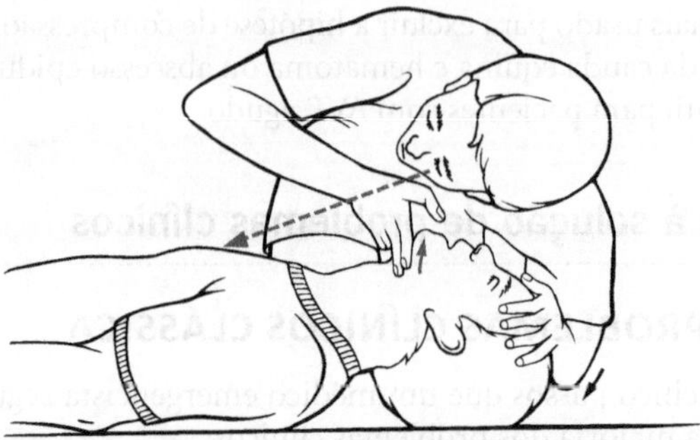

Figura I.1. Determinação da ausência de respiração. A pessoa que está realizando o salvamento "olha, escuta e sente" a respiração da vítima.

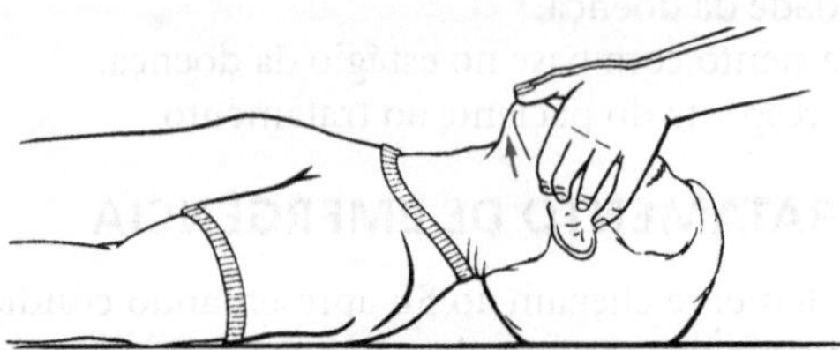

Figura I.2. Manobra da tração mandibular. O socorrista mantém a mandíbula elevada e, ao mesmo tempo, a espinha cervical em posição neutra.

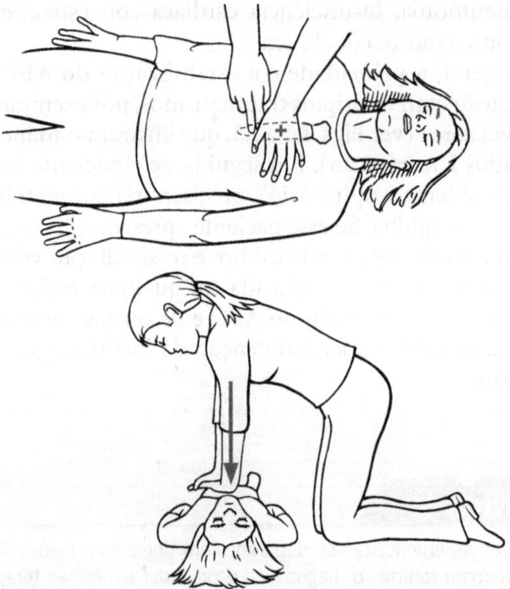

Figura I.3. Compressões torácicas. O socorrista aplica compressões torácicas em uma vítima adulta.

ESTABELECER O DIAGNÓSTICO

Para que o diagnóstico seja estabelecido, o paciente deve passar por uma avaliação detalhada e as informações obtidas devem ser analisadas, os fatores de risco devem ser ponderados e uma lista de possíveis diagnósticos (diferenciais) pode ser obtida. Em geral, uma longa lista obtida pode ser restringida a algumas hipóteses diagnósticas mais prováveis ou mais sérias, com base nos conhecimentos e experiência do clínico, e na realização de testes seletivos. Por exemplo, um paciente que se queixe de dor na região abdominal superior e tenha história de uso de fármacos anti-inflamatórios não esteroides (AINEs) pode ter úlcera péptica. Por outro lado, um paciente com dor abdominal, intolerância a alimentos gordurosos e distensão abdominal por gases pode apresentar colelitíase. Ainda, outro indivíduo com história de dor periumbilical com duração de 1 dia e cuja localização atual é o quadrante inferior direito pode ter apendicite aguda.

DICA CLÍNICA

- A segunda etapa da solução de problemas clínicos consiste em estabelecer o diagnóstico.

AVALIAR A GRAVIDADE DA DOENÇA

Após estabelecer o diagnóstico, o próximo passo é caracterizar a gravidade do processo patológico. Em outras palavras, descrever "o quão ruim" a doença é. Essa tarefa pode ser tão simples quanto determinar se um paciente "está doente" ou "não está doente". O paciente com infecção do trato urinário está séptico ou estável e pode receber terapia ambulatorial? Em outros casos, pode ser usado um estadiamento mais formal. Por exemplo, a escala de coma de Glasgow é usada em casos de pacientes com traumatismo craniano para descrever a gravidade da lesão com base no nível de resposta de abertura ocular, verbal e motora.

DICA CLÍNICA

- A terceira etapa da solução de problemas clínicos consiste em **estabelecer a gravidade ou o estágio da doença.** Isso geralmente exerce impacto sobre o tratamento e/ou prognóstico.

TRATAR COM BASE NO ESTÁGIO

Muitas doenças são caracterizadas de acordo com o estágio ou a gravidade, pois ambos afetam o prognóstico e o tratamento. Tomemos como exemplo um jovem até então sadio que contrai pneumonia na ausência de sofrimento respiratório e pode ser tratado à base de antibióticos em sua própria casa. Um indivíduo de idade avançada que apresente enfisema e pneumonia provavelmente terá que ser internado para receber tratamento antibiótico IV. Um paciente com pneumonia e insuficiência respiratória provavelmente teria que ser intubado e internado na unidade de terapia intensiva (UTI) para receber tratamento adicional.

Quadro I.2 • AVALIAÇÃO DO ABC

	Avaliação	Tratamento
Via aérea	Avaliar a cavidade oral, a cor do paciente (rosado *versus* cianótico), patência da via aérea (choque, aspiração, compressão, corpo estranho, edema, sangue), estridor, desvio traqueal, facilidade de ventilação com dispositivo bolsa-máscara.	Inclinação da cabeça e elevação do mento. Havendo suspeita de lesão na espinha cervical, estabilizar o pescoço e aplicar o empurre mandibular. Em caso de obstrução: manobra de Heimlich, tração torácica, varredura digital (somente no paciente inconsciente). Temporização de via aérea (máscara laríngea). Via aérea definitiva (intubação [nasotraqueal ou orotraqueal], cricotireoidectomia).
Respiração	Ver, ouvir e sentir a movimentação do ar e a elevação do tórax. Frequência ventilatória e esforço (músculos auxiliares, diaforese, fadiga). Ventilação efetiva (broncoespasmo, deformidade da parede torácica, embolia pulmonar).	Ressuscitação (boca a boca, boca-máscara, bolsa-máscara). Suplementação de oxigênio, tubo torácico (pneumotórax ou hemotórax).
Circulação	Palpar a artéria carótida. Avaliar a pulsação e a pressão arterial. Monitor cardíaco para avaliar o ritmo. Considerar o monitoramento da pressão arterial. Avaliar o enchimento capilar.	Caso não haja pulsação, realizar compressões torácicas e determinar o ritmo cardíaco (considerar a administração de adrenalina, desfibrilação). Acesso intravenoso (linha central). Líquidos. Considerar os 5 H e 5 T: **h**ipovolemia, **h**ipóxia, **h**ipotermia, **h**iper/**h**ipocalemia, **h**idrogênio (acidose); pneumotórax hiper**t**ensivo, **t**amponamento (cardíaco), **t**rombose (embolia pulmonar maciça), **t**rombose (infarto do miocárdio), **t**óxicos (superdosagem de fármaco).

DICA CLÍNICA

- A quarta etapa da solução de problemas clínicos é o ajuste do tratamento de acordo com a gravidade ou o estágio da doença.

ACOMPANHAR A RESPOSTA AO TRATAMENTO

A etapa final da abordagem à doença consiste no acompanhamento da resposta do paciente à terapia. Algumas respostas são clínicas, como a melhora (ou ausência de melhora) da dor sentida pelo paciente. Outras respostas podem ser acompanhadas por meio de exames (p. ex., monitoramento do hiato aniônico de um paciente com cetoacidose diabética). O clínico precisa estar preparado para saber o que fazer, caso seu paciente não responda como esperado. O próximo passo consiste em repetir o tratamento, reavaliar o diagnóstico ou proceder ao seguimento usando outro exame mais específico?

DICA CLÍNICA

- **A quinta etapa na solução de problemas clínicos é o monitoramento da resposta ou eficácia do tratamento.** Isso pode ser feito de diversos modos – sintomaticamente, ou com base no exame físico ou outros exames. Para o médico emergencista, os sinais vitais, a oxigenação, o débito urinário e o estado mental são parâmetros essenciais.

3. Abordagem pela leitura

A abordagem pela leitura embasada em um problema-clínico difere da clássica pesquisa "sistemática" de uma doença. Os pacientes raramente chegam ao médico apresentando um diagnóstico evidente. Por isso, o estudante precisa ser capaz de aplicar as informações que encontra nos livros-texto ao cenário da clínica. Como a leitura com propósito melhora a retenção da informação, o estudante deve ler tendo como objetivo responder perguntas específicas. Existem sete questões fundamentais que facilitam o **pensamento clínico.**

1. Qual é o diagnóstico mais provável?
2. Como você confirmaria o diagnóstico?
3. Qual seria seu próximo passo?
4. Qual é o mecanismo mais provável para este processo?
5. Quais são os fatores de risco para esta condição?
6. Quais são as complicações associadas ao processo patológico?
7. Qual é o melhor tratamento?

DICA CLÍNICA

▶ **A leitura com propósito de responder às questões fundamentais melhora a retenção da informação** e facilita a aplicação do **conhecimento teórico** (contido no livro) ao **conhecimento clínico.**

QUAL É O DIAGNÓSTICO MAIS PROVÁVEL?

O método de estabelecer o diagnóstico foi abordado na seção anterior. Uma forma de resolver a questão clínica consiste em desenvolver abordagens-padrão para os problemas clínicos comuns. É útil conhecer as causas mais comuns de várias manifestações, assim "a pior cefaleia que o paciente teve em sua vida é preocupante pela possível existência de hemorragia subaracnóidea". (Ver Dicas Clínicas, no final de cada caso.)

O cenário clínico, nesse caso, pode ser algo como: "Uma mulher de 38 anos apresenta história de fotofobia e cefaleia latejante unilateral, com duração de 2 dias. Qual é o diagnóstico mais provável?"

Na ausência de outras informações que permitam prosseguir, o estudante deve observar que a paciente tem cefaleia unilateral e fotofobia. Usando a informação sobre a causa mais comum, o estudante supõe disciplinadamente que a paciente está com enxaqueca. Se a paciente tivesse relatado "a pior cefaleia de toda a sua vida", então o estudante usaria as dicas clínicas: "A pior cefaleia da vida de um paciente preocupa quanto à possível existência de uma hemorragia subaracnóidea".

DICA CLÍNICA

▶ A causa mais comum de cefaleia latejante unilateral com fotofobia é a enxaqueca, mas **a principal preocupação é a possibilidade de hemorragia subaracnóidea.** Se a paciente descreve o fato como a "pior cefaleia de toda a sua vida", a preocupação com hemorragia subaracnóidea aumenta.

COMO VOCÊ CONFIRMARIA O DIAGNÓSTICO?

No contexto descrito anteriormente, a mulher com a "pior cefaleia de sua vida" está com suspeita de hemorragia subaracnóidea. Esse diagnóstico poderia ser confirmado por uma tomografia computadorizada do encéfalo e/ou punção lombar. O estudante deve aprender as limitações dos vários exames diagnósticos, especialmente quando empregados no início de um processo patológico. A punção lombar que mostra xantocromia (presença de hemácias) é o padrão-ouro do diagnóstico da hemorragia subaracnóidea, mas pode resultar negativa no início do curso da doença.

QUAL SERIA SEU PRÓXIMO PASSO?

Essa é uma pergunta difícil de responder, pois o próximo passo envolve inúmeras possibilidades. A resposta pode obter informações mais diagnósticas, estadiar a doença ou introduzir a terapia. Trata-se frequentemente de uma pergunta mais difícil de responder do que a pergunta "qual é o diagnóstico mais provável?", pois as informações disponíveis podem ser insuficientes para estabelecer um diagnóstico e o próximo passo talvez seja perseguir mais informações diagnósticas. Outra possibilidade é que exista informação suficiente para estabelecer um diagnóstico provável e o próximo passo seja estadiar a doença. Enfim, a resposta mais adequada pode ser ainda tratar o paciente. Dessa forma, a partir dos dados clínicos disponíveis, é necessário julgar até onde seguir pelos seguintes caminhos:

(1) estabeler o diagnóstico → (2) estadiar a doença →
(3) tratar com base no estágio → (4) acompanhar a resposta

Com frequência, o estudante é ensinado a "regurgitar" a mesma informação escrita por alguém sobre uma determinada doença em particular, sem, no entanto, estar capacitado a identificar o próximo passo. A melhor forma de adquirir essa habilidade é à beira do leito, em um ambiente incentivador, com liberdade para fazer suposições ensinadas e com um *feedback* construtivo. Um exemplo de cenário poderia descrever o processo de suposição de um estudante da seguinte forma:

1. Estabelecer o diagnóstico: "Com base na informação que tenho, acredito que o Sr. Smith tem uma obstrução de intestino delgado, porque ele apresenta náusea e vômito, distensão abdominal, ruídos hidroaéreos hiperativos e altos, e alças de intestino delgado dilatadas à radiografia."
2. Estadiar a doença: "Não acredito que a doença seja grave, pois o paciente não apresenta febre, evidência de sepse, dor intratável, sinais peritoneais nem leucocitose."
3. Tratar com base no estágio: "Dessa forma, meu próximo passo será tratar o paciente com regime nada pela boca, colocação de uma sonda nasogástrica (SNG), administração de líquidos IV e observação."
4. Acompanhar a resposta: "Quero acompanhar o tratamento avaliando a dor sentida pelo paciente (pedirei a ele diariamente para atribuir um valor de 1 a 10 à dor), sua função intestinal (perguntarei se ele tem sentido náusea ou vomitado, ou se tem flatulência), temperatura corporal, exame abdominal, níveis séricos de bicarbonato (acidemia metabólica) e contagem de leucócitos sanguíneos. Repetirei a avaliação do paciente a cada 48 horas."

Para um paciente semelhante ao do exemplo e com quadro clínico obscuro, talvez o melhor próximo passo seja estabelecer o diagnóstico, obtendo uma radiografia com contraste oral para avaliar a obstrução intestinal.

DICA CLÍNICA

- Em geral, a pergunta "Qual seria seu próximo passo?" é a mais difícil de responder, pois sua resposta pode ser o estabelecimento do diagnóstico, o estadiamento da doença ou o tratamento do paciente.

QUAL É O MECANISMO MAIS PROVÁVEL PARA ESTE PROCESSO?

A referida pergunta vai além do estabelecimento do diagnóstico e também exige que o estudante conheça o mecanismo subjacente ao processo patológico. Por exemplo, um contexto clínico pode descrever um paciente de 68 anos que percebeu hesitação e retenção urinária, bem como a presença de uma massa ampla, rígida e não dolorida localizada na região supraclavicular esquerda. O paciente apresenta obstrução do colo da bexiga, seja como consequência de hipertrofia benigna da próstata ou câncer de próstata. Entretanto, a massa endurecida localizada na área do colo à esquerda levanta a suspeita de câncer. O mecanismo é a ocorrência de metástase na área do ducto torácico, pois as células malignas são transportadas pelo líquido linfático que, por sua vez, é drenado para dentro da veia subclávia esquerda. Recomenda-se ao estudante que aprenda os mecanismos envolvidos em cada processo patológico, em vez de apenas memorizar uma série de sintomas. Além disso, na medicina de emergência é fundamental que o estudante saiba a anatomia, função e o modo como o tratamento corrige o problema.

QUAIS SÃO OS FATORES DE RISCO PARA ESTA CONDIÇÃO?

Conhecer os fatores de risco ajuda o profissional a estabelecer um diagnóstico e determinar como interpretar os resultados dos exames. Por exemplo, saber analisar fatores de risco pode ser útil no manejo de uma paciente de 55 anos que tem anemia. Se ela apresentar fatores de risco de câncer do endométrio (como diabetes, hipertensão, anovulação) e se queixar de sangramento pós-menopausa, é provável que tenha um carcinoma de endométrio. Nesse caso, uma biópsia de endométrio deve ser examinada. Por outro lado, um sangramento oculto de colo é uma etiologia comum. Se a paciente tomar AINE ou ácido acetilsalicílico, então a causa mais provável é uma úlcera péptica.

DICA CLÍNICA

- Ser capaz de avaliar os fatores de risco ajuda a guiar os exames e desenvolver o diagnóstico diferencial.

QUAIS SÃO AS COMPLICAÇÕES ASSOCIADAS AO PROCESSO PATOLÓGICO?

Os clínicos devem conhecer as complicações de uma doença para que possam saber como acompanhar e monitorar o paciente. Às vezes, o estudante tem que estabelecer o diagnóstico a partir de indícios clínicos e, então, aplicar o próprio conhecimento acerca das consequências do processo patológico. Por exemplo, "um homem de 26 anos queixa-se de inchaço e dor no membro inferior direito, que surgiram após um voo transatlântico". O exame de ultrassonografia Doppler desse paciente revela uma trombose venosa profunda. Entre as complicações desse processo, está a embolia pulmonar (EP). Conhecer os tipos de consequências também ajuda o clínico a estar atento aos perigos a que um paciente está sujeito. Se o paciente do exemplo apresentar sintomas consistentes com EP, pode ser necessário realizar um exame de imagem angiográfica por TC do tórax.

QUAL É O MELHOR TRATAMENTO?

Para responder a essa questão, o clínico não só tem que chegar ao diagnóstico correto e avaliar a gravidade da condição como também ponderar a situação, a fim de determinar a intervenção apropriada. Para o estudante, saber as dosagens exatas não é tão importante quanto saber qual é a melhor medicação, a via de administração, o mecanismo de ação e as possíveis complicações. É importante que o estudante seja capaz de verbalizar o diagnóstico e a lógica do tratamento.

DICAS CLÍNICAS

▶ A lógica do tratamento deve ser baseada na gravidade da doença e no diagnóstico específico, A exceção a essa regra é uma situação emergente, como insificiência respiratória ou choque, quando o paciente precisa de tratamento, mesmo enquanto a etiologia está sendo investigada.

RESUMO

1. A prioridade mais importante na abordagem de um paciente da emergência é a estabilização, seguida da avaliação e tratamento do ABC (via área, respiração, circulação).
2. Não há substituto para a obtenção de uma anamnese detalhada e realização do exame físico.
3. A abordagem clínica do paciente da emergência é feita em cinco etapas: tratar as condições ameaçadoras à vida, estabelecer o diagnóstico, avaliar a gravidade, tratar com base na gravidade e acompanhar a resposta.
4. Existem sete perguntas que ajudam a transpor a lacuna existente entre o livro-texto e a clínica.

REFERÊNCIAS

Hamilton GC. Introduction to emergency medicine. In: Hamilton GC, Sanders AB, Strange GR, Trott AT, eds. *Emergency Medicine: An Approach to Clinical Problem-Solving*. Philadelphia, PA: Saunders; 2003:3-16.

Hirshop JM. Basic CPR in adults. In: Tintinalli J, Stapczynski JS, Ma OJ, Cline D, Cydulka R, Meckler G, eds. *Emergency Medicine*. 7th ed. New York, NY: McGraw-Hill; 2010.

Ornato JP. Sudden cardiac death. In: Tintinalli J, Stapczynski JS, Ma OJ, Cline D, Cydulka R, Meckler G, eds. *Emergency Medicine*. 7th ed. New York, NY: McGraw-Hill; 2004.

Shapiro ML, Angood PB. Patient safety, errors, and complications in surgery. In: Brunicardi FC, Andersen DK, Billiar TR, et al, eds. *Schwartz's Principles of Surgery*. 9th ed., New York, NY: McGraw-Hill; 2009.

SEÇÃO II

Casos clínicos

CASO 1

Um adolescente de 13 anos chega ao serviço de emergência com uma queixa principal de dor de garganta e febre, há 2 dias. Ele relata que sua irmã mais nova está doente desde a semana anterior e apresenta "os mesmos sintomas". O paciente queixa-se de dor à deglutição, mas não apresenta alteração na voz, salivação excessiva ou rigidez cervical. Ele nega qualquer tipo de história recente de tosse, erupção, náusea, vômito ou diarreia. Nega, também, ter viajado recentemente e afirma que tomou todas as vacinações devidas durante a infância. O paciente não apresenta outros problemas médicos, não toma medicamentos e não tem alergias.

Ao exame, sua temperatura é de 38,5°C, a frequência cardíaca é de 104 batimentos por minuto (bpm), a pressão arterial é de 118/64 mmHg, a frequência respiratória é de 18 movimentos por minuto (mpm) e a saturação do oxigênio está em 99% ao ar ambiente. Sua orofaringe posterior revela eritema com exsudatos tonsilares, sem desvio uvular ou inchaço tonsilar significativo. O exame do pescoço revela ausência de sensibilidade na região dos linfonodos anteriores. O exame torácico e cardiovascular não forneceu achados significativos. O abdome do paciente está normotenso e indolor, com ruídos hidroaéreos normais e ausência de hepatoesplenomegalia. A pele não apresenta erupções.

- Qual é o diagnóstico mais provável?
- Quais são as causas perigosas de dor de garganta que não podem ser ignoradas?
- Qual é seu plano diagnóstico?
- Qual é seu plano terapêutico?

RESPOSTAS PARA O CASO 1

Faringite estreptocócica ("dor de garganta estreptocócica")

Resumo: o paciente é um adolescente de 13 anos que está com faringite. Ele tem febre, exsudação tonsilar e não apresenta tosse nem adenopatia cervical dolorida. Não há evidências de envolvimento da via aérea.

- **Diagnóstico mais provável:** faringite estreptocócica.
- **Causas perigosas de dor de garganta:** epiglotite, abscesso peritonsilar, abscesso retrofaríngeo, angina de Ludwig.
- **Plano diagnóstico:** usar os critérios de Centor para determinar a probabilidade de faringite cervical e realizar o teste rápido do antígeno, quando apropriado.
- **Plano terapêutico:** avaliar o paciente quanto à necessidade de usar antibióticos *versus* tratamento de suporte.

ANÁLISE

Objetivos

1. Reconhecer as diferentes etiologias da faringite, observando aquelas que são potencialmente prejudiciais à vida.
2. Familiarizar-se com as estratégias de tomada de decisão amplamente aceitas para o diagnóstico e o tratamento da faringite por estreptococos β-hemolítico do grupo A (EBGA).
3. Conhecer o tratamento da faringite por EBGA e compreender as sequelas dessa doença.
4. Reconhecer as emergências de via aérea agudas associadas a infecções no trato respiratório superior.

Considerações

O paciente deste caso clínico apresenta um dilema diagnóstico comum: dor de garganta e febre. A prioridade do médico é avaliar se o paciente está mais doente do que indica a queixa apresentada: **respiração estridorosa, ânsia por ar, aparência de intoxicação ou salivação excessiva (baba) com incapacidade de deglutição seriam indicadores de um problema iminente.** A via aérea, a respiração e a circulação devem ser sempre avaliadas primeiro. Como o paciente não apresenta esse tipo de "alarme", é possível obter sua história mais tranquilamente, bem como examinar a cabeça, o pescoço e a garganta. Nos casos sugestivos de epiglotite, como estridor, salivação excessiva e aparência de intoxicação, o exame da garganta (em especial com um abaixador de língua) pode causar obstrução da via aérea superior em crianças e levar à insuficiência respiratória. Durante o exame, o clínico deve estar atento para a ocorrência de complicações de uma infecção de via aérea superior. Nesse caso, porém, o paciente apresenta apenas uma faringite simples.

De uma forma geral, a etiologia mais comum da faringite são os organismos virais. Esse adolescente exibe vários aspectos que apontam uma maior probabilidade de infecção por estreptococos do grupo A: **idade inferior a 15 anos, febre, ausência de tosse e presença de exsudato tonsilar.** Notavelmente, ele não apresenta "adenopatia cervical anterior dolorida". O diagnóstico de faringite por EBGA pode ser estabelecido clinicamente ou por meio de um teste rápido de antígeno (TRA). Os testes rápidos para detecção de antígeno estreptocócico podem fornecer resultados bastante acurados de maneira imediata, e a necessidade de tratamento com penicilina pode ser baseada nesses resultados. Se o TRA estreptocócico resultar positivo, então a terapia antibiótica deve ser instituída. Contudo, se o teste resultar negativo, deve-se realizar uma cultura de garganta e suspender os antibióticos em curso.* **O padrão-ouro do diagnóstico é a cultura bacteriana:** se ela resultar positiva, o paciente deve ser notificado e tratado com penicilina.

ABORDAGEM À Faringite

ABORDAGEM CLÍNICA

O diagnóstico diferencial da faringite é amplo e inclui **etiologias virais** (rinovírus, coronavírus, adenovírus, herpes simples [HSV], influenza, parainfluenza, Epstein-Barr e citomegalovírus [EBV e CMV, respectivamente, causadores da mononucleose infecciosa], coxsackievírus [causador da herpangina] e vírus da imunodeficiência humana [HIV]), causas bacterianas (EBGA, estreptococos do grupo C,** *Arcanobacterium**** *haemolyticum*, meningococos, gonococos, difteria, clamidófila,**** *Legionella* e espécies de *Mycoplasma*), condições específicas, anatomicamente relacionadas causadas por organismos bacterianos (abscessos peritonsilares, epiglotite, abscessos retrofaríngeos, angina de Vincent e angina de Ludwig), faringite por cândida, estomatite aftosa, tireoidite e eritema bolhoso multiforme. Os **vírus são a causa mais comum de faringite.**

Os EBGAs causam faringite em 5 a 10% dos adultos e em 15 a 30% das crianças que procuram atendimento médico queixando-se de dor de garganta. Essa dor costuma ser clinicamente indistinguível de outras etiologias, ainda que seja a principal causa tratável de faringite. A infecção primária pelo HIV também pode causar faringite aguda, e sua identificação pode ser benéfica, pois permitirá a iniciação antecipada da terapia antirretroviral. Também é importante excluir a hipótese de mono-

*N. de R.T. De acordo com a diretriz de 2012 da *Infectious Diseases Society of America* (IDSA), em pacientes **maiores de 18 anos**, o uso rotineiro de culturas pode ser dispensado.

**N. de R.T. Estreptococos do grupo G também.

***N. de R.T. Previamente chamada de *Corynebacterium haemolyticum.*

****N. de R.T. Previamente chamada de *Chlamydia.*

nucleose infecciosa, em razão do risco de esplenomegalia e ruptura esplênica. Outras **etiologias bacterianas** também podem ser tratadas com antibióticos. Estudos sugerem que alguns sintomas e aspectos da história, além de serem sugestivos de faringite estreptocócica, podem guiar o profissional a obter uma probabilidade pré-teste de EBGA razoável. Os critérios de Centor, modificados de acordo com o risco associado à idade, são úteis para avaliar a hipótese de infecção por EBGA (Quadro 1-1).

Dados epidemiológicos recentes sugerem que ***Fusobacterium necrophorum*** causa faringite com uma frequência similar à do EBGA em indivíduos adultos jovens e que, quando a condição não é tratada, está implicado como causa também da síndrome de Lemierre* – uma complicação supurativa ameaçadora à vida.

As culturas de garganta ainda são consideradas o padrão-ouro do diagnóstico da faringite por EBGA, mas têm várias limitações de uso na prática diária. As culturas de garganta podem resultar falso-negativas para pacientes com poucos organismos na faringe ou como resultado de amostragem inadequada (método de *swab* incorreto, erros de incubação ou leitura das placas). As culturas de garganta podem resultar falso-positivas para indivíduos portadores assintomáticos de EBGA. As culturas de garganta são caras e (talvez, o aspecto mais importante) requerem de 24 a 48 horas para a obtenção dos resultados. Embora possa ser razoável adiar a terapia por esse período (o atraso não aumentará a probabilidade de desenvolvimento de febre reumática), isso irá requerer comunicação adicional com o paciente e, talvez, uma latência incômoda na terapia do paciente preocupado. Mesmo assim, um resultado de cultura negativo pode levar à imediata descontinuação dos antibióticos.

O TRA para EBGA, embora tenha algumas limitações, foi adotado por muitos especialistas e incorporado aos algoritmos diagnósticos. **O TRA apresenta uma sensibilidade de 80 a 90%** e uma especificidade superior à das culturas de garganta. Os resultados dos testes são imediatos e podem ser disponibilizados em questão de minutos. Muitos especialistas recomendam a **confirmação de TRAs negativos por cultura de garganta.** Indivíduos com **resultados de TRA positivos devem ser tratados.** As tecnologias modernas, como o imunoensaio óptico, podem se mostrar tão

Quadro 1.1 • CRITÉRIOS DE CENTOR DE PREVISÃO DE FARINGITE ESTREPTOCÓCICA
Presença de exsudatos tonsilares: 1 ponto
Adenopatia cervical anterior dolorida: 1 ponto
Febre relatada na história: 1 ponto
Ausência de tosse: 1 ponto
Idade < 15 anos:[a] somar 1 ponto ao escore total
Idade > 45 anos:[a] subtrair 1 ponto do escore total

[a] Modificação dos critérios de Centor originais. Ver no texto a interpretação dos escores.

Centor RM, Witherspoon JM, Dalton HP, et al. The diagnosis of strep throat in adults in the emergency room. Med Decis Making. 1981;1:239-246; and McIsaac WJ, White D, Tannenbaum D, Low DE. A clinical score to reduce unnecessary antibiotic use in patients with sore throat. CMAJ. 1998;158(1):75-83.

*N. de R.T. A Síndrome de Lemierre é uma tromboflebite séptica da veia jugular interna, que pode resultar em infecções pulmonares metastáticas.

sensíveis quanto as culturas de garganta e, ao mesmo tempo, fornecer resultados em poucos minutos. A relação custo-efetividade dessas novas tecnologias ainda precisa ser estabelecida.

Caso haja **disponibilidade de TRA**, um algoritmo aceitável é aquele representado na Figura 1.1.

- Os pacientes que somam 4 pontos com base nos critérios de Centor e/ou McIsaac devem receber tratamento empírico, pois apresentam uma probabilidade pré-teste razoavelmente alta (embora essa prática possa resultar no tratamento excessivo de até 50% dos pacientes).
- Os pacientes com 0 ou 1 ponto não devem receber antibióticos nem passar por exames diagnósticos (os critérios demonstraram que, nesses casos, fornecem um valor preditivo negativo de aproximadamente 80%).
- Os pacientes com 2 ou 3 pontos devem se submeter a um TRA. Aqueles com resultado de TRA positivo devem ser tratados. Os resultados de TRA negativos devem levar à suspensão dos antibióticos, seguida da obtenção de uma cultura de garganta.

Diante da **indisponibilidade de TRA**, um algoritmo aceito é aquele representado na Figura 1.2.

- Os pacientes com 3 ou 4 pontos devem ser tratados empiricamente com antibióticos.
- Os pacientes com 0 ou 1 ponto não devem receber antibióticos nem ser submetidos a exames diagnósticos.
- Os pacientes com 2 pontos não devem receber antibióticos. As possíveis exceções a essa "regra de 2 pontos" são relativas a um contexto de epidemia de infecção por

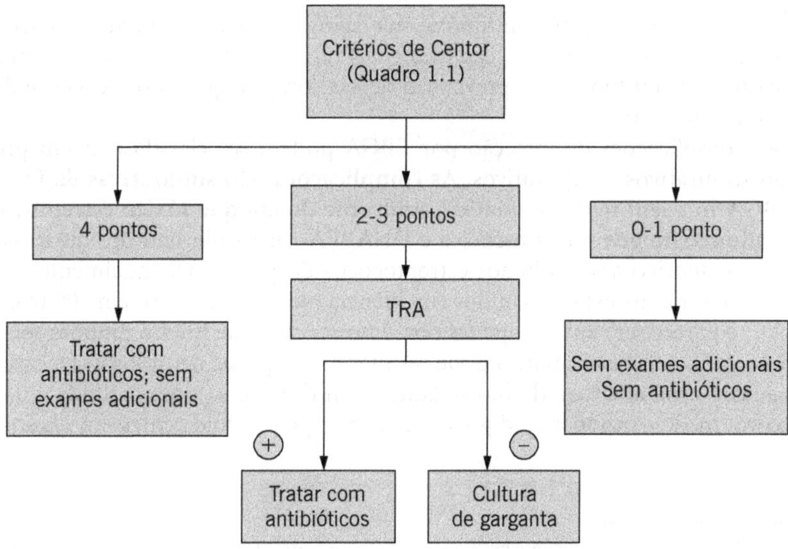

Figura 1.1 Algoritmo dos critérios de Centor.

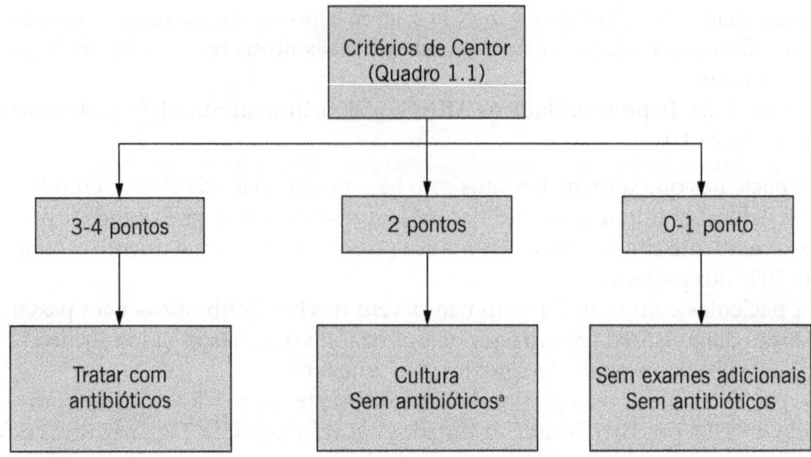

Figura 1.2 Algoritmo para uso na indisponibilidade de TRA.

EBGA: contato do paciente com muitas crianças, paciente imunocomprometido ou paciente que tenha se exposto recentemente a alguém com infecção por EBGA comprovada.

Notavelmente, a terapia antibiótica na faringite por EBGA perdeu espaço, pois as complicações têm se tornado cada vez mais raras e os dados que sustentam a eficácia da terapia antibiótica na prevenção dessas complicações são escassos e datam de várias décadas atrás.

As complicações da infecção por EBGA podem ser classificadas em processos não supurativos e supurativos. **As complicações não supurativas da faringite por EBGA incluem febre reumática, síndrome do choque tóxico estreptocócico, glomerulonefrite pós-estreptocócica e DNAPEA** (distúrbio neuropsiquiátrico autoimune pediátrico associado aos estreptococos do grupo A). Atualmente, a febre reumática é rara nos Estados Unidos (incidência menor que 1 caso em 100.000 indivíduos)* e parece ser causada apenas por algumas cepas de EBGA. Embora seja uma condição rara, a febre reumática pode resultar em sequelas neurológicas e cardíacas associadas a uma alta taxa de morbidade. Além disso, essa doença ainda é a causa mais comum de cardiopatia adquirida em crianças e adolescentes em alguns paí-

*N. de R.T. Estima-se que anualmente no Brasil ocorram cerca de 30.000 novos casos de febre reumática, dos quais aproximadamente 15.000 poderiam evoluir com acometimento cardíaco.

ses em desenvolvimento. A literatura sugere que o número de casos de infecção por EBGA que precisam ser tratados para evitar um caso de febre reumática varia de 53 a alguns milhares, dependendo da incidência endêmica. A síndrome do choque tóxico estreptocócico é uma complicação raríssima da faringite. A glomerulonefrite pós-estreptocócica, outra complicação temida da faringite por EBGA, também é uma condição bastante rara e ocorre com a mesma frequência nos grupos de pacientes tratados e não tratados com antibióticos. Não está esclarecido se a terapia antibiótica diminui a incidência de DNAPEA, que é uma entidade clínica em desenvolvimento e se manifesta com episódios de comportamento obsessivo-compulsivo.

A prevenção das complicações supurativas da faringite por EBGA talvez continue sendo a justificativa mais convincente para a instituição da terapia antibiótica. Esses processos incluem **celulite tonsilofaríngea, abscessos peritonsilares e retrofaríngeos, sinusite, meningite, abscesso cerebral e bacteriemia estreptocócica.** A incidência precisa dessas complicações é desconhecida, mas está claro que constituem sequelas frequentemente evitáveis cujas consequências podem ser devastadoras. Enfim, a prática atual consiste em tratar os casos de suspeita de faringite por EBGA com antibióticos adequados.

Tratamento da infecção por EBGA

A penicilina é o antibiótico de escolha para o tratamento da faringite por EBGA. Uma revisão da literatura da Cochrane concluiu que a penicilina é o antibiótico de primeira escolha para pacientes com infecções agudas de garganta. A penicilina é um antibiótico econômico, bem tolerado e com um espectro razoavelmente estreito. **A terapia oral requer uma duração de 10 dias**, embora um regime com múltiplas doses diárias por esse período possa ser questionável em termos de aderência. Uma alternativa razoável é uma dosagem de 500 mg de penicilina V administrada 2 vezes ao dia durante 10 dias em pacientes adultos (em oposição à dosagem de 250 mg, 3 a 4 vezes ao dia). Para os casos de pacientes em que a aderência pode ser um aspecto preocupante, **uma injeção intramuscular (IM) de 600.000 unidades de benzatina penicilina G em pacientes com peso corporal menor que 27 kg (1,2 milhões de unidades, se o paciente pesar mais que 27 kg)** é outra opção, embora envolva o incômodo da administração de uma injeção e, mais significativamente, não possa ser revertida nem descontinuada em caso de efeito adverso. Todos os pacientes, seja qual for o diagnóstico final, devem ser tratados adequadamente com analgésicos e tranquilizados. Foi demonstrado que os indivíduos que buscam tratamento antibiótico podem, na verdade, desejar apenas o alívio da dor.

Embora seja controverso, alguns médicos recomendam o uso de esteroides como agentes anti-inflamatórios para a diminuição da dor e do inchaço associados ao EBGA. Uma metanálise envolvendo mais de mil pacientes demonstrou que os esteroides promoveram uma melhora 4,5 horas mais rápida em comparação ao observado no grupo-controle, no qual houve redução mínima dos escores de dor. Desde que seja clinicamente indicado, o agente-padrão é a dexametasona (**0,6 mg/kg até o máximo de 10 mg, via oral [VO] ou IM).**

Complicações da via aérea

Existem várias causas de dor de garganta ameaçadoras à vida. Os pacientes podem apresentar obstrução da via aérea por epiglotite aguda, abscesso peritonsilar, abscesso retrofaríngeo e angina de Ludwig (Quadro 1.2). Embora seja menos frequente, também pode haver comprometimento de via aérea com a angina de Vincent e a faringite diftérica. Essa última requer diagnóstico e tratamento imediatos para evitar a disseminação da infecção, que é altamente infecciosa. O manejo da via aérea nessas condições (Quadro I.2, Seção I) às vezes requer uma cricotireoidostomia emergencial (Fig. 1.3), pois a faringe e a laringe podem estar edemaciadas, distorcidas ou inflamadas. A identificação imediata da síndrome retroviral aguda a partir de uma infecção recente por HIV permite a rápida instituição da terapia antirretroviral. A mononucleose infecciosa deve ser identificada, para que as sequelas potencialmente sérias possam ser consideradas. Entre as complicações está a esplenomegalia, que predispõe o paciente à ruptura traumática do baço diante de traumatismos relativamente insignificantes. Além disso, a esplenomegalia pode causar sequestro esplênico e trombocitopenia.

Quadro 1.2 • INFECÇÃO DE VIAS AÉREAS COM COMPLICAÇÃO

	Manifestação clínica	Diagnóstico	Tratamento
Epiglotite	Aparecimento súbito de febre, salivação excessiva, taquipneia, estridor, aspecto de intoxicação	Radiografia cervical lateral (sinal da impressão do polegar)	Consultar urgente otorrinolaringologista para avaliação da via aérea Mistura de Hélio-O_2 Terapia antibiótica com cefuroxima
Abscesso retrofaríngeo	Geralmente, em crianças ou se o paciente for adulto (traumatismo) Febre, dor de garganta, rigidez cervical, ausência de trismo	Radiografia cervical lateral ou tomografia computadorizada	Estabilizar a via aérea Drenar cirurgicamente Antibióticos (penicilina e metronidazol)
Angina de Ludwig	Presença de massa submaxilar, sublingual ou submental, com elevação da língua, inchaço mandibular, febre, calafrios, trismo	Radiografia cervical lateral ou tomografia computadorizada	Estabilizar a via aérea Drenar cirurgicamente Antibióticos (penicilina e metronidazol)
Abscesso peritonsilar	Inchaço da região peritonsilar com desvio da úvula, febre, dor de garganta, disfagia, trismo	Radiografia cervical lateral ou tomografia computadorizada Aspiração da região com pus	Drenar abscesso Antibióticos (penicilina e metronidazol)

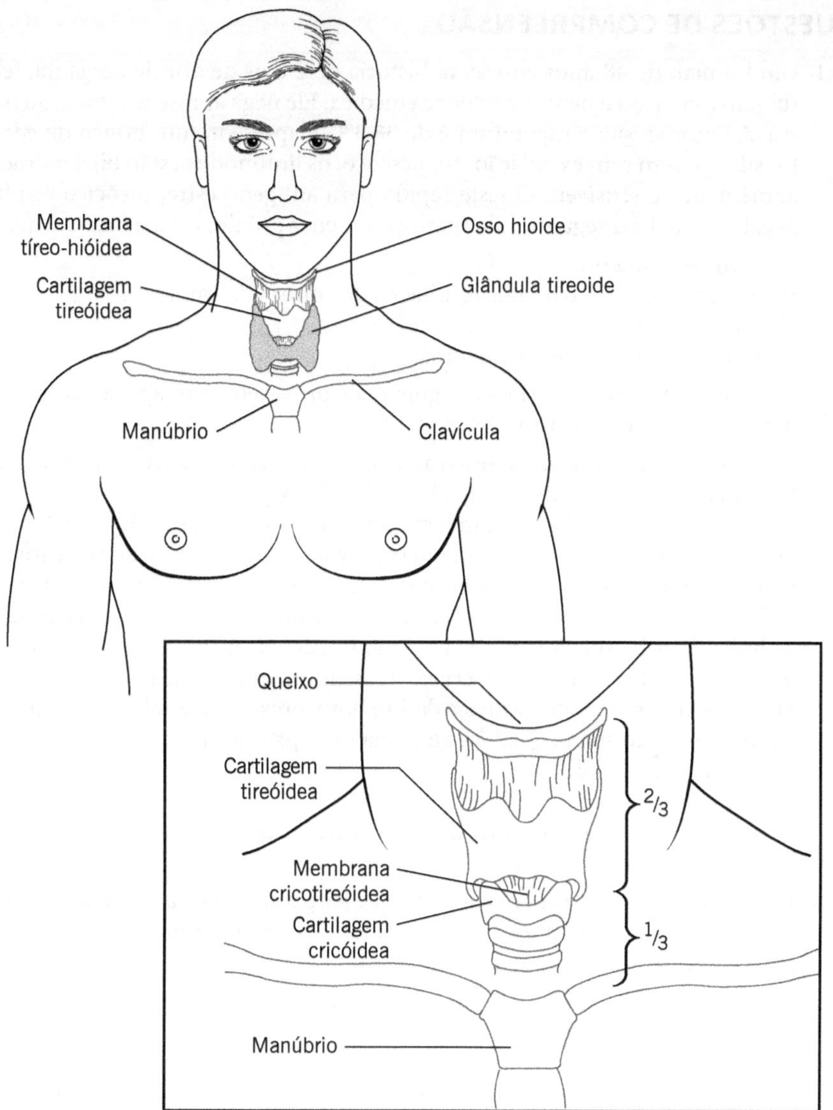

Figura 1.3 Anatomia do pescoço para cricotireoidostomia de emergência. Observe a localização das cartilagens tireóidea e cricóidea.

QUESTÕES DE COMPREENSÃO

1.1 Um homem de 48 anos apresenta história de 2 dias de dor de garganta, febre subjetiva em casa e nenhuma doença médica. Ele nega apresentar tosse ou náusea. Ao exame, sua temperatura é de 38,3°C e apresenta um pouco de edema tonsilar, porém sem exsudação. No pescoço, os linfonodos estão bilateralmente aumentados e sensíveis. O teste rápido para antígeno estreptocócico resultou negativo. Qual das seguintes alternativas contém a próxima etapa mais adequada?

A. Clindamicina oral.
B. Tratamento com base nos resultados da cultura da garganta.
C. Observação.
D. Iniciar um curso de amantadina.

1.2 Qual dos pacientes descritos a seguir mais provavelmente apresenta infecção por estreptococos do grupo A?

A. Um bebê de 11 meses, do sexo masculino, com febre e garganta avermelhada.
B. Uma menina de 8 anos com febre e dor de garganta.
C. Um homem de 27 anos com temperatura de 38,9°C, faringite e tosse.
D. Uma mulher de 52 anos com queixas de febre de 39,2°C e dor de garganta.

1.3 Um estudante com 19 anos tem dor de garganta, leve dor abdominal e febre há 5 dias. Ele estava jogando futebol com alguns amigos e, ao sofrer uma falta perto da linha de gol, caiu violentamente no gramado. Na hora, sentiu um pouco de dor abdominal e desmaiou. O serviço de atendimento emergencial foi acionado. Ele apresenta frequência cardíaca de 140 bpm, pressão arterial de 80/40 mmHg e distensão abdominal. Qual é a etiologia mais provável?

A. Reação vasovagal.
B. Aneurisma aórtico rompido.
C. Complicações de uma infecção pelo vírus Epstein-Barr (EBV).
D. Rompimento do jejuno.

1.4 Uma jovem de 18 anos tem febre e dor de garganta. Ela está sentada, apresenta salivação excessiva e um pouco de estridor. Sua temperatura é de 39,4°C e ela parece doente. Qual será sua próxima ação?

A. Examinar a faringe e realizar um teste rápido de antígeno.
B. Instituir tratamento com penicilina.
C. Obter uma cultura de garganta e iniciar o tratamento com base nos resultados.
D. Encaminhar a paciente para a radiologia, para obtenção de uma radiografia anteroposterior (AP) do pescoço.
E. Iniciar a preparação para manejo emergencial de via aérea.

RESPOSTAS

1.1 **B.** Esse indivíduo tem escore de Centor modificado igual a 2 (história de febre, adenopatia dolorosa, ausência de tosse, idade superior a 45 anos). O teste rápido de antígeno resultou negativo, mas é necessário obter uma cultura definitiva para pacientes com um escore de Centor igual a 2 ou 3. O tratamento deve basear-se nos resultados da cultura.

1.2 **B.** A infecção por EBGA é mais comum em pacientes com idade inferior a 15 anos (embora seja incomum em bebês). McIsaac acrescentou a idade aos critérios porque os pacientes com mais de 45 anos apresentam incidência significativamente menor de faringite estreptocócica.

1.3 **C.** É mais provável que esse paciente apresente uma ruptura esplênica decorrente de mononucleose (EBV). Ele está hipotenso por causa do hemoperitônio massivo. Adolescentes raramente apresentam aneurismas aórticos.

1.4 **E.** Seja qual for a etiologia, essa paciente apresenta uma manifestação clínica alarmante de colapso respiratório iminente. Os preparativos para manejo emergencial de via aérea constituem a próxima etapa mais importante. A salivação e o estridor levantam a suspeita de epiglotite, que, por sua vez, pode se manifestar de modo mais insidioso em adultos. O exame da orofaringe posterior pode induzir laringospasmo e obstrução de vias aéreas, particularmente em crianças. A obtenção de uma radiografia cervical lateral para avaliar a "impressão de polegar" da epiglotite pode ser útil para estabelecer o diagnóstico, porém o encaminhamento da paciente em iminência de insuficiência respiratória para a radiologia é inadequado.

DICAS CLÍNICAS

- A causa mais comum de faringite é a infecção viral.
- Os critérios de Centor sugestivos de faringite por EBGA incluem exsudação tonsilar, adenopatia cervical anterior sensível, história de febre e ausência de tosse.
- A faringite por EBGA é mais comum em pacientes com idade inferior a 15 anos e menos comum em indivíduos com mais de 45 anos.
- O tratamento excessivo da faringite com antibióticos é comum e constitui uma das principais fontes de uso excessivo de antibióticos.
- A glomerulonefrite é uma rara complicação da faringite por EBGA (e não das infecções de outros tecidos por EBGA) que não é claramente prevenida pela terapia antibiótica.
- A febre reumática é uma complicação extremamente rara da faringite por EBGA, que pode ser evitada pela terapia antibiótica.
- As condições com envolvimento de via aérea que apresentam complicação devem ser consideradas diante de um paciente com queixa de "dor de garganta".
- Em geral, a cricotireoidostomia é o método mais seguro de fixar cirurgicamente uma via aérea no serviço de emergência.

REFERÊNCIAS

Bisno AL. Acute pharyngitis. N Engl J Med. 2001;344(3):205-211.

Bisno AL, Gerber MA, Gwaltney JM, Kaplan EL, Schwartz RH. Practice guidelines for the diagnosis and management of group a streptococcal pharyngitis. Clin Infect Dis. 2002;35:113-125.

Centor RM, Witherspoon JM, Dalton HP, Brody CE, Link K. The diagnosis of strep throat in adults in the emergency room. Med Decis Making. 1981;1:239-246.

Centor RM. Expand the pharyngitis paradigm for adolescents and young adults. Ann Intern Med. 2009; 151(11):812-815.

Cooper RJ, Hoffman JR, Bartlett, JG, et al. Principles of appropriate antibiotic use for acute pharyngitis in adults: background. Ann Intern Med. 2001;134:509-517.

Lee JL, Naguwa SM, Cesma GS, Gerhwin ME. Acute rheumatic fever and its consequences: A persistent threat to developing nations in the 21st century. Autoimmunity Reviews. 2009;9:117-123.

Linder JA, Chan JC, Bates DW et al. Evaluation and treatment of pharyngitis in primary care: the difference between guidelines is largely academic. Arch Intern Med. 2006; 166:1374.

McIsaac WJ, Kellner JD, Aufricht P, et al. Empiric validation of guidelines for the management of pharyngitis in children and adults. JAMA. 2004;291(13):1587.

McIssac WJ, Goel V, To T, Low DE. The validity of a sore throat score in family practice. CMAJ. 2000;163(7):811-815.

McIsaac WJ, White D, Tannenbaum D, Low DE. A clinical score to reduce unnecessary antibiotic use in patients with sore throat. CMAJ. 1998;158(1):75-83.

Snow V, Mottur-Pison C, Cooper RJ, Hoffman, JR. Principles of appropriate antibiotic use for acute pharyngitis in adults. Ann Intern Med. 2001;134:506-508.

Van Driel ML, Sutter AD, Deveugele M, et al. Are sore throat patients who hope for antibiotics actually asking for pain relief. Ann Fam Med. 2006;4(6):494.

Van Driel ML, De Sutter AI, Keber N, et al. Different antibiotic treatments for group A streptococcal pharyngitis. Cochrane Database of Systematic Reviews 2010;10. Art. No.:CD004406. DOI: 10.1002/ 14651858.CD004406.pub2.

Wing A, Villa-Roel C, Yeh B, et al. Effectiveness of corticosteroid treatment in acute pharyngitis: A systematic review of the literature. Acad Emer Med. 2010;17:476-483.

CASO 2

Um homem de 58 anos chega ao serviço de emergência queixando-se de dor torácica. A dor havia começado 1 hora antes, durante o café da manhã, e ele a descreve como forte, difusa e do tipo compressiva. A dor está localizada na região subesternal, irradia para os ombros e está associada à falta de ar. O paciente vomitou uma vez. Sua esposa relata ainda que ele suou bastante quando começou a sentir a dor. O paciente é diabético e hipertenso e usa hidroclorotiazida e gliburida. Sua pressão arterial está em 150/100 mmHg, a pulsação é de 95 bpm, a frequência respiratória é de 20 mpm, a temperatura corporal é de 37,3°C, e a saturação de oxigênio por oximetria de pulso é de 98%. O paciente está diaforético e parece ansioso. À ausculta, estertores fracos são ouvidos junto a ambas as bases dos pulmões. O exame cardíaco revelou um galope de B_4 e resultou normal. Ao exame abdominal, nenhuma massa ou sensibilidade foi encontrada. O eletrocardiograma (ECG) é mostrado na Figura 2.1.

- ▸ Qual é o diagnóstico mais provável?
- ▸ Quais são as próximas etapas do diagnóstico?
- ▸ Quais terapias devem ser instituídas imediatamente?

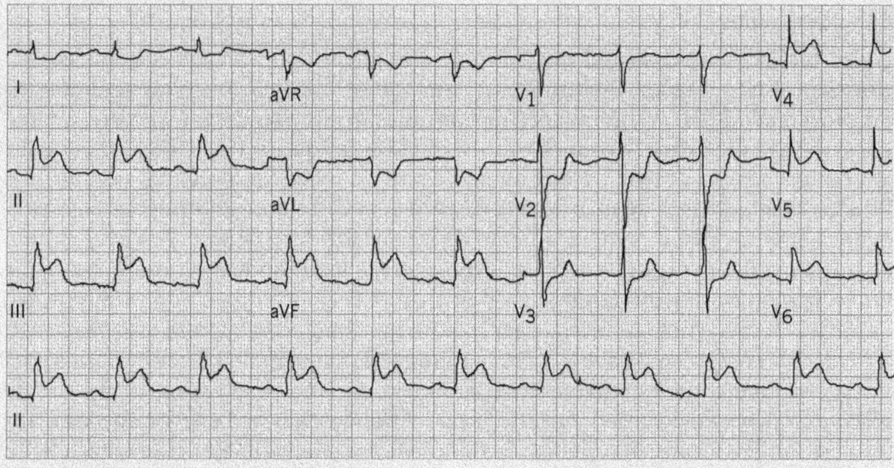

Figura 2.1 ECG de 12 derivações.

RESPOSTAS PARA O CASO 2
Infarto agudo do miocárdio

Resumo: o paciente é um homem de 58 anos que apresenta dor torácica grave, diaforese e dispneia. Ele possui alguns fatores de risco de cardiopatia coronariana subjacente. A história e o exame físico são típicos de síndrome coronariana aguda (SCA).

- **Diagnóstico mais provável:** infarto agudo do miocárdio (IAM).
- **Próximas etapas diagnósticas:** colocar o paciente no monitor cardíaco, estabelecer acesso intravenoso (IV) e obter um ECG imediatamente. Uma radiografia torácica e a quantificação dos níveis séricos de marcadores cardíacos devem ser realizados o quanto antes.
- **Terapias imediatas:** o ácido acetilsalicílico é a terapia imediata mais importante. Oxigênio e nitroglicerina sublingual também são terapias-padrão iniciais. Dependendo do resultado do ECG, pode ser indicada a instituição de uma terapia de reperfusão emergencial (p. ex., trombólise). A administração de β-bloqueadores IV, nitroglicerina IV, heparina de baixo peso molecular e agentes antiplaquetários adicionais (p. ex., clopidogrel) também pode ser indicada.

ANÁLISE

Objetivos

1. Identificar o IAM e o espectro de SCAs.
2. Conhecer os exames diagnósticos apropriados e suas limitações.
3. Compreender a abordagem terapêutica para SCA.

Considerações

A dor torácica é responsável por mais de 6 milhões de consultas aos serviços de emergência nos Estados Unidos. Desse total, quase 800.000 consultas resultam no diagnóstico de IAM*, e 1,5 milhões de consultas fornecerão diagnósticos de angina instável (AI) ou infarto do miocárdio sem elevação de ST (IAMSSST). A doença arterial coronariana (DAC) é a principal causa de morte de pacientes adultos nos Estados Unidos. Além disso, os casos de IAM não detectados são responsáveis pela maior parte dos gastos com pagamento de indenizações por queixas de má conduta de medicina de emergência no país. Como a SCA é uma condição comum, tratável e potencialmente catastrófica, tanto do ponto de vista clínico quanto do médico-legal, os médicos emergencistas devem estar totalmente familiarizados com esse problema.

Nossa compreensão sobre a **fisiopatologia** da isquemia cardíaca evoluiu a partir de um modelo de estreitamento arterial coronariano progressivo de ruptura de placa e formação de trombo. O conceito de estreitamento fixo explica apenas a angina estável provocada pela demanda miocárdica aumentada. Em contraste, a SCA, que abrange o espectro de AI, IAMSSST e infarto do miocárdio com elevação de ST (IAMCSST), envolve um processo dinâmico de inflamação e trombose intravascular

*N. de R.T. A incidência exata de infarto agudo do miocárdio no Brasil não é conhecida. Estima-se em 300 mil a 400 mil casos anuais, com um óbito a cada 5 a 7 casos.

e tem início com a ruptura da placa arterial coronariana. O destino dessa placa, em termos de localização e extensão da trombose subsequente, determina a manifestação clínica e aparentemente está correlacionado com as subdivisões da SCA. O **IAMCSST** ocorre quando a obstrução total de um vaso epicárdico causa infarto transmural que se manifesta classicamente como dor torácica não remitente e elevação do segmento ST ao ECG. Essa condição é tratada imediatamente com terapia de reperfusão.

As síndromes clínicas de **IAMSSST** e **AI**, por sua vez, são causadas por infarto subendocárdico ou isquemia, respectivamente, em geral decorrentes da formação de microêmbolos que surgem a partir da placa rompida. A dor torácica costuma ser balbuciante, e as alterações do ECG, como a depressão do segmento ST, podem ser transitórias. Embora muitas vezes seja indistinguível até a manifestação inicial, a elevação dos níveis de marcadores cardíacos é o que eventualmente distingue o IAMSSST da AI. A terapia imediata para ambas as condições enfoca a eliminação da trombose em curso e a redução da demanda miocárdica. Muitos pacientes continuam o tratamento para obter intervenção coronariana percutânea (ICP) (p. ex., colocação de um *stent*) dirigida contra a placa instável.

ABORDAGEM À
Suspeita de infarto do miocárdio

DEFINIÇÕES

INFARTO DO MIOCÁRDIO: morte da célula miocárdica causada por isquemia, evidenciada geralmente por a elevação e queda dos níveis de biomarcadores cardíacos.

SÍNDROME CORONARIANA AGUDA: síndrome de dor torácica isquêmica, geralmente associada à ruptura de uma placa arterial coronariana. Engloba IAMCSST, IAMSSST e AI.

ANGINA INSTÁVEL: SCA em que há um novo episódio de dor torácica, uma dor torácica de gravidade crescente ou ainda uma dor torácica que ocorre em repouso, na ausência de elevação dos níveis de biomarcadores cardíacos.

INFARTO DO MIOCÁRDIO SEM ELEVAÇÃO DE ST: SCA em que os níveis de biomarcadores cardíacos eventualmente estão elevados, contudo, sem um novo episódio de elevação de ST ao ECG.

INFARTO DO MIOCÁRDIO COM ELEVAÇÃO DE ST: SCA em que uma elevação significativa de ST é observada em duas ou mais derivações contínuas do ECG, geralmente associada à obstrução de uma artéria coronária epicárdica e a infarto transmural, resultando em ondas Q quando a perfusão não é prontamente restaurada.

ABORDAGEM CLÍNICA

Avaliação

A base do diagnóstico da SCA é o **ECG.** Como os achados iniciais de ECG constituem um **ponto de ramificação decisivo na terapia**, os pacientes que chegam ao serviço de emergência com dor torácica sugestiva de SCA devem ser submetidos a um ECG em até 10 minutos após a chegada no hospital. **Identificar o IAMCSST por ECG o quanto antes é o primeiro passo** para estabelecer rapidamente a reperfusão e diminuir a mortalidade (os critérios de ECG para a terapia de reperfusão estão listados no Quadro

2.1). Diferente do que ocorre no IAMCSST, os achados de ECG podem ser sutis ou até inexistentes no IAMSSST e na AI, sendo, portanto, dispensáveis para o diagnóstico e o início da terapia. Entretanto, alguns achados, como a depressão do segmento ST ou as inversões de onda T profundas, em particular aqueles que mudam de acordo com os sintomas, podem estabelecer rapidamente o diagnóstico de AI e IAMSSST.

Infelizmente, o **ECG muitas vezes não é diagnóstico na SCA.** Até mesmo entre os pacientes eventualmente diagnosticados com IAM, o ECG inicial não é diagnóstico em cerca de 50% dos casos e resulta normal em até 8% deles. Comparar o ECG atual aos antigos é essencial, pois alterações sutis podem ser observadas. Os ECGs seriados obtidos a intervalos de 15 a 30 minutos ou o monitoramento contínuo do segmento ST podem revelar a ocorrência de alterações dinâmicas mínimas de AI, ou ainda alterações de um IAM em evolução (o Quadro 2.2 lista as localizações anatômicas do IAM).

Diante de um ECG normal ou não diagnóstico, a decisão de realizar uma avaliação adicional para SCA depende da probabilidade de a dor ter origem cardíaca, bem como do perfil de risco do paciente. Perguntar sobre os fatores de risco tradicionais de DAC ainda é um componente-padrão da avaliação da dor torácica. Os fatores de risco de DAC são listados no Quadro 2.3. O risco alto é facilmente estabelecido quando existe uma história de DAC definida, como IAM ou angiografia coronariana anormal. As características da história e do exame físico capazes de alterar a probabilidade de a

Quadro 2.1 • ACHADOS DE ECG DECISIVOS NA SCA

IAMCSST: indicações para instituição imediata da terapia de reperfusão

- Elevação de ST > 1 mV (1 mm) em duas derivações contínuas e < 12 h desde o início da dor
- Bloqueio de ramo esquerdo não sabidamente antigo, com história sugestiva de IAM
- Elevações de ST nas derivações posteriores (V7, V8, V9) ou depressão de ST em V1-V3 com uma onda R proeminente e uma onda T crescente sugestiva de IAMCSST posterior

Achados de ECG típicos no IAMSSST e na AI

- Depressão do segmento ST na horizontal
- Achados de ECG que mudam conforme os sintomas
- Inversões profundas da onda T

Dados de Hollander JE, Diercks DB. Intervention strategies for acute coronary syndromes. In: Tintinalli JE, Kelen GD, Stapczynski JS, eds. Emergency Medicine. 6th ed. New York, NY: McGraw-Hill; 2004:108-124.

Quadro 2.2 • ACHADOS E CORRELAÇÃO ANATÔMICA

Artéria coronária	Localização	Derivações de ECG
ADA	Anterosseptal	V1, V2, V3
ADA	Anterior	V2-V4
ACx	Lateral	I, aVL, V4-V6
ACD	Inferior	II, III, aVF
ACD	Ventricular direito	V4R (também II, III, aVF)
ACD, ACx	Posterior	Ondas R em V1, V2

ADA, artéria descendente anterior; ACx, artéria circunflexa; ACD, artéria coronária direita; V4R, derivação à direita, que deve ser colocada sempre que houver suspeita de IAM inferior.

Dados de Hollander JE, Diercks DB. Intervention strategies for acute coronary syndromes. In: Tintinalli JE, Kelen GD, Stapczynski JS, eds. Emergency Medicine. 6th ed. New York, NY: McGraw-Hill; 2004:108-124.

dor ser cardíaca são listadas no Quadro 2.4. Os pacientes jovens, sem história familiar de DAC prematura, com história atípica e um ECG normal ou não diagnóstico geralmente podem receber alta com segurança sem necessidade de serem submetidos a uma avaliação adicional para SCA. O prognóstico a curto prazo para aqueles com suspeita ou comprovação de AI ou IAMSSST pode ser calculado com os trombolíticos no escore do risco de infarto do miocárdio (TIMI) (Quadro 2.5).

Os **marcadores cardíacos séricos** são usados para confirmar ou excluir a morte de células miocárdicas, sendo **considerados o padrão-ouro do diagnóstico de IAM.** Existem vários marcadores atualmente em uso, incluindo mioglobina, CK-MB e troponina. Embora os algoritmos variem, os níveis séricos de um ou mais marcadores cardíacos devem ser inicialmente medidos e, subsequentemente, em 4 a 12 horas após a apresentação. A troponina I é extremamente sensível e específica para dano cardíaco. Assim, níveis altos desse marcador confirmam o infarto, enquanto níveis normais detectados em 8 a 12 horas após o aparecimento da dor excluem a hipótese de infarto. As limitações significativas desses marcadores residem no fato de seus níveis permanecerem normais na angina instável e as elevações séricas ocorrerem somente após 4 a 12 horas do infarto. A tendência e o pico dos níveis de biomarcadores podem indicar a dinâmica da necrose e o tamanho do infarto.

Outros exames obtidos na rotina diagnóstica de SCA são **radiografia torácica**, hemograma completo, bioquímica, ensaios de coagulação e tipagem sanguínea. A radiografia torácica é útil para excluir outras hipóteses de causas de dor torácica, bem como para identificar o edema pulmonar. Embora não seja um exame perfeito,

Quadro 2.3 • FATORES DE RISCO PARA DOENÇA ARTERIAL CORONARIANA
Diabetes melito
Hipercolesterolemia; colesterol de lipoproteína de alta densidade (HDL) <40 mg/dL
Tabagismo vigente
Hipertensão
Idade (homem ≥ 45 anos; mulher ≥ 55 anos ou menopausa precoce)
História familiar de DAC prematura (IAM ou morte súbita antes de 55 anos em parentes de primeiro grau do sexo masculino; antes de 65 anos parentes de primeiro grau do sexo feminino)
Simpatomiméticos (cocaína, anfetaminas)
Condições reumatológicas (artrite reumatoide, lúpus eritematoso sistêmico)

Dados de Holleer JE, Diercks DB. Intervention strategies for acute coronary syndromes. In: Tintinalli JE, Kelen GD, Stapczynski JS, eds. Emergency Medicine. 6th ed. New York, NY: McGraw-Hill; 2004:108-124.

Quadro 2.4 • HISTÓRIA E EXAME FÍSICO NA AVALIAÇÃO DA POSSIBILIDADE DE SCA

Aumentam a probabilidade de que a dor torácica seja oriunda de DAC	Diminuem a probabilidade de que a dor torácica seja oriunda de DAC
Qualidade do tipo compressiva	Qualidade do tipo pleurítica
Irradiação para o braço, o pescoço ou a mandíbula	Dor constante ao longo de vários dias
Diaforese	Dor com duração < 2 minutos
Terceira bulha cardíaca	Desconforto localizado por um dedo da mão
A dor é similar a uma dor prévia de IAM	Desconforto reproduzido por movimento ou palpação

Quadro 2.5 • ESCORE DE RISCO TIMI
Idade > 65 anos
Estenose arterial coronariana prévia comprovada > 50%
Pelo menos três fatores de risco de DAC
Uso de ácido acetilsalicílico nos últimos 7 dias
Pelo menos dois eventos de angina nas últimas 24 horas
Desvio do segmento ST (elevação transitória ou depressão persistente)
Aumento dos níveis de marcadores cardíacos

TIMI, trombólise no infarto do miocárdio.

[a]Atribui-se 1 ponto a cada um dos 7 componentes. Risco de morte, IAM ou revascularização em 2 semanas têm a seguinte pontuação: 1, 5%; 2, 8%; 3, 13%; 4, 20%; 5, 26%; 6, 41%.

Dados de Antman EM, Cohen M, Bernink PJ, et al. The TIMI risk score for UA/NSTEMI. JAMA. 2000; 284(7):835-842.

quando mostra um mediastino normal torna a hipótese de dissecação aórtica menos provável. Por isso, esse exame deve ser obtido antes da trombólise.

Tratamento

Diante de suspeita de SCA com base na história, o tratamento deve ser iniciado imediatamente. O paciente deve ser colocado no monitor cardíaco, um acesso IV deve ser estabelecido e um ECG deve ser obtido. Com exceção nos casos de alergia, os pacientes afetados devem ser medicados imediatamente com **ácido acetilsalicílico** mastigável (a dose habitual é 162 mg)*. O ácido acetilsalicílico é notavelmente benéfico em todo o espectro da SCA. No contexto de IAMCSST, por exemplo, o benefício proporcionado por uma única dose desse fármaco em termos de sobrevida é, *grosso modo*, igual ao benefício promovido pela terapia trombolítica (porém a um risco ou custo negligível). Outras bases do tratamento inicial são o fornecimento de **oxigênio**, **nitroglicerina** sublingual (para diminuição da tensão junto à parede e da demanda de oxigênio miocárdica) e **sulfato de morfina.** Aliadas ao ácido acetilsalicílico, essas três terapias compõem a mnemônica **"MONA" (morfina, oxigênio, nitroglicerina, ácido acetilsalicílico)**, que se diz "atende a porta para a dor torácica". Com base nos resultados iniciais de ECG, a terapia então avança em uma de duas direções.

IAM com elevação de ST

Quando o ECG revela um **IAMCSST** e os sintomas têm duração inferior a 12 horas, indica-se a **instituição imediata de uma terapia de reperfusão.** O dito **"tempo é coração"** nos lembra de que o salvamento do miocárdio e os benefícios clínicos são essencialmente dependentes do tempo necessário para a restauração do fluxo na artéria relacionada ao infarto. De modo ideal, o tempo total de isquemia deve ser limitado a menos de 120 minutos. Existem duas formas de alcançar a reperfusão: ICP primária (angioplastia ou colocação de *stent*) e trombólise. A escolha é determinada pela capacidade do hospital.

A ICP primária é o tratamento de escolha sempre que um cardiologista experiente puder realizá-la rapidamente. A meta de "tempo de porta-balão" é 90 minutos. Em comparação à trombólise, a ICP conduz a taxas menores de mortalidade de 30 dias (4,4% *versus* 6,5%), reinfarto não fatal (7,2% *versus* 11,9%) e acidentes vascula-

---

*N. de R.T. No Brasil, recomenda-se o uso da dose de 200 mg, de acordo com a formulação mais encontrada no país, de 100 mg.

res encefálicos (AVEs) hemorrágicos. Estudos recentes sugerem que, se um paciente chega a um hospital que não dispõe de ICP, transferi-lo para outro estabelecimento para que receba ICP primária é uma ação mais efetiva do que proceder à trombólise, caso a transferência possa ser concluída em 90 minutos. A ICP também é usada em casos de IAMCSST complicado por choque cardiogênico, quando há contraindicação à trombólise, e também nos casos em que a trombólise falha em restaurar a perfusão (ICP de resgate). A administração de heparina de baixo peso molecular e de um inibidor de glicoproteína IIB/IIIA antes da ICP diminui o risco de reinfarto.

Quando a ICP não é uma opção, os agentes trombolíticos intravenosos podem ser usados para alcançar a reperfusão. Estudos sobre terapia trombolítica *versus* placebo no IAMCSST demonstraram uma diminuição bruta de 3% na mortalidade absoluta. O benefício promovido pela trombólise é maior quando o tratamento é instituído em até 4 horas, sendo que os benefícios alcançados se aproximam daqueles promovidos pela ICP primária quando os agentes trombolíticos são administrados em até 30 minutos. Entretanto, esse benefício é estendido por até 12 horas. A terapia antitrombótica auxiliar não fracionada ou à base de heparina de baixo peso molecular é requerida para a maioria dos agentes trombolíticos. O Quadro 2.6 lista outras medidas, além do ácido acetilsalicílico e da terapia de reperfusão, que diminuem a mortalidade após o IAM.

Angina instável/IAM sem elevação de ST

Os casos de SCA sem critérios de ECG para IAMCSST são classificados na categoria de AI/IAMSSST. A abordagem terapêutica para AI/IAMSSST tende a ser graduada com base em achados de ECG, resultados de marcadores cardíacos, escore de risco TIMI e propensão do paciente a ser submetido antecipadamente a angiografia e ICP. O **ácido acetilsalicílico e a nitroglicerina constituem a terapia mínima.** A morfina é adicionada quando o desconforto torácico persiste mesmo após a instituição da terapia com nitroglicerina. Os **β-bloqueadores,** como o metoprolol IV, geralmente são adicionados

Quadro 2.6 • TERAPIAS COMPROVADAMENTE BENÉFICAS PARA IAM
Ácido acetílsalicílico (162 mg, mastigado imediatamente e tomado todos os dias pelo resto da vida*)
Intervenção coronariana percutânea primária (angioplastia ou colocação de *stent* na artéria bloqueada)
Trombólise (diante da indisponibilidade de ICP; a maioria dos regimes requer terapia à base de heparina)
β-bloqueadores (uso IV imediato e curso oral instituído em 24 horas; se não houver contraindicação, manter o uso diário)
Inibidor de enzima conversora de angiotensina (curso iniciado em 1 a 3 dias e mantido por toda a vida)
Fármacos redutores de colesterol (curso iniciado em 1 a 3 dias e mantido por toda a vida)
Enoxaparina (dosagem administrada antes da trombólise ou da ICP, para pacientes com menos de 75 anos)
Clopidogrel (75 mg/dia**, com ou sem terapia de reperfusão)

Dados de American College of Cardiologists. Guidelines for managing patients with AMI, UA, and NSTEMI. J Am Coll Cardiol. 2002;40:1366-1374.

*N. de R.T. No Brasil, recomenda-se o uso da dose de 200 mg, seguido de 100 mg diariamente pelo resto da vida.
**N. de R.T. Recomenda-se a administração de uma dose de ataque de 300 mg de clopidogrel a pacientes com menos de 75 anos.

em casos que se manifestam com hipertensão ou taquicardia. Se por um lado os benefícios promovidos em termos de mortalidade pela terapia crônica com β-bloqueadores após o IAM estão bem estabelecidos, por outro, esses fármacos devem ser usados com cautela na terapia aguda, pela possibilidade de risco de choque cardiogênico para alguns pacientes, como aqueles com sinais de insuficiência cardíaca.

Para os pacientes de alto risco, adota-se uma abordagem mais agressiva para eliminar o processo fibrinolítico, adicionando **heparina de baixo peso molecular** e **clopidogrel** oral, um agente antiplaquetário. Os pacientes são considerados de alto risco quando apresentam alterações isquêmicas de ECG, nível altos de marcadores cardíacos ou escores de risco TIMI iguais ou superiores a 3. Os inibidores de glicoproteína IIB/IIIA IV, um tipo de fármaco antiplaquetário ainda mais potente e caro, são reservados para o tratamento de um subgrupo de pacientes de alto risco que serão submetidos inicialmente a angiografia e ICP, tendo sido demonstrado que esses agentes diminuem a morbidade por DAC subsequente.

Antigamente, a angiografia costumava ser adiada por vários dias ou semanas após um episódio de SCA. Entretanto, estudos recentes demonstraram que a adoção de uma **estratégia invasiva inicial**, em que os pacientes de alto risco com AI e IAMSSST são encaminhados para se submeterem a angiografia e ICP em até 24 a 36 horas, é discretamente mais eficaz do que a instituição de terapia clínica e angiografia tardia. Uma estratégia invasiva inicial é indicada para pacientes com qualquer uma das seguintes condições: angina refratária, instabilidade hemodinâmica, sinais de insuficiência cardíaca, taquicardia ventricular, depressões de ST no ECG ou elevação dos níveis de marcadores cardíacos. Assim como a ICP para IAMCSST, a adoção de uma estratégia invasiva inicial muitas vezes depende dos recursos do hospital e da experiência dos cardiologistas.

Complicações

Várias complicações do IAM agudo ameaçadoras à vida podem surgir a qualquer momento após a manifestação da condição (Quadro 2.7). As complicações graves são mais frequentes no contexto de um IAMCSST anterior. **Taquicardia ventricular e fibrilação ventricular** (morte súbita) associadas ao IAM são as complicações mais encontradas nos serviços de emergência e no cenário pré-hospitalar, ocorrendo em cerca de 10% dos casos. O monitoramento cardíaco contínuo e a cardioversão/desfibrilação imediata são a base do tratamento cardíaco desde a década de 1960 e comprovadamente salvam vidas em larga escala. As **bradiarritmias** também complicam o IAM. O bloqueio cardíaco que ocorre no contexto de um IAM anterior geralmente implica dano irreversível ao sistema de His-Purkinje e é uma indicação para uso de marca-passo transvenoso. O IAM inferior, em contrapartida frequentemente causa uma disfunção do nodo arteriovenoso (AV) e um bloqueio de segundo grau que é transitório e pode responder à atropina.

A disfunção de bomba, que acarreta **edema pulmonar** ou **choque cardiogênico**, constitui uma complicação ominosa do IAM que implica uma ampla área de lesão miocárdica. A disfunção ventricular esquerda que ocorre no IAM anterior geralmente causa um edema pulmonar identificável, acompanhado de taquipneia, estertores e congestão visível por radiografia torácica.

O aparecimento de um novo murmúrio sistólico pode ser ouvido quando o edema pulmonar cardiogênico é causado por disfunção do músculo papilar e regurgitação mitral aguda. Os sinais de choque cardiogênico variam da franca hipotensão aos indicadores sutis de comprometimento da perfusão, como oligúria, membros frios e confusão. A ICP emergencial constitui a estratégia de reperfusão de escolha

Quadro 2.7 • PONTENCIAIS COMPLICAÇÕES DO IAM AGUDO
Fibrilação ventricular
Taquicardia ventricular
Bloqueio cardíaco
Infarto ventricular direito
Ruptura da parede livre
Aneurisma ventricular
Hemorragia secundária à terapia
Edema pulmonar cardiogênico
Defeito de septo ventricular
Choque cardiogênico
Regurgitação mitral
Pericardite
Tromboembolia
TIMI, trombólise no infarto do miocárdio.

Dados de Holleer JE, Diercks DB. Intervention strategies for acute coronary syndromes. In: Tintinalli JE, Kelen GD, Stapczynski JS, eds. Emergency Medicine. 6th ed. New York, NY: McGraw-Hill; 2004:108-124.

para o choque cardiogênico. A inserção de uma bomba-balão aórtica pode ser indicada, em adição aos agentes pressores. O **infarto ventricular direito**, que agrava o IAM inferior, costuma se manifestar como hipotensão sem congestão pulmonar. O diagnóstico é confirmado pela elevação de ST na derivação V4 de um ECG de lado direito. O tratamento primário consiste em uma carga de volume agressiva. **O uso de nitroglicerina e altas doses de morfina deve ser evitado nesses pacientes.**

As **complicações tardias do IAM,** que tendem a ocorrer na unidade de terapia intensiva (UTI) decorridas várias horas ou dias da manifestação da condição, incluem ruptura da parede livre do ventrículo esquerdo, com consequente tamponamento, defeito de septo ventricular, pericardite, aneurisma ventricular esquerdo e tromboembolia. Por fim, pode haver complicações iatrogênicas decorrentes do tratamento do IAM. Os médicos emergencistas que administram trombolíticos para tratar o IAMCSST devem considerar o risco de desenvolvimento de complicações hemorrágicas graves, em particular de hemorragia intracraniana, que ocorre em 0,5 a 0,7% dos pacientes e costuma ser fatal. A terapia à base de heparina e agentes antiplaquetários produz sangramento significativo em até 10% dos pacientes, dependendo de quais agentes são usados, embora as hemorragias prejudiciais à vida sejam raras.

QUESTÕES DE COMPREENSÃO

2.1 Um homem de 48 anos procura atendimento em decorrência de dor torácica. Em sua avaliação inicial, qual dos testes diagnósticos a seguir é o mais importante?

A. Radiografia torácica.
B. ECG.
C. Marcadores cardíacos séricos.
D. Tomografia computadorizada (TC).
E. Níveis de colesterol.

2.2 Um homem de 58 anos chega à clínica queixando-se de dor subesternal e dispneia que surgiram 2 horas atrás. Qual é a etapa seguinte do tratamento mais importante?

A. Administração de propranolol.
B. Ácido acetilsalicílico mastigável.

C. Nitroglicerina sublingual.
D. Administração de um agente diurético.
E. Radiografia torácica.

2.3 Um homem de 45 anos atendido no serviço de emergência apresenta uma dor torácica subesternal que irradia para o braço esquerdo e já dura 3 horas. O ECG mostra apenas alterações inespecíficas. Ao ser informado de que o ECG está normal, o paciente pediu para ir para casa. Qual das seguintes afirmativas é a mais correta?

A. É seguro dar alta para o paciente ir para casa.
B. Se um ECG repetido em 30 minutos resultar normal, a hipótese de infarto do miocárdio é excluída e o paciente pode receber alta com segurança.
C. O paciente deve ser alertado de que metade dos pacientes que sofrem ataque cardíaco têm ECG não diagnóstico e requerem avaliação seriada dos níveis de biomarcadores cardíacos.
D. O paciente deve ser imediatamente submetido a um teste de estresse com tálio, como forma de avaliação adicional da hipótese de doença arterial coronariana para ajudar a definir o tratamento.

RESPOSTAS

2.1 **B.** O ECG é o primeiro exame diagnóstico essencial à avaliação da dor torácica. A presença ou ausência de elevação de ST representa um importante ponto de ramificação terapêutica.

2.2 **B.** Embora todas as terapias mencionadas sejam úteis, a terapia com ácido acetilsalicílico diminui significativamente a mortalidade, não produz quase nenhum efeito colateral em pacientes não alérgicos e deve ser instituída imediatamente.

2.3 **C.** *Grosso modo*, metade dos pacientes com IAM, definido por uma típica elevação dos níveis de biomarcadores cardíacos, apresentará ECG não diagnóstico no momento da apresentação. A estratificação do risco com a realização de testes de estresse por vezes é solicitada pelo serviço de emergência, mas somente depois que os resultados de ECG e de biomarcadores cardíacos permanecem normais.

DICAS CLÍNICAS

- A MONA "atende à porta para a dor torácica " (**m**orfina, **o**xigênio, **n**itroglicerina e, mais significativamente, **á**cido acetilsalicíclico).
- Um ECG deve ser realizado imediatamente em todos os casos de pacientes com dor torácica em que haja possibilidade de SCA.
- O ECG determinará a próxima etapa do tratamento: uma nova elevação de ST em geral requer a instituição imediata de terapia de reperfusão. "Tempo é coração."

REFERÊNCIAS

Anderson J L, Adams C D, Antman E M, et al. ACC/AHA 2007 guidelines for the management of patients with unstable angina/non-ST-elevation myocardial infarction. *Circulation*. 2007;116:e148-e304.

Antman E M, Hand M, Armstrong P W, et al. 2007 focused update of the ACC/AHA 2004 guidelines for the management of patients with ST-elevation myocardial infarction. *Circulation*. 2008; 117:296-329.

Panju AA, Hemmelgarn BR. Is this patient having a myocardial infarction? *JAMA*. 1998;280:1256-1263.

CASO 3

Um homem de 70 anos chega ao serviço de emergência queixando-se de uma falta de ar que começou há 2 semanas. Antes disso, ele conseguia ir andando a qualquer lugar. Agora, porém, sente fadiga após um curto passeio até a mercearia. Ele também notou que seu coração bate acelerado mesmo durante o repouso. Sua história médica pregressa é significativa apenas por hipertensão, atualmente tratada com hidroclorotiazida e amlodipina. Ao exame físico, o paciente parece estar confortável e fala frases inteiras sem dificuldade. Sua pressão arterial é de 130/90 mmHg, a frequência cardíaca é de 144 bpm, e a frequência respiratória é de 18 mpm. A saturação do oxigênio está em 98% ao ar ambiente, e a temperatura corporal é de 37°C. O exame de cabeça e pescoço não forneceu achados relevantes. Os pulmões estão limpos à ausculta. Seus batimentos cardíacos são irregulares e rápidos, sem murmúrios de atrito nem galopes. Ele não apresenta edema nos membros nem distensão da veia jugular. O abdome está mole, não dolorido e sem massas. Os exames laboratoriais mostram resultados normais de hemograma, eletrólitos, ureia, creatinina, troponina, peptídio natriurético cerebral (BNP) e hormônio tireoestimulante. Uma radiografia torácica revelou contornos cardíacos normais, sem edema pulmonar. O ECG é mostrado na Figura 3.1.

- ▶ Qual é o diagnóstico mais provável?
- ▶ Quais são alguns dos fatores contribuintes?
- ▶ Quais são algumas das complicações associadas a esta condição?

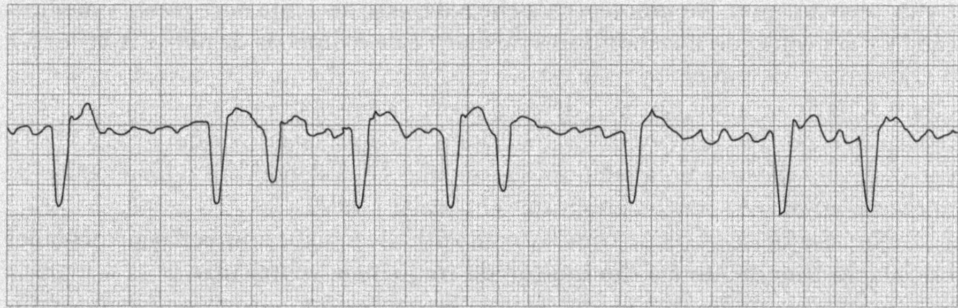

Figura 3.1 Eletrocardiograma. *(Reproduzida, com permissão, de Tintinalli JE, Kelen GD, Stapczynski JS, eds.* Emergency Medicine. *6th ed. New York, NY: McGraw-Hill; 2004:185.)*

RESPOSTAS PARA O CASO 3

Fibrilação atrial

Resumo: um homem de 70 anos apresenta dispneia leve ao esforço e palpitações. O exame físico revelou batimentos cardíacos irregulares a uma frequência rápida de 144 bpm.

- **Diagnóstico mais provável:** fibrilação atrial com alta resposta ventricular.
- **Fatores contribuintes comuns:** idade avançada, doença cardiopulmonar subjacente (p. ex., hipertensão, insuficiência cardíaca e doença pulmonar obstrutiva crônica [DPOC]), hipertireoidismo, sepse, embolia pulmonar e anormalidades eletrolíticas.
- **Complicações:** iniciais – débito cardíaco diminuído. Tardias – tromboembolia e miocardiopatia.

ANÁLISE

Objetivos

1. Saber que a fibrilação atrial frequentemente é uma manifestação de processos patológicos subjacentes graves.
2. Ser capaz de reconhecer a fibrilação atrial à ECG.
3. Compreender a abordagem para controle da frequência *versus* controle do ritmo na fibrilação atrial.
4. Compreender o papel da terapia antitrombótica tanto no tratamento agudo quanto no tratamento crônico da fibrilação atrial.

Considerações

O paciente é um homem de 70 anos bastante funcional, levado ao serviço de emergência por apresentar dispneia e palpitações. A abordagem inicial deve começar com a avaliação dos itens correspondentes à mnemônica ABC (*airway* [via aérea], *breathing* [respiração], *circulation* [circulação]) e uma avaliação dos aspectos prejudiciais à vida preocupantes. **No momento da chegada, esse paciente deve receber medicação IV e ser colocado nos monitores cardíaco e de oximetria de pulso.** A história e o exame físico devem enfocar seu estado cardíaco e pulmonar. A pulsação e o ritmo observados no monitor cardíaco deverão revelar a existência de uma taquicardia irregular que, por sua vez, deve levar imediatamente à solicitação de um ECG. O ECG, então, deverá mostrar uma taquicardia irregular consistente com o diagnóstico de fibrilação atrial (FA) com alta resposta ventricular (ARV).

No caso desse paciente com FA com ARV sintomática, **uma das prioridades iniciais do tratamento é a diminuição da frequência ventricular**. Para a maioria dos pacientes com FA, os sintomas típicos de palpitação e dispneia podem ser aliviados com o simples controle da frequência. Em casos raros, a taquicardia e a perda do "estímulo atrial" podem provocar diminuição do débito cardíaco, hipotensão ou insuficiência cardíaca congestiva. Nesses casos, se a arritmia for considerada a causa primária da instabilidade do paciente, indica-se proceder à cardioversão elétrica emergencial. No caso de pacientes mais estáveis, a decisão de realizar ou não a cardioversão dependerá de alguns fatores, entre os quais o risco de tromboembolia, a necessidade de anticoagulação e a probabilidade de FA recorrente. A etiologia subjacente deve ser sempre investigada em todos os pacientes, pois a melhor forma de tratar a FA consiste, muitas vezes, em tratar a causa subjacente do ritmo alterado, e não o ritmo em si (Quadro 3.1).

Quadro 3.1 • DOENÇAS ASSOCIADAS À FIBRILAÇÃO ATRIAL

Cardíacas	Hipertensão (cerca de 80% dos casos), doença arterial coronariana, miocardiopatia, cardiopatia valvular, cardiopatia reumática, cardiopatia congênita, infarto do miocárdio, pericardite, miocardite
Pulmonares	Embolia pulmonar, DPOC, apneia obstrutiva do sono
Doença sistêmica	Hipertireoidismo, obesidade, síndrome metabólica, inflamação
Pós-operatórias	Cirurgia cardíaca, qualquer tipo de cirurgia
Embriaguez	"Síndrome cardíaca do feriado"
FA isolada	Cerca de 10% dos casos de FA (1)

DPOC, doença pulmonar obstrutiva crônica.

ABORDAGEM À Fibrilação atrial

DEFINIÇÕES

DISPNEIA: respiração difícil ou forçada, falta de ar ou sensação de falta de ar.

TROMBOEMBOLIA: passagem de um coágulo sanguíneo pelo sistema vascular, indo de uma parte do corpo a outra. No contexto da FA, por exemplo, um coágulo se forma no coração e emboliza pela circulação arterial até chegar ao cérebro.

MIOCARDIOPATIA: dano ao músculo cardíaco resultante de vários insultos causadores de diminuição da funcionalidade, que eventualmente pode levar a insuficiência cardíaca, arritmia e morte súbita.

ABORDAGEM CLÍNICA

A FA afeta 1% da população geral e é a arritmia tratável mais encontrada no serviço de emergência. A prevalência da FA aumenta com o avanço da idade. Entre os adultos com menos de 55 anos, essa prevalência é de apenas 0,1% e, entre os adultos com mais de 80 anos, aumenta para mais de 10%. A FA é mais comum em homens do que em mulheres e mais frequente em brancos do que em afrodescendentes. Entre os pacientes com

FA, 80% apresentam doença cardiovascular (mais comumente hipertensão), doença arterial coronariana (DAC) e miocardiopatia. As causas subjacentes mais comuns incluem as doenças pulmonares (p. ex., embolia pulmonar, doença pulmonar obstrutiva crônica [DPOC] e apneia do sono obstrutiva) e as doenças sistêmicas (p. ex., hipertireoidismo, obesidade e diabetes). A exceção é denominada "FA isolada", termo usado para descrever a FA que ocorre em paciente com menos de 60 anos que não apresentam evidências de cardiopatia. Entretanto, o termo "FA isolada" está caindo em desuso, pois carece de uma definição padronizada e universalmente aceita (Quadro 3.1).

Fisiopatologia

Há uma teoria de que a FA resulta de uma interação complexa entre seus fatores deflagradores e o miocárdio atrial anormal, que possui múltiplos circuitos reentrantes ou focos automáticos fora do nodo sinoatrial (SA). Essa interface promove uma rápida atividade elétrica nos átrios que gera contrações atriais desorganizadas e inefetivas. A atividade elétrica atrial rápida também é conduzida pelo nodo atrioventricular (AV), acarretando uma resposta ventricular irregular. A frequência ventricular, que normalmente está em torno de 100 a 160, depende da capacidade do nodo AV de conduzir a despolarização atrial e se recuperar da condução anterior. Ao ECG, a FA é semelhante a uma taquicardia irregular, geralmente de QRS estreito, sem ondas P associadas.

A FA tem diversas implicações clínicas, dentre as quais a miocardiopatia e a tromboembolia são as mais importantes. Agudamente, a perda do "estímulo atrial" leva à diminuição do débito cardíaco em até 15%. Aliado à resposta ventricular rápida de encurtamento do tempo de enchimento diastólico, o débito cardíaco pode sofrer uma redução significativa, sobretudo em indivíduos que já apresentam função ventricular esquerda precária. Essa diminuição do débito cardíaco pode resultar em hipotensão e sintomas de insuficiência cardíaca, incluindo dispneia e fadiga. Após um tempo prolongado, FA causa alterações estruturais e eletrofisiológicas progressivas nos átrios, que resultam em episódios recorrentes de FA. Além disso, os níveis cronicamente baixos de taquicardia conduzem a uma miocardiopatia global que, por sua vez, predispõe a mais FA. Por esse motivo, diz-se que "FA gera mais FA".

Além da insuficiência cardíaca e miocardiopatia, outra implicação clínica importante da FA é a tromboembolia. As contrações atriais desorganizadas e inefetivas produzidas pela FA provocam estase do sangue no átrio esquerdo, especialmente junto ao apêndice atrial esquerdo. Essa estase promove formação de um trombo, que então pode se deslocar e embolizar através da circulação arterial, causando problemas como acidente vascular encefálico (AVE) e isquemia de membro. Em comparação com a população em geral, os pacientes com FA apresentam um risco 2 a 3 vezes maior de sofrerem AVE.

Tratamento

O tratamento da FA é desafiador, pois ela não é uma doença em si, costuma ser um sintoma de patologia cardíaca, pulmonar, endócrina ou toxicológica subjacente. O tratamento bem-sucedido começa pela **abordagem inicial do estado clínico geral**

do paciente, buscando fatores contribuintes tratáveis, controlando a frequência e prevenindo a tromboembolia (Fig. 3.2).

Para os pacientes com FA estáveis, as opções de tratamento incluem **controle da frequência e/ou controle do ritmo**, com ou sem anticoagulação. **Em um contexto agudo, como no serviço de emergência, o controle da frequência ventricular é a única meta importante da terapia.** Retardar a resposta ventricular à FA produz vários efeitos hemodinâmicos positivos, como o aumento do tempo de enchimento diastólico, a melhora do volume sistólico e do débito cardíaco e a estabilização da pressão arterial. Os fármacos usados para controlar a frequência ventricular atuam retardando a condução pelo nodo AV (Quadro 3.2).

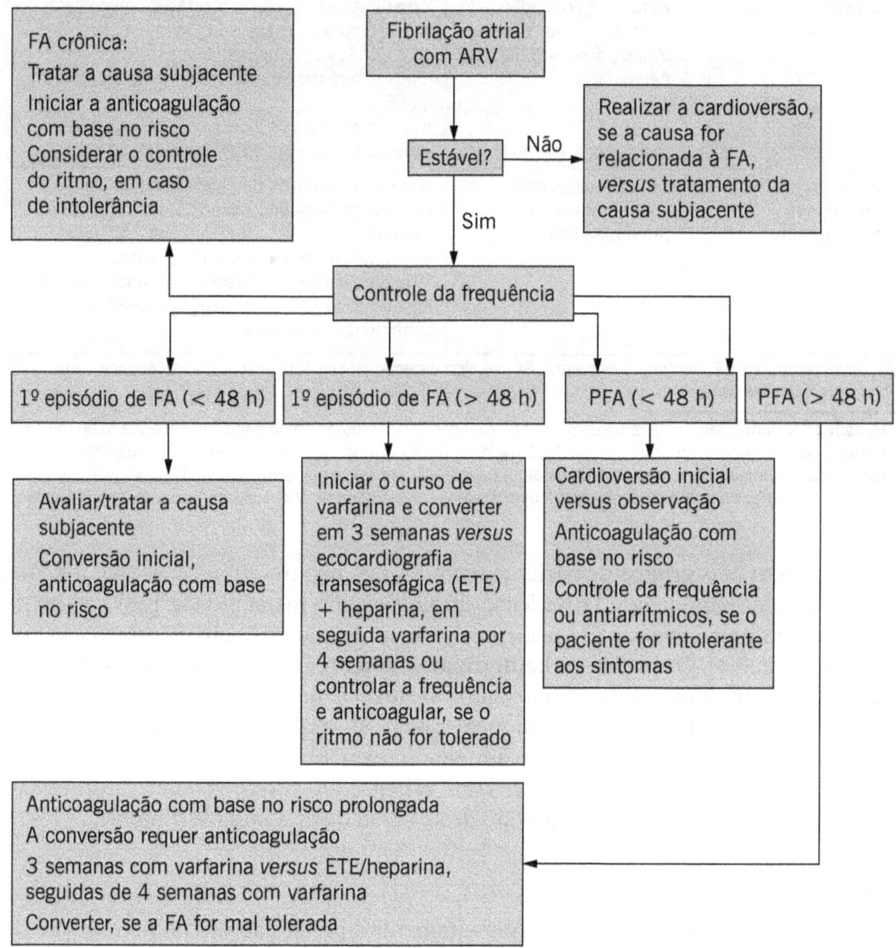

Figura 3.2 Algoritmo para tratamento da fibrilação atrial (FA). PFA, primeiro episódio de fibrilação atrial.

Quadro 3.2 • TERAPIAS PARA CONTROLE DE FREQUÊNCIA NA FIBRILAÇÃO ATRIAL

Medicação	Mecanismo de ação	Comentários
Bloqueadores de canais de cálcio (verapamil, diltiazem)	Retarda a condução pelo nodo AV bloqueando os canais de cálcio	Bastante efetivos O diltiazem está associado ao menor risco de hipotensão, porque exerce efeito inotrópico negativo mínimo.
β-bloqueadores (metoprolol, propranolol, esmolol, atenolol) Bastante efetivos.	Retarda a condução pelo nodo AV diminuindo o tônus simpático	Produzem mais efeito inotrópico negativo do que o diltiazem e estão associados a um maior risco de hipotensão, em particular em pacientes com pressão arterial limítrofe baixa ou função VE precária.
Digoxina*	Retarda a condução pelo nodo AV aumentando o tônus parassimpático via nervo vago	Papel limitado no SE, em razão de início de ação demorado, meia-vida longa e inefetividade no controle da frequência dos pacientes com tônus simpático elevado geralmente atendidos no SE Atua no controle da frequência de pacientes sedentários ou com ICC crônica.
Amiodarona, (oral ou IV) **Dronedarona** (oral)	Antiarrítmicos com alguma atividade β-bloqueadora	São menos efetivos do que os agentes de controle de frequência puros, anteriormente listados. Se o objetivo for a cardioversão, estes fármacos podem ser usados com abordagem de agente único para manutenção do RSN e controle da frequência.

AV, atrioventricular; VE, ventrículo esquerdo; SE, serviço de emergência; ICC, insuficiência cardíaca congestiva; RSN, ritmo sinusal normal.

*N. de R.T. **Deslanosídeo** (medicamento não disponível nos EUA): metabólito da digoxina, encontrado no mercado brasileiro na forma de ampolas de 2 mL (0,2 mg/mL), muito útil no serviço de emergência para realização de digitalização rápida de pacientes portadores de taquicardia supraventricular paroxística e ICC associada a fibrilação atrial ou *flutter* com alta resposta ventricular. Dose usual em adultos: 0,8-1,6 mg, IV ou IM, em 1-4 doses.

Existem dois grupos de pacientes com FA que não devem receber agentes controladores de frequência: (1) pacientes instáveis, cuja instabilidade provavelmente seja causada pelo ritmo; e (2) pacientes com síndrome de Wolff-Parkinson-White (WPW) (Fig. 3.3). **Os pacientes hemodinamicamente instáveis devem receber cardioversão elétrica imediata** para restaurar o ritmo sinusal. Os pacientes com WPW não devem receber agentes de bloqueio nodal AV, que podem levar à condução acelerada pela via auxiliar e potencialmente induzir fibrilação ventricular e parada cardíaca. Em vez disso, os pacientes com WPW e FA devem receber cardioversão farmacológica ou elétrica, dependendo de seu grau de estabilidade dinâmica.

Cardioversão

Para realizar a cardioversão da FA, primeiramente é preciso abordar a necessidade de **anticoagulação,** bem como o **momento e o método de cardioversão.** Durante a FA, as contrações atriais descoordenadas levam à formação de um trombo intratrial.

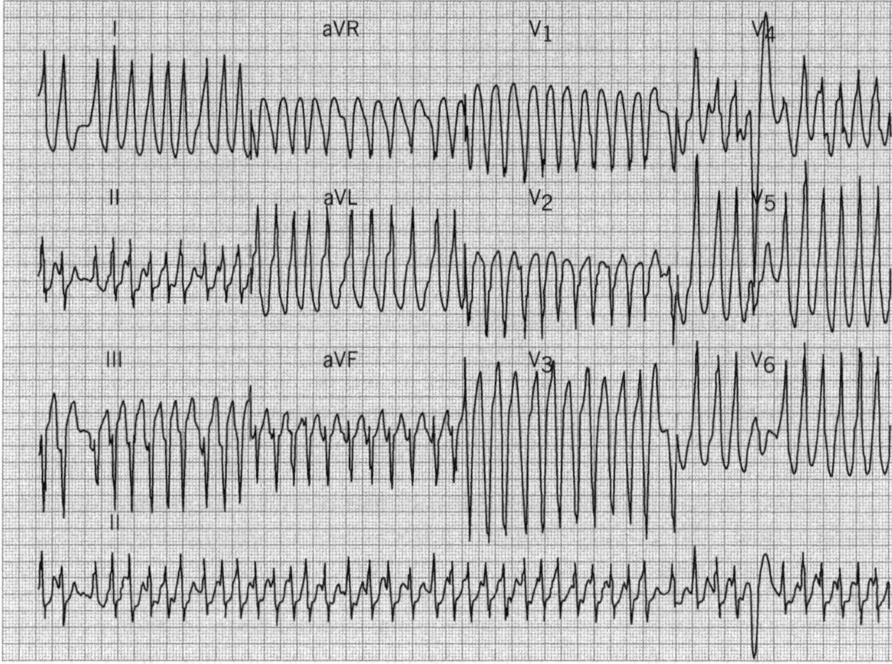

Figura 3.3 ECG da síndrome de Wolff-Parkinson-White com fibrilação atrial.

Quanto maior for a duração da FA, maior será a probabilidade de formação de coágulo. Em seguida à cardioversão, o período de "atordoamento atrial" também pode acarretar trombogenênese. Sem a anticoagulação, 4 a 5% dos pacientes sofrerão um evento de tromboembolia no primeiro mês subsequente à cardioversão, seja por deslocamento de um coágulo preexistente, seja pela formação de um novo coágulo em decorrência do "atordoamento atria l". Esse risco aumenta com o aumento da duração da FA e dos processos patológicos subjacentes.

Muitos profissionais usam a **"regra das 48 horas"** para guiar a **anticoagulação**: uma FA com duração inferior a 48 horas em geral dispensa a anticoagulação aguda, exceto quando o paciente tem doença de valva mitral, disfunção ventricular esquerda grave ou história anterior de AVE embólico. Vários estudos recentes demonstraram que é mais seguro e custo-efetivo realizar a cardioversão e liberar diretamente da sala de emergência os pacientes com estado clínico não complicado que chegam apresentando FA com duração inferior a 48 horas.

Ao contrário, os pacientes com FA há mais de 48 horas devem receber anticoagulação *antes* da cardioversão. As duas abordagens principais de anticoagulação pré-cardioversão consistem na administração de varfarina ou o uso combinado de heparina/enoxaparina (HBPM) aliado a um rastreamento por ecocardiografia transesofágica (ETE). A abordagem convencional consiste em instituir a terapia de varfarina com uma meta de relação internacional normalizada (INR) de 2 a 3 durante 3 a 4 semanas, antes da realização da cardioversão. Em ambas as abordagens, a terapia com varfarina (com e INR de 2 a 3) deve ser mantida por no mínimo 3 a 4 semanas após a cardioversão, a fim de prevenir a formação de um novo coágulo durante a "janela de atordoamento atrial". Ambas as abordagens diminuem o risco de tromboembolia para menos de 1% no decorrer de 8 semanas.

Os dois métodos de cardioversão disponíveis são a cardioversão por corrente direta e a cardioversão farmacológica (Quadros 3.4 e 3.5). O risco de tromboembolia é similar, seja qual for o método escolhido. A **probabilidade de uma cardioversão bem-sucedida com o uso de qualquer um desses métodos** depende das **características do paciente**, da **etiologia da FA** e (o mais importante) da **duração da FA.** Um novo episódio de FA sofre conversão espontânea em cerca de 70% dos casos, enquanto os episódios de FA de maior duração e com dilatação atrial podem ser refratários a todas as tentativas de cardioversão. O índice de sucesso da cardioversão elétrica é de 75 a 93%, mas cai para cerca de 50% nos casos em que a FA tem duração superior a 5 anos. O índice de sucesso da cardioversão farmacológica, independentemente do fármaco utilizado, é de 50 a 70% para a FA recente e de cerca de 30% para a FA crônica.

Após a cardioversão, 20 a 30% dos pacientes continuam apresentando ritmo sinusal normal (RSN). Os pacientes mais propensos à FA recorrente são aqueles com hipertensão, ampliação do átrio esquerdo, insuficiência cardíaca ou FA com duração maior que 1 ano. Em geral, considera-se que os riscos de toxicidade e os efeitos pró-arrítmicos da terapia antiarrítmica subsequente à cardioversão superam os benefícios, especialmente em pacientes que passaram por episódios anteriores de FA. No entanto, em alguns casos de pacientes que apresentam sintomas persistentes mesmo com a frequência devidamente controlada ou que são incapazes de alcançar um controle de frequência satisfatório, a estratégia de controle do ritmo pode ser escolhida. A amiodarona e a propafenona são os agentes comumente empregados na manutenção do ritmo sinusal.

Quadro 3.3 • ABORDAGENS DE ANTICOAGULAÇÃO PARA CARDIOVERSÃO

	Varfarina convencional	ETE + Heparina/Enoxaparina
Pré-cardioversão	Varfarina por 3-4 semanas	Se nenhum coágulo for detectado por ETE, administrar heparina ou enoxaparina e proceder imediatamente à cardioversão.
Pós-cardioversão	Varfarina por 3-4 semanas	Varfarina por 3-4 semanas
Vantagens	Resistiu à "prova do tempo"	Encurta o período de anticoagulação, diminuindo o risco de complicações hemorrágicas Abrevia o tempo de FA, aumentando a probabilidade de sucesso da conversão ao ritmo sinusal
Desvantagens	Prolonga o período de anticoagulação	Atrasa a cardioversão Não possui diretrizes definitivas Requer um médico altamente treinado e equipamentos caros para a realização da ETE

Quadro 3.4 • CARDIOVERSÃO POR CORRENTE DIRETA

Preparação	Acesso venoso, monitoração cardíaca e oximetria de pulso – em seguida aos protocolos de procedimento padrão de sedação, suporte vital cardíaco avançado /material para manejo da via aérea prontamente disponível
Cardioversão por corrente elétrica sincronizada	100-360 J (a maioria dos pacientes requer ≥ 200 J) para FA < 24 horas: começar com 100 J; a conversão bifásica proporciona um índice de sucesso maior e menos complicações, além de promover conversão a 50% dos níveis monofásicos
Índice de sucesso	75-93%
Complicações	15% dos casos apresentam complicações (bradicardia, taquicardia ventricular, atordoamento ventricular com hipotensão)

Quadro 3.5 • FÁRMACOS PARA CARDIOVERSÃO FARMACOLÓGICA

Classe farmacológica	Agente	Efeitos adversos	Comentários
Ic	Flecainida (oral)	Tontura, dispneia	Contraindicada na DAC
Ic	Propafenona (oral)	Tontura, TV	Contraindicada na DAC
III	Dofetilida (oral)	TV, *torsade de pointes*	Preferida diante de qualquer tipo de cardiopatia estrutural, em especial a disjunção do VE
III	Amiodarona (oral ou IV)	Hipotensão, bradicardia, toxicidade pulmonar, hepatotoxicidade, hiper/hipotireoidismo, fotossensibilidade, ataxia, neuropatia periférica, visão turva	Preferida diante de qualquer tipo de cardiopatia estrutural, em especial a disjunção do VE
III	Ibutilida (IV)	TV, *torsade de pointes*	Especificamente para FA e *flutter* atrial
III	Vernakalant (IV)	Hipotensão, bradicardia	Conversão rápida, baixo risco pró-arrítmico

DAC, doença arterial coronariana; IV, intravenoso; TV, taquicardia ventricular; VE, ventrículo esquerdo; FA, fibrilação atrial.

A dronedarona é um fármaco novo que teve o uso aprovado nos Estados Unidos para prevenção da FA recorrente. É estruturalmente similar à amiodarona, mas não possui o componente iodo. Foi demonstrado que a dronedarona é mais bem tolerada do que a amiodarona, produzindo menos efeitos colaterais tireóideos, dermatológicos, neurológicos e oculares. As desvantagens associadas ao uso da dronedarona referem-se à menor efetividade para diminuição da FA recorrente em comparação com a da amiodarona, e à associação a uma taxa de mortalidade aumentada em casos de insuficiência cardíaca de classe New York Hear Association (NYHA) IV ou de insuficiência cardíaca recentemente descompensada.

Uma terapia alternativa de manutenção do ritmo sinusal que vem atraindo interesse e pesquisas crescentes é a ablação com cateter por radiofrequência. A ablação é recomendada para populações seletas de pacientes com FA sintomática e ampliação atrial esquerda leve ou nula, para os quais tenha sido escolhida uma estratégia de controle de risco e o tratamento com um ou mais fármacos antiarrítmicos tenha falhado. Por causa de algumas pequenas desvantagens associadas à terapia antiarrítmica crônica, em termos de efeitos colaterais e índices de recorrência, a adoção das intervenções eletrofisiológicas tende a se tornar mais disseminada.

Diminuição do risco de tromboembolia

Em comparação à população geral, os pacientes com FA apresentam um risco de AVE 2 a 3 vezes maior. O risco é o mesmo para os pacientes com FA paroxística, persistente ou crônica. No passado, acreditava-se que o uso de agentes antiarrítmicos para manutenção do ritmo sinusal diminuía esse risco. O estudo Atrial Fibrillation Follow-up Investigation of Rhythm Management (AFFIRM), que comparou o controle do ritmo ao controle da frequência associado a varfarina em 4.060 pacientes, demonstrou que o grupo designado ao controle de frequência apresentou tendência a melhor sobrevida, menos internações e escores de qualidade de vida mais satisfatórios. De maneira notável, os pacientes submetidos apenas ao controle de ritmo, que não receberam varfarina, apresentaram uma incidência de AVE significativamente maior. Esses dados sugerem que até mesmo os pacientes com FA rara ou intermitente podem ser beneficiados pela terapia antitrombótica.

O tipo de terapia antitrombótica (anticoagulação ou terapia antiplaquetária) usado na prevenção da tromboembolia depende do risco de cada paciente de sofrer um evento de tromboembolia, bem como do risco de sangramento à terapia antitrombótica. O modelo de estratificação de risco mais validado e clinicamente útil para determinar o risco de AVE é o escore CHADS2 (Quadro 3.6).

A terapia de anticoagulação tradicional consiste na administração de varfarina com uma meta de INR entre 2 e 3. A dabigatrana é um novo agente de anticoagulação oral que se mostrou comprovadamente superior à varfarina no recente estudo RELY. A dabigatrana diminui a taxa de AVEs isquêmicos e hemorrágicos, sangramentos significativos e mortalidade geral em comparação à varfarina. Além de ser mais efetivo e seguro, esse novo agente dispensa o monitoramento da INR, é menos suscetível

Quadro 3.6 • CHADS2

Parâmetros	**Pontos**
Insuficiência cardíaca congestiva	1
Hipertensão	1
Idade ≥ 75 anos	1
Diabetes	1
AVE ou ataque isquêmico transitório	2

a interações com alimentos e fármacos e não possui a estreita janela terapêutica da varfarina. Contudo, as desvantagens do uso da dabigatrana estão no custo mais alto, no regime de duas doses diárias, na necessidade de ajuste em casos de pacientes com insuficiência renal, na inexistência de um antídoto e na falta de dados sobre sua segurança em longo prazo. A dosagem da dabigatrana é 150 mg, 2 vezes ao dia. A dose diária de 110 mg, 2 vezes ao dia, é recomendada para pacientes com risco aumentado de sangramento. Entretanto, a cápsula de 110 mg atualmente está indisponível nos Estados Unidos.

A terapia antiplaquetária consiste na administração de 75 a 325 mg de ácido acetilsalicílico ao dia, 75 mg de clopidogrel ao dia ou ambos os fármacos juntos. A capacidade do ácido acetilsalicílico de diminuir o risco de AVE é mínima. Para os pacientes que não possuem fatores de risco de AVE, as evidências atuais mostram que o risco de sangramento por ação do ácido acetilsalicílico provavelmente excede o benefício mínimo de diminuição do risco de AVE. O ácido acetilsalicílico, o clopidogrel e o ácido acetilsalicílico associado ao clopidogrel são menos efetivos do que a varfarina em termos de prevenção de AVE. Para os pacientes que necessitam de anticoagulação e não podem tomar varfarina nem dabigatrana, o uso combinado de clopidogrel e ácido acetilsalicílico é mais efetivo do que o uso apenas de ácido acetilsalicílico. Entretanto, essa combinação traz riscos de sangramento similares àqueles associados à terapia de anticoagulação (Quadro 3.7).

Quadro 3.7 • ESCORE CHADS2 E ESCOLHA DA TERAPIA ANTITROMBÓTICA

Escore CHADS2	Risco de AVE	Risco de AVE/ano	Terapia preferida (em ordem de preferência)
0	Baixo	0,5-1,7%	Sem terapia > ácido acetilsalicílico
1	Intermediário	2 %	Varfarina ou dabigatrana[a] > ácido acetilsalicílico
2-6	Alto	> 4%	Varfarina ou dabigatrana
AVE, AIT ou evento tromboembólico prévio	Alto	10 %	Varfarina ou dabigatrana

[a]O risco anual de sangramento durante a terapia com dabigatrana ou varfarina é de cerca de 2 a 3%.
AVE, acidente vascular encefálico; AIT, ataque isquêmico transitório.

QUESTÕES DE COMPREENSÃO

3.1 Um homem de 75 anos foi diagnosticado com FA assintomática. Qual é a complicação mais comum desse tipo de FA?

A. Morte súbita.
B. AVE.
C. Choque.
D. Dispneia.

3.2 Uma mulher de 83 anos, com história de hipertensão, chega ao serviço de emergência apresentando dispneia, fadiga e palpitações. Sua pressão arterial está em 85/50 mmHg, e seus batimentos cardíacos estão em 150 bpm e são irregulares. Qual é o melhor tratamento para essa paciente?

A. Diltiazem.
B. Metoprolol.
C. Varfarina.
D. Cardioversão com corrente direta.

3.3 Uma mulher de 62 anos atendida no serviço de emergência apresenta dor no punho que surgiu após um tropeço seguido de queda. A radiografia mostrou uma fratura de rádio distal, e esta então foi reduzida e imobilizada. Contudo, a frequência cardíaca da paciente está em 80 bpm e é irregular à palpação. Ao ECG, ela foi diagnosticada com FA com resposta ventricular de 114 bpm. A paciente não lembra de terem lhe dito que ela tinha essa condição. Qual é o melhor tratamento inicial para essa paciente?

A. Diltiazem.
B. Cardioversão com corrente direta.
C. Levotiroxina.
D. Ibutilida.

RESPOSTAS

3.1 **B.** O AVE é 2 a 3 vezes mais frequente em paciente com FA do que na população geral.

3.2 **D.** A cardioversão deve ser sempre realizada em todos os casos de pacientes instáveis (insuficiência cardíaca congestiva, dor torácica, hipotensão) com FA, se a instabilidade aparentemente estiver relacionada ao ritmo. A FA com alta resposta ventricular impede o enchimento ventricular e resulta em um débito cardíaco inefetivo.

3.3 **A.** O diltiazem foi o único agente de controle de frequência listado e é bastante útil para o tratamento inicial da FA com resposta ventricular rápida.

DICAS CLÍNICAS

- O tratamento da FA começa pela procura de quaisquer causas subjacentes reversíveis de arritmia.
- No contexto agudo, a meta mais importante da terapia é o controle da frequência ventricular, geralmente pela utilização de fármacos indutores de bloqueio nodal AV.
- Pacientes instáveis com FA ou taquiarritmia de WPW devem ser submetidos imediatamente à cardioversão elétrica.
- Pacientes estáveis com FA há menos de 48 horas podem ser tratados com cardioversão no serviço de emergência, contanto que não tenham história anterior de tromboembolia, doença de valva mitral ou disfunção VE.
- Pacientes estáveis com FA há mais de 48 horas ou com FA de duração desconhecida podem ser tratados com cardioversão, de duas formas: anticoagulação por 3 a 4 semanas antes e após a cardioversão ou exame de ETE e (na ausência de trombos intracardíacos) anticoagulação aguda com heparina/HBPM, seguida de cardioversão e anticoagulação por 3 a 4 semanas.
- Cerca de 70% dos novos episódios de FA se convertem espontaneamente em ritmo sinusal.
- Os pacientes com FA apresentam um risco de AVE três vezes maior em relação à população em geral.
- A escolha da terapia antitrombótica para FA de longa duração depende dos escores CHADS2 e do risco de sangramento de cada indivíduo.
- A anticoagulação com varfarina (meta de INR = 2-3) ou dabigatrana diminui o risco de tromboembolia.

REFERÊNCIAS

Association Task Force on Practice Guidelines and the European Society of Cardiology Committee for Practice Guidelines and Policy Conferences (Writing Committee to Revise the 2001 Guidelines for the Management of Patients With Atrial Fibrillation). *J Am Coll Cardiol.* 2006;48:149-246.

Connolly SJ, Ezekowitz MD, Yusuf S, et al. Dabigatran versus warfarin in patients with atrial fibrillation. *N Engl J Med.* 2009 Sep 17;361(12):1139-1151.

Connolly SJ, Pogue J, Hart R, et al. Clopidogrel plus aspirin versus oral anticoagulation for atrial fibrillation in the Atrial fibrillation Clopidogrel Trial with Irbesartan for prevention of Vascular Events (ACTIVE W): a randomised controlled trial. *Lancet.* 2006;367(9526):1903-1912.

Fuster V, Ryden LE, Cannom DS, et al. ACC/AHA/ESC 2006 guidelines for the management of patients with atrial fibrillation: a report of the American College of Cardiology/American Heart.

Fuster V, Rydén LE, Cannom DS, et al. 2011 ACCF/AHA/HRS Focused Updates Incorporated Into the ACC/AHA/ESC 2006 Guidelines for the Management of Patients With Atrial Fibrillation. A Report of the American College of Cardiology Foundation/American Heart Association Task Force on Practice Guidelines. Developed in partnership with the European Society of Cardiology and in collaboration with the European Heart Rhythm Association and the Heart Rhythm Society. *J Am Coll Cardiol.* 2011;57(11):e101-e198.

Gallagher MM, Hennessy BJ, Edvardsson H, et al. Embolic complications of direct current cardioversion of atrial arrhythmias: association with low intensity of anticoagulation at the time of cardioversion. *J Am Coll Cardiol.* 2002;40:926-933.

Manning W, Singer E, Lip G, et al. Antithrombotic therapy to prevent embolization in nonvalvular atrial fibrillation. http://www.uptodate.com/contents/antithrombotic-therapy-to-prevent-fibrillation?source= see_link&anchor=H20#H4338483. Last updated: 11/11/2010.

Michael JA, Stiell IG, Agarwal S, Mandavia DP. Cardioversion of paroxysmal atrial fibrillation in the emergency department. *Ann Emerg Med.* 1999;33(4):379-387.

Singer DE, Albers GW, Dalen JE, et al. Antithrombotic therapy in atrial fibrillation: American College of Chest Physicians Evidence-Based Clinical Practice Guidelines. *Chest.* 2008;133:556S-592S.

Stewart S, Hart CL, Hole DJ, McMurray JJ. A population-based study of the long-term risks associated with atrial fibrillation: 20 year follow-up of the Renfrew/Paisley study. *Am J Med.* 2002;113:359-364.

Stiell IG, Dickinson G, Butterfield NN, et al. Vernakalant hydrochloride: A novel atrial-selective agent for the cardioversion of recent-onset atrial fibrillation in the emergency department. *Acad Emerg Med.* 2010;17(11):1175-1182.

Weigner MJ, Caulfield TA, Danias PG, Silverman DI, Manning WJ. Risk for clinical thromboembolism associated with conversion to sinus rhythm in patients with atrial fibrillation lasting less than 48 hours. *Ann Intern Med.* 1997;126:615-620.

Wyse DG, Waldo AL, DiMarco JP, et al. A comparison of rate control and rhythm control in patients with atrial fibrillation. *N Engl J Med.* 2002;347:1825-1833.

Xavier Scheuermeyer F, Grafstein E, et al. Thirty-day outcomes of emergency department patients undergoing electrical cardioversion for atrial fibrillation or flutter. *Acad Emerg Med.* 2010;17(4):408-115.

CASO 4

Um homem de 25 anos chega ao serviço de emergência apresentando palpitações e tontura. Esses sintomas surgiram de maneira aguda há cerca de 1 hora, antes da chegada ao hospital, enquanto ele assistia televisão. O paciente não sente dor torácica nem falta de ar. Ele também nega quaisquer episódios recentes de febre, sintomas de trato respiratório superior ou hemoptise. Ele não possui história médica nem familiar anterior significativa. Atualmente, não está tomando nenhuma medicação, não é fumante e jamais usou drogas.
Ao exame, sua temperatura é de 36,8ºC e a pressão arterial é de 8/46 mmHg. A frequência cardíaca é de 186 bpm, a frequência respiratória é 22 mpm, e a saturação de oxigênio está em 97% ao ar ambiente. O paciente está um pouco ansioso, mas não apresenta desconforto agudo nem distensão venosa jugular. Seus pulmões estão limpos à ausculta, e as bulhas cardíacas estão regulares, sem murmúrios, atritos ou galopes. Não há edema nos membros inferiores, e as pulsações periféricas são iguais nos quatro membros. O monitor cardíaco mostra um ritmo regular, com complexo QRS estreito a uma frequência de 180 a 190 bpm.

- Qual é o diagnóstico mais provável?
- Qual é a próxima etapa mais apropriada?

RESPOSTAS PARA O CASO 4

Taquicardia com ritmo regular

Resumo: este paciente de 25 anos apresenta palpitações e tontura de aparecimento agudo. Ele está hipotenso e com taquicardia com complexo QRS estreito a uma frequência cardíaca de 180 a 190 bpm.

- **Diagnóstico mais provável:** taquicardia supraventricular.
- **Próxima etapa mais apropriada:** obter um acesso intravenoso (IV) e um eletrocardiograma (ECG) com 12 derivações. Preparar para a cardioversão sincronizada desse paciente instável com taquiarritmia.

ANÁLISE

Objetivos

1. Aprender a realizar o diagnóstico diferencial das taquicardias com ritmo regular.
2. Identificar os sinais e sintomas que diferenciam pacientes estáveis e instáveis com taquicardia com frequência regular.
3. Compreender as abordagens diagnóstica e terapêutica das taquicardias com frequência regular.

Considerações

Ao avaliar um paciente com taquiarritmia, é fundamental avaliar seu grau de estabilidade. Os pacientes instáveis requerem cardioversão sincronizada imediata, já os pacientes estáveis podem receber tratamento médico. Todos os pacientes necessitam de monitoramento cardíaco contínuo, acesso IV e um ECG de 12 derivações. As taquicardias com frequência regular incluem vários tipos de taquicardia supraventricular e taquicardia ventricular (Quadro 4.1). Como regra, as taquicardias com complexo QRS estreito surgem acima dos ventrículos, enquanto as taquicardias com complexo QRS alargado podem ter origem supraventricular ou ventricular.

Quadro 4.1 • OS VÁRIOS TIPOS DE TAQUIARRITMIAS

Regular	Complexo QRS estreito	Taquicardia sinusal Taquicardia atrial Taquicardia reentrante nodal atrioventricular (TRNAV) Taquicardia reentrante atrioventricular (TRAV) Taquicardia juncional *Flutter* atrial
	Complexo QRS alargado	Taquicardia ventricular TRAV antidrômica Taquicardia de complexo QRS aberrante
Irregular	Complexo QRS estreito	*Flutter* atrial com bloqueio variável Fibrilação atrial Taquicardia atrial multifocal
	Complexo QRS alargado	Taquicardia ventricular polimórfica Taquicardia com complexo QRS aberrante

ABORDAGEM À
Taquicardia com ritmo regular

ABORDAGEM CLÍNICA

Os pacientes com taquiarritmias podem apresentar diversas queixas, incluindo palpitações, fadiga e fraqueza. Outros sintomas podem sugerir a existência de um componente de hipoperfusão (tontura, quase síncope ou síncope) ou isquemia cardíaca (dor torácica, dispneia). Se o paciente estiver estável o bastante para a obtenção de uma história completa, então ela deve incluir informações sobre o momento e as circunstâncias em torno do aparecimento dos sintomas, a duração deles, a história médica pregressa (p. ex., história de doença arterial coronariana [DAC], insuficiência cardíaca congestiva [ICC], disritmia, doença valvular, doença da tireoide), medicações em uso (incluindo plantas medicinais e regimes homeopáticos, medicações sem prescrição médica e drogas) e história familiar (p. ex., morte súbita cardíaca, disritmia, outros tipos de cardiopatia).

O exame físico inicialmente enfoca a estabilidade do paciente e a adequação dos itens correspondentes à mnemônica ABC (via aérea, respiração, circulação). Quaisquer evidências de hipotensão, edema pulmonar, alteração aguda do estado mental ou dor torácica isquêmica apontam a instabilidade do paciente e exigem a instituição imediata do tratamento (ver seção sobre tratamento, adiante). Depois que o paciente for estabilizado, pode ser realizado um exame completo, da cabeça aos pés. Os componentes cardiovasculares e pulmonares do exame devem receber atenção especial: auscultar os sons cardíacos para detectar galopes, murmúrios e atritos; palpar o *ictus cordis* e quaisquer palpitações; inspecionar para detecção de distensão venosa jugular; ouvir quaisquer estertores ou outros achados de sobrecarga de volume; avaliar a qualidade das pulsações periféricas. O exame também pode revelar indícios sobre as causas subjacentes da taquicardia (p. ex., membranas mucosas pálidas na anemia; tireomegalia ou bócio tireotóxico; tórax em barril ou baqueteamento digital na doença pulmonar crônica).

O ECG de 12 derivações aparentemente é o exame diagnóstico de maior utilidade na avaliação de um paciente com taquiarritmia (Figs. 4.1 e 4.2). Essas arritmias podem ser agrupadas em taquicardias com ritmo regular e taquicardias com ritmo irregular, bem como de complexo QRS estreito ou de complexo QRS amplo (superior a 0,12 segundos) (Quadro 4.1). Como regra, as taquicardias com complexo QRS estreito surgem acima dos ventrículos, enquanto as taquicardias de complexo QRS amplo podem ter origem supraventricular ou ventricular.

O Quadro 4.2 lista as características distintivas de ECG para os vários tipos de taquicardia com frequência regular.

Pode ser difícil diferenciar entre taquicardia ventricular (TV) e taquicardia supraventricular (TSV) com condução aberrante. Alguns fatores favorecem a TV, incluindo idade igual ou superior 50 anos, história de DAC ou ICC, história de TV, dissociação atrioventricular, batimentos de fusão, QRS maior que 0,14 segundos, desvio de eixo à esquerda extremo e concordância precordial (os complexos QRS são todos positivos ou todos negativos). Em contraste, a idade igual ou superior a 35 anos, história de TSV, ondas P ectópicas precedentes com complexos QRS, QRS menor que 0,14 segundos, eixo normal ou quase normal e retardo ou cessação da arritmia com manobras vagais sugerem uma TSV com QRS aberrante. Se o médico

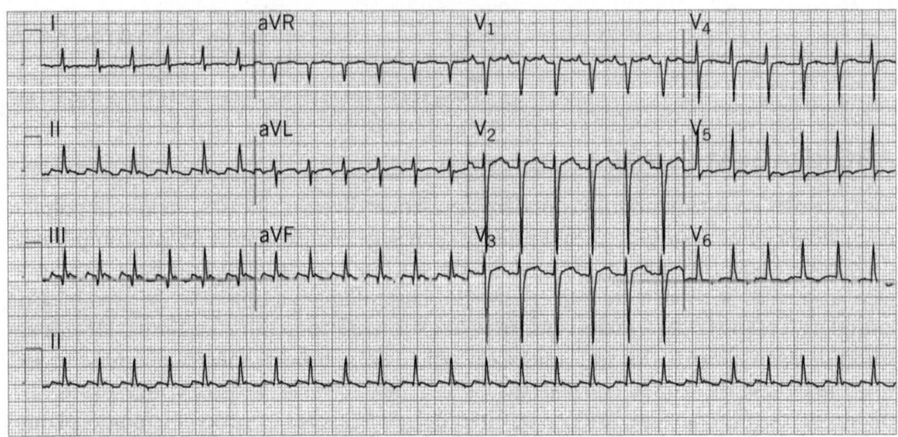

Figura 4.1 *Flutter* atrial com condução 2:1.

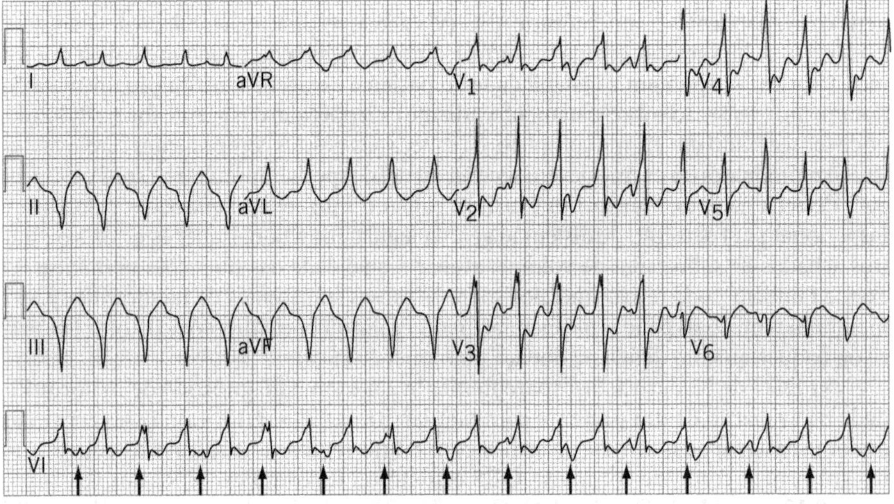

Figura 4.2 Taquicardia ventricular. Observe as setas apontando as ondas P e completamente dissociadas dos complexos QRS.

não conseguir fazer a distinção segura entre TV e TSV com QRS aberrante, o paciente deve ser tratado como se tivesse TV.

As radiografias torácicas podem ser úteis para avaliar ampliações de câmara, cardiomegalia, congestão pulmonar ou edema. Um painel metabólico básico pode excluir anormalidades eletrolíticas que predisponham a taquiarritmias (p. ex., hipocaliemia, hipocalcemia, hipomagnesemia). A existência de um quadro clínico sugestivo pode justificar a realização de testes de função da tireoide (para hipertireoidismo), níveis de fármacos (p. ex., digoxina) ou rastreamento de drogas na urina (para cocaína, metanfetaminas e outros estimulantes).

Quadro 4.2 • TAQUICARDIA COM RITMO REGULAR

Complexo QRS estreito		
Taquicardia sinusal	Frequência atrial = 100-160 bpm. Condução 1:1 Ondas P e intervalos PR sinusais normais	Similar ao ritmo sinusal normal, exceto >100 bpm Tratar a causa subjacente
Taquicardia atrial	Onda P morfologicamente diferente de P sinusal	Condução 1:1. Não é convertida em sinusal pelas manobras vagais nem pela adenosina Se houver estabilidade, considerar o uso de diltiazem, β-bloqueadores Tratar a causa subjacente
Taquicardia reentrante nodal atrioventricular (TRNAV)	A onda P geralmente está enterrada no complexo QRS Condução 1:1 é frequentemente precedida por uma contração atrial ou juncional prematura Raramente > 225 bpm	Reentrada junto ao nodo AV Se houver estabilidade, considerar a adoção de manobras vagais, adenosina, bloqueadores de canal de cálcio ou β-bloqueadores
Taquicardia reentrante nodal atrioventricular (TRAV)	Ondas P retrógradas invertidas após o complexo QRS	Reentrada retrógrada envolvendo o trato do desvio Se houver estabilidade, considerar a realização de manobras vagais, administração de adenosina, bloquea dores de canal de cálcio ou β-bloqueadores
Taquicardia juncional	Onda P invertida antes ou após o QRS, ou enterrada no complexo QRS Frequência >100 bpm	Não é convertida em sinusal pelas manobras vagais nem pela adenosina Se houver estabilidade, considerar o uso de diltiazem, β-bloqueadores Tratar a causa subjacente
Flutter atrial	Frequência atrial 250-350 bpm Onda de *flutter* "serrilhada" (mais bem visualizada em II, III, aVF, V1-V2) A condução 2:1 é comum (embora possa ocorrer em qualquer proporção)	Não é convertida em sinusal pelas manobras vagais nem pela adenosina Se houver estabilidade, considerar o uso de diltiazem, β-bloqueadores Tratar a causa subjacente
Complexo QRS alargado		
Taquicardia ventricular	Onda P dissociada (quando presente) 100-250 bpm	Se houver estabilidade, considerar o uso de amiodarona, procainamida ou sotalol Lidocaína como agente de segunda linha
TRAV antidrômica	Ondas P retrógradas podem ou não ser visíveis.	Condução anterógrada pelo trato de desvio; condução retrógrada pelo nodo AV Evitar β-bloqueadores, bloqueadores de canal de cálcio e adenosina
Taquicardia de complexo estreito com aberrância	Ondas P ectópicas precedentes com complexos QRS Geralmente, QRS < 0,14 segundos Eixo normal ou quase normal	Se houver estabilidade, considerar o uso de adenosina

AV, arterioventricular.

Tratamento

Todos os pacientes com taquiarritmias requerem monitoramento dos sinais vitais (pressão arterial, saturação de oxigênio, monitoramento cardíaco contínuo) e acesso IV. Para pacientes hipóxicos ou com desconforto respiratório, indica-se o fornecimento de oxigênio suplementar e suporte respiratório. A cardioversão sincronizada deve ser realizada imediatamente nos casos de pacientes com instabilidade (evidenciada por hipotensão, edema pulmonar, estado mental alterado ou dor torácica isquêmica). Se houver tempo suficiente, o paciente deve ser sedado antes da cardioversão.

No caso dos pacientes estáveis, deve-se obter um ECG de 12 derivações e iniciar a terapia clínica. As potenciais intervenções para taquiarritmias regulares de complexo estreito são as manobras vagais (como a massagem carotídea e a manobra de Valsalva), a adenosina, os β-bloqueadores e os bloqueadores de canais de cálcio. Embora as taquiarritmias sem envolvimento do nodo AV não desapareçam com as manobras vagais, estas podem diminuir a frequência o suficiente para revelar a anormalidade de ritmo subjacente. Pacientes estáveis com taquicardias de complexo amplo regulares podem ser beneficiados pelo uso de amiodarona, procainamida ou sotalol. A terapia de segunda linha para pacientes estáveis com TV monomórfica é a lidocaína.

QUESTÕES DE COMPREENSÃO

4.1 Um jogador de basquete de 22 anos chegou ao serviço de emergência queixando-se de uma dor torácica intermitente que já durava 12 horas e de batimentos cardíacos fortes. Ele nega ter história de traumatismo. O exame revelou que ele está com taquicardia. Qual é a próxima etapa mais apropriada?

A. Cardioversão sincronizada.
B. Manobra de Valsalva.
C. Dar alta e realizar o seguimento dentro das próximas 48 horas.
D. Obter um ECG.

4.2 Uma maratonista saudável de 52 anos de idade foi levada ao serviço de emergência após um episódio de desmaio. Um diagnóstico de taquicardia ventricular foi estabelecido e a paciente foi submetida à cardioversão. Ela relata que já teve episódios anteriores de TV, que duraram menos de 30 segundos cada um. Qual é o tratamento mais apropriado?

A. É provável que não haja necessidade de terapia adicional.
B. Amiodarona.
C. β-bloqueador.
D. Procainamida.

4.3 Todas as alternativas são manobras de bloqueio nodal AV, *exceto*:

A. Reflexo do mergulho.
B. Massagem carotídea.
C. Manobra de Valsalva.
D. Prender a respiração ao final da expiração.

4.4 Uma mulher de 87 anos apresenta dor torácica e falta de ar. O ECG de 12 derivações mostra um padrão "serrilhado", com frequência cardíaca de 150 bpm. Qual é o diagnóstico mais provável?

A. TRNAV.
B. TV.
C. *Flutter* atrial.
D. Fibrilação atrial com alta resposta ventricular.

4.5 Uma mulher de 37 anos apresenta dor torácica, tendo fumado *crack* há 2 horas. Qual será o achado de ECG mais provável?

A. Taquicardia sinusal.
B. TSV.
C. TV.
D. Fibrilação atrial.

RESPOSTAS

4.1 **D.** É preciso caracterizar o ritmo antes de iniciar o tratamento.

4.2 **A.** Por definição, a TV não sustentada é um evento autolimitado e, portanto, geralmente nenhum tratamento específico é indicado. Em vez disso, o tratamento é dirigido para qualquer condição cardíaca existente.

4.3 **D.** As manobras de bloqueio nodal AV incluem a manobra de Valsalva, o reflexo do mergulho e a massagem carotídea. Tais manobras atuam pelo sistema nervoso parassimpático. Se uma TSV envolve o nodo AV, a diminuição da condução pelo nodo pode terminar a arritmia. As TSVs que não envolvem o nodo AV não costumam ser eliminadas pelas manobras de bloqueio nodal AV. Mesmo assim, essas manobras podem produzir um bloqueio AV transitório e revelar a anormalidade de ritmo subjacente.

4.4 **C.** Classicamente, o *flutter* atrial está associado a um padrão de ECG serrilhado. A frequência de 150 bpm denota a possibilidade de um bloqueio de condução 2:1.

4.5 **A.** A taquicardia com frequência regular mais comum é a taquicardia sinusal.

DICAS CLÍNICAS

- A taquicardia com ritmo regular engloba vários tipos de TSV e de TV. Como regra, as taquicardias com complexo QRS estreito têm origem supraventricular, enquanto as taquicardias com complexo QRS alargado podem ter origem supraventricular ou ventricular.
- Se o paciente apresentar instabilidade (evidenciada por hipotensão, edema pulmonar, alteração do estado mental ou dor torácica isquêmica), a cardioversão sincronizada deve ser realizada imediatamente. No caso de pacientes estáveis, deve-se obter um ECG de 12 derivações e iniciar a terapia clínica.
- Se o profissional não conseguir distinguir com segurança entre TV e TSV aberrante, o paciente deve ser tratado como se tivesse TV.
- Solicite *sempre* um ECG diante um paciente com suspeita de taquiarritmia.

REFERÊNCIAS

Baerman JM, Morady F, DiCarlo LA Jr, de Buitleir M. Differentiation of ventricular tachycardia from supraventricular tachycardia with aberration: value of the clinical history. *Ann Emerg Med.* 1987;16 (1):40-43.

Brugada P, Brugada J, Mont L, Smeets J, Andries EW. A new approach to the differential diagnosis of a regular tachycardia with a wide QRS complex. *Circulation.* 1991;83(5):1649-1659.

Lau EW, Ng GA. Comparison of the performance of three diagnostic algorithms for regular broad complex tachycardia in practical application. Pacing and clinical electrophysiology: *PACE.* 2002;25(5): 822-827.

Marx, John A, Robert S. Hockberger, Ron M. Walls, James Adams, and Peter Rosen. *Rosen's Emergency Medicine: Concepts and Clinical Practice.* 7th ed. Philadelphia, PA: Mosby/Elsevier; 2010.

Mathew PK. Diving reflex. Another method of treating paroxysmal supraventricular tachycardia. *Arch Intern. Med.* 1981;141(1):22-23.

Stewart RB, Bardy GH, Greene HL. Wide complex tachycardia: misdiagnosis and outcome after emergent therapy. *Ann Intern Med.* 1986;104 (6):766-771.

Tintinalli, Judith E, and J S. Stapczynski. *Tintinalli's Emergency Medicine: A Comprehensive Study Guide.* New York, NY: McGraw-Hill; 2011.

Wellens HJ, Bar FW, Lie KI. The value of the electrocardiogram in the differential diagnosis of a tachycardia with a widened QRS complex. *Am J Med.* 1978;64(1):27-33.

CASO 5

Um jovem de 19 anos foi levado ao serviço de emergência e apresentava dor abdominal difusa, vômitos e nível de consciência alterado. Os sintomas do paciente surgiram há vários dias, quando ele se queixou de "gripe". Naquele momento, seus sintomas eram uma fadiga profunda, náusea, desconforto abdominal leve e um pouco de frequência urinária. Hoje, ele foi encontrado na cama gemendo e irresponsivo. Sua história médica pregressa é irrelevante e atualmente ele não está tomando nenhuma medicação. Ao exame físico, mostrou-se pálido e doentio. Sua temperatura é de 36°C, a pulsação está em 140 bpm, a pressão arterial é de 82/40 mmHg e a frequência respiratória é de 40 mpm. Ao exame de cabeça e pescoço, constatou-se que suas membranas mucosas estão ressecadas, os olhos estão fundos e seu hálito exala um odor incomum. Os pulmões estão bilateralmente limpos, com frequência e profundidade das respirações aumentadas. O exame cardíaco revelou a ocorrência de taquicardia e ausência de murmúrios, atritos e galopes. O abdome apresenta dor difusa à palpação, com ruídos hidroaéreos hipoativos e defesa muscular involuntária. O exame de toque retal resultou normal. A pele está fria e ressecada, com diminuição do turgor. Ao exame neurológico, o paciente estava gemendo e apresentava dor localizada, mas conversava com coerência. Os exames laboratoriais forneceram os seguintes resultados: contagem de leucócitos igual a 16.000 células/mcL e níveis normais de hemoglobina e hematócrito. A análise dos eletrólitos revelou níveis de sódio de 124 mEq/L, níveis de potássio de 3,4 mEq/L, concentração de cloro de 98 mEq/L e concentração de bicarbonato de 6 mEq/L. A ureia e a creatinina estão levemente aumentadas. O níveis séricos de glicose estão em 740 mg/dL (41,1 mmol/L). Os níveis séricos de amilase, bilirrubina, aspartato aminotransferase (AST), alanina aminotransferase (ALT) e fosfatase alcalina estão dentro dos limites normais. Um ecocardiograma (ECG) de 12 derivações mostrou a ocorrência de taquicardia sinusal. A radiografia torácica do paciente é normal.

- Qual é o diagnóstico mais provável?
- Qual é a próxima etapa?

RESPOSTAS PARA O CASO 5

Cetoacidose diabética

Resumo: o paciente tem 19 anos e está com cetoacidose diabética aguda. Ele está com início de diabetes melito. A tríade hiperglicemia grave, acidose de hiato aniônico e cetose (manifestada pelo odor do hálito) é diagnóstica. Os outros achados – desidratação, hiponatremia, hipotensão, nível de consciência alterado e dor abdominal difusa – são típicos de um episódio particularmente grave de cetoacidose diabética (CAD).

- **Diagnóstico mais provável:** CAD.
- **Próxima etapa:** estabilização inicial segundo o ABC (via aérea, respiração, circulação), incluindo ressuscitação volêmica, instituição da terapia com insulina e investigação detalhada para detecção de qualquer doença precipitante ou concomitante.

ANÁLISE

Objetivos

1. Reconhecer os contextos clínicos, os sinais e sintomas e as complicações de CAD.
2. Compreender a abordagem diagnóstica e terapêutica para suspeita de CAD.

Considerações

A manifestação clínica apresentada por este paciente é típica da CAD. A morbidade pode decorrer de condições precipitantes subjacentes ou de um tratamento inadequado e tardio. Identificação imediata, ressuscitação efetiva e atenção diligente quanto à reposição de líquidos, eletrólitos e insulina são essenciais. O Quadro 5.1 lista os valores laboratoriais típicos na CAD. A realização de uma investigação abrangente e atenta das possíveis doenças associadas, aliada à reavaliação frequente do paciente, conduzirá ao melhor resultado.

Quadro 5.1 • VALORES LABORATORIAIS TÍPICOS NA CETOACIDOSE DIABÉTICA

	Moderada	**Grave**
Glicose (mg/dL)	< 500-700	≥ 900
Sódio (mEq/L)	130	125
Potássio (mEq/L)	4-6	5-7
HCO_3 (mEq/L)	6-10	< 5
Ureia (mg/dL)	42-64	>64
pH	7,1	6,9
PCO_2 (mmHg)	15-20	> 20 (insuficiência respiratória)

ABORDAGEM À

Suspeita de cetoacidose diabética

ABORDAGEM CLÍNICA

A CAD é uma emergência metabólica. O atraso em seu tratamento resulta no aumento da morbidade e da mortalidade. Em até um quarto dos pacientes, a CAD constitui a manifestação inicial do diabetes de tipo 1 e, por esse motivo, a falta de uma história de diabetes não exclui o diagnóstico. A maioria dos casos ocorre em pacientes com diabetes de tipo 1, embora alguns pacientes com diabetes de tipo 2 também desenvolvam CAD em situações de grande estresse fisiológico. Alguns pacientes apresentam os sintomas clássicos do diabetes, como poliúria, polidipsia e fadiga. Outros se queixam mais de dispneia relacionada à acidose metabólica ou da dor abdominal idiopática (e frequentemente intensa) que acompanha a CAD. Pacientes com infecção subjacente ou outra doença precipitante podem apresentar sintomas que são predominantemente decorrentes de tal processo. Assim como no caso apresentado, alguns pacientes têm alterações sensoriais que impedem totalmente a obtenção de uma história.

A CAD resulta de uma falta absoluta ou relativamente grave de insulina, que produz um estado de inanição em nível celular. A neoglicogênese é estimulada mesmo diante da falha da utilização da glicose. A hiperglicemia e a cetoacidose causam uma profunda diurese osmótica e deslocamentos de líquido em massa. A diurese e a acidose causam distúrbios eletrolíticos graves, com perda de sódio, potássio, magnésio e fosfato. Acidose, desidratação, hiperosmolalidade e deficiência de insulina podem levar a correntes de potássio para o espaço extracelular, **por isso os pacientes podem ter uma significativa hipercaliemia sérica no momento da apresentação, apesar dos maciços déficits de potássio total corporal.** Pode haver náusea e vômitos intensos, enquanto o quadro clínico pode ser ainda mais obscurecido por perturbações eletrolíticas e ácido-básicas sobrepostas.

O diagnóstico baseia-se na tríade de hiperglicemia, cetose e acidose metabólica. O principal diagnóstico diferencial é o estado hiperglicêmico hiperosmolar (EHH), que pode se manifestar com níveis de glicose bastante altos e acidose leve ou nula. Inanição, gravidez, cetoacidose alcoólica e ingestas tóxicas variadas podem ter como manifestação níveis séricos de cetonas elevados, contudo, os níveis de glicose permanecem normais ou baixos. Os pacientes podem passar por um rastreamento rápido para detecção de CAD, por meio da determinação à beira do leito da glicemia e do exame de urina com teste de *dipstick*. Com exceção dos raros casos de pacientes anúricos, a ausência de cetonas na urina é uma forma segura de excluir o diagnóstico de CAD. As cetonas séricas costumam ser medidas para confirmar o diagnóstico, porém seu valor absoluto não tem utilidade significativa, uma vez que a maioria dos laboratórios quantifica apenas um dos vários corpos cetônicos possivelmente presentes. O Quadro 5.2 constitui um guia para o diagnóstico diferencial da CAD.

Quadro 5.2 • DIAGNÓSTICO DIFERENCIAL DE CETOACIDOSE DIABÉTICA

Hiperglicemia	Acidose	Cetose
Diabetes	Acidose hiperclorêmica	Inanição
Hiperglicemia por estresse	Envenenamento com salicilato	Gravidez
Coma hiperosmolar não cetótico	Uremia	Cetoacidose alcoólica
Tolerância à glicose comprometida	Acidose láctica	Ingesta de álcool isopropílico
Infusão de glicose	Outros fármacos	
CAD	CAD	CAD

A maioria dos pacientes com CAD recorrente tem uma causa subjacente do episódio, sendo que todos os sintomas requerem investigação detalhada. Em alguns estudos, menos de 10% dos episódios mostram-se não associados a nenhuma doença subjacente. A infecção é o deflagrador mais comum de CAD*, porém a CAD também costuma ser resultante de pancreatite, infarto do miocárdio, acidente vascular encefálico (AVE) e uso de muitos fármacos, como os corticosteroides, tiazidas, agentes simpatomiméticos (inclusive a cocaína) e alguns antipsicóticos. Em crianças e adolescentes, a cessação voluntária da administração de insulina por motivos psicossociais é causa frequente e grave de CAD.

Os pacientes com CAD têm déficits de líquido maciços, às vezes de 5 a 10 L. É bastante comum haver choque, o qual deve ser prontamente tratado por meio de infusão de cristaloide, para prevenir danos adicionais a órgãos. Os adultos em choque clínico devem receber inicialmente um *bolus* de 2 L de soro fisiológico normal e ser reavaliados com frequência. Em crianças, o choque é tratado com *bolus* de 20 mL de soro fisiológico normal/kg. Embora a hidratação superagressiva possa produzir complicações significativas em fases posteriores do tratamento, essa preocupação é menos importante do que a reversão do choque. Um choque não tratado promove disfunção de múltiplos órgãos e contribui ainda mais para a intensa acidose observada na CAD.

A insulina é absolutamente necessária para a reversão da cetoacidose. A insulina regular é administrada por infusão intravascular (IV) contínua, embora os *bolus* IV frequentes possam ser quase tão efetivos. As injeções intramusculares (IM) são dolorosas e menos absorvidas quando o paciente está em choque. O uso de insulinas de ação prolongada não tem justificativa até a resolução do estado cetoacidótico (foram propostos alguns protocolos de tratamento para os episódios *leves* e *recorrentes* de CAD, com administração de insulina regular por via subcutânea [SC], que ainda não foram amplamente adotados). A combinação de reidratação e administração de

*N. de R.T. Um estudo demonstrou que, no estado do Rio Grande do Sul, a má adesão medicamentosa parece ser o fator precipitante mais comum da CAD, e não as infecções.

insulina comumente promove uma diminuição dos níveis séricos de glicose que é bem mais rápida do que a depuração das cetonas. **De qualquer modo, a infusão de insulina deve ser mantida até a normalização do hiato aniônico.** A glicose deve ser adicionada à infusão IV quando os níveis séricos de glicose caírem para 200 a 300 mg/dL (11,1 a 16,7 mmol/L), com o intuito de prevenir o desenvolvimento de hipoglicemia, uma complicação comum do tratamento.

Uma dose de insulina de 0,1 U/kg/h (5 a 10 U/h para adultos) é adequada para quase todas as situações clínicas, sendo suficiente para alcançar o efeito fisiológico máximo. Doses maiores não promovem benefício maior e produzem um aumento da taxa de hipoglicemia. É prática comum administrar um *bolus* inicial de insulina (equivalente a uma infusão de 1 hora), embora isso comprovadamente não acelere a recuperação nem promova outros benefícios. Os *bolus* de insulina não são recomendados para pacientes pediátricos. A insulina liga-se prontamente aos plásticos de uso médico comuns, por isso o tubo IV deve ser completamente lavado com a solução de gotejamento no início da terapia.

Os pacientes com CAD geralmente apresentam déficits maciços do conteúdo corporal total de água, sódio, potássio, magnésio, fosfato e outros eletrólitos. Os valores laboratoriais específicos podem variar amplamente, de acordo com ingesta, perdas gastrintestinais e outros tipos de perdas, medicações e comorbidades apresentadas pelo paciente. Em geral, é desnecessário calcular os déficits e as reposições exatas de água e sódio, exceto nos casos de insuficiência renal grave. Apenas reverta o choque com soro fisiológico normal e, então, mantenha a infusão de solução de cloreto de sódio a 0,45% em regime de manutenção de 2 a 3 vezes. Lembre que a glicose deve ser adicionada *antes* de os níveis séricos caírem para a faixa normal, geralmente quando os níveis de glicose no soro atingem 250 mg/dL.

Os déficits de potássio costumam ser bastante significativos, ainda que os níveis séricos de potássio estejam baixos, normais ou até altos no momento da apresentação. Se esses níveis estiverem elevados no início, investigue e trate quaisquer alterações hipercalêmicas mostradas pelo ECG. Forneça líquidos isentos de potássio até que a concentração sérica do eletrólito atinja a faixa normal e, então, adicione-o à infusão IV. Se os níveis séricos de potássio iniciais estiverem normais ou diminuídos, a reposição do eletrólito pode ser iniciada imediatamente. A suplementação com magnésio pode ser necessária para ajudar o paciente a reter potássio. Foi demonstrado que a reposição de fosfato não melhora os resultados clínicos. Entretanto, está comprovado que níveis de fosfato baixos demais (menores que 1,0 mg/dL) causam enfraquecimento muscular e, possivelmente, rabdomiólise. Para esses pacientes, uma parte do potássio pode ser fornecida sob a forma de fosfato de potássio.

Como a acidose metabólica é um aspecto bastante proeminente na CAD, alguns clínicos administram doses substanciais de bicarbonato de sódio. Muitos estudos falharam em demonstrar qualquer tipo de melhora promovida por esse tratamento, mesmo diante de valores de pH sérico muito baixos. No entanto, até os médicos mais céticos às vezes se deparam com pacientes tão acidóticos que acabam se sentindo compelidos a administrar bicarbonato. Existem múltiplas complicações teóricas e observadas decorrentes do uso de bicarbonato, como hipernatremia, hipocalemia, acidose paradoxal do líquido cerebrospinal (LCS) e alcalose sistêmica residual. Sem dúvida, em casos de hipercaliemia, a administração de bicarbonato pode salvar vidas e não deve ser suspendida.

O **edema cerebral** é uma complicação rara e devastadora da CAD, observada com maior frequência e de forma mais grave em crianças. É uma condição que ocorre quase sempre durante o tratamento e constitui a principal causa de morbidade e mortalidade na CAD pediátrica. Foi atribuída ao desenvolvimento de osmolalidade criptogênica no sistema nervoso central (SNC) para contraposição da desidratação que, então, puxa água intracelularmente durante o tratamento. Contudo, isso ainda não está comprovado. O edema cerebral está variavelmente associado ao excesso de hidratação e à terapia de insulina, o que levou muitos centros pediátricos a adotarem protocolos de tratamento para CAD que são extremamente conservadores, lentos e com baixas doses. Entretanto, pelo menos um estudo amplo e bem controlado demonstrou que o único fator preditivo de edema cerebral confiável é a gravidade da desorganização metabólica no momento da apresentação. A preocupação com um edema cerebral jamais deve ser usada como pretexto para o subtratamento do choque clínico. Depois que o choque é revertido, os pacientes pediátricos com CAD devem ser tratados por um intensivista ou um endocrinologista pediátrico experiente.

QUESTÕES DE COMPREENSÃO

5.1 Um adolescente de 17 anos com diabetes de tipo 1 é trazido pelos pais à clínica por causa da preocupação com cetoacidose diabética. Ele passou por episódios anteriores de CAD. Quais sintomas são mais diagnósticos de CAD?

A. Poliúria, polidipsia, fadiga.
B. Hipotensão, desidratação, hálito frutado.
C. Hiperglicemia, cetose, acidose metabólica.
D. Glicemia de 600 mg/dL, diante das altas concentrações de insulina.
E. Níveis altos de HCO_3 e glicose.

5.2 Uma mulher de 28 anos que necessita de insulina foi encontrada em seu apartamento pelo marido. Ela estava em estado de estupor e não pôde fornecer nenhuma história. O serviço de atendimento de emergência foi acionado e a paciente foi levada para o centro de emergência, onde recebeu o diagnóstico de CAD grave. Sua pressão arterial é de 80/40 mmHg, e a frequência cardíaca é de 140 bpm. A concentração de glicose está em 950 mg/dL, os níveis de potássio estão em 6 mEq/L, e os níveis de HCO_3 são de 4 mEq/L. Qual é o tratamento inicial mais apropriado?

A. Administrar 20 unidades de insulina regular por via IM e infundir soro fisiológico normal a 250 mL/h.
B. Iniciar o gotejamento IV de dopamina para elevar a pressão arterial acima de 90 mmHg, e administrar insulina a 10 U/h.
C. Iniciar a administração de 2 L de soro fisiológico normal contendo KCl a 20 mEq/L e administrar insulina a 10 U/h.
D. Fornecer um *bolus* de 2 L de soro fisiológico normal por via IV e iniciar o gotejamento de insulina a 10 U/h.

5.3 A paciente da Questão 5.2 está sendo tratada. Quais são os princípios mais coerentes para o tratamento da CAD?

A. O soro fisiológico isotônica sem glicose deve ser usada durante o período de internação, porque a paciente é diabética.
B. Geralmente, a administração de uma solução de insulina e glicose por via IV deverá ser mantida até a resolução da acidose.
C. A reposição de potássio raramente é necessária.
D. O bicarbonato de sódio é útil para acelerar a resolução do hiato aniônico.

5.4 O médico explica a um paciente de 25 anos recém internado com CAD que os pacientes com essa condição costumam ter outras doenças ou fatores precipitadores que deflagram a cetoacidose. Qual é a etiologia subjacente mais comum na CAD?

A. Exacerbação asmática.
B. Uso de cocaína.
C. Colecistite.
D. Perda de doses de insulina.
E. Infecção do trato urinário.

RESPOSTAS

5.1 **C.** A tríade de hiperglicemia, cetose e acidose é diagnóstica de CAD. Existem numerosas condições causadoras de um ou dois componentes da tríade, mas nenhuma causa a tríade completa. Embora um hálito frutado possa ser sugestivo de acetona, esse achado nem sempre é confiável e nem todos os médicos conseguem distingui-lo.

5.2 **D.** A ressuscitação com líquidos via solução isotônica de cristaloide para reversão do choque e a administração de insulina por via IV para reversão da cetoacidose constituem a base da terapia. Embora a maioria dos pacientes necessite de potássio, não deve ser fornecido enquanto seus níveis estiverem altos no soro e enquanto um débito urinário não for observado. Os agentes pressores exercem papel limitado, até que o volume intravascular seja restaurado.

5.3 **B.** A queda dos níveis séricos de glicose é bem mais rápida do que a resolução da cetoacidose. A insulina é necessária à metabolização dos corpos cetônicos, porém a glicose previne a hipoglicemia. A reposição de potássio costuma ser necessária, mas deve ser instituída somente após a exclusão da hipótese de hipercaliemia. O bicarbonato não acelera a resolução da CAD.

5.4 **E.** Muitas doenças graves podem precipitar um episódio de CAD em pacientes suscetíveis, tais como infecção, AVE, infarto do miocárdio, pancreatite, traumatismo e cirurgia. As doenças associadas ou precipitadoras devem ser sempre diligentemente investigadas. A infecção do trato urinário é a única causa subjacente mais comum. A perda de doses de insulina também é comum, embora a infecção seja ainda mais frequente.*

*N. de R.T. Um estudo demonstrou que, no estado do Rio Grande do Sul, a má adesão medicamentosa parece ser o fator precipitante mais comum da CAD, e não as infecções.

DICAS CLÍNICAS

- Hiperglicemia, cetose e acidose confirmam o diagnóstico de CAD e são suficientes para justificar a instituição da terapia com líquidos e insulina.
- Os pacientes com CAD quase sempre estão desidratados e apresentam déficits significativos de sódio e de potássio, independentemente de seus valores laboratoriais específicos.
- Na CAD, dor abdominal é um achado comum e geralmente idiopático, sobretudo em pacientes jovens.
- Na CAD, a maior parte da morbidade é iatrogênica.

REFERÊNCIAS

Charfen MA, Fernández-Frackelton M. Diabetic ketoacidosis. *Emerg Med Clin North Am.* August 2005;23(3):609-628, vii.

Kitabchi AE, Umpierrez GE, Murphy MB, Kreisberg RA. Hyperglycemic crises in adult patients with diabetes: a consensus statement from the American Diabetes Association. *Diabetes Care.* 2006;29(12):2739-2748.

Levin DL. Cerebral edema in diabetic ketoacidosis. *Pediatr Crit Care Med.* 2008;9(3):320-329.

Marcin JP, Glaser N, Barnett P, et al; American Academy of Pediatrics. Factors associated with adverse outcomes in children with diabetic ketoacidosis-related cerebral edema. *J Pediatr.* 2002;141(6):793-797.

Mazer M, Chen E. Is subcutaneous administration of rapid-acting insulin as effective as intravenous insulin for treating diabetic ketoacidosis? *Ann Emerg Med.* 2009;53(2):259-263.

Wolfsdorf J, Craig ME, Daneman D, et al; International Society for Pediatric and Adolescent Diabetes. Diabetic ketoacidosis. *Pediatr Diabetes.* 2007;8(1): 28-43.

CASO 6

Uma mulher de 73 anos foi trazida de uma casa de repouso ao serviço de emergência. A paciente tem história de demência, hipertensão e diabetes melito tipo 2. Segundo relatado, ela tem tido calafrios e tosse produtiva há vários dias. Nas últimas 24 horas, enfraqueceu ainda mais e se recusou a sair da cama. O exame físico revelou uma mulher idosa e magra que, embora esteja sonolenta, é despertável. Sua temperatura retal é de 36ºC, a frequência da pulsação é de 118 bpm, a pressão arterial está em 84/50 mmHg, e a frequência respiratória é de 22 mpm. Suas membranas mucosas estão ressecadas. O coração está taquicárdico, porém regular. Ela apresenta estalos junto à base do pulmão direito, acompanhados de um sibilo fraco. O abdome apresenta-se mole e não está sensível. Os membros estão frios, e o pulso está rápido e fraco. A paciente movimenta todos os membros, sem apresentar déficits focais.

▶ Qual é o diagnóstico mais provável?

RESPOSTAS PARA O CASO 6

Sepse grave

Resumo: uma mulher de 73 anos, oriunda de uma casa de repouso, apresenta tosse, letargia e hipotensão de etiologia desconhecida.

- **Diagnóstico mais provável:** sepse grave decorrente de pneumonia associada aos cuidados de saúde.

ANÁLISE

Objetivos

1. Identificar as manifestação clínicas da síndrome da resposta inflamatória sistêmica (SRIS)/sepse, bem como as manifestações atípicas observadas em crianças e idosos.
2. Aprender a fisiopatologia, os efeitos sistêmicos, o tratamento da sepse e de suas complicações.
3. Familiarizar-se com a terapia dirigida por metas precoces (EGDT, *early goal-directed therapy*) no tratamento da sepse grave e do choque séptico.

Considerações

Esta paciente aparentemente está sofrendo de sepse grave – uma entidade clínica no *continuum* de SRIS a choque séptico com disfunção de múltiplos órgãos (ver definições adiante). Neste caso, a provável etiologia é a pneumonia, que constitui uma causa extremamente comum de sepse em pacientes idosos. A sepse causada por infecção do trato urinário (i.e., urossepse) é outra causa importante de sepse nessa população.

Mais de 750.000 casos de sepse são registrados por ano nos Estados Unidos. A mortalidade geral é de 30%, e, embora essa taxa tenha caído, o aumento do número de casos tem levado ao aumento do número total de mortes causadas por sepse. Os números mais recentes relatados para os EUA atribuíram à sepse mais de 215.000 mortes anuais. Como essa paciente se enquadra na classificação de choque séptico, seu risco de morte pode estar perto de 70%, mesmo que o tratamento seja instituído.

O padrão de tratamento vigente para a sepse emprega um algoritmo conhecido como terapia dirigida por metas precoces (EGDT), que comprovadamente promove uma melhora drástica dos resultados hemodinâmicos e da mortalidade (ver adiante).

ABORDAGEM À

Sepse grave

DEFINIÇÕES

SÍNDROME DA RESPOSTA INFLAMATÓRIA SISTÊMICA (SRIS): é definida pela observação de pelo menos dois dos seguintes achados:

- Temperatura superior a 38°C ou inferior a 36°C
- Frequência cardíaca superior a 90 bpm
- Taquipneia ou hiperventilação (frequência respiratória maior que 20 mpm ou Pa_{CO_2} menor que 32 mmHg)
- Contagem de leucócitos maior que 12.000 células/mL ou menor que 4.000 células/mL, ou mais de 10% células em bastão.

SEPSE: SRIS com fonte infecciosa.

SEPSE GRAVE: sepse aliada a pelo menos um sinal de insuficiência orgânica *ou* hipoperfusão, como acidose láctica (lactato ≥ 4 mmol/L), oligúria (débito urinário ≤ 0,5 mL/kg por 1 hora), alteração súbita do estado mental, manchas na pele ou enchimento capilar retardado, trombocitopenia (plaquetas ≤ 100.000 células/mL) ou coagulação intravascular disseminada (CID), ou lesão pulmonar aguda/síndrome do desconforto respiratório agudo (SDRA).

CHOQUE SÉPTICO: sepse grave com hipotensão (ou com requerimento de agentes vasoativos, como dopamina ou noradrenalina), que ocorre apesar da instituição de uma ressuscitação com líquidos adequada, realizada na forma de um *bolus* de 20 a 40 cm^3/kg.

SÍNDROME DA DISFUNÇÃO DE MÚLTIPLOS ÓRGÃOS (SDMO): A SDMO representa o extremo final do espectro que começa com a SRIS. É definida pela disfunção de pelo menos dois sistemas orgânicos que impossibilita a manutenção da homeostasia na ausência de intervenção.

ABORDAGEM CLÍNICA

Fisiopatologia

A sepse geralmente é causada por infecção bacteriana (ver o Quadro 6.1 as causas bacterianas comuns de infecção). Entretanto, essa doença também pode ser causada por infecções virais ou (cada vez mais) por infecções fúngicas. Em geral, a sepse consiste em uma interação complexa entre os efeitos tóxicos produzidos diretamente pelo organismo infeccioso e a desorganização da resposta inflamatória normal do hospedeiro à infecção.

Normalmente, no contexto de uma infecção, há ativação local concomitante do sistema imune e dos mecanismos de modulação negativa para controlar a reação. Os efeitos devastadores da síndrome séptica são produzidos pela combinação de três fatores: generalização da resposta imune para sítios distantes do local da infecção, desorganização do equilíbrio entre moduladores pró-inflamatórios e anti-inflamatórios celulares e disseminação do organismo infeccioso.

Em geral, a resposta imune à infecção otimiza a capacidade das células imunes de saírem da circulação e entrarem no sítio de infecção. Os antígenos microbianos induzem as células locais a liberarem citocinas pró-inflamatórias. Essas moléculas atraem leucócitos, desaceleram o fluxo sanguíneo por vênulas e capilares e induzem vasodilatação e aumento da permeabilidade da parede vascular. Ao mesmo tempo, as citocinas induzem a liberação e a produção dos reagentes de fase aguda, que atacam os micróbios e também são pró-coagulantes. Quando os dois principais efeitos da cascata inflamatória – vasodilatação e coagulação – disseminam-se além do sítio de

Quadro 6.1 • CAUSAS BACTERIANAS COMUNS DE INFECÇÃO

Suspeita de infecção	Patógenos comuns	Recomendações para terapia antibiótica empírica
Fonte desconhecida (adulto imunocompetente)	*Escherichia coli* *Staphylococcus aureus* *Streptococcus pneumoniae* *Enterococcus* spp. *Klebsiella* spp. *Pseudomonas aeruginosa*	Vancomicina *mais* penicilina antipseudomonas (p. ex., piperacilina/tazobactam) *Ou* Cefalosporina antipseudomonas (p. ex., ceftazadina, cefepime) *Mais* fluoroquinolona (p. ex., levofloxacina, ciprofloxacina) *Ou* aminoglicosídeo (p. ex., gentamicina, amicacina)
Pneumonia	*Streptococcus pneumoniae* *Mycoplasma pneumoniae* *Haemophilus influenza* *Chlamydophila pneumoniae* *Legionella*	Cefalosporina antipseudomonas (p. ex., ceftazadina, cefepime) *Mais* macrolídeo (p. ex., azitromicina) *Ou* fluoroquinolona (p. ex., levofloxacina, moxifloxacina)
Infecção do trato urinário	*Escherichia coli* *Klebsiella* spp. *Enterococcus* spp.	Fluoroquinolona (p. ex., levofloxacina) *Ou* Cefalosporina de 3ª geração (p. ex., ceftriaxona)
Meningite	*Streptococcus pneumoniae* *Neisseria meningitides* *Listeria monocytogenes* (primariamente em adultos com idade > 50-60 anos ou pacientes imunocomprometidos)	Vancomicina *Mais* ceftriaxona (doses meníngeas) *Mais* Ampicilina (se houver suspeita de infecção por *Listeria*)
Infecção abdominal		Ampicilina *Mais* aminoglicosídeo (p. ex., gentamicina, amicacina) *Mais* metronidazol

infecção, a síndrome séptica manifesta-se como hipotensão sistêmica, hipoperfusão, coagulopatia e consequente insuficiência de órgãos. Diante da hipoperfusão e da falta de oxigênio, os órgãos são forçados a realizar o metabolismo anaeróbio, que resulta na elevação dos níveis séricos de ácido láctico. O grau de elevação está fortemente correlacionado ao prognóstico: níveis mais altos à apresentação e um declínio lento do lactato durante a ressuscitação estão associados a uma mortalidade significativamente maior.

Manifestação clínica

O início da sepse é caracterizado por sinais de resposta inflamatória sistêmica (i.e., febre, taquicardia, taquipneia, leucocitose) que progridem para hipotensão em um contexto de vasodilatação periférica (choque séptico "quente" ou hiperdinâmico; com rubor e calor generalizados, bem como aumento do débito cardíaco) ou de vasoconstrição periférica (choque séptico "frio" ou hipodinâmico, com membros frios e azulados ou esbranquiçados). No caso dos pacientes que apresentam essas manifestações aliadas a achados de exame físico consistentes com infecção, é fácil estabelecer o diagnóstico, e o tratamento pode ser iniciado antecipadamente.

É importante lembrar que, especialmente em bebês e idosos, a manifestação inicial talvez não apresente alguns dos aspectos mais notórios – ou seja, pode haver hipotermia e não hipertermia, leucopenia no lugar de leucocitose, e esses pacientes podem ser incapazes de produzir taquicardia (como os idosos que usam β-bloqueadores ou bloqueadores de canal de cálcio) ou podem exibir uma taquicardia atribuída a outras causas (p. ex., bebês ansiosos). Em um paciente de idade extremada, qualquer queixa sistêmica inespecífica – vômitos, fadiga, alterações comportamentais – deve ser motivo de preocupação em relação à possibilidade de sepse. Nesse caso, deve ser considerada a realização de pelo menos dois rastreamentos iniciais para detecção de infecção, como radiografia torácica e exame de urina.

Esteja alerta para o fato de que o paciente a princípio pode não atender aos critérios determinantes da sepse e depois progredir para um quadro de sepse totalmente manifesta, até mesmo no decorrer da internação no serviço de emergência, apresentando apenas algumas alterações mínimas iniciais ao exame. O estado mental alterado muitas vezes é o primeiro sinal de disfunção orgânica, avaliável sem a realização de exames laboratoriais, mas pode facilmente não ser detectado em pacientes idosos, muito jovens ou com outras potenciais causas de alteração do nível de consciência (p. ex., intoxicação). O débito urinário diminuído (menor ou igual a 0,5 mL/kg/h) é outro sinal que pode ser evidente antes da disponibilização dos valores laboratoriais e é motivo de preocupação clínica.

Avaliação/tratamento

Considerações terapêuticas iniciais. A paciente deve ser colocada imediatamente em um monitor cardíaco e de pulso-oxigenação. A pressão arterial deve ser obtida manualmente. A suplementação de oxigênio por cânula nasal ou máscara facial deve ser titulada, de modo a manter uma saturação de oxigênio superior a 93%. Devem ser rapidamente inseridos dois acessos intravenosos (IV) periféricos de grande calibre e, na ausência de uma condição de sobrecarga de líquidos (p. ex., insuficiência cardíaca congestiva, insuficiência renal), deve ser administrado um *bolus* de 20 a 40 mL de cristaloide líquido/kg (2 a 4 L em adultos) (Quadro 6.2). Tendo disponibilidade, um teste rápido de quantificação de ácido láctico deve ser realizado sem demora. Na situação ideal, esse teste deve ser feito antes da administração do *bolus*, mas sem jamais atrasar a ressuscitação. Se a paciente nitidamente realizar muito esforço para respirar ou for incapaz de proteger as vias aéreas, então será necessário intubá-la, sempre tomando cuidado ao selecionar os agentes de indução, que, por sua vez, podem causar hipotensão.

Quadro 6.2 • MANEJO INICIAL DO PACIENTE COM SUSPEITA DE SEPSE
Dois acessos IV de grande calibre
Ácido láctico
Bolus inicial de 20-40 mL de líquido/kg (ou 2-4 L em adultos)
Hemograma completo
Painel metabólico completo
Hemoculturas obtidas de dois sítios
Exame de urina com cultura
Teste de gravidez (mulheres em idade fértil)
Radiografia torácica
Terapia antibiótica empírica (meta: < 1 hora, a partir da manifestação inicial)

Uma amostra de sangue deve ser coletada para obtenção do hemograma completo (com diferencial), painel metabólico completo, hemoculturas (dois sítios) e quantificação de ácido láctico (se ainda não tiver sido realizada). Um exame de urina com cultura e uma radiografia torácica devem ser solicitados imediatamente, como parte de uma busca agressiva pela fonte de infecção (nos EUA, a maioria dos casos de sepse é causada por pneumonia ou infecções no trato urinário). Um eletrocardiograma (ECG) também deve ser solicitado no início do manejo, para avaliação de isquemia cardíaca secundária à hipoperfusão.

Um curso IV de antibióticos de amplo espectro deve ser iniciado rapidamente – de modo ideal, após a realização das culturas, contanto que a infusão de antibióticos não seja atrasada diante da impossibilidade de obter culturas no momento adequado (em até 1 hora após a manifestação), em particular em casos como o dessa paciente, que está extremamente doente e com instabilidade hemodinâmica. A terapia inicial deve ser empírica, com uma cobertura satisfatória de todos os possíveis sítios e organismos, pois existem evidências significativas indicando que uma seleção inadequada de antibióticos duplica a mortalidade (ver no Quadro 6.1 os antibióticos sugeridos).

Prioridades subsequentes. Imediatamente após o término do primeiro *bolus* de líquido, a paciente deve ser reavaliada. Se ela continuar hipotensa, seus níveis de lactato estiverem acima de 4 mmol/dL *ou* se apresentar outros sinais de hipoperfusão continuada, então a EGDT deve ser iniciada. EGDT consiste em um método de contínua avaliação e reavaliação de marcadores clínicos e laboratoriais, com intervenções destinadas à normalização desses marcadores. A meta abrangente da EGDT é eliminar a incompatibilidade entre a demanda e o fornecimento de oxigênio (principal característica da sepse), aumentando o suprimento e, se possível, diminuindo a demanda.

Terapia dirigida por meta inicial

Meta 1: pressão venosa central (PVC) em 8 a 12 mmHg.* A PVC deve ser mantida em 8 a 12 mmHg (ou > 12 mmHg, em caso de ventilação mecânica), e os *bolus* de líquido (que podem fornecer, no total, 6 a 10 L de cristaloide ao longo das primeiras horas) devem ser continuados para manter uma PVC adequada. Na prática, 500 cm^3 de soro fisiológico normal podem ser fornecidos como *bolus* a cada 15 a 30 minutos, até que a meta de PVC seja alcançada.

---

*N. de R.T. 11 a 16 cmH_2O.

Meta 2: pressão arterial média (PAM) ≥ 65 mmHg. Se a PAM da paciente permanecer abaixo de 65 mmHg mesmo após a instituição de uma ressuscitação com líquidos adequada, um curso de vasopressores deve ser iniciado. Nesse caso, a noradrenalina ou a dopamina geralmente são recomendadas como agentes iniciais. Ambas devem ser tituladas para a obtenção de uma PAM igual ou superior a 65 mmHg. Se a pressão arterial for irresponsiva ao primeiro vasopressor, um segundo agente pode ser adicionado. A vasopressina em doses baixas pode ser usada como agente de segunda ou terceira linha.

Meta 3: saturação do oxigênio venoso central ($Scvo_2$) ≥ 70%. Durante a colocação da linha central, uma amostra de sangue deve ser obtida e encaminhada para determinação da saturação de oxigênio. Se $Scvo_2$ ≤ 70% (que significa que os tecidos estão extraindo o máximo de oxigênio possível do sangue e, portanto, a demanda tecidual não está sendo atendida), então a distribuição de oxigênio deve ser otimizada do seguinte modo:

- Realizar transfusão de concentrado de hemácias para obter um hematócrito (HCT) ≥ 30%.
- Se a $Scvo_2$ ainda estiver abaixo de 70% mesmo após a obtenção de PVC de 8 a 12 mmHg, PAM ≥ 65 mmHg e HCT ≥ 30%, então deve-se iniciar uma infusão de dobutamina para aumentar o DC.
- Se todas as medidas anteriores forem tomadas e a $Scvo_2$ permanecer abaixo de 70%, então a paciente pode ser intubada, para maximizar a oxigenação, e também sedada, em uma tentativa de diminuir a demanda de oxigênio.

Meta adicional: depuração de lactato ≥ 10%. Uma quantificação inicial de lactato deve ser realizada em todos os casos de paciente com suspeita de sepse. Após um período mínimo de 2 horas de ressuscitação, a quantificação de lactato deve ser repetida, a fim de garantir que pelo menos 10% de todo o lactato tenha sido depurado. Caso a depuração de lactato tenha sido inferior a 10%, então a distribuição de oxigênio deve ser otimizada de forma semelhante à descrita na seção sobre $Scvo_2$, do seguinte modo:

- Realizar uma transfusão de concentrado de hemácias, se o HCT for inferior a 30%.
- Se não houver uma depuração de lactato de pelo menos 10% após a transfusão, uma infusão de dobutamina deve ser iniciada e titulada para que uma depuração de 10% seja alcançada.

Se mesmo assim uma depuração de 10% não for alcançada, os níveis de lactato devem ser checados a intervalos de 1 a 2 horas, repetindo-se o cálculo da depuração a cada checagem. Dados recentes mostraram que nos hospitais em que a $Scvo_2$ não pode ser facilmente monitorada, o lactato pode substituir seu monitoramento.

Um paciente com sepse grave ou choque séptico deve ser admitido na unidade de terapia intensiva (UTI). Ao longo de sua estada no serviço de emergência, ele deve passar por avaliações frequentes, com medidas de pressão arterial, PVC, saturação de oxigênio, saturação venosa central, débito urinário e lactato, para direcionar a terapia. Se a sepse grave progredir para SDMO, a terapia deve incluir suporte ou substituição dos órgãos/sistemas afetados, conforme indicado adiante, na seção sobre complicações.

Outras terapias/intervenções

Ultrassonografia: trata-se de um método não invasivo que pode ser usado para monitorar a PVC sem necessidade de instalação de cateter venoso central, evitando, assim, os atrasos e as complicações associadas ao cateterismo. Estudos investigaram o uso da ultrassonografia de compressão do antebraço ou a medida da veia jugular interna para fins de aproximação da PVC. Quando realizada por um ultrassonografista bem treinado, essa técnica pode ser usada como um método não invasivo para estimar a pressão venosa central.

Esteroides: embora os esteroides sejam historicamente usados no tratamento da sepse, seu papel está se tornando cada vez mais limitado. Dados publicados recentemente sugerem que até mesmo as "doses fisiológicas" de esteroides não melhoram a mortalidade geral associada à sepse grave. O uso dos esteroides na sepse sem choque não é recomendado, a menos que haja uma história recente de uso prolongado de esteroides ou uma história sugestiva de supressão da suprarrenal. No caso do choque séptico irresponsivo à ressuscitação com líquidos *e* vasopressores, o uso de esteroides pode ser considerado.

Proteína C ativada: a proteína C é uma enzima produzida no fígado que inibe a trombose e promove fibrinólise. A capacidade natural do paciente de ativar a proteína C parece estar comprometida na sepse. Considerando a contribuição da coagulopatia e da circulação microvascular comprometida para a mortalidade associada à sepse, foi proposto que teoricamente a proteína C ativada exógena poderia ser útil. Existem algumas evidências de que essa proteína consegue diminuir a mortalidade de pacientes com sepse grave *e* alto risco de morte, embora não promova benefícios para os pacientes com baixo risco de morte. Dessa forma, a enzima somente deve ser administrada em pacientes com disfunção orgânica sepse-induzida que apresentam alto risco de morte e *não* deve ser fornecida quando houver contraindicações à anticoagulação (p. ex., sangramento ativo, risco de sangramento, história de sangramento intracraniano, etc.). O uso da proteína C ativada jamais é recomendado para crianças.

Controle da glicose: esta é uma questão controversa. Por algum tempo, acreditou-se que era benéfico manter a glicemia rigorosamente controlada na faixa de 80 a 120 mg/dL. Entretanto, estudos mais recentes demonstraram que um controle de glicose tão rigoroso acaba provocando hipoglicemia significativamente mais grave. Por esse motivo, recomendamos que, na sepse, sejam estabelecidas metas de glicose para o paciente na faixa de 140 a 180 mg/dL.

Imunoglobulina intravenosa (IVIg): para os pacientes pediátricos, foi cientificamente comprovado que a administração de IVIg em neonatos e crianças maiores resulta na melhora da mortalidade e na diminuição das complicações, ainda que uma metanálise recente tenha sido inconclusiva quanto aos benefícios proporcionados pelas IVIgs na sepse. O provável mecanismo de ação das IVIgs é o aumento da depuração dos organismos patogênicos e a inibição por *feedback* das citocinas inflamatórias.

Oxigenação por membrana extracorporal (OMEC): a OMEC é uma forma de desvio coração-pulmão mecânico que tem sido usada no tratamento do choque séptico em crianças, com resultados indefinidos. Havendo disponibilidade, é possível tentar usá-la no tratamento de pacientes com insuficiência cardiorrespiratória refratária aos meios de suporte tradicionais.

Inibidores de HMG-CoA redutase ("estatinas"): os inibidores de HMG-CoA redutase, ou estatinas, são agentes redutores de lipídeos que possuem um significativo componente anti-inflamatório. Estudos de experimentação animal demonstraram que as estatinas aumentam a sobrevida na sepse. Além disso, estudos observacionais forneceram evidências de que as estatinas diminuem a probabilidade de morte por sepse em seres humanos. As estatinas são relativamente seguras e econômicas. Se estudos futuros comprovarem seus efeitos benéficos, é possível que elas se tornem um componente-padrão do tratamento da sepse.

Complicações

Lesão pulmonar aguda (LPA) e síndrome do desconforto respiratório agudo (SDRA): O *quadro* inflamatório da sepse é especialmente lesivo aos pulmões. O acúmulo de líquido inflamatório nos alvéolos impede as trocas gasosas e favorece o colapso pulmonar, diminui a complacência e, por fim, resulta em desconforto respiratório e hipoxemia. A LPA/SDRA é uma complicação comum da sepse grave que frequentemente é visível na radiografia torácica, na forma de opacidades pulmonares bilaterais consistentes com edema pulmonar. Um paciente séptico que inicialmente dispensa a ventilação mecânica mais tarde poderá necessitar dela, caso desenvolva LPA/SDRA após a ressuscitação com líquidos. Nesses casos, devem ser usados volumes correntes baixos (i.e., um volume corrente inicialmente estabelecido em 8 mL/kg e, em seguida, titulado para baixo a 6 mL/kg nas primeiras horas de terapia), e medições para limitar as pressões inspiratórias de pico e, assim, restringir o barotrauma ao pulmão – um risco significativo.

Coagulação intravascular disseminada (CID): na CID causada por sepse, a cascata de coagulação é difusamente ativada como parte da resposta inflamatória. Ao mesmo tempo, o sistema fibrinolítico (que normalmente atua controlando a cascata da coagulação) é ativado. Esses fatores iniciam uma espiral de *feedback* em que ambos os sistemas são ativados de maneira constante e difusa – novos coágulos estão sempre sendo formados e, em seguida, quebrados. Uma ampla proporção dos fatores de coagulação e das plaquetas do corpo são consumidos na formação desses coágulos, de modo que os pacientes apresentam risco de desenvolvimento de complicações decorrentes de trombose e de hemorragia. Nesse contexto, as plaquetas podem ser fornecidas diante de contagens plaquetárias inferiores a 5.000 células/mm^3 na ausência de sinais de sangramento, ou diante de contagens inferiores a 30.000 células/mm^3 na presença de sangramento ativo. Plasma fresco congelado deve ser fornecido *se* houver sangramento ativo. Na sepse, o desenvolvimento de qualquer tipo de coagulopatia está correlacionado com um resultado desfavorável.

Insuficiência cardíaca: a depressão miocárdica é uma complicação inicial do choque séptico cujo mecanismo parece ser a ação direta de moléculas inflamatórias, e não a diminuição da perfusão das artérias coronárias. O suporte da função cardíaca envolve atenção intensiva quanto a pré-carga (hidratação com monitoramento intensivo da PVC), a pós-carga (vasopressores) e a contratilidade (com suporte de dobutamina). A sepse impõe uma carga de trabalho sem precedentes ao coração, e isso pode precipitar uma síndrome coronariana aguda (SCA) ou um infarto agudo do miocárdio (IAM), especialmente em idosos. Por isso, os agentes inotrópicos e os vasopressores (a maioria dos quais pode provocar taquicardia), quando necessários, devem ser usados com cautela. Esses agentes jamais devem ser usados sem justificativa.

Insuficiência hepática: a insuficiência hepática geralmente se manifesta como icterícia colestática, com aumentos da concentração de bilirrubina, aminotransferases e fosfatase alcalina. A função de síntese em geral é poupada, a menos que os pacientes apresentem instabilidade hemodinâmica por períodos prolongados.

Insuficiência renal: a hipoperfusão parece ser o principal mecanismo de insuficiência renal no contexto da sepse, que se manifesta como oligúria, azotemia e presença de células inflamatórias ao exame de urina. O tratamento consiste primeiro no suporte de perfusão adequado, com hidratação e administração de vasopressores. Entretanto, se a insuficiência renal for grave ou não for possível perfundir adequadamente os rins, então a terapia de substituição renal (p. ex., hemodiálise ou hemofiltração venovenosa contínua) é indicada.

Síndrome da disfunção de múltiplos órgãos (SDMO): a disfunção de dois ou mais sistemas orgânicos é tal que requer intervenção para manutenção da homeostase.

- Primária – a insuficiência dos órgãos é causada diretamente por infecção ou lesão aos órgãos afetados (p. ex., insuficiência cardíaca/pulmonar no contexto de pneumonia grave).
- Secundária – a insuficiência dos órgãos é causada por uma resposta inflamatória generalizada a uma agressão (p. ex., LPA ou SDRA no contexto de urossepse).

QUESTÕES DE COMPREENSÃO

6.1 Uma mulher de 32 anos apresenta hipotensão persistente decorrente de uma suspeita de síndrome do choque tóxico, apesar de ter recebido 6 L de soro fisiológico normal por via IV. Qual é a próxima ação mais adequada?

A. Usar coloide (albumina) no próximo *bolus*.
B. Iniciar a infusão de noradrenalina.
C. Administrar terapia de corticosteroides.
D. Realizar transfusão de plasma fresco congelado.
E. Administrar proteína C ativada.

6.2 Um homem de 45 anos, com colecistite aguda, está com febre de 38,3°C, hipotensão e alterações sensoriais. Seu HCT está em 24%. Antibióticos de amplo espectro e soro fisiológico intravenoso foram administrados e, embora a PVC dele esteja em 10 mmHg* e a PAM seja de 80 mmHg, a $Scvo_2$ continua abaixo de 70%. Qual das seguintes alternativas provavelmente será a mais benéfica?

A. Início de um curso de corticosteroides.
B. Controle rígido da glicose.
C. Administração de 500 mg de paracetamol PR.

*N. de R.T. 13,5 cmH_2O.

D. Hemotransfusão.
E. Litotripsia.

6.3 Uma mulher de 32 anos foi admitida no hospital com pielonefrite aguda e tratada com ciprofloxacina oral. Após 4 dias de terapia, ela voltou ao serviço de emergência apresentando febre persistente de 38,9°C e dor no flanco. A cultura de urina revelou a presença de mais de 100.000 unidades formadoras de colônia de *E. coli* por mL, com suscetibilidade à ciprofloxacina. Ao chegar para examinar a paciente, você constata que ela está com taquipneia, taquicardia e uma aparente letargia. Qual será a próxima etapa da avaliação?

A. Solicitar um pielograma intravenoso.
B. Obter acesso IV e administrar um *bolus* de líquido.
C. Iniciar um manejo da febre fictícia.
D. Consultar um cirurgião acerca da possibilidade de apendicite.
E. Acrescentar uma terapia fúngica.

6.4 Uma mulher de 66 anos foi diagnosticada com pneumonia pneumocócica aguda e está sendo tratada com antibióticos. Ela também está recebendo noradrenalina e dobutamina para manter a PA e o débito urinário. Qual dos seguintes sinais prognósticos é considerado ruim?

A. Débito urinário de 1 mL/kg/h.
B. Pressão arterial média de 80 mmHg.
C. Níveis de ácido láctico de 6 mmol/dL.
D. Níveis séricos de bicarbonato de 22 mEq/L.
E. HCT = 35%

RESPOSTAS

6.1 **B.** Um agente vasopressor como a noradrenalina (ou dopamina) é o tratamento de escolha para a hipotensão irresponsiva à infusão IV de soro fisiológico. O uso de coloides durante a ressuscitação comprovadamente não melhora o resultado quando comparado ao uso de cristaloides. A administração de plasma fresco congelado não é indicada. Falta informação que permita avaliar se o uso de proteína C ativada é indicado.

6.2 **D.** Esse paciente alcançou duas das três metas da EGDT, mas falhou em cumprir a terceira meta, que consiste em uma $Scvo_2$ superior a 70%. No contexto de um HCT inferior a 30%, a transfusão de hemácias do sangue periférico é indicada. Foi demonstrado que o controle rigoroso da glicose e a administração de esteroides não promovem uma melhora consistente da mortalidade em todos os pacientes com sepse grave.

6.3 **B.** O quadro dessa paciente está evoluindo para sepse grave e, possivelmente, choque séptico. Embora um pielograma IV possa ser necessário para eventualmente excluir a hipótese de obstrução mecânica (p. ex., cálculo infeccionado) como causa da infecção do trato urinário (ITU) refratária, a necessidade urgente é a instituição imediata da ressuscitação com líquidos.

6.4 **C.** Os elevados níveis séricos de lactato evidenciam que o suprimento de oxigênio não está atendendo a demanda sistêmica. Níveis de lactato iguais ou superiores a 4 constituem um sinal prognóstico desfavorável. Os outros parâmetros estão normais.

DICAS CLÍNICAS

- As causas mais comuns de sepse grave são a urossepse e a pneumonia.
- Idosos, jovens e pacientes imunocomprometidos podem apresentar sinais sutis, como letargia, diminuição do apetite ou hipotermia.
- A EGDT para sepse inclui o monitoramento intensivo de múltiplos marcadores de perfusão orgânica, com medidas agressivas para restaurar qualquer tipo de desequilíbrio entre suprimento e demanda de oxigênio.
- Inicialmente, para manter a perfusão, pode ser necessário (e às vezes suficiente) administrar grandes volumes de líquido na forma de múltiplos *bolus*.
- Uma busca antecipada e detalhada pela fonte deve ser conduzida, com a adoção de medidas imediatas para controlá-la. Independentemente da existência de uma fonte operável, um curso de antibióticos de amplo espectro deve ser iniciado prontamente. Caso uma fonte operável seja encontrada, esta deverá ser tratada cirurgicamente tão logo o paciente seja capaz de tolerar o procedimento.
- A administração de um agente vasopressor, como a noradrenalina ou a dopamina, é a próxima etapa do tratamento da hipotensão que persiste após a administração de líquidos por via IV.

REFERÊNCIAS

Dellinger RP, Levy MM, Carlet JM, et al. Surviving sepsis campaign: international guidelines for management of severe sepsis and septic shock: 2008. *Crit Care Med.* 2008;36(1):296-327.

Finfer S, Chittock DR, Su SY, et al. Intensive vs conventional glucose control in critically ill patients. *NEJM.* 2009:360:1283-1297.

Gao F, Linhantova L, Johnston AM, et al. Statins and sepsis. *Br J Anaesth.* 2008;100(3):288-298.

Ibrahim EH, Sherman G, Ward S, et al. The influence of inadequate antimicrobial treatment of bloodstream infections on patient outcomes in the ICU setting. *Chest.* 2000;118:146-155.

Jones AE, Shapiro NI, Trzeciak S, Arnold RC, Claremont HA, Kline JA. Lactate clearance vs central venous oxygen saturation as goals of early sepsis therapy: a randomized clinical trial. *JAMA.* 2010;303 (8):739-746.

Laterre P. Clinical trials in severe sepsis with drotrecogin alpha (activated). *Crit Care Med.* 2007;11 (suppl 5):S5.

Laupland KB, Kirkpatrick AW, Delaney A. Polyclonal intravenous immunoglobulin for the treatment of severe sepsis and septic shock in critically ill adults: a systematic review and meta-analysis. *Crit Care Med.* December 1, 2007;35(12):2686-2692.

Nagdev AD, Merchant RC, Tirado-Gonzalez A, et al. Emergency department bedside ultrasonographic measurement of the caval index for noninvasive determination of low central venous pressure. *Ann Emerg Med.* 2010;55(3):290-295.

Rivers E, Nguyen B, Havstad S, et al. Early goal-directed therapy in the treatment of severe sepsis and septic shock. *N Engl J Med.* 2001;345(19):1368-1377.

Trzeciak S, Cinel I, Dellinger RP, et al. Resuscitating the microcirculation in sepsis: the central role of nitric oxide, emerging concepts for novel therapies, and challenges for clinical trials. *Acad Emerg Med.* 2008;15:399-413.

CASO 7

Um homem de 23 anos foi transportado de uma cena de colisão com capotamento de carro até o serviço de emergência. Ele foi encontrado somente após cerca de 1 hora da ocorrência do acidente. Na cena, o paciente estava consciente e queixava-se de dores no dorso e nas pernas. No serviço de emergência, continua consciente, fala com clareza e coerência e apresenta sons respiratórios normais bilateralmente nos campos pulmonares. Ele apresenta pulsos femorais bilateralmente palpáveis. Sua temperatura retal é de 35,6°C, a frequência da pulsação é de 106 bpm, a pressão arterial está em 110/88 mmHg, a frequência respiratória está em 24 mpm e sua pontuação na escala de coma de Glasgow é igual a 15. Existem múltiplas abrasões na região do pescoço, nos ombros, no abdome e nas pernas. A parede torácica não está dolorida, e seu abdome está levemente dolorido. A pelve está estável, mas apresenta inchaço extensivo e sensibilidade na coxa direita. Há uma laceração profunda no couro cabeludo, sobre a área temporal direita, que continua apresentando exsudação. Um exame utrassonográfico focado no trauma (FAST, do inglês *focused assessment with sonography for trauma*) demonstrou a presença de líquido livre no recesso hepatorrenal, também conhecido como saco de Morrison, e ausência de outras anormalidades. O hemograma completo inicial do paciente revelou uma contagem de leucócitos de 14.800 células/mm^3, concentração de hemoglobina de 11,2 g/dL e hematócrito (HCT) de 34,4%.

- Qual é a próxima etapa da avaliação deste paciente?
- Se este paciente se tornar hipotenso, qual será a causa mais provável?

RESPOSTAS PARA O CASO 7

Choque hemorrágico

Resumo: um homem saudável de 23 anos foi trazido ao serviço de emergência após sofrer um acidente de carro. Ele apresenta taquicardia leve, laceração do couro cabeludo, fratura femoral e um abdome dolorido, com resultado positivo ao exame de FAST.

- **Próxima etapa:** a abordagem de medicina emergencial adotada para todos os pacientes gravemente enfermos começa com a avaliação e estabilização da via aérea, da respiração e da circulação (ABC). Essa abordagem também é defendida pelas diretrizes ATLS (Advanced Trauma Life Support). Após a estabilização do ABCDE*, deve ser feito um exame secundário completo que consiste na realização de um exame físico detalhado. No caso desse paciente, os itens da mnemônica ABDCE estão estáveis, e o exame secundário revela dor abdominal e uma provável fratura femoral de lado direito, com pulso intacto. Logo em seguida à obtenção do exame secundário, o exame de ultrassonografia demonstrou a presença de líquido livre no recesso hepatorrenal. A presença de líquido nesse espaço indica a ocorrência de uma hemorragia intra-abdominal, provavelmente secundária a uma lesão em um órgão sólido. Como esse paciente está hemodinamicamente estável, devem ser realizadas varreduras de tomografia computadorizada (TC) do abdome e da pelve para identificar e graduar a gravidade das lesões. Além de estimar a quantidade de líquido livre intraperitoneal, a TC pode ajudar a identificar a fonte de sangramento e a existência de outras lesões que possam não ter sido detectadas ao exame clínico. As limitações da TC no traumatismo contuso – sobretudo a menor sensibilidade para detecção de lesões em órgãos ocos e de hematomas localizados junto à parede intestinal – devem ser consideradas na revisão dos resultados desse exame nesse contexto.
- **Causa mais provável de hipotensão:** choque hemorrágico. Nesse paciente, as prováveis fontes de perda de sangue são a coxa, o abdome e a laceração no couro cabeludo. Outras possíveis causas ou fatores contribuintes para a hipotensão são o choque cardiogênico secundário a uma contusão miocárdica ou o choque espinal secundário a uma lesão na medula espinal. Esta última hipótese pode ser facilmente excluída pela realização de um exame neurológico durante o exame secundário, ou até mesmo como parte da avaliação da incapacitação durante o exame primário.

ANÁLISE

Objetivos

1. Aprender os aspectos básicos da avaliação inicial de um paciente com traumatismo (Fig. 7.1).

*N. de R.T. No atendimento sistematizado ao paciente vítima de trauma, a mnemônica é ABCDE (por praticidade, diz-se ABC no dia a dia): via aérea ou *airway* (A), boa respiração ou *breathing* (B), circulação ou *circulation* (C), déficit neurológico ou *disability* (D), exposição ou *exposition* (E).

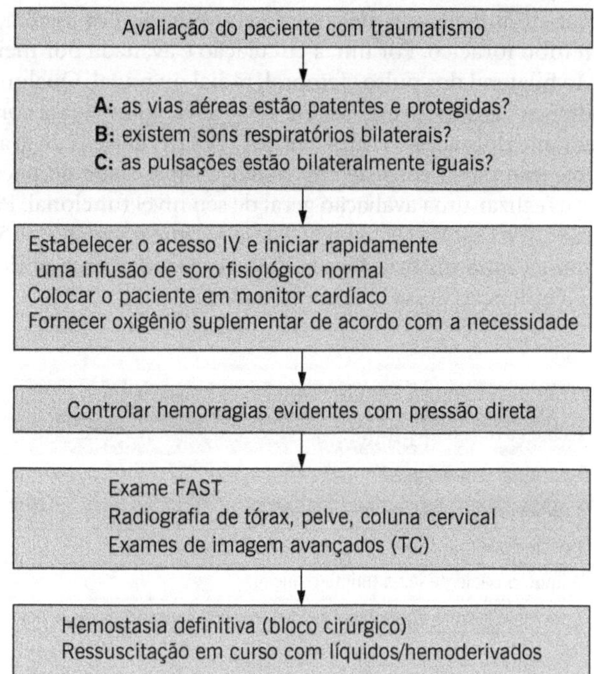
Avaliação do paciente com traumatismo
A: as vias aéreas estão patentes e protegidas?
B: existem sons respiratórios bilaterais?
C: as pulsações estão bilateralmente iguais?
Estabelecer o acesso IV e iniciar rapidamente uma infusão de soro fisiológico normal
Colocar o paciente em monitor cardíaco
Fornecer oxigênio suplementar de acordo com a necessidade
Controlar hemorragias evidentes com pressão direta
Exame FAST
Radiografia de tórax, pelve, coluna cervical
Exames de imagem avançados (TC)
Hemostasia definitiva (bloco cirúrgico)
Ressuscitação em curso com líquidos/hemoderivados

Figura 7.1 Algoritmo para avaliação/tratamento de paciente com traumatismo. FAST, *focused assessment with sonography for trauma*; IV, intravenosa; TC, tomografia computadorizada.

2. Aprender as definições e a fisiopatologia do choque e do choque hemorrágico.
3. Aprender as vantagens e desvantagens do déficit de base, lactato sérico, hemoglobina/HCT e aplicação de cateter arterial pulmonar para identificação do choque e ressuscitação do paciente.
4. Aprender a abordagem inicial de manejo e tratamento de pacientes com choque hemorrágico.

Avaliação inicial do paciente com traumatismo

As prioridades da avaliação de qualquer paciente vítima de traumatismo são os itens ABCDE. A via aérea é avaliada pedindo-se ao paciente para dizer o próprio nome e, em seguida, observando a presença ou ausência de desvio traqueal. Se o paciente for incapaz de proteger a via aérea em decorrência de contusão, perda da consciência ou ameaça extrínseca (i.e., hematoma cervical em expansão), torna-se necessária a utilização de um tubo endotraqueal. Em seguida, a respiração é avaliada por ausculta torácica, para detecção da presença de sons respiratórios bilateralmente iguais, bem como pela observação da simetria da expansão da parede torácica. O paciente instável com sinais clínicos de pneumotórax ou pneumotórax hipertensivo deve ser tratado imediatamente com descompressão por agulha, seguida da colocação de um tubo torácico. Por fim, a circulação é avaliada por meio dos sinais vitais e da palpação bilateral dos pulsos femoral, radial ou podal. Qualquer achado sugestivo de instabilidade cardiovascular requer ressuscitação imediata com cristaloide ou coloide* mediante dois acessos intravenosos (IV) periféricos de grande calibre.

O próximo passo consiste em avaliar a capacidade do paciente de obedecer a comandos e realizar uma avaliação geral de seu nível funcional. Para tanto, atribui-se uma pontuação na escala de coma de Glasgow, que varia de 3 a 15 (Quadro I.1, Seção I). Em seguida, uma história focada deve ser rapidamente obtida. A AMPLA é útil para guiar a obtenção dessa história (Quadro 7.1).

Quadro 7.1 • "AMPLA" PARA OBTENÇÃO DA HISTÓRIA DE PACIENTES COM TRAUMATISMO

A	O paciente tem **a**lergias?
M	O paciente toma alguma **m**edicação?
P	O paciente tem história médica **p**assada significativa?
L	Quando o paciente fez a ú**l**tima refeição?
A	O paciente lembra do **a**mbiente e dos eventos causadores ou relacionados ao acidente?

Com base na capacidade do hospital e dos serviços de atendimento de traumatismos ou emergências, é possível incorporar a ultrassonografia à beira do leito à avaliação inicial do paciente vítima de traumatismo. À parte do exame FAST (avaliação do líquido livre presente no recesso hepatorrenal, nos espaços esplenorrenal e supraesplênico, na pelve e no espaço pericárdico), a ultrassonografia pode ser usada para a identificação rápida de pneumotórax, hemotórax, atividade cardíaca e colocação de linha central, quando necessário. O uso da ultrassonografia em pacientes vítimas de politraumatismo é operador-dependente.

O exame secundário, no qual o paciente é examinado da cabeça aos pés, é iniciado em seguida. Havendo lesões graves evidentes, convém iniciar o exame dos sítios afetados. Contudo, é preciso ter cautela e agir com diligência para concluir um exame físico completo, a fim de detectar todas as lesões, inclusive aquelas menos evidentes e igualmente importantes ou prejudiciais à vida. Também deve ser obtida uma história adicional junto aos socorristas.

Em relação ao paciente deste caso clínico, toda a história é bastante significativa. Além de ter sido lançado para fora de um veículo envolvido em uma colisão em alta velocidade e, portanto, apresentar risco de lesões multissistêmicas secundárias à transferência de uma energia cinética de alta intensidade, o paciente foi encontrado após 1 hora da ocorrência do acidente. Há, portanto, um alto risco de hipotermia e diminuição da capacidade de resposta ao choque hemorrágico.

---

*N. de R.T. A recomendação do Committee on Trauma do American College of Surgeons, na oitava edição do ATLS, é a reposição com cristaloides.

ABORDAGEM AO
Choque hemorrágico

DEFINIÇÕES

CHOQUE: perfusão celular insuficiente/incapacidade de distribuir oxigênio suficiente aos tecidos.

CHOQUE HEMORRÁGICO: oxigenação tecidual inadequada, resultante de um déficit de volume sanguíneo. Nessa situação, a perda de sangue diminui o retorno venoso, as pressões de enchimento cardíaco e o débito cardíaco. A perfusão dos órgãos-alvo subsequentemente diminui à medida que o fluxo sanguíneo é preservado de maneira preferencial para o cérebro e o coração.

ABORDAGEM CLÍNICA

No choque, a falta de oxigênio disponível para as células resulta na incapacidade mitocondrial de gerar trifosfato de adenosina (ATP) adequadamente. Em vez disso, há predominância do metabolismo anaeróbio, com consequente acúmulo de piruvato, que é convertido em lactato.

O choque é dividido em três estágios: compensado, progressivo e irreversível. O choque inicialmente é compensado pelos mecanismos de controle que trazem o débito cardíaco e a pressão arterial de volta aos níveis normais. Em questão de segundos, os barorreceptores e quimiorreceptores deflagram uma poderosa estimulação simpática que promove vasoconstrição de arteríolas, além de aumentar a frequência e a contratilidade cardíacas. Após alguns minutos ou horas, a angiotensina contrai as artérias periféricas, enquanto a vasopressina contrai as veias para manter as pressões arteriais e melhorar o retorno sanguíneo ao coração. A angiotensina e a vasopressina também aumentam a retenção de água e, assim, melhoram as pressões de enchimento cardíaco. Em nível local, o controle vascular dilata os vasos situados ao redor dos tecidos hipóxicos, para aumentar o fluxo sanguíneo para as áreas lesadas. **As manifestações normais de choque não se aplicam a gestantes, atletas e indivíduos com alteração do sistema nervoso autônomo** (pacientes idosos e aqueles que tomam β-bloqueadores).

Conforme o choque adentra no estágio *progressivo*, a **pressão arterial diminui**, o que leva à depressão cardíaca decorrente da diminuição do fluxo de sangue coronariano e, por sua vez, diminui ainda mais a pressão arterial. O resultado é o aparecimento de uma alça de *feedback* que se transforma em um círculo vicioso e conduz à deterioração descontrolada. O fluxo sanguíneo inadequado para o sistema nervoso eventualmente resulta na completa inativação da estimulação simpática. Na microvasculatura, o fluxo sanguíneo reduzido provoca depósitos de sangue que amplificam a distribuição inadequada de oxigênio aos tecidos, resultando aumento da permeabilidade microvascular. Amplas concentrações de líquido e proteína deslocam-se do espaço intravascular para o compartimento extravascular, exacerbando o volume intravascular já diminuído. **A síndrome da resposta inflamatória sistêmica (SRIS) causada por lesão grave e choque pode evoluir para insuficiência de múltiplos órgãos.** O paciente desenvolve edema pulmonar, síndrome do desconforto respiratório agudo (SDRA), contratilidade cardíaca precária, perda do controle de eletrólitos e líquidos e incapacidade de metabolizar toxinas e produtos residuais. As células perdem a capacidade de manter o equilíbrio eletrolítico, metabolizar a glicose, manter a atividade mitocondrial e prevenir a liberação lisossômica de hidrolases. Durante esse estágio progressivo da isquemia tecidual, a ressuscitação pode causar lesão de reperfusão por ação da explosão de radicais livres do oxigênio.

Por fim, o paciente entra no estágio *irreversível* do choque, e todos os esforços terapêuticos se tornam inúteis. Apesar das elevações transitórias das pressões arteriais e do débito cardíaco, o corpo não consegue se recuperar e a morte se torna inevitável.

Fisiopatologia e estágios do choque hemorrágico

O choque hemorrágico é a segunda causa mais comum de morte de pacientes de traumatismo (a primeira é o traumatismo craniencefálico). Um alto nível de suspeita de hemorragia e choque hemorrágico deve prevalecer na avaliação de pacientes com traumatismo, especialmente porque os sinais vitais podem permanecer normais até a ocorrência de uma hemorragia significativamente ampla. O choque hemorrágico é classificado de acordo com as diretrizes ATLS em quatro categorias, a fim de enfatizar a progressão da instabilidade dos sinais vitais em resposta à perda de sangue (Quadro 7.2). Os sinais clínicos adicionais indicadores de choque hemorrágico incluem pele pálida/fria, retardo do enchimento capilar, pulsos distais fracos e ansiedade.

Conforme demonstra a classificação ATLS dos estágios do choque hemorrágico, o clínico não deve basear-se apenas nos sinais vitais para determinar a extensão da hemorragia. O paciente desse caso clínico apresenta uma evidente perda de sangue através da fratura femoral, enquanto o **exame de FAST sugere a ocorrência de lesão em órgão sólido intra-abdominal associada a hemorragia adicional.** Além disso, a laceração do couro cabeludo deve ser avaliada como potencial fonte de exsanguinação grave. Apesar dessas múltiplas fontes de hemorragia, esse paciente apresenta pressão arterial normal e elevação mínima da frequência cardíaca, que o colocam na classe II de choque hemorrágico.

Quadro 7.2 • CLASSIFICAÇÃO ATLS DA HEMORRAGIA

Classe de hemorragia	Classe I	Classe II	Classe III	Classe IV
Perda de sangue (mL)	< 750	750-1.500	1.500-2.000	> 2.000
Pulsação (bpm)	< 100	> 100	> 120	> 140
Pressão arterial	Normal	Normal	Diminuída	Diminuída
Pressão de pulso (mmHg)	Normal	Diminuída	Diminuída	Diminuída
Frequência respiratória (mpm)	14-20	20-30	30-40	> 40
Débito urinário (mL/h)	> 30	20-30	5-15	Negligível
Sistema nervoso central (estado mental)	Ansiedade mínima	Ansiedade leve	Ansiedade, confusão	Letargia

ABORDAGEM DIAGNÓSTICA

Identificação da fonte de sangramento

Um paciente vítima de traumatismo deve passar por um rastreamento cuidadoso para a localização de fontes de sangramento. No paciente desse caso clínico, a possibilidade de sangramento deve ser avaliada em **cinco áreas: sangramento externo** (p. ex., lacerações no couro cabeludo/membros); **tórax** (p. ex., hemotórax, lesão aórtica); **cavidade peritoneal** (p. ex., lacerações em órgãos sólidos, lesão em vaso de grande calibre); **pelve/retroperitônio** (p. ex., fratura pélvica); e **compartimentos dos tecidos moles** (p. ex., fraturas em ossos longos). Os exames auxiliares a serem obtidos em casos de traumatismo cego, ainda no início da avaliação do paciente, incluem a radiografia pélvica e as varreduras de TC da cabeça, do tórax, do abdome e da pelve. A radiografia torácica pode identificar um hemotórax e um potencial sangramento mediastínico. As radiografias pélvicas conseguem demonstrar fraturas que são fonte de perda sanguínea pélvica. Radiografias de qualquer membro afetado (neste caso, o fêmur) também devem ser obtidas. Além da associação com a perda de sangue a partir do osso e dos tecidos moles adjacentes, a presença de fraturas indica que houve transferência de energia de intensidade significativa (frequentemente referida como um importante mecanismo de lesão) e aumenta a suspeita clínica de sangramento intra-abdominal e retroperitoneal. Geralmente as fraturas tibiais ou umerais estão associadas a uma perda de 750 mL de sangue (1,5 unidades), enquanto as fraturas de fêmur podem estar associadas a perdas de até 1,5 L (3 unidades) de sangue na coxa. As fraturas pélvicas resultam em perdas de sangue ainda maiores – vários litros de sangue podem ser perdidos em um hematoma retroperitoneal.

Avaliação laboratorial

Os exames laboratoriais que são úteis (e não essenciais) à avaliação da perda sanguínea aguda são as determinações de hemoglobina, HCT, déficit de base e níveis de lactato. No contexto de **hemorragia aguda, os níveis de hemoglobina e HCT podem ou não estar elevados.** Esses valores expressam as concentrações e não representam quantidades absolutas. A concentração de hemoglobina é medida em gramas de hemácias/dL de sangue. O HCT constitui o percentual do volume sanguíneo correspondente às hemácias. A perda de sangue total não diminui a concentração de hemácias ou o percentual de hemácias do sangue. As quedas iniciais mínimas dos níveis de hemoglobina e HCT resultam dos mecanismos compensadores de perda de sangue que atuam puxando líquidos para dentro do espaço vascular. Para observar quedas significativas desses valores, é necessário repor a perda de sangue com solução de cristaloide. Desse modo, a maior parte das reduções dos valores de hemoglobina e HCT não é observada antes de os pacientes receberem grandes volumes de líquidos contendo cristaloide para ressuscitação.

Com a acidose metabólica que ocorre durante o choque hemorrágico, observa-se o aumento do déficit de base e dos níveis de lactato. Esses valores laboratoriais são indicadores de acidose sistêmica, e não de isquemia tecidual. São índices de perfusão tecidual que, quando normais, podem mascarar as áreas subperfundidas, como consequência do fluxo sanguíneo normal no resto do corpo. Esses exames não representam verdadeiramente a hipóxia tecidual; por isso, não surpreende que os níveis de lactato e déficit de base sejam precários como indicadores prognósticos da sobrevida de pacientes em choque. Embora os valores absolutos desses resultados laboratoriais não sejam preditores da sobrevida de pacientes em choque, o valor basal e as tendências podem ser usados para determinar a extensão da hipóxia tecidual e a adequação da ressuscitação. A normalização do déficit de base e do lactato sérico em até 24 horas após a ressuscitação é um bom indicador prognóstico de sobrevida. Por ser metabolizado no fígado, o lactato não é um parâmetro confiável no caso de pacientes com disfunção hepática.

Monitoramento central

A abordagem de monitoramento central para pacientes com traumatismo sofreu grandes mudanças. O benefício proporcionado pelo monitoramento central reside na determinação mais acurada da pré-carga cardíaca, uma vez que esta (ou a extensão do sarcômero diastólico terminal) é a força motriz por trás do débito cardíaco, conforme define a curva de Starling. Antigamente, um cateter arterial pulmonar era instalado para medir a pressão da obstrução (de encunhamento) do capilar pulmonar. Esse valor era usado como aproximação da pressão atrial esquerda, que, por sua vez, era uma medida indireta do volume e da pressão diastólica final do ventrículo esquerdo. **O volume ventricular diastólico final esquerdo é considerado a melhor estimativa clínica da pré-carga.** Entretanto, nos últimos anos, a natureza invasiva dos cateteres de artéria pulmonar tem sido motivo de preocupação. As práticas clínicas variam, mas em geral se voltaram para o uso dos cateteres venosos centrais com registro da pressão venosa central (PVC) para estimativa da condição do volume. Ainda mais recentemente, passou-se a usar a ultrassonografia para avaliar a condição do volume intravascular, por meio do exame das variações respiratórias do diâmetro da veia cava inferior (mais variação implica um volume intravascular menor) ou do cálculo da proporção dos diâmetros da veia cava inferior e da aorta. A adoção dessas técnicas é altamente instituição-específica.

Tratamento do choque hemorrágico

Ressuscitação. As opções de reposição de líquido mais comuns e facilmente disponíveis são as soluções de cristaloide, como o soro fisiológico normal ou a solução de Ringer lactato. Para cada litro infundido dessas soluções, cerca de 300 mL permanecem no espaço intravascular, enquanto o restante vaza para o espaço intersticial. Essa distribuição resultou em diretrizes que estabelecem o uso de 3 mL de cristaloide para repor cada 1 mL de sangue perdido. Uma transfusão de sangue é indicada para o paciente que continua em choque mesmo após receber uma infusão rápida de 2 a 3 L de solução de cristaloide, ou para os casos em que a perda de sangue foi tão grande que o paciente está na iminência de sofrer um colapso cardiovascular. Sempre que possível, o sangue usado deve ter sido tipado e submetido à prova cruzada. Entretanto, no contexto agudo, isso frequentemente é inviável. O sangue tipo-específico não submetido à prova cruzada é a segunda opção, seguido do sangue O - para mulheres e O + para homens. Em geral, o sangue é administrado sob a forma de concentrado de hemácias (CHAD). Quando grandes volumes de sangue são fornecidos, pode ser necessário transfundir cristaloides, plasma fresco congelado e/ou plaquetas. Os protocolos de transfusão diferem para cada instituição quanto à proporção de plasma fresco congelado, plaquetas e CHADs a ser administrada. As soluções de coloide (p. ex., albumina e hetamido ou dextrana) não são superiores à reposição com cristaloide no contexto agudo, além potencialmente causarem grandes deslocamentos de líquido e edema de parede pulmonar ou intestinal. As soluções hipertônicas (p. ex., soro fisiológico a 7,5%) proporcionam a vantagem de reter até 500 mL de líquidos no espaço intravascular, além de ser úteis nos casos de traumatismo em que não há disponibilidade de hemoderivados, como no cenário militar.

O conceito de hipotensão permissiva agora é mais aceito no tratamento do traumatismo. Segundo o princípio central, os pacientes que sofrem choque hemorrágico (exceto hemorragias intracranianas) podem ser beneficiados pela administração judiciosa de líquidos. Na hipotensão permissiva, a pressão arterial do paciente não é ressuscitada à pressão arterial normal ou àquilo que os médicos consideram ser uma pressão arterial normal. Em vez disso, é permitido que a pressão arterial continue baixa (pressões arteriais médias de 60 a 70 mmHg ou uma pressão arterial sistólica de 80 a 90 mmHg). A hipotensão permissiva é considerada efetiva no choque hemorrágico porque se acredita que, após a hemorragia, a pressão arterial artificialmente elevada por uma ressuscitação agressiva com líquidos pode romper a formação de coágulos endógenos e promover ainda mais sangramento. Do mesmo modo, os cristaloides frequentemente são administrados à temperatura ambiente, a qual, na verdade, é menor do que a temperatura corporal e pode acarretar hipotermia após uma administração excessiva. O cristaloide também pode diluir os fatores de coagulação endógenos e a concentração de eritrócitos, com consequente comprometimento do controle do sangramento, além de diminuição da capacidade de transporte do oxigênio. Apesar dos benefícios significativos comprovados em modelos de experimentação animal, há poucos estudos sobre hipotensão permissiva em seres humanos. Entretanto, esse conceito vem ganhando maior aceitação nos centros de traumatismo. A prática da hipotensão permissiva é inviável nos seguintes casos: pacientes com lesões cerebrais traumáticas, que requerem manutenção da pressão de perfusão cerebral, e pacientes com história de hipertensão, insuficiência cardíaca congestiva ou doença arterial coronariana nos quais a hipotensão venha a ser fracamente tolerada e possa produzir outros problemas clínicos, como acidente vascular encefálico (AVE) ou infarto do miocárdio.

Controle da hemorragia. Alcançar a hemostasia é fundamental para o tratamento de pacientes com traumatismo que apresentam choque hemorrágico. As feridas sensíveis ao tamponamento local com pressão direta, curativos ou aplicação de torniquete devem ser tratadas desse modo. No caso de lesões que exigem reparo cirúrgico, como as lesões intra-abdominais, ou de fraturas pélvicas que requerem terapias avançadas, como a embolização guiada por radiologia intervencionista, torna-se necessário contatar imediatamente especialistas apropriados. Enquanto esse contato e os arranjos para o tratamento definitivo são providenciados, deve-se iniciar a ressuscitação adequada do paciente.

QUESTÕES DE COMPREENSÃO

7.1 Um homem de 32 anos envolveu-se em uma briga e sofreu lesões produzidas por facadas em seu abdome. A profundidade dessas lesões não foi determinada. Ele foi trazido ao serviço de emergência com uma frequência cardíaca de 110 bpm e pressão arterial de 84/50 mmHg. Com base na avaliação clínica, qual terá sido o volume de sangue perdido agudamente por esse paciente?

A. 250 mL.
B. 500 mL.
C. 1.000 mL.
D. 1.500 mL.

7.2 Qual das seguintes alternativas representa uma vantagem do exame FAST para um paciente com choque hemorrágico?

A. Identifica hematomas retroperitoneais.
B. Pode ser realizado rapidamente, à beira do leito.
C. Identifica o local da lesão.
D. Quantifica a quantidade exata de sangue perdido.

7.3 Um homem de 20 anos sofreu um acidente de carro e foi trazido ao serviço de emergência após ter perdido um grande volume de sangue ainda na cena do acidente. Sua pressão arterial inicial é de 80/40 mmHg, e a frequência cardíaca está em 130 bpm. Ele recebeu 3 L de soro fisiológico normal por via IV, mas continua hipotenso. Qual das seguintes afirmativas descreve mais corretamente a fisiopatologia da condição do paciente?

A. Pré-carga cardíaca insuficiente.
B. Contratilidade miocárdica insuficiente.
C. Resistência vascular sistêmica excessiva.
D. Excesso de IL-6 e leucotrienos.

7.4 Um homem de 35 anos, após sofrer um acidente de carro, foi encontrado hipotenso. Qual dos seguintes sítios de sangramento pode causar complicações significativas, embora não explique a hipotensão?

A. Tórax e abdome.
B. Cíngulo do membro inferior e compartimentos dos tecidos moles.
C. Sangramento externo.
D. Sangramento intracraniano.

RESPOSTAS

7.1 **D.** A pressão arterial em repouso geralmente não diminui antes de um choque hemorrágico de classe III, quando há uma perda de 1.500 a 2.000 mL de sangue (30 a 40% do volume de sangue). O choque hemorrágico de classe I é bem compensado quando associado a uma perda de sangue estimada (PSE) igual ou inferior a 750 mL, sem afetar a pressão arterial e produzindo efeito mínimo sobre a frequência cardíaca. O choque de classe II, com uma PSE de 750 a 1.500 mL, está associado a taquicardia, pressão arterial normal em repouso e baixo débito urinário.

7.2 **B.** A lavagem peritoneal diagnóstica (LPD) e o FAST não excluem a hipótese de lesão retroperitoneal nem identificam o sítio específico de lesão. Entretanto, essas técnicas podem ser executadas rapidamente, à beira do leito, em pacientes de traumatismo instáveis. Para encontrar o sítio de lesão específico ou excluir a hipótese de lesão retroperitoneal, pode ser feita uma varredura por TC. Nesse caso, porém é necessário que o paciente esteja hemodinamicamente estável para ser transportado até a sala de TC.

7.3 **A.** Nas situações de traumatismo e hemorragia, a hipotensão persistente decorre da perda de sangue, a menos que outra causa seja comprovada. A hipotensão é causada pela falta de pré-carga. A pré-carga é relacionada ao comprimento diastólico final do sarcômero, e o volume circulante insuficiente impede um retorno venoso ou um débito cardíaco suficiente.

7.4 **D.** É importante realizar uma checagem sistemática para encontrar fontes de sangramento no tórax, no abdome, no cíngulo do membro inferior e nos compartimentos dos tecidos moles (fraturas em ossos longos), bem como sangramento externo. O sangramento intracraniano, embora seja uma lesão significativa, geralmente não causa hipotensão. A exceção a essa tendência é o paciente em estado moribundo secundário a uma lesão na cabeça.

DICAS CLÍNICAS

- A avaliação de um paciente com traumatismo começa pela avaliação e estabilização do ABC.
- Em um paciente com traumatismo, a hipotensão significa hemorragia até que se prove o contrário.
- Um paciente com traumatismo deve ser avaliado de maneira sistemática quanto à fonte de hemorragia.
- Para fim de diagnóstico do choque hemorrágico, a avaliação laboratorial não é tão sensível quanto a combinação de história, exame clínico, achados de exame físico e anormalidades de sinais vitais.
- A terapia deve ser prontamente iniciada, com administração de líquidos e/ou hemoderivados.
- A terapia definitiva para controle da hemorragia deve ser providenciada assim que possível.

REFERÊNCIAS

Holcroft JW. Shock—approach to the treatment of shock. In: Wilmore DW, Cheung LY, Harken AH, et al, eds. *ACS Surgery*. New York, NY: Webmed Professional Publishers; 2003:61-74.

Mullins RJ. Management of shock. In: Mattox KL, Feliciano DV, Moore EE, eds. *Trauma*. New York, NY: McGraw-Hill; 1999:195-234.

Rossaint R, Bouillon B, Cerny V, et al. Management of bleeding following major trauma: an updated European guideline. *Crit Care* Med. (London, England). 2010;14:R52.

Spahn DR, Cerny V, Coats TJ, et al. Management of bleeding following major trauma: a European guideline. *Crit Care.* 2007;11(1):R17.

Wilson M, Davis DP, Coimbra R. Diagnosis and monitoring of hemorrhagic shock during the initial resuscitation of multiple trauma patients: a review. *J Emerg Med.* 2003;24(4):413-422.

CASO 8

Um homem de 25 anos, intoxicado, foi trazido ao serviço de emergência por socorristas após ter se envolvido em uma briga. Ele apresenta vários ferimentos produzidos por facadas no tronco e nos membros superiores. Seus sinais vitais iniciais eram: frequência cardíaca de 100 bpm, pressão arterial de 112/80 mmHg, frequência respiratória de 20 mpm e pontuação na escala de coma de Glasgow igual a 13. Uma ferida de 2 cm, produzida por um golpe de faca, foi encontrada sobre a região torácica anterior, logo abaixo do mamilo esquerdo. Há ainda outra ferida medindo 2 cm nas adjacências do umbigo e vários ferimentos produzidos por golpes de faca, medindo de 1 a 2 cm, localizados no braço e no antebraço direito, próximos da fossa antecubital. As feridas abdominais e torácicas não apresentam sangramento ativo, e não há hematoma evidente associado a essas lesões. Entretanto, uma das feridas no braço direito está associada a um hematoma de 10 cm que está exsudando ativamente.

- Quais são as próximas etapas da avaliação desse paciente?
- Quais são as complicações associadas a essas lesões?

RESPOSTAS PARA O CASO 8

Traumatismo com perfuração do tórax, do abdome e dos membros

Resumo: um homem de 25 anos, hemodinamicamente estável e intoxicado apresenta ferimentos produzidos por golpes de faca no tórax, no abdome e nos membros superiores.

- **Próxima etapa:** avaliar os itens correspondentes à mnemônica ABCDE: *airway* (via aérea), *breathing* (respiração), *circulation* (circulação), *disability* (incapacitação) e *exposure* (exposição). Após a conclusão desse exame, considere o exame das feridas por faca (com exceção das feridas torácicas), para saber a profundidade das lesões.
- **Potenciais complicações das lesões:**
  - Ferida torácica: tamponamento/efusão pericárdica, pneumotórax, hemotórax, lesão diafragmática
  - Ferida abdominal: lesão em víscera oca, lesão vascular ou lesão no trato urinário
  - Membros: lesão vascular, lesão em nervo ou lesão em tendão

ANÁLISE

Objetivos

1. Classificar as lesões com perfuração de acordo com a localização, incluindo tórax, região toracoabdominal, abdome, flanco, dorso e "caixa cardíaca".
2. Conhecer as prioridades envolvidas no tratamento inicial das lesões com perfuração.
3. Familiarizar-se com os tratamentos das lesões perfurantes de tronco e membros.

Considerações

O paciente deste caso clínico deve ser avaliado com uma abordagem sistemática. **O médico deve evitar distrair-se com lesões que não representem uma ameaça imediata de perda da vida ou de um membro.** Do mesmo modo, indivíduos jovens e sadios, em particular aqueles com intoxicação, podem ter lesões significativas sem apresentar muitos achados nem alterações hemodinâmicas ao exame físico. As diretrizes do Advanced Trauma Life Support (ATLS) enfatizam a necessidade de realizar o exame primário inicial para identificar e tratar lesões potencialmente ameaçadoras à vida. O exame primário consiste no exame do **ABCDE.** A exposição (remover todas as roupas do paciente e rolar seu corpo para examinar a parte posterior) é uma medida importante em casos de traumatismo com perfuração, pois é possível que existam lesões perfurantes escondidas nas dobras axilares, inguinais e glúteas.

Após o exame primário, os exames preliminares laboratoriais, radiografias planas e a ultrassonografia à beira do leito devem ser realizados de acordo com a indicação clínica. No caso do paciente em questão, é necessário obter uma radiografia torácica vertical, de preferência ao final da expiração, para avaliar a ocorrência de pneumotórax e hemotórax. Um exame ultrassonográfico focado no trauma (FAST, do inglês *focused assessment with sonography for trauma*) deve ser realizado para avaliar o paciente quanto à presença de líquido livre pericárdico ou intraperitoneal. Esse paciente está hemodinamicamente estável e apresenta achados mínimos ao exame abdominal. Assim, uma estratégia razoável consiste em realizar a exploração local da ferida e determinar a profundidade da lesão perfurante. Uma ferida que não tenha penetrado a fáscia abdominal pode ser irrigada e fechada sem requerimentos diagnósticos adicionais. Contudo, é importante notar que o exame físico de um paciente intoxicado pode ser pouco sensível.

ABORDAGEM AO Traumatismo com perfuração

DEFINIÇÕES

TÓRAX: área que se estende das clavículas até as margens costais, em um raio de 360º.

"CAIXA CARDÍACA": região anatômica limitada superiormente pelas clavículas, lateralmente pelas linhas médio-claviculares bilaterais, e inferiormente pelas margens costais. Essa caixa inclui a região epigástrica localizada entre as margens costais. Aproximadamente 85% das feridas produzidas por facada com perfuração cardíaca são originadas a partir da penetração dessa "caixa".

TORACOABDOMINAL: área que se estende desde a dobra inframamária (nas mulheres) ou os mamilos (nos homens) até as margens costais, em um raio de 360º. A importância clínica de uma ferida com perfuração nessa região está no risco de lesão aos conteúdos intratorácicos e intra-abdominais, bem como ao diafragma.

ABDOME ANTERIOR: área limitada superiormente pelas margens costais, lateralmente pelas linhas médio-axilares e inferiormente pelos ligamentos inguinais.

FLANCO: área que se estende da margem costal até a crista ilíaca, e entre as linhas axilares anterior e posterior.

DORSO: área situada entre as linhas axilares posteriores. Graças à espessa musculatura localizada sobre o dorso, apenas cerca de 5% das feridas produzidas por facada são lesões significativas.

ABORDAGEM CLÍNICA

Manejo inicial

Primeiro deve ser realizado o exame do ABCDE (Quadro I.2, Seção I). O clínico não deve se distrair com lesões que chamam a atenção, mas não representam lesões imediatamente prejudiciais à vida. Em um paciente instável, as decisões acerca do tratamento frequentemente precisam ser tomadas antes da disponibilização dos resultados dos exames diagnósticos. Por exemplo, um paciente com uma ferida pro-

Quadro 8.1 • IDENTIFICAÇÃO DAS LESÕES

Localização	Complicações	Sinais e sintomas	Exames adicionais/intervenções
Tórax	Tamponamento/efusão pericárdica Pneumotórax ou hemotórax	Bulhas cardíacas hipofonéticas, hipotensão, distensão venosa jugular (DVJ) Bulhas cardíacas hipofonéticas, baixa saturação de oxigênio, hipotensão	A radiografia torácica pode detectar a presença de ar ou líquido na cavidade pleural. O exame FAST é sensível para a detecção de líquidos junto ao saco pericárdico. O exame de ultrassonografia à beira do leito é útil para a detecção de um pneumotórax oculto. A drenagem pleural por toracotomia pode produzir um afluxo de ar ou de sangue
Abdome ou pelve	Lesão em víscera oca Laceração hepática Laceração esplênica Lesão vascular	Peritonite Choque (hipotensão, alteração do estado mental) Evisceração intestinal	Exploração de ferida local A varredura por TC pode revelar uma trilha de lesão e graduar as lesões em órgãos sólidos A angiografia pode ser útil para fins de diagnóstico e tratamento FAST – detecta líquido livre intraperitoneal Laparoscopia exploratória Laparoscopia diagnóstica
Dorso/flanco	Hematoma retroperitoneal Lesão no trato urinário	Hematúria Hipotensão	A TC é a melhor ferramenta diagnóstica para avaliar o sangramento retroperitoneal TC com obtenção de imagem tardia e pielografia intravenosa.
Membros	Lesão vascular Dano em nervo Rompimento de tendão	6 "P" (*pain* [dor], *pulselessness* [ausência de pulsação], *poikilothermia* [poiquilotermia], *paresthesias* [parestesias], *palor* [palidez], *paralysis* [paralisia])	Índice tornozelo-braquial (ITB) Angiografia por TC Angiografia Exploração da ferida no bloco cirúrgico (BC).

FAST, exame ultrassonográfico focado no trauma; TC, tomografia computadorizada.

duzida por facada no tórax cuja saturação de oxigênio esteja caindo rapidamente necessitará de drenagem pleural por toracotomia (B = *breathing* [respiração]) antes da obtenção de uma radiografia torácica confirmatória. O sangramento, mesmo quando profuso, é mais bem controlado pela compressão direta do sítio hemorrágico. A aplicação de gaze e curativos compressivos costuma ser menos eficiente. Em todos os pacientes, acessos intravenosos (IV) de grande calibre devem ser colocados imediatamente em dois sítios. A repleção de volume deve ser iniciada com líquidos IV aquecidos. Após a conclusão do exame primário, deve-se conduzir uma busca sistemática para detecção de outras lesões (exame secundário). Os exames diagnósticos devem ser prontamente realizados após o levantamento primário e, muitas vezes, ao mesmo tempo que o exame secundário (Quadro 8.1).

Em geral, os ferimentos à bala causam maior destruição tecidual e lesões mais prejudiciais à vida do que os ferimentos produzidos por facada. Isso se deve ao percurso imprevisível percorrido pelo projétil, que pode acarretar uma significativa destruição tecidual. Dessa forma, não é seguro afirmar que uma bala percorreu um caminho direto entre a entrada e a saída dos ferimentos.

O tratamento dos pacientes com lesões perfurantes evoluiu muito ao longo das duas últimas décadas. Durante os anos 1980 e 1990, a maioria dos pacientes passava por avaliações diagnósticas invasivas, incluindo a exploração laparoscópica e a angiografia, baseadas apenas no mecanismo e na localização das feridas. Hoje, o tratamento seletivo de algumas lesões com perfuração é uma prática aceitável e envolve uma observação estreita e a realização de exames diagnósticos adicionais minimamente invasivos, como ultrassonografia, laparoscopia e toracoscopia. Essa opção tem reduzido a realização de cirurgias desnecessárias, mas é preciso ajustá-la ao contexto clínico e confrontá-la com o risco de atraso do diagnóstico e da intervenção operatória definitiva. A decisão de proceder ao tratamento seletivo é mais bem tomada por um cirurgião qualificado, após a avaliação inicial.

Regiões anatômicas específicas

Lesões torácicas. Geralmente 10 a 15% dos pacientes com traumatismo torácico com perfuração necessitam de intervenção cirúrgica urgente. Felizmente, a maioria desses pacientes pode ser identificada em poucos minutos pela instabilidade hemodinâmica inicial, pela presença de um amplo hemotórax na radiografia torácica ou pelo débito elevado no tubo torácico. Os 85 a 90% restantes podem requerer apenas observação intensiva, exames de diagnóstico por imagem e drenagem pleural por toracotomia.

A radiografia torácica vertical possui sensibilidade adequada para a detecção de pneumotórax e hemotórax. A obtenção de uma radiografia em final de expiração pode aumentar a probabilidade de detectar um pequeno pneumotórax. Em um paciente com mecanismo de alto risco em curso, a ausência de um pneumotórax deve ser confirmada pela repetição da radiografia torácica vertical em 4 a 6 horas ou por tomografia computadorizada (TC). A TC torácica é altamente sensível para a detecção do pneumotórax. Um pneumotórax de pequenas proporções que seja visualizado por TC e não por radiografia é referido como "pneumotórax oculto" e deve ser reavaliado quanto à progressão em 4 a 6 horas, por radiografia torácica.*

No caso de lesão torácica, a exploração da ferida local não é recomendada porque o procedimento em si pode resultar na perfuração da pleura e causar pneumotórax. Um pneumotórax ou hemotórax encontrado por radiografia torácica é

*N. de R.T. A sensibilidade da ultrassonografia torácica na detecção do pneumotórax é próxima de 100%, detectando inclusive pequenas lâminas invisíveis na radiografia em supino. Assim, recomenda-se o acréscimo de duas janelas torácicas anteriores ao exame FAST, o que se chama de "*extended FAST*" ou *e*-FAST.

tratado com a colocação de um tubo torácico francês (diâmetro 36 a 40). Tubos menores formam coágulos sanguíneos com facilidade e não são indicados no contexto de traumatismo. Se o pneumotórax ou o hemotórax não for resolvido com a colocação de um tubo torácico, então um segundo tubo deve ser colocado. Não há consenso quanto às dimensões que um pneumotórax traumático deve ter para justificar o uso da drenagem pleural por toracotomia. A literatura recente, contudo, mostra uma tendência de adoção de procedimentos mais invasivos, especialmente em casos de pneumotórax maiores ou iguais a 20%. Contudo, se a lesão requer ventilação mecânica, então um tubo torácico deve ser colocado, independentemente do tamanho, para prevenir a piora do pneumotórax ou a tensão fisiológica produzida por uma pressão de ventilação positiva. **O melhor tratamento inicial de um pneumotórax hipertensivo é a descompressão com agulha,** seguida imediatamente da colocação de um tubo torácico. Entre as considerações para a toracotomia operatória estão um débito inicial de 1.500 mL de sangue ou 200 mL/h no decorrer das próximas 4 horas.

Qualquer paciente com lesão junto à caixa cardíaca deve ser logo submetido ao exame FAST do coração, conduzido por um ultrassonografista experiente. A janela subxifoide pode ser complementada com uma janela paraesternal. Um ultrassonografista experiente consegue detectar a presença de sangue pericárdico com uma sensibilidade de até 100% (Fig. 8.1). O hemopericárdio é uma indicação para exploração pericárdica no bloco cirúrgico.

A toracotomia ressuscitativa (ou toracotomia de emergência) é reservada aos pacientes com condição *in extremis* ou que perderam os sinais vitais no serviço de emergência ou poucos minutos após a chegada nesse local. Trata-se de um proce-

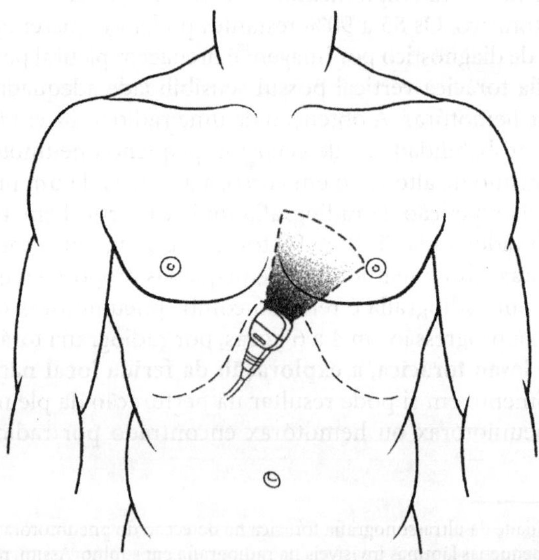

Figura 8.1 Exame de imagem FAST da região subxifoide, para visualização do líquido pericárdico.

dimento bastante controverso, associado a uma mortalidade superior a 97%*. Além disso, essa intervenção pode expor desnecessariamente os profissionais médicos a lesões acidentais ou agentes infecciosos. Os melhores resultados são obtidos quando o procedimento é executado em pacientes corretamente selecionados por um médico experiente e em um centro médico capacitado para fornecer o tratamento definitivo.

Toracoabdominal. As feridas toracoabdominais são particularmente interessantes, dada a dificuldade em detectar as lesões diafragmáticas. A menos que o defeito no diafragma seja amplo, a herniação do estômago ou dos intestinos raramente é visualizada por radiografia torácica no serviço de emergência. Além disso, a TC não é sensível o bastante para detectar lesões diafragmáticas pequenas. A consulta cirúrgica torna-se necessária diante da suspeita de lesão diafragmática, cujo exame diagnóstico definitivo é a avaliação cirúrgica por laparoscopia ou toracoscopia. Se estas lesões não forem tratadas, a herniação dos conteúdos intra-abdominais para dentro do tórax eventualmente ocorre como consequência de uma pressão intratorácica negativa.

Abdome anterior. A indicação imediata para a laparotomia inclui evidências de choque (hipotensão, taquicardia, pele fria e pegajosa, ou diaforese), peritonite, ferimentos à bala com suspeita de trajetória através da cavidade abdominal, ou evisceração de conteúdos abdominais. Na ausência desses achados, indica-se uma avaliação radiológica adicional ou observação.

A exploração de ferida local é a melhor avaliação inicial para pacientes estáveis com lesão abdominal por facada. Esse procedimento é realizado após a preparação da pele com agente antisséptico, criando um campo estéril, seguida da anestesia da pele e dos tecidos moles. A laceração cutânea é ampliada e o trato da ferida é cuidadosamente acompanhado até o ponto onde termina ou até o local onde a fáscia abdominal anterior é violada. Uma fáscia intacta torna improvável a existência de uma lesão intra-abdominal e, nesse caso, a ferida pode ser irrigada e fechada.

Se a fáscia abdominal anterior tiver sido penetrada, então é essencial que um cirurgião seja envolvido no tratamento do paciente, para ajudar a facilitar a observação via exames abdominais seriados ou intervenção cirúrgica. Historicamente, **uma lavagem peritoneal diagnóstica (LPD) à beira do leito era realizada para investigação adicional de potenciais lesões intra-abdominais.** Entretanto, a LPD foi substituída em grande parte pela varredura por TC ou laparoscopia diagnóstica em casos de pacientes hemodinamicamente estáveis, e pela laparotomia em casos de pacientes instáveis.

Dorso/flanco. Exame físico, FAST e LPD são insensíveis para o diagnóstico de lesões no retroperitônio, incluindo as lesões no colo, rins e ureteres. O único indício de um processo retroperitoneal que esteja causando irritação nos músculos psoas pode ser a necessidade do paciente de flexionar o quadril. A hematúria é o sinal mais confiável de lesão nos rins, ureteres e bexiga. Se for detectada uma hematúria macro ou mi-

---

*N. de R.T. Um estudo retrospectivo brasileiro que incluiu um total de 87 pacientes durante o período de 2004 a 2009, demonstrou uma sobrevida de 23% entre os pacientes vítimas de ferimento por arma branca (FAB) (60% entre os portadores de lesão única cardíaca), comparados a 1,75% naqueles portadores de ferimento por projetil de arma de fogo (FPAF).

croscópica, ou ainda se houver um alto grau de suspeita da existência de uma lesão, torna-se necessário realizar avaliações adicionais. A TC com obtenção de imagens tardias, pielografia IV (PIV) e talvez a cistografia retrógrada são modalidades de exame de imagem úteis. A literatura recente sugere que a maioria das lesões renais sem comprometimento hemodinâmico associado nem vazamentos do sistema de coleta de urina dispensam a exploração. Esses pacientes requerem internação, repouso no leito e exames laboratoriais seriados. A laparotomia pode ser necessária em casos de laceração renal de alto grau em pacientes instáveis.

Membros. Os 6 "P" (dor (*pain*), ausência de pulsação, poiquilotermia, parestesia, palidez, paralisia) da insuficiência arterial e os sinais rigorosos de lesão vascular (sangramento pulsátil, hematoma em expansão, pulsos distais ausentes, frêmitos palpáveis ou ruídos audíveis) devem ser avaliados. Sua presença é indicação para cirurgia imediata ou avaliação angiográfica. A pulsação deve ser cuidadosamente examinada quanto à existência de déficits. Se os pulsos não forem palpáveis, então o Doppler pode ser usado para identificar o fluxo arterial. Os sítios de lesão devem ser auscultados para detecção de ruídos que possam representar uma fístula arteriovenosa traumática. Os índices tornozelo-braquial (ITBs) podem ser úteis como medida para avaliação de traumatismo vascular em membro inferior. Um valor de ITB inferior a 0,9 pode representar uma lesão vascular e, por este motivo, justifica a realização de investigações adicionais. Entretanto, no diabetes de longa duração, os ITBs são menos sensíveis porque a vasculatura enrijecida adoecida leva à obtenção de valores espúrios. Um déficit motor ou sensorial, em adição, pode representar a existência de uma lesão em nervo ou tendão que pode ser melhor avaliada e tratada na sala de operação.

QUESTÕES DE COMPREENSÃO

8.1 Um homem de 23 anos envolveu-se em uma briga num estacionamento, após um jogo de beisebol. Ele foi atingido por um golpe de faca, que produziu um ferimento de 2 cm na região médio-superior do mamilo esquerdo. Sua pressão arterial é de 110/80 mmHg e a frequência cardíaca, 80 bpm. Qual das seguintes opções de tratamento é mais apropriada para este paciente?

A. Radiografia torácica, exploração da ferida e eletrocardiograma (ECG).
B. Radiografia torácica e varredura de TC do abdome.
C. Radiografia torácica e ecocardiografia.
D. Radiografia torácica, ecocardiografia e laparoscopia.

8.2 Para qual dos pacientes listados a seguir o exame de imagem de TC é uma opção diagnóstica apropriada?

A. Um homem de 38 anos que apresenta dor abdominal difusa, defesa muscular involuntária e uma faca de 15,2 cm fincada na região logo abaixo do umbigo.
B. Um homem de 22 anos que apresenta um único ferimento produzido por facada no dorso, com frequência de pulsação em 118 bpm, pressão arterial de 94/80 mmHg e hematúria grosseira.
C. Um adolescente de 16 anos que apresenta um único ferimento produzido por facada a uma distância de 2 cm acima da dobra inguinal esquerda, frequência cardíaca de 120 bpm e pressão arterial de 90/78 mmHg.

D. Uma mulher de 34 anos, hemodinamicamente estável, que está na 26ª semana de gestação e tem um ferimento produzido por facada no dorso, na ausência de outras anormalidades detectadas pelo exame físico.

8.3 Um homem de 34 anos é trazido ao serviço de emergência após sofrer um acidente de carro. Ele se queixa de dispneia e inicialmente apresentou uma saturação de oxigênio de 88%. Ao exame, apresentou sons respiratórios diminuídos no lado direito do tórax e agora exibe uma saturação de oxigênio de 70% ao ar ambiente. Qual é a próxima etapa mais apropriada da avaliação?

A. Radiografia torácica.
B. TC do tórax.
C. Drenagem pleural por toracostomia.
D. Anticoagulação com heparina.

RESPOSTAS

8.1 **C.** A radiografia torácica é sensível para identificação do hemotórax e do pneumotórax, enquanto a ecocardiografia é útil para identificar a presença de líquido pericárdico. A exploração da ferida torácica não é recomendada, pois fornecerá informações limitadas e envolve um procedimento que tem potencial de produzir pneumotórax. Um ECG fornece informações limitadas sobre a lesão cardíaca e geralmente não é realizado. Um ferimento produzido acima do mamilo raramente está associado a uma lesão intra-abdominal. Por isso, a varredura de TC do abdome ou a laparoscopia diagnóstica são desnecessárias.

8.2 **D.** A TC do abdome pode ser útil para identificar lesões em estruturas retroperitoneais de um paciente com ferimento produzido por facada no dorso. O fato da paciente estar na 26ª semana de gestação não constitui uma contraindicação à varredura de TC. A realização de exames diagnósticos adicionais não promoverá benefícios para os pacientes descritos nas alternativas A, B e C, que exibem sinais de lesão significativa necessitando de laparotomia exploratória urgente.

8.3 **C.** A constelação de sinais clínicos aponta um pneumotórax. A presença de hipóxia significativa requer a colocação imediata de um tubo torácico, antes da confirmação por radiografia torácica, uma vez que atrasos adicionais podem propiciar a evolução para colapso cardiovascular.

DICAS CLÍNICAS

- A abordagem sistemática para pacientes com traumatismo é o ABCDE.
- Um ferimento sem perfuração da fáscia abdominal pode ser irrigado e fechado, dispensando exames diagnósticos adicionais.
- O traumatismo com perfuração do tórax abaixo da linha do mamilo pode causar lesões torácicas, intra-abdominais e diafragmáticas ocultas.
- O FAST é um exame bastante acurado para fins de avaliação do líquido intraperitoneal livre.
- Cerca de 85% dos ferimentos penetrantes produzidos à facada originam-se da perfuração da "caixa cardíaca".

REFERÊNCIAS

Cameron JL, ed. *Current Surgical Therapy*. 7th ed. St. Louis, MO: Mosby; 2001.

Townsend CM, Beauchamp RD, Evers BM, Mattox KL, eds. *Sabiston Textbook of Surgery*. 16th ed. Philadelphia, PA: W.B. Saunders; 2001.

Trunkey DD, Lewis FR, eds. *Current Therapy of Trauma*. 4th ed. St. Louis, MO: Mosby; 1999.

CASO 9

Durante o trabalho, um garçom de 26 anos estava servindo refeições quando tropeçou e caiu em uma escadaria. Ele não perdeu a consciência após o evento, mas queixou-se de uma forte dor no pescoço e no punho e na mão direitos. Ele foi imobilizado com um colar cervical e transportado pelo atendimento emergencial até o serviço de emergência. Todas as devidas precauções com a coluna cervical foram observadas. Seus sinais vitais e os resultados de exames cardiopulmonares estão dentro dos limites normais. Sua pontuação na escala de coma de Glasgow é igual a 15, e o paciente consegue mover todos os membros. A palpação do pescoço revelou a existência de dolorimento junto à linha média. O antebraço distal, o punho e a mão direitos estão inchados e intensamente sensíveis ao toque.

- Quais são as etapas apropriadas para a avaliação da dor cervical desse paciente?
- Que elementos são importantes para a avaliação do membro superior direito dele?

RESPOSTAS PARA O CASO 9

Fratura de membro e dor cervical

Resumo: um jovem que tropeçou e escorregou alguns lances de escada agora se queixa de dores no pescoço e no membro superior direito. Sua história e seu quadro inspiram preocupação com a possibilidade de lesão na coluna cervical e membro superior direito.

- **Avaliação da dor cervical:** realizar um exame de tomografia computadorizada (TC) da coluna cervical. Se o exame de TC não demonstrar nenhum deslocamento nem fratura óssea e a sensibilidade junto à linha média persistir, devem ser obtidas radiografias em flexão/extensão ou imagens de ressonância magnética (RM) da coluna cervical para ajudar a diferenciar entre lesão ligamentar/instabilidade espinal e contusão tecidual.
- **Avaliações do membro superior:** considerando o inchaço dos tecidos moles e a localização da dor, o exame físico do membro afetado deve incluir uma avaliação detalhada da mão, do punho e do antebraço. Essa avaliação deve incluir avaliações clínicas da perfusão e da funcionalidade tecidual. Embora as lesões vasculares sejam incomuns com o mecanismo de lesão apresentado por esse paciente, o fluxo de entrada arterial precisa ser avaliado com base no enchimento capilar e na presença/ausência de pulsos. Se a condição da perfusão for duvidosa, as pressões e a qualidade da pulsação devem ser avaliadas por Doppler. Radiografias do úmero, do rádio, da ulna, do punho e da mão devem ser obtidas para avaliar possíveis lesões ósseas.

ANÁLISE

Objetivos

1. Conhecer as lesões de coluna cervical comumente associadas a diversos mecanismos de lesão.
2. Saber as regras para a tomada de decisão que guiam o uso da radiografia da coluna cervical no manejo de pacientes com traumatismo.
3. Aprender sobre o papel exercido pelos corticosteroides no tratamento de pacientes com lesões na coluna cervical.
4. Entender sobre o manejo das lesões de cotovelo, antebraço, punho e mão no serviço de emergência.

Considerações

A dor cervical associada à sensibilidade na linha média durante a palpação do paciente deste caso clínico levanta a preocupação com a possibilidade de lesão na coluna cervical. Por isso, devem ser obtidas avaliações radiográficas para a realização de avaliações adicionais. Qualquer umas três vistas da coluna cervical (anteroposterior, lateral e odontoide) podem ser obtidas. Como alternativa, uma TC pode ser realizada. Em comparação à obtenção das três vistas, a TC é o exame diagnóstico preferido em muitos centros, pois está associada a índices significativamente menores de exames com resultados falso-negativos do que a radiografia plana. A TC é especialmente útil no caso desse paciente, que apresenta sintomas e achados físicos preocupantes. Se a dor cervical e a sensibilidade na linha média da coluna cervical persistirem mesmo que a TC resulte negativa, devem ser realizados exames de imagem adicionais para determinar se há instabilidade na coluna cervical ou identificar a existência de lesões ligamentares. As precauções relacionadas à coluna cervical devem ser mantidas até que seja possível excluir a hipótese de lesão instável com base nas imagens. Somente quando os resultados dos exames de imagem indicarem a ausência de instabilidade de flexão/extensão ou a ausência de lesões ligamentares será possível considerar que o paciente tem uma dor cervical relacionada apenas a lesões teciduais.

Esse paciente também exibe sinais no antebraço, no punho e na mão direitos distais, que sugerem a possibilidade de lesões ósseas. A avaliação inicial deve ser voltada para as avaliações da função da mão e dos dedos (funções motoras/sensoriais e integridade ligamentar). A mão, o punho e o antebraço também devem ser cuidadosamente palpados para localizar áreas com aspectos preocupantes relacionados à possibilidade de lesão óssea. Devem ser obtidas duas radiografias para avaliar a integridade óssea do úmero, do rádio, da ulna, dos ossos do carpo e das falanges. Uma vez identificados, as fraturas e os deslocamentos devem ser reduzidos para minimizar o comprometimento neurovascular. As avaliações adicionais e o tratamento de todas as lesões ósseas e ligamentares, bem como das anormalidades funcionais, devem ser discutidas com um ortopedista ou um especialista em mão.

ABORDAGEM ÀS
Lesões ortopédicas na coluna cervical e em membros superiores

DEFINIÇÕES

CRITÉRIOS DE BAIXO RISCO DE NEXUS*: esta abordagem de liberação da coluna cervical foi derivada com base em uma publicação lançada em 1998 por Hoffman e colaboradores (*Ann Emerg Med* 1998;32:461-469). Recomenda-se que a radiografia da coluna cervical seja indicada para os casos de pacientes com traumatismo assintomático, a menos que estes atendam a todos os seguintes critérios: (1) ausência de sensibilidade cervical junto à linha média posterior; (2) ausência de evidências de intoxicação; (3) níveis de alerta normais; (4) ausência de déficits neurológicos focais; (5) ausência de lesões dolorosas causadoras de distração. A principal limitação dessa abordagem reside na falta de uma definição precisa do que sejam as lesões causadoras de distração.

REGRA CANADENSE DA COLUNA CERVICAL (CCR): trata-se de uma diretriz estabelecida para determinar a necessidade de avaliação radiográfica de **pacientes alertas e com traumatismo estável**. Em comparação com os critérios NEXUS, a CCR mostrou sensibilidade e especificidade levemente maiores para a identificação de pacientes sem lesão na coluna cervical (Fig. 9.1).

*N. de R.T. NEXUS, de National Emergency X-Radiography Utilization Study.

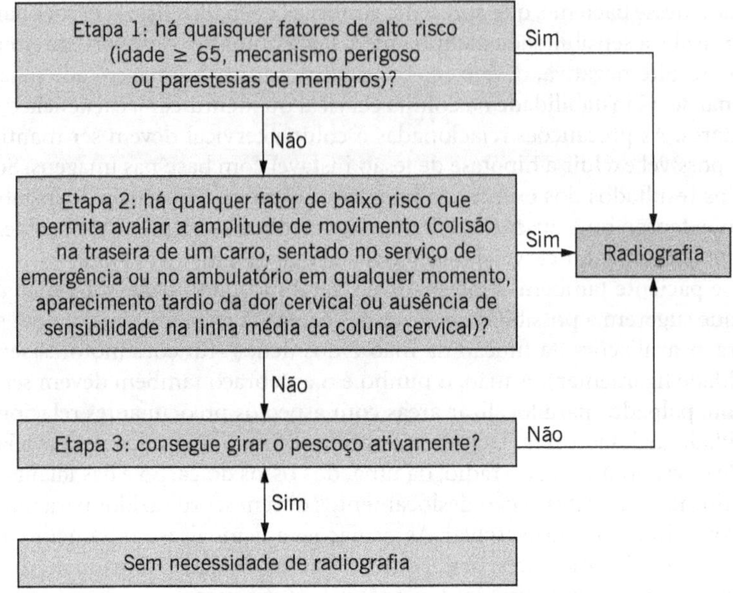
Etapa 1: há quaisquer fatores de alto risco (idade ≥ 65, mecanismo perigoso ou parestesias de membros)?
Sim
Não
Etapa 2: há qualquer fator de baixo risco que permita avaliar a amplitude de movimento (colisão na traseira de um carro, sentado no serviço de emergência ou no ambulatório em qualquer momento, aparecimento tardio da dor cervical ou ausência de sensibilidade na linha média da coluna cervical)?
Sim
Radiografia
Não
Etapa 3: consegue girar o pescoço ativamente?
Não
Sim
Sem necessidade de radiografia

Figura 9.1 Exemplo de algoritmo para avaliação de lesão cervical.

SÍNDROMES MEDULARES PARCIAIS: a compressão ou as contusões de medula espinal podem se desenvolver com ou sem lesões ósseas concomitantes. A compressão **medular anterior** pode produzir uma paralisia motora total, bem como a perda da percepção da dor e da temperatura. A síndrome **medular posterior** (de Brown-Sequard) causa paralisia, perda da sensação vibratória e da propriocepção ipsilateralmente e perda das sensações de dor e temperatura contralateralmente. A síndrome **medular central** resulta de lesões no trato corticoespinal que produzem um maior enfraquecimento dos membros superiores, em comparação aos membros inferiores.

ABORDAGEM CLÍNICA

Milhões de adultos que apresentam risco de desenvolver lesões na coluna cervical e/ou lesões ortopédicas em membro superior são avaliados nos diversos de serviços de emergência estadunidenses e canadenses a cada ano. Entre os pacientes atendidos no serviço de emergência que apresentam condição neurológica intacta, a incidência de fratura aguda na coluna cervical ou de lesão espinal é inferior a 1%. Ainda que as incidências de lesão espinal sejam baixas, existem consequências significativas associadas ao manejo inadequado. De modo semelhante, o manejo incorreto das lesões de membro superior podem acarretar potenciais comprometimentos na capacidade de trabalho e na função.

Liberando a coluna cervical no paciente com traumatismo contuso

A meta da liberação da coluna cervical é estabelecer a ausência das lesões e, com base em estatísticas, a existência de uma baixa probabilidade de lesão. A abordagem dos pacientes baseia-se em sua classificação. Dessa forma, os indivíduos podem ser considerados **assintomáticos, temporariamente não avaliáveis, sintomáticos e obtundidos.** Os **pacientes assintomáticos** podem ser abordados conforme o CCR, que tem comprovadamente levado à diminuição das radiografias desnecessárias e se mostrou superior ao NEXUS. Para os **pacientes temporariamente não avaliáveis (por intoxicação ou lesões causadoras de distração)**, a abordagem empregada consiste em avaliá-los como se fossem pacientes obtundidos ou reavaliá-los após o tratamento das lesões causadoras de distração ou após a normalização da atividade mental. Os **pacientes sintomáticos** são identificados pela existência de dor cervical, sensibilidade na linha média ou sinais e sintomas neurológicos. Os pacientes sintomáticos inicialmente precisam ser avaliados por radiografias da coluna cervical em três vistas ou, de preferência, por TC. Os pacientes sintomáticos com TC negativa e suspeita de lesão ligamentar devem passar por avaliações adicionais de RM da coluna cervical e, se esse exame também resultar negativo, podem receber alta e usar um colar para proporcionar maior conforto. Entretanto, se apresentarem dor cervical persistente após 2 semanas, recomenda-se obter radiografias em flexão/extensão para avaliar a estabilidade da coluna cervical. Todos os pacientes sintomáticos devem ser avaliados por um especialista em coluna antes de receberem alta do serviço de emergência. Para os **pacientes obtundidos com traumatismo** (estado mental alterado, intubação prolongada, perturbações psiquiátricas ou falta de cooperação), a avaliação inicial é a TC da coluna cervical. Se esse exame resultar negativo, então há duas opções. Uma delas é liberar a coluna cervical. A segunda opção é realizar um exame de RM para excluir a hipótese de lesão ligamentar. O principal argumento em favor da primeira opção é o fato de as lesões ligamentares isoladas serem raras. O principal argumento favorável à outra opção é o valor preditivo negativo da TC para lesões ligamentares de apenas 78%. É preciso destacar que o American College of Radiology recomenda a TC e a RM como modalidades mais apropriadas para avaliação da coluna cervical em pacientes obtundidos com traumatismo. Todos os pacientes obtundidos com traumatismo devem ser avaliados por especialistas em traumatismo e/ou em coluna.

Manejo emergencial das lesões na coluna cervical

O manejo inicial de qualquer paciente com lesão na coluna cervical consiste em priorizar a mnemônica ABCDE, pois a maioria dessas lesões não ocorre de forma isolada. A obtenção precoce de uma via aérea definitiva pode ser necessária para alguns pacientes com lesão na coluna cervical que desenvolvem inchaço de tecidos moles no pescoço com consequente comprometimento da via aérea. Similarmente, a via aérea definitiva e a ventilação mecânica podem ser necessárias em casos de pacientes com paralisia ou enfraquecimento muscular associado a lesões na coluna cervical. Nesses pacientes, a melhor forma de realizar o manejo definitivo da via aérea consiste na estabilização alinhada da coluna cervical e na intubação orotraqueal por sequência rápida de drogas. É importante considerar que a maioria dos músculos respiratórios auxiliares recebe inervações motoras oriundas do nível torácico, enquanto o diafragma recebe suas inervações de C3-C5. Dessa forma, os pacientes com comprometimento de ventilação secundário a lesões na coluna cervical geralmente não exibem nenhum dos sinais externos de desconforto respiratório, e a forma mais confiável de detectar a hipoventilação é por meio de medições da $Paco_2$ na gasometria arterial. A estimativa dos déficits neurológicos pode ser determinada com base no exame físico e nas evidências radiográficas de fratura e/ou deslocamento. De C1 para C7, a raiz nervosa sai acima do nível das vértebras; de C8 para baixo, as raízes nervosas saem embaixo das vértebras.

É sempre preferível realizar um exame motor-sensorial completo antes da intubação. Para os pacientes com lesões na medula espinal, é preferível manter uma pressão arterial média de 85 a 90 mmHg, a fim de maximizar a perfusão da medula espinal. Havendo necessidade, a iniciação de um curso de vasopressores, como a dopamina ou a noradrenalina, pode beneficiar pacientes com lesões de medula espinal isoladas. A bradicardia associada ao choque neurogênico pode ser tratada com atropina.

Para qualquer paciente com lesão na medula espinal, as prioridades consistem em cuidar das lesões prejudiciais à vida e, em seguida, tratar as lesões que afetam o membro e a qualidade de vida.

Papel dos corticosteroides no tratamento das lesões na medula espinal

Os corticosteroides constituem a base da terapia no manejo inicial dos pacientes com lesão na medula espinal. Entretanto, publicações mais recentes sugeriram que a administração de doses altas de corticosteroides promovem somente alguns benefícios para os pacientes quando o tratamento é iniciado em até 3 horas após o aparecimento da lesão. Infelizmente, os tratamentos com doses altas de corticosteroides estão associados a taxas aumentadas de sepse e outras complicações clínicas relacionadas ao uso de esteroides. À luz desses dados recém-publicados, a aplicação dos corticosteroides no tratamento de pacientes com medula espinal lesada foi drasticamente reduzida. Além disso, o curso de esteroides não deve ser iniciado em pacientes que estejam no serviço de emergência antes da discussão prévia do assunto com especialistas em trauma e/ou coluna que, por sua vez, serão os responsáveis finais pelo tratamento desses pacientes após sua liberação.

Manejo de lesões no membro superior

As lesões de membro superior são comumente encontradas no serviço de emergência. O diagnóstico e o manejo incorretos nesse contexto podem acarretar dor crônica e ameaçar a participação do paciente em atividades recreativas e profissionais. As lesões ortopédicas nos membros superiores são classificadas de acordo com o osso atingido, a localização (proximal, diáfise média, distal), a presença ou ausência de envolvimento articular, o grau de angulação e a extensão da fragmentação, bem como em relação à fratura ser aberta ou fechada.

Fraturas no antebraço: a rotação do antebraço é decisiva ao funcionamento da mão e à execução das atividades diárias. Normalmente, o rádio gira em torno da ulna fixa, e a capacidade desses ossos de girar em torno um do outro depende do formato dos ossos e das posições de um em relação ao outro. As avaliações iniciais dos pacientes requerem a determinação cuidadosa da condição neurovascular do membro afetado, seguida da obtenção de radiografias. As lesões que envolvem apenas um desses dois ossos costumam ser estáveis e são tratadas com manipulação fechada, imobilização em gesso sob sedação consciente ou bloqueios nervosos regionais guiados por ultrassonografia. As fraturas mais deslocadas, que envolvem a ulna e o rádio, são consideradas fraturas instáveis e são menos sensíveis às fixações fechadas. Portanto, muitas dessas fraturas são tratadas com redução aberta e fixações internas.

Fratura de rádio distal: este é um dos tipos de fratura mais encontrados em crianças e adultos. A distribuição bimodal dessa lesão apresenta um pico no final da infância (com predominância masculina) e após os 60 anos (com predominância feminina). O mecanismo mais associado a essa lesão é a queda ao nível do chão com a mão estendida. A **fratura de Colles-Pouteau** é uma fratura de metáfise radial distal em que há deslocamento dorsal do fragmento distal. Essa fratura representa a fratura radial distal mais comumente encontrada. Em crianças, as fraturas radiais distais são agrupadas em fraturas metafisárias e fraturas fisárias. As fraturas fisárias apresentam envolvimento da placa de crescimento e também podem ser categorizadas segundo a classificação de Salter-Harris. A maioria das fraturas radiais distais em crianças é tratada por redução fechada e fixação com imobilizador. As metas do manejo de indivíduos adultos são a restauração do alinhamento ósseo e a prevenção do encurtamento do rádio. A decisão de tratar os pacientes com redução fechada e fixação *versus* redução cirúrgica e fixação é determinada pelo grau de alinhamento, pela idade e pela condição funcional dos pacientes. As complicações comumente associadas a essas lesões são má união, lesão de nervo, lesão de tendão, rigidez e dor crônica.

Fraturas do osso do carpo: existem oito ossos carpais na mão, que geralmente apresentam um suprimento sanguíneo limitado e são suscetíveis à necrose avascular subsequente às lesões. Muitas vezes, os detalhes das fraturas e/ou deslocamentos dos ossos do carpo são difíceis de visualizar por meio de radiografia plana. Por isso, a TC e a RM às vezes são empregadas para determinar a localização e a extensão das lesões. A maioria das lesões com deslocamento é tratada com redução cirúrgica e fixação. Algumas fraturas carpais estáveis e sem deslocamento inicialmente podem ser abordadas com fixação por imobilização. O manejo de quaisquer lesões carpais deve ser discutido com um ortopedista ou especialista em mão.

Fraturas do metacarpo e de falange: estas fraturas às vezes podem ser negligenciadas, especialmente em pacientes com lesões que envolvem múltiplos sistemas. A falha em identificar e tratar tais lesões pode levar a um potencial desalinhamento do dedo, dor e perda funcional. A meta do tratamento das fraturas do metacarpo é a preservação do comprimento do osso, das funções giratórias e das funções articulares, que podem ser alcançadas com imobilização ou fixação interna. A meta do tratamento das fraturas de falange consiste em minimizar a angulação e as deformações giratórias. A recuperação funcional, na maioria dos casos, requer a participação do paciente em programas de reabilitação. O envolvimento antecipado de um especialista em mão ou ortopedista é essencial ao tratamento desses pacientes.

QUESTÕES DE COMPREENSÃO

9.1 Um homem de 78 anos que sofreu uma queda no banheiro foi trazido de uma casa de repouso para o serviço de emergência. Ele tem contusões na face e está confuso. De acordo com os depoimentos de seus cuidadores, ele está em seu estado mental basal. Como você liberaria a coluna cervical desse paciente?

A. Palparia a coluna cervical para avaliar a sensibilidade. Caso não houvesse dor, pediria a ele que virasse a cabeça. Caso o paciente não relatasse dor, sua coluna cervical estaria liberada.
B. Manteria o paciente com proteção da coluna cervical e repetiria o exame mais tarde, quando seu estado mental estivesse melhor.
C. Realizaria exames de TC e RM. Se os resultados obtidos fossem negativos, obteria radiografias em flexão/extensão.
D. Realizaria uma TC da coluna cervical.
E. Removeria o colar se o paciente negasse estar sentido dor cervical.

9.2 Qual das seguintes abordagens é a mais apropriada para a liberação da coluna cervical em um homem de 25 anos que estava em um carro que foi atingido na traseira por outro? Ele está hemodinamicamente estável, sem intoxicação e com a pontuação na escala de coma de Glasgow igual a 15.

A. Critérios NEXUS.
B. CCR.
C. TC da coluna cervical.
D. Radiografia de três vistas da coluna cervical.
E. Remoção do colar se o paciente não estiver sentindo dores.

9.3 Qual é a próxima etapa mais apropriada ao manejo de um jovem de 22 anos com fratura em C5 e subluxação em C5-C6, ausência de funções motoras ou sensoriais abaixo de C4, frequência cardíaca de 45 bpm e pressão arterial em 100/60 mmHg?

A. Manter a pressão arterial acima de 85 a 90 mmHg.
B. Via aérea cirúrgica.
C. Intubação orotraqueal por sequência rápida de drogas.
D. Intubação nasotraqueal às cegas.
E. Administração de 1 mg de atropina por via IV.

9.4 Qual das seguintes manifestações de um paciente é a mais compatível com a síndrome de Brown-Sequard?

A. Um jovem de 20 anos sem nenhuma das funções motoras/sensoriais em todos os membros.
B. Um jovem de 20 anos com enfraquecimento mais intenso dos membros superiores do que dos membros inferiores.
C. Um jovem de 20 anos com paralisia motora total, perda da sensação vibratória e da propriocepção no lado ipsilateral e perda contralateral da sensibilidade à dor e à temperatura.
D. Um jovem de 20 anos com fratura/deslocamento de C5-C6 e funções motoras/sensoriais intactas em toda a extensão.

E. Um jovem de 20 anos com TC de coluna cervical normal e déficits sensorio-motores abaixo de C6.

RESPOSTAS

9.1 **D.** Esse paciente apresenta alteração crônica do estado mental decorrente de condições clínicas subjacentes. Portanto, a abordagem para a liberação da coluna cervical, que é dirigida para pacientes obtundidos. A coluna cervical do paciente pode ser liberada com base apenas em um resultado normal de TC da coluna cervical, que é suficiente para identificar mais de 99% de todos os deslocamentos/fraturas ósseas vertebrais. Um exame de RM pode ser adicionado para identificar os casos raros de lesões ligamentares isoladas, caso a TC resulte normal. Não há consenso quanto à indicação de RM nesse contexto.

9.2 **B.** A CCR é uma abordagem desenvolvida para a liberação da coluna cervical em pacientes assintomáticos, subsequentemente a eventos de mecanismos de baixa probabilidade de lesão. A CCR foi comparada aos critérios NEXUS e mostrou-se comprovadamente mais específica e sensível para a liberação da coluna cervical.

9.3 **C.** Esse paciente apresenta sinais consistentes com choque neurogênico subsequente a uma lesão medular espinal alta. Os principais aspectos preocupantes são sua via aérea e a ventilação. A via aérea, aparentemente, está limpa, mas ele precisa de uma via aérea definitiva para manter um nível ideal de ventilação. A intubação orotraqueal por sequência rápida de drogas e estabilização da coluna cervical alinhada constitui a estratégia ideal para esse paciente. A manutenção de níveis adequados de pulsação e pressão arterial é importante para manter a perfusão da medula espinal, mas essas etapas devem ser adiadas até que uma via aérea segura seja estabelecida.

9.4 **C.** A síndrome de Brown-Sequard é causada pela lesão medular espinal posterior, caracterizada por paralisia, perda da sensação vibratória e da propriocepção ipsilateralmente e perda da sensibilidade à dor e à temperatura no lado contralateral. O paciente descrito na alternativa A é compatível com um caso de lesão medular total. O paciente descrito na alternativa B é compatível com uma lesão medular central. O paciente descrito na alternativa D parece ter deslocamento/fraturas vertebrais sem comprometimento neurológico. O paciente descrito na alternativa E tem lesão medular espinal sem anomalia radiográfica (LMESAR). Os casos de LMESAR são mais frequentes em crianças do que em adultos.

DICAS CLÍNICAS

- O CCR é um sistema de avaliação efetivo para a liberação clínica da coluna cervical em pacientes assintomáticos.
- As lesões na coluna cervical ocorrem em 1 a 3% de todas as vítimas de traumatismo contuso.
- As fraturas radiais distais apresentam um padrão bimodal que atinge seu pico na fase final da infância e após os 60 anos.

REFERÊNCIAS

Abraham MK, Scott S. The emergent evaluation and treatment of hand and wrist injuries. *Emerg Med Clin N Am.* 2010;28:789-809.

Anderson PA, Gugala Z, Lindsey RW, et al. Clearing the cervical spine in the blunt trauma patient. *J Am Acad Orthop Surg.* 2010;18:149-159.

Heggeness MH, Gannon FH, Weinberg J, et al. Orthopedic Surgery. In: Brunicardi FC, Andersen DK, Billiar TR, et al, eds. *Schwartz's Principles of Surgery*. 9th ed. New York, NY: McGraw-Hill; 2010:1557-1608.

Lifchez SD, Sen SK. Surgery of the hand and wrist. In: Brunicardi FC, Andersen DK, Billiar TR, et al, eds. *Schwartz's Principles of Surgery*. 9th ed. New York, NY: McGraw-Hill; 2010:1609-1645.

Pimentel L, Diegelmann L. Evaluation and management of acute cervical spine trauma. *Emerg Med Clin N Am.* 2010; 28:719-738.

CASO 10

Uma mulher de 35 anos é levada de ambulância ao serviço de emergência após sofrer um colapso em casa. Naquele mesmo dia, tinha sido examinada por um médico que lhe prescreveu amoxilina para tratamento de sinusite. Os socorristas relataram que a paciente apresentava sinais vitais significativos de pressão arterial em 70/30 mmHg, frequência cardíaca de 140 bpm, frequência respiratória de 40 mpm e saturação de oxigênio em 76%. Durante o transporte, ela recebeu líquidos intravenosos (IV) e oxigênio. Os socorristas estão ajudando a paciente a respirar com ventilação por máscara acoplada a uma bolsa-válvula, mas a saturação de oxigênio continua baixa. Ao exame físico, a paciente está obtundida e apresenta cianose perioral, inchaço da língua, estridor, sibilos e respiração forçada. Sua pele está fria e pegajosa e apresenta lesões urticariformes amplas.

- Quais são as próximas etapas?
- Quais tratamentos devem ser instituídos?

RESPOSTAS PARA O CASO 10

Anafilaxia

Resumo: essa paciente está apresentando sinais e sintomas de anafilaxia, reação alérgica grave e de progressão rápida que compromete a via aérea, a respiração e a circulação. Essa reação também pode provocar rubor, urticária e edema de membranas mucosas. O tratamento bem-sucedido da anafilaxia exige identificação antecipada dos sintomas anafiláticos, suporte de via aérea e administração de adrenalina.

- **Próxima etapa:** diante de sintomas que atendam aos critérios diagnósticos determinantes da anafilaxia, deve-se administrar adrenalina imediatamente. A primeira dose deve ser administrada por via intramuscular (IM). No contexto de uma reação grave, como a descrita neste caso, recomenda-se mudar rapidamente para uma infusão IV.
- **Tratamentos adicionais:** a paciente desse caso clínico requer ressuscitação rápida e estabilização. Os itens da mnemônica ABC (via aérea, respiração, circulação) devem ser tratados de forma correta e ordenada, tanto em relação aos procedimentos quanto às intervenções farmacológicas. Será necessário instalar uma via aérea definitiva imediatamente, em razão da iminente obstrução da via aérea (ver Caso 1). O comprometimento cardiovascular apresentado pela paciente requer suporte de adrenalina. Os especialistas referem-se ao ABC da anafilaxia como A E B C, em que o "E" corresponde a *epinephrine* (adrenalina).

Além do manejo da via aérea e da administração antecipada de adrenalina, a terapia farmacológica é ajustada de acordo com as outras manifestações sistêmicas da resposta anafilática. Esses ajustes incluem a ressuscitação do volume com cristaloide, nebulização de β-agonistas, nebulização de adrenalina racêmica, corticosteroides, anti-histamínicos (incluindo os bloqueadores de H_2) e remoção de qualquer antígeno remanescente (i.e., ferrão de abelha).

ANÁLISE

Objetivos

1. Identificar rapidamente os aspectos clínicos característicos da anafilaxia.
2. Entender a fisiopatologia subjacente da anafilaxia.
3. Familiarizar-se com as opções de tratamento disponíveis e, principalmente, a administração correta de adrenalina.

Considerações

Essa paciente foi trazida ao serviço de emergência apresentando edema da língua e respiração forçada. A cianose perioral, os sibilos difusos, o estridor e a hipóxia são todos indicativos de **insuficiência respiratória iminente**. Um atraso de até mesmo 1 minuto pode ser prejudicial à vida. A intervenção mais importante, além da administração de adrenalina, é **a garantia da patência da via aérea**. A paciente provavelmente tem um edema de faringe e laringe que dificulta tecnicamente a intubação.

Assim, o manejo da via aérea nesse tipo de paciente frequentemente requer uma cricotireoidostomia.

O acesso IV com administração de **adrenalina** é a intervenção farmacológica mais importante. A adrenalina deve ser administrada primeiramente por via IM. Se essa via falhar, então deve ser iniciado o gotejamento IV. A dosagem de adrenalina é abordada adiante. A identificação do agente deflagrador não é essencial ao tratamento da anafilaxia, porém ajuda a prevenir exposições adicionais e a recorrência dos sintomas.

ABORDAGEM À Anafilaxia

ABORDAGEM CLÍNICA

Epidemiologia

A cada ano, milhões de pessoas chegam ao serviço de emergência queixando-se de sintomas alérgicos que variam de erupções cutâneas mínimas a uma anafilaxia com envolvimento de múltiplos sistemas. Na maioria dos casos, é difícil (e às vezes impossível) identificar o agente deflagrador. Várias reações podem ocorrer em resposta às terapias clínicas (p. ex., antibióticos e agentes de contraste radiológico). Como o espectro de respostas alérgicas é bastante amplo, casos de anafilaxia tendem a não ser relatados, dificultando o cálculo preciso da incidência dessa doença. Estima-se que anualmente cerca de 30.000 atendimentos realizados nos serviços de emergência decorram de reações adversas a alimentos. Contudo, um número significativamente maior de pacientes procura atendimento com queixas vagas e exposições desconhecidas que podem dificultar a identificação da condição. Na emergência, o objetivo é estabelecer o diagnóstico rapidamente, instituir o tratamento sintomático e prevenir outros episódios.

Fisiopatologia

A anafilaxia verdadeira constitui uma reação de **hipersensibilidade do tipo 1** que ocorre após uma exposição sensibilizadora prévia. Em sua forma mais pura, consiste na **ativação imunomediada de basófilos e mastócitos com subsequente liberação de prostaglandinas, leucotrienos e histamina.** Do ponto de vista clínico, uma reação anafilactoide também envolve a liberação desses compostos, mas por vias não imunomediadas. A única importância clínica dessa diferença está no fato de que as reações anafilactoides podem ocorrer sem sensibilização prévia. Seja qual for o mecanismo subjacente, os efeitos produzidos são similares, e a identificação antecipada determinará o sucesso do manejo clínico (ver Quadro 10.1).

Durante a primeira exposição a uma substância, a ligação dos anticorpos deflagra troca de classes e alterações regulatórias na expressão genética, condicionando efetivamente o sistema imune para o próximo encontro com o agente agressor. Em

Quadro 10.1 • ARMADILHAS NA ANAFILAXIA
Falhar na identificação dos sintomas da anafilaxia
Subestimar a gravidade do edema de laringe e falhar em garantir a patência da via aérea precocemente
Relutar em administrar adrenalina no início do curso da doença
Esquecer de remover o alérgeno (p. ex., gotejamento IV de penicilina ou ferrão de abelha)
Não fornecer instrução apropriada ao paciente
Não prescrever um autoinjetor de adrenalina antes de dar alta

certos casos, isso leva à **ligação da imunoglobulina E (IgE) aos mastócitos e basófilos.** Na reação anafilática classicamente definida, o antígeno encontra novamente o sistema imune, liga-se à IgE presente nos mastócitos e basófilos e libera uma grande quantidade de citocinas que induzem a ocorrência da resposta clínica. Em uma reação anafilactoide, o antígeno causa liberação direta de citocinas pelos mastócitos e basófilos sem necessidade de sensibilização prévia. Em ambos os casos, o resultado final é o mesmo, clinicamente indistinguível.

Os estágios iniciais de algumas reações anafiláticas envolvem a secreção aumentada pelas membranas mucosas. Além dos **olhos úmidos e da rinorreia, o aumento das secreções bronquiais e do tônus da musculatura lisa provocam sibilos** e aumentam o esforço para respirar. Um tônus vascular diminuído e o **aumento da permeabilidade capilar** levam ao **comprometimento cardiovascular e à hipotensão.** Os pacientes podem perder mais de 30% do volume sanguíneo por extravasamento durante os primeiros 10 minutos de reação alérgica. Outras citocinas, em específico a histamina, podem causar **urticária e angioedema**. Existem numerosas citocinas envolvidas na cascata imunológica subsequente à exposição, mas nenhuma substância importante parece ser primariamente responsável. Leucotrieno C_4, prostaglandina D_2, histamina e triptase são comprovadamente componentes essenciais da reação. Níveis elevados de triptase confirmam o diagnóstico.

Causas

Algumas das causas mais comuns de anafilaxia estão relacionadas ao tratamento médico, mais notavelmente as alergias à penicilina e às medicações contendo sulfa. Alguns estudos sugeriram que até uma em cada 500 exposições à penicilina resultam em anafilaxia, que também pode ser causada por agentes de contraste radiográfico IV. Essa reação não é mediada pela IgE e é mais comum em pacientes que recebem agentes hiperosmolares mais econômicos. De modo geral, estima-se que ocorram 0,9 reações fatais a cada 100 mil pacientes expostos ao contraste intravenoso. Esse número aumenta para 60% entre os pacientes previamente expostos e reativos.

As ferroadas de himenópteros ou abelhas e vespas, são outra causa de anafilaxia. A anafilaxia por ferroada resulta em média em 50 mortes por ano nos EUA. Em geral, o número de casos de anafilaxia por artrópodes atendidos pelos médicos é pequeno se comparado ao número de casos iatrogênicos. Entretanto, como a exposição frequentemente ocorre a quilômetros de distância do atendimento médico, pode ter consequências graves.

As fontes alimentares constituem as principais causas de reações alérgicas graves, sendo o **amendoim** a **causa mais comum.** Outros alérgenos alimentícios comuns são os ovos e os mariscos, mas qualquer alimento pode ser responsável por uma alergia.

Diagnóstico

O diagnóstico da anafilaxia é clínico. O sistema mais afetado é a pele, que manifesta **angioedema, urticária, eritema e prurido** em pelo menos 80% dos pacientes anafiláticos. O sistema cardiovascular também é afetado, primariamente como resultado da diminuição do tônus vasomotor e do vazamento capilar, o que leva a **hipotensão** e taquicardia. É comum haver comprometimento respiratório. **Broncoespasmo e broncorreia** no trato respiratório inferior, combinados ao edema no trato respiratório superior, são os aspectos anafiláticos mais temidos e difíceis de tratar. Após a administração de adrenalina, o controle da via aérea é a intervenção terapêutica mais importante, uma vez que **quase todas as mortes causadas por anafilaxia resultam do comprometimento da via aérea.** Para esses pacientes, indica-se o manejo antecipado e agressivo da via aérea (se necessário, cirúrgico). Os sintomas gastrintestinais, incluindo náuseas, cólicas e diarreia, podem estar presentes e estão associados a reações anafiláticas graves.

Critérios clínicos para o diagnóstico da anafilaxia

Critérios clínicos foram desenvolvidos a partir de um simpósio multidisciplinar para melhor identificar a anafilaxia de forma antecipada e acurada. A anafilaxia é altamente provável quando um dos critérios diagnósticos a seguir é atendido:

1. Início agudo (minutos a horas) com reação cutânea e/ou tecidual mucosa, além de sintomas respiratórios ou hipotensão. Os sintomas cutâneos incluem prurido, vermelhidão, urticária, urticária generalizada e edema de mucosa. As manifestações respiratórias incluem estertor laríngeo, broncoespasmo, broncorreia e hipóxia. A hipotensão resulta do extravasamento de líquido a partir da vasculatura, bem como da perda do tônus vasomotor.
2. Pelo menos dois dos seguintes achados, com início agudo (minutos a horas) após a exposição a um provável alérgeno: envolvimento da pele/tecido mucoso, sintomas respiratórios, hipotensão ou sintomas gastrintestinais. Os sintomas gastrintestinais incluem a dor abdominal, cólicas e diarreia.
3. Hipotensão de início agudo (minutos a horas) após a exposição a um alérgeno conhecido pelo paciente. A hipotensão pode se manifestar como um estado mental débil ou alterado.

Tratamento

A terapia inicial primária para a anafilaxia é a administração de **adrenalina** (Quadro 10.2), substância que atua como agente pressor de suporte hemodinâmico, bronco-

Quadro 10.2 • TRATAMENTO DA ANAFILAXIA

Fármaco	Dose para adulto	Dose pediátrica
Adrenalina	Dose única por via IV: 100 μg durante 5-10 minutos; diluição de 1:100.000 administrada como 0,1 mg em 10 mL a uma velocidade de 1 mL/min Infusão IV: 1-4 μg/min IM: 0,3-0,5 mg (0,3-0,5 mL da diluição de 1:1000)	Infusão IV: 0,1-0,3 μg/kg/min; máximo de 1,5 μcg/kg/min IM: 0,01 mg/kg (0,01 mL/kg da diluição de 1:1000)
Líquidos IV: SF ou RL	*Bolus* de 1-2 L	*Bolus* de 10-15 mL/kg
Difenidramina	25-50 mg a cada 6 h; IV, IM ou VO	1 mg/kg a cada 6 h; IV, IM ou VO
Ranitidina	50 mg, IV, durante 5 min	0,5 mg/kg, IV, durante 5 min
Cimetidina	300 mg, IV	4-8 mg/kg, IV
Hidrocortisona	250-500 mg, IV	5-10 mg/kg, IV (máx. 500 mg)
Metilprednisolona	125 mg, IV	1-2 mg/kg, IV (máx. 125 mg)
Albuterol	Tratamento único: nebulização de 2,5-5,0 mg (0,5-1,0 mL de uma solução a 0,5%) Nebulização contínua: 5-10 mg/h	Tratamento único: nebulização de 1,25-2,5 mg (0,25-0,5 mL de uma solução a 0,5%) Nebulização contínua: 3-5 mg/h
Brometo de ipratrópio	Tratamento único: nebulização de 250-500 μg	Tratamento único: nebulização de 125-250 μg
Sulfato de magnésio	2 g, IV, durante 20 min	25-50 mg/kg, IV, durante 20 min
Glucagon	1 mg, IV, a cada 5 min; até a resolução da hipotensão, seguida da infusão de 5-15 μg/min	50 μg/kg, a cada 5 min
Prednisona	40-60 mg/dia, VO, dividida em 2 doses/dia ou 1 dose/dia (para pacientes ambulatoriais, 3-5 dias; dispensa afunilamento)	1-2 mg/dia, VO, dividida em 2 doses/dia ou 1 dose/dia (para pacientes ambulatoriais, 3-5 dias; dispensa afunilamento)

Reimpressa, com permissão, de Tintinalli JE, Kelen GD, Stapczynski JS, eds. Emergency Medicine. 6th ed. New York, NY: McGraw-Hill; 2004:250.
SF, soro fisiológico; RL, Ringer lactato; VO, via oral.

dilatador para alívio dos sibilos e agente de contraposição e prevenção da liberação adicional de mediadores. A adrenalina pode ser administrada por via IM ou IV. A administração da adrenalina por via subcutânea (SC) deixou de ser recomendada porque se mostrou comprovadamente menos efetiva do que a administração IM. A administração inicial é feita por via IM, na região anterior da coxa, com uma concentração de 1:1.000 em doses de 0,3 a 0,5 mL, a cada 5 minutos. Se não houver resposta ou o paciente já apresentar comprometimento cardiovascular, a administração por via IV deve ser iniciada imediatamente.

A dosagem IV de adrenalina pode ser confusa e potencialmente perigosa por provocar disritmias cardíacas. Em geral, todas as **ampolas de adrenalina contêm 1**

mg de medicação (1 mL de solução 1:1000 = 1 mg de medicação; 10 mL de 1:100.000 = 1 mg de medicação). **Um método de administração consiste em adicionar 1 mg (uma ampola) de adrenalina em 1 L de líquido IV** (equivalente a 1 μg/mL) e infundir 1 a 4 cm^3/min (1 a 4 μg/min). Essa forma de administração possibilita a titulação precisa da dosagem para obter o efeito desejado, além de proporcionar uma administração de adrenalina mais rápida do que na dosagem IM. É preciso ter cautela em casos de pacientes idosos e indivíduos com doença cardiovascular comprovada. A administração de adrenalina por via IV pode causar hipertensão, taquicardia, disritmias e isquemia miocárdica.

Os β-agonistas inalatórios são indicados para tratamento dos sibilos, enquanto a adrenalina racêmica nebulizada hipoteticamente parece diminuir o edema laríngeo. A administração IV de **glucagon** foi proposta para indivíduos em tratamento com β-bloqueadores no evento de irresponsividade à adrenalina. O glucagon pode vencer a hipotensão ao ativar a adenilatociclase independente de β-receptor.

Outros adjuvantes incluem os **esteroides** sistêmicos, especificamente a metilprednisolona e a prednisona. O início da ação dos esteroides demora pelo menos 6 horas, porém esses agentes enfraquecem as respostas imunes adicionais. Os esteroides devem ser mantidos por vários dias após a reação e, então, gradualmente afunilados. Bloqueadores de H_1 e H_2 também devem ser administrados. Mais uma vez, a meta da terapia é minimizar os efeitos do maior número de citocinas possível. A difenidramina e a ranitidina são os agentes mais empregados. É preciso lembrar que essas medicações, embora sejam seguras e fáceis de administrar, não são os agentes de primeira linha e não contrabalanceiam o comprometimento respiratório e cardiovascular.

QUESTÕES DE COMPREENSÃO

10.1 Uma jovem de 18 anos foi trazida ao serviço de emergência com suspeita de anafilaxia. Qual dos seguintes achados é mais sugestivo de anafilaxia do que de uma simples reação alérgica?

A. Prurido.
B. Olhos úmidos.
C. Pressão arterial de 80/40 mmHg.
D. Urticária.
E. Ansiedade.

10.2 Uma menina de 6 anos, comprovadamente alérgica a amendoins, foi trazida de ambulância ao serviço de emergência após ter comido acidentalmente um *cookie* feito com manteiga de amendoim em uma festa da escola. Ela apresenta sibilos e urticária. Qual deve ser a primeira intervenção?

A. Intubação endotraqueal.
B. Soro fisiológico normal (20 mL/kg, IV).
C. Exame da pele.
D. Adrenalina (0,15 mg, IM).
E. Nebulização de albuterol.

10.3 Qual das seguintes opções de manejo é a maior determinante do desfecho para um paciente anafilático?
A. Administração de esteroides no momento certo.
B. Administração de difenidramina.
C. Identificação antecipada do alérgeno.
D. Administração antecipada de adrenalina.
E. Ressuscitação agressiva com administração de líquidos IV.

10.4 Um homem de 32 anos em colapso deu entrada na sala de emergência após ser trazido por socorristas. Ele foi ferroado por uma abelha e é comprovadamente muito alérgico. Aparentemente está cianótico e apresentou forte estridor enquanto estava na ambulância. Há um grave edema de laringe evidente. Qual é o melhor tratamento?
A. Nebulização de albuterol, antagonistas H_1 e H_2, corticosteroides e cristaloides.
B. Adrenalina por via SC, antagonistas H_1 e H_2 e corticosteroides.
C. Intubação por sequência rápida de drogas, adrenalina por via SC e corticosteroides.
D. Adrenalina por via IM, intubação por sequência rápida de drogas e corticosteroides.
E. Adrenalina por via IV, intubação por sequência rápida de drogas com preparação para cirurgia de via aérea, corticosteroides, nebulização de albuterol, antagonistas H_1 e H_2.

RESPOSTAS

10.1 **C.** A hipotensão indica a ocorrência de grave reação sistêmica e comprometimento cardiovascular, classificando assim a reação alérgica como anafilaxia. As outras opções podem ser todas parte de uma resposta anafilática, mas também podem ser apenas rações alérgicas simples.

10.2 **D.** A administração de adrenalina por via IM deve ser feita imediatamente. Havendo comprometimento respiratório ou de via aérea significativos, o paciente deverá ser controlado.

10.3 **D.** Novamente, a identificação da anafilaxia e a dosagem imediata de adrenalina são as ações mais importantes.

10.4 **E.** Esse paciente tem anafilaxia grave e seria apropriado mudar o tratamento direto para a administração de adrenalina IV. Se a dosagem IV não estiver disponível, deve ser feita a administração de adrenalina por via IM. Em seguida, a atenção deve ser voltada para o manejo da via aérea. Por causa do edema laríngeo significativo, será praticamente impossível realizar uma intubação endotraqueal; por isso, pode ser necessário realizar uma cricotireoidostomia. Depois de garantir a patência da via aérea, devem-se administrar esteroides, β-agonistas e antagonistas H_1 e H_2.

DICAS CLÍNICAS

- A patência da via aérea deve ser garantida precocemente. É bem mais fácil extubar um paciente sem edema de laringe grave do que intubar um indivíduo com obstrução posterior da orofaringe.
- A adrenalina deve ser administrada ao primeiro sinal de comprometimento cardiovascular.
- Investigue as causas da anafilaxia, após começar a ressuscitação inicial.
- Esteroides, anti-histamínicos e β-agonistas são úteis como adjuvantes farmacológicos no tratamento de muitos sintomas da anafilaxia.

REFERÊNCIAS

Braunwald E, Fauci AS, Kasper DL, et al, eds. *Harrison's Principles of Internal Medicine*. 15th ed. New York, NY: McGraw-Hill; 2001.

Rowe BH, Carr S. Anaphylaxis and acute allergic reaction. In: Tintinalli JE, Kelen GD, Stapczynski JS, eds. *Emergency Medicine*. 6th ed., New York, NY: McGraw-Hill: 2004:108-124.

Sampson HA, Munoz-Furlong A, Campbell RL, et al. Second symposium on the definition and management of anaphylaxis: Summary report—Second National Institute of Allergy and Anaphylaxis Network Symposium. *J Allergy Clin Immunol.* 2006.

Soar J, Pumphrey R, Cant A, et al. Emergency treatment of anaphylactic reaction: Guidelines for healthcare providers. *Resuscitation*. 2008;77:157-169.

CASO 11

Às 3 horas da madrugada, os socorristas ligam para informá-lo de que estão a caminho do serviço de emergência (SE) levando uma paciente asmática de 33 anos. Quando a paciente chega, você percebe imediatamente que ela está se esforçando para respirar. O suor emana de seu rosto e corpo, enquanto o pescoço e o tórax são erguidos na tentativa de inalar mais uma respiração. Os esforços da paciente acabam sendo inúteis, pois ela perde a consciência e começa a ficar apneica.

- Quais são as suas prioridades em relação ao tratamento dessa paciente?
- Quais opções de tratamento padrão você irá adotar para tratar a condição de emergência médica dessa paciente?

RESPOSTAS PARA O CASO 11

Exacerbação aguda da asma

Resumo: trata-se do caso de uma mulher de 33 anos que está tendo um grave ataque de asma. Uma parada respiratória é iminente.

- **Prioridades iniciais:** a prioridade mais importante para o tratamento dessa paciente é a abordagem dos ABCs (via aérea [*airway*], respiração [*breathing*], circulação [*circulation*]). Com base nessa apresentação, indica-se a proteção imediata da via aérea da paciente com intubação endotraqueal por sequência rápida de drogas. Ao mesmo tempo, a paciente deve ser colocada sob monitoração cardíaca com medição automática da pressão arterial, um acesso intravenoso (IV) deve ser estabelecido e a oximetria de pulso deve ser aferida continuamente
- **Opções de tratamento padrão:** as opções terapêuticas básicas incluem a administração de agonistas adrenérgicos (p. ex., albuterol, terbutalina), agentes anticolinérgicos e corticosteroides. O sulfato de magnésio é fornecido com frequência aos pacientes com exacerbações asmáticas fortes.

ANÁLISE

Objetivos

1. Conhecer a fisiopatologia das afecções respiratórias causadas pela exacerbação asmática aguda.
2. Descrever os aspectos essenciais da história e do exame físico.
3. Ser capaz de discutir as opções de tratamento para pacientes com broncoespasmo agudo decorrente de asma.

Considerações

Essa paciente asmática de 33 anos apresenta uma dificuldade respiratória que está progredindo para apneia. Seja qual for a etiologia subjacente, a via aérea e a respiração constituem as preocupações iniciais mais importantes para qualquer paciente. É essencial prestar atenção na via aérea e, neste caso, a intubação endotraqueal por sequência rápida de fármacos constitui a melhor opção. Dada a possibilidade de surgirem aspectos preocupantes relacionados com a via área a qualquer momento, o médico da unidade de emergência deve ser competente, treinado e contar com equipamento adequado para realizar a intubação endotraqueal quando for necessário. A proteção da via aérea e a ventilação mecânica constituem a melhor terapia para essa paciente. A administração de β-agonistas, corticosteroides e agentes anticolinérgicos, assim como a investigação do fator deflagrador, são igualmente importantes.

ABORDAGEM À
Asma

Epidemiologia e fisiopatologia

Nos Estados Unidos, a asma é responsável por mais de 2 milhões de atendimentos nos SEs; 456.000 internações; e 3.500 mortes, a cada ano*. Em geral, 4 a 8% de todos os adultos recebem diagnóstico de asma, tendo sido relatada uma prevalência maior entre crianças, idosos, hispânicos e afro-americanos. A asma é a doença crônica mais comum em crianças e adolescentes, bem como a terceira causa principal de internações evitáveis nos Estados Unidos. A cada ano, a asma produz mais de 10 milhões de dias de aula e de trabalho perdidos, além de gerar despesas médicas de 30 bilhões de dólares.

A asma é considerada um distúrbio inflamatório crônico da via aérea. Consiste no estreitamento da via aérea, com consequente diminuição do fluxo de ar, e pode ser induzida pela contração da musculatura lisa, espessamento da parede da via aérea e presença de secreções no lúmen da via aérea em resposta à presença de um alérgeno estimulador. Em indivíduos suscetíveis, estas alterações resultam em episódios recorrentes de sibilo, falta de ar, rigidez torácica e tosse.

Foram descritas duas fases distintas de asma. A fase de asma inicial (ou imediata) consiste na hiper-responsividade aguda da via aérea e broncoconstrição reversível. Após a provocação pelo alérgeno, os pulmões começam a se contrair dentro de 10 minutos. A broncoconstrição atinge o pico em 30 minutos e é resolvida de modo espontâneo ou com tratamento dentro de 1 a 3 horas. Com a manutenção da provocação pelo alérgeno ou diante de uma broncoconstrição refratária, esta fase inicial pode progredir para a fase de asma tardia. Essa fase tardia (ou retardada), por sua vez, começa em 3 a 4 horas após a provocação pelo alérgeno e constitui o componente inflamatório observado na asma aguda. O recrutamento de células inflamatórias, edema bronquial, secreção mucosserosa e broncoconstrição adicional exercem, todos, papéis decisivos no desenvolvimento e propagação da fase tardia da asma. Enquanto os β_2-agonistas atuam sobre a fase de asma imediata, os corticosteroides atuam na fase tardia.

Diagnóstico

A exacerbação asmática típica é caracterizada por tosse, rigidez torácica, dispneia e sibilos em um paciente com história comprovada de asma. O diagnóstico formal é estabelecido por espirometria e 75% dos indivíduos asmáticos são diagnosticados antes dos 7 anos de idade. Embora os sibilos caracterizem a obstrução de via aérea e frequentemente sejam considerados o principal achado da asma, são inespecíficos para asma e podem estar ausentes durante as exacerbações asmáticas fortes. A

*N. de R.T. No Brasil, em 2011, foram registradas no departamento de informática do sistema único de saúde (DATASUS) 160.000 internações por asma, dado que colocou a asma como a quarta mais importante causa de internações. A taxa média de mortalidade entre 1998 e 2007 foi de 1,52/100.000 habitantes.

história e o exame físico devem enfocar a exclusão de outras hipóteses diagnósticas e, ao mesmo tempo, avaliar a gravidade da exacerbação asmática em curso. Os principais aspectos a serem procurados são a natureza e o curso temporal dos sintomas, deflagradores (Quadro 11.1), uso de medicação antes da chegada ao SE e quaisquer aspectos históricos de alto risco (Quadro 11.2).

Quadro 11.1 • DEFLAGRADORES DA ASMA
Exercício
Ar frio
Estresse emocional
Exposição ao alérgeno (poeira, mofo, pólen, pelos de animais etc.)
Infecção (primariamente viral)
Doença do refluxo gastresofágico (DRGE)
Flutuações hormonais

Quadro 11.2 • FATORES HISTÓRICOS DE ALTO RISCO*
Intubação prévia em decorrência de asma
Internação prévia ou unidade terapia intensiva (UTI)
Idas frequentes ao SE
Uso frequente de inalador com doses medidas (IDM) de albuterol
Uso de corticosteroides inalatórios ou orais em casa
Comorbidades (doença arterial coronariana [DAC], doença pulmonar obstrutiva crônica [DPOC], doença psiquiátrica)
Baixa condição socioeconômica
Uso de drogas ilícitas, em especial de cocaína inalatória

*N. de R.T. As *Diretrizes da Sociedade Brasileira de Pneumologia e Tisiologia para o Manejo da Asma – 2012* sugerem o seguinte critério além dos citados no Quadro 11.2: "Asma lábil, com variações acentuadas de função pulmonar, ou seja, mais do que 30% do pico de fluxo expiratório (PFE) ou volume expiratório forçado no primeiro segundo (VEF_1)".

A avaliação de um paciente asmático começa pela observação do aspecto geral do paciente. Indivíduos extremamente ansiosos ou letárgicos, incapazes de dizer frases completas em decorrência do sofrimento respiratório, ou que estejam usando músculos acessórios para inspiração (posição em tripé/incapacidade de permanecer em decúbito dorsal) apresentam risco significativo de descompensação rápida. Outros aspectos adicionais preocupantes são os sinais de cianose central, hipóxia (oximetria de pulso < 90%), taquipneia significativa (> 30 movimentos por minuto [mpm]), taquicardia, diaforese, sibilos difusos ou ausentes e entrada precária de ar ao exame pulmonar.

Embora sejam úteis, os achados do exame físico são insensíveis como indicadores de uma exacerbação clinicamente grave. Como os asmáticos são propensos a sofrerem deterioração rapidamente, a medida objetiva da gravidade da condição deve ser realizada sempre que possível. Os testes à beira do leito que medem o pico de fluxo expiratório (PFE) ou volume expiratório forçado no primeiro segundo (VEF_1) são um meio simples e econômico de determinar a gravidade da obstrução da via aérea, que são empregados com frequência no monitoramento da resposta ao tratamento no SE.

A asma grave é definida por um VEF_1 < 50% do valor previsto (em geral, < 200 L/min, em um indivíduo adulto) ou da melhor medida obtida pelo próprio indivíduo.

As investigações laboratoriais de rotina (p. ex., hemograma completo, painel metabólico básico), análise da gasometria do sangue arterial, radiografia torácica e monitoramento cardíaco são todos dispensáveis em casos de pacientes asmáticos sem complicação. O Quadro 11.3 sugere as indicações para cada uma dessas modalidades.

Quadro 11.3 • INDICAÇÕES SUGERIDAS PARA EXAMES AUXILIARES*
Gasometria arterial** • Para determinar o grau de hipercapnia ou avaliar o grau de deterioração de pacientes cansados que não estejam doentes o bastante para justificar uma intubação endotraqueal.
Radiografia torácica • Temperatura > 38°C • Dor torácica inexplicável • Leucocitose • Hipoxemia • Comorbidades/diagnóstico alternativo
Eletrocardiograma • Taquicardia persistente • Comorbidades/diagnóstico alternativo

*N. de R.T. As *Diretrizes da Sociedade Brasileira de Pneumologia e Tisiologia para o Manejo da Asma – 2012* recomendam a realização de *hemograma* quando houver suspeita de infecção, e a solicitação de *eletrólitos* na presença de comorbidade cardiovascular, uso de diuréticos ou altas doses de β_2-agonistas, especialmente se associados a xantinas e corticosteróides sistêmicos.

**N. de R.T. As *Diretrizes da Sociedade Brasileira de Pneumologia e Tisiologia para o Manejo da Asma – 2012* recomendam a gasometria arterial em pacientes com PFE < 30% do valor previsto ou SpO_2 < 93%.

TRATAMENTO

As prioridades imediatas do tratamento de todos os pacientes asmáticos incluem uma avaliação inicial da via aérea, respiração e condição circulatória do paciente. Os pacientes em condições extremas requerem colocação de linhas IV periféricas, terapia de suplementação de oxigênio contínua e monitoramento cardíaco. Enquanto essas intervenções são conduzidas, o médico deve estabelecer a história, realizar um exame físico e instituir a terapia adequada.

Oxigênio, ar comprimido e Heliox

O oxigênio deve ser fornecido para manter leituras de oximetria de pulso de pelo menos 90 %* em pacientes adultos e de no mínimo 95% em bebês, gestantes e pacientes com cardiopatia coexistente. O oxigênio é utilizado com frequência como veículo de distribuição de medicações nebulizadas, embora o ar comprimido e as misturas de hélio-oxigênio (heliox) também possam ser usadas. As misturas heliox produzem um fluxo de ar mais laminar e distribuem as partículas nebulizadas à via aérea mais distal. Porém, ainda não foi demonstrado que essas misturas conduzem consistentemente a melhores resultados em todos os pacientes asmáticos. Uma revisão sistemá-

*N. de R.T. 92%, segundo as diretrizes brasileiras.

tica concluiu que o heliox pode ser benéfico apenas para pacientes com asma grave refratária ao tratamento inicial.

Agentes adrenérgicos

O albuterol inalatório, via nebulização ou inalador com doses medidas (IDM) acoplado a espaçador, constitui a base do tratamento da asma aguda. Na maioria dos casos, 2,5 a 5 mg de albuterol são nebulizados de maneira intermitente a cada 15 a 20 minutos na primeira hora e, então, a dosagem é repetida a intervalos de 30 minutos por mais 1 a 2 horas. A nebulização contínua de doses mais altas (10 a 20 mg/h) de albuterol beneficia os indivíduos com asma grave. Os β_2-agonistas ligam-se aos receptores pulmonares e ativam a adenilato-ciclase, com consequente aumento da concentração intracelular de monofosfato de adenosina cíclico (AMPc). Isso resulta na queda dos níveis de cálcio mioplasmáticos e subsequente relaxamento da musculatura lisa bronquial. Além disso, acredita-se que os β_2-agonistas possuem algumas propriedades anti-inflamatórias e, assim, inibem a liberação dos mediadores inflamatórios. Os efeitos colaterais destes agentes geralmente são leves e incluem taquicardia, nervosismo e tremedeira ou agitação.

Como alternativa, o albuterol pode ser administrado com IDM acoplado a um espaçador. No SE, os pacientes podem receber 4 a 8 *puffs* a cada 15 a 20 minutos na primeira hora de terapia e, subsequentemente, a intervalos de 30 minutos por mais 1 a 2 horas. A terapia com IDM acoplado a espaçador é equivalente à terapia com nebulizador destinada a indivíduos adultos, podendo ser mais eficaz do que esta última no tratamento de crianças, dada a menor perda de medicação para o meio ambiente. A implementação da terapia com IDM acoplado a espaçador para asmáticos atendidos no SE também está associada a um menor custo de assistência médica.

Embora a terapia inalatória seja ideal, às vezes os pacientes com obstrução grave ou que sejam intolerantes à terapia inalatória (p. ex., crianças) recebem adrenalina ou terbutalina por via subcutânea (SC). A adrenalina é administrada a uma dose de 0,3 a 0,5 mg, SC, a cada 20 minutos, até um dose total combinada máxima de 1 mg. A terbutalina é administrada a uma dose de 0,25 mg, SC, a cada 20 minutos, a um máximo de 3 doses. Em geral, a terbutalina é preferível por sua seletividade β_2 e por produzir menos efeitos colaterais cardíacos.

O levalbuterol, que é o isômero R do albuterol racêmico, foi desenvolvido porque estudos *in vitro* sugeriram que o isômero S pode produzir efeitos deletérios sobre a musculatura lisa da via aérea. Entretanto, estudos randomizados não demonstraram nenhuma vantagem clínica significativa associada ao uso de levalbuterol, em comparação ao uso de albuterol racêmico, no tratamento da asma aguda no SE. Nos Estados Unidos, as diretrizes nacionais para o tratamento da asma atualmente consideram o levalbuterol tão seguro e efetivo quanto o albuterol racêmico, e apoiam seu uso no tratamento das exacerbações de asma aguda.*

*N. de R.T. Agentes adrenérgicos, amplamente disponíveis pelo sistema único de saúde (SUS), alternativos ao albuterol no manejo da exacerbação aguda de asma:

- Salbutamol solução para nebulização (5 mg/mL): em adultos, 2,5-5 mg a cada 20 min por 3 doses;
- Salbutamol *spray* (100 µg/jato): em adultos, 4-8 jatos a cada 20 min por 3 doses;
- Salbutamol injetável (0,5 mg/mL): em adultos, 200 µg em 10 min, seguido de infusão de 3-12 µg/min;
- Fenoterol solução para nebulização (5 mg/mL): em adultos, 2,5-5 mg a cada 20 min por 3 doses;
- Fenoterol *spray*: em adultos, 4-8 jatos a cada 20 min por 3 doses.

Agentes anticolinérgicos

Quando adicionados ao albuterol, os agentes anticolinérgicos promovem uma melhora modesta da função pulmonar e diminuem o índice de internações de pacientes com exacerbações asmáticas moderadas a intensas. Os anticolinérgicos diminuem a concentração intracelular de monofosfato de guanosina cíclico (GMPc), com consequente diminuição da broncoconstrição de mediação vagal junto à via aérea de médio e grande calibre. Em adição, os agentes anticolinérgicos podem ter algumas propriedades anti-inflamatórias sutis que ajudam a estabilizar a permeabilidade capilar e a inibir a secreção de muco. A dose típica de brometo de ipratrópio consiste em 2 *puffs* de um IDM acoplado a um espaçador ou 0,5 mL de uma solução a 0,02%. Os anticolinérgicos podem ser combinados aos β-agonistas em nebulizadores e fornecidos aos pacientes irresponsivos à terapia inicial com β-agonista, bem como àqueles com obstrução grave de via aérea. Como há pouca absorção sistêmica, o uso de anticolinérgicos inalatórios está associado a poucos efeitos colaterais.

Corticosteroides

Os corticosteroides são usados no tratamento da asma crônica desde 1950, e no tratamento das exacerbações agudas desde 1956. Apesar da tremenda pesquisa sobre o valor dos corticosteroides na asma, muitos aspectos fundamentais ainda precisam ser esclarecidos, como as condições ideais de dosagem, via e momento certo para a administração dos esteroides. Em geral, há um consenso de que o curso de corticosteroides deve ser instituído ainda no início do tratamento, nos seguintes casos:

- Asma aguda em pacientes que sofrem ataque asmático moderado/forte;
- Piora da asma ao longo de vários dias (> 3 dias);
- Asma leve irresponsiva à terapia inicial com broncodilatador, ou asma que se desenvolve mesmo com o uso diário de corticosteroide inalatório.

Alguns autores acreditam que o uso mais liberal dos corticosteroides é justificado e defendem o uso de esteroides por qualquer paciente cujos sintomas não sejam resolvidos com um único tratamento à base de albuterol. Até mesmo os especialistas em asma mais liberais preferem que os esteroides sejam administrados em pacientes com asma grave que estejam adoecidos o bastante para justificar uma avaliação no SE.

Os esteroides atuam na fase tardia da asma e modulam a resposta inflamatória. Foi demonstrado que os esteroides melhoram a função pulmonar, diminuem o índice de internação hospitalar e diminuem o índice de recidivas entre os pacientes os recebem logo no início do curso do tratamento no SE. A administração oral de prednisona (dose de 40 a 60 mg) costuma ser preferida à administração de metilprednisolona (dose de 125 mg) por via IV, por ser menos invasiva e produzir efeitos equivalentes. Os esteroides IV, contudo, devem ser administrados em pacientes com sofrimento respiratório intenso que estejam dispneicos demais para deglutir, em pacientes que estejam vomitando, ou em pacientes agitados ou sonolentos. Para os pacientes que estão prestes a receber alta, pode ser administrada uma única dose intramuscular (IM) de metilprednisolona (dose de 160 mg) nos casos em que houver história de não complacência com a medicação. Um curso de 2 dias de dexametasona oral (dose de 16 mg) também representa uma opção, pois é comprovadamente equivalente a um curso de prednisona com duração de 5 dias. Outros esteroides alternativos são a hidrocortisona (150 a 200 mg, IV), dexametasona (6 a 10 mg, IV) ou a dexametasona oral (0,6 mg/kg; dose máxima de 16 mg) para pacientes pediátricos.

Antagonistas de leucotrieno

O desenvolvimento dos antagonistas de leucotrieno representa um avanço importante no tratamento da asma crônica. Estudos que empregaram zileuton, zafirlucaste e montelucaste demonstraram que o uso diário desses fármacos no decorrer de vários meses pode melhorar a função pulmonar e diminuir a sintomatologia da asma. Entretanto, o papel dos antagonistas de leucotrieno no tratamento das exacerbações de asma aguda permanece indefinido. Um estudo randomizado sobre o uso IV de montelucaste mostrou que o fármaco melhorou significativamente o VEF_1 ao ser adicionado à terapia padrão da asma. Entretanto, essa melhora da função pulmonar não foi traduzida em índices de internação menores. No momento, as diretrizes do tratamento da asma recomendam o uso dos antagonistas de leucotrieno somente no tratamento da asma crônica.

Magnésio

Apesar da ausência de benefícios comprovados para os asmáticos com doença leve a moderada, o sulfato de magnésio, quando administrado por via IV a doses de 2 a 4 g, beneficia os asmáticos com obstrução grave da via aérea. Acredita-se que o magnésio compete com o cálcio pela entrada no músculo liso, inibe a liberação de cálcio a partir do retículo sarcoplasmático, previne a liberação de acetilcolina a partir das terminações nervosas e inibe a liberação de histamina pelos mastócitos. Além disso, existem algumas evidências de que o magnésio pode inibir diretamente a contração da musculatura lisa, embora isso ainda seja controverso. O início da ação do magnésio é rápido e seus efeitos podem ser observados decorridos 2 a 5 minutos da iniciação da terapia. Os efeitos têm curta duração e diminuem rapidamente quando a infusão é terminada. A dose de magnésio para adultos é de 2 a 4 g, IV; para crianças, a dose é de 30 a 70 mg/kg, IV, ao longo de 10 a 15 minutos. O magnésio produz efeitos colaterais mínimos e os mais relatados são a hipotensão, rubor cutâneo e mal-estar. Seu uso é contraindicado em casos de insuficiência renal e hipermagnesemia, pois pode causar um significativo enfraquecimento muscular.

Outros agentes – metilxantinas, antibióticos

O benefício marginal, efeitos colaterais significativos e dificuldade para alcançar a dose terapêutica da teofilina contam pontos desfavoráveis ao seu uso rotineiro em casos de asma aguda. Uma revisão sistemática concluiu que a adição de aminofilina ao tratamento com β-agonistas e glicocorticoides melhora a função pulmonar, porém não diminui significativamente os sintomas nem a duração da internação. Por esse motivo, as metilxantinas não são recomendadas para uso no tratamento das exacerbações de asma aguda. Também não foi demonstrado que a administração rotineira de antibióticos diminui a sintomatologia de pacientes asmáticos na ausência de infecção bacteriana do trato respiratório inferior ou sinusite concomitante.

Ventilação com pressão positiva

A ventilação com pressão positiva (VPP), seja por métodos invasivos ou por métodos não invasivos, é indicada para pacientes com insuficiência respiratória ou falha iminente que sejam irresponsivos à terapia. Vários estudos sugeriram que a pressão positiva na via aérea em nível duplo (BiPAP, do inglês *bi-level positive airway pressure*) pode ser benéfica nas exacerbações de asma grave. Por exemplo, um estudo randomizado designou vários indivíduos asmáticos (definidos por $VEF_1 < 60\%$ e frequência respiratória [FR] > 30) para serem submetidos à BiPAP e constatou a ocorrência de melhoras significativas da função pulmonar, bem como a redução dos índices de internação. Os pacientes com asma grave na iminência de insuficiência respiratória devem passar por um rastreamento com BiPAP antes de serem intubados. O aparelho de BiPAP deve ser ajustado com uma pressão inspiratória de 8 a 15 cmH_2O e uma pressão expiratória de 3 a 5 cmH_2O. Os pacientes que não melhoram em 30 a 60 minutos precisarão ser intubados. Em adição, contrariando os ensinamentos anteriores, um rastreamento rápido (30 minutos) com BiPAP é considerado aceitável para os casos de alteração da consciência de grau leve a moderado atribuída à hipercapnia.

A intubação endotraqueal por sequência rápida de fármacos deve ser reservada para os pacientes inconscientes ou quase comatosos com insuficiência respiratória. Para o paciente consciente, deve ser administrado um agente indutor apropriado (p. ex., quetamina) e um agente paralisante (p. ex., succinilcolina) antes da intubação. A quetamina é o agente indutor de escolha, pois estimula a liberação das catecolaminas e promove relaxamento da musculatura lisa bronquial, levando à broncodilatação. Vários relatos de caso demonstraram que a infusão de quetamina pode ser útil quando os pacientes com asma grave falham em responder aos tratamentos convencionais. A quetamina é administrada como *bolus* intravenoso de 1 mg/kg, seguido da infusão contínua de 0,5 a 2 mg/kg/h.

Concluída a intubação do paciente asmático, o ventilador deve ser ajustado de modo a promover a meta de hipercapnia permissiva – cujo objetivo é minimizar a hiperinflação dinâmica (i. e., acúmulo de respiração ou autoPEEP [pressão positiva expiratória final]) com baixos volumes correntes – e um tempo maior para expiração, ao mesmo tempo em que as pressões de platô são limitadas. É essencial reconhecer que os pacientes asmáticos sob ventilação mecânica apresentam alto risco de hiperinflação e autoPEEP que podem resultar em complicações prejudiciais à vida, como um pneumotórax hipertensivo ou uma parada cardíaca. Os parâmetros iniciais sugeridos são o modo assisto-controlado, a uma frequência respiratória de 8 a 10 mpm, volume corrente de 6 a 8 mL/kg, ausência de PEEP extrínseco, razão inspiratória/expiratória (I/E) igual a 1:4 e uma velocidade de fluxo inspiratório de 80 a 100 L/min. Para prevenir o barotrauma, as pressões de platô não devem exceder 30 cmH_2O. Após a iniciação da VPP, é possível usa a análise de gasometria sanguínea para modificar os parâmetros do ventilador ou da BiPAP.

CRITÉRIOS PARA INTERNAÇÃO/ALTA DO PACIENTE

A asma aguda é uma condição heterogênea e os pacientes com esta doença devem ser considerados de modo individualizado na tomada de decisões acerca da disposição. Os pacientes que respondem bem à terapia em termos de critérios subjetivos e objetivos melhorados (p. ex., sintomas resolvidos, exame pulmonar normal ou quase normal) são candidatos adequados à alta hospitalar. Os pacientes devem estar sob ar ambiente e se movendo pelo SE antes da finalização da decisão acerca de sua liberação. Uma melhora do PFE ou do FEV_1 superior a 70% do resultado previsto ou do melhor resultado pessoal do paciente também é um parâmetro que pode ser usado como sinal de melhora objetiva. A internação hospitalar deve ser considerada em casos de pacientes que falham em responder à terapia (i.e., PFE ou $FEV_1 < 50\%$ do resultado previsto) após 4 a 6 horas de tratamento, ou no caso dos pacientes que respondem parcialmente à terapia (i.e., PFE ou FEV_1 entre 50 e 70% do resultado previsto) e apresentam um dos seguintes achados:

1. Novo episódio de asma
2. História de múltiplas internações ou atendimentos no SE
3. Comorbidade decorrente de doença arterial coronariana
4. Aspectos médicos ou sociais significativos que impeçam o acesso à assistência médica, julgamento pessoal ou compreensão sobre a doença

Os asmáticos que recebem alta do SE devem receber albuterol, um IDM acoplado a espaçador e um curso de 5 a 10 dias de esteroides orais. A maioria dos pacientes deve ser tratada por no mínimo uma semana, mas o curso de esteroides orais pode ser interrompido com base na resolução dos sintomas e valores de pico de fluxo automonitorados. O escalonamento é desnecessário, caso a duração do tratamento com esteroides seja inferior a 3 semanas, se os esteroides tiverem sido prescritos de maneira concomitante para uma terapia preventiva em andamento, ou contanto que os pacientes não tenham recebido terapia à base de esteroides recentemente.

Os corticosteroides inalatórios (CIs) devem ser prescritos a qualquer indivíduo que use IDM de β-agonista com frequência e esteja sintomático o bastante para requerer avaliação médica urgente. Vários estudos demonstraram que os CIs melhoram a função pulmonar, diminuem os sintomas e reduzem o "uso de salvamento" dos β-agonistas. Os efeitos benéficos dos CIs podem ser observados após a administração de uma única dose e seus efeitos terapêuticos são alcançados com a administração crônica. Além disso, é possível iniciar o tratamento em paralelo com o uso de esteroides orais, sem medo da toxicidade sistêmica adicional. Estudos recentes comprovaram que o uso combinado de esteroides orais e inalatórios diminui significativamente o índice de recidivas. Para os pacientes que continuam tendo asma mal controlada e exacerbações recorrentes mesmo sob terapia máxima, existem outras medicações que podem ser adicionadas, como os β-agonistas inalatórios de ação prolongada, antagonistas de leucotrieno orais e omalizumabe (um anticorpo monoclonal anti-IgE).

Durante a espera pela alta, o paciente deve receber um IDM acoplado a espaçador e a técnica de uso deste dispositivo deve ser revista com ele. O paciente deve ser ensinado sobre como monitorar as leituras de pico de fluxo em casa. Além disso, os pacientes devem ser ensinados sobre os fatores precipitadores de asma e como evitá-los, bem como receber instruções impressas e verbais sobre quando retornar ao SE. Por fim, os pacientes devem ser encaminhados para uma consulta médica de seguimento, no momento apropriado. Programar um tratamento em curso com um especialista em asma ou um clínico que esteja concentrado no atendimento a pacientes com asma provavelmente diminuirá o número de idas futuras ao SE. Os pacientes impossibilitados de se submeterem ao acompanhamento com o médico da assistência primária podem ser orientados a retornarem ao SE para uma nova avaliação de seus sintomas.

QUESTÕES DE COMPREENSÃO

11.1 Um homem de 24 anos é levado ao SE queixando-se de uma exacerbação da asma. Qual é o método mais apropriado para avaliar a gravidade de sua doença?

A. Espirometria.
B. Medida da capacidade de difusão dos pulmões.
C. Determinação do pico de fluxo expiratório.
D. Medida da tensão de oxigênio nos alvéolos.

11.2 Uma mulher de 19 anos foi internada em decorrência de uma exacerbação asmática precipitada por pólen e pelo tempo frio. O regime de internação desta paciente inclui a administração de medicações intravenosas e inalatórias. Qual das seguintes medicações é mais provavelmente usada como parte do plano de alta hospitalar?

A. Teofilina.
B. Antibióticos.
C. Magnésio.
D. Histaminas.
E. Corticosteroides.

11.3 Qual dos seguintes parâmetros de ajuste da ventilação inicial é apropriado para pacientes asmáticos intubados?

A. Modo IMV*, frequência 16, volume corrente 6 a 8 mL/kg.
B. Modo IMV, frequência 16, volume corrente 10 a 12 mL/kg.
C. Modo AC**, frequência 8 a 10, volume corrente 6 a 8 mL/kg.
D. Modo AC, frequência 8 a 10, volume corrente 10 a 12 mL/kg.
E. Modo AC, frequência 16, volume corrente 6 a 8 mL/kg.

RESPOSTAS

11.1 **C.** O pico de fluxo expiratório é um método confiável e bastante acurado para avaliar a gravidade da asma. A espirometria, embora forneça informação importante, raramente é disponibilizada no SE.

11.2 **E.** Os corticosteroides são usados com frequência após a internação. Outras medicações-padrão incluem os β-agonistas e os antagonistas de leucotrieno orais. Nenhuma das outras medicações é empregada de forma rotineira no tratamento de pacientes asmáticos que recebem alta hospitalar.

---

*N. de R.T. IMV, do inglês *intermitent mandatory ventilation* (ventilação mandatória intermitente).
**N. de R.T. AC, assisto-controlado.

11.3 **C.** Os parâmetros de ajuste iniciais para pacientes com doença pulmonar obstrutiva devem ser o modo AC, frequência 8 a 10 mpm e volume corrente 6 a 8 mL/kg. Volumes correntes pequenos são usados para prevenir o acúmulo de ar e o barotrauma.

DICAS CLÍNICAS

- Iniciar a terapia com albuterol e, ao mesmo tempo, obter a história e realizar o exame físico de pacientes com asma significativa.
- Os glicocorticosteroides devem ser administrados antecipadamente no tratamento das exacerbações asmáticas e mantidos por no mínimo uma semana.
- Medir o pico de fluxoajuda a avaliar a gravidade da asma e a monitorar sua progressão durante o tratamento.
- Use parâmetros de ajuste de ventilação inferiores aos parâmetros tradicionais, a fim de prevenir o barotrauma em pacientes asmáticos intubados.
- A maioria dos asmáticos deve receber alta do SE sob regime de corticosteroides inalatórios como terapia preventiva em curso.
- O indivíduo que apresenta um episódio inicial de "sibilo" pode ter diversas etiologias além da asma, como a presença de um corpo estranho, pneumonia ou insuficiência congestiva, por exemplo.
- A ausência de sibilo às vezes pode conduzir ao erro no caso dos indivíduos situados nos extremos de espectro da condição, devido à movimentação mínima de ar.

REFERÊNCIAS

Akinbami LJ, Moorman JE, Liu X. Asthma prevalence, health care use, and mortality: United States, 2005-2009. National Health Statistics 2011:32.

Camargo CA, Rachelefsky G, Schatz M. Managing asthma exacerbations in the emergency department: Summary of the National Asthma Education and Prevention Program Expert Panel Report 3 guidelines for the management of asthma exacerbations. *J Allergy Clin Immunol.* 2009;124:S5-S14.

Keenan SP, Sinuff T, Cook DJ, et. al. Does noninvasive positive pressure ventilation improve outcome in acute hypoxemia respiratory failure? A systematic review. *Crit Care Med.* 2004;32(12):2516-2523.

Krishnan JA, Davis SQ, Naureckas ET, et al. An umbrella review: Corticosteroid therapy for adults with acute asthma. *Am J Med.* 2009;122(11):977-991.

National Heart, Lung, and Bood Institute, National Asthma Education Prevention Program. Expert Panel Report 3: guidelines for the diagnosis and management of asthma: full report 2007. Available at: http://www.nhlbi.nih.gov/guidelines/asthma/asthgdln.pdf). Accessed March 1, 2011.

Rodrigo GJ, Castro-Rodriguez JA. Anticholinergics in the treatment of children and adults with acute asthma: A systematic review with meta-analysis. *Thorax.* 2005;60:740-746.

Schatz M, Rachelefsky G, Krishnan JA. Follow-up after acute asthma episodes: What improves future outcomes? *J Emerg Med.* 2009;37:S42-S50.

CASO 12

Um homem de 32 anos envolveu-se numa colisão automotiva e foi levado ao serviço de emergência (SE). Ele perdeu o controle do carro em que dirigia e o bateu de frente contra um poste a uma velocidade aproximada de 56 km/h. Ele foi lançado contra o para-brisa, onde bateu o rosto e a testa. Não houve perda da consciência. Sua pressão arterial é de 125/79 mmHg, a frequência cardíaca está em 92 bpm, a frequência respiratória é de 16 mpm e a oximetria de pulso está em 99% ao ar ambiente. Ao exame, foi encontrada uma laceração de 7 cm no lado direito do rosto do paciente, que se estende da orelha direita até a região logo abaixo do lábio inferior. Ele está consciente e não apresenta déficits neurológicos focais ao exame. Quando lhe pedem para sorrir, o lado direito da boca fica pendente.

- Qual é o diagnóstico mais provável?
- Qual é a terapia mais apropriada?

RESPOSTAS PARA O CASO 12

Laceração facial

Resumo: um homem de 32 anos é levado ao SE após sofrer um acidente envolvendo colisão automotiva. Não há evidência de lesão, a não ser uma laceração de 7 cm no lado direito do rosto, que se estende desde a orelha, passa pela bochecha e termina embaixo e à direita do lábio inferior. O exame neurológico resultou normal, exceto pela incapacidade do paciente de sorrir com o lado direito.

- **Diagnóstico mais provável:** laceração do nervo facial direito.
- **Terapia mais apropriada:** reparo microcirúrgico do nervo facial direito e fechamento da laceração cutânea.

ANÁLISE

Objetivos

1. Conhecer as estruturas essenciais que podem ser lesadas nas lacerações faciais.
2. Compreender a necessidade de imunizar os pacientes de traumatismo contra o tétano.
3. Saber os princípios básicos do reparo das lacerações faciais.

Considerações

Esse paciente envolveu-se numa batida de carro e adquiriu uma laceração que atravessa toda a sua bochecha direita. Em casos de traumatismo, a base do tratamento inclui o manejo da via aérea, respiração e circulação (ABC). Depois que o exame primário é concluído, o médico procede à execução do exame secundário, que inclui um exame físico da cabeça aos pés para avaliação quanto à existência de lesões não prejudiciais à vida. Qualquer traumatismo na cabeça, na face ou no pescoço deve levantar preocupação sobre a possibilidade de lesão na coluna cervical. Havendo suspeita de lesão na coluna cervical, o paciente deve utilizar um colar cervical rígido até que seja possível realizar um exame de imagem apropriado ou concluir uma avaliação clínica adequada. O traumatismo facial muitas vezes resulta em lesões ósseas nas órbitas e na mandíbula. É comum haver lesão do V e do VII nervos cranianos. O nervo facial (VII NC) sai pelo forame estilomastóideo e se ramifica nos ramos motor e sensorial que seguem para as regiões temporal, zigomática, bucal e mentoniana. As lacerações que envolvem o ramo bucal estão associadas à lesão do ducto parotídeo. A identificação de uma lesão no nervo facial é fundamental, pois o atraso do diagnóstico prejudica o desfecho alcançado pelo paciente. As técnicas de microcirurgia proporcionam resultados bastante satisfatórios. Após o reparo da lesão, o paciente precisa receber imunização contra o tétano, caso tenha recebido a última vacina antitetânica há mais de 5 anos.

ABORDAGEM À
Laceração facial

DEFINIÇÕES

TRAUMATISMO FACIAL: qualquer lesão em tecido mole ou profundo secundária à aplicação de força física, queimaduras ou incidência de objetos estranhos nas seguintes estruturas: couro cabeludo, testa, nariz, olhos, lábios, bochechas, língua, cavidade oral e mandíbula.

MARGEM VERMELHA: a junção entre o lábio e a pele facial. Uma lesão nessa área pode resultar em deformação estética significativa se não for reparada corretamente.

HEMATOMA AURICULAR: acúmulo de sangue na orelha resulta da interrupção traumática do pericôndrio e da cartilagem. Se não for tratado, pode evoluir para uma massa fibrosa e conferir um aspecto de "couve-flor" à orelha afetada.

DEFORMAÇÃO DO NARIZ EM SELA: lesão nasal secundária à quebra necrótica da cartilagem septal. É causada pela lesão traumática do nariz, com consequente formação de uma hematoma septal nasal. Se esse hematoma não for tratado, irá separar a cartilagem septal de seu pericôndrio privando-o do suprimento de nutrientes.

TÉTANO: doença frequentemente fatal produzida pela bactéria *Clostridium tetani*, que costuma invadir o corpo por meio de punção, cortes ou feridas abertas.

ABORDAGEM CLÍNICA

A abordagem básica do tratamento de feridas inclui a avaliação quanto à existência de outras lesões, sondagem da profundidade da ferida, irrigação, exame neurovascular e decisão acerca da adequação do fechamento primário (i.e., deixar a ferida aberta diante da possibilidade de infecção, como uma contaminação ou demora na apresentação). O tempo de permanência da sutura no ferimento e o tipo de sutura utilizada dependem da localização no corpo (Quadro 12.1). Além disso, a necessidade de atualizar a vacinação antitetânica do paciente precisa ser avaliada.

Irrigação

Quando a decisão de suturar é tomada, deve ser iniciada uma preparação em etapas. Todas as feridas devem ser primeiro irrigadas e exploradas quanto à presença de corpos estranhos e debris do meio ambiente. A irrigação realizada corretamente pode diminuir de maneira significativa o risco de infecção da ferida. A irrigação à alta pressão e de grande volume ainda é o padrão-ouro para redução ou eliminação de matéria particulada e cargas bacterianas da ferida. Para tanto, em geral utiliza-se uma seringa de 35 a 60 mL e um cateter de calibre 16 a 19, com aplicação manual de uma pressão constante. Isso gera uma pressão de 5 a 8 psi, que é adequada para irrigar a ferida. O soro fisiológico estéril é o irrigante mais usado. A aplicação de povidona-iodo, peróxido de hidrogênio e detergentes deve ser evitada devido aos efeitos tóxicos dessas substâncias sobre o tecido.

Quadro 12.1 • ESPESSURA DO FIO DE SUTURA DE ACORDO COM A REGIÃO ANATÔMICA

Região anatômica	Espessura do fio
Face	5-0 a 6-0
Couro cabeludo	3-0 a 5-0
Tórax	3-0 a 4-0
Dorso	3-0 a 4-0
Abdome	3-0 a 4-0
Membros	4-0 a 5-0
Articulações	3-0 a 4-0
Oral	3-0 a 5-0 absorvível

Anestesia

Depois que a irrigação for concluída e a ferida tiver sido examinada, a anestesia deve ser aplicada. Adiar a anestesia para depois da conclusão da irrigação permite que o paciente demonstre qualquer sensação de presença de um corpo estranho retido que possa vir a se deslocar durante a irrigação. Os anestésicos locais são classificados em dois grupos principais: amidas e ésteres. Embora seja raro, alguns pacientes são alérgicos aos anestésicos. Todavia, se um paciente for alérgico a um classe de anestésicos, um anestésico da outra classe pode ser administrado com segurança. Considera-se que a alergia seja ao conservante do anestésico e não ao próprio anestésico em si (Quadro 12.2).

A anestesia local pode ser promovida de várias formas, como a injeção direta dentro da ferida, aplicação tópica ou bloqueio de nervo. O método mais usado é a infiltração local. Existem várias técnicas disponíveis para amenizar a dor que o paciente sente durante a injeção. Entre essas técnicas, está o uso de agulhas com calibre menor; a injeção mais lenta; infiltração das bordas da ferida e não da pele circundante; adição de bicarbonato de sódio à solução de anestésico a uma diluição de 1:10; e aquecer a solução. Alguns autores recomendam aplicar primeiro um anestésico tópico. Isso é útil para os pacientes pediátricos. Antigamente, a TAC (tetracaína 0,25 a 0,5%; adrenalina 0,025 a 0,05%; cocaína 4 a 11%) era utilizada com frequência, mas estava associada às convulsões, arritmia e parada cardíaca. A LET (lidocaína 4%; adrenalina 0,1%; tetracaína 0,5%) geralmente é mais segura do que a TAC e é usada para anestesiar a face e o couro cabeludo. A EMLA (mistura eutética de anestésicos locais) consiste em lidocaína e prilocaína e também costuma ser usada. Devido à possibilidade de absorção sistêmica da lidocaína e tetracaína, esses anestésicos devem ser evitados no tratamento de feridas amplas e de membranas mucosas.

A adrenalina é adicionada a muitas soluções anestésicas. Isso aumenta a hemostasia e prolonga a duração da ação do anestésico ao diminuir a absorção sistêmica por meio da vasoconstrição local. Embora seja controverso, recomenda-se **evitar as soluções injetáveis contendo adrenalina em locais como dedos da mão, ponta do nariz, orelhas e pênis, devido ao risco de necrose.**

Quadro 12.2 • ANESTÉSICOS LOCAIS USADOS

Classe	Nome	Início da ação	Duração da ação (h)	Dose máxima (mg/kg)
Amidas	Bupivacaína (com adrenalina)	Lento	4-5 7-8	2 3
	Ropivacaína (com adrenalina)	Médio	3-4 6-7	3 3
	Mepivacaína (com adrenalina)	Rápido	2-3 5-6	5 7
	Lidocaína (com adrenalina)	Rápido	1-2 2-4	5 7
Ésteres	Procaína (com adrenalina)	Lento	0,5-1 1-1,5	8 10
	Tetracaína (com adrenalina)	Lento	3-4 9-10	1,5 2,5
	Prilocaína (com adrenalina)	Médio	0,5-1 5-6	5 7,5
	Cloroprocaína (c/ adrenalina)	Rápido	0,5-1 1-1,5	10 15

Colocação da sutura

Para minimizar a formação de cicatriz, as suturas faciais devem ser fixadas a cerca de 1 a 2 mm da borda da ferida e afastadas entre si por uma distância de 3 mm. A preocupação terapêutica com a aparência do paciente (*cosmesis*) é menor em outras partes do corpo.

Fechamento da ferida

Depois que a ferida for irrigada, explorada e anestesiada, seu fechamento pode ser iniciado. A seguir são descritos vários métodos e abordagens empregados no fechamento de feridas de acordo com a localização da lesão. São descritos os métodos adequados para o exame de áreas específicas e as técnicas de fechamento apropriadas.

Couro cabeludo e testa

Estas lacerações em geral são causadas por uma combinação de traumatismos contuso e cortante. É essencial realizar uma inspeção detalhada da ferida, tomando o cuidado de palpar as fraturas de crânio com afundamento, bem como avaliar a integridade da aponeurose epicrânica (gálea), que recobre o periósteo. O reparo acompanha as linhas cutâneas para obtenção de um resultado estético mais satisfatório. O couro cabeludo deve ser fechado com um monofilamento de sutura **4-0 de cor diferente da tonalidade do cabelo do paciente**, ou com **grampos**. As suturas e os grampos devem ser removidos após 7 a 10 dias. Como as lacerações no couro cabeludo podem estar associadas a hemorragias significativas, o fechamento rápido com grampos pode minimizar a perda de sangue. Se houver envolvimento da gálea, ela deve ser reparada com sutura feita de material absorvível e duradouro. **O fechamento da gálea ajuda a controlar os sangramentos intensos associados por ferimentos no couro cabeludo e limita a disseminação de uma potencial infecção. As lacerações** que ocorrem na testa devem ser reparadas em camadas. A pele deve ser aproximada com fios de espessura 6-0, não absorvíveis e com suturas interrompidas, que devem ser removidas após 5 dias. É preciso ter cuidado para aproximar as linhas capilares com precisão.

Pálpebras

A pálpebra é delgada e frágil, além de funcional e esteticamente importante. Devido ao risco de traumatismo periorbital, o médico emergencista deve adotar um limiar baixo para procurar auxílio junto a um especialista em plástica ocular ou oftalmologia para fins de avaliação e reparo. Isso inclui as lacerações nas margens das pálpebras superior e inferior, bem como aquelas envolvendo o ducto lacrimal. Qualquer laceração medial à ponta deve ser considerada altamente preocupante quanto à possibilidade de lesão no sistema canalicular. A coloração da laceração com fluoresceína pode ser usada para determinar o dano ao canalículo. Em adição, a hipótese de dano ao músculo levantador da pálpebra superior deve ser excluída em casos de laceração traumática da pálpebra superior. Essa lesão comumente se manifesta como ptose. A maioria das lacerações palpebrais pode ser tratada sem reparo com sutura, inclusive as lacerações superficiais e aquelas que envolvem apenas 25% da pálpebra. Nos casos em que há indicação para sutura, o reparo em geral é realizado com fios 6-0 ou 7-0 e suturas interrompidas, com cuidado para se ater à porção mais superficial. A sutura é removida após 3 a 5 dias.

Nariz

A lesão do nariz é comum e é a fratura a mais frequente entre as vítimas de violência doméstica. O nariz é o ponto focal do rosto e, por isso, é importante garantir o tratamento adequado das lacerações nasais para uma *cosmesis* ideal. A inspeção da lesão para determinação de sua profundidade é uma ação importante. Pode haver infecção diante da penetração de todas as camadas ou com a exposição da cartilagem. O traumatismo septal pode acarretar formação de hematoma que, por sua vez, leva à necrose do septo ou obstrução crônica das vias nasais. O hematoma não tratado separa a cartilagem septal de seu pericôndrio, privando-a do suprimento de nutrientes. A cartilagem septal pode sofrer necrose e produzir uma deformação em sela do nariz. Por esse motivo, os hematomas septais requerem drenagem. É difícil anestesiar essa área devido à rigidez da pele localizada sobre a cartilagem, entretanto, a anestesia pode ser realizada por bloqueio do nervo dorsal. A injeção diretamente dentro de uma ferida pode distorcer as bordas a serem reparadas, além de ser extremamente desconfortável. A aplicação de adrenalina nessa área deve ser evitada, enquanto o uso de lidocaína tópica costuma ser útil. As lacerações da cartilagem devem ser reparadas com fios 4-0 ou 5-0 absorvíveis, enquanto a pele deve ser fechada com fio 6-0 não absorvível por 3 a 5 dias. As lacerações nas asas nasais costumam ser complexas e difíceis de analisar. Esses ferimentos muitas vezes requerem consulta a um cirurgião plástico especializado em orelha, nariz e garganta.

Lábios

A junção entre a pele e a parte vermelha do lábio – a borda vermelha – tem importância estética vital. Além disso, o músculo orbicular da boca é decisivo na expressão facial, formação da fala e retenção da saliva. As lacerações com envolvimento labial que não cruzam a borda vermelha podem ser fechadas em camadas com fio 6-0 não absorvível, mantido por 5 dias. Se houver rompimento da borda vermelha, o primeiro ponto de sutura do reparo deve aproximar a borda com exatidão e deve ser feito com fio de sutura 6-0 não absorvível. Esse primeiro ponto de sutura tem que ser preciso, pois até mesmo uma discrepância de 1 mm é perceptível (Fig. 12.1). Um cirurgião plástico pode ser consultado acerca dessas lesões. A anestesia regional é útil, pois uma infiltração anestésica local pode obscurecer a anatomia. Os bloqueios regionais mais comuns incluem o bloqueio do nervo mentoniano e o bloqueio infraorbital, respectivamente, para os lábios inferior e superior. Todas as feridas intraorais são lesões sujas e apresentam um alto risco de infecção. Por isso, o uso profilático de penicilina ou clindamicina é indicado.

Orelhas

Em pacientes que sofreram traumatismo na região da orelha, o médico deve fazer uma avaliação em busca de uma fratura craniana basilar ou ruptura da membrana timpânica. Após a inspeção, pode ser colocado um chumaço de algodão dentro do canal da orelha durante a irrigação de qualquer tipo de laceração. O bloqueio auricular regional é efetivo e, mais uma vez, o uso da adrenalina deve ser evitado. As lacerações da orelha devem ser abordadas tendo em mente as seguintes metas: *cosmesis*, evitar hematoma e prevenir infecção. O reparo do tecido da orelha lacerada deve espelhar sua contraparte simétrica ao máximo possível, a fim de obter melhores resultados estéticos. As lacerações superficiais devem ser reparadas com fios 6-0 não absorvíveis, os quais devem ser removidos em 5 dias. Uma hemostasia meticulosa é importante para prevenir a formação de hematoma. Se houver um hematoma auricular e ele não for tratado, a orelha ficará propensa à produção de cartilagem anormal e subsequente calcificação, referida como "orelha em couve-flor". Um hematoma auricular, avulsão de tecido ou cartilagem esmagada são provavelmente melhor manejados por um cirurgião plástico ou otorrinolaringologista. Qualquer cartilagem exposta deve ser recoberta para evitar infecções, condrite erosiva e subsequente necrose. Diante da indisponibilidade de um cirurgião plástico ou otorrinolaringologista, as lacerações pequenas e superficiais devem ser reparadas com suturas contínuas. As suturas devem ser fixadas na pele das adjacências das feridas, tomando cuidado especial para evitar suturar a cartilagem da orelha, que poderia causar necrose avascular. Uma vez reparada a laceração, deve ser aplicado um curativo compressivo, para evitar a formação de hematoma auricular.

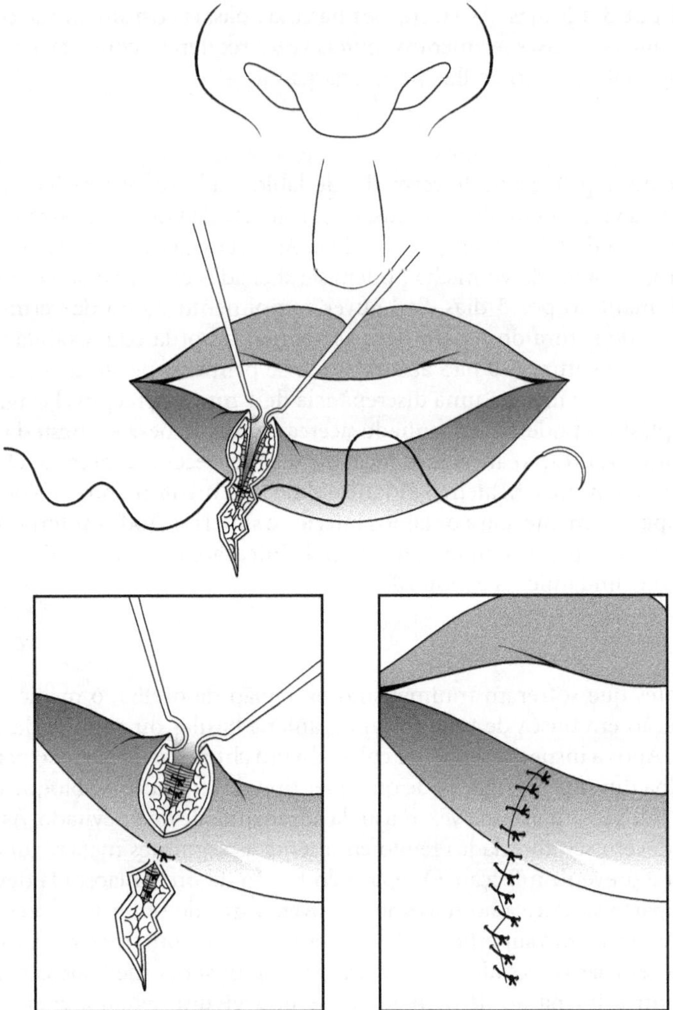

Figura 12.1 Laceração labial atravessando a borda avermelhada. O primeiro passo do reparo é aproximar a junção entre a borda avermelhada e a pele. Em seguida, o músculo orbicular é aproximado e, por fim, a pele é reparada.

Bochechas e face

As lacerações da bochecha e da face devem ser reparadas após a investigação das estruturas vitais localizadas na região, como o nervo facial e o ducto parotídeo (Fig.12.2). Em geral, uma técnica de sutura ininterrupta com monofilamento 6-0 é apropriada para o reparo. As suturas são removidas após 5 dias. As lacerações simples (< 2 cm) e isoladas à cavidade bucal, na maioria dos casos, dispensam o fechamento. Essas áreas são altamente vascularizadas e cicatrizam bem, sem necessidade de sutura. A irrigação apropriada é importante para prevenir as complicações da infec-

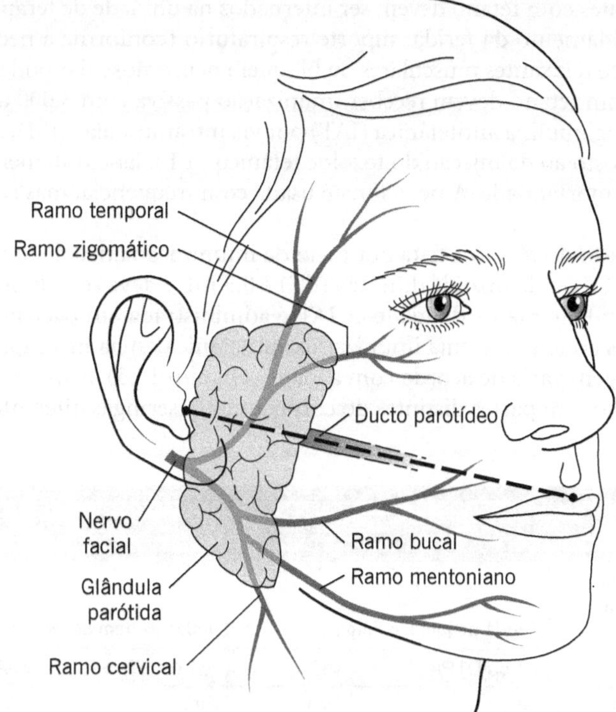

Figura 12.2 Estruturas anatômicas da bochecha.

ção. As lacerações maiores que 2 cm, localizadas na cavidade bucal, são propensas ao acúmulo de alimentos e isso pode acarretar infecção. Essas feridas maiores precisam ser fechadas e, para tanto, os fios 5-0 absorvíveis são preferidos. Conforme já citado, todas as feridas intraorais são lesões sujas e apresentam risco de infecção. Para esses casos, portanto, indica-se a profilaxia com penicilina ou clindamicina.

IMUNIZAÇÃO CONTRA O TÉTANO

O tétano é uma doença aguda, frequentemente fatal e, todavia, evitável causada pela bactéria gram-positiva *Clostridium tetani*. Os esporos são ubíquos no solo e estrume de animais. A contaminação da ferida com *C. tetani*, em particular de tecidos desvitalizados, esmagados ou infeccionados, pode resultar na proliferação da bactéria e expressão da exotoxina tetanoespasmina. Essa exotoxina poderosa atua nas placas motoras terminais do músculo esquelético, medula óssea, sistema nervoso simpático e cérebro, acarretando rigidez muscular generalizada, instabilidade do sistema nervoso autônomo e contrações musculares fortes. A manifestação mais comum do tétano é o espasmo muscular do músculo masseter (trismo), porém o dorso, os braços, o diafragma e os membros inferiores também podem ser afetados. O diagnóstico é estabelecido clinicamente. Em até 10% dos casos de tétano, o paciente não se lembra do ferimento. O período de incubação em geral varia de 7 a 21 dias, mas pode se estender de 3 a 56 dias.

Os pacientes com tétano devem ser internados na unidade de terapia intensiva (UTI). O debridamento da ferida, suporte respiratório (conforme a necessidade) e fornecimento de relaxantes musculares ou bloqueio neuromuscular podem ser úteis. Os pacientes com tétano devem receber imunização passiva com 3.000 a 6.000 unidades de imunoglobulina antitetânica (IAT) por via intramuscular (IM), administradas no lado oposto ao da injeção do toxoide tetânico (TT). Esse tratamento diminui a morbidade e mortalidade. A penicilina é usada com frequência, mas sua eficácia é questionável.

A prevenção do tétano é feita por meio da imunização ativa de toda a população. A dose de TT ou de toxoide diftérico (dT) é 0,5 mL e deve ser administrada por via IM, independentemente da idade. A IAT é administrada em pacientes possivelmente expostos ao tétano e cuja imunização antitetânica esteja incompleta (< 3 injeções). A dosagem varia de acordo com a idade (Quadro 12.3). A IAT e o TT devem ser administrados em partes distintas do corpo, usando seringas diferentes.

Quadro 12.3 • GUIA DE PROFILAXIA ANTITETÂNICA NO TRATAMENTO BÁSICO DE FERIMENTOS

História de toxoide tetânico absorvido (# de doses)	**Ferida pequena e limpa**		**Todas as demais feridas**	
	dT ou DTPa	IAT	dT ou DTPa	IAT
Desconhecida ou <3	Sim	Não	Sim	Sim
≥ 3	Não[a]	Não	Não[b]	Não

DTPa, difteria, tétano, coqueluche (*pertussis*) acelular; dT, tétano, difteria; IAT, imunoglobulina antitetânica.
[a]Sim, se > 10 anos desde a última dose de vacina contendo toxoide tetânico.
[b]Sim, se > 5 desde a última dose de vacina contendo toxoide tetânico.
Nota: consulte as recomendações na íntegra nas diretrizes do CDC (CDC Health Information for International Travel 2008, Capítulo 4: Prevenção de doenças infecciosas específicas).

QUESTÕES DE COMPREENSÃO

12.1 Um jovem de 18 anos envolveu-se em uma briga num bar local. Ele sofreu lacerações no couro cabeludo, no pescoço, na testa e no lábio superior. O reparo de qual lesão será o mais desafiador do ponto de vista estético?

A. Couro cabeludo.
B. Pescoço.
C. Testa.
D. Bochecha.
E. Lábio superior.

12.2 Uma mulher de 24 anos foi vítima de violência doméstica e recebeu atendimento no SE local para tratamento de múltiplas contusões e lacerações na face. Passados 6 meses do tratamento, ela percebeu um defeito no septo nasal, que comunicava as passagens nasais direita e esquerda. Qual é o diagnóstico mais provável?

A. O médico aplicou adrenalina no septo nasal.
B. Uso de cocaína pela paciente.

C. Hematoma no septo nasal.
D. Síndrome do estresse pós-traumático.

12.3 Um homem de 48 anos estava escalando uma rocha quando escorregou e sofreu uma laceração na parte inferior da perna direita. Ele comprimiu a lesão, cobriu a área e se dirigiu para o SE. Ele lembra de ter tomado todas as vacinas quando era criança, mas não se lembra do último reforço antitétano. Com relação à prevenção do tétano, qual é a melhor opção?

A. Vacina com toxoide diftérico/toxoide tetânico (dT) (0,5 mL, IM).
B. dT (0,5 mL, IM) e imunoglobulina antitétano (IAT) (250 unidades, IM).
C. dT(0,5 mL, IM), IAT (250 unidades, IM) e penicilina (600.000 unidades, IV, a cada 6 horas).
D. Internar na UTI e manter o paciente sob observação quanto à ocorrência de espasmo muscular; administrar 2.500 unidades de IAT, por via IM, e 0,5 mL de toxoide tetânico, por via IM, nos músculos deltoides do lado oposto.

12.4 Um jovem de 18 anos chega ao SE queixando-se de uma dor na orelha direita que surgiu após a aquisição de um corte no local durante uma luta em um torneio. Ao exame, você percebe que há um pouco de inchaço e exposição da cartilagem na parte superior da orelha direita. Qual das seguintes afirmações está correta?

A. A cartilagem exposta não deve ser tratada e o paciente deve ser liberado sob acompanhamento.
B. A hemostasia e a evacuação de um hematoma auricular não são indicadas porque podem promover infecção.
C. Ao reparar uma laceração na orelha, evite colocar suturas na cartilagem e somente inclua o pericôndrio ao aproximar as bordas de pele.
D. A administração de toxoide tetânico não é recomendada para lesões desse tipo.

12.5 Um garoto de 5 anos é levado ao SE pela mãe, após sofrer uma laceração na testa ao bater a cabeça na grade do trepa-trepa. Não houve perda da consciência. A criança está alerta e ativa. Ele apresenta uma laceração de 3 cm na testa, que atravessa a raiz do cabelo. Qual é o método de fechamento de ferida mais apropriado para esse paciente?

A. Raspar o cabelo em torno da laceração e fechá-la com suturas interrompidas.
B. Fechar com grampos.
C. Fechar com curativos *steri-strips* (sem sutura).
D. Fechar com suturas interrompidas.

RESPOSTAS

12.1 **E.** O alinhamento da borda avermelhada é sem dúvida mais difícil de reparar, pois até mesmo uma discrepância de 1 mm é perceptível. As lesões no couro cabeludo podem ser reparadas com suturas ou grampos e em raros casos são comprometedoras do ponto de vista estético. As lesões no pescoço, na testa e na bochecha requerem aproximação das bordas para garantir a cicatrização adequada da ferida. Entretanto, essas lacerações dispensam uma aproximação meticulosa, como aquela realizada no reparo da borda avermelhada. É importante esclarecer aos seus pacientes que todos os reparos de laceração deixam cicatrizes.

12.2 **C.** Essa paciente provavelmente desenvolveu um hematoma septal, que promoveu a necrose do septo e a consequente comunicação entre as vias nasais. O uso de cocaína está associado à perfuração septal secundária às propriedades vasoconstritoras da droga. Não há indicação de que a paciente tenha usado cocaína. A administração de adrenalina no nariz é contraindicada, devido ao potencial de necrose. Entretanto, a adrenalina não está associada à perfuração septal. Embora a síndrome do estresse pós-traumático possa causar debilitação nos pacientes, não promove perfuração septal.

12.3 **A.** Como o paciente provavelmente recebeu todas as imunizações, embora não se lembre do último reforço, deve receber toxoide tetânico (0,5 mL, IM). A IAT deve ser reservada para os seguintes pacientes: indivíduos que desconhecem o próprio estado de imunização ou que jamais receberam a série completa de três injeções e apresentam uma ferida contaminada. A internação na UTI deve ser considerada se o paciente apresentar sinais de tétano, como espasmo muscular ou trismo.

12.4 **C.** As lacerações pequenas e superficiais na orelha devem ser reparadas com suturas contínuas. Não suture a cartilagem da orelha lacerada. As suturas fixadas na pele que circunda essas feridas na cartilagem devem incluir o pericôndrio (camada de tecido delgada que recobre a cartilagem). Esse método permite a aproximação das bordas da cartilagem. A cartilagem exposta deve ser coberta ou protegida com curativo, a fim de evitar infecção e necrose. A hemostasia e a evacuação de um hematoma auricular são recomendadas para prevenir o desenvolvimento da "orelha em couve-flor". A profilaxia contra o tétano deve ser oferecida a todos os pacientes que apresentam interrupções na pele cujo estado de imunização esteja desatualizado.

12.5 **D.** As lacerações faciais devem ser fechadas com fio 6-0 não absorvível e sutura interrompida. Os grampos não proporcionam os efeitos desejados em termos de *cosmesis* para o reparo facial. Eles são mais apropriados para as lacerações de couro cabeludo. Os curativos *steri-strips* podem ser usados em feridas faciais com abertura cutânea bem pequena e tensão mínima. Esses curativos não aplicam a força tênsil necessária ao fechamento da ferida desse paciente. Remover o cabelo em torno da lesão aumentará o risco de infecção e não é recomendado.

DICAS CLÍNICAS

- A borda avermelhada deve ser aproximada com precisão, devido as suas características estéticas importantes. Até mesmo uma pequena discrepância de alinhamento tecidual é perceptível.
- O nervo facial percorre a região do mastoide e atravessa a área da bochecha, estando propenso a lesões nas lacerações faciais. É preciso ter cautela para identificar uma lesão no nervo e prevenir uma deformação permanente.
- As lacerações complexas na face, nos olhos, nas orelhas, no nariz e na boca, incluindo as lacerações associadas a déficits neurológicos focais (p. ex., queda facial ou ptose) devem ser tratadas sob consulta com um especialista, como um cirurgião de olhos, nariz e garganta ou um oftalmologista.
- A hemostasia meticulosa é importante no reparo de lacerações da orelha, para evitar a "orelha em couve-flor".
- O tétano é uma doença aguda decorrente da contaminação de ferimentos, que é amplamente evitável por imunização. Todos os pacientes que apresentam risco de desenvolver tétano e cuja vacinação antitetânica esteja desatualizada devem receber IAT ou TT.

REFERÊNCIAS

Brown DJ, Jaffe JE, Henson JK. Advanced laceration management. *Emerg Med Clin N Am.* 2007:25; 83-99.

Brunicardi FC, Anderson DK, Billiar TR, et al, eds. *Schwartz's Principles of Surgery.* 9th ed. New York, NY: McGraw-Hill; 2009.

Kretsinger K, Broder KR, Cortese MM, et al. Preventing tetanus, diphtheria, and pertussis among adults: use of tetanus toxoid and acellular pertussis vaccine recommendations of the Advisory Committee on Immunization Practices (ACIP) and recommendation of ACIP, supported by the Healthcare Infection Control Practices Advisory Committee (HICPAC), for use of TDaP among health-care personnel. *MMWR Recomm Rep.* Dec 15, 2006 Dec 15:55 (RR-17): 1-37.

Roberts JR, Hedges JR. *Clinical Procedures in Emergency Medicine.* 5th ed. Philadelphia, PA: Saunders; 2010.

Tintinalli JE, Kelen GD, Stapczynski JS, eds. *Emergency Medicine.* 7th ed. New York, NY: McGraw--Hill; 2004:302-304.

Updated recommendatioms for use of tetanus toxoid, reduced diphtheria toxoid and acellular pertussic (TDaP) vaccine from the Advisory Committee on Immunization Practices, 2010. *MMWR.* January 14, 2011;60(01)13-15.

CASO 13

Um adolescente de 15 anos estava limpando alguns objetos no galpão do quintal, quando viu um morcego bem no meio da cobertura. O morcego mordeu a mão direita do garoto, que, depois disso, correu para dentro de casa. Seus pais o levaram ao serviço de emergência (SE). Quando chegou ao SE, seus sinais vitais eram: pressão arterial de 115/70 mmHg, frequência cardíaca de 105 bpm, frequência respiratória de 14 mpm, oximetria de pulso em 99% em ar ambiente e temperatura de 37,1°C. A inspeção do ferimento revelou marcas de mordida profunda, com uma laceração próxima à articulação interfalângica proximal. Depois de morder o menino, o morcego escapou e não foi encontrado.

- ▶ Qual é o diagnóstico mais provável?
- ▶ Qual é o próximo passo do tratamento?

RESPOSTAS PARA O CASO 13

Raiva/mordida de animal

Resumo: um adolescente queixa-se de uma mordida profunda em sua mão direita, produzida por um morcego que agia de maneira estranha. A mordida é fresca e o morcego não pôde ser encontrado.

- **Diagnóstico mais provável:** ataque não provocado, por morcego infectado pelo vírus da raiva.
- **Melhor tratamento inicial:** notificar o controle de animais para que encontrem o morcego. Em seguida, limpar a ferida e administrar imunização passiva e ativa no paciente. Administrar toxoide tetânico (TT) caso o paciente não tenha recebido nos últimos 5 anos.

ANÁLISE

Objetivos

1. Entender que as mordidas de morcego são vetores comuns da raiva.
2. Saber o tratamento das lesões por mordida comuns.
3. Conhecer a manifestação clínica da raiva.
4. Conhecer os tratamentos para raiva e saber quando o tratamento deve ser instituído.
5. Entender os princípios básicos do tratamento da picada de cobra.

Considerações

Esse adolescente de 15 anos encontrou um **morcego que exibia comportamento anormal.** O morcego, que normalmente é um animal de hábitos noturnos, estava ativo à tarde. Isso levanta a suspeita de que estava infectado pelo vírus da raiva. Outras considerações importantes nesse caso são o fato de o paciente **ter sido mordido nas proximidades de um espaço articular**, o estado de vacinação para tétano do paciente e a possibilidade de permanência de **dentes retidos.**

No caso desse paciente, a profilaxia pós-exposição contra a raiva e o fechamento primário tardio para observação quanto à infecção são medidas razoáveis. A **profilaxia pós-exposição** contra a raiva deve incluir uma combinação de imunizações **passiva (imunoglobulina antirrábica) e ativa** (vacina de células diploides humanas). A **vacina antitetânica** deve ser administrada, caso o paciente não a tenha recebido **nos últimos 5 anos.**

ABORDAGEM A

Mordidas de animais

DEFINIÇÕES

HIDROFOBIA: contração violenta dos músculos respiratórios, diafragmáticos, laríngeos e faríngeos iniciada pelo consumo de líquidos.

VENENO: forma especializada de saliva que é rica em proteínas, polipeptídeos, peptidases e nucleases. Seus efeitos podem variar de paralisia, digestão extracorpórea ou incapacitação até a morte.

ABORDAGEM CLÍNICA

Tratamento de mordidas em geral

A base do tratamento de mordidas consiste no **tratamento correto do ferimento.** A obtenção de uma história detalhada sobre a mordida – incluindo o tipo de animal, se houve provocação, a localização da mordida e o tempo decorrido desde a ocorrência – deve ser seguida de um cuidadoso exame físico. Esse exame deve enfocar o estado neurovascular do paciente, o potencial de envolvimento do tendão, quaisquer evidências de celulite e o potencial de violação do espaço articular. **A ferida deve ser irrigada, o reforço antitetânico deve ser atualizado (se tiver passado mais de 5 anos desde a última administração; ver Caso 12) e devem ser administrados antibióticos (se a mordida apresentar alto risco de infecção, ou se já estiver infeccionada).** Também deve ser obtida uma radiografia, para avaliar quanto à existência de fratura ou retenção de dentes do animal. No caso das mordidas com potencial de lesão ao tendão, o membro envolvido deve ser imobilizado. As mordidas simples no tronco e nos membros (exceto nas mãos e pés) produzidas há menos de 6 horas geralmente podem ser fechadas por intenção primária. As mordidas simples, na área da cabeça e pescoço, produzidas há menos de 12 horas também podem ser tratadas com reparo primário. Entretanto, as feridas por punção, mordidas na mão ou pé, ferimentos com duração superior a 12 horas e tecidos infeccionados geralmente são deixados abertos.

Em todos os casos de lesão por mordida, as autoridades apropriadas devem ser notificadas para que o animal seja encontrado e capturado para observação de comportamento anormal. Antes da chegada ao SE, qualquer mordida ou ferida aberta deve ser totalmente lavada com água e sabão. No SE, **a irrigação da ferida com soro fisiológico remove os debris e diminui as contagens bacterianas.** Nenhum benefício adicional é obtido com a adição de peróxido de hidrogênio ou polivinil-pirrolidona-iodo (PVPI) ao líquido de irrigação. Qualquer corpo estranho ou tecido desvitalizado deve ser removido. A administração profilática de antibióticos, no caso de mordidas simples, é feita de acordo com as preferências do médico, pois faltam evidências conclusivas de que essa medida diminui as taxas de infecção.

É importante avaliar, sobretudo, as lesões produzidas por soco, também chamadas de **"ferimentos de briga"**, pois numa pequena lesão produzida podem ser incrustadas bactérias profundamente nos espaços articulares ou bainhas tendíneas da mão. Isso pode acarretar uma infecção grave. Deve ser obtida uma radiografia para avaliar a existência de fratura ou corpo estranho. A ferida deve ser irrigada, os tendões devem ser examinados e é necessário administrar antibióticos. Nos casos de atraso da avaliação, devem ser procurados sinais de infecção como celulite, formação de abscesso ou tenossinovite. Devido ao alto risco de infecção, em geral esses casos requerem internação hospitalar para administração intravenosa (IV) de antibióticos ou cirurgia.

Infecções bacterianas

Cães, gatos e seres humanos são responsáveis por quase todas as mordidas de mamíferos. A flora oral em cães e gatos inclui *Staphylococcus aureus*, ***Pasteurella*** **spp**,

Capnocytophaga canimorsus, Streptococcus e anaeróbios orais. Os seres humanos, em geral, possuem uma flora mista que inclui *S. aureus, Haemophilus influenzae,* ***Eikenella corrodens*** e anaeróbios orais positivos para β-lactamase. Nas infecções produzidas por mordida de gato, *P. multocida* é a bactéria mais comumente isolada. As infecções por mordidas humanas são, na maioria dos casos, polimicrobianas. Os antibióticos indicados como escolhas iniciais são a amoxicilina cp, o ácido clavulânico, a ticarcilina com ácido clavulânico, a ampicilina com sulbactam ou uma cefalosporina de segunda geração. A duração da administração, em casos de infecções estabelecidas, é de **10 a 14 dias, sendo que a duração da profilaxia é de 3 a 5 dias.** A falha do tratamento ambulatorial de feridas infeccionadas constitui uma indicação para internação e administração IV de antibióticos.

Raiva

O agente etiológico da raiva é um **rabdovírus** com ácido ribonucleico (RNA) de fita única, que ataca o sistema nervoso central e provoca uma encefalomielite quase sempre fatal. O período de incubação é variável, em média de 1 a 2 meses, mas pode ser tanto de 7 dias como de até 1 ano. A manifestação clínica começa com um **pródromo de 1 a 4 dias**, em que o paciente tem febre, cefaleia, malestar, náusea, êmese e tosse produtiva. Em seguida, tem início um estágio encefálico com hiperatividade, excitação, agitação e confusão. O paciente desenvolve disfunção do tronco encefálico, com envolvimento de nervos cranianos, salivação excessiva seguida de coma e insuficiência respiratória. A **hidrofobia** (contração violenta dos músculos respiratórios, diafragmáticos, laríngeos e faríngeos iniciada pelo consumo de líquidos) é um sinal tardio da infecção.

A mordida é a forma de transmissão mais comum da raiva. Embora os programas de vacinação animal tenham diminuído a incidência da raiva, não conseguiram eliminá-la totalmente. Os fatores de risco de transmissão incluem os ataques não provocados, a presença de animais incógnitos ou não observados, ou, ainda, os animais que exibem comportamento fora do comum. Animais que apresentam aumento do lacrimejamento, salivação, pupilas irregularmente dilatadas, comportamento inusitado ou hidrofobia são suspeitos. As mordidas no rosto ou nas mãos conferem o maior risco de transmissão da raiva, porém qualquer tipo de ruptura da pele possibilita a transmissão do vírus. Em todo o mundo, nos locais onde a vacinação dos animais é incompleta, os cães são os vetores mais frequentes de transmissão da raiva aos seres humanos. Nos Estados Unidos, os cães são amplamente isentos de raiva. Não há casos registrados de animais que tenham recebido duas vacinas e adquirido infecção, somente os animais vacinados uma vez são infectados. **Cães, gatos ou furões saudáveis que mordem seres humanos devem permanecer pelo menos 10 dias confinados e sob observação para detecção de sinais de doença.** Se algum sinal de doença for detectado, o animal deve ser eutanasiado e sua cabeça deve ser congelada e enviada para um laboratório qualificado para passar por análises de raiva.

Profilaxia contra a raiva

A obtenção de uma história detalhada e realização de exame físico no contexto da região geográfica fornecem indícios importantes para o tratamento. A identificação e observação do animal são úteis para guiar o tratamento, como já descrito. A profilaxia pré-exposição com vacinação ativa pode ser fornecida aos indivíduos que apresentam risco (treinadores de animais, profissionais da área de controle de animais etc.). Isso não evidencia a necessidade de adotar a profilaxia pós-exposição. **A profilaxia pós-exposição é indicada para qualquer indivíduo possivelmente exposto a um animal raivoso.** A profilaxia pós-exposição é uma urgência médica – e não uma emergência –, porém o tempo é essencial. A imunoglobulina antirrábica pode conferir uma rápida **imunidade passiva, que irá durar de 2 a 3 semanas.** A imunização passiva com imunoglobulinas antirrábicas humanas (20 UI/kg) deve ser injetada ao redor do local da ferida o quanto antes. A imunização ativa deve ser administrada por via intramuscular (IM), utilizando uma seringa diferente e num local também distinto. As vacinas ativas incluem a vacina de células humanas diploides (VCHD), vacina de células embrionárias de galinha purificadas (VCEGP) e vacina antirrábica adsorvida (VAA). As vacinas ativas devem ser administradas nos dias 0, 3, 7 e 14. A imunização ativa leva à formação de anticorpos em cerca de uma semana e deve durar vários anos.

Picadas de cobra

As cobras venenosas são encontradas em todo o território dos Estados Unidos, com exceção dos estados do Maine, Alaska e Hawaii. Existem duas famílias de espécies venosas principais: *Crotalinae* e *Elapidae.* A família *Crotalinae,* também conhecida como família das serpentes com fosseta (devido à presença de uma depressão similar a uma fossa na cara), inclui as cascavéis, *copperheads* (serpentes venenosas americanas) e as *water moccasins* (*Agristradon piscivorus* ou cobra *cottonmouth*). A família *Elapidae* inclui a cobra coral.*

Nem todas as picadas de cobra resultam na liberação de veneno na vítima. As "picadas secas" ocorrem em até 20% dos casos. Quando o veneno é injetado, geralmente é inoculado no tecido subcutâneo e absorvido via sistemas linfático e venoso. As manifestações clínicas do envenenamento variam dependendo da toxina, profundidade

---

*N. de R.T. Quatro gêneros de serpentes são de importância médica no Brasil:

Da família Crotalidae:

- *Crotalus* (cascavel)
- *Bothrops* (jararaca, urutu, cruzeiro, etc)
- *Lachesis* (surucucu)

Da família Elapidae:

- *Micrurus* (coral verdadeira)

do envenenamento, localização da picada, tamanho e condição de saúde subjacente da vítima. O envenenamento produzido pela serpente com fosseta varia de um desconforto e inchaço local mínimo no sítio de injeção a um inchaço acentuado, dor, vesículas, contusão e necrose no sítio da incisão. Além disso, há ainda sintomas de fasciculação, hipotensão e coagulopatia grave. Em contrapartida, o envenenamento produzido pelas espécies da família *Elapidae* na maioria das vezes começa como uma dor mínima no local da incisão, acompanhada de uma reação sistêmica séria tardia que pode levar ao sofrimento respiratório secundário ao enfraquecimento neuromuscular.

Os objetivos primários do tratamento da picada de cobra são determinar se houve envenenamento, fornecer tratamento de suporte, tratar os efeitos locais e sistêmicos do envenenamento e limitar a perda tecidual e a incapacitação. Se for possível identificar a espécie, o antiveneno correto poderá ser administrado, caso haja necessidade. O tratamento dos envenenamentos também é variável. Quando se trata de uma "picada seca", em geral é suficiente tratar a ferida. Os sinais de envenenamento podem ser amplamente classificados em **hematológicos ou neurológicos.** Os efeitos hematológicos do envenenamento incluem a **coagulopatia intravascular disseminada, equimose e distúrbios do sangramento.** Se houver sinais de envenenamento, então os exames laboratoriais a serem realizados incluem (mas não se limitam a) ensaios de coagulação, enzimas hepáticas e hemograma completo com contagem de plaquetas, se necessário. Administrar produtos do sangue em um paciente envenenado e com coagulopatia não irá solucionar o problema. Nesse caso, o veneno circulante responsável pela coagulopatia ainda está presente e provavelmente inativará os produtos do sangue. Por esse motivo, a base do tratamento da coagulopatia induzida por veneno é a administração de antiveneno, de preferência tipo-específico, em vez de produtos do sangue. Mesmo assim, se o paciente apresentar sangramento, é prudente administrar tanto o antiveneno quanto os produtos do sangue. O antiveneno mais disponibilizado para tratamento de envenenamentos causados por crotalídeos norte-americanos é o **CroFab, um antiveneno com Fab imune polivalente contra espécies de *Crotalinae*. O debridamento cirúrgico ou fasciotomia no contexto do envenenamento** não deve ser feito, porque pode piorar o sangramento. Os efeitos neurológicos incluem enfraquecimento, **parestesia, paralisia, confusão e depressão respiratória.** Os pacientes assintomáticos que foram picados por uma víbora com fosseta devem permanecer sob observação por 8 a 12 horas após a picada. Esse período de observação deve ser estendido para 24 horas quando se trata da picada de uma cobra coral, devido à ausência de sintomas iniciais. O centro de controle de venenos local deve ser contatado rapidamente em todos os casos de picada de cobra sintomáticos e poderá ajudar no tratamento e localização do antiveneno. Nos Estados Unidos, existe um número de telefone de atendimento nacional do **centro de controle de venenos.*** Embora a American Heart Association tenha recomendado o uso de curativos de compressão no tratamento das picadas

*N. de R.T. No Brasil, o telefone é 0800 722 6001 (Disque-Intoxicação).

de cobra, a aplicação correta desses curativos é extremamente difícil e sua aplicação incorreta pode ser prejudicial. Sua utilidade continua em discussão.

QUESTÕES DE COMPREENSÃO

Correlacione uma única terapia (A a E) que seja a melhor para os contextos clínicos descritos nas Questões 13.1 a 13.4.

A. Identificar a espécie, limpar e imobilizar o local, e administrar o antiveneno.
B. Limpar o local da picada e tratar com antibióticos profiláticos.
C. Limpar o local, observar o animal e acompanhar o paciente quanto à manifestação de sinais de infecção secundária.
D. Limpar o local e iniciar a profilaxia antirrábica com imunização ativa e passiva.
E. Internar o paciente para realização de debridamento cirúrgico radical em sala de cirurgia.

13.1 Seu cachorro, que foi imunizado contra a raiva no ano passado, mordeu seu vizinho.

13.2 Uma mulher chega ao SE apresentando uma mordida na mama produzida por ser humano há algumas horas. Existe uma pequena ferida por punção e não há sinais de celulite.

13.3 Um líder de escoteiros trouxe ao SE um menino escoteiro que foi picado por uma cobra no pé esquerdo. O menino disse que ouviu o chocalho da cobra pouco antes de ser picado. O pé dele está totalmente arroxeado, há um inchaço que chega até a metade da panturrilha e a área toda está bastante sensível ao toque.

13.4 Um homem contou que, enquanto varria folhas embaixo de uma árvore frutífera, ao anoitecer, uma ave voou para cima do seu rosto. Ao ver seu rosto no espelho, notou que havia uma marca de mordida sob o sangue que escorria.

RESPOSTAS

13.1 **C.** Trata-se de uma mordida de baixo risco. O cachorro é de estimação e apresenta baixo risco de ter contraído raiva alguma vez. Você o vacina anualmente e pode observá-lo por um período de 10 dias. Como sempre, recomenda-se limpar completamente a ferida e considerar a obtenção de radiografias para garantir que nenhum dente quebrado tenha ficado na ferida e que nenhum osso tenha sido penetrado. O tratamento antitetânico deve ser instituído, se houver indicação, e o paciente deve permanecer sob observação quanto à manifestação de infecção bacteriana secundária. A profilaxia antibiótica é indicada.

13.2 **B.** As mordidas humanas estão associadas a altas taxas de infectividade. A ferida descrita não parece estar infeccionada. Mesmo assim, é preciso limpá-la e iniciar um curso de antibióticos profiláticos com duração de 3 a 5 dias. Nas mordidas humanas, raramente há retenção de dentes e, por isso, a obtenção de uma radiografia não é indicada. Se a mordida tivesse ocorrido na mão ou atravessado um espaço articular, então seria necessário obter uma radiografia. O toxoide tetânico deve ser administrado, se houver indicação. A DTPa foi aprovada para uso no tratamento de pacientes com mais de 65 anos.

13.3 **A.** Trata-se de um caso de picada de cobra de alto risco. As autoridades devem ser imediatamente notificadas para que procurem a cobra. Embora um percentual das picadas de cobra falhe em injetar veneno, a picada descrita nitidamente promoveu envenenamento. O inchaço rápido, a dor e a coloração da área afetada exigem atenção imediata. Os primeiros socorristas devem imobilizar o local e colocar faixas de compressão que não obstruam o fluxo arterial. O edema não constitui uma síndrome de compartimento, a menos que as medidas de pressão resultem altas. É preciso evitar incisões, fasciotomias ou resfriamento com gelo. A injeção imediata do antiveneno dentro e em volta do local da picada deve ser considerada uma prioridade. Lembre-se de que o antiveneno espécie-específico é importante e que o tempo decorrido até sua administração é decisivo. Resultados melhores são obtidos dentro de 4 horas. Marque o limite do edema a cada 15 minutos; avalie os perfis de coagulação, eletrocardiograma (ECG), função renal e função hepática; e considere a internação do paciente na UTI para garantir uma perfusão adequada e evitar o desenvolvimento de coagulação intravascular disseminada (CID).

13.4 **D.** A lesão descrita apresenta alto risco de transmissão de raiva. O anoitecer é o momento corriqueiro de atividade dos morcegos e, embora esse homem não tenha sentido a mordida, descobriu marcas sob o local da lesão. Os morcegos estão associados a altos índices de raiva e esse homem foi mordido no rosto. Diante da impossibilidade de examinar o animal, as imunizações passiva e ativa devem ser iniciadas imediatamente, e o tratamento antitetânico administrado, caso haja indicação. Como sempre, o paciente deve permanecer sob observação quanto a uma possível infecção bacteriana secundária e seu estado de imunização contra o tétano deve ser atualizado, se sua última imunização tiver sido feita há mais de 5 anos.

DICAS CLÍNICAS

- Nos Estados Unidos, a transmissão da raiva por cães é quase nula, enquanto a transmissão por morcegos é observada com maior frequência. Em todo o mundo, porém, a transmissão da raiva por cães ainda é comum.*
- A profilaxia antirrábica é indicada para casos envolvendo animais selvagens não capturados e animais que passaram a se comportar de modo anormal.
- As mordidas feitas há mais de 6 horas, em geral, não são fechadas, devido ao risco de infecção.
- As picadas de cobra devem ser tratadas do mesmo modo que os outros tipos de picada, atentando especialmente para a identificação da espécie e rápida administração do antiveneno, quando necessário.

*N. de R.T. Em 2005, de acordo com o Sistema de Informação de Agravos de Notificações (SINAN-Ministério da Saúde), houve 44 casos de raiva humana confirmados no Brasil, dos quais 17 na região Norte, 26 na região Nordeste, 1 no Sudeste e nenhum das regiões Sul e Centro-oeste.

REFERÊNCIAS

Ball V, Younggren BN. Emergency management of difficult wounds: part I. *Emerg Med Clin North Am.* 2007;25:101-121.

Campbell BT, Corsi JM, Boneti C, et al. Pediatric snakebites: lessons learned from 114 cases. *J Pediatr Surg.* 2008;43(7):1338-1341.

Gold BS, Dart RC, Barish RA. Bites of venomous snakes. *N Engl J Med.* 2002;347(5):347-356.

Leung AK, Davies HD, Hon KL. Rabies: epidemiology, pathogenesis, and prophylaxis. *Adv Ther.* 2007;24(6):1340-1347.

Markenson D, Ferguson JD, Chameides L, et al. Part 13: First aid: 2010 American Heart Association and American Red Cross International consensus on first aid science with treatment recommendations. *Circulation.* 2010;122(16 Suppl 2):S582-S605.

Riley BD, Pizon AF, Ruha A. Snakes and other reptiles. In: *Goldfrank's Toxicologic Emergencies.* 9th ed. New York, NY: McGraw-Hill; 2010.

Rupprecht CE, Briggs D, Brown CM, et al. Use of a reduced (4-dose) vaccine schedule for postexposure prophylaxis to prevent human rabies. *MMWR Recomm Rep.* 2010; 59(RR-2):1-9.

Schalamon J, Ainoedhofer H, Singer G, et al. Analysis of dog bites in children who are younger than 17 years. *Pediatrics.* 2006;117(3):e374-e379.

CASO 14

Um homem de 59 anos com história de hipertensão chega ao serviço de emergência (SE) apresentando paralisia do lado direito e afasia. A esposa do paciente relata que seu estado de saúde era normal há 1 hora, quando ela ouviu um som surdo vindo do banheiro e, ao caminhar até lá, encontrou o marido em colapso, caído no chão. Ela chamou o serviço médico de emergência imediatamente, que o transportou até o SE. Quando estavam a caminho, o teste da glicemia capilar resultou 108 mg/dL. Quando chegaram ao SE, o paciente foi colocado em monitores e um acesso intravenoso (IV) foi estabelecido. Sua temperatura está em 36,8ºC, a pressão arterial é de 169/93 mmHg, a frequência cardíaca está em 86 bpm e a frequência respiratória é de 20 mpm. O paciente evidencia um olhar fixo preferencialmente à esquerda e é verbalmente irresponsivo, embora atenda a comandos simples, como levantar o polegar esquerdo. Seu exame neurológico resultou normal no hemicorpo esquerdo, porém ele apresenta queda facial do lado direito, ausência de atividade motora, reflexos tendíneos profundos (RTPs) diminuídos e insensibilidade ao toque leve.

- Qual é o diagnóstico mais provável?
- Qual é o próximo passo mais apropriado?
- Qual é a melhor terapia?

RESPOSTAS PARA O CASO 14

Acidente vascular encefálico

Resumo: um paciente de 59 anos apresenta manifestação inicial aguda de afasia e hemiplegia direita há 70 minutos quando ele chegou no SE.

- **Diagnóstico mais provável:** acidente vascular encefálico (AVE).
- **Próximo passo mais apropriado:** varredura de tomografia computadorizada (TC) da cabeça.
- **Melhor terapia:** trombolíticos.

ANÁLISE

Objetivos

1. Reconhecer os achados clínicos de um AVE agudo.
2. Conhecer a abordagem diagnóstica e terapêutica para pacientes com suspeita de AVE.
3. Familiarizar-se com o sistema de escores de AVE do National Institutes of Health (NIH).

Considerações

Esse homem de 59 anos sofreu uma manifestação aguda de déficits neurológicos focais que é típica de um AVE. As prioridades do tratamento incluem: ABC (via aérea, respiração, circulação), estabilização dos sinais vitais, obtenção de uma história detalhada e realização de um exame físico que permita distinguir um AVE de outras etiologias que podem se manifestar de modo similar, como a hipoglicemia. O exame de TC sem contraste é empregado para determinar com rapidez se um AVE é isquêmico ou hemorrágico. Quando o evento é isquêmico, o paciente pode ser candidato à administração de trombolítico. O objetivo é concluir uma avaliação e, caso o paciente seja elegível, iniciar o tratamento dentro de 60 minutos após a chegada no SE.

ABORDAGEM À

Suspeita de acidente vascular encefálico

DEFINIÇÕES

ACIDENTE VASCULAR ENCEFÁLICO: consiste no rápido desenvolvimento de perda da função encefálica em decorrência de um distúrbio envolvendo os vasos sanguíneos que suprem o encéfalo. Também é chamado de acidente cerebrovascular ou acidente vascular cerebral.

ATAQUE ISQUÊMICO TRANSITÓRIO (AIT): ocorre quando o suprimento sanguíneo para uma determinada área do encéfalo é interrompido. Referido com frequência como **mini-AVE**, seus sintomas costumam durar de minutos a horas, mas se resolvem dentro de 24 horas.

TROMBOLÍTICOS: medicações que atuam na degradação de coágulos e são usadas no tratamento de infartos do miocárdio, embolia pulmonar e AVE.

NATIONAL INSTITUTES OF HEALTH STROKE SCALE: trata-se de uma ferramenta de avaliação à beira do leito que fornece uma medida quantitativa reproduzível do déficit neurológico associado ao AVE.

ABORDAGEM CLÍNICA

O AVE é um distúrbio sério e comum que afeta mais de 795.000 indivíduos nos Estados Unidos, a cada ano. O AVE ainda é **a terceira causa principal de morte nos Estados Unidos e a principal causa de incapacitação.** Cerca de 20% dos indivíduos afetados morrem dentro de 1 ano. Uma parte significativa das vítimas sobreviventes permanece com déficit neurológico e pode se tornar dependente de cuidados.

O termo **AVE** descreve a perda da perfusão de um território encefálico, com consequente isquemia e perda correspondente da função neurológica. Os sintomas variam dependendo do tipo de infarto, localização e quantidade de tecido cerebral envolvida (Quadros 14.1 e 14.2). Os AVEs são classificados em **isquêmicos** ou **hemorrágicos.** Cerca de 80% dos casos de AVE são isquêmicos – decorrentes do bloqueio de um vaso sanguíneo secundário à trombose ou embolia. Esse tipo de AVE em geral é observado em pacientes com mais de 50 anos de idade e se manifestam como déficits neurológicos focais de aparecimento súbito. Os AVEs hemorrágicos, muito observados em pacientes mais jovens, são causados por sangramentos de vasos cerebrais intraparenquimatosos ou subaracnóideos.

Quadro 14.1 • SÍNDROMES DE ACIDENTE VASCULAR ENCEFÁLICO ISQUÊMICO

Síndrome	Sintomas
Ataque isquêmico transitório (AIT)	Déficit neurológico que se resolve dentro de 24 horas; altamente correlacionado com um futuro acidente vascular encefálico trombótico
Hemisfério dominante	Enfraquecimento e entorpecimento contralateral, perda do campo visual contralateral, olhar fixo preferencial, disartria, afasia
Hemisfério não dominante	Enfraquecimento e entorpecimento contralateral, perda do campo visual contralateral, negligência contralateral, disartria
Artéria cerebral anterior	Enfraquecimento contralateral (perna > braço); déficits sensoriais leves; dispraxia
Artéria cerebral média	Enfraquecimento e entorpecimento contralateral (face, braço > perna); afasia (hemisfério dominante)
Artéria cerebral posterior	Falta de reconhecimento visual; estado mental alterado com comprometimento da memória; cegueira cortical
Síndrome vertebrobasilar	Tontura, vertigem; diplopia; disfagia; ataxia; paralisias de nervo craniano ipsilateral; enfraquecimento contralateral (déficit cruzado)
Obstrução da artéria basilar	Quadriplegia; coma; síndrome do encarceramento (paralisia, com exceção do olhar fixo para cima)
Infarto lacunar	Déficit sensorial ou motor puro

Quadro 14.2• SÍNDROMES DE ACIDENTE VASCULAR ENCEFÁLICO HEMORRÁGICO	
Síndrome	**Sintomas**
Hemorragia intracerebral	Pode ser clinicamente indistinguível do infarto; enfraquecimento e entorpecimento contralateral; afasia, negligência (dependendo do hemisfério); cefaleia, vômito, letargia e hipertensão marcante são comuns
Hemorragia cerebelar	Aparecimento súbito de tontura, vômito, instabilidade do tronco, olhar fixo, estupor

A **história e o exame físico continuam sendo a base da avaliação dos pacientes com AVE.** Os sintomas podem incluir enfraquecimento, entorpecimento ou falta de coordenação dos membros ou da face, paralisias de nervo craniano, disartria ou comprometimentos cognitivos, como afasia ou negligência. É essencial descobrir o momento exato do aparecimento dos sintomas de AVE, pois os trombolíticos somente podem ser administrados **dentro de uma janela de até 4h30 min a contar do início dos sintomas.** Se o paciente estiver em condições de se comunicar ou tiver despertado apresentando sintomas, o médico deve determinar quando o paciente foi visto acordado pela última vez e em estado "normal".

Os AVEs são mais comuns em idosos (75% dos casos envolvem idosos com mais de 75 anos), homens e afro-americanos. Outros **fatores de risco** de AVE incluem uma história de **AIT ou AVE prévio, hipertensão, aterosclerose, cardiopatia** (p. ex., fibrilação atrial, infarto do miocárdio, doença valvular), **diabetes, estenose carotídea, dislipidemia, estados hipercoaguláveis, tabagismo e consumo de bebidas alcoólicas.**

Ainda que seja difícil, é possível **inferir clinicamente a localização da lesão anatômica** no momento da apresentação clínica, por meio da correlação dos sintomas com a região circulatória (Fig. 14.1). Por exemplo, a afasia geralmente corres-

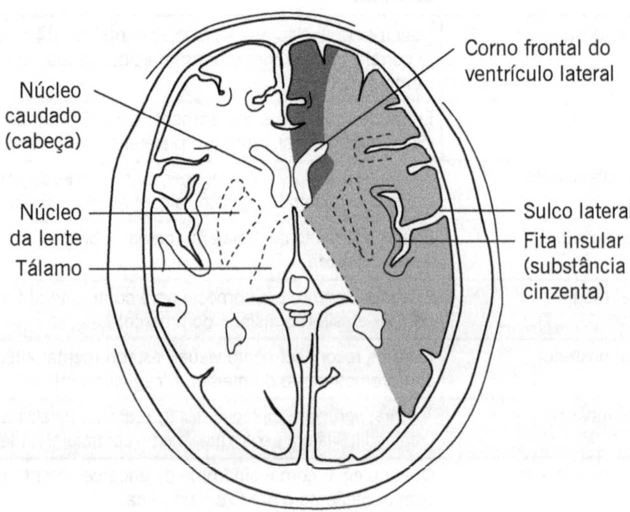

Figura 14.1 Anatomia do cérebro e fluxo sanguíneo.

ponde a um AVE de hemisfério esquerdo; em geral, a negligência indica um AVE de hemisfério direito; sinais cruzados (p. ex., queda facial de lado direito acompanhada de enfraquecimento de membro do lado esquerdo) na maioria das vezes indicam envolvimento do tronco encefálico.

A avaliação deve incluir o uso da **NIH Stroke Scale (NIHSS)** (Quadro 14.3), que é um sistema padronizado para medir o nível de comprometimento produzido pelo AVE. Esse sistema mede vários aspectos da função cerebral, como consciência, visão, sensação, movimento, fala e linguagem. Uma pontuação acima de 20 até o escore máximo de 42 representa um AVE grave. As diretrizes vigentes permitem que os AVE com pontuação acima de 4 sejam tratados com ativador de plasminogênio tecidual recombinante (rtPA).

Muitos hospitais americanos contam com uma **"equipe de AVE"** ou um **protocolo para "código de AVE"** que facilita o diagnóstico e tratamento imediato de pacientes com AVE, considerando que o tratamento do AVE é altamente sensível ao tempo. O National Institute of Neurological Disorders and Stroke (NINDS) estabeleceu escalas temporais de porta-tratamento na resposta a um caso de AVE agudo. Nessa escala, está incluída uma avaliação feita pelo médico em 10 minutos após a chegada do paciente; notificação do especialista/neurologista dentro de 15 minutos; exame de TC da cabeça dentro de 25 minutos; e interpretação do resultado do exame de TC em 45 minutos. Para eventos isquêmicos, as diretrizes para administração de rtPA em pacientes elegíveis são de 60 minutos, dentro da "hora de ouro" do tratamento do AVE (Quadro 14.4).

Exames diagnósticos

A maioria dos exames diagnósticos realizados em pacientes com AVE é empregada para excluir outras etiologias de comprometimento neurológico e identificar possíveis contraindicações à administração de rtPA. É necessário determinar a saturação do oxigênio para excluir a hipótese de hipóxia como etiologia dos comprometimentos neurológicos. Como as anormalidades cardíacas são comumente encontradas em pacientes com AVE, deve ser obtido um eletrocardiograma. A disritmia mais comum é a fibrilação atrial. Embora outros exames cardiovasculares adicionais venham a ser realizados, isso deve ocorrer no contexto de internação para que o tratamento agudo do paciente não seja atrasado. Outro exame essencial que deve ser realizado à beira do leito é a glicemia capilar (HGT). A **hipoglicemia é comprovadamente uma condição mimetizadora do AVE agudo** e pode ser rapidamente excluída mediante a detecção de níveis normais de glicose.

Em geral, os exames de sangue incluem um hemograma completo, com contagem de plaquetas (a contagem de plaquetas também deve estar acima de 100.000/mm^3 para que os trombolíticos possam ser administrados), ensaios de coagulação e marcadores cardíacos. Os ensaios de coagulação são importantes para pacientes sob anticoagulação que estejam supraterapêuticos e apresentem risco aumentado de sangramento intracerebral.

Os pacientes com suspeita de AVE devem ser submetidos a **exames de diagnóstico por imagem**, em geral uma **varredura de TC da cabeça sem contraste.** Devido à dificuldade para diferenciar clinicamente as formas isquêmica e hemorrágica de AVE, a TC é essencial para excluir a hipótese de um sangramento intracraniano que, por

Quadro 14.3 • NATIONAL INSTITUTES OF HEALTH STROKE SCALE

Categoria	Resposta do paciente	Pontuação
Questões sobre o nível de consciência (sabe o mês corrente e a própria idade?)	Responde as duas perguntas corretamente Responde uma pergunta corretamente Não responde corretamente nenhuma pergunta	0 1 2
Comandos de nível de consciência (o paciente é instruído a abrir e fechar os olhos, em seguida agarrar e soltar usando a mão não parética)	Atende aos dois comandos corretamente Atende a um comando corretamente Não atendeu a nenhum comando corretamente	0 1 2
Melhor olhar conjugado (o olhar horizontal é testado)	Olhar conjugado normal Paralisia parcial do olhar conjugado Desvio forçado ou paralisia total do olhar conjugado	0 1 2
Melhor resposta visual (campos visuais testados por confrontação)	Sem perda visual Hemianopsia parcial Hemianopsia total Hemianopsia bilateral (cego, inclusive com cegueira cortical)	0 1 2 3
Paralisia facial (o paciente é instruído a mostrar os dentes, erguer as sobrancelhas ou fechar os olhos)	Sem movimento simétrico Paralisia mínima Paralisia evidente Paralisia total de um ou ambos os lados	0 1 2 3
Resposta motora dos braços Direito ______ Esquerdo ______	Sem queda Queda <10 s Algum esforço contra a gravidade, mas não atinge 90° (45° se deitado) Sem esforço contra a gravidade Sem movimento	
Melhor resposta motora de perna Direita ______ Esquerda ______	Sem queda Queda < 10 s Algum esforço contra a gravidade, mas não atinge 30° Sem esforço contra a gravidade Sem movimento	
Ataxia de membro (índex-nariz e calcanhar-joelho bilateralmente)	Ausente Ataxia em um membro Ataxia em dois membros	0 1 2
Sensorial (sensação ou careta em reposta à alfinetada)	Sem perda sensorial Perda sensorial leve Perda sensorial grave	0 1 2
Melhor resposta de linguagem (descrever uma foto, nomear itens em uma folha de papel)	Sem afasia, normal Afasia leve a moderada Afasia grave Afasia muda, global	0 1 2 3
Disartria (ler ou repetir palavras escritas numa folha de papel)	Normal Leve a moderada Grave	0 1 2
Extinção e desatenção	Sem anormalidade Extinção ou desatenção visual, tátil, espacial ou pessoal à estimulação bilateral Hemiatenção profunda ou hemiatenção a mais de uma modalidade	0 1 2

Reproduzido de National Institutes of Health, 2000.

Quadro 14.4 • CRITÉRIOS PARA TROMBÓLISE INTRAVENOSAA NO ACIDENTE VASCULAR ENCEFÁLICO ISQUÊMICO

INCLUSÕES • Idade ≥ 18 anos • Critérios clínicos de acidente vascular encefálico isquêmico • Tempo de manifestação bem estabelecido (< 3 h)*
EXCLUSÕES** • Sintomas mínimos de acidente vascular encefálico • Melhora rápida dos sinais neurológicos • Hemorragia intracraniana ou neoplasia intracraniana • Deformação arteriovenosa ou aneurisma • Glicemia < 50 mg/dL ou > 400 mg/dL • Convulsão no momento da manifestação do acidente vascular encefálico • Sangramento gastrintestinal ou geniturinário nos últimos 21 dias • Punção arterial em local não compressível ou punção lombar nos últimos 7 dias • Infarto do miocárdio recente • Cirurgia significativa nos últimos 14 dias • Hipertensão grave e contínua pré-tratamento (pressão arterial sistólica > 185 mmHg; pressão arterial diastólica > 110 mmHg) • Acidente vascular encefálico nos últimos 90 dias • Lesão prévia na cabeça nos últimos 90 dias • Uso corrente de anticoagulante oral ou tempo de protrombina > 15 s ou relação internacional normalizada (INR) >1,7 • Uso de heparina nas últimas 48 horas ou tempo de tromboplastina parcial prolongado • Contagem de plaquetas < 100.000/mm³

[a] O ativador de plasminogênio tecidual (rtPA) deve ser usado com cautela em indivíduos que apresentam sintomas de AVE grave, NIHSS > 22.

Dados de Adams HP, Brott TG, FurlonAJ, et al. Guidelines for thrombolytic therapy for acute stroke, Circulation. 1996;94:1167.

*N. de R.T. O estudo ECASS III (*The New England Journal of Medicine.* 2008. 359(13):1317-1329) demonstrou benefício no tratamento trombolítico intravenoso de pacientes com AVE isquêmico entre 3 e 4 h30 min de duração. Desde então, as diretrizes clínicas foram modificadas, exigindo, em vez de um tempo de manifestação < 3 h, a *possibilidade de iniciar a infusão do rtPA em até 4 h30 min*. Ver, por exemplo, o *Manual de Rotinas para Atenção ao AVC*, 2013, do Ministério da Saúde.

**N. de R.T. O *Manual de Rotinas para Atenção ao AVC* (Ministério da Saúde, 2013) apresenta, também, como critério de exclusão:

– TC de crânio com hipodensidade precoce > um terço do território da ACM.

sua vez, constitui uma contraindicação absoluta à terapia trombolítica. **Um achado inicial de TC** em casos de AVE isquêmico é a **perda de diferenciação das substâncias cinzenta-branca**, em decorrência da aumentada concentração de água nos tecidos isquêmicos, com consequente perda da distinção entre os núcleos dos gânglios basais, edema dos giros e extinção dos sulcos. Outro achado inicial da TC é a **densidade aumentada junto ao vaso obstruído,** que representa o trombo.

Outras modalidades de exame de imagem, como a ressonância magnética (RM) e a TC contrastada, podem ser tão eficientes quanto a TC na detecção de hemorragias intracerebrais. A RM é superior à TC na demonstração de hemorragias subagudas e crônicas, enquanto a RM com gradiente eco também consegue detectar outras lesões vasculares, como deformações e angiopatia amiloide. No entanto, a duração da execução destes exames pode atrasar a administração tempo-sensível do rtPA.

Diagnósticos diferenciais

O diferencial para AVE é amplo e pode incluir:

Entidades neurológicas, como convulsões/paralisia de Todd, enxaquecas complicadas, estado epiléptico não convulsivo, exacerbações de distúrbios desmielinizantes (p. ex., esclerose múltipla) ou lesões na medula espinal;

Anormalidades tóxicas/metabólicas, como hipo e hiperglicemia; hipo ou hipernatremia, superdosagem de fármaco e botulismo;

Etiologias infecciosas, como infecção sistêmica, paralisia de Bell, meningite/encefalite, febre maculosa das Montanhas Rochosas e abscesso cerebral;

Causas cardíacas ou vasculares, como encefalopatia hipertensiva, dissecção da artéria carótida/aórtica/vertebral, hemorragia subaracnóidea, vasculite cerebral;

Outras etiologias, como tumor, crise cerebral da anemia falciforme, depressão ou psicose e hipertermia maligna.

Tratamento

Os pacientes de AVE são tratados como pacientes gravemente enfermos. O tratamento inclui obrigatoriamente: avaliação e estabilização do **ABC**, avaliação formal para uma **possível administração de trombolíticos** e tratamento de **comorbidades,** como a hipertensão.

O alteplase (fator ativador de plasminogênio tecidual recombinante intravenoso: rtPA) pode ajudar a restaurar a perfusão tecidual no AVE isquêmico e é o único trombolítico aprovado pelo Food and Drug Administration (FDA) para uso no tratamento do AVE. O estudo conduzido pelo NIH/NINDS em 1995 constatou que o **alteplase melhorou os resultados funcionais alcançados em 3 meses, quando comparado ao placebo**, ao ser administrado dentro de um período de 3 horas após o aparecimento dos sintomas. Em maio de 2009, as diretrizes da American Heart Association/American Stroke Association (AHA/ASA) para administração de rtPA após o AVE agudo foram revisadas com o objetivo de expandir a janela de tratamento de 3 horas para 4 h30 min, a fim de proporcionar a mais pacientes a oportunidade de ter acesso aos benefícios promovidos por essa terapia.

Estudos recentes sugeriram que pode haver uma janela terapêutica maior para a administração dos trombolíticos. Entretanto, a **administração antecipada é sempre melhor, pois "tempo é cérebro", e tecido nervoso é perdido à medida que o AVE evolui.** O rtPA costuma ser administrado a uma dosagem de 0,9 mg/kg e sua dose máxima é 90 mg, sendo que 10% da dosagem é administrado como *bolus* intravenoso (IV) e o restante é infundido ao longo de 60 minutos. Heparina e ácido acetilsalicílico não são usadas nas primeiras 24 horas. Por outro lado, os trombolíticos não devem ser suspendidos em casos de pacientes que tomaram ácido acetilsalicílico recentemente. Além disso, as terapias intravasculares, como a trombólise intrarterial e mecânica, estão senso usadas no tratamento de um subgrupo de pacientes com AVE isquêmico agudo (Quadro 14.4).

Pressões arteriais elevadas geralmente permanecem sem tratamento, para manter a pressão de perfusão cerebral. Entretanto, uma pressão arterial sistólica > 220 mmHg e uma pressão arterial diastólica > 120 mmHg são mais bem tratadas com o uso de agentes facilmente tituláveis, como o labetalol IV e os nitratos.* A pressão arterial não deve baixar mais do que 25% da pressão arterial média vigente. A pressão arterial tratada deve permanecer abaixo de 185/110 mmHg para que o rtPA seja administrado.

O tratamento do AVE hemorrágico é diferente e inclui o controle da pressão arterial com agentes anti-hipertensivos (p. ex., nimodipina), possivelmente revertendo qualquer anticoagulação com crioprecipitado ou plaquetas, e a consulta a um hematologista e a um neurocirurgião.

QUESTÕES DE COMPREENSÃO

14.1 Um homem de 58 anos apresenta déficit neurológico e foi diagnosticado com AVE. Qual é a etiologia mais provável?

A. Isquêmica.
B. Hemorrágica.
C. Fármaco induzida.
D. Induzida por traumatismo.
E. Relacionada ao metabolismo.

14.2 Um homem de 80 anos está sendo avaliado para uma possível terapia trombolítica decorridas 2 horas do aparecimento de afasia e enfraquecimento do braço direito. Qual das seguintes alternativas representa uma contraindicação à terapia trombolítica?

A. Infarto cerebral bilateral.
B. AVE hemorrágico.
C. AVE relacionado à hipertensão.
D. Idade de 80 anos.

14.3 Uma mulher de 65 anos foi levada ao SE com suspeita de AVE. Qual é o exame diagnóstico mais urgente a ser realizado nessa paciente?

A. Ensaios de coagulação.
B. Eletrocardiograma e enzimas cardíacas.
C. Teste de glicemia capilar e varredura de TC da cabeça.
D. Ressonância magnética (RM) da cabeça, com e sem contraste.

14.4 Uma mulher de 67 anos é examinada no SE, apresentando enfraquecimento do braço esquerdo e queda facial do lado direito. Sua pressão arterial está em180/105 mmHg. Qual é o melhor tratamento para a hipertensão?

A. Baixar a pressão arterial para menos de 160/80 mmHg por meio da administração de uma dose de labetalol.
B. Diminuir a pressão arterial para menos de 120/80 mmHg.
C. Não intervir na pressão arterial da paciente, mas continuar a monitorá-la.
D. Baixar a pressão arterial para menos de 160/80 mmHg, caso ela seja elegível para receber rtPA.

---

*N. de R.T. O *Manual de Rotinas para Atenção ao AVC* (Ministério da Saúde, 2013) recomenda o uso de nitroprussiato para pressão arterial sistólica (PAS) > 220 mmHg ou pressão arterial diastólica (PAD) > 140 mmHg, e esmolol, metoprolol IV ou enalapril IV para PAS entre 180 e 220 mmHg ou PAD entre 110 e 140 mmHg.

RESPOSTAS

14.1 **A.** A isquemia é a etiologia mais comum do AVE (em decorrência de trombose, embolia ou hipoperfusão) e é responsável por até 80% dos casos de AVE.

14.2 **B.** Entre as indicações para administração de rtPA estão: um AVE isquêmico cujo momento de manifestação esteja nitidamente definido; déficit neurológico mensurável; e um resultado de TC basal sem evidência de hemorragia intracraniana. As contraindicações à terapia com rtPA são variáveis e incluem: convulsão no momento da manifestação do AVE; história de hemorragia intracraniana; pressão arterial persistentemente > 185/110 mmHg, mesmo com o paciente sob terapia anti-hipertensiva; cirurgia recente ou sangramento gastrintestinal; infarto do miocárdio recente; gravidez; valores altos de tempo de tromboplastina parcial ativado (TTPa) ou relação internacional normalizada (INR) produzidos pelo uso de heparina ou varfarina; contagem de plaquetas < 100.000, etc.

14.3 **C.** A medida da glicemia capilar e a varredura de TC da cabeça são os exames diagnósticos mais urgentes para a avaliação de pacientes com suspeita de AVE. Os ensaios de coagulação, o hemograma completo ou a contagem de plaquetas não devem atrasar a administração de rtPA, a menos que o paciente esteja tomando anticoagulante ou haja suspeita de trombocitopenia. A TC de cabeça sem contraste (e não a RM) geralmente é o exame de diagnóstico por imagem inicialmente realizado para excluir a hipótese de hemorragia ou tumor como causa dos déficits neurológicos. Embora a RM forneça mais informações, é um exame caro, de disponibilidade limitada, acessível a pacientes restritos e que possui outras contraindicações, como pacientes claustrofóbicos ou com implantes metálicos, que limitam ainda mais o seu uso.

14.4 **C.** A administração emergencial de agentes anti-hipertensivos deve ser suspensa em casos de AVE agudo, para manter a pressão de perfusão cerebral, a menos que a pressão arterial esteja acima de 220/120 mmHg. Os pacientes com pressão arterial < 185/110 mmHg são elegíveis para a terapia com rtPA. Se os pacientes apresentarem outras condições concomitantes que requeiram a diminuição da pressão arterial, como dissecção aórtica, encefalopatia hipertensiva, insuficiência renal aguda ou insuficiência cardíaca congestiva, uma meta razoável é diminuir a pressão arterial média em 15 a 25% ainda durante as primeiras 24 horas.

DICAS CLÍNICAS

- Os AVE podem apresentar várias manifestações e seu diagnóstico diferencial é amplo. Os clínicos devem obter uma história detalhada, que inclua o momento em que seu deu o aparecimento dos sintomas. O NIHSS mede o comprometimento causado pelo AVE.
- A medida da glicemia capilar e uma varredura de TC da cabeça são os exames diagnósticos mais urgentes em casos de suspeita de AVE.
- O tratamento objetiva estabilizar o ABC, avaliar quanto à possibilidade de administração de agentes trombolíticos e tratar comorbidades (p. ex., hipertensão).

REFERÊNCIAS

Adams HP Jr, del Zoppo G, et al. American Heart Association; American Stroke Association Stroke Council; Clinical Cardiology Council; Cardiovascular Radiology and Intervention Council, and the Atherosclerotic Peripheral Vascular Disease and Quality of Care Outcomes in Research Interdisciplinary Working Groups. Guidelines for the early management of adults with ischemic stroke. *Stroke.* 2007;38:1655-1711.

Asimos AW. Code stroke: a state-of-the-art strategy for rapid assessment and treatment. *Emerg Med Prac.* 1999;1(2):1-24.

Del Zoppo GJ, Saver JL, Jauch EC, Adams HP Jr. Expansion of the time window for treatment of acute ischemic stroke with intravenous tissue plasminogen activator: a science advisory from the American Heart Association/American Stroke Association. *Stroke.* Aug 2009;40(8):2945-2948.

Diedler J, Ahmed N, Sykora M, et al. Safety of intravenous thrombolysis for acute ischemic stroke in patients receiving antiplatelet therapy at stroke onset. *Stroke.* Feb 2010;41(2):288-294.

Hacke W, Kaste M, Bluhmki E, et al. Thrombolysis with alteplase 3 to 4.5 hours after acute ischemic stroke. *N Engl J Med.* 2008;359(13):1317-1329.

Huang P, Khor GT, Chen CH, et al. Eligibility and rate of treatment for recombinant tissue plasminogen activator in acute ischemic stroke using different criteria. *Acad Emerg Med.* 2011;18(3):273-278.

Latchaw R, Alberts M, Lev M. Recomendations for imaging of acute ischemic stroke: a scientific statement from the American Heart Association. *Stroke.* 2009;40;3646-3678.

Lewandowski C, Barsan W. Treatment of acute ischemic stroke. *Ann Emerg Med.* 2001;37(2):202-216.

The National Institute of Neurological Disorders and Stroke rt-PA Stroke Study G. Generalized efficacy or tPA for acute stroke. *Stroke.* 1997;28:2119-2125.

The National Institute of Neurological Disorders and Stroke rt-PA Stroke Study G. Tissue plasminogen activator for acute ischemic stroke. *N Engl J Med.* 1995;333(24):1581-1587.

Tintinalli JE, Kelen GD, Stapczynski JS, eds. *Emergency Medicine.* 5th ed. New York, NY: McGraw--Hill; 2000:1430-1439.

U.S. Centers for Disease Control and Prevention and the Heart Disease and Stroke Statistics—2007 Update, published by the American Heart Association. Available at: http://www.strokecenter.org/patients/stats.htm. Accessed April, 2011.

CASO 15

Um homem de 64 anos foi trazido ao serviço de emergência (SE) por sua família, após ter desmaiado em casa. Ele estava em pé, tirando o pó de uma estante de livros, quando caiu de costas sobre o sofá. Sua pele ficou visivelmente pálida e pegajosa durante o incidente, recuperando-se de modo espontâneo após cerca de 30 segundos. Ele lembra dos momentos pouco antes e logo após o incidente. O paciente sentiu tontura ("cabeça leve") e teve palpitações nos instantes que antecederam a queda, mas não relata ter tido falta de ar, dor torácica, cefaleia, náusea, diplopia nem perda do controle intestinal ou da bexiga. Sua história inclui um infarto do miocárdio ocorrido há 2 anos. O paciente toma medicamentos regularmente, segundo a orientação recebida, e esses medicamentos incluem ácido acetilsalicílico, um β-bloqueador e um agente redutor de colesterol. Recentemente, seu médico não iniciou nenhum curso de novos medicamentos nem alterou das doses das medicações em uso. Quando o paciente chegou ao SE, seus sinais vitais eram os seguintes: pressão arterial de 143/93 mmHg, frequência cardíaca de 75 bpm, frequência respiratória de 18 mpm, temperatura de 37,1°C e saturação de oxigênio de 97% ao ar ambiente. Seu exame demonstrou a existência de um galope cardíaco. Não foram notados ruídos carotídeos, anormalidades neurológicas, sangramento retal nem alterações ortostáticas. Um eletrocardiograma (ECG) de 12 derivações demonstra um ritmo sinusal normal de 75 bpm, sem alterações significativas em relação a um exame realizado há 6 meses. O eletrocardiograma mostra ondas Q nas derivações II, III e aVF. O paciente afirma que está se sentindo bem e gostaria de ir para casa.

- Qual é o diagnóstico mais provável?
- Qual é o próximo passo?

RESPOSTAS PARA O CASO 15
Síncope

Resumo: esse paciente é um homem de 64 anos com história médica de infarto do miocárdio e que sofreu um episódio de síncope. O paciente tem eletrocardiograma com ondas Q inferiores e ausência de alterações agudas no momento da apresentação.

- **Diagnóstico mais provável:** síncope, mais provavelmente causada por uma disritmia cardíaca com resolução espontânea.
- **Próximo passo:** tratamento do ABC (via aérea, respiração, circulação), acesso intravenoso e iniciação do monitoramento cardíaco contínuo.

ANÁLISE

Objetivos

1. Identificar as características da síncope fornecidas pela anamnese e pelo exame físico.
2. Conhecer o papel do médico emergencista na avaliação de pacientes com síncope, bem como o papel dos exames diagnósticos seletivos.
3. Aprender a reconhecer quais pacientes precisam ser internados.

Considerações

A síncope possui várias etiologias que frequentemente são difíceis de identificar com certeza no SE. A meta do médico emergencista é identificar e tratar quaisquer ameaças à vida. Se não houver necessidade de instituir um tratamento essencial imediato, a meta, então, é estratificar os pacientes quanto ao risco, com base na probabilidade de um resultado adverso. No caso desse paciente, existe um alto risco de que a síncope tenha etiologia cardíaca. O paciente deve ser imediatamente colocado em monitor cardíaco e deve ser providenciado um acesso intravenoso. O médico deve tratar quaisquer achados anormais. Se o paciente parecer desidratado, deverá receber líquidos por via intravenosa (IV). Se houver disritmia (p. ex., taquicardia ventricular), será necessário tratá-la imediatamente com cardioversão ou desfibrilação. Se o paciente parecer estável, deve ser dado prosseguimento ao manejo sob monitoramento cardíaco. A decisão de internar ou dar alta ao paciente depende de muitos fatores. Entretanto, diante da suspeita de síncope com etiologia cardíaca, esse paciente deve ser internado em leito hospitalar monitorado.

ABORDAGEM À
Síncope

DEFINIÇÕES

SÍNCOPE: perda transiente da consciência, com perda correspondente do tônus postural, seguida de recuperação espontânea e total.

PRÉ-SÍNCOPE: sensação de perda iminente da consciência, em geral é acompanhada de sintomas inespecíficos consistentes com um pródromo de síncope, como tontura, enfraquecimento, tontura, visão turva ou náusea.

SÍNCOPE VASOVAGAL: forma de síncope neurocardiogênica, que ocorre no contexto de atividade simpática periférica aumentada e formação de *pool* venoso.

ABORDAGEM CLÍNICA

A síncope é um sintoma extremamente comum ente os pacientes que chegam ao SE. É responsável por cerca de 5% de todos os atendimentos prestados nos SE dos Estados Unidos. Entre 1 e 6% dos pacientes internados são admitidos no hospital para uma avaliação de síncope. A lista de potenciais etiologias da síncope é extensa. Suas causas podem ser cardíacas, reflexo-mediadas, ortostáticas (p. ex., hipotensão postural decorrente de depleção de volume, vasodilatação periférica associada à sepse, ou medicações), psiquiátricas, hormonais, neurológicas e idiopáticas. Os exames auxiliares desnecessários ou inadequados podem consumir milhares de dólares por ano, além de prolongarem a duração da internação. Com a obtenção de uma história detalhada e realização do exame físico, os clínicos podem estratificar melhor os pacientes de acordo com risco, bem como determinar quem precisa ser internado para a realização de avaliações adicionais e quem pode receber alta com segurança para se submeter ao *workup* ambulatorial.

Etiologias

A síncope cardíaca refere-se à perda do tônus postural secundária a uma queda súbita e drástica do débito cardíaco. **Bradiarritmias, taquidisritmias**, bloqueio cardíaco e mecanismos que **interrompem o fluxo de saída ou a pré-carga** são as anormalidades fisiológicas funcionais que causam essas alterações súbitas no fluxo sanguíneo e, por fim, resultam numa perfusão cerebral inadequada. Os pacientes com várias formas de cardiopatia orgânica (p. ex., estenose aórtica e miocardiopatia hipertrófica) e aqueles com doença arterial coronariana, insuficiência cardíaca congestiva (ICC), hipertrofia ventricular e miocardite apresentam risco mais alto. As causas de bradidisritmias incluem a doença do nodo sinusal, bloqueio cardíaco de 2º ou 3º grau e defeito do marca-passo. As taquiarritmias incluem a taquicardia ventricular, fibrilação ventricular, *torsades de pointes* e taquicardia supraventricular de origem nodal e atrial, algumas das quais podem estar associadas a condições como a síndrome de Wolff-Parkinson-White, síndrome de Brugada ou síndrome do QT longo. Quando a síncope é precipitada por taquidisritmia, os pacientes podem se queixar de palpitações. As etiologias mecânicas, como tamponamento pericárdico e dissecção aórtica, devem ser consideradas entre as causas de síncope cardíaca, pois ambas as entidades resultam em queda significativa do débito cardíaco funcional. A embolia pulmonar maciça também deve ser considerada, pois pode causar síncope por obstrução do fluxo de saída ventricular direito que, por sua vez, leva a uma queda da pressão de enchimento do lado esquerdo. A distensão e dilatação ventricular do lado direito também podem acarretar disritmia.

A síncope reflexo-mediada, também conhecida como síncope situacional, inclui a síncope **vasovagal, a síncope relacionada à tosse, a síncope associada à mic-**

ção, a síncope relacionada à defecação, a síncope relacionada à êmese, a síncope associada à deglutição, a síncope associada à manobra de Valsalva e a síncope emocional (p. ex., relacionada a medo, surpresa, desgosto). A perda de consciência e do tônus motor é causada pela estimulação do **reflexo vagal**, resultando em hipotensão e bradicardia transiente. Aquecimento, náusea, tontura e sensação de iminência que com frequência precede a perda da consciência são queixas comuns dos indivíduos afetados pela síncope vagal. A doença do seio carotídeo ou a estimulação de barorreceptores excessivamente sensíveis localizados na região cervical (um colar apertado) são outras causas de síncope reflexo-mediada súbita. Esses pacientes com frequência percebem uma atividade específica que está temporariamente relacionada aos seus episódios de síncope (virar a cabeça para determinada direção). Um exame recente da coorte de Framingham constatou que os pacientes identificados como tendo síncope de etiologia vasovagal não apresentavam nenhum tipo de risco aumentado de morbidade ou mortalidade cardiovascular. Infelizmente, é difícil estabelecer um diagnóstico firme de síncope vasovagal no contexto do SE e ele deve ser um diagnóstico de exclusão.

A ortostase (i.e., uma queda de 20 mmHg ou mais na pressão sistólica, decorrente de uma **alteração rápida na posição do corpo** supinado para uma posição mais vertical) é outra causa comum de síncope. Diaforese, tontura e acinzentamento da visão podem sugerir uma síncope ortostática e a recorrência desses sintomas com o posicionamento em pé é mais significativa do que a alteração quantitativa real da pressão sanguínea. Entretanto, a ortostase pode estar presente em até 40% dos pacientes assintomáticos com idade > 70 anos. A hipotensão ortostática pode estar relacionada a depleção de volume, dilatação vascular periférica relacionada à sepse, medicações e instabilidade autonômica, que podem se desenvolver em algumas doenças crônicas, como diabetes, doença de Parkinson, esclerose múltipla e outros distúrbios neuromusculares. A depleção de volume secundária à perda de sangue repentina precisa ser considerada em todos os pacientes com síncope. Pacientes de todas as idades podem desenvolver sangramento gastrintestinal (GI) e o fluxo sanguíneo inicial pode permanecer oculto se estiver confinado ao trato GI inferior. Os pacientes idosos podem perder volumes consideráveis de sangue a partir de um aneurisma aórtico que apresente vazamento ou rompimento. Nesse caso, a dor abdominal ou no flanco é a queixa comumente associada, porém uma síncope isolada também pode ser a queixa apresentada. Em mulheres em idade fértil, durante a gravidez intrauterina normal ou na gravidez ectópica interrompida, pode haver manifestação de síncope. A gestação normal pode causar ortostase em decorrência de alterações cardiovasculares que costumam estar associadas à gestação. Na gravidez ectópica, a ortostase pode ser a única manifestação de uma hemorragia prejudicial à vida.

A hipotensão que resulta em síncope não está necessariamente relacionada à perda de volume. Os pacientes, em particular os idosos, podem apresentar síncope como primeira manifestação evidente de uma sepse. Nesses pacientes, a hipotensão é causada pela relativa falta de volume intravascular secundária ao tônus vascular diminuído, como parte da resposta inflamatória. Pacientes com história de hipertensão podem apresentar uma pressão arterial aparentemente "normal", quando, na verdade, estão em um estado de relativa hipotensão.

A medicação, em especial a polifarmácia, é um problema comum entre os idosos e constitui outra causa importante de síncope. Os **anti-hipertensivos, antide-**

pressivos, antiangínicos, analgésicos, os depressores do sistema nervoso central, as medicações **prolongadoras do intervalo QT** (p. ex., eritromicina, claritromicina, haloperidol, amiodarona e droperidol, entre outros), a **insulina, os hipoglicêmicos orais e a polifarmácia recreativa** são os culpados comuns. Os pacientes geriátricos com histórias médicas complicadas apresentam risco, ainda que uma história detalhada da ingesta deva ser obtida de todos os pacientes que sofreram síncope. É preciso investigar minuciosamente as adições ou alterações recentes introduzidas nos regimes de medicação, incluindo os medicamentos usados sem prescrição médica.

As causas neurológicas de síncope são raras, exceto quando a convulsão é incluída no diagnóstico diferencial. Convulsão e síncope devem ser diferenciadas e consideradas como diagnósticos discretos. A convulsão em geral pode ser identificada rapidamente por uma história de convulsões no passado, bem como sugerida pelos achados do exame físico (p. ex., hábito de morder a língua, perda do controle dos intestinos ou da bexiga) e, em especial, pela observação de um estado pós-ictal que, em geral, resolve-se no decorrer de alguns minutos a muitas horas. Uma **atividade tônico-clônica breve**, resultante não de um foco convulsivo e sim de uma hipóxia transiente do tronco encefálico, que provoca perda da consciência, pode estar associada à síncope. Entretanto, a duração da confusão ou da letargia subsequente ao episódio tem curta duração. O aparecimento súbito de cefaleia forte associada à perda de consciência sugere a ocorrência de hemorragia subaracnóidea como causa da síncope. Outras causas neurológicas da síncope incluem as enxaquecas, síndrome do roubo subclávio e ataque isquêmico transitório ou acidente vascular encefálico do território vertebrobasilar.

Em alguns casos, os pacientes com **doença psiquiátrica** apresentam queixa de perda súbita da consciência. A história desses pacientes pode incluir vários episódios prévios de síncope. De forma típica, os incidentes se manifestam com **traumatismos físicos mínimos** e sem nenhum dos sinais ou sintomas que costumam estar associados à síncope cardíaca. A ansiedade, com ou sem hiperventilação, distúrbio de conversão, a somatização, os ataques de pânico e os acessos de prender a respiração são todos manifestações de doença psiquiátrica capazes de causar síncope. Entretanto, as etiologias psiquiátricas e emocionais da síncope são consideradas um diagnóstico de exclusão. Esse diagnóstico deve ser considerado somente depois que os exames laboratoriais ou auxiliares apropriados tiverem excluído as etiologias mais graves. Além disso, deve ser reconhecido que muitos dos **agentes neurolépticos** mais prescritos causam **prolongamento de QT** e isso, por sua vez, pode acarretar disritmia ventricular.

Diagnóstico

Responsável por uma parte significativa da frustração de pacientes e prestadores, a **causa subjacente da manifestação da síncope permanece sem ser elucidada em cerca de metade dos pacientes que chegam ao SE com esse diagnóstico.** Infelizmente, os pacientes dessa categoria representam uma população mista em que, segundo as estimativas, cerca de 45 a 80% dos casos podem ter tido causa cardíaca. A maioria dos pacientes jovens e aparentemente saudáveis recebe alta sem definição da causa de sua perda da consciência. Muitos dos pacientes idosos são internados para passarem por exames adicionais e permanecerem sob observação. Entre todas as ferramentas diagnosticas disponíveis para uso médico na avaliação da síncope, a obtenção eficiente de uma história detalhada, a realização do exame físico e a obtenção do eletrocardiograma são as únicas recomendações de nível A do American College of Emergency Physicians (ACEP). Apenas as informações reunidas a partir da história e do exame físico identificam a potencial causa de síncope em 45% dos casos.

A meta da avaliação inicial é descobrir o que ocorreu exatamente com o paciente. É essencial obter uma história passo a passo do evento. Para tanto, é necessário que os espectadores ou familiares do paciente forneçam um relato detalhado que poderá ser valioso para estabelecer o diagnóstico correto. A **história e o exame físico completo** combinados ao **eletrocardiograma** compõem o *workup* preliminar dos pacientes com síncope. As medidas de pressão arterial ortostática devem ser obtidas caso haja possibilidade de ortostase.

Essa abordagem frequentemente é sugestiva de um diagnóstico em casos de síncope vasovagal, situacional, ortostática, relacionada à polifarmácia e alguns casos de síncope cardíaca. Embora a história possa levantar uma forte suspeita das síncopes vasovagal e situacional, um diagnóstico verdadeiro de síncope vasovagal requer exames adicionais que estão indisponíveis no SE. Embora a síncope vasovagal/situacional ocorra em pacientes idosos, trata-se de um diagnóstico que não pode ser estabelecido com segurança no SE, a menos que a história seja totalmente indicativa (i.e., síncope ao ver sangue) e nenhum dos achados do exame físico e dos exames diagnósticos sejam preocupantes quanto à existência de causas mais ominosas. Os pacientes idosos também apresentam risco de sofrerem lesões sérias, como as fraturas de quadril, mesmo diante de causas relativamente benignas de síncope. Embora os pacientes de idade avançada internados com história consistente com síncope vasovagal possam enfim deixar o hospital com tal diagnóstico, o perfil de risco dos pacientes idosos como um todo quase sempre tem por consequência que este diagnóstico não possa ser determinado dentro dos limites do SE. Por outro lado, os pacientes jovens e saudáveis com história consistente com uma síncope vasovagal podem ser abordados com exames menos diagnósticos. Os pacientes mais jovens devem ser questionados com relação à história familiar de morte súbita ou precoce por causa cardíaca. Embora sejam raras, algumas condições genéticas, como a síndrome de Brugada, a miocardiopatia hipertrófica e a síndrome do QT longo podem se manifestar com síncope.

Exames laboratoriais

Embora os exames laboratoriais raramente elucidem a causa da síncope, podem ser úteis em uma **número limitado de situações.** Os exames laboratoriais econômicos incluem o hemograma completo para perda de sangue, um teste de glicemia capilar, além dos níveis de eletrólitos e ureia para a desidratação. O rastreamento toxicológico para síncope farmacológica é pouco útil para fins de avaliação imediata e estabilização do paciente. Em adição, a definição de uma causa toxicológica não deve impedir o médico de realizar uma avaliação completa. O exame de urina é um teste de rastreamento econômico e útil que pode fornecer informações sobre os níveis de glicose, infecção, estado de hidratação e presença ou ausência de cetonas. **Um teste de gravidez pela urina sempre deve ser realizado em mulheres em idade fértil**, pois a gravidez ainda inicial e a gravidez ectópica podem se manifestar como síncope.

Manejo

Os paciente com história ou achados de exame sugestivos de uma determinada patologia em particular devem permanecer sob **monitoramento cardíaco contínuo, ecocardiografia, exames vasculares com Doppler** ou **exames de imagem de tomografia computadorizada (TC)** com contraste. Os pacientes cuja síncope é inexplicável e que apresentam características clínicas de alto risco (p. ex., idade avançada, eletrocardiograma anormal, história cardíaca prévia, síncope por esforço) requerem internação para realização de investigações adicionais, como o teste em esteira, teste da mesa inclinada, imagem de TC da cabeça, marcadores de lesão miocárdica, cateterismo cardíaco e exames eletrofisiológicos.

Enquanto diagnóstico e tratamento são as metas da avaliação da síncope, a árvore de decisão para os médicos emergencistas é mais focada do que para os especialistas ou médicos ambulatoriais (Fig.15.1). Os pacientes instáveis que se apresentam após um episódio de síncope, incluindo aqueles com hipotensão persistente, disritmias prejudiciais à vida, perda ativa de sangue, síndromes coronarianas agudas, êmbolos pulmonares hemodinamicamente significativos e tamponamento cardíaco, devem ser tratados em caráter emergencial. A abordagem do **ABC** para pacientes instáveis, nesse contexto,

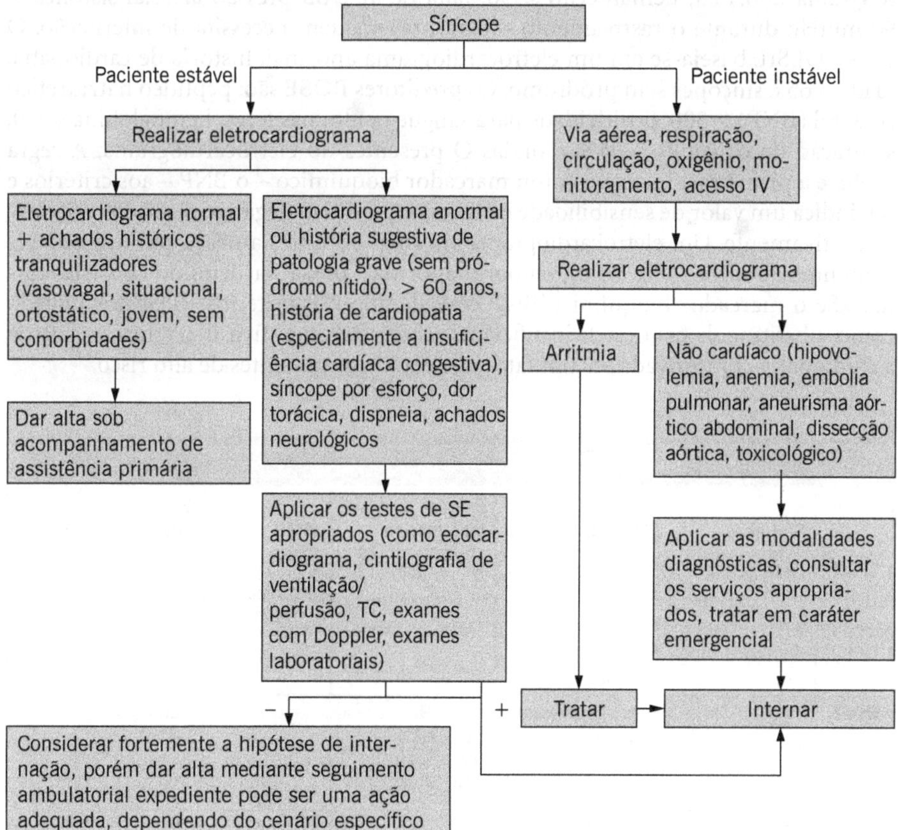

Figura 15.1 Algoritmo para avaliação da síncope. IV, intravenoso.

é aplicada do mesmo modo que em todas as manifestações associadas a sinais vitais instáveis. A história e o exame físico, no contexto da síncope, devem guiar o raciocínio diagnóstico, todavia sem substituir as considerações terapêuticas emergenciais.

Disposição

Para o paciente que se apresenta após sofrer síncope e está hemodinamicamente normal no momento da apresentação, a decisão de internar *versus* liberar do SE com seguimento ambulatorial depende de outros aspectos clínicos sugestivos de que o paciente tenha alto risco de desenvolver um resultado adverso a curto prazo.

Vários estudos tentaram ajudar o médico emergencista a identificar os pacientes de alto risco pela utilização de regras de tomada de decisão clínica (Quadro 15.1). A **San Francisco Syncope Rule (SFSR)**, o Osservatorio Epidemiologico sulla Sincope nel Lazio (OESIL) e a Risk Stratification of Syncope in the Emergency Department (ROSE) são regras de decisão que tentam fornecer aos clínicos as características do paciente que estão associadas ao aumento da probabilidade de um resultado adverso. A SFSR usa cinco critérios – história de insuficiência cardíaca congestiva, eletrocardiograma anormal, hematócrito < 30, falta de ar e/ou pressão arterial sistólica < 90 mmHg durante o rastreamento – para prever quem necessita de internação. O escore OESIL baseia-se em um eletrocardiograma anormal, história de cardiopatia, idade > 65 e síncopes sem pródromo. Os preditores **ROSE** são: peptídeo natriurético cerebral (BNP) > 300, positividade para sangue oculto nas fezes, hemoglobina < 9,0, saturação de oxigênio < 94% e ondas Q presentes no eletrocardiograma. A regra ROSE é a primeira a incorporar um marcador bioquímico – o BNP – aos critérios e reivindica um valor de sensibilidade e um valor preditivo negativo de 87,2% e 98,5%, respectivamente. Um eletrocardiograma anormal é a única ameaça comum aos três conjuntos de regras (Fig. 15.2), embora "anormal" possa ser definido de várias formas. Se o marcador bioquímico BNP considerado nos critérios ROSE for julgado como substituto da história de insuficiência cardíaca congestiva, isso reforça o fato de a cardiopatia comprovada ser um fator associado aos pacientes de alto risco.

Quadro 15.1 • REGRAS PARA SÍNCOPE

	Sintomas	Eletrocardiograma	Exames laboratoriais	HMP	Sinais vitais	Idade
SFSR	Falta de ar	Eletrocardiograma anormal	Hct < 30	Insuficiência cardíaca congestiva	PAS < 90	
OESIL	Sem pródromo	Eletrocardiograma anormal		Cardiopatia		>65
ROSE		Eletrocardiograma anormal	Hb < 9 Sangue oculto nas fezes BNP > 300		Sat. O_2 < 94%	

OESIL, Osservatorio Epidemiologico sulla Sincope nel Lazio; ROSE, Risk Stratification of Syncope in the Emergency Department; SFSR, San Francisco Syncope Rule; HMP, história médica primária; PAS, pressão arterial sistólica; Hct, hematócrito; Hb, hemoglobina; BNP, peptídeo natriurético cerebral.
Baseado nos dados de San Francisco Syncope Rules (SFSR).

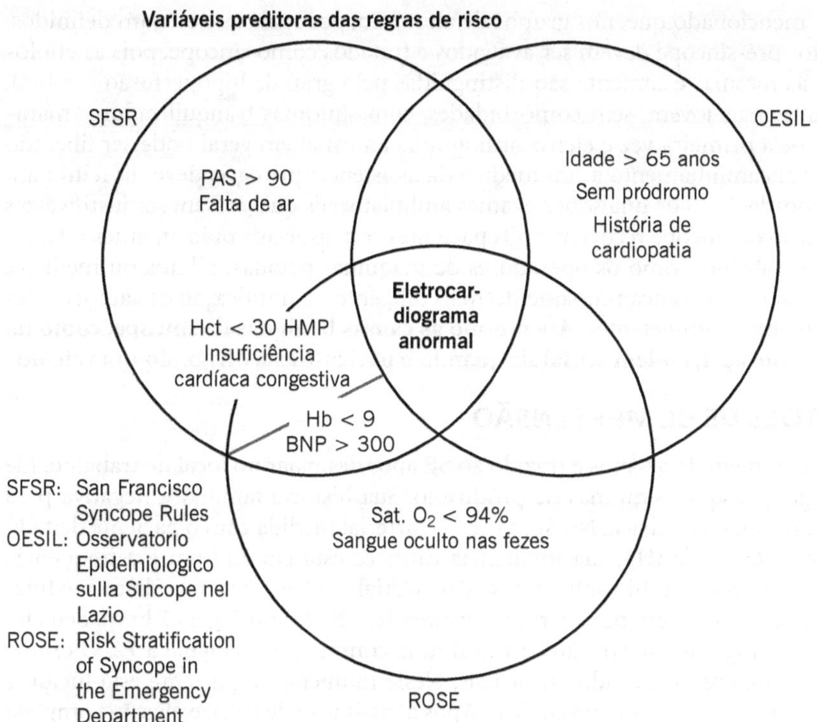

Figura15.2 Variáveis preditoras das regras de risco.
Hct, hematócrito; HMP, história médica primária; BNP, peptídeo natriurético cerebral; PAS, pressão arterial sistólica; Hb, hemoglobina.

Seja qual for o conjunto de critérios adotado, é preciso reconhecer que as ferramentas e os algoritmos de tomada de decisão jamais devem ser usados como substitutos para uma avaliação integral e julgamento clínico individualizado de todos os aspectos referentes à apresentação do paciente. Muitas dessas regras de decisão ainda estão sendo avaliadas numa tentativa de obter validação. De fato, numa análise recente em que foi comparada a eficácia da estratificação do risco com a utilização dos conjuntos de regras SFSR e OESIL *versus* o julgamento clínico em termos de prognóstico a curto prazo, constatou-se que ambos os conjuntos de regras apresentavam sensibilidades relativamente baixas. Seria necessário usar os dois conjuntos de regras para identificar todos os pacientes que subsequentemente morreram, sendo que resultados melhores seriam obtidos se um médico combinasse o conhecimento clínico a um conjunto de regras.

As diretrizes do American College of Emergency Physicians (ACEP) enfatizam a estratificação do risco dos pacientes que sofrem síncope de modo semelhante à estratificação do risco dos pacientes com dor torácica. Em geral, admite-se que os achados da história ou do exame físico consistentes com insuficiência cardíaca, cardiopatia estrutural ou coronariana, bem como um eletrocardiograma anormal, estão associados a um alto risco de resultado ruim. O avanço da idade está junto a um contínuo de risco cardiovascular crescente e também deve ser considerado. Também deve ser mencionado que, nos grupos de alto risco, por mais que estejam definidos, os eventos pré-síncope devem ser avaliados e tratados como síncope, pois as etiologias são as mesmas e somente são distinguidas pelo grau de hipoperfusão cerebral. O paciente mais jovem, sem comorbidades, com sintomas tranquilizadores manifestados pela primeira vez e eletrocardiograma anormal em geral pode ser liberado do SE. O encaminhamento a um médico da assistência primária deve ser feito para fins de coordenação de quaisquer exames ambulatoriais que possam ser justificáveis na avaliação de síncope recorrente. Os pacientes com aspectos preocupantes relacionados ao trabalho, como os operadores de máquinas pesadas, pilotos ou médicos, podem requerer um encaminhamento mais diligente e a notificação das autoridades governamentais competentes. **Até mesmo as causas benignas de síncope, como na síncope vasovagal, podem ser fatais quando o paciente está dirigindo um veículo.**

QUESTÕES DE COMPREENSÃO

15.1 Um homem de 37 anos é trazido ao SE após desmaiar no local de trabalho. Ele nega quaisquer sintomas de pródromo. Sua história familiar é negativa para morte súbita cardíaca. No SE, a pressão arterial medida com o paciente deitado é de 125/75 mmHg, sua frequência cardíaca está em 75 bpm e a frequência respiratória é de 14 mpm. A pressão arterial e a frequência cardíaca medidas com o paciente em pé são, respectivamente, 120/75 mmHg e 77 bpm. Seu eletrocardiograma mostra um ritmo sinusal com frequência igual a 72. O exame físico não revela achados anormais. Neste momento, o paciente está lúcido e sem anormalidades neurológicas. Após a realização de uma avaliação completa do paciente, qual seria a etiologia mais comum da síncope?

A. Disritmia.
B. Ortostase.
C. Idiopática.
D. Situacional.

15.2 Uma mulher de 35 anos chega ao SE queixando-se de sensação de tontura. No mesmo dia, ela notara um sangramento vaginal. Sua pressão arterial é de 85/53 mmHg, a frequência cardíaca é de 130 bpm e a frequência respiratória é de 18 mpm. Qual é o próximo passo mais apropriado no tratamento?

A. Realizar um teste de gravidez na urina.
B. Realizar um teste quantitativo sérico de β-gonadotrofina coriônica humana (β-hCG).
C. Obter imediatamente um acesso intravenoso (IV) e iniciar a ressuscitação com líquido.
D. Obter consulta imediata com obstetra ou ginecologista.

15.3 Um homem de 21 anos foi levado ao SE após sofrer colapso e cair ao chão enquanto jogava basquete. Ele está alerta e orientado, e nega ter dor torácica, dificuldade para respirar ou quaisquer outras queixas físicas. Não houve traumatismo. Ele nega ter tido problemas médicos no passado. Os achados do exame físico são irrelevantes. Qual dos seguintes elementos de seu eletrocardiograma é preocupante quanto a uma possível causa de síncope prejudicial à vida?

A. Frequência cardíaca de 55 bpm.

B. Inversão da onda P na derivação aVR.
C. Arritmia sinusal.
D. QTc de 495 ms.

15.4 Um homem de 72 anos é trazido ao SE por socorristas após desmaiar no supermercado. Seu episódio de síncope foi presenciado por pessoas que faziam compras no local, as quais relataram que o paciente entrou em colapso e bateu a cabeça. No momento, o paciente está alerta e orientado, negando ter quaisquer sintomas persistentes. Sua história médica anterior é significativa para estenose carotídea, que ele trata tomando ácido acetilsalicílico e clopidogrel. Qual é o próximo passo do tratamento mais adequado para esse paciente?

A. Varredura de TC da cabeça.
B. Solicitar uma ultrassonografia de carótidas.
C. Obter um eletrocardiograma.
D. Radiografia torácica.

RESPOSTAS

15.1 **C.** Idiopática. Cerca de 50% de todos os pacientes que apresentam queixas de síncope não têm uma causa definitiva. As causas cardíacas de síncope (p. ex., disritmia) são as mais preocupantes, pois, neste caso, o paciente apresenta alto risco de morte súbita cardíaca. A síncope situacional é rara como causa de síncope. Resulta de uma resposta de reflexo autônomo a um estímulo físico. Alguns deflagradores dessa resposta incluem tosse, deglutição, defecação e micção. O paciente não mostra evidências de hipotensão ortostática, com base em seus sinais vitais.

15.2 **C.** Obter acesso IV e iniciar a ressuscitação com líquido. Investigar a possibilidade de gravidez, especificamente a hipótese de gravidez ectópica, é essencial. Todavia, a estabilização inicial da paciente deve vir primeiro. A hipotensão deve ser tratada em caráter emergencial e com líquidos. É importante obter uma consulta logo no início do curso da paciente. O tratamento definitivo será instituído em sala cirúrgica.

15.3 **D.** O nível superior normal do intervalo QT corrigido é de aproximadamente 440 ms para homens e de 460 ms para mulheres. O achado de um intervalo QT prolongado deve conduzir prontamente a uma investigação mais detalhada das medicações tomadas pelo paciente, de sua história familiar e dos potenciais desequilíbrios eletrolíticos. A síndrome do QT prolongado está associada à morte súbita, sobretudo em atletas jovens. Apenas uma bradicardia leve em um paciente jovem e saudável, que se recuperou totalmente de um episódio de síncope, é pouco preocupante. A inversão da onda P na derivação aVR é um achado normal. A arritmia sinusal constitui uma variação normal do intervalo RR com a respiração.

15.4 **C.** Obter um eletrocardiograma. Esse paciente apresenta alta probabilidade de síncope com causa cardíaca. O tratamento inicial inclui colocar o paciente em monitor cardíaco e obter um eletrocardiograma para monitorar as disritmias. Uma varredura de TC da cabeça deve ser realizada após a obtenção do eletrocardiograma. Um exame de ultrassonografia de carótidas e a radiografia torácica podem ser úteis no *workup* da síncope, porém é mais importante excluir a hipótese de disritmia.

DICAS CLÍNICAS

- A meta primária do SE na avaliação de pacientes com síncope é conseguir identificar aqueles que apresentam alto risco de morbidade e mortalidade.
- As causas de síncope são variadas e um diagnóstico bem-sucedido depende da coleta diligente da história e do uso correto das ferramentas diagnósticas.
- Até mesmo o clínico mais experiente será incapaz de determinar a causa da síncope em até 50% dos pacientes.
- Na síncope, os sinais clínicos tranquilizadores são a juventude, um eletrocardiograma normal, ausência de comorbidades e aspectos históricos tranquilizadores.
- Os pacientes instáveis devem ser tratados em caráter emergencial e estabilizados, abordando primeiro o ABC.

REFERÊNCIAS

American College of Emergency Physicians. Clinical policy: critical issues in the evaluation and management of patients presenting with syncope. *Ann Emerge Med.* 2007;49:431-444.

Carlson, MD. Syncope. In: *Harrison's Principles of Internal Medicine.* 17th ed. New York, NY: McGraw-Hill; 2008.

Colivicchi F, Ammirati F, Melina D, et al. Development and prospective validation of a risk stratification system for patients with syncope in the emergency department: the OESIL risk score. *Eur Heart J.* 2003;24:811.

De Lorenzo RA. Syncope. In: *Rosen's Emergency Medicine: Concepts and Clinical Practice.* 6th ed. St Louis, MO: Mosby; 2005.

Dipaola FCG, Perego F, Borella M, et al. San Francisco Syncope Rule, Osservatorio Epidemiologico sulla Sincope nel Lazio risk score, and clinical judgment in the assessment of short-term outcome of syncope. *Am J Emerg Med.* 2010;28:432-439.

Dovgalyuk J, Holstege C, Mattu A, Brady WJ. The electrocardiogram in the patient with syncope. *Am J Emerg Med.* 2007;25(6):688-701.

Huff JS, Decker WW, Quinn JV, et al; American College of Emergency Physicians. Clinical policy: critical issues in the evaluation and management of adult patients presenting to the ED with syncope. *Ann Emerg Med.* 2007;49:431-434.

Kessler C, Tristano JM, DeLorenzo R. The emergency department approach to syncope: evidence-based guidelines and prediction rules, *Emerg Med Clin N Am.* 2010; 28:487-500.

Linzer M, Yang EH, Estes NA, et al. Diagnosing syncope part 1: value of history, physical examination, and electrocardiography. *Ann Intern Med.* 1997;126(12):989-996.

Linzer M, Yang EH, Estes NA, et al. Diagnosing syncope part 2: unexplained syncope. *Ann Intern Med.* 1997;127(1):76-84.

Quinn, J. Syncope. In: *Tintinalli's Emergency Medicine: A Comprehensive Study Guide.* 7th ed. McGraw-Hill; 2011.

Quinn JV, Stiell IG, McDermott DA, et al. Derivation of the San Francisco syncope rule to predict patients with short-term serious outcomes. *Ann Emerg Med.* 2004;43:224-232.

Reed MJ, Newby DE, Coull AJ, et al. The ROSE (Risk Stratification of Syncope in the Emergency Department) Study. *J Am Coll Cardiol.* 2010;55 (8):713-721.

Schipper JL, WN Kapoor. Cardiac arrhythmias: diagnostic evaluation and management of patients with syncope. *Med Clin North Am.* 2001;85(2):423-456.

Serrano LA, Hess EP, Bellolio MF, et al. Accuracy and quality of clinical decision rules for syncope in the emergency department: a systematic review and meta-analysis. *Ann Emerg Med.* 2010;56(4):362-373.

Soteriades ES, Evans JC, Larson MG, et al. Incidence and prognosis of syncope. *New Engl J Med.* 2002;347:878-885.

Sun BC, Emond JA, Camargo CA Jr. Direct medical costs of syncope-related hospitalizations in the United States. *Am J Cardiol.* 2005;95(5):668-671.

CASO 16

Um homem de 34 anos chegou ao serviço de emergência (SE) queixando-se de falta de ar e de uma dor torácica que ele descreve como “ao lado direito e intensificada com a respiração profunda”. O paciente relata que os sintomas surgiram de repente, ao acordar de manhã, e pioram com a atividade. Ele nega ter febre, calafrios, náusea, vômitos ou tosse, e possui história recente de múltiplos ferimentos à bala que resultaram no aparecimento de uma dor na região dorsal superior e paraplegia ao nível de T10. Há uma semana, ele recebeu alta do hospital e foi encaminhado para um estabelecimento de reabilitação. Atualmente, o paciente está tomando paracetamol/hidrocodona e ibuprofeno para aliviar a dor que, por sua vez, aumentou com a fisioterapia e a terapia ocupacional. Ele também está tomando hidroclorotiazida e lisinopril para tratamento de hipertensão, e fluoxetina para tratar a depressão. Ele parou de fumar cigarros recentemente, desde a internação, e nega consumir bebidas alcoólicas ou usar drogas ilícitas. Ao exame físico, trata-se de um jovem e saudável, que parece apresentar uma leve falta de ar e desconforto. Sua frequência cardíaca é de 101 bpm, a pressão arterial está em 110/78 mmHg, e a frequência respiratória é de 26 mpm. Sua medida de oximetria de pulso é de 96% em 2 L de O_2, via cânula nasal. Os pulmões estão limpos à ausculta. Há um edema discreto na panturrilha esquerda. O paciente não sente os membros inferiores. Os exames laboratoriais revelam uma contagem de leucócitos sanguíneos igual a 10.000/mm^3. Os níveis de hemoglobina, hematócrito, eletrólitos e função renal estão todos dentro dos limites normais. Um eletrocardiograma (ECG) de 12 derivações revela um ritmo sinusal com frequência de 103 bpm. A radiografia torácica aponta uma atelectasia bibasilar mínima, mas não mostra evidências de infiltrados nem de efusões.

- Qual é o diagnóstico mais provável?
- Qual é o próximo passo diagnóstico?

RESPOSTAS PARA O CASO 16

Embolia pulmonar

Resumo: um homem de 34 anos com hipertensão, depressão e ferimentos à bala recentes que produziram paraplegia ao nível de T10 apresenta dispneia, dor torácica pleurítica do lado direito, taquipneia, taquicardia, edema na panturrilha esquerda e atelectasia bibasilar mostrada por radiografia torácica.

- **Diagnóstico mais provável:** embolia pulmonar (EP) secundária à trombose venosa profunda (TVP) no membro inferior esquerdo.
- **Rastreamento e exames confirmatórios:** para avaliação da EP, são disponibilizados os exames de nível de D-dímeros, ultrassonografia Doppler venosa, cintilografia de ventilação-perfusão (V/Q), angiografia por tomografia computadorizada (ATC) pulmonar e angiografia pulmonar por cateterismo. Todos esses exames podem ser usados de modo seletivo.

ANÁLISE

Objetivos

1. Conhecer as manifestações clínicas da EP.
2. Aprender a formular uma estratégia diagnóstica razoável para o diagnóstico da EP no contexto do SE.
3. Entender sensibilidade, especificidade e limitações do teste de D-dímeros e do angiograma por TC helicoidal intensificada com contraste no diagnóstico de TVP e EP.

Considerações

Esse paciente de 34 anos, que tem estado imobilizado, apresenta um fator de risco de tromboembolia venosa. As manifestações de dispneia aguda, dor torácica, taquicardia limítrofe e edema em membro inferior unilateral, na ausência de uma doença cardiopulmonar alternativa identificável, colocam-no na categoria de alto risco de EP. A obtenção de um eletrocardiograma de pacientes com suspeita de EP geralmente é útil para identificar outras etiologias dos sintomas apresentados, como cardiopatia isquêmica, pericardite e disritmias. Em alguns casos, o eletrocardiograma pode revelar padrões de tensão cardíaca do lado direito que são mais específicos para o diagnóstico de EP. A taquicardia sinusal, ainda que inespecífica, continua sendo o achado de eletrocardiograma mais frequente entre os pacientes com EP. Até 25% dos pacientes com EP identificada podem apresentar um eletrocardiograma normal. A radiografia torácica relativamente normal é um achado valioso para a eliminação de outros diagnósticos alternativos, como pneumonia, pneumotórax e insuficiência cardíaca congestiva. A gasometria do sangue arterial pode ser usada para avaliar os pacientes com falta de ar, mas é inespecífica no diagnóstico de EP. Considerando os dados clínicos, de radiografia e de eletrocardiograma, é possível estabelecer um provável diagnóstico de EP. Os próximos passos do tratamento consistem na manutenção da estabilidade cardiopulmonar, consideração de terapia de anticoagulação empírica e confirmação do diagnóstico.

ABORDAGEM À TVP e EP

DEFINIÇÕES

TROMBOSE VENOSA PROFUNDA: formação de coágulo (trombo) em uma veia profunda que acompanha uma artéria. Um total de 80 a 90% das EPs diagnosticadas têm origem em uma TVP em membro inferior. Embora os trombos presentes nas veias profundas da panturrilha (veias tibiais) sejam difíceis de detectar, também são bem menos propensos a embolizar do que os trombos mais proximais.

EMBOLIA PULMONAR: bloqueios das artérias pulmonares, mais frequentemente causados por coágulos sanguíneos oriundos de veias profundas localizadas nas pernas ou na pelve. Em circunstâncias raras, as bolhas de ar, gotículas de gordura, líquido amniótico, aglomerados de parasitos ou células tumorais também podem causar EP. Os fatores de risco de trombose estão relacionados à tríade de Virchow de hipercoagulabilidade, estase venosa e lesão venosa.

ENSAIO DE D-DÍMEROS: os D-dímeros de fibrina são liberados na circulação após a degradação da fibrina em ligação cruzada por ação da plasmina. Existem múltiplos ensaios comerciais disponíveis que usam um anticorpo monoclonal para detectar o fragmento de D-dímero. Os ensaios mais usados são o teste de imunoaglutinação do sangue total (menos acurado) e o enzimaimunoensaio (Elisa) plasmático quantitativo (mais acurado). Níveis elevados podem indicar a ocorrência concomitante de formação e degradação de trombos. Outras condições em que há elevação dos níveis de D-dímeros incluem a sepse, evento recente (< 10 dias) de infarto do miocárdio ou acidente vascular encefálico (AVE), cirurgia ou traumatismo recente, coagulação intravascular disseminada, câncer metastático, gravidez, pacientes internados e doença hepática. Os D-dímeros podem resultar falso-negativos se a formação de coágulo for maior do que em 72 horas antes do teste sanguíneo. Ao contrário, o ensaio de D-dímeros também pode resultar falso-positivo, uma vez que os níveis podem se manter elevados por até 2 anos. Na gravidez, os limites normais máximos aumentam a cada trimestre de gestação, porém um resultado verdadeiramente normal do teste de D-dímeros nunca excede 1.000 μg/L.

ULTRASSONOGRAFIA DOPPLER VENOSA: modalidade de exame de imagem de ultrassonografia que combina a visualização direta das veias ao sinal de fluxo Doppler para avaliar a patência luminal e a compressibilidade do sistema venoso profundo nos membros, bem como a presença de trombose. Essa modalidade de exame de imagem é mais acurada para avaliação das veias ilíaca, femoral e poplítea.

CINTILOGRAFIA DE PERFUSÃO E VENTILAÇÃO (V/Q): uso de radioisótopos para identificar incompatibilidades de ventilação-perfusão. Os resultados são classificados em grupos de acordo com a probabilidade, após considerar a patologia pulmonar coexistente e o quadro clínico geral do paciente. Os radiologistas interpretam as varreduras V/Q como de probabilidade normal, baixa ou alta de incompatibilidade V/Q ou EP no contexto clínico correto. Infelizmente, muitos pacientes com EP apresentam cintilografias de V/Q não diagnósticas que, por sua vez, são de probabilidade baixa a intermediária, geradoras de significativa discordância entre aqueles que as interpretam. A literatura corrente indica os benefícios da varredura V/Q primariamente em casos de insuficiência renal, quando o uso de contraste pode exacerbar a condição. As varreduras de V/Q também podem ser o teste de escolha para gestantes. Foi relatado que a varredura de TC em linha multidetector (TCMD) envolve um grau maior de exposição radioativa da mãe, porém menor exposição do feto à radiação, exatamente ao contrário da cintilografia V/Q. Remy-Jardin recomenda a cintigrafia de perfusão (Q) sem cintigrafia de ventilações (V), que diminui significativamente a exposição do feto à radiação.

ANGIOGRAFIA PULMONAR POR TOMOGRAFIA COMPUTADORIZADA (APTC): imagem de TC intensificada da vasculatura pulmonar obtida durante as fases arteriais da injeção de contraste venosa. Embora seja altamente específica para EP, sua sensibilidade relatada é variável e pode oscilar entre 50 e 90%. A sensibilidade diagnóstica é maior para a EP de localização central, mas é reduzida para os coágulos subsegmentares. O estudo Prospective Investigation of Pulmonary Embolism Diagnosis II (Pioped II) sugere que a APTC identifica mais a EP, em comparação com a varredura de V/Q, embora os resultados fornecidos possam ser falso-positivos ou coágulos que dispensam anticoagulação. A acurácia diagnóstica também está relacionada à experiência do observador. A iniciação da TCMD melhorou significativamente as imagens obtidas das artérias central, segmentar e subsegmentar. Uma das vantagens proporcionadas por essa modalidade está em sua capacidade de detectar diagnósticos alternativos. A angiografia pulmonar por TCMD apresentou uma sensibilidade relatada de 83% e uma especificidade de 96% no Pioped II.*

ANGIOGRAFIA PULMONAR: exame de imagem envolvendo injeção intravascular de contraste e fluoroscopia para determinação da patência da vasculatura arterial pulmonar. Embora já tenha sido considerado o padrão-ouro para diagnóstico de EP, a angiografia pulmonar foi amplamente substituída pela ATC pulmonar. Baile e colaboradores demonstraram que esses dois exames não diferem em termos de detecção da EP de proporções subsegmentares. Os pesquisadores concluíram que a ATC pulmonar e a angiografia pulmonar são comparáveis em termos de detecção da EP. A angiografia pulmonar é invasiva e está associada a uma aumentada morbidade e mortalidade em comparação à ATC.

ABORDAGEM CLÍNICA

Trombose venosa profunda

Até **60% dos pacientes com TVP proximal não tratada desenvolvem EP.** Em consequência, o diagnóstico acurado dessa condição é decisivo para os médicos emergencistas. **Infelizmente, as características clínicas da TVP costumam ser inespecíficas,** podendo incluir dor, sensibilidade, edema e eritema. O exame físico e os fatores de risco tromboembólicos (Quadro 16.1) são importantes para a avaliação da suspeita clínica (i.e., probabilidade pré-teste) e, com base na probabilidade pré-teste, é possível formular o algoritmo clínico para diagnóstico da TVP em membro inferior (Fig. 16.1).

*N. de R.T. Uma revisão recente publicada em *BMJ 347:2013,* intitulada *When a test is too good: how CT pulmonary angiograms find pulmonary emboli that do not need to be found,* argumenta que o aumento da incidência, a redução da fatalidade e a diminuição mínima da mortalidade por EP seriam evidências de que os êmbolos detectados por ATC que não seriam detectados por cintilografia podem não ter uma relevância clínica significativa.

Quadro 16.1 • FATORES DE RISCO DE DOENÇA TROMBOEMBÓLICA VENOSA

Distúrbios adquiridos	Condições clínicas	Distúrbios hereditários
História de tromboembolia venosa prévia Imobilização Malignidade (ativa) Obesidade Traumatismo Cirurgia recente (< 4 semanas) Gravidez Tabagismo Cateteres venosos centrais Uso de estrogênio Anticoagulante lúpico	Insuficiência cardíaca congestiva Síndrome nefrótica Infarto do miocárdio Acidente vascular encefálico Síndrome da hiperviscosidade Doença de Crohn	Fator V de Leiden Deficiência de proteínas C e S Deficiência de antitrombina III Deficiência de outros fatores sanguíneos

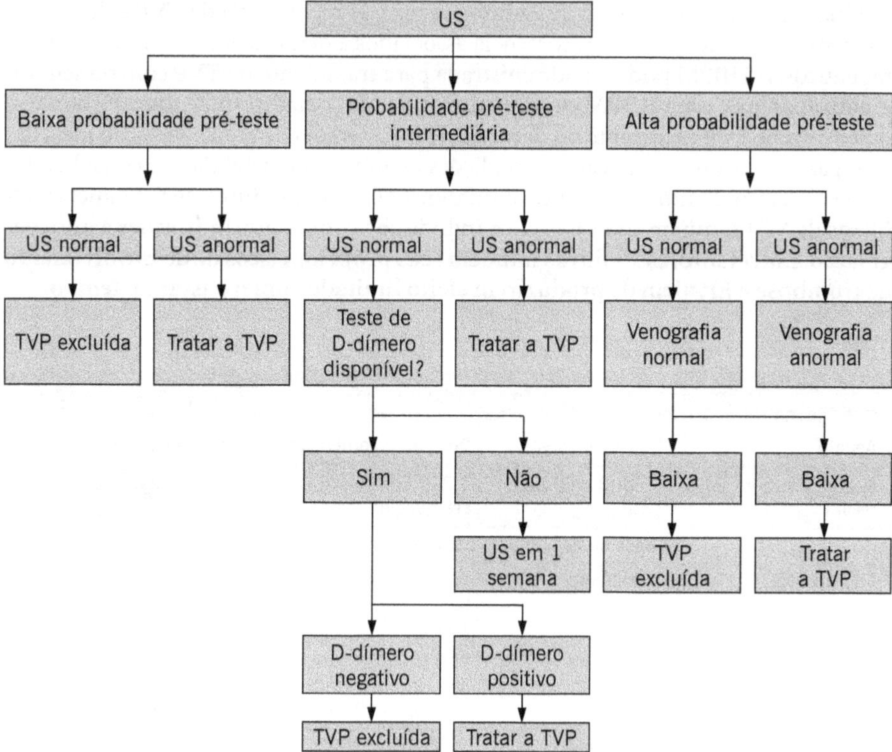

Figura 16.1 Algoritmo para o diagnóstico de suspeita de TVP em membro inferior. US, ultrassonografia.

A ultrassonografia Doppler é o exame mais empregado na avaliação da presença de TVP. Sua acurácia é de quase 98% para detecção de TVP proximal, quando executado por um operador experiente. O Elisa de D-dímeros pode ser útil como ferramenta de rastreamento para TVP. Na prática, um resultado positivo de Elisa de D-dímeros não tem qualquer significado clínico. Entretanto, por sua alta sensibilidade, **um resultado negativo de Elisa de D-dímeros sugere a ausência de um trombo agudo.** Quando o paciente tem baixa probabilidade pré-teste e Elisa de D-dímeros negativo, o diagnóstico de TVP pode ser excluído. A venografia é o padrão-ouro tradicional para TVP. Contudo, devido à invasividade, ao risco de reação ao contraste e ao advento das tecnologias modernas com acurácia equivalente, a venografia raramente é usada na prática clínica.

Todos os pacientes diagnosticados com TVP ao nível poplíteo ou acima devem ser tratados com anticoagulação. As metas do tratamento estão voltadas para a prevenção da propagação do trombo e embolização. No caso dos pacientes com TVP extensa envolvendo as veias ilíacas e femorais, o uso da terapia trombolítica deve ser considerado para ajudar a minimizar as sequelas pós-flebíticas. Para a maioria dos pacientes, o tratamento agudo consiste em anticoagulação com heparina não fracionada (HNF) ou heparina de baixo peso molecular (HBPM). Quando a terapia à base de HNF é escolhida, torna-se fundamental atingir os níveis terapêuticos rapidamente. Quando isso é feito dentro de 24 horas, a taxa de recorrência da TVP é de 4 a 6%, em comparação aos 23% de recorrência associados à demora em atingir os níveis terapêuticos. A HBPM pode ser administrada para tratamento da TVP com ou sem EP. **A enoxaparina é uma HBPM comumente utilizada** (Quadro 16.2). Os pacientes que desenvolvem TVP recorrente no decorrer de uma terapia de anticoagulação ideal devem passar por uma avaliação de condições de hipercoagulabilidade e considerados para colocação de filtro na veia cava inferior (VCI) (p. ex., filtro de Greenfield). **Os filtros de VCI também são úteis para indivíduos com contraindicações à anticoagulação. Entretanto, esses filtros impõem seus próprios riscos de desenvolvimento de trombose e EP, além de produzirem efeito limitado com o passar do tempo.**

Quadro 16.2 • OPÇÕES DE TRATAMENTO PARA TVP/EP

Agente	Dose de carga	Dose de manutenção	Monitoramento dos níveis
Heparina não fracionada (HNF)	5.000 unidades (80 U/kg)	1.000 unidades/h (18 U/kg/h)	Sim, TTPa-alvo de 50-90s
À base de heparina de baixo peso molecular (HBPM)			
Enoxaparina	Nenhuma	1,5 mg/kg, SC, 1x/dia ou 1 mg/kg, SC, 2x/dia	Nenhum
Dalteparina	Nenhuma	200 UI/kg,SC,1x/dia ou 100 UI/kg,SC,2x/dia	Nenhum
Fondaparinux	Nenhuma	< 45,4kg: 5 mg/dia 49,9-99,8 kg: 7,5 mg/dia > 99,8 kg: 10 mg/dia	Nenhum
Terapia oral prolongada			
Varfarina[a]	5 mg, VO,1x/dia	Variável	Relação internacional normalizada INR = 2-3

[a]A varfarina deve ser sempre administrada com a heparina não fracionada ou com a heparina de baixo peso molecular, até que um nível de INR terapêutica seja alcançado.
VO, via oral; TTPa, tempo de tromboplastina parcial ativado.

Embolia pulmonar

Poucas condições médicas são tão difíceis de diagnosticar quanto a EP. A maioria dos pacientes tem dispneia e dor torácica no momento da apresentação, enquanto o colapso cardiovascular é observado em 10% os indivíduos afetados. Os sintomas de EP incluem tosse de aparecimento repentino (3 a 55%), escarro com estrias de sangue (3 a 40%), início súbito de **dispneia em repouso ou com o esforço** (75%), **dor torácica** (50 a 85%) e **diaforese** (25 a 40%). Os sinais inespecíficos de EP incluem **taquipneia** (50 a 60%), **taquicardia** (25 a 70%), **estertores/estalos** (50%) e **febre baixa** (7 a 50%), sendo que o último sinal é sugestivo de infarto pulmonar. A taquipneia é o sinal mais descrito em pacientes diagnosticados com EP. A dor torácica associada à EP costuma ter origem pleurítica. A "tríade clássica" para EP (hemoptise, dispneia e dor torácica) ocorre em menos de 20% dos pacientes que recebem o diagnóstico de EP. Essa condição ocasionalmente é diagnosticada em pacientes jovens e ativos que chegam ao SE queixando-se somente de uma dor torácica pleurítica. Esses pacientes, muitas vezes,são indevidamente liberados, com *workups* inadequados e após receberem diagnósticos inespecíficos, como dor musculoesquelética ou pleurisia. O aparecimento espontâneo de sensibilidade na parede torácica sem história de traumatismo é preocupante, pois pode ser o único achado físico de EP. Em um estudo recente conduzido por Courtney e colaboradores, uma trombofilia não cancerosa, dor torácica pleurítica e história familiar de TVP aumentaram a probabilidade de EP ou TVP. Entre as manifestações clínicas incomuns da EP, estão também convulsão, síncope, dor abdominal, febre alta, tosse produtiva, aparecimento de asma na fase adulta, novos episódios de arritmia supraventricular ou soluços.

Diagnóstico

O diagnóstico de EP continua sendo difícil, apesar dos numerosos recursos disponíveis. Os exames de rotina realizados no SE, como radiografias, gasometria de sangue arterial e eletrocardiograma, fornecem informações limitadas e inespecíficas. Em uma tentativa de estabelecer o diagnóstico correto, os emergencistas devem calcular uma probabilidade pré-teste de EP. Existem múltiplos sistemas de escore disponíveis que tentam classificar os pacientes nas categorias de baixo, médio e alto risco. Um sistema de escores comumente usado são os **critérios de Wells** (Quadro 16.3). Com base nos achados obtidos pelo estudos Pioped, os clínicos excluíram corretamente a hipótese de EP em 91% dos casos de pacientes classificados como de baixa probabilidade clínica. Entretanto, nos casos de média e alta probabilidade, os clínicos diagnosticaram corretamente a EP somente em 64 a 68% dos pacientes. Como **as variáveis clínicas isoladas não têm poder suficiente para permitir a tomada de decisões acerca do tratamento,** os pacientes com probabilidade intermediária a alta devem passar por exames adicionais até que o diagnóstico seja comprovado ou excluído ou um diagnóstico alternativo seja identificado.

O Pulmonary Embolism Rule-Out Criteria (PERC) é outra regra de tomada de decisão clínica comumente usada (Quadro 16.4). Essa regra somente é aplicável aos pacientes de baixo risco de EP. Se oito desses critérios forem atendidos, então existe um risco inferior a 2% de que o paciente tenha EP e não há necessidade de *workup* adicional.

Quadro 16.3 • CRITÉRIOS DE WELLS PARA AVALIAÇÃO DA PROBABILIDADE PRÉ-TESTE DE EMBOLIA PULMONAR

Critério	Pontos
Suspeita de TVP	3
Menor probabilidade de um diagnóstico alternativo à EP	3
FC >100 batimentos/min	1,5
Imobilização ou cirurgia nas últimas 4 semanas	1,5
História de TVP/EP prévias	1,5
Hemoptise	1
Malignidade (em tratamento ou tratada nos últimos 6 meses)	1

Faixa de escores (pontos)	Probabilidade média de EP	Interpretação do risco
0-2	4%	Baixo
3-6	21%	Moderado
> 6	67%	Alto

Dados de Wells PS, Anderson DR, Rodger M, et al. Derivation of a simple clinical model to categorize patient's probability of pulmonary embolism: increasing the model's utility with the simpli RED D-dimer. Thromb Haemost. 2000;83:416-420.
FC, frequência cardíaca.

Quadro 16.4 • CRITÉRIOS DA REGRA DE PERC

Idade < 50 anos
Pulsação > 100 bpm
Sat O_2 > 94%
Ausência de edema unilateral na perna
Ausência de hemoptise
Sem traumatismo nem cirurgia recente
Sem história de EP ou TVP prévias
Sem uso de hormônio

A radiografia torácica inicial de um paciente com EP resulta anormal em 76 a 90% dos casos. Entretanto, nenhum achado fornecido pela radiografia torácica é diagnóstico de EP. O clássico **sinal de Westermark** (vasoconstrição pulmonar periférica) e a **corcova de Hampton** (densidade pleural em cunha associada ao infarto pulmonar) raramente são encontrados. As radiografias seriadas obtidas de um paciente com EP com frequência estão associadas à progressão sugestiva de atelectasia, efusão pleural e hemidiafragma aumentado decorridos em 2 a 3 dias. A radiografia de um terço dos pacientes com EP mostra a presença de infiltrados focais que mimetizam uma pneumonia. Devido à variabilidade desses achados, a radiografia torácica tem uso limitado no diagnóstico da EP.

A interpretação da **varredura de ventilação-perfusão (cintilografia V/Q) pode agrupar os pacientes segundo quatro tipos de resultados distintos: normal, baixa probabilidade, indeterminado e alta probabilidade.** Similar ao diagnóstico da TVP, a suspeita clínica determina a probabilidade pré-teste e a acurácia das varreduras

V/Q. Dessa forma, o tratamento subsequente às varreduras V/Q deve ser formulado com base na impressão clínica e nas interpretações da cintilografia. Um estudo relatou que a cintilografia V/Q combinada à radiografia torácica apresentava a mesma acurácia diagnóstica que a ATC pulmonar e a varredura V/Q.

A TC de alta resolução tornou-se o padrão inicial de exame diagnóstico para avaliação de pacientes de alto risco de EP. Em adição, a ATCMD substituiu amplamente os escâneres de TC com detector único. A ATCMD, segundo o Pioped II, apresenta uma sensibilidade de 83% e especificidade de 96% para o diagnóstico de EP. Um resultado negativo de ATCMD pulmonar permite excluir com segurança a hipótese de EP. Seu valor preditivo positivo é de 86%, enquanto o valor preditivo negativo é de 95%. Dadas as limitações do Pioped II, é possível que os resultados não se apliquem aos pacientes com insuficiência renal, gestantes e pacientes com doenças graves.

A adição da **venografia por TC (VTC) indireta** também foi investigada no Pioped II. Apesar do relatado aumento estatisticamente insignificante da sensibilidade (83 a 90%), a especificidade não mudou. A VTC aumenta a exposição radioativa e fornece resultados diagnósticos equivalentes aos de uma ultrassonografia de membro inferior. Deve ser usado com cautela na avaliação de pacientes jovens que apresentam risco mais alto em longo prazo de exposição à radiação. Esse exame proporciona a vantagem de submeter o paciente a apenas um único teste e, ao mesmo tempo, obter informações sobre os sistemas pulmonar e venoso. Remy-Jardin relatou que o maior benefício decorrente da adição da VTC à ATC foi demonstrado em casos de pacientes mais gravemente adoecidos, nos centros menos experientes e com o uso de equipamentos mais antigos.

Para os pacientes com alta probabilidade pré-teste e resultado negativo de ATCMD para EP, recomenda-se realizar exames adicionais. Esses pacientes constituem um grupo discordante – pacientes de alto risco, porém com exames negativos. Entre as opções disponíveis, estão a repetição da ATCMD pulmonar (caso tenha o primeiro exame tenha apresentado problemas técnicos), angiografia pulmonar, cintilografia V/Q ou ultrassonografia venosa de membro inferior.

A oximetria de pulso e as medidas de gasometria do sangue arterial são insensíveis para a identificação de EP e jamais devem ser usadas para orientar o *workup* diagnóstico. Embora seja prática comum obter medidas de gasometria do sangue arterial no *workup* da EP, múltiplos estudos demonstraram que resultados normais de PaO_2, PCO_2 e gradiente de oxigênio A-a não excluem o diagnóstico de EP.

Muitas pesquisas recentes se concentraram no uso do ensaio de D-dímeros para diagnóstico de EP e TVP. **O D-dímero consiste em um produto de clivagem de estrias de fibrina em ligação cruzada** por ação do sistema fibrinolítico. **O poder do ensaio de D-dímeros reside em seu valor preditivo negativo e não em seu valor preditivo positivo, desde que um teste de alta sensibilidade seja escolhido.** Um valor normal de D-dímeros é útil para excluir a hipótese de EP em casos de pacientes com baixa probabilidade pré-teste. Entretanto, dada a possibilidade de ocorrer trombose intravascular em outras condições além da EP e da TVP, a especificidade dos D-dímeros é limitada. É importante lembrar que a combinação de história clínica, achados do exame físico, exames laboratoriais e investigações diagnósticas frequentemente se faz necessária para a avaliação de pacientes de risco. **No caso de indivíduos de alto risco, apenas um resultado negativo do ensaio de D-dímeros é insuficiente para excluir a hipótese de EP.** Por esse motivo, a exclusão do diagnóstico requer a realização de exames de imagem, como a ultrassonografia Doppler venosa, varredura cintilográfica V/Q, APTC ou angiograma pulmonar.

Tomada de decisão clínica

Por fim, cabe ao clínico combinar os resultados dos exames de imagem e de laboratório à impressão clínica, para determinar se há indicação para o tratamento de TVP/EP. A Figura 16.2 esquematiza o direcionamento clínico na utilização dos critérios de Wells de probabilidade pré-teste para avaliação de EP. O tratamento para EP geralmente é a terapia com heparina intravenosa aliada à iniciação da terapia com varfarina (Quadro 16.2). **A terapia trombolítica** é defendida para indivíduos com EP maciça, como aqueles com **hipotensão, entre os quais a mortalidade chega a ser de 20 a 30%. Faltam estudos conclusivos que comprovem** a existência de uma vantagem de sobrevida associada à terapia trombolítica na EP.

Características clínicas	**Score**
Sinais de TVP (inchaço nas pernas, dor sensibilidade à palpação das veias profundas)	3
Frequência cardíaca >100	1,5
Imobilização ou cirurgia nas últimas 4 semanas	1,5
TVP/EP prévia	1,5
Hemoptise	1
Neoplasia maligna	1
Diagnóstico alternativo menos provável que EP	3
(Escore total: baixa suspeita clínica < 2; suspeita clínica moderada 2-6; suspeita alta ≥ 6).	

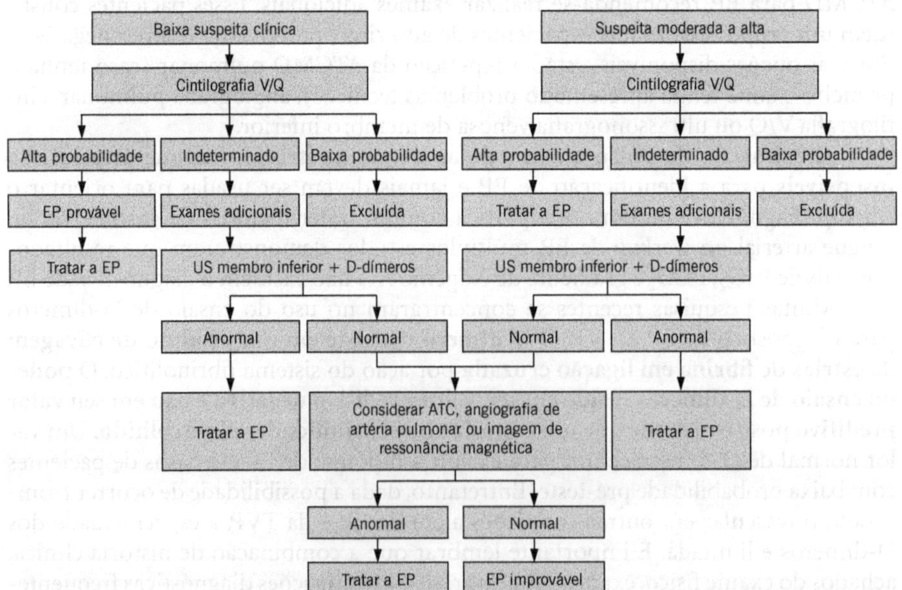

Figura 16.2 Estratégia diagnóstica para pacientes com suspeita de EP. (Dados de Wells PS, Ginsberg JS, Anderson DR, et al. Use of a clinical model for safe management of patients with suspected pulmonary embolism. Ann Intern Med. 1998;129(12):997-1005.)

QUESTÕES DE COMPREENSÃO

16.1 Qual das seguintes afirmativas sobre TVP é a mais correta?

A. Um paciente com trombose na veia femoral superficial jamais apresentará risco de EP.

B. A venografia é o exame definitivo para estabelecer o diagnóstico de TVP.

C. A trombose da veia cava, veias subclávias e átrio direito é uma fonte frequente de EP.

D. A ultrassonografia Doppler venosa é mais útil no diagnóstico da TVP em veias pélvicas.

E. Uma história de câncer tratado com sucesso há 5 anos está associada a um risco maior de TVP.

16.2 Um homem saudável de 52 anos apresenta história de 3 dias de dor torácica pleurítica e falta de ar. Seus sinais vitais e os achados do exame físico são normais. Qual exame é o mais útil para excluir a hipótese de EP nesse paciente?

A. Eletrocardiograma (ECG).

B. Radiografia torácica.

C. Gasometria do sangue arterial (GSA).

D. Níveis de D-dímeros.

E. Saturação de oxigênio.

16.3 Qual dos seguintes pacientes com falta de ar apresenta a menor probabilidade clínica de EP?

A. Um homem de 67 anos, que passou por substituições totais bilaterais do joelho há 2 anos.

B. Um homem de 38 anos que passou por uma apendicectomia aberta sem complicação há 3 semanas.

C. Uma mulher de 35 anos com história de câncer de ovário.

D. Uma mulher de 35 anos com história de desenvolvimento de TVP subsequente a um acidente ocorrido há 15 anos.

E. Uma mulher de 16 anos que deu à luz um bebê por parto vaginal sem complicações há 10 dias.

16.4 Um homem de 57 anos chega ao SE queixando-se de falta de ar. A condição surgiu de repente e está associada a uma dor torácica pleurítica. Recentemente, o paciente recebeu alta de um hospital após ter sido diagnosticado com linfoma. No dia anterior ao dia da administração da quimioterapia, um cateter venoso central foi colocado em sua veia subclávia esquerda. Antes disso, ele era saudável e não tinha história médica significativa. Seus sinais vitais são os seguintes: frequência cardíaca de 105 bpm, pressão arterial de 126/86 mmHg, frequência respiratória de 28 mpm, saturação de O_2 igual a 100% ao ar ambiente. Os sons respiratórios estão bilateralmente limpos. Os sons cardíacos estão normais, sem galopes de B3 nem de B4. O braço esquerdo do paciente está levemente edemaciado, porém não há dor e a pulsação está normal. Os membros inferiores não estão edemaciados e não há dor à palpação das panturrilhas. O sítio de inserção do cateter está limpo e intacto. Qual exame é inadequado para esse paciente?

A. Radiografia torácica.

B. Eletrocardiograma.

C. TC de tórax com contraste.
D. Ensaio de D-dímeros.
E. Ultrassonografia Doppler das veias profundas localizadas nos membros superiores e inferiores.

RESPOSTAS

16.1 **B.** A venografia é o padrão-ouro do diagnóstico das tromboses nas veias profundas dos membros, sendo útil diante de resultados inconclusivos de exames duplos em casos de pacientes de alto risco e de alta probabilidade. A ultrassonografia Doppler combina a visualização direta da veia aos sinais de fluxo Doppler. Uma parte dos exames conta com a capacidade do examinador de visualizar a compressão das veias e excluir a hipótese de um trombo obstrutivo. Como as veias intra-abdominais e pélvicas são difíceis de comprimir, sua avaliação por esse método é limitada. A maioria dos casos de EP clinicamente significativa deriva das veias de grande calibre localizadas nos membros inferiores, sobretudo das veias iliofemorais, que podem embolizar coágulos amplos para a vasculatura pulmonar e produzir consequências hemodinâmicas desastrosas. As fontes incomuns de EP podem ser as veias centrais do membro superior, veia cava ou até o átrio direito. Apesar do nome, a veia femoral superficial é considerada uma veia profunda (acompanha a artéria femoral superficial) e pode ser a fonte de tromboêmbolos clinicamente significativos. O câncer ativo, em vez da história de câncer tratado (> 5 anos), está associado a um risco maior de TVP.

16.2 **D.** Os achados de eletrocardiograma frequentemente são normais ou inespecíficos em pacientes com EP. As anormalidades de segmento ST e onda T são mais comuns, porém sinais ocasionais de sobrecarga cardíaca direita podem ser notados, incluindo ondas P em pico na derivação II (P *pulmonale*), bloqueio de ramo direito, arritmias supraventriculares e desvio de eixo para direita. Os achados de eletrocardiograma de onda S na derivação I, onda Q na derivação III e onda T invertida na derivação III (S1Q3T3) são clássicos da EP, embora raramente sejam encontrados. Os ECG podem ajudar a diagnosticar outras etiologias de dor torácica e dispneia, como a pericardite ou as taquidisritmias. As radiografias torácicas também costumam ser normais. Na EP grave, observa-se a dilatação dos vasos pulmonares proximais com colapso da vasculatura distal (sinal de Westermark). Decorridas 24 a 72 horas do aparecimento da EP, é possível observar uma atelectasia e infiltração local consequente à perda de surfactante. Podem ser observadas efusões pleurais e, raramente, um infiltrado basicamente pleural de formato triangular ou arredondado, cujo ápice aponta para o hilo (corcova de Hampton), pode ser encontrado em casos de infarto. Os achados de gasometria do sangue arterial são confusos, sendo que as anormalidades em geral resultam de uma patologia subjacente, como a doença pulmonar obstrutiva crônica (DPOC) ou a pneumonia. Uma baixa PO_2 em um paciente sadio com risco de TVP/EP constitui um achado mais útil. A saturação de O_2 raramente é deprimida e não tem utilidade significativa para o *workup* da EP. Os níveis de D-dímeros, que têm alta sensibilidade, são mais úteis por seu valor preditivo negativo para ajudar a excluir a hipótese de EP em casos de pacientes com probabilidade pré-teste baixa a moderada. Esse é um teste bastante sensível, porém inespecífico. Níveis normais de D-dímeros de alta sensibilidade encontrados em um paciente com probabilidade pré-teste baixa a moderada tornam a hipótese de EP improvável e, nesse caso, não é indicada a realização de um *workup* diagnóstico adicional.

16.3 **B.** Malignidade, condições hipercoaguláveis adquiridas ou hereditárias, história de TVP ou EP prévias, imobilização e gravidez são todos fatores de risco de TVP e EP. Embora a cirurgia seja um fator de risco conhecido, a duração da cirurgia e o tempo de imobilização pós-operatória são fatores que contribuem para o desenvolvimento de trombose. O paciente que passou por uma apendicectomia sem complicações apresenta risco mínimo de TVP. O paciente submetido à substituição bilateral total dos joelhos deve ter a mobilidade bastante limitada por um longo período e isto o coloca em situação de risco de desenvolvimento de TVP e EP. Uma paciente com câncer ovariano apresenta risco decorrente da malignidade. Uma paciente com história de TVP prévia certamente apresenta um risco vitalício maior de recorrência de TVP. A paciente que teve parto normal há 10 dias apresenta maior risco de TVP do que a população em geral.

16.4 **D.** Esse paciente muito possivelmente pode ter EP, contudo, outras fontes de dor torácica e de dispneia também devem ser consideradas. Um eletrocardiograma será útil no diagnóstico de etiologias cardíacas, incluindo ataques cardíacos ou arritmias. Uma radiografia torácica mostrará a possível existência de outros processos pulmonares, como pneumonia ou pneumotórax decorrente da colocação de uma linha central (além de confirmar a posição da linha). A ultrassonografia Doppler será útil para examinar o sistema venoso quanto à existência de tromboses e possíveis fontes de EP, inclusive as veias profundas dos membros superiores, uma vez que esse paciente está com um cateter interno que pode ser fonte de formação de trombos. Um ensaio de D-dímeros é inútil para a avaliação do paciente, que tem alta probabilidade de doença, enquanto o teste somente deve ser solicitado para pacientes de baixa probabilidade. A ATC seria um exame adequado a ser solicitado neste caso, pois consegue diagnosticar a EP e também outras possíveis etiologias dos sintomas apresentados pelo paciente. Do mesmo modo, a angiografia pulmonar ainda não é indicada para esse paciente, até que um *workup* diagnóstico adicional conduza à suspeita de EP como fonte dos sintomas do paciente com *workup* até então negativo. A angiografia pulmonar é um procedimento invasivo, caro, demorado e associado a complicações, devendo, portanto, ser usado com cautela.

DICAS CLÍNICAS

- Uma forte suspeita clínica representa o fator mais importante na determinação do *workup* de EP, cuja manifestação é frequentemente enganosa.
- O ensaio de D-dímeros, que tem alta sensibilidade, é útil por seu valor preditivo negativo para exclusão da hipótese de TVP e EP.
- A cintilografia V/Q é útil na estratificação do risco de insuficiência renal e, possivelmente, em casos de gestantes com suspeita de EP.
- A ATCMD tornou-se o exame inicial de escolha para pacientes com alta probabilidade pré-teste de EP e sem contraindicações.
- Num total de 80% dos casos, a EP desenvolve-se a partir de tromboses venosas profundas envolvendo as veias ilíaca, femoral ou poplítea.

REFERÊNCIAS

Anderson DR, Kahn SR, Rodger MA, et al. Computed tomographic pulmonary angiography vs. ventilation perfusion lung scanning in patients with suspected pulmonary embolism: a randomized controlled trial. JAMA. 2007;298(23):2743-2753.

Baile EM, King GG, Muller NL, et al. Spiral computed tomography is comparable to angiography for the diagnosis of pulmonary embolism. Am J Respir Crit Care Med. 2000;161(3 Pt 1):1010-5.

Courtney M, Kline J, et al. Clinical features from the history and physical examination that predict the presence of absence of pulmonary emobolism in symptomatic emergency department patients: results of a prospective, multi-center study. Ann Emerg Med. 2010; 55 (4):307-315.

Kline JA, et al. Prospective multicenter evaluation of the pulmonary embolism rule-out criteria. J Thromb Haemost. 2008;6:772-780.

Kline, JA, Runyon, MS. Pulmonary embolism and deep vein thrombosis. In: Marx JA, Hockberger RS, Walls RM, eds. Rosen's Emergency Medicine: Concepts and Clinical Practice. 6th ed. Philadelphia, PA: Mosby Elsevier; 2006.

Kline, JA. Pulmonary embolism. In: Tintinalli JE, Kelen GD, Stapczynski JS, eds. Emergency Medicine: A Comprehensive Study Guide. 6th ed. New York, NY: McGraw-Hill; 2004.

Rogers RL, Winters M, Mayo D. Pulmonary embolism: remember that patient you saw last night? Emerg Med Pract. 2004;6(6):1-20.

Rosen CL, Tracy JA. The diagnosis of lower extremity deep venous thrombosis. Emerg Med Clin North Am. 2001;19:895-912.

Sadigh G, Kelly A, Cronin P. Challenges, controversies, and hot topics in pulmonary embolism imaging. AJR. 2011:196(3);497-515.

Sadosty AT, Boie ET, Stead LG. Pulmonary embolism. Emerg Med Clin North Am. 2003;21(2):363-384.

Wells PS, Anderson DR, Rodger M, et al. Excluding pulmonary embolism at the bedside without diagnostic imaging: management of patients with suspected pulmonary embolism presenting to the emergency department by using a simple clinical model and D-dimer. Ann Intern Med. 2001;135(2):98-107.

CASO 17

Um homem de 55 anos é trazido ao serviço de emergência (SE) pela esposa, apresentando alteração do estado mental. Ela relata que, no dia anterior, seu marido apresentava confusão e instabilidade ao caminhar. O paciente tem história de hipertensão e hiperlipidemia. Ele se queixa de cefaleia e visão turva. Durante o exame, ele está alerta e orientado somente em relação às pessoas. Ao exame de fundoscopia, os discos ópticos parecem estar hiperemiados e edemaciados, com perda das margens nítidas. Seu exame neurológico resultou não focal, enquanto o exame físico aparentemente está normal. Os sinais vitais do paciente são: pressão arterial de 245/140 mmHg, frequência cardíaca de 95 bpm, frequência respiratória de 18 mpm, saturação do oxigênio de 98% ao ar ambiente e não há febre.

- ▶ Qual é o diagnóstico mais provável?
- ▶ Qual é o melhor tratamento?

RESPOSTAS PARA O CASO 17

Encefalopatia hipertensiva

Resumo: um homem de 55 anos de idade, com história de hipertensão, chega ao SE apresentando alteração do estado mental, cefaleia e visão turva, com uma pressão arterial de 245/140 mmHg. O exame físico desse paciente forneceu um achado significativo de papiledema bilateral, além da alteração do estado mental.

- **Diagnóstico mais provável:** encefalopatia hipertensiva.
- **Melhor tratamento:** confirmar o diagnóstico excluindo as hipóteses de acidente vascular encefálico (AVE) isquêmico ou hemorrágico, infecção e lesão com efeito de massa. Reduzir a pressão arterial administrando medicações intravenosas (IV) e procurar evidências de dano em órgão-alvo.

ANÁLISE

Objetivos

1. Identificar a manifestação de várias emergências hipertensivas.
2. Reconhecer a diferença existente entre urgência e emergência hipertensiva.
3. Saber como tratar a pressão arterial nas emergências hipertensivas.

Considerações

Trata-se de um paciente de 55 anos com alteração do estado mental, papiledema e hipertensão grave. Essa apresentação é mais provavelmente de uma encefalopatia hipertensiva, que é definida pela presença de anormalidades neurológicas secundárias à elevação aguda da pressão sanguínea. No passado, encefalopatia hipertensiva e hipertensão maligna eram termos usados como sinônimos. Entretanto, o termo **hipertensão maligna** foi removido das diretrizes nacionais americanas de pressão arterial. A encefalopatia hipertensiva é uma das numerosas formas de emergência hipertensiva. É essencial que o médico **trate a pressão arterial do paciente** caso haja evidência de disfunção de órgão-alvo. Isto contrasta com o tratamento da pressão arterial na urgência hipertensiva.

Depois que a via aérea, a respiração e a circulação (ABC) do paciente são tratadas, a primeira etapa do tratamento consiste em realizar uma **tomografia computadorizada de encéfalo sem contraste (TCC)**, com o objetivo de excluir as hipóteses de lesão com efeito de massa e AVE isquêmico ou hemorrágico. Após a exclusão desses diagnósticos e o estabelecimento do diagnóstico de encefalopatia hipertensiva, o foco deve ser voltado para a diminuição da pressão arterial. **Devem ser administrados agentes anti-hipertensivos IV para reduzir a pressão arterial do paciente. A meta não é normalizar a pressão sanguínea,** pois isto poderia acarretar uma isquemia cerebral secundária à hipoperfusão. Em vez disso, a meta é **diminuir a pressão arterial média em 20 a 25% no decorrer da primeira hora de tratamento. Existem vários agentes anti-hipertensivos disponíveis para tratamento desse distúrbio.** Essa situação contrasta com o típico tratamento da pressão arterial de pacientes com hipertensão de longa duração sem dano agudo em órgão-alvo. **O nitroprussiato de sódio,**

o labetalol e a nicardipina são os agentes de primeira linha usados para diminuir a pressão arterial no contexto da encefalopatia hipertensiva. O nitroprussiato de sódio é administrado como infusão IV, começando a uma velocidade de 0,25 μg/kg/min, que pode ser aumentada até um máximo de 10 μg/kg/min. O labetalol é administrado como *bolus* IV de 20 mg, que pode ser repetido. O labetalol também pode ser administrado como infusão IV a uma velocidade de 0,5 a 2,0 mg/min. A nicardipina é administrada a uma velocidade de 5 mg/h, que pode se aumentada em 2,5 mg/h a cada 5 minutos até o máximo de 30 mg/h.

ABORDAGEM ÀS Emergências hipertensivas

DEFINIÇÕES

HIPERTENSÃO: definida como uma pressão arterial ≥ 140/90 mmHg.

EMERGÊNCIA HIPERTENSIVA: presença de dano agudo em órgão-alvo no contexto de pressão arterial elevada.

URGÊNCIA HIPERTENSIVA: presença de pressão arterial elevada na ausência de evidências de dano agudo em andamento em órgão-alvo. Requer diminuição urgente (e não emergencial) da pressão arterial.

ENCEFALOPATIA HIPERTENSIVA: sintomas neurológicos transientes associados à pressão alta.

PRÉ-ECLÂMPSIA: pressão arterial elevada (pressão sistólica maior ou igual a 140 mmHg ou pressão diastólica maior ou igual a 90 mmHg) em gestante, acompanhada de proteinúria, edema ou ambos ocorrendo após 20 semanas de gestação. A pré-eclâmpsia numa paciente com hipertensão essencial preexistente é diagnosticada quando a pressão arterial sistólica aumenta em 30 mmHg ou se a pressão arterial diastólica sofrer uma elevação de 15 mmHg.

PRÉ-ECLÂMPSIA GRAVE: hipertensão grave, proteinúria excessiva, oligúria, perturbações cerebrais ou visuais, edema pulmonar, função hepática comprometida, dor no quadrante abdominal superior direito ou dor epigástrica, trombocitopenia ou restrição do crescimento fetal.

ECLÂMPSIA: atividade convulsiva ou coma não relacionado a outras condições cerebrais, numa gestante com pré-eclâmpsia.

ABORDAGEM CLÍNICA

A hipertensão é encontrada em 20 a 30% dos adultos, nos países desenvolvidos. É mais comum em homens do que em mulheres, sendo que a pressão arterial parece aumentar com o avanço da idade. A incidência da hipertensão é 1,5 a 2 vezes maior entre os afro-americanos do que entre os brancos. Por definição, a hipertensão existe quando são obtidas duas leituras maiores que 140/90 mmHg em duas ocasiões distintas. As emergências hipertensivas ocorrem em cerca de 1% desses indivíduos e respondem por quase 2 a 3% de todos os atendimentos prestados no SE. O fator de risco mais associado às emergências hipertensivas é uma história de hipertensão.

As urgências hipertensivas são elevações agudas da pressão arterial **na ausência de sinais ou sintomas de dano agudo em órgão-alvo.** Antigamente, acreditava-se que as urgências hipertensivas requeriam uma diminuição imediata e agressiva da pressão arterial. Entretanto, nenhum estudo demonstrou os benefícios proporcionados por esse tratamento que, na verdade, é potencialmente prejudicial. A pressão arterial elevada nesse contexto deve ser reduzida ao longo de dias a semanas, e o paciente pode receber alta do SE mediante acompanhamento ambulatorial em 24 a 48 horas.

A fisiopatologia do dano hipertensivo a um órgão-alvo não é totalmente conhecida. Segundo as teorias atuais, a elevação aguda da pressão arterial leva a uma série de eventos vasculares que causam dano no órgão-alvo. Na encefalopatia hipertensiva, acredita-se que a **elevação aguda da pressão causa disfunção celular endotelial no suprimento vascular cerebral, com consequente formação de edema cerebral.** A encefalopatia hipertensiva pode manifestar-se clinicamente como alterações visuais, papiledema, déficits neurológicos focais e convulsão. A encefalopatia hipertensiva é uma entidade clínica comum. Para estabelecer o diagnóstico, **é necessário excluir as causas mais comuns de alteração do estado mental,** incluindo meningite, encefalite, AVE isquêmico ou hemorrágico, lesão em forma de massa, ingesta tóxica, entre outras.

O diagnóstico de **emergência hipertensiva requer evidências de uma disfunção de órgão-alvo que seja atribuível à elevação da pressão arterial.** Essa disfunção pode se manifestar por meio de **múltiplos sistemas orgânicos** e inclui **infarto agudo do miocárdio, dissecção aórtica, insuficiência ventricular esquerda aguda**, edema pulmonar agudo, **hemorragia ou infarto cerebral, insuficiência renal aguda, pré-eclâmpsia/eclâmpsia, anemia hemolítica microangiopática sintomática e encefalopatia hipertensiva.**

É essencial **diferenciar entre emergência hipertensiva e urgência.** Para tanto, é necessário obter uma história dirigida, realizar exame físico e solicitar exames auxiliar apropriados. Uma história médica detalhada deve ser obtida para determinar se o paciente apresenta manifestações subjacentes renais, cardíacas ou endócrinas. As medicações e outras substâncias em uso pelo paciente devem ser consideradas. Em particular, a obtenção de uma história de uso de cocaína ou outras substâncias simpatomiméticas (fenilefrina, inibidores de monoaminoxidase) é fundamental, pois fornece informações que alteram significativamente o regime de tratamento (os β-bloqueadores devem ser evitados no contexto de uso de simpatomiméticos). Devem ser elucidados quaisquer sintomas relacionados a danos em um órgão-alvo, como dor torácica (infarto do miocárdio, dissecção aórtica), dispneia (insuficiência cardíaca congestiva, edema pulmonar), anúria (insuficiência renal), alterações visuais (papiledema, hemorragias de retina), alteração do estado mental e convulsões. Para pacientes com mais de 20 semanas de gestação ou que tenham dado à luz recentemente, recomenda-se investigar os sintomas de pré-eclâmpsia.

O exame físico também deve avaliar o paciente quanto à existência de sinais de dano em órgão-alvo. A fundoscopia pode revelar papiledemas, hemorragias de retina e exsudação. O exame cardiovascular pode identificar sinais de insuficiência cardíaca, como uma distensão da veia jugular, um galope B3, estertores pulmonares e edema em membro. O exame neurológico deve avaliar o estado mental e buscar sinais de déficits focais.

Os exames auxiliares variam para cada paciente com emergência hipertensiva, dependendo dos sintomas manifestados e do órgão-alvo afetado. Um eletrocardiograma e avaliação dos marcadores de lesão miocárdica devem ser realizados em casos de pacientes com suspeita de infarto do miocárdio. Os níveis de eletrólitos, incluindo creatinina, ureia, hemoglobina, proteinúria e detecção de cilindros de hemácias no exame de urina podem indicar a ocorrência de insuficiência renal ou glomerulonefrite. Uma radiografia torácica pode ser útil no diagnóstico de insuficiência cardíaca congestiva, edema pulmonar e dissecção aórtica. Uma TCC deve ser realizada em todos os pacientes que apresentam alteração do estado mental ou déficit neurológico focal, a fim de excluir as hipóteses de lesão com efeito de massa e AVE isquêmico ou hemorrágico.

Doença hipertensiva na gestação

A pré-eclâmpsia é uma forma única de emergência hipertensiva que ocorre em gestantes. Sua fisiopatologia exata é desconhecida, mas é caracterizada por uma resposta vascular anormal à implantação placentária. A condição está associada a uma aumentada resistência vascular sistêmica, ativação do sistema de coagulação, agregação plaquetária e disfunção celular endotelial. Prever quais pacientes irão desenvolver pré-eclâmpsia ou eclâmpsia é uma tarefa difícil, mas estudos epidemiológicos identificaram vários fatores de risco, incluindo hipertensão crônica e nuliparidade.

Vários sistemas orgânicos podem ser afetados, especialmente diante de uma elevação grave da pressão arterial. O dano ao sistema glomerular renal acarreta proteinúria e, eventualmente, insuficiência renal. A função hepática é comprometida e pode acarretar necrose hemorrágica periportal, hematoma subcapsular ou ruptura hepática. Os distúrbios da coagulação podem manifestar-se como síndrome hemolítico-urêmica. Um percentual das mulheres que sofrem pré-eclâmpsia desenvolve a **síndrome HELLP,** que é caracterizada por anemia hemolítica, níveis de enzimas hepáticas elevados e baixa contagem de plaquetas. A eclâmpsia é caracterizada por convulsões tônico-clônicas, além do envolvimento de múltiplos sistemas já mencionado. O vasoespasmo e o comprometimento do sistema de autorregulação no cérebro podem causar edema cerebral, trombose, hemorragia, cegueira, convulsão ou coma.

O tratamento enfoca primariamente a estabilização da mãe por meio do controle da pressão arterial e da progressão para eclâmpsia. A hidralazina é o agente anti-hipertensivo de escolha para casos de pré-eclâmpsia e eclâmpsia. A meta não deve ser normalizar a pressão arterial, pois isso pode resultar em insuficiência placentária (fluxo sanguíneo inadequado para o feto). A meta de pressão arterial é aproximadamente 160/100 mmHg. Quando a hidralazina é inefetiva, o labetalol é a medicação de segunda linha para tratamento da hipertensão. O **parto é o único tratamento definitivo para a pré-eclâmpsia.** A idade gestacional e a gravidade da doença devem ser consideradas para que os riscos e benefícios do parto *versus* tratamento da gestante possam ser avaliados.

Tratamento das emergências hipertensivas

A emergência hipertensiva é uma emergência médica verdadeira. Avaliação e tratamento imediatos são essenciais para limitar a morbidade e a mortalidade. O paciente deve ser colocado sob monitoração cardíaca e uma linha intravenosa deve ser instalada. Depois de avaliar e estabilizar ABC, o tratamento é iniciado propiciando conforto ao paciente e, consequentemente, eliminado os fatores que contribuem para a exacerbação da hipertensão, como dor, retenção urinária e hipóxia. Os pacientes requerem administração imediata de medicações anti-hipertensivas para prevenção do dano irreversível a órgãos-alvo (exceto no caso do AVE isquêmico agudo). Conforme a elevação da pressão arterial vai sendo abordada, torna-se necessário adotar medidas definitivas no sentido de tratar as complicações.

Saber o conceito de autorregulação é essencial ao tratamento das emergências hipertensivas. A **autorregulação** serve para manter o fluxo sanguíneo e perfusão efetivos constantes dos órgãos-alvo, mesmo com as amplas variações da pressão. No cérebro, a autorregulação atua ajustando o fluxo sanguíneo cerebral junto à microcirculação cerebral. Estudos extensivos sobre a circulação cerebral demonstraram que, nos pacientes não portadores de hipertensão, diante de amplas variações da pressão arterial sistêmica, o fluxo sanguíneo cerebral (FSC) é mantido por meio de vasoconstrição e vasodilatação. Como é difícil medir o FSC com acurácia, em especial os requerimentos e diferenças regionais, a pressão de perfusão cerebral (PPC) é usada como indicador para fins de monitoramento. A PPC é o gradiente de pressão requerido para perfundir o tecido cerebral. É dada pela diferença entre a pressão arterial média (PAM) e a pressão intracraniana (PIC):

$$\text{PAM} - \text{PIC} = \text{PPC}$$

Onde a PAM pode ser aproximada como: (pressão arterial sistólica + 2 × [pressão arterial diastólica]) ÷ 3. As demandas locais de oxigênio celular podem ser atendidas, e o fluxo sanguíneo cerebral regional pode ser mantido ao longo de uma ampla faixa de PPC (entre 50 e 150 mmHg em um sistema funcionando normalmente).

Em indivíduos com hipertensão crônica, o FSC permanece constante a uma PPC mais alta. Entretanto, se a PAM (e, portanto, a PPC) cair para faixas normais, o FSC declina precipitadamente e causa hipoperfusão cerebral. Embora o fenômeno tenha sido pouco estudado, teorizou-se que os declínios rápidos e amplos da pressão arterial em pacientes com hipertensão crônica levariam ao desenvolvimento de hipoperfusão também em outros órgãos-alvo.

Agentes anti-hipertensivos comumente usados nas emergências hipertensivas (Quadro 17.1)

Nitroprussiato de sódio: é um potente vasodilatador periférico que diminui a pré e a pós-carga ao dilatar tanto as artérias como as veias que causam a queda imediata da pressão arterial. A dose IV inicial recomendada é 0,25 μg/kg/min, que deve ser titulada de acordo com a resposta clínica e pressão arterial desejadas. Devido à rápida ação e potência desses agentes, o monitoramento intrarterial é recomendado ao iniciar uma infusão. Entre as desvantagens do uso dessa medicação, está a metabolização em um composto de cianeto tóxico. Além disso, esse fármaco também está associado a uma taquicardia reflexa e assalto coronariano no contexto da síndrome coronariana aguda.

Labetalol: é um bloqueador α_1-adrenérgico seletivo e β-adrenérgico não seletivo. Diminui a resistência vascular sistêmica e, ao mesmo tempo, mantém o fluxo sanguíneo renal, coronariano e cerebral. Diferente dos outros vasodilatadores, o labetalol causa taquicardia reflexa mínima. Seu uso é contraindicado para pacientes com asma aguda, doença pulmonar obstrutiva crônica (DPOC) e insuficiência cardíaca, bloqueio cardíaco e diante do uso abusivo de simpatomiméticos (p. ex., cocaína). Os *bolus* intravenosos de labetalol demoram de 2 a 5 minutos para começar a baixar a pressão arterial. Se um único *bolus* de 20 mg não promove a redução desejada da pressão arterial após 10 minutos, é possível repetir os *bolus* usando a dosagem original, ou uma infusão IV pode ser iniciada e titulada de acordo com a pressão arterial desejada.

Esmolol: é um bloqueador β_1-adrenérgico seletivo de ação de curta duração. Sua ação começa rapidamente e dura pouco. Essas propriedades facilitam sua titulação. O esmolol é efetivo para amenizar a taquicardia reflexa induzida pelo nitroprussiato. As contraindicações ao seu uso são as mesmas contraindicações ao uso dos outros β-bloqueadores (ver Labetalol). A dosagem padrão é um *bolus* IV de 500 μg/kg seguido de infusão contínua de 50 μg/kg/min, que pode ser aumentada em 50 μg/kg/min a cada 4 a 5 minutos, até que a pressão arterial seja alcançada.

Nicardipina: é um bloqueador de canal de cálcio di-hidropiridínico. Pode promover benefícios exclusivos em casos de encefalopatia hipertensiva, pois atravessa a barreira hematoencefálica e promove vasorrelaxamento na musculatura lisa cerebrovascular, minimizando o vasoespasmo, sobretudo em casos de hemorragia subaracnóidea. A nicardipina é contraindicada para pacientes com estenose aórtica avançada. Seu principal efeito colateral é a diminuição abrupta da pressão arterial e a taquicardia reflexa, que podem ser prejudiciais em pacientes com cardiopatia coronariana. A velocidade inicial da infusão é 5 mg/h, que deve ser aumentada em 2,5 mg/h a cada 5 minutos até um máximo de 30 mg/h. Uma vez alcançada a pressão arterial (PA) desejada, recomenda-se tentar ajustar a velocidade da infusão diminuindo-a em 3 mg/h, conforme a tolerância.

Nitroglicerina: é um potente vasodilatador, que atua principalmente sobre o sistema venoso. Diminui a pré-carga e também aumenta o fluxo sanguíneo coronariano para o subendocárdio. A nitroglicerina também pode ser administrada em forma de pasta, jato sublingual, comprimido dissolvível ou infusão. Tem ação de início rápido e é considerada o fármaco de escolha para tratamento das emergências hipertensivas em pacientes com isquemia cardíaca, disfunção ventricular esquerda e edema pulmonar. A dose inicial recomendada para a infusão IV é 5 a 15 μg/min, que deve ser titulada conforme a resposta clínica desejada. Seu uso não é recomendado para pacientes com estenose aórtica grave, obstrução do fluxo de saída ventricular esquerda ou infarto de parede miocárdica inferior devido às chances de precipitação de colapso cardiovascular.

Fenoldopam: é um agonista seletivo periférico de dopamina de tipo 1 que recentemente foi adicionado à lista de medicações usadas no tratamento das emergências hipertensivas. Causa vasodilatação e natriurese. O fenoldopam é administrado como infusão IV de uma dose inicial de 0,1 a 0,3 μg/kg/min, que pode ser aumentada em 0,05 a 0,1 μg/kg/min a cada 15 minutos até a obtenção do efeito desejado. Seu uso proporciona a vantagem de aumentar o fluxo sanguíneo renal e melhorar a depuração da creatinina. Como resultado, o fenoldopam pode ser usado como fármaco de escolha para tratamento das emergência hipertensivas no contexto de comprometimento da função renal. Seu uso é contraindicado para pacientes com pressão intraocular aumentada.

Hidralazina: diminui a pressão arterial promovendo um efeito vasodilatador direto sobre a musculatura lisa arteriolar. O mecanismo exato desse efeito é desconhecido.

Embora seja, há décadas, o tratamento preferido pelos obstetras para casos de pré-eclâmpsia/eclâmpsia, seu uso tem sido abandonado em casos de hipertensão associada a outras condições. A hidralazina pode causar taquicardia reflexa e isquemia no SNC e miocárdio. Outro ponto fraco da hidralazina reside no fato de que, enquanto a meia-vida é de 3 a 6 horas, a duração total do efeito é de até 36 horas e pode ser imprevisível. A dose inicial recomendada é de 5 a 10 mg, administrada como *bolus* IV, que pode ser repetida a cada 10 a 15 minutos.

Enalaprilato: Trata-se da forma IV ativa do enalapril, um inibidor da enzima conversora de angiotensina (ECA). O enalaprilato diminui a resistência vascular sistêmica, pressão capilar pulmonar e frequência cardíaca, ao mesmo tempo em que aumenta a vasodilatação coronariana. Exerce efeito mínimo sobre a PPC. Alguns estudos constataram que o enalaprilato é particularmente útil em casos de emergência hipertensiva com edema pulmonar agudo. Os inibidores de ECA são contraindicados para gestantes. A dose de enalaprilato é 1,25 mg, administrada como *bolus* IV ao longo de 5 minutos, que pode ser repetida a cada 6 horas. O enalaprilato não pode ser titulado para obtenção do efeito desejado.

Condições associadas às emergências hipertensivas

Encefalopatia hipertensiva: a **meta inicial** é a rápida diminuição da pressão arterial em **não mais que 20 a 25% da pressão arterial média.** Uma redução mais agressiva da pressão arterial pode causar hipoperfusão e isquemia, conforme já discutido. Uma normalização adicional da pressão arterial pode ser considerada em 24 a 48 horas. A medicação preferida é nitroprussiato, labetalol ou nicardipina.

Hemorragia* ou infarto cerebral agudo: ainda há controvérsias sobre quando e até quanto a pressão arterial elevada pode ser reduzida em pacientes com AVE isquêmico. De fato, um recente estudo-controle randomizado e multicêntrico, conduzido na Europa, falhou em demonstrar qualquer tipo de benefício decorrente da redução da pressão arterial no AVE agudo e demonstrou, inclusive, uma tendência a efeitos prejudiciais. Para os pacientes candidatos à terapia trombolítica, é possível reduzir a pressão arterial para menos de 185/110 mmHg e mantê-la abaixo de 180/105 mmHg durante as próximas 24 horas. Por outro lado, para os pacientes que não são candidatos à trombólise, uma redução cautelosa da pressão maior que 220/120 mmHg geralmente é aceita, desde que se evite diminuir a pressão de modo excessivo ou rápido demais, já que fazê-lo pode induzir a queda da perfusão cerebral e produzir uma isquemia ainda maior. As medicações preferidas incluem labetalol, nitroprussiato e nicardipina.

Infarto agudo do miocárdio: nesses casos, a meta da redução da pressão arterial é diminuir o trabalho cardíaco promovendo a diminuição da pós-carga e o aumento da pressão de perfusão coronariana. Os medicamentos preferidos são a nitroglicerina e os β-bloqueadores.

---

*N. de R.T. Os autores comentam somente o manejo da PA em pacientes vítimas de AVE isquêmico. No AVE hemorrágico, as diretrizes de *Tratamento da Fase Aguda do Acidente Vascular Cerebral*, da Academia Brasileira de Neurologia (2001), recomendam manter uma PAS inferior a 180 mmHg. Já o *Manual de Rotinas para o Atenção ao AVC*, do Ministério da Saúde (2013), recomenda a manutenção de uma PAS entre 140-160 mmHg em casos de AVE intraparenquimatoso.

Quadro 17.1 • AGENTES ANTI-HIPERTENSIVOS COMUNS

Anti-hipertensivo	Uso preferencial	Dose inicial recomendada	Efeitos colaterais e contraindicações
Nitroprussiato de sódio	Encefalopatia hipertensiva, dissecção aórtica[a]	0,25-10 μg/kg/min, gotejamento IV	Taquicardia reflexa, assalto coronariano, metemoglobinemia, metabolização a cianeto
Nitroglicerina	Infarto do miocárdio, insuficiência cardíaca congestiva, disfunção ventricular esquerda	5-100 μg/min, gotejamento IV	Hipotensão: contraindicado na estenose aórtica grave, obstrução do fluxo de saída ventricular esquerdo e infarto do miocárdio inferior
Nicardipina	Encefalopatia hipertensiva, infarto do miocárdio, insuficiência cardíaca congestiva, AVE isquêmico ou hemorrágico	5 mg/h, gotejamento IV (aumentar em 2,5 mg/h, IV, a cada 5 min a um máximo de 30 mg/h, gotejamento IV)	Hipotensão: contraindicado na estenose aórtica grave Taquicardia reflexa
Labetalol	Encefalopatia hipertensiva, infarto do miocárdio, pré-eclâmpsia/eclâmpsia, AVE isquêmico ou hemorrágico	20-80 mg, *bolus* IV, a cada 10 min (0,5-2 mg/min, gotejamento IV)	Hipotensão: contraindicado na asma aguda, DPOC, insuficiência cardíaca congestiva, bloqueio cardíaco e intoxicação simpatomimética (p. ex., cocaína)
Esmolol	Encefalopatia hipertensiva, infarto do miocárdio, eclâmpsia, AVE isquêmico ou hemorrágico	Dose de carga de 500 μg/kg, IV, durante 1 min (25-50 μg/kg/min, gotejamento IV); titular a cada 10-20 min	Ver Labetalol
Fenoldopam	Insuficiência renal aguda, insuficiência cardíaca congestiva	0,1-0,6 μg/kg/min, gotejamento IV	Contraindicado em casos de pressão intraocular elevada
Enalaprilato	Insuficiência cardíaca congestiva, sistema renina-angiotensina ativo	1,25-5 mg, IV, a cada 6 h	Contraindicado na gestação e no angioedema associado ao uso de inibidores de ECA
Hidralazina	Pré-eclâmpsia/eclâmpsia	5-10 mg, *bolus* IV, pode ser repetido a cada 10-15 min	Taquicardia reflexa e isquemia do SNC e do miocárdio

[a]Deve ser administrado com um β-bloqueador para evitar a taquicardia reflexa.
SNC, sistema nervoso central.

Dissecção aórtica: nessa condição, é essencial diminuir a pressão arterial rapidamente, a fim de limitar a progressão da dissecção. A dissecção aórtica aguda constitui **a única emergência hipertensiva em que há indicação para uma redução rápida e agressiva da pressão arterial.** A meta aqui é manter a pressão arterial mais baixa possível sem comprometer a perfusão do órgão-alvo. A medicação preferida inclui o uso apenas de labetolol. Caso essa medicação não diminua adequadamente a pressão arterial, deve ser combinada ao nitroprussiato de sódio.

Pré-eclâmpsia/eclâmpsia: no passado, o agente mais usado era a hidralazina. Entretanto, os obstetras agora usam o labetolol com maior frequência, pois esse medicamento tem eficácia similar e menos efeitos colaterais. Em adição, o sulfato de magnésio geralmente é administrado para profilaxia contra convulsões, ainda que não possua ação comprovada de redução da pressão arterial em gestantes hipertensas.

QUESTÕES DE COMPREENSÃO

17.1 Um homem de 55 anos chega ao SE apresentando queixas de cefaleia forte, diplopia e vômito. Sua pressão arterial estava em 210/120 mmHg na chegada ao SE. Qual é o próximo passo mais adequado?

A. Observar a pressão arterial e checar novamente em 1 hora; adotar medidas de suporte para a cefaleia e o vômito.
B. Obter uma TCC, administrar um agente anti-hipertensivo (p. ex., nicardipina) e internar o paciente na unidade de terapia intensiva (UTI).
C. Administrar furosemida por via IV para diminuir a pressão arterial.
D. Administrar lorazepam para ajudar o paciente a relaxar.

17.2 Uma mulher de 54 anos chega ao SE e solicita a reposição de seus medicamentos anti-hipertensivos. Ela não toma a medicação há 2 semanas e não consegue agendar uma consulta com o médico particular antes da próxima semana. Sua medicação normal é o atenolol e hidroclorotiazida. A pressão arterial da paciente está em 190/100 mmHg e ela não apresenta queixas. Ela está aguardando atendimento há 4 horas e está impaciente para voltar para o trabalho. Qual é o passo seguinte mais apropriado nessa situação?

A. Trocar as medicações da paciente por um bloqueador de canal de cálcio.
B. Internar a paciente na UTI e administrar nitroprussiato por via IV.
C. Fornecer uma prescrição para as medicações, orientar a paciente a tomar os medicamentos imediatamente e fazer o acompanhamento em 48 horas.
D. Esclarecer para a paciente quais são os prejuízos causados pela falta de complacência, interná-la e iniciar o tratamento com labetalol intravenoso.

17.3 Um homem de 38 anos chega ao SE após ter se envolvido em uma colisão de carros. Após uma avaliação completa, foi determinado que o paciente tinha uma fratura na tíbia direita. Ele tem história de hipertensão, que está tratando à base de medicação. O paciente está na maca, contorcendo-se de dor. Sua pressão arterial é de 210/104 mmHg. Ele não tem queixas, exceto quanto à dor na perna direita. Qual é o próximo passo do tratamento mais apropriado?

A. Controlar a dor e monitorar a pressão arterial do paciente.
B. Iniciar um curso de β-bloqueador e monitorar a pressão arterial do paciente.
C. Chamar um assistente social, devido à suspeita de uso abusivo de drogas ou bebida alcoólica.
D. Internar o paciente e manter sua pressão arterial sob controle.

RESPOSTAS

17.1 **B.** Esse homem tem encefalopatia hipertensiva, que constitui uma emergência médica. Ele apresenta uma hipertensão sintomática que está causando danos em órgão-alvo. Deve ser realizada uma TCC antes de ser iniciado o tratamento, para excluir qualquer hipótese de patologia intracraniana. O tratamento apropriado consiste na administração IV de medicações anti-hipertensivas para diminuir a PAM do paciente em 20 a 25% ao longo de 1 hora.

17.2 **C.** Essa paciente tem urgência hipertensiva. Ela não apresenta sintomas relacionados à pressão arterial elevada nem sinais de dano em órgão-alvo. A paciente deve retomar suas medicações e ter a pressão arterial medida novamente em 48 horas.

17.3 **A.** Embora esse homem tenha história de hipertensão, ele apresenta uma dor agonizante que pode estar causando elevação da pressão arterial. O tratamento apropriado consiste em controlar a dor, ajustar a perna de volta na posição correta e monitorar a pressão arterial dele. A pressão arterial deve diminuir logo que a dor seja controlada.

DICAS CLÍNICAS

- A emergência hipertensiva é definida por uma pressão arterial acentuadamente alta na presença de dano em órgão-alvo. A urgência hipertensiva, por outro lado, consiste na pressão acentuadamente elevada na ausência de efeitos em órgão-alvo.
- Um dos motivos mais comuns de emergência hipertensiva é a falta de complacência por parte do paciente em relação ao regime de medicação anti-hipertensiva.
- É essencial diminuir a pressão arterial com cautela, a fim de evitar um estado de hipoperfusão que acarreta isquemia cerebral.
- Os pacientes com emergência hipertensiva devem ser internados sob monitoramento, de preferência na UTI.

REFERÊNCIAS

Amin A. Parenteral medication for hypertension with symptoms. *Annals Emerg Med.* 2008;51(3 Suppl): S10-S15. Epub 2008 Jan 11.

Blumenfeld JD, Laragh JH. Management of hypertensive crises: the scientific basis for treatment decisions. *Am J Hypertension.* 2001;14(11 Pt 1):1154-1167.

Chobanian AV, Bakris GL, Cushman WC, et al. The seventh report of the Joint National Committee on Prevention, Detection and Evaluation, and Treatment of High Blood Pressure, The JNC 7 Report. NIH Publication No. 04-5230. 2004.

Cotton DB, Gonik B, Dorman KF. Cardiovascular alterations in severe pregnancy induced hypertension: acute effects of intravenous magnesium sulfate. *Am J Obstet Gynecol.* 1984;148:162-165.

De Gaudio AR, Chelazzi C, Villa G, Cavaliere F. Acute severe arterial hypertension: therapeutic options. *Curr Drug Targets.* 2009;10(8):788-798.

Fisher ND, Williams GH. Hypertensive vascular disease. In: Kasper DL, Braunwald E, Fauci AS, Hauser Sl, Longo DL, Jameson JL, eds. *Harrison's Principles of Internal Medicine.* 16th ed. New York, NY: McGraw-Hill :1463-1481.

Flanigan JS, Vitberg D. Hypertensive emergency and severe hypertension: what to treat, who to treat, and how to treat. *Med Clin North Am.* 2006;90(3):439-451.

Frakes MA, Richardson LE. Magnesium sulfate therapy in certain emergency conditions. *Am J Emerg Med.* 1997;15:182-187.

Lipstein H, Lee CC, Crupi RS. A current concept of eclampsia. *Am J Emerg Med.* 2003;21:223-226.

Marik PE, Varon J. Hypertensive crises: challenges and management. *Chest.* 2007;131(6):1949-1962.

McCoy S, Baldwin K. Pharmacotherapeutic options for the treatment of preeclampsia. *Am J Health Syst Pharm.* 2009;66(4):337-344.

Pancioli AM. Hypertension management in neurologic emergencies. *Annals Emerg Med.* 200;51 (3 Suppl):S24-S27. Epub 2008 Jan.

Powers DR, Papadakos PJ, Wallin JD. Parenteral hydralazine revisited. *J Emerg Med.* 1998; 16(2):191-196.

Rhoney D, Peacock WF. Intravenous therapy for hypertensive emergencies, part 1. *Am J Health Syst Pharm.* 2009;66(15):1343-1352.

Rhoney D, Peacock WF. Intravenous therapy for hypertensive emergencies, part 2. *Am J Health Syst Pharm.* 2009;66(16):1448-1457.

Sandset EC, Bath PM, Boysen G, et al; SCAST Study Group. The angiotensin-receptor blocker candesartan for treatment of acute stroke (SCAST): a randomised, placebo-controlled, double-blind trial. *Lancet.* 2011;377:741.

Selvidge R, Dart R. Emergencies in the second and third trimesters: hypertensive disorders and antepartum hemorrhage. *Emerg Med Pract.* 2004;6(12):1-20.

Sibai B, Dekker G, Kupfemine M. Preelampsia. *Lancet.* 2005;365:785-799.

Varon J. Treatment of acute severe hypertension: current and newer agents. *Drugs.* 2008;68 (3):283-297.

Varon J, Marik PE. The diagnosis and management of hypertensive crises. *Chest.* 2000;118:214-227.

Vaughan CJ, Norman D. Hypertensive emergencies. *Lancet.* 2000;356:411-417.

Vidt DG. Current concepts in treatment of hypertensive emergencies. *Am Heart J.* 1986;111:220-225.

CASO 18

Você está trabalhando no serviço de emergência (SE) de um hospital da zona rural que dispõe de 15 leitos, sem equipamento de tomografia computadorizada (TC). Então, chega uma mulher de 25 anos, aparentemente saudável, para avaliação de dor abdominal. A paciente relata que a dor começou há 3 dias. Essa dor é descrita como constante, exacerbada pela movimentação e associada a febre subjetiva e calafrios. Ela nega quaisquer alterações dos hábitos intestinais, sintomas urinários ou alterações relacionadas à menstruação. Seu último período menstrual ocorreu há 6 dias. O exame físico mostra uma temperatura de 38,4°C, frequência de pulsação de 110 bpm, pressão arterial de 112/70 mmHg e frequência respiratória de 18 mpm. Sua pela não está ictérica. Os achados do exame cardiopulmonar são irrelevantes. O abdome está levemente distendido e dolorido nos quadrantes inferiores direito e esquerdo. No quadrante inferior direito, é possível observar uma defesa involuntária e sensibilidade de rebote localizada. O exame pélvico mostra ausência de secreção cervical, porém a paciente apresenta sensibilidade ao movimento cervical e sensibilidade anexial à direita. O exame retal revela ausência de massas e de sensibilidade. Os exames laboratoriais mostram uma contagem de leucócitos igual a 14 mil células/mm^3, níveis de hemoglobina normais e hematócrito normal. O exame de urina revela a presença de 3 a 5 leucócitos por campo de maior aumento, algumas bactérias e traços de cetona.

- Quais são os diagnósticos mais prováveis?
- Como você pode confirmar o diagnóstico?

RESPOSTAS PARA O CASO 18

Dor abdominal aguda

Resumo: uma mulher de 25 anos, saudável, apresenta história de dor na região abdominal inferior com duração de 3 dias, acompanhada de febre subjetiva. Seus exames indicam que há febre e sensibilidade na região abdominal inferior (à direita > à esquerda). O exame retal não forneceu achados significativos. Os exames laboratoriais indicam a ocorrência de leucocitose.

- **Diagnóstico mais provável:** os diagnósticos prováveis incluem uma apendicite com complicação, doença inflamatória pélvica (DIP), torsão ovariana ou outra patologia pélvica.
- **Exames confirmatórios:** realizar teste de gravidez e ultrassonografia pélvica para avaliar a possibilidade de patologia ovariana e pélvica. Se os resultados desses exames sugerirem a existência de uma fonte pélvica para a patologia, então deve ser considerada a possibilidade de realização de uma laparotomia ou laparoscopia exploratória.

ANÁLISE

Objetivos

1. Aprender as relações existentes entre sintomas, achados e fisiopatologia dos vários tipos de processos patológicos capazes de produzir dor abdominal aguda.
2. Aprender a desenvolver estratégias razoáveis de diagnóstico e tratamento com base no diagnóstico clínico, recursos disponíveis e características apresentadas pelo paciente.
3. Conhecer o diagnóstico e a estratificação da gravidade da pancreatite aguda.

Considerações

Trata-se de uma jovem saudável, que apresenta dor aguda na região abdominal inferior. Com base na idade da paciente e na localização da dor, uma apendicite aguda e uma patologia ginecológica são as fontes mais prováveis de patologia. A obtenção de informações adicionais sobre a história e a realização de mais exames diagnósticos pode ser útil para diferenciar essas possibilidades.

Uma história ginecológica pertinente deve incluir informações sobre contatos sexuais, padrão menstrual, problemas ginecológicos anteriores e probabilidade de gravidez. Um teste de gravidez deve ser obtido logo no início do processo de avaliação para verificar a presença/ausência de gravidez. Se os achados fornecidos pela história e pelo exame físico sugerirem que a fonte da patologia tem origem em órgãos pélvicos, torna-se necessário realizar exame de ultrassonografia pélvico.

Caso a paciente esteja grávida, deve ser realizado um exame de ultrassonografia para inspecionar o saco gestacional intrauterino e estimar a idade gestacional. Se o saco gestacional intrauterino não for visualizado por ultrassonografia, então deve ser considerada a possibilidade de gravidez ectópica e a paciente deve ser encaminhada imediatamente para avaliação ginecológica e possível intervenção cirúrgica. Por outro lado, se o teste de gravidez resultar negativo e houver uma forte suspeita de patologia pélvica, a prioridade inicial deve ser identificar a existência de processos potencialmente prejudiciais à vida e redutores da fertilidade, incluindo os abscessos tubo-ovarianos, a DIP e a torsão ovariana. A **ultrassonografia pélvica** seria bastante útil como exame inicial para identificação ou exclusão desses processos. Se o exame de ultrassonografia pélvico não identificar nenhuma patologia pélvica, então uma varredura de tomografia computadorizada (TC) do abdome e da pelve poderá ser útil. A abordagem de tratamento para pacientes com dor abdominal é variável, dependendo da disponibilidade de recursos e conhecimentos especializados. Para essa paciente, que está sendo atendida em um estabelecimento com capacidade para 15 leitos e sem disponibilidade de TC, o cirurgião geral deve ser consultado, logo no início, quanto à potencial necessidade de transferência para outro hospital ou de realização de avaliações adicionais por laparoscopia ou laparotomia.

ABORDAGEM À
Dor abdominal

DEFINIÇÕES

ABDOME AGUDO: o termo **abdome agudo** descreve o aparecimento recente de uma dor abdominal. Pacientes com abdome agudo requerem avaliação urgente e não necessariamente cirurgias urgentes.

INTESTINO ANTERIOR: o intestino anterior estende-se da orofaringe até o intestino médio, incluindo o fígado, trato biliar, pâncreas e baço.

INTESTINO POSTERIOR: o intestino posterior estende-se do colo transverso distal até o reto.

INTESTINO MÉDIO: o intestino médio estende-se do duodeno distal até o colo médio-transverso.

DOR REFERIDA: esse tipo de dor, em geral, surge em uma estrutura profundamente localizada em relação a outra estrutura remota profunda ou superficial. O padrão de dor referida baseia-se na existência de vias centrais compartilhadas entre os neurônios aferentes dos dermátomos cutâneos e estruturas intra-abdominais. A dor referida frequentemente está associada à hiperalgesia cutânea e tônus muscular aumentado. (Um exemplo clássico de dor referida ocorre com a irritação do hemidiafragma esquerdo a partir de um rompimento de baço que causa dor referida no ombro esquerdo em decorrência da inervação compartilhada pelos mesmos nervos cervicais.)

DOR SOMÁTICA: essa dor surge da irritação do peritônio parietal. É um tipo de dor mediada principalmente por fibras nervosas espinais que suprem a parede abdominal e é percebida como aguda, constante e, em geral, localizada a um dos quatro quadrantes. **A dor somática pode surgir como resultado de alterações no pH e na temperatura (infecção e inflamação) ou da elevação da pressão (incisão cirúrgica).**

DOR VISCERAL: essa dor geralmente é caracterizada como entorpecente, do tipo cólica, profunda ou contínua. O desenvolvimento embriológico normal das vísceras abdominais resulta em inervações autonômicas bilaterais simétricas que fazem a dor visceral ser percebida junto à linha média. A estimulação visceral pode ser produzida por alongamento e torsão, estimulação química, isquemia ou inflamação. A dor visceral oriunda de estruturas do trato gastrintestinal (GI) está correlacionada à localização da dor, com base em suas origens embrionárias, em que a dor no intestino anterior é percebida junto ao epigástrio, a dor no intestino médio é percebida junto à região periumbilical e a dor no intestino posterior é percebida no hipogástrio.

ABORDAGEM CLÍNICA

A dor abdominal é uma queixa importante comumente apresentada pelos pacientes examinados no SE, sendo responsável por cerca de 5 a 8% de todos os atendimentos prestados. Em termos gerais, de 18 a 25% dos pacientes com dor abdominal avaliados no SE apresentam condições graves que requerem terapia hospitalar intensiva. Em uma série recente, a distribuição do diagnóstico comum de pacientes adultos de SE com dor abdominal foi listada do seguinte modo: 18% são internados, 25% têm dor abdominal indiferenciada, 12% são mulheres com dor pélvica, 12% apresentam dor no trato urinário, e 9,3% apresentam dor cirúrgica GI. Cerca de 10% dos pacientes necessitam de cirurgia urgente e a maioria dos pacientes com dor abdominal indiferenciada são mulheres jovens com sintomas epigástricos que não progridem para o desenvolvimento de problemas médicos significativos.

Conhecer a fisiopatologia, epidemiologia e manifestações clínicas da doença, bem como as limitações dos exames laboratoriais e de imagem é importante durante a avaliação dos pacientes com dor abdominal atendidos no SE. A dor abdominal inicialmente pode ser classificada como **cirúrgica** ou **não cirúrgica**. Como alternativa, a abordagem à dor pode ser do tipo órgão-sistema. Em geral, as causas cirúrgicas são encontradas mais do que as causas não cirúrgicas, quando são considerados todos os pacientes atendidos com dor abdominal aguda.

As causas cirúrgicas (ou causas que possivelmente requeiram correção cirúrgica) podem ser classificadas de acordo com o mecanismo em: **(1) hemorrágicas, (2) infecciosas, (3) perfurantes, (4) obstrutivas, (5) isquêmicas, e (6) inflamatórias.** As condições hemorrágicas causadoras de dor abdominal incluem as lesões traumáticas em vísceras sólidas e ocas; gravidez ectópica rompida; hemorragia/rompimento tumoral (p. ex., adenomas hepáticos e carcinomas hepatocelulares); e vazamento ou rompimento de aneurismas. As condições infecciosas podem incluir apendicite, colecistite, diverticulite, colite infecciosa, colangite, pielonefrite, cistite, peritonite primária e DIP. As perfurações causadoras de dor abdominal podem ser resultantes de úlceras pépticas, diverticulite, perfurações esofágicas e lesão traumática em vísceras ocas. Os processos obstrutivos que levam ao aparecimento de dor abdominal podem ser decorrentes da obstrução do intestino delgado, obstrução do intestino grosso, obstrução ureteral e obstruções biliares (ver radiografia na Fig. 18.1). As causas isquêmicas são subclassificadas em microvasculares e macrovasculares. Os eventos

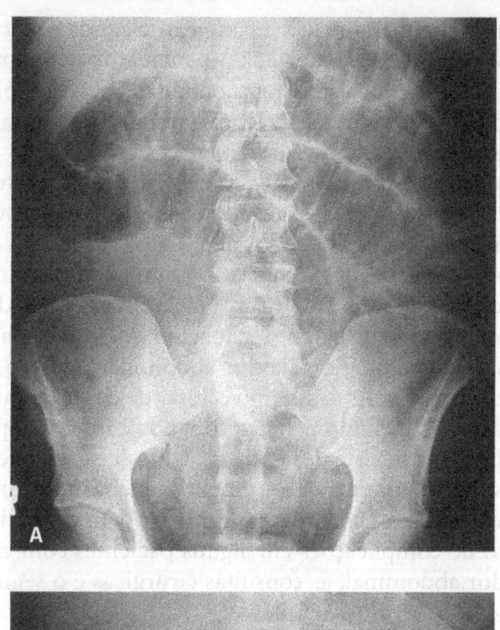

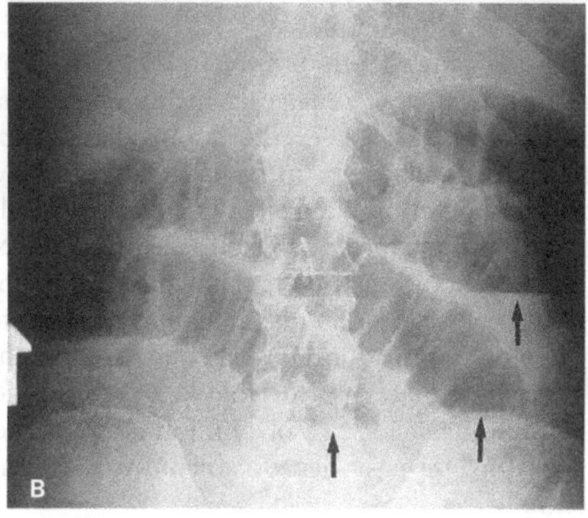

Figura 18.1 Radiografias abdominais em posições supina (A) e vertical (B), mostrando um intestino delgado dilatado contendo níveis hidroaéreos. (Reproduzida, com permissão, de Kadell BM, Zimmerman P, Lu DSK. Radiology of the abdome. In: ZinnerMJ, Schwarz SI, Ellis H, et al, eds. Maingot's Abdominal Operations. 10th ed. New York, NY: McGraw-Hill; 1997:24.)

isquêmicos macrovasculares podem ter causa mecânica, como a torsão (mais frequente nos intestinos e ovários), obstrução vascular por trombose, embolia e estados de baixo fluxo não obstrutivo, podendo incluir a isquemia do intestino delgado e do colo. Os eventos isquêmicos microvasculares são incomuns e podem ser causados por condições como a intoxicação por cocaína. As condições inflamatórias causadoras de dor abdominal podem incluir a pancreatite aguda e a doença de Crohn. O mecanismo de produção da dor associada à pancreatite aguda não foi totalmente esclarecido, mas é provável que esteja relacionado à liberação local de mediadores inflamatórios. Embora nem todos os pacientes com dor abdominal produzida pelas causas cirúrgicas listadas necessitem de intervenções cirúrgicas, o potencial de intervenção cirúrgica ou outras formas de intervenção invasivas é alto nesses pacientes. Por esse motivo, uma consultoria cirúrgica precoce é recomendável.

As causas não cirúrgicas de dor abdominal aguda são menos comuns e ocorrem com maior frequência em pacientes com história significativa endócrina, metabólica, hematológica, infecciosa ou de abuso de substância. As causas endócrinas e metabólicas de dor abdominal podem incluir a cetoacidose diabética, a crise *addisoniana* e a uremia. As causas hematológicas de dor abdominal incluem a crise da anemia falciforme e a leucemia aguda. As causas infecciosas de dor abdominal incluem a meningite aguda, peritonite tuberculosa, hepatite aguda e infecções pelo vírus varicela-zóster. Como as diferenças existentes entre as causas cirúrgicas e não cirúrgicas de dor abdominal costumam ser sutis, é recomendável consultar um colega cirurgião em todos os casos de pacientes com dor abdominal. Além disso, devido ao potencial de desenvolvimento de complicações em alguns pacientes com causas inicialmente não cirúrgicas de dor abdominal, as consultas cirúrgicas e o seguimento são essenciais para o tratamento dos casos complexos.

As avaliações dos pacientes devem ser voltadas para a identificação de condições clínicas potencialmente graves. A analgesia, incluindo com narcóticos, não deve ser negada aos pacientes com dor. No evento de um diagnóstico não identificado após uma avaliação detalhada, pode ser apropriado liberar o paciente com o diagnóstico de **dor abdominal de etiologia desconhecida**. Em geral, **os pacientes não devem receber alta enquanto estiverem sob efeito da analgesia.** No caso dos pacientes cujas etiologias da dor abdominal não tenham sido claramente determinadas, é importante tranquilizá-los, assegurando que a dor provavelmente irá melhorar e se resolver. Entretanto, devido à ampla sobreposição que ocorre na manifestação inicial de doenças graves, o paciente precisa ser orientado a procurar acompanhamento o quanto antes, caso os sintomas não se resolvam. Em adição, o acesso a medicações para dor à base de narcótico deve ser negado aos indivíduos sem diagnóstico claro nem acompanhamento.

Dor abdominal em mulheres

As mulheres representam cerca de 75% de todos os pacientes avaliados no SE com dor abdominal. Aquelas em idade fértil constituem uma população de pacientes complexa, do ponto de vista diagnóstico, por apresentarem um diferencial mais amplo para a dor. Apendicite aguda, doença do trato biliar, infecção no trato urinário e problemas ginecológicos são as fontes mais comuns de dor abdominal entre as mulheres em idade fértil. A história obtida de cada paciente deve incluir detalhes da história menstrual, práticas sexuais, história ginecológica e obstétrica, e história cirúrgica. Na maioria dos casos, a história inicial e o exame físico podem ajudar a direcionar o *workup* para um determinado sistema orgânico ou região do corpo. As avaliações laboratoriais, incluindo hemograma completo com diferencial, amilase sérica, exame de urina, teste de gravidez e teste de função hepática, podem fornecer informações adicionais úteis para excluir certos diagnósticos. Havendo indicação, a realização de exames de imagem, como a ultrassonografia e as varreduras de TC, pode ser útil para avaliar a existência de patologias envolvendo o trato biliar e a pelve, bem como uma apendicite aguda. **Como o excesso de confiança nos exames laboratoriais e/ou de imagem pode contribuir para o erro diagnóstico, os resultados desses exames devem ser sempre interpretados dentro de um contexto clínico apropriado. O julgamento clínico deve ser exercido com relação à aquisição de consultoria e/ou observação.**

Dor abdominal em pacientes idosos

Os pacientes idosos (> 65 anos) representam cerca de 15% de todos os atendimentos prestados no SE. Além disso, cerca de um terço desses atendimentos resultam em internação. Comparando com os pacientes adultos jovens, os **pacientes idosos** com dor abdominal avaliados no SE em geral **apresentam uma prevalência aumentada de doenças sérias** causadoras da dor abdominal. Nesses casos, a frequência das doenças graves que requerem intervenção cirúrgica foi estimada em até 30%. Adicionalmente, a taxa de mortalidade associada à dor abdominal é maior nessa população, em decorrência do aumento da incidência de doenças catastróficas (incluindo a isquemia mesentérica, vazamento ou rompimento de aneurisma e infarto do miocárdio). **Os diagnósticos comuns entre os pacientes idosos incluem a doença no trato biliar (23%), doença diverticular (12%), obstrução intestinal (11%) e indeterminado (11%).**

Devido às variadas razões que incluem as manifestações clínicas atípicas e a dificuldade de comunicação, a dor abdominal no idoso está associada a uma alta frequência de diagnósticos incorretos (até 60%). A incapacidade de diagnosticar a causa da dor abdominal contribui para o atraso da instituição do tratamento e aumento da mortalidade, pois foi demonstrado que os pacientes idosos cuja dor abdominal não é diagnosticada corretamente no SE apresentam uma mortalidade duas vezes maior do que aquela observada entre os pacientes idosos cujas causas da dor abdominal são diagnosticadas de maneira correta.

Para a maioria dos pacientes idosos, a avaliação deve ser ampliada de modo a favorecer a identificação de causas cardíacas, pulmonares, vasculares, neoplásicas e neurológicas de dor abdominal. Muitas vezes, os sintomas observados nessa população são atribuídos à existência de uma comorbidade médica subjacente. É importante ter em mente que as medicações tomadas por muitos pacientes idosos podem contribuir para o desenvolvimento de problemas abdominais, bem como alterar as manifestações clínicas (p. ex., β-bloqueadores podem ofuscar a resposta da frequência de pulsação ao estresse). Havendo indicação, devem ser realizados testes auxiliares para ajudar a estabelecer o diagnóstico. Entretanto, é importante lembrar que **a acurácia diagnóstica de qualquer teste depende da probabilidade pré-teste, especifici-**

dade, sensibilidade e prevalência da doença na população examinada. Como a dor abdominal na população idosa está mais associada a patologias graves, consultorias adequadas devem ser providenciadas e uma política liberal em relação à observação no contexto de internação ou do SE deve ser adotada para todos os casos em que a causa da dor não puder ser claramente identificada.

Pacientes com pancreatite aguda

A pancreatite aguda (PA) é uma condição inflamatória aguda do pâncreas que afeta adultos de todas as idades e, nas formas graves, pode afetar todos os órgãos do corpo. Diz-se que o paciente tem PA grave quando o processo está associado à disfunção orgânica, escores Apache II ≥ 8, escores de Ranson ≥ 3 ou presença de complicações locais demonstradas por varreduras de TC intensificadas com contraste (p. ex., necrose pancreática, pseudocisto ou coleções de líquido peripancreático). A PA grave é relatada em 15 a 20% dos pacientes com PA. As taxas de mortalidade associadas à PA leve são cerca de 5%, enquanto a PA grave está associada a taxas de mortalidade de até 25%. A suspeita diagnóstica de pancreatite deve ser considerada diante de uma dor abdominal persistente ou lombalgia associada a níveis séricos elevados de lipase sérica e/ou amilase. No contexto do SE, a etiologia da PA pode ser avaliada por meio da obtenção da história clínica (que deve incluir perguntas sobre cálculos biliares, consumo de bebidas alcoólicas, medicações, infecções, distúrbios metabólicos e autoimunes, história familiar e história de traumatismo) e realização de exames laboratoriais que incluam testes de função hepática, cálcio e níveis de triglicerídeos. Em cerca de 80% dos pacientes com PA, a causa pode ser determinada com base nos achados da história clínica e da avaliação clínica inicial. Identificar a causa da PA em geral não é essencial durante o tratamento inicial dos pacientes no centro de emergência, mas pode ter implicações na prevenção de futuras recidivas da doença. A estratificação da gravidade da condição do paciente é útil durante a avaliação inicial, pois pode ajudar a direcionar o rastreamento dos pacientes para as unidades de terapia intensiva ou estabelecimentos especializados.

O tratamento inicial dos pacientes é voltado para o reconhecimento e prevenção de disfunção orgânica em pacientes com PA grave. A imediata reposição do volume intravascular é essencial à prevenção de disfunção renal. Quando os pacientes não respondem adequadamente ao tratamento inicial com líquidos, deve ser considerado o monitoramento da pressão venosa central, monitoramento da oximetria de pulso e monitoramento do débito urinário, a fim de ajudar a direcionar esses esforços e evitar impor uma sobrecarga de líquidos aos pacientes.

A recorrência da doença é comum entre os pacientes com PA, em especial quando a causa é o consumo de álcool, induzida pelo metabolismo ou decorrente de anormalidades anatômicas, como o pâncreas bífido e o divertículo duodenal periampular. É importante identificar os pacientes com PA relacionada à presença de cálculos biliares, pois a maioria das recidivas ocorridas nesses pacientes pode ser evitada por colecistectomia.

A varredura de TC do abdome é desnecessária para o diagnóstico ou confirmação do diagnóstico de PA. As varreduras de TC realizadas no contexto do centro de emergência podem ser indicadas para ajudar a confirmar o diagnóstico de PA, caso o quadro clínico e/ou os valores bioquímicos sejam insuficientes para essa finalidade. Em adição, a varredura de TC pode ajudar a identificar pacientes com necrose pancreática significativa que, por sua vez, frequentemente está relacionada à gravidade da condição e a complicações pancreáticas regionais (Quadro 18.1). A varredura de TC com contraste IV realizada em pacientes com depleção do volume intravascular que apresentam PA poderia contribuir para a produção de lesões renais agudas e lesões pancreáticas adicionais. Dessa forma, esses exames devem permanecer suspensos até que as depleções de volume exibidas pelo paciente sejam corrigidas.

Os pacientes com pancreatite grave, determinada pela presença de disfunção de órgão-alvo, Apache II > 8, escore de Ranson > 3 ou TC demonstrando necrose pancreática, podem ser beneficiados pelo monitoramento estreito e, portanto, pela internação em UTI. Nos últimos anos, tem havido uma tendência contínua a adotar o tratamento não cirúrgico ou cirúrgico tardio (> 14 dias) de pacientes com PA grave. Até mesmo pacientes com PA em estado crítico ainda seriam beneficiados por uma consultoria precoce com um cirurgião especialista, pois existem outros processos intra-abdominais que requerem intervenção cirúrgica e que poderiam mimetizar a PA ou se desenvolver em consequência de uma PA grave.

Pacientes com dor abdominal crônica ou recorrente

Os pacientes com dor abdominal crônica ou recorrente representam um desafio diagnóstico e terapêutico mais difícil para os médicos emergencistas. O dilema enfrentado pelos médicos do SE, ao se depararem com esses pacientes, incluem o estabelecimento de um diagnóstico correto, a determinação de uso apropriado dos exames diagnósticos disponíveis, a determinação das medicações analgésicas apropriadas para o paciente e o seguimento.

Quadro 18.1 • ÍNDICE DE GRAVIDADE DA TC (IGTC) PARA PANCREATITE AGUDA

Achados da TC	Pontos t
Inflamação pancreática	
Nenhuma	0
Ampliação difusa focal do pâncreas	1
Inflamação pancreática associada a alterações inflamatórias no tecido adiposo peripancreático	2
Flegmão ou acúmulo de líquido isolado	3
Pelo menos dois acúmulos de líquido ou presença de gases na região peripancreática	4
Necrose pancreática	
Sem necrose	0
≤ 30% necrose	2
30%-50% de necrose	4
> 50% de necrose	6
Pontuação total (pontuação de inflamação + pontuação de necrose)	0-10

De forma parecida à abordagem adotada para os pacientes com dor abdominal aguda, a avaliação da dor abdominal crônica deve começar pela obtenção de uma história detalhada. Os eventos e as atividades que deflagram ou aliviam os sintomas podem ser úteis para identificar os sistemas orgânicos onde a dor tem origem. A descrição detalhada dos padrões e da localização da dor é útil para classificá-la em dor visceral, dor somática ou dor referida. E, com base nessas determinações, também é possível delinear o sistema orgânico e as fontes anatômicas da dor abdominal.

O exame físico desses pacientes deve estar voltado para ajudar a escolher o diagnóstico diferencial, formulado com base na história, e não para a busca da patologia. Infelizmente, os achados do exame físico às vezes são difíceis de interpretar, devido às alterações psicológicas e de personalidade, em especial quando se trata de uma dor crônica, recorrente e forte.

Lamentavelmente, nenhum exame laboratorial ou de imagem específico apresenta 100% de sensibilidade ou especificidade para o diagnóstico da dor abdominal. Como regra geral, os exames diagnósticos devem ser selecionados apenas se os resultados dos exames solicitados conduzirem especificamente a avaliações adicionais ou ao tratamento. O hemograma pode ser útil na identificação de leucocitose que, por sua vez, pode indicar a existência de uma condição inflamatória ou infecciosa. Por outro lado, a presença de anemia poderia ser útil para a verificação da existência de colite isquêmica, malignidade no trato GI ou enteropatia inflamatória. As anormalidades encontradas no painel de função hepática podem ajudar a identificar coledocolitíase, papilite estenosante e malignidade periampular. A elevação dos níveis séricos de amilase, em geral, é observada no contexto de pancreatite aguda ou crônica. A elevação da velocidade de hemossedimentação pode sugerir a ocorrência de processos autoimunes ou distúrbios vasculares colágenos.

Mesmo após a conclusão de avaliações extensivas e apropriadas, a condição do paciente frequentemente pode permanecer indeterminada. Quando possível, os resultados da avaliação e dos exames diagnósticos devem ser discutidos com médico da assistência primária que cuida do paciente, com o intuito de submeter o paciente a testes adicionais e seguimento. Os pacientes que não estão sob os cuidados de um médico da assistência primária devem passar por uma avaliação e consulta com um médico da assistência primária ou especialista antes de receberem alta do SE.

QUESTÕES DE COMPREENSÃO

18.1 Uma mulher de 30 anos apresenta uma dor epigástrica que surgiu após o jantar. A paciente relata ter sentido dores semelhantes antes desse episódio, porém de menor intensidade. A paciente foi diagnosticada com doença do refluxo gastresofágico pelo médico da assistência primária, que lhe prescreveu um inibidor de bomba de prótons. Essa medicação, no entanto, não foi efetiva na resolução da dor. O episódio atual de dor foi intenso e durou 3 horas. A temperatura da paciente é de 38°C, a frequência cardíaca é de 100 bpm, a frequência respiratória está em 20 mpm e a pressão arterial é de 130/90 mmHg. O exame abdominal revelou ausência de dor. A administração de 30 mL de antiácido e 4 mg de sulfato de morfina promoveu algum alívio da dor. Qual é o próximo passo mais apropriado?

A. Obter um hemograma, determinar os níveis de amilase, realizar testes de função hepática e um exame de ultrassonografia da vesícula biliar. Discutir com cirurgiões a necessidade de internação da paciente.
B. Realizar o seguimento junto ao médico da assistência primária, dentro de duas semanas.
C. Internar a paciente para realização de uma endoscopia do trato GI superior.
D. Prescrever antiácido e dar alta do SE para a paciente, com seguimento junto ao médico da assistência primária.
E. Obter um exame de ultrassonografia da vesícula biliar, prescrever antibióticos orais e analgésicos, e providenciar um seguimento ambulatorial para a paciente junto ao médico da assistência primária.

18.2 Qual dos seguintes aspectos melhor caracteriza a dor somática?
A. Localização junto à linha média.
B. Dor aguda, persistente e bem localizada junto ao quadrante inferior esquerdo.
C. Dor intermitente.
D. Dor que melhora com a movimentação do corpo.

18.3 Para qual dos seguintes pacientes a TC abdominal é contraindicada?
A. Um homem de 60 anos que apresenta dor persistente no quadrante esquerdo inferior, febre e uma massa sensível.
B. Um homem de 45 anos, alcoólatra, que apresenta dor abdominal difusa, hemograma com 18.000 células/mm^3 e níveis séricos de amilase de 2.000.
C. Uma jovem de 18 anos, não grávida, que apresenta dor suprapúbica e dor no quadrante inferior direito, presença de massa também no quadrante inferior direito e contagem de leucócitos de 15.000 células/mm^3.
D. Um homem de 70 anos que apresenta dor e distensão abdominais, presença de uma massa pulsátil no epigástrio e pressão arterial de 70/50 mmHg.
E. Um homem de 24 anos que apresenta um novo achado de hérnia umbilical dolorosa e irredutível, além de ter história de 12 horas de distensão abdominal e vômito.

RESPOSTAS

18.1 **A.** Essa paciente tem uma dor epigástrica recorrente atribuída à doença do refluxo gastresofágico. Entretanto, o fato de seus sintomas não terem sido controlados no passado com o uso de inibidores de bomba de prótons sugere um provável erro de diagnóstico. Os sintomas recorrentes provavelmente são causados por uma doença no trato biliar e a atual manifestação apresentada pela paciente induz uma forte suspeita de doença no trato biliar com complicação, como uma colecistite aguda. A alternativa A representa os exames usados na avaliação da doença do trato biliar, que são adequados ao contexto. Devido à febre, a abordagem de tratamento ambulatorial descrita na alternativa E é inadequada.

18.2 **B.** A dor somática geralmente está associada à irritação do peritônio parietal, que gera uma dor aguda, persistente e localizada. Esse tipo de dor piora com o movimento e pode produzir espasmos na musculatura da parede abdominal sobrejacente, que se manifestam como defesa involuntária.

18.3 **D.** O paciente descrito na alternativa D apresenta instabilidade hemodinâmica, além de sinais e sintomas sugestivos de um aneurisma abdominal rompido. Uma varredura de TC provavelmente atrasaria a instituição do tratamento e, portanto, é contraindicada à situação. O paciente descrito na alternativa A provavelmente tem diverticulite e, nesse caso, a TC pode ser apropriada para fins de estadiamento da gravidade. O pacientes descrito na alternativa B provavelmente tem pancreatite aguda, em que a TC é útil na estratificação da gravidade da doença. A paciente descrita na alternativa C pode ter uma apendicite com complicação ou outro processo GI ou ginecológico com complicações, em que a TC pode ser usada para fins de diferenciação. O paciente descrito na alternativa E tem hérnia umbilical encarcerada, acompanhada de sinais e sintomas de obstrução intestinal relacionados a esse achado. A intervenção cirúrgica é indicada, com base apenas na manifestação apresentada pelo paciente.

DICAS CLÍNICAS

- A maioria dos pacientes que recebem o diagnóstico de **dor abdominal indiferenciada**, determinado após uma avaliação detalhada no SE, apresenta resolução espontânea da dor.
- As medicações narcóticas afetam as características e a intensidade de todas as dores abdominais, seja qual for a etiologia.
- Até um terço dos pacientes idosos com dor abdominal avaliada no SE apresentam condições que podem requerer intervenção cirúrgica.

REFERÊNCIAS

Delrue LJ, De Waele JJ, Duyck PO. Acute pancreatitis: radiologic scores in predicting severity and outcome. *Abdom Imaging*. 2009;35:349-361.

Gravante G, Garcea G, Ong SL, et al. Prediction of mortality in acute pancreatitis: a systematic review of the published evidence. *Pancreatology*. 2009;9:601-614.

McNamara R, Dean AJ. Approach to acute abdominal pain. *Emerg Med Clin N Am*. 2011;29:159-173.

Pezzeilli R, Zerbi A, DiCarlo V, et al. Practice guidelines for acute pancreatitis. *Pancreatology*. 2010;10: 523-535.

Privette Jr TW, Carlisle MC, Palma JK. Emergencies of the liver, gallbladder, and pancreas. *Emerg Med Clin N Am*. 2011;29:293-317.

CASO 19

Um menino de 2 anos é levado ao serviço de emergência (SE) por ter sofrido um episódio de "engasgo". O paciente ficou brincando com bolinhas de gude na sala, enquanto a mãe se ausentou por alguns minutos. Ela voltou correndo ao ouvir o filho engasgar e tossir. Ela nega qualquer episódio recente de febre, tosse ou outros sintomas infecciosos envolvendo o trato respiratório superior. Ao ser questionada, a mãe nega que o filho tenha ficado arroxeado, tido dificuldades para respirar ou vomitado. A gestação do paciente foi a termo e ele não tem história médica pregressa significativa. Atualmente, o paciente não toma nenhuma medicação e está em dia com as vacinas. Ele fica em uma creche de manhã e não teve contato recente com ninguém que estivesse doente.

Ao exame, sua temperatura é de 37,7°C, a pressão arterial está em 93/55 mmHg, a frequência cardíaca é de 105 bpm, a frequência respiratória é de 24 mpm e a saturação de oxigênio está em 98% sob atmosfera ambiente. O paciente brinca ativamente e está alerta. O único achado relevante fornecido pelo exame do paciente é o engasgamento intermitente. Ele não apresenta retrações intercostais nem uso de musculatura auxiliar.

- Quais são as potenciais complicações desse paciente?
- Qual é o próximo passo mais apropriado?

RESPOSTAS PARA O CASO 19

Ingestão de corpo estranho

Resumo: o paciente é um menino de 2 anos que provavelmente engoliu um corpo estranho (bolinha de gude).

- **Potenciais complicações:** estreitamento do esôfago, perfuração, mediastinite ou peritonite, abscesso paraesofágico, tamponamento cardíaco e fístula aortotraqueoesofágica.
- **Próximo passo mais apropriado:** como a crianças está estável, obter uma radiografia para localizar o corpo estranho.

ANÁLISE

Objetivos

1. Reconhecer o contexto clínico, sinais e sintomas da ingestão de corpos estranhos.
2. Aprender a abordagem diagnóstica e terapêutica adotada para ingestão de vários tipos de corpos estranhos.

Considerações

Os pacientes que engolem corpos estranhos podem permanecer assintomáticos ou podem estar em *in extremis*. Embora a maioria dos objetos atravesse o trato gastrintestinal sem dificuldade, é importante identificar os pacientes que requerem observação e que precisarão de intervenção (Quadro 19.1).

ABORDAGEM À

Ingestão de corpo estranho

ABORDAGEM CLÍNICA

Embora as crianças de 18 a 48 meses de idade representem quase 80% dos casos, os adultos desdentados, pacientes psiquiátricos e prisioneiros também engolem corpos estranhos com frequência. As crianças costumam ingerir objetos que conseguem pegar e colocar dentro da boca, como moedas, botões, brinquedos e giz de cera. Os adultos são mais propensos a terem problemas com a ingestão de carnes e osso. Embora os objetos engolidos possam permanecer em qualquer ponto ao longo do trato alimentar, existem várias áreas onde esses corpos estranhos costumam ficar alojados com maior frequência. No paciente pediátrico, a maioria das obstruções ocorre ao nível do esôfago proximal, em uma entre as cinco áreas a seguir: o estreitamento cricofaríngeo (mais comum), a entrada torácica, o arco aórtico, a bifurcação traqueal e o estreitamento do hiato. Em contraste, a maioria dos pacientes adultos apresenta obstruções esofágicas decorrentes de uma anormalidade estrutural ou motora (p. ex., constrição, malignidade, escleroderma, acalasia).

Quadro 19.1 • TIPOS ESPECIAIS DE CORPOS ESTRANHOS ENGOLIDOS

Corpo estranho	Comentários	Tratamento
Impacção de alimento	Evitar o uso de enzimas proteolíticas devido ao risco de perfuração do esôfago. Evitar usar agentes formadores de gases diante da suspeita de perfuração. Instituir a deglutição de bário após o tratamento para confirmar a depuração da impacção e excluir a hipótese de patologia esofágica.	Tratamento baseado na espera, em caso de manipultação de secreções e impacção < 12 h. A endoscopia é preferida para as demais situações. Alternativas: glucagon intravenoso, nifedipina sublingual, nitroglicerina sublingual, agentes formadores de gases por via oral.
Moeda	Frequentemente assintomática. Obter radiografia para confirmar a localização (as moedas presas no esôfago permanecem em repouso e mostram a superfície achatada na radiografia anteroposterior).	A endoscopia é preferida para localizações ao nível do músculo cricofaríngeo. Alternativa: remoção via cateter de Foley, sob fluoroscopia, caso a moeda esteja alojada a < 24 h; *bougienage* (empurrar o objeto para dentro do estômago). O tratamento baseado na espera pode ser considerado em caso de impacção < 24 horas.
Pastilhas de bateria	Alto risco de queimaduras de mucosa e perfuração do esôfago, em caso de alojamento no esôfago. A radiografia pode confirmar a localização.	Consultoria para realização de endoscopia, caso o objeto esteja alojado no esôfago e não tenha passado pelo piloro, ou se o paciente estiver assintomático. Tratamento de espera, caso o objeto esteja além do esôfago e o paciente não apresente sintomas. Repetir as radiografias até que a bateria tenha sido eliminada.
Objetos afiados ou pontiagudos	Radiografia para confirmar a localização.	Se o objeto estiver em localização proximal ou dentro do duodeno, recomenda-se realizar a remoção por endoscopia, devido ao risco de perfuração intestinal. Se o paciente apresentar sintomas, impacção ou se o objeto estiver além do duodeno, realizar uma consultoria cirúrgica para realização de endoscopia ou laparotomia. Nas demais situações, o tratamento deve ser baseado na espera com obtenção de radiografias seriadas.
Corpo estranho revestido	Ingesta de pacotes de drogas (mais comumente de cocaína ou heroína). Nesse caso, a ruptura de um pacote pode ser fatal (sobretudo dos pacotes contendo cocaína). Evitar a endoscopia devido ao risco de ruptura.	Pode causar sintomas devido ao efeito da droga ou por obstrução gastrintestinal. Se o pacote permanecer intacto, é possível observá-lo e usar a irrigação intestinal total com polietilenoglicol para acelerar a passagem dos pacotes pelo trato gastrintestinal. Nos demais casos, os pacotes são removidos cirurgicamente.

Dados de Tintinalli J, Judith E, e J S. Stapczynski.*Tintinalli's Emergency Medicine*: A Comprehensive Study Guide. New York, NY: McGraw-Hill; 2011.

A maioria dos pacientes adultos é capaz de relatar uma história de ingestão de corpo estranho ou de sensação de alojamento da comida. Esses indivíduos podem se queixar de ansiedade, sensação de corpo estranho, dor torácica ou epigástrica, ânsia de vômito, vômito, sibilos ou dificuldade de deglutição. No caso das crianças, a história pode ser menos clara. Os pais podem ter visto a criança colocar um objeto na boca e, assim, suspeitar da ingestão. As crianças podem apresentar vômitos, engasgar, entrar em choque, recusarem-se a comer ou sentirem dor cervical ou torácica. Salivação aumentada, baba ou incapacidade de engolir sugere a ocorrência de obstrução total. Os pacientes com corpo estranho dentro da via aérea tendem a apresentar mais sintomas respiratórios (Quadro 19.2).

O exame físico deve enfocar a identificação de pacientes que apresentam comprometimento de via aérea, intolerância a líquidos ou sangramento ativo. Deve incluir uma avaliação minuciosa da orofaringe, pescoço, tórax e abdome. Achados como febre, presença de ar subcutâneo ou sinais peritoneais são sugestivos de perfuração. Em pacientes com suspeita de corpo estranho na orofaringe, a realização de uma laringoscopia direta ou indireta pode ser útil. As radiografias planas podem ajudar a localizar corpos estranhos radiopacos eventualmente presentes ao longo do trato gastrintestinal, e também para acompanhar o avanço desses objetos (quando repetidas a cada 2 a 4 horas). Muitos corpos estranhos não são radiopacos, incluindo os ossos de frango e peixe.

Se as radiografias planas não mostrarem o objeto, as outras opções disponíveis são o esofagograma, a tomografia computadorizada (TC) e a endoscopia. Havendo suspeita de perfuração, o esofagograma deve ser realizado empregando agente de contraste hidrossolúvel. Se a possibilidade de aspiração for uma preocupação, é preferível usar bário como agente de contraste. No entanto, o bário pode obscurecer o campo visual, caso a endoscopia venha a ser realizada subsequentemente. A varredura de TC pode ser útil para identificar a localização e orientação de corpos estranhos engolidos, bem como a existência de quaisquer complicações, como perfurações ou fístulas. A endoscopia, em geral, é o exame de escolha, pois o objeto pode ser remo-

Quadro 19.2 • CORPOS ESTRANHOS ENGOLIDOS *VERSUS* ASPIRADOS

	Corpo estranho engolido	Corpo estranho aspirado
Objetos mais comuns	Crianças: moedas, brinquedos, giz de cera Adultos: carne, osso	Crianças: uvas, nozes, cachorro-quente, balas. Adultos: itens não alimentícios são mais comuns do que em crianças.
Localização mais comum	Crianças: estreitamento cricofaríngeo Adultos: esôfago distal	Crianças: árvore bronquial Adultos: via aérea proximal
Manifestação clínica	Ansiedade, dor (cervical, retroesternal, epigástrica), sensação de corpo estranho, choque, vômito, disfagia, incapacidade de deglutir, baba. Ânsia por ar e dispneia são geralmente menos comuns.	Choque, tosse, rouquidão, dispneia, estridor, sibilo, sofrimento respiratório (retrações, uso de músculos auxiliares, hipóxia, cianose). Pode manifestar-se tardiamente, acompanhada de complicações infecciosas (p. ex., pneumonia recorrente).
Tratamento	Depende da sintomatologia, localização e tipo de corpo estranho. Pode incluir o tratamento baseado na espera ou na remoção do corpo estranho.	Remoção do corpo estranho

vido ao ser visualizado. Há relatos do uso bem-sucedido de detectores de metais para localização e seguimento de objetos metálicos.

De 80 a 90% dos pacientes com anatomia gastrintestinal normal eliminam corpos estranhos engolidos sem desenvolver complicações. Assim, a maioria dos pacientes inicialmente é tratada à base de espera sob observação. Quando o paciente é sintomático, a internação para observação deve ser considerada para a realização de exames seriados. Em geral, depois de passar pelo piloro, o objeto segue pelo trato gastrintestinal sem que haja incidentes. Entretanto, se o objeto for impedido de passar pelo esôfago ou pelo piloro, será necessário removê-lo. Mais uma vez, a endoscopia geralmente é o método de escolha. Todavia, pode ser necessário realizar uma cirurgia se houver evidência de obstrução ou perfuração, se o objeto for grande demais para ser eliminado com segurança ou contiver toxinas.

Existem várias considerações especiais a serem feitas ao lidar com certos tipos de corpos estranhos engolidos, como as pastilhas de bateria, que, em geral, precisam ser removidas por produzirem efeitos tóxicos sobre as mucosas (Quadro 19.1).

QUESTÕES DE COMPREENSÃO

19.1 O diretor do SE envolveu-se em um estudo sobre o tipo de paciente mais propenso a engolir objetos estranhos. Qual dos seguintes grupos de indivíduos é mais propenso a engolir corpos estranhos?

A. Crianças.
B. Adultos desdentados.
C. Prisioneiros.
D. Pacientes psiquiátricos.

19.2 Uma mulher de 21 anos engoliu uma moeda acidentalmente. Em qual das seguintes localizações é mais provável que a moeda esteja?

A. Arco aórtico.
B. Estreitamento cricofaríngeo.
C. Esfincter esofágico inferior.
D. Passagem torácica.

19.3 Uma menina de 3 anos acidentalmente engoliu a pastilha de bateria da câmera de sua mãe. A menina aparentemente não apresenta sofrimento respiratório. Seus sinais vitais estão normais e não há febre. Uma radiografia plana mostrou a bateria alojada no esôfago. Qual é o melhor tratamento para essa paciente?

A. Evitar bebidas ácidas.
B. Evitar ímãs.
C. Endoscopia.
D. Tratamento à base de espera.

19.4 Uma menina de 8 anos chega ao SE após ter engolido uma moeda, como parte de uma aposta que fizera com um colega. A radiografia abdominal revela que a moeda está no estômago. Passadas 36 horas, a moeda continua no estômago. Qual é o próximo passo mais adequado?

A. Endoscopia.
B. Laparotomia.

C. Litotripsia.
D. Observação.
E. Broncoscopia rígida.

RESPOSTAS

19.1 **A.** A ingesta de corpos estranhos é mais comum entre crianças.

19.2 **C.** Em adultos, um objeto engolido mais comumente se aloja no esôfago, junto ao esfincter esofágico inferior. Em crianças, a localização mais comum é o esôfago proximal, junto ao estreitamento cricofaríngeo.

19.3 **C.** A ingestão de pastilhas de bateria é uma emergência verdadeira, com potencial de queimaduras de mucosa dentro de um período de 4 horas e perfuração do esôfago em 6 horas, após a ingestão. Uma pastilha de bateria que esteja alojada no esôfago deve ser removida o quanto antes.

19.4 **A.** Em geral, o método preferido de remoção de corpo estranho engolido é a endoscopia (exceto no caso de indivíduos que engolem pacotes contendo drogas, devido ao risco de ruptura do pacote).

DICAS CLÍNICAS

- As crianças representam a maioria dos casos de ingestão de corpos estranhos.
- No paciente pediátrico, os objetos mais comumente se alojam no esôfago proximal, enquanto na maioria dos pacientes adultos ocorrem obstruções esofagianas distais.
- Achados como febre, ar subcutâneo ou sinais peritoneais são sugestivos de perfuração e requerem consulta cirúrgica em caráter emergencial.
- As baterias em forma de pastilha ou botão que permanecem alojadas no esôfago, assim como os objetos afiados e pontiagudos, devem ser removidos o quanto antes. Em geral, a endoscopia é o método preferido de remoção de corpos estranhos engolidos (exceto nos indivíduos que ingerem pacotes de drogas, devido ao risco de ruptura do pacote).

REFERÊNCIAS

Aghababian, R. *Essentials of Emergency Medicine.* 2nd ed. Sudbury, Mass: Jones and Bartlett Publishers; 2011.

Harrigan R, and Ufberg JW , Tripp ML. *Emergency Medicine Review: Preparing for the Boards.* St. Louis, MO: Saunders/Elsevier; 2010.

Marx J A, Hockberger RS, Walls RM, et al. *Rosen's Emergency Medicine: Concepts and Clinical Practice.* 7th ed. Philadelphia, PA: Mosby/Elsevier; 2010.

Tintinalli Judith E, and Stapczynski JS. *Tintinalli's Emergency Medicine: A Comprehensive Study Guide.* New York, NY: McGraw-Hill; 2011:Chapter 80.

CASO 20

Um homem de 55 anos chega ao serviço de emergência (SE) queixando-se de dor abdominal. O paciente relata que começou a sentir uma dor intermitente em todo o abdome há 12 horas e, desde então, já vomitou duas vezes. Sua história médica pregressa é significativa para hipertensão e câncer de colo, sendo que a última condição o fez passar por uma colectomia laparoscópica de lado direito há 8 meses. O paciente indica não ter tido queixas abdominais recentes. A última movimentação intestinal ocorreu há 1 dia e ele nega ter perdido peso ou apresentado hematoquesia. Ao exame físico, o paciente estava afebril. A frequência de pulsação está em 98 bpm, a pressão arterial é de 132/84 mmHg e a frequência respiratória é de 22 mpm. Os achados do exame cardiopulmonar do paciente são irrelevantes. Seu abdome está obeso, levemente distendido e apresentam cicatrizes cirúrgicas bem curadas. Não há sensibilidade, defesa muscular nem hérnias. Os ruídos hidroaéreos estão diminuídos e há alguns sons altos ocasionais. O exame retal mostra um tônus normal, uma abóbada retal vazia e fezes com hemocultura negativa.

- ▶ Qual é a causa mais provável dos problemas apresentados por esse paciente?
- ▶ Quais são os próximos passos na avaliação desse paciente?

RESPOSTAS PARA O CASO 20

Obstrução intestinal

Resumo: um homem de 55 anos, com história de cirurgia laparoscópica para ressecção de um carcinoma de colo de lado direito, apresenta dor abdominal intermitente e vômito. O exame físico mostra uma parede abdominal e virilhas sem hérnia, ausência de sensibilidade e ruídos hidroaéreos altos.

- **Diagnóstico mais provável:** obstrução intestinal. Ainda não foi esclarecido se a obstrução intestinal está envolvendo o intestino grosso ou o intestino delgado, ou se a obstrução é total ou parcial.
- **Próximos passos da avaliação:** obtenção de exames radiográficos diagnósticos, que podem ser uma radiografia plana ou tomografia computadorizada (TC).

ANÁLISE

Objetivos

1. Aprender a reconhecer as manifestações clínicas da obstrução intestinal (intestino delgado e colo).
2. Conhecer as causas comuns de obstrução intestinal.
3. Aprender a abordagem adotada na seleção das modalidades de exame de imagem para avaliação de pacientes com possível obstrução intestinal.
4. Aprender a reconhecer os sinais clínicos e radiográficos de uma obstrução complicada, bem como a urgência associada ao tratamento da condição.

Considerações

No contexto descrito para esse paciente, o diagnóstico diferencial de obstrução inclui o íleo paralítico intestinal, aderências, isquemia e obstrução decorrente de carcinoma de colo metastático recorrente. Para esse indivíduo, é improvável que o íleo paralítico seja a causa dos sintomas abdominais manifestados, pois ele tem história de cólica abdominal e achados de ruídos hidroaéreos altos, que são aspectos clínicos compatíveis com uma obstrução mecânica e não com uma obstrução funcional. **O primeiro exame de imagem a ser considerado pode ser uma série de exames abdominais ou a varredura de TC.** Os exames radiográficos ajudarão a distinguir entre uma obstrução parcial e uma obstrução total e de alto grau. Os exames seriados abdominais podem delinear o nível de obstrução. **A presença de fezes ou ar na abóbada retal pode ser sugestiva de uma obstrução parcial,** enquanto a presença de ar e líquido no intestino delgado diante da ausência de fezes e ar no colo indica a ocorrência de uma obstrução de alto grau ao nível do intestino delgado. A história anterior de câncer de colo aponta a possibilidade de que um câncer recorrente seja a causa da obstrução intestinal apresentada pelo paciente. Dessa forma, uma varredura de TC do abdome pode ser útil para identificar quaisquer massas tumorais obliterantes. Em adição, a varredura de TC pode ajudar a identificar um ponto de transição junto ao trato gastrintestinal (GI), onde o diâmetro luminal do intestino esteja alterado, e, assim, diferenciar entre obstrução mecânica e obstrução funcional.

ABORDAGEM À
Obstrução intestinal

DEFINIÇÕES

OBSTRUÇÃO DE ALÇA FECHADA: o bloqueio ocorre em ambos os segmentos, proximal e distal em relação ao segmento dilatado, impedindo a descompressão. São exemplos a captura de uma alça de intestino delgado encarcerada em um defeito herniial; uma torsão do próprio intestino em si causando um vólvulo ou uma obstrução intestinal ampla e total em um paciente com valva ileocecal competente. É improvável que essas obstruções se resolvam com uma terapia não cirúrgica.

COMPLICAÇÕES DA OBSTRUÇÃO INTESTINAL: isquemia, necrose ou perfuração, como consequência da obstrução.

VARREDURA DE TC DO ABDOME: essa modalidade está sendo cada vez mais usada na avaliação de pacientes com obstrução intestinal. A TC pode ajudar a diferenciar entre obstrução funcional e obstrução mecânica. É também útil na avaliação de pacientes que apresentaram malignidade abdominal prévia, para ajudar a determinar se a obstrução está relacionada à recorrência tumoral. Em adição, existem algumas características da TC que irão identificar as obstruções de alto grau com complicação, além de diferenciá-las das obstruções sem complicação. As desvantagens da TC, em comparação às radiografias abdominais planas, incluem a exposição ao contraste intravenoso, que tem o potencial de causar lesão renal aguda em pacientes hipovolêmicos, e a exposição excessiva à radiação ionizante, que pode ter efeitos carcinogênicos tardios significativos.

OBSTRUÇÃO FUNCIONAL OU NEUROGÊNICA: o conteúdo luminal é impossibilitado de passar, porque as perturbações da motilidade intestinal impedem o peristaltismo. Entre as etiologias dessa condição, estão a disfunção neurogênica, problemas metabólicos ou relacionados à medicação, processos infiltrativos junto à parede intestinal (p. ex., doenças vasculares colágenas) ou processos infiltrativos extraluminais (p. ex., peritonite ou malignidade). A cirurgia em geral não melhora as condições mencionadas. No entanto, as complicações relacionadas a tais condições podem requerer intervenção cirúrgica.

OBSTRUÇÃO MECÂNICA: o conteúdo luminal fica impedido de passar pelo trato gastrintestinal devido a uma obstrução mecânica. O tratamento pode ser cirúrgico ou não cirúrgico, dependendo da causa, gravidade e duração do processo obstrutivo.

OBSTRUÇÃO DE ALÇA ABERTA: o bloqueio intestinal ocorre ao nível distal, permitindo a descompressão intestinal proximal da obstrução por meio de sucção nasogástrica ou êmese.

OBSTRUÇÃO INTESTINAL SIMPLES (SEM COMPLICAÇÃO): obstrução parcial ou total do lúmen intestinal, sem comprometimento do fluxo sanguíneo intestinal.

ACOMPANHAMENTO DO INTESTINO DELGADO SUPERIOR: esse seguimento é feito por meio de radiografia com contraste, após a administração de contraste oral. O exame localiza com acurácia o sítio e o calibre do intestino delgado onde há obstrução. A administração de contraste pode estar associada à piora da obstrução e aspiração. Esse estudo raramente é indicado no contexto do SE.

ABORDAGEM CLÍNICA

As causas de obstrução intestinal em crianças pequenas (< 5 anos) são bastante distintas das causas de obstrução encontradas na população adulta. A discussão a seguir limita-se aos pacientes adultos. As **aderências** representam a causa mais comum de **obstrução do intestino delgado,** enquanto o **carcinoma colorretal** é a causa mais comum de **obstrução do intestino grosso em países desenvolvidos.** O Quadro 20.1 lista a distribuição e os aspectos clínicos associados às causas obstrutivas.

Fisiopatologia

Com a obstrução mecânica, **ar e líquido acumulam-se no lúmen intestinal.** O resultado final é **um aumento da pressão intraluminal intestinal,** que inibe a absorção de líquidos e estimula o influxo de água e eletrólitos para o lúmen. 8% do ar contido no lúmen intestinal é ar engolido (Fig. 18.1). Por isso, a descompressão por sonda nasogástrica (NG) pode ser útil para prevenção da evolução da distensão intestinal. Inicialmente, após o aparecimento da obstrução mecânica, ocorre aumento da atividade peristáltica. Entretanto, conforme o processo obstrutivo evolui (geralmente > 24 horas), há diminuição da atividade peristáltica coordenada e da função contrátil do intestino obstruído, dando origem a um intestino dilatado e atônico na região proximal ao sítio de obstrução. Diante dessa evolução, o paciente, na verdade, pode apresentar uma aparente melhora clínica, com cólicas abdominais menos frequentes e menos intensas. Os efeitos da obstrução mecânica do fluxo sanguíneo arterial incluem um aumento inicial do fluxo sanguíneo. **Se a obstrução não for aliviada, o fluxo sanguíneo diminui e acarreta o rompimento das barreiras mucosas, bem como o aumento da suscetibilidade à invasão bacteriana e à isquemia.**

Manifestação clínica

As manifestações clínicas comuns da obstrução intestinal são dor, êmese, constipação, obstipação, distensão, sensibilidade, peristaltismo visível e/ou choque. A pre-

Quadro 20.1 • OBSTRUÇÃO DO INTESTINO DELGADO *VERSUS* INTESTINO GROSSO

Obstrução do intestino delgado	Obstrução do intestino grosso
Causas • Aderências (70-75%) • Malignidade (8-10%) • Hérnia (8-10%) • Vólvulo (3%) • Enteropatia inflamatória (1%) • Intussusceção, íleo paralítico por cálculos biliares, enterite por radiação, abscesso intra-abdominal, bezoar (todos < 1%)	**Causas** • Carcinoma (65%) • Vólvulo (15%) • Doença diverticular (10%) • Hérnias, carcinomatose peritoneal, impactação fecal, colite isquêmica, corpo estranho, enteropatia inflamatória (total 10%)
Sintomas • Vômito (mais comum com a obstrução proximal) • Cólica (comum, no início) • Distensão (variável, sendo a maior distensão observada na obstrução distal)	**Sintomas** • Distensão (comum e geralmente significativa) • Cólicas pós-prandiais e distensão abdominal por gases (muito comum) • Vômito (incomum) • Alteração dos hábitos intestinais (comum)

sença ou ausência desses sinais e sintomas dependem da gravidade da obstrução. A dor associada à obstrução intestinal costuma ser forte no início, sendo caracterizada por intermitente e precariamente localizada. Com a evolução da obstrução do intestino delgado, a dor espástica diminui de intensidade e frequência. Entretanto, pode haver desenvolvimento de uma dor contínua resultante de isquemia ou peritonite. Os pacientes com **obstrução do intestino grosso, pacientes com dor que frequentemente se manifesta como cólica pós-prandial,** e alguns pacientes com obstrução crônica do intestino grosso podem descrever sintomas como indigestão. A dor contínua também pode se desenvolver com a progressão de distensão acentuada, isquemia ou perfuração.

A êmese é um sintoma comumente encontrado em pacientes com obstrução intestinal. Em geral, os pacientes com obstrução proximal do intestino delgado relatam os episódios mais dramáticos, enquanto os indivíduos com obstruções distais podem não apresentar uma êmese tão significativa. A qualidade do material vomitado pode ser útil para indicar o nível de obstrução, uma vez que a obstrução do intestino delgado distal pode produzir vômitos feculentos. Ao contrário das crenças comuns, **a obstrução do intestino grosso muitas vezes não está associada ao vômito,** pois a presença de uma válvula ileocecal competente (encontrada em 50 a 60% dos indivíduos) frequentemente contribui para a ocorrência de obstrução de alça fechada.

A ausência de movimentos intestinais e o flato são sugestivos de uma obstrução de alto grau ou total. Com a estimulação do peristaltismo no começo de um episódio obstrutivo, é incomum que os pacientes descrevam a presença de movimentos intestinais. A ocorrência recente de movimentação intestinal não exclui o diagnóstico de obstrução intestinal. A descrição clássica de fezes de calibre reduzido é relatada de modo infrequente pelos pacientes com obstrução do intestino grosso e, quando ocorre, o achado é inespecífico para obstrução de colo. Por outro lado, a diarreia é relatada com frequência por pacientes com obstrução progressiva do intestino grosso. Provavelmente, com o estreitamento do lúmen intestinal, a passagem dos conteúdos sólidos e semissólidos é bloqueada e, portanto, as fezes adquirem um aspecto mais liquefeito. A distensão, até certo grau, é observada na maioria dos pacientes com obstrução intestinal. Todavia, esse achado pode estar ausente em pacientes com obstrução do intestino delgado proximal. Dessa forma, a ausência de distensão não elimina a possibilidade de obstrução intestinal.

Os pacientes com obstrução sem complicação, em geral, apresentam uma sensibilidade abdominal não localizada, precariamente definida e leve. Essa sensibilidade resulta da distensão da parede intestinal, com consequente agravamento da dor visceral. No caso da obstrução de alça aberta, a descompressão por êmese ou sonda NG frequentemente resulta na melhora ou resolução da sensibilidade abdominal. **A sensibilidade localizada é um achado pouco frequente em pacientes com obstrução intestinal sem complicação,** sendo que a sua presença **é sugestiva da ocorrência de complicações envolvendo um segmento intestinal isolado.** A presença desse achado deve levantar a suspeita de obstrução de alça fechada, necrose ou perfuração intestinal e, para os pacientes sem necessidade evidente de tratamento cirúrgico urgente, uma avaliação adicional com varredura de TC pode ser benéfica.

Achados de TC	Implicações clínicas associadas ao achado
Intestino delgado dilatado (> 2,5 cm) com transição para intestino de dimensões normais	Obstrução de intestino delgado (OID) mecânica
Diferença de diâmetro > 50% entre o intestino delgado dilatado proximal e o intestino delgado distal	OID de alto grau
Fezes no intestino delgado	Obstrução de grau moderado a alto
Líquido intraperitoneal livre	No contexto de OID, esse achado é sugestivo de OID de alto grau
Espessamento da parede do intestino delgado	Obstrução de alto grau
Sinal-alvo	Intussuscepção
Sinal de torção	Hérnia interna ou vólvulo
Diminuição da intensificação da parede intestinal	Parede intestinal isquêmica
Pneumatose intestinal	Isquemia/necrose da parede intestinal

TRATAMENTO DA OBSTRUÇÃO DO INTESTINO DELGADO

Quando identificados antecipadamente, os pacientes com obstrução de intestino delgado sem complicação devem ser tratados com regime nada pela boca (NPO), hidratação intravenosa e descompressão por sonda NG. Essa terapia é voltada para a correção do déficit de líquido e eletrólitos, e para a reversão do ciclo de eventos inflamatórios e metabólicos associados às pressões luminais intestinais aumentadas. Muitos pacientes com obstrução de intestino delgado parcial ainda inicial podem ser tratados com sucesso, sem problemas adicionais. Os pacientes com suspeita de obstrução do intestino delgado devem ser submetidos a exames de imagem de TC, que podem ser úteis para diferenciar entre as formas de obstrução intestinal com e sem complicação.

De forma típica, **os pacientes que procuram tratamento em fases avançadas do curso da obstrução são menos propensos a alcançarem a resolução da condição sem tratamento cirúrgico.** Além disso, nos pacientes com obstrução prolongada, a probabilidade de **isquemia e necrose intestinal** é maior. O desenvolvimento de obstrução do intestino delgado com complicação está associado a taxas aumentadas de morbidade e mortalidade. Por esse motivo, todos os esforços possíveis devem ser empreendidos no sentido de identificar e começar a tratar antecipadamente esses pacientes. Não há critérios clínicos, laboratoriais nem radiográficos confiáveis para prever e identificar os pacientes com obstrução de intestino delgado que desenvolverão necrose intestinal. **A ocorrência de febre, taquicardia, dor abdominal persistente, leucocitose e obstrução de alto grau está associada a uma probabilidade aumentada de necrose intestinal. Esses achados justificam o encaminhamento imediato do paciente a um cirurgião, sendo que os pacientes com tais achados tendem mais a ser beneficiados por intervenções cirúrgicas precoces.**

A abordagem não operatória não trata a fonte de obstrução do intestino delgado. Por esse motivo, a terapia cirúrgica não operatória prolongada seria considerada inadequada para os pacientes que apresentam causas cirurgicamente corrigíveis, como a presença de hérnias na parede abdominal e virilha, e a existência de neoplasias obstrutivas. Similarmente, os pacientes que não passaram por cirurgia abdominal prévia e não apresentam causas definidas para as aderências intra-abdominais devem ser submetidos à ressuscitação e avaliação imediata para identificação da fonte curável de obstrução (p. ex., doença de Crohn, tumores, vólvulo e hérnias internas).

TRATAMENTO DA OBSTRUÇÃO DO INTESTINO GROSSO

Os pacientes com **obstrução do intestino grosso frequentemente têm idade mais avançada e desidratação mais grave**, devendo ser tratados com **sucção NG, hidratação à base de líquidos intravenosos e monitoramento intensivo das respostas à ressuscitação com líquido.** Os pacientes que respondem de modo inadequado à ressuscitação com líquido podem requerer internação na unidade de terapia intensiva, onde o monitoramento intenso pode ser usado para guiar os esforços de ressuscitação. Alternativamente, uma resposta fraca à ressuscitação com líquido inicial poderá indicar a ocorrência de complicações, como perfuração e/ou necrose intestinal, quando então as intervenções cirúrgicas antecipadas poderão ser necessárias.

O principal dilema diagnóstico, no caso dos pacientes com suspeita de obstrução do intestino grosso, reside na diferenciação entre obstrução mecânica e obstrução funcional (dismotilidade). Na maioria dos casos, uma **varredura de TC** será útil para fazer a diferenciação. Diante da impossibilidade de diferenciar entre obstrução mecânica e obstrução funcional por exames de imagem de TC, o paciente pode ser submetido a um enema com contraste sem preparação intestinal.

O carcinoma colorretal é sem dúvida a causa mais comum de obstrução mecânica do intestino grosso. O local da obstrução por carcinoma de colo está correlacionado ao diâmetro luminal do intestino grosso, em vez da frequência de distribuição do carcinoma. A frequência de distribuição geralmente relatada para os carcinomas colorretais obstrutivos é a **flexura esplênica (40%), flexura hepática (25%), colos descendente e sigmoide (25%), colo transverso (10%) e colo ascendente e ceco (10%).** Menos comumente, o vólvulo sigmoide e a doença diverticular podem causar obstrução do intestino grosso. Nesses contextos, as radiografias planas geralmente identificam o vólvulo sigmoide. Este, quando identificado, pode ser avaliado e resolvido por proctossigmoidoscopia, que é realizada sem preparação intestinal. Como quase todos os pacientes com obstrução do intestino grosso necessitam de tratamento cirúrgico, a consultoria com o cirurgião deve ser providenciada precocemente.

Uma das complicações mais devastadoras da obstrução do intestino grosso é a perfuração do colo, que em geral ocorre no ceco ou no colo direito. **O risco de desenvolvimento de perfuração do colo é maior entre os pacientes com dilatação grave do colo (> 10 cm de diâmetro).** Esses pacientes podem ou não apresentar uma franca peritonite. Contudo, a maioria dos pacientes apresentam contração do volume em consequência das alterações inflamatórias em curso. O diagnóstico de perfuração do colo deve ser cogitado quando os pacientes falham em melhorar após receberem tratamento agressivo com líquido.

QUESTÕES DE COMPREENSÃO

20.1 Uma mulher de 44 anos, com história pregressa de apendicite tratada por apendicectomia há 2 anos, apresenta uma dor abdominal que já dura 4 dias. Sua temperatura é de 38,5°C, a frequência de pulsação é de 120 bpm e a pressão arterial está em 100/84 mmHg. O abdome da paciente está distendido e difusamente dolorido, com defesa muscular. A radiografia dos rins, ureteres e bexiga mostra um intestino delgado acentuadamente distendido e ausência de ar e fezes no colo. Qual é o curso terapêutico mais apropriado?

A. Colocação de acesso IV, de tubo NG e de cateter de Foley, iniciar um curso de antibióticos de amplo espectro e obter uma varredura TC do abdome.
B. Colocação de acesso IV, de tubo NG e de cateter de Foley, iniciar um curso de antibióticos de amplo espectro e preparar a paciente para uma cirurgia.
C. Colocação de acesso IV, de tubo NG e de cateter de Foley, iniciar um curso de antibióticos de amplo espectro e tentar um tratamento não cirúrgico.
D. Colocação de acesso IV, de tubo NG e de cateter de Foley, iniciar um curso de antibióticos de amplo espectro, obter uma varredura TC do abdome e preparar a paciente para uma cirurgia.
E. Colocação de acesso IV, de tubo NG e de cateter de Foley. Internar a paciente na unidade de terapia intensiva para permanecer sob monitoramento.

20.2 Qual das seguintes alternativas representa a causa mais provável de obstrução do intestino delgado em uma paciente de 25 anos de idade sem história pregressa de cirurgia abdominal?

A. Aderências
B. Hérnia
C. Doença de Crohn
D. Adenocarcinoma do intestino delgado
E. Endometriose

20.3 Um estudante do 3º ano de medicina foi incumbido de avaliar o valor relativo dos métodos usados na diferenciação entre obstrução intestinal funcional e obstrução mecânica. O contexto envolve uma paciente de 90 anos com doença de Alzheimer, infecção no trato urinário e distensão abdominal. Qual das seguintes afirmativas é a mais correta para a questão de aprendizado clínico desse aluno?

A. A história e o exame físico são os testes mais importantes para a diferenciação entre os dois distúrbios.
B. A história e o exame físico, ainda que muitas vezes sejam inúteis, são melhores do que os exames de imagem para a diferenciação desses dois distúrbios.
C. A história e o exame físico são, em geral, inúteis para diferenciar entre estes dois distúrbios.
D. Os exames de imagem raramente são úteis, podem exacerbar a condição e pioram o prognóstico.
E. A varredura de TC é útil para diferenciar entre as duas condições no contexto da paciente descrita.

RESPOSTAS

20.1 **B.** A paciente apresenta sinais e sintomas de obstrução do intestino grosso. Os achados fornecidos pelo exame físico levantam uma forte suspeita da existência de complicações intra-abdominais associadas à obstrução. Sendo assim, é improvável que a varredura de TC contribua ainda mais para o diagnóstico e a terapia não cirúrgica é inadequada para uma paciente que já apresenta os sinais e sintomas de obstrução do intestino delgado.

20.2 **B.** Do ponto de vista estatístico, uma hérnia seria a causa mais provável de obstrução do intestino delgado em uma paciente sem história de cirurgias abdominais anteriores e na ausência de outras causas de aderência.

20.3 **E.** A história e o exame físico costumam ser inadequados para a diferenciação entre as formas de obstrução mecânica e funcional do intestino grosso. E esse seria especialmente o caso de uma paciente com doença de Alzheimer e uma possível causa de obstrução funcional do intestino grosso. Uma varredura de TC do abdome, um enema de bário e/ou as radiografias em 4 vistas do abdome são alguns dos exames diagnósticos usados no referido contexto.

DICAS CLÍNICAS

- A dor persistente em um paciente com obstrução do intestino delgado com frequência é sugestiva de isquemia intestinal ou necrose intestinal eminente.
- A sensibilidade localizada em um paciente com obstrução do intestino delgado pode indicar um segmento isolado de obstrução de alça fechada, lesão isquêmica localizada ou perfuração localizada.
- Como os sintomas e achados físicos associados à obstrução do intestino grosso são inespecíficos, tanto o paciente como o médico podem negligenciá-los facilmente.
- As aderências representam a causa mais comum de obstrução do intestino delgado, enquanto o carcinoma colorretal é a causa mais comum de obstrução do intestino grosso.

REFERÊNCIAS

Arnaoutakis GJ, Eckhauser FE. Small bowel obstruction. In: Cameron JL, Cameron AM, eds. *Current Surgical Therapy*. 10th ed. Philadelphia, PA: Mosby Elsevier; 2011:93-96.

Tavakkolizadeh A, Whang EE, Ashley SW, Zinner MJ. Small intestine. In Brunicardi FC, Andersen DK, Billiar TR, Dunn DL, Hunter JG, Mathews JB, Pollock RE, eds. *Schwartz's Principle of Surgery*. 9th ed. New York, NY: McGraw-Hill; 2011:979-1012.

Webb ALB, Fink AS. Large bowel obstruction. In: Cameron JL, Cameron AM, eds. *Current Surgical Therapy*. 10th ed. Philadelphia, PA: Mosby Elsevier; 2011:154-157.

CASO 21

Uma jovem de 19 anos é trazida ao serviço de emergência (SE) e se queixa de dor abdominal e diarreia com duração de 3 dias. Ela também tem tido náuseas e não consegue beber grandes volumes de líquido. Há 5 dias, ela voltou de uma viagem de acampamento no Novo México (EUA), mas afirma não ter bebido água das fontes naturais. Nega ter tido febre, mas relata ter sentido calafrios. Suas fezes estão aquosas, exibem tonalidade marrom e são profusas. A paciente nega ter problemas de saúde. Ao exame, constata-se que a paciente está magra e pálida. Suas membranas mucosas estão ressecadas. A temperatura corporal é de 37,2°C. Sua frequência cardíaca é de 110 bpm e a pressão arterial está em 90/60 mmHg. Não há lesões cutâneas. Os exames cardíacos e pulmonares resultaram normais, a não ser pela taquicardia. O exame abdominal revelou ruídos hidroaéreos hiperativos e ausência de massas. Há uma leve dor abdominal difusa, mas sem defesa muscular nem rebote. O exame retal mostra ausência de dor e de massas. A hemocultura resultou negativa. O hemograma completo demonstrou uma contagem de leucócitos de 16.000 células/mm^3. O teste de gravidez resultou negativo.

- Qual é o diagnóstico mais provável?
- Qual é o próximo passo diagnóstico?
- Qual é o próximo passo da terapia?

RESPOSTAS PARA O CASO 21

Diarreia aguda

Resumo: uma jovem de 19 anos chega ao SE apresentando história de 3 dias de dor abdominal, náusea e uma diarreia profusa, aquosa e não sanguinolenta. Há 5 dias, ela estava numa viagem de acampamento ao Novo México, mas não bebeu água de fontes naturais. Suas membranas mucosas estão ressecadas. Sua temperatura corporal é de 37,2°C e a frequência cardíaca está em 110 bpm, enquanto a pressão arterial é de 90/60 mmHg. O exame abdominal revelou a existência de ruídos hidroaéreos hiperativos, ausência de massas e uma dor leve e difusa, na ausência de sinais peritoneais. O exame retal resultou negativo para sangue oculto nas fezes. A contagem de leucócitos está em 16.000 células/μL. O teste de gravidez resultou negativo.

- **Diagnóstico mais provável:** depleção de volume aguda e possíveis anormalidades eletrolíticas.
- **Próximo passo do diagnóstico:** pesquisa de leucócitos nas fezes.
- **Próximo passo da terapia:** hidratação com líquidos por via intravenosa (IV).

ANÁLISE

Objetivos

1. Conhecer uma abordagem diagnóstica para diarreia aguda, incluindo o papel dos leucócitos fecais e a avaliação de sangue oculto nas fezes.
2. Saber que a reposição de volume e a correção das anormalidades eletrolíticas são as prioridades do tratamento da diarreia.
3. Familiarizar-se com um *workup* lógico para diarreia aguda e saber quais são as etiologias mais comuns da diarreia, incluindo *Escherichia coli*, *Shigella*, *Salmonella*, *Giardia* e amebíase.

Considerações

Essa paciente de 19 anos desenvolveu uma forte diarreia acompanhada de náusea. Seu problema mais imediato é a depleção de volume, conforme evidenciam as membranas mucosas ressecadas, taquicardia e hipotensão. A **prioridade** deve ser a **reposição aguda do volume intravascular,** em geral com **soro fisiológico intravenoso.** Os eletrólitos devem ser avaliados e as eventuais anormalidades encontradas (p. ex., hipocaliemia) devem ser corrigidas. Após a restauração volumêmica, a prioridade seguinte consiste em determinar a etiologia da diarreia.

Até 90% dos casos de diarreia aguda têm etiologia infecciosa. Essa paciente não tem história consistente com enteropatia inflamatória nem passou por cirurgias abdominais prévias. Ela acampou em Novo México (EUA) recentemente e isso a predispõe à exposição a vários patógenos: *E. coli*, *Campylobacter*, *Shigella*, *Salmonella* e *Giardia*. Suas fezes não estão macroscopicamente sanguinolentas, o que seria sugestivo de infecções bacterianas invasivas, como aquelas causadas por espécies hemorrágicas ou enteroinvasivas de *E. coli*, espécies de *Yersinia*, *Shigella* e *Entamoeba histolytica*, exigindo uma avaliação obrigatória. Além disso, o exame de fezes resultou negativo para sangue oculto fecal. A pesquisa de leucócitos fecais é um teste econômico e eficiente para diferenciar os vários tipos de diarreia infecciosa. Quando os leucócitos fecais estão presentes nas fezes, o médico emergencista pode considerar uma alta suspeita de infecção por *Salmonella*, *Shigella*, *Campylobacter*, *Clostridium difficile*, *Yersinia*, *E. coli* êntero-hemorrágica ou enteroinvasiva, e *E. histolytica*. As culturas de fezes são úteis. Em geral, a pesquisa de ovos e parasitos não tem utilidade, exceto quando a história aponta fortemente a existência de uma fonte parasítica ou em casos de diarreia prolongada. A maioria das diarreias são autolimitadas e dispensam avaliação. O Quadro 21.1 resume os sinais de perigo. Devido à gravidade dos sintomas apresentados pela paciente, poderia ser indicada uma terapia antibiótica empírica, como um curso de ciprofloxacina.

Quadro 21.1 • ETIOLOGIAS DA DIARREIA

Agente etiológico	Tempo de incubação	Diarreia	Êmese	Dor abdominal	Febre	Comentários
Staphylococcus aureus, *Clostridium perfringens*	4-12 h	Aquosa, profusa	Pronunciada	Leve	Ausente	Toxina pré-formada, pode estar presente nos alimentos
Vibrio cholerae, *Escherichia coli* enterotoxigênica	8-72 h	Aquosa, profusa	Moderada	Leve	Ausente	Produção de enterotoxina
E. Coli, *Giardia*	2-7 d	Variável, aquosa	Leve	Moderada	Variável	Enteroaderente ou enteropatogênica
E. coli entero-hemorrágica, *Clostridium difficile*	1-3 d	Variável, frequentemente sanguinolenta	Leve	Forte	Leve	Produção de citotoxina, causando necrose celular e inflamação
Salmonella, Campylobacter, Shigella, *E. coli* enteroinvasiva, *Entamoeba histolytica*	1-4 d	Frequentemente sanguino lenta	Leve	Forte	Moderada a alta	Organismos invasivos que causam inflamação, dor abdominal e febre

Dados de Ahlquist DA, Camilleri M. Diarrhea and constipation. In: Braunwald E, Faucis AS, Kaspar DL, et al, eds. *Harrison's Principles of Internal Medicine*. 15th ed. New York, NY: McGraw Hill; 2001.

ABORDAGEM À
Diarreia aguda

DEFINIÇÕES

DIARREIA AGUDA: duração inferior a 2 semanas.

DIARREIA CRÔNICA: duração superior a 4 semanas.

DIARREIA: evacuação de fezes anormalmente liquefeitas ou mal formadas, e com frequência aumentada.

DIARREIA SUBAGUDA (PERSISTENTE): duração de 2 a 4 semanas.

ABORDAGEM CLÍNICA

Etiologias

Cerca de 90% dos casos de diarreia aguda são apresentam etiologias infecciosas, enquanto o restante é causado por medicações, isquemia ou toxinas. As etiologias infecciosas muitas vezes dependem da população de pacientes. Por exemplo, **os indivíduos que viajam para o México ou Ásia frequentemente entram em contato com *E. coli* enteropatogênica, que atua como agente causativo.** Aqueles que viajam para Rússia, assim como os indivíduos que acampam e os mochileiros, frequentemente são afetados por *Giardia*. *Campylobacter, Shigella* e *Salmonella* também são agentes causais comuns.

O consumo de determinados alimentos também é um fator possivelmente culpado. ***Salmonella* ou *Shigella* podem ser encontradas na carne de frango mal cozida; *E. coli* êntero-hemorrágica está presente em hambúrgueres mal cozidos, *Staphylococcus aureus* ou *Salmonella* são encontrados na maionese.** Frutos do mar crus podem conter *Vibrio, Salmonella* ou vírus da hepatite A, B ou C. Em alguns casos, a cronologia da diarreia subsequentemente à ingesta do alimento é uma informação útil.

O adoecimento que ocorre **dentro de um período de 6 horas após a ingesta de uma salada** (maionese) sugere **infecção por *S. aureus*; em um período de 8 a 12 horas após a ingesta, é sugestivo de infecção por *Clostridium perfringens*; após 12 a 14 horas da ingesta, sugere infecção por *E. coli*** (Quadro 21.1).

Instituições como as creches são locais particularmente comuns de transmissão de *Shigella*, *Giardia* e rotavírus. Os pacientes que vivem em casas de repouso e aqueles que estiveram recentemente no hospital podem desenvolver colite por *C. difficile* a partir do uso de antibióticos. Em adição, os pacientes imunocomprometidos com história de infecção por *C. difficile* podem ainda estar colonizados e desenvolver infecções clínicas recorrentes mesmo que recebam tratamento adequado.

Manifestação clínica

A maioria dos pacientes com diarreia aguda desenvolve processos autolimitados e dispensa *workup*. As exceções a essa regra incluem os casos de **diarreia profusa,**

desidratação, febre acima de 38,5°C, diarreia macroscopicamente sanguinolenta, pacientes idosos, dor abdominal forte, duração superior a 48 horas sem sinais de melhora e pacientes imunocomprometidos. As taxas de mortalidade associadas às doenças diarreicas em geral são devidas à inadequação do reconhecimento e do tratamento da desidratação, perturbações eletrolíticas e acidose.

É necessário obter uma história meticulosa para tentar identificar história pregressa de queixas GI, história de exposição que inclua medicações, alimentos, história de viagens e contatos com indivíduos que apresentavam sintomas semelhantes. Uma história recente de doença viral pode fornecer indícios sobre a etiologia. A história ocupacional pode ajudar a identificar as fontes de infecção. O médico deve determinar o que o paciente consegue tolerar por via oral, ou seja, se o paciente está vomitando e tem diarreia profusa, é provável que esteja gravemente desidratado. A quantidade e a qualidade das fezes podem ser úteis para determinar a etiologia, bem como orientar a terapia.

O exame físico deve se concentrar nos sinais vitais, impressão clínica do estado de hidratação do paciente, indicadores de sepse, estado mental e exame abdominal. O estado de hidratação do paciente é determinado observando se as membranas mucosas estão úmidas ou ressecadas; se a pele apresenta turgor adequado ou se forma "tendas" ao ser puxada; se há distensão da jugular; se há reenchimento capilar. O principal exame laboratorial é o exame de fezes por microscopia e microbiológico. Os resultados da cultura de fezes geralmente demoram alguns dias para serem disponibilizados e não têm utilidade no contexto do SE. Entretanto, esses resultados podem ser úteis para avaliações de seguimento e para pacientes que não melhoram após receberem o tratamento inicial. A avaliação dos ovos e parasitos em geral é inútil, exceto em circunstâncias selecionadas com alto grau de suspeita. O exame de fezes para pesquisa da **toxina de *C. difficile*** pode revelar a etiologia em casos de pacientes que desenvolvem sintomas após o **uso de antibiótico,** sendo que os resultados do imunoensaio enzimático podem ser disponibilizados em 2 horas. Embora a colite pseudomembranosa estivesse classicamente associada ao uso da clindamicina, há relatos recentes de que as fluoroquinolonas são os antibióticos que mais comumente contribuem para o desenvolvimento da condição. As infecções por *C. difficile* também estão sendo cada vez mais relatadas em casos de enteropatia inflamatória (EI), em que pode ser difícil diferenciar entre os sintomas da infecção e uma exacerbação da EI. A obtenção de um hemograma completo, eletrólitos e testes de função renal é indicada para alguns casos.

A diarreia do viajante manifesta-se mais frequentemente como uma diarreia aquosa que ocorre em poucos dias após uma viagem para o México, América do Sul, África ou Sul da Ásia. Esse tipo de diarreia costuma ser causado principalmente pela *E. coli* enterotoxigênica, que pode produzir diarreia a partir da geração de uma toxina que provoca sintomas similares aos do cólera. As infecções por cepas enteroinvasivas de *E. coli* causam uma doença do tipo shiguelose, que se manifesta como produção de diarreia mucossanguinolenta. As infecções crônicas estão relacionadas ao supercrescimento de *E. coli*. As reposições de líquido e eletrólitos constituem a base do tratamento da diarreia do viajante. Existem alguns agentes que são úteis para diminuir a frequência de evacuação de fezes, como o subsalicilato de bismuto e a loperamida.

A terapia antibiótica pode ser indicada para os casos em que os sintomas não são resolvidos com tratamento de suporte nem com agentes redutores de fezes. Para os viajantes que retornam das regiões não costeiras do México, recomenda-se um curso de sulfametoxazol-trimetoprim de potência dupla (2 vezes/dia). Para outros pacientes, são recomendados os cursos de ciprofloxacina (750 mg), levofloxacina (500 mg), norfloxacina (800 mg) ou azitromicina (1.000 mg). Para os pacientes imunocomprometidos e pacientes idosos com comorbidades, é possível prescrever uma profilaxia à base de sulfametoxazol-trimetoprim ou fluoroquinolona.

Se a etiologia ainda for obscura e o paciente não apresentar melhoras durante a abstinência da ingesta oral, então pode ser indicada a internação e consultoria com um gastrenterologista. Os exames radiológicos ou endoscópicos podem ser necessários para determinar a causa. Doenças como a EI ou a enteropatia isquêmica devem ser consideradas.

Tratamento

A reposição de líquidos e eletrólitos é fundamental ao tratamento da diarreia aguda. Para os indivíduos levemente desidratados que conseguem tolerar líquidos por via oral, o fornecimento de bebidas esportivas (p. ex., Gatorade) por via oral muitas vezes é suficiente. Nos países em desenvolvimento, a solução de reidratação oral (SRO) introduzida pela Organização Mundial da Saúde (OMS) é comprovadamente bem tolerada pelos pacientes e bem recebida pelos cuidadores. Para aqueles com déficit de volume mais grave, pacientes idosos ou bebês, a internação e hidratação IV podem ser necessárias. O **subsalicilato de bismuto** pode ser usado para aliviar os sintomas gastrintestinais, mas deve ser evitado para pacientes imunocomprometidos, devido ao risco de encefalopatia por bismuto. Muitos médicos preferem tratar pacientes moderado ou gravemente enfermos de maneira empírica, administrando 500 mg de ciprofloxacina, 2 vezes/dia, durante 5 dias. O tratamento antimicrobiano pode não alterar o curso da doença.

Profilaxia do viajante

O melhor método de prevenir a diarreia do viajante, que é causada principalmente pela *E. coli* enterotoxigênica, consiste em evitar o consumo de alimentos e água em áreas de alto risco. Os viajantes devem ser aconselhados a beberem somente água vendida em garrafas fechadas e a evitarem consumir alimentos vendidos na rua ou em locais com más condições de higiene. "Ferver, cozinhar ou não comer" continua sendo um ótimo conselho àqueles que viajam para a América Latina, Caribe, África e Sul da Ásia. O Center for Disease Control and Prevention (CDC) defende o uso de **subsalicilato de bismuto (2 comprimidos de 262 mg cada, bem mastigados, 4 vezes/dia [com as refeições e na hora de dormir])**, mas não apoia o uso de agentes antimicrobianos, devido à falsa sensação de segurança ou pela possibilidade de desenvolvimento de resistência. Mesmo assim, muitos profissionais médicos prescrevem 500 mg de ciprofloxacina/dia. **A profilaxia clínica (seja com subsalicilato de bismuto ou antibiótico) não deve durar mais de 3 dias.**

QUESTÕES DE COMPREENSÃO

Associe as etiologias listadas a seguir (A a F) com as situações clínicas descritas nas Questões 21.1 a 21.4:

A. *E. coli.*
B. *Giardia.*
C. Rotavírus.
D. *S. aureus.*
E. *Vibrio.*
F. *Cryptosporidium.*

21.1 Durante o inverno, uma mulher de 24 anos que trabalha em uma creche desenvolveu diarreia aquosa.

21.2 Um estudante universitário de 22 anos viajou durante a primavera para Cozumel e desenvolveu diarreia.

21.3 Vários funcionários desenvolveram diarreia aquosa e êmese significativa dentro de um período de 4 horas após terem comido um jantar de improviso.

21.4 Um homem de 45 anos comeu ostras e, passados 2 dias, desenvolveu cólicas abdominais e febre de 38,3°C, acompanhadas de diarreia aquosa.

RESPOSTAS

21.1 **C.** O rotavírus costuma causar diarreia aquosa e é especialmente comum no inverno.

21.2 **A.** *E. coli* é a etiologia mais comum de diarreia entre os viajantes que vão para o México.

21.3 **D.** *S. aureus* em geral causa vômito e diarreia proeminentes em questão de horas após a ingesta de alimentos, como consequência da toxina produzida.

21.4 **E.** As ostras cruas podem conter espécies de Vibrio. Por esse motivo, a história de consumo de ostras cruas indica a possibilidade de infecção por Vibrio.

DICAS CLÍNICAS

- A maioria dos casos de diarreia aguda é causada por uma etiologia infecciosa.
- A maioria das diarreias agudas é autolimitada.
- É preciso ter cautela ao avaliar um caso de diarreia aguda em pacientes imunossuprimidos, jovens demais ou idosos.
- Uma desidratação significativa, diarreia macroscopicamente sanguinolenta, febre alta e ausência de resposta após 48 horas constituem os sinais de alerta de uma possível diarreia complicada.
- Em geral, a diarreia aguda e não complicada pode ser tratada com solução oral de líquidos e eletrólitos com ou sem um curso empírico de ciprofloxacina.

REFERÊNCIAS

Faris B, Blackmore A, Haboubi N. Review of medical and surgical management of *Clostridium difficile* infection. *Tech Coloproctol.* 2010:DOI 10.1007/s10151-010-0574-3.

Hill Dr, Beeching NJ. Travelers' diarrhea. *Curr Opin Infect Dis.* 2010;23:481-487.

House HR, Ehlers JP. Travel-related infections. *Emerg Med Clin N Am.* 2008;26:499-516.

Pigott DC. Foodborne illness. *Emerg Med Clin N Am.* 2008;26:475-497.

CASO 22

Um homem branco de 30 anos chega ao serviço de emergência (SE) queixando-se de aparecimento súbito de distensão abdominal por presença de gases e lombalgia. Ele relata que estava dormindo confortavelmente, mas foi acordado pelo aparecimento repentino de uma dor forte e constante, que irradiava do dorso para o abdome e descia em direção ao escroto. Agora, ele não consegue encontrar uma posição confortável e se sente melhor quando caminha.

O paciente admite ter hematúria ocasional e afirma que nunca sentiu uma dor como essa. Ele não apresenta outros problemas médicos significativos. Ao exame físico, o paciente está diaforético e apresenta sofrimento moderado. Sua pressão arterial está em 128/76 mmHg, a frequência cardíaca é de 90 bpm, a temperatura é 37,4°C e sua frequência respiratória é de 28 mpm. O exame cardiovascular revelou uma taquicardia sem murmúrios. O exame pulmonar resultou limpo à ausculta. O exame abdominal demonstrou ruídos hidroaéreos normais, bem como ausência de distensão abdominal e de sensibilidade junto ao ângulo costovertebral. Uma amostra de jato intermediário de urina apresentou hematúria macroscópica.

- Qual é o diagnóstico mais provável?
- Como você confirmaria o diagnóstico?
- Qual é o próximo passo do tratamento?

RESPOSTAS PARA O CASO 22

Nefrolitíase

Resumo: um homem saudável de 30 anos apresenta queixas de aparecimento agudo de lombalgia forte e história de hematúria grosseira. Ele aparenta estar em sofrimento moderado e afirma nunca ter manifestado tais sintomas no passado.

- **Diagnóstico mais provável:** nefrolitíase.
- **Confirmação do diagnóstico:** realizar exame de urina, hemograma completo, bioquímica sérica, radiografia de rins, ureteres e bexiga (RUB) e pielograma intravenoso ou varredura de tomografia computadorizada (TC) do abdome.
- **Próximas etapas do tratamento:** iniciar a administração de líquidos por via intravenosa (IV) e tratar adequadamente a dor do paciente, antes de encaminhá-lo para a realização dos exames de imagem apropriados. Diante da suspeita de nefrolitíase, filtre toda a urina e analise quaisquer cálculos que tenham sido eliminados.

ANÁLISE

Objetivos

1. Identificar a história e a manifestação típica apresentadas por um paciente com nefrolitíase.
2. Aprender a solicitar os exames laboratoriais e radiográficos adequados para o diagnóstico da nefrolitíase.
3. Saber o tratamento e manejo da nefrolitíase em situações agudas.

Considerações

Esse paciente exibe uma manifestação bastante típica da nefrolitíase; é do sexo masculino (a condição é 3 vezes mais frequente entre os homens do que nas mulheres); e tem história de aparecimento súbito de uma dor que irradia do dorso para o abdome. O médico emergencista deve ser cauteloso ao excluir outras possíveis etiologias abdominais agudas que podem mimetizar a mesma manifestação (o Quadro 22.1 mostra o diagnóstico diferencial). Os pacientes com nefrolitíase muitas vezes têm dificuldade para encontrar uma posição confortável. Os pacientes com dor abdominal aguda frequentemente se sentem melhor quando permanecem em posição supina, sem movimentar os joelhos ou mantendo os joelhos flexionados de encontro ao tórax. A dor pode ser descrita como constante e do tipo cólica, ou como uma dor que aumenta e diminui de intensidade. Uma história de urina com tonalidade marrom-escura pode representar a presença de sangue antigo na urina (i.e., decorrente da presença de um cálculo na porção alta do cálice). Por outro lado, uma queixa de sangue vermelho-vivo na urina pode ser mais consistente com a presença de um cálculo no trato urinário inferior. Uma história familiar de nefrolitíase ou uma história pessoal de cálculos no trato urinário podem facilitar o diagnóstico. Ao exame físico, os pacientes geralmente são normotensos e afebris, porém taquicárdicos. A existência de febre seria sugestiva de infecção no trato urinário, como uma pielonefrite, ou de outro processo patológico (apendicite). O aumento da frequência cardíaca está mais

Quadro 22.1 • DIAGNÓSTICO DIFERENCIAL DA NEFROLITÍASE
Apendicite
Gravidez ectópica
Salpingite
Diverticulite
Obstrução intestinal
Embolia na artéria renal
Cálculos biliares
Torsão ovariana
Úlcera péptica
Aneurisma aórtico abdominal
Gastrenterite

provavelmente relacionado à dor sentida pelo paciente. Em adição, a sensibilidade junto ao ângulo costovertebral e a presença de hematúria ao exame de urina são altamente sugestivas da ocorrência de um processo envolvendo o trato urinário.

ABORDAGEM À Nefrolitíase

DEFINIÇÕES

OXALATO DE CÁLCIO: é o tipo mais comum de cálculo renal e é radiodenso.

LITOTRIPSIA EXTRACORPÓREA POR ONDAS DE CHOQUE (LEOC): as ondas de choque fluoroscopicamente dirigidas promovem a desintegração do cálculo em fragmentos que geralmente são pequenos o bastante para serem eliminados na urina.

NEFROLITÍASE: uma condição em que a formação de cálculo ocorre junto ao sistema do trato urinário.

ANÁLISE DA COMPOSIÇÃO DO CÁLCULO: essa análise é útil quando aliada ao *workup* metabólico para determinar a causa subjacente à formação do cálculo, quando a história e o exame físico falham em identificar os fatores de risco de formação de cálculos.

ABORDAGEM CLÍNICA

Epidemiologia

A doença do cálculo urinário é uma condição comum que afeta até 10% da população dos Estados Unidos. A nefrolitíase é causada pela supersaturação urinária. Dessa forma, aumentos na excreção urinária de íons e/ou diminuições do volume urinário são fatores que comumente contribuem para o processo. A incidência da formação de cálculos depende de múltiplos fatores de risco extrínsecos e intrínsecos, incluindo condição socioeconômica, dieta, ocupação, clima, medicações, sexo e idade (Quadro 22.2). A **nefrolitíase é mais comum em homens** do que nas mulheres (3:1) e atinge o pico de incidência entre os 30 e 50 anos. Os indivíduos expostos à alta temperatura, seja pela localização geográfica ou em decorrência das exposições ocupacionais, apresentam risco aumentado de desidratação, e isso contribui para o risco de

Quadro 22.2 • FATORES DE RISCO	
Fatores metabólicos • Hipercalciúria • Hiperuricosúria • Hipocitratúria • Hiperoxalúria Hiperparatireoidismo primário • Acidose tubular renal **Idade** • 30-50 anos **Sexo** • Homens (3:1) **Dieta** • Aumento da ingesta de cálcio, proteína e oxalato Condição socioeconômica	**Fatores ambientais** • Calor, ressecamento, exposição aumentada à luz solar **Fármacos** • Diuréticos de alça • Antiácidos • Acetazolamida • Glicocorticoides • Teofilina • Alopurinol • Probenecida • Triamtereno • Aciclovir • Indinavir • Vitaminas D e C

formação de cálculos. Nos indivíduos excessivamente expostos ao Sol, a absorção de cálcio é maior em decorrência da produção aumentada de vitamina D. Por isso, esses indivíduos apresentam risco maior de formação de cálculos urinários. As medicações também podem predispor os indivíduos à formação de cálculos urinários (Quadro 22.2). **Os cálculos constituídos de cálcio (oxalato de cálcio e/ou fosfato de cálcio) são os tipos mais comuns e representam mais de 75% dos cálculos urinários.** Outros tipos de cálculo incluem os de fosfato de magnésio e amônio, os de ácido úrico e os de cistina. Os cálculos de ácido úrico tendem a se formar em pacientes com urina de baixo pH (< 6,0) e com hiperuricosúria. Os cálculos de cistina se formam no contexto da cistinúria, que é uma condição autossômica recessiva relativamente comum, causadora de defeitos no transporte gastrintestinal e renal de cistina, ornitina, arginina e lisina. **Os cálculos de fosfato de magnésio e amônio (estruvita) são mais frequentes em mulheres e, em geral, estão associados a infecções urinárias por organismos produtores de urease (*Proteus*, *Pseudomonas* e *Klebsiella*).**

Manifestação clínica

A maioria dos pacientes com cálculos renais chega ao SE apresentando queixa de **dor renal de aparecimento agudo, que pode ser ou não do tipo cólica.** A dor que não é do tipo cólica é mais provavelmente causada pela presença de um cálculo no trato urinário superior, enquanto a dor do tipo cólica tende mais a ser causada pelo estiramento produzido pela presença de um cálculo no ureter. Além disso, os sintomas manifestados podem incluir taquicardia, taquipneia e hipertensão, que são produzidos em resposta à dor. **Febre, piúria e intensa sensibilidade junto ao ângulo costovertebral indicam, na maioria das vezes, uma emergência médica, pois a pielonefrite decorrente de obstrução muitas vezes** acarreta sepse e uma rápida deterioração clínica. Náusea e vômitos persistentes em consequência da estimulação do gânglio celíaco podem requerer a internação do paciente.

Um teste de *dipstick* e exame microscópico do jato intermediário de urina são bastante úteis, porém a **intensidade da hematúria não está correlacionada ao grau de obstrução.** Embora a hematúria microscópica esteja presente em 90% dos casos de nefrolitíase, a ausência de hematúria pode ocorrer quando houver uma obstrução ureteral total. Uma análise detalhada do sedimento urinário em busca de cristais deve ser prontamente realizada por um profissional experiente. Além da avaliação microscópica, devem ser realizados uma cultura e um teste de sensibilidade.

Uma radiografia de RUB às vezes é útil para identificar cálculos formados no trato urinário (90% desses cálculos são radiodensos). Tradicionalmente, o pielograma intravenoso (PIV) é o padrão-ouro da avaliação de cálculos renais, pois fornece informação sobre o grau de obstrução e também sobre a função renal. Em muitas instituições, **os exames de imagem de TC helicoidal de última geração sem contraste são preferidos como método de escolha para obtenção de imagens na avaliação de cólicas renais agudas.** Sua sensibilidade e especificidade são maiores que as do PIV, porém a função renal não é avaliada. A imagem de TC também proporciona a vantagem de avaliar o apêndice, a aorta e a diverticulite. Antes de realizar um PIV, é preciso perguntar ao paciente sobre a existência de alergia ao contraste ou a mariscos, possibilidade de gravidez e doença renal preexistente. As gestantes e crianças geralmente devem ser submetidas primeiro ao exame de imagem por ultrassonografia, a fim de evitar a exposição à radiação. O Quadro 22.3 lista os fatores de risco de nefrotoxicidade associados ao contraste.

Quadro 22.3 • FATORES DE RISCO DE NEFROTOXICIDADE ASSOCIADOS AO CORANTE DE CONTRASTE
Idade > 60 anos
Desidratação
Hipotensão
Mieloma múltiplo
Hiperuricemia
História de uso de contraste intravenoso nas últimas 72 horas
Condição debilitante
Doença cardiovascular comprovada, especialmente com o uso de diurético
Asma
Insuficiência renal
Diabetes melito

Tratamento

Os aspectos essenciais em torno da nefrolitíase são o controle da dor, o grau de obstrução e a presença de infecção. Uma analgesia adequada é decisiva para o tratamento do paciente com nefrolitíase, sendo que a administração de analgésicos não deve esperar pela disponibilização dos resultados. Dependendo da gravidade da dor, pode ser necessário administrar morfina, fármacos anti-inflamatórios não esteroides (AINEs), meperidina, paracetamol com codeína ou opiáceos intravenosos. **Os AINEs devem ser usados com cautela no tratamento de pacientes com insuficiência renal, pacientes idosos e indivíduos com diabetes melito.** A avaliação da condição de volume do paciente determinará quanto e quais tipos de líquidos intravenosos serão necessários. Uma hidratação excessiva deslocará o cálculo e não é terapêutica, devendo, portanto, ser evitada. Como a terapia definitiva é guiada pelo tipo de cálculos que estão sendo formados, a recuperação de quaisquer cálculos eliminados e a filtração de toda a urina são medidas importantes para o tratamento de longo prazo.

O tratamento conservador, incluindo analgésicos, hidratação e antibióticos em caso de suspeita de infecção, pode ser o que o paciente necessita. A maioria dos cálculos com diâmetro pequeno (< 6 mm) produz sintomas, porém algumas vezes são eliminados sem necessidade de intervenção. **As indicações para consultoria com um urologista são o controle oral da dor inadequado, persistência de náusea e vômitos, pielonefrite associada, cálculos grandes (> 7 mm), rim único ou obstrução total.** Se o paciente está sendo tratado à base de espera sob observação, é preciso orientá-lo a aumentar a ingesta de líquidos e filtrar a urina até que o cálculo seja eliminado. A terapia clínica, incluindo um bloqueador de canal de cálcio ou α-bloqueador, tem sido cada vez usada para facilitar a eliminação do cálculo e está comprovadamente associada a um aumento de 65% da probabilidade de eliminação dos cálculos. A cirurgia é indicada para pacientes com cálculos maiores que 5 a 8 mm, dor persistente ou que não eliminam o cálculo mesmo após receberem tratamento conservador. Os cálculos localizados no sistema do trato urinário inferior podem ser removidos com auxílio de um ureteroscópio. Os cálculos presentes no trato urinário superior podem ser tratados por LEOC.

QUESTÕES DE COMPREENSÃO

22.1 Depois de eliminar um cálculo, uma mulher de 38 anos é informada por seu médico que eliminou um cálculo de fosfato de magnésio e amônio. É mais provável que ela tenha tido infecção urinária por qual dos seguintes organismos?

A. *Proteus.*
B. *Escherichia coli.*
C. Espécies de *Enterococcus.*
D. Estreptococos do grupo B.
E. *Staphylococcus aureus.*

22.2 Um homem de 55 anos chega ao SE queixando-se de dor no flanco direito, surgida há 2 semanas. Ele relata ter notado um pouco de hematúria macroscópica e não consegue comer nada devido à náusea e aos vômitos. Qual das alternativas representa uma indicação para internação?

A. Hematúria macroscópica.
B. Dor no lado direito do flanco.
C. Náusea e vômitos, mesmo com o uso de antieméticos.
D. Idade > 50 anos.
E. Presença de um cálculo de 6 mm.

22.3 Um homem de 39 anos queixa-se de uma dor forte que apareceu subitamente no flanco esquerdo, após uma corrida de maratona. Ele descreve a dor como constante e irradiando para a área da virilha esquerda. Um exame de urina mostrou a existência de hematúria microscópica e presença de cristais de cistina. Qual é a localização mais provável do cálculo?

A. Pelve renal.
B. Ureter proximal.
C. Ureter distal.

D. Junção ureterovesicular.
E. Bexiga.

22.4 Uma mulher de 33 anos está na 22ª semana de gestação e apresenta dor no flanco direito, além de hematúria macroscópica. Ela não tem febre. Qual é o exame de imagem mais apropriado para esta paciente?
A. Ultrassonografia.
B. RUB.
C. PIV.
D. Pielografia retrógrada.
E. TC helicoidal sem contraste.

RESPOSTAS

22.1 **A.** Essa mulher tem um cálculo de fosfato de magnésio e amônio. Esse tipo de cálculo é comum em mulheres e está associado à presença de organismos produtores de urease. As espécies de Proteus, Pseudomonas e Klebsiella são todas produtoras de urease.

22.2 **C.** A internação será necessária se o paciente não tolerar a ingesta de nada pela boca. A hematúria macroscópica e a dor no flanco são achados esperados na nefrolitíase. Os analgésicos apropriados devem ser prescritos quando os pacientes não são internados. Os cálculos com tamanho ≤ 6 mm geralmente são eliminados de maneira espontânea, sem nenhuma intervenção.

22.3 **A.** A dor constante está mais provavelmente localizada no rim. A dor do tipo cólica tende a estar localizada no ureter e é causada pela distensão provocada pelo cálculo e por processos inflamatórios que ocorrem no lúmen do ureter. A maioria dos cálculos presentes na pelve renal ou na bexiga é assintomática.

22.4 **A.** Como a paciente está no primeiro trimestre de gestação, o exame de imagem inicial deve ser a ultrassonografia, para evitar os efeitos mutagênicos/teratogênicos relacionados à exposição do feto à radiação.

DICAS CLÍNICAS

- A manifestação aguda da nefrolitíase é semelhante àquelas observadas em outras patologias. Os exames apropriados e a interpretação correta dos dados laboratoriais ajudarão a estabelecer o diagnóstico.
- Qualquer paciente com náusea forte, vômitos, febre ou sinais de infecção deve ser internado.
- O controle adequado da dor em casos de pacientes com suspeita de nefrolitíase é uma prioridade antes mesmo da disponibilização dos resultados de todos os exames.
- É necessário filtrar toda a urina para confirmar o diagnóstico e determinar a composição do cálculo.
- A ausência de dor não significa que o seguimento é desnecessário. Identificar a etiologia da formação do cálculo é importante para prevenir recidivas.

REFERÊNCIAS

Brener ZZ, Winchester JF, Salman H, Bergman M. Nephrolithiasis: evaluation and management. *Southern Med J.* 2011;104:133-139.

Hollingsworth JM, Rogers MA, Kaufman SR, et al. Medical therapy to facilitate urinary stone passage: a meta-analysis. *Lancet.* 2006;368:1171-1179.

Kahler J, Harwood-Nuss AL. Selected urologic problems. In: Marx JA, Hockberger RS, Walls RM, eds. *Rosen's Emergency Medicine. Concepts and Clinical Practice.* 6th ed. Philadelphia, PA: Mosby-Elsevier; 2006:1572-1606.

CASO 23

Um homem de 64 anos vai ao serviço de emergência (SE) queixando-se de não conseguir urinar nas últimas 24 horas. Ele também se queixa de uma perda não intencional de 9 kg sofrida ao longo dos últimos 6 meses, suores noturnos e fadiga generalizada. Ao exame, o paciente está magro e em estado de sofrimento moderado. Sua pressão arterial está em 168/92 mmHg, a frequência cardíaca é de 102 bpm, a temperatura é de 37,7°C e a frequência respiratória é de 22 mpm. O exame abdominal revela a presença de uma massa dolorida na área suprapubiana. Ao exame retal, a próstata está firme, não está dolorida e está algo irregular.

- Qual é o diagnóstico mais provável?
- Como você confirmaria o diagnóstico?
- Qual é o próximo passo no tratamento?

RESPOSTAS PARA O CASO 23

Retenção urinária aguda

Resumo: um homem de 64 anos não consegue urinar há 24 horas e tem uma massa dolorida localizada na região inferior do abdome. O paciente apresenta sinais e sintomas sugestivos de câncer de próstata, incluindo perda de peso não intencional, suores noturnos, diminuição da energia e uma glândula prostática firme, aumentada e irregular.

- **Diagnóstico mais provável:** existe a probabilidade de retenção urinária aguda decorrente de câncer de próstata.
- **Confirmação do diagnóstico:** obter uma história detalhada e realizar um exame físico completo, exame de urina, determinação de eletrólitos e testes de função renal, bem como um exame de ultrassonografia à beira do leito, se houver disponibilidade. O antígeno específico da próstata pode ser útil para o diagnóstico da doença neoplásica, caso os resultados sejam disponibilizados no SE.
- **Próximas etapas do diagnóstico:** a drenagem da bexiga via inserção de cateter uretral deve aliviar a dor do paciente. Se não for possível, então um cateter suprapúbico pode ser instalado. Também é necessário tratar o processo patológico subjacente.

ANÁLISE

Objetivos

1. Reconhecer os sinais e sintomas típicos da retenção urinária aguda.
2. Saber como manejar e tratar a retenção urinária aguda no SE.
3. Identificar os pacientes com retenção urinária aguda que necessitam de internação.

Considerações

Muitos processos patológicos, traumatismo e medicações podem resultar em retenção urinária aguda (Quadro 23.1). Em homens idosos, a causa mais comum dessa condição é a hipertrofia da próstata. Assim como no caso desse paciente, a obtenção de uma história detalhada e a realização do exame físico podem ajudar a elucidar a etiologia da retenção urinária. A passagem de um cateter uretral para aliviar a obstrução promoverá um alívio significativo da dor. É importante avaliar a função renal, assim como realizar o exame de urina para excluir a hipótese de infecção concomitante do trato urinário. No SE, raramente é necessário realizar exames de imagem nesses casos, embora a ultrassonografia à beira do leito possa ser útil para identificar uma distensão de bexiga ou a presença de um coágulo nesse órgão. Dependendo da função renal e da condição física do paciente após a drenagem de sua bexiga, talvez seja necessário interná-lo.

Quadro 23.1 • CAUSAS DE RETENÇÃO URINÁRIA AGUDA

Causa	Exemplos específicos
Obstrução ao nível do pênis	Fimose ou parafimose Corpo estranho Estenose do meato
Obstrução da uretra	Estenose do meato Cálculo, tumor, corpo estranho, hematoma, traumatismo Irritação uretral Estreitamento
Patologia prostática	Hipertrofia benigna da próstata (mais comum em homens) Neoplasia Infarto Prostatite grave
Doença neurológicas	Síndrome da medula espinal, bexiga neurogênica *Tabes dorsalis*, acidente vascular encefálico (AVE) Diabetes Esclerose múltipla
Medicações	Anticolinérgicos (incluindo anti-histamínicos e antidepressivos tricíclicos) Antiespasmódicos Anestesia espinal Derivados da efedrina, anfetaminas

ABORDAGEM À
Retenção urinária aguda

DEFINIÇÕES

RETENÇÃO URINÁRIA AGUDA: incapacidade súbita e total de eliminar a urina, acompanhada de desconforto abdominal, com uma bexiga distendida palpável ou passível de percussão que contém mais de 150 mL de urina.

AZOTEMIA: presença de corpos nitrogenados (sobretudo ureia) no sangue, que evolui para obstrução do trato urinário com comprometimento da função excretora geral.

HIPERPLASIA BENIGNA DA PRÓSTATA: supercrescimento e proliferação do epitélio e do tecido fibromuscular da próstata.

HIDRONEFROSE: dilatação do sistema pielocalicial renal decorrente de obstrução do sistema do trato urinário.

ABORDAGEM CLÍNICA

Como a obstrução urinária não tratada pode levar à insuficiência renal crônica, é essencial aliviar o bloqueio. Pode ocorrer perda da capacidade de concentração urinária, azotemia, acidose tubular renal (Quadro 23.2), hipercaliemia e perda renal de sal. A hipertensão é comum na retenção urinária aguda, devido à liberação au-

Quadro 23.2 • TIPOS DE ACIDOSE TUBULAR RENAL (ATR)

Tipo	Mecanismo	Achados laboratoriais	Etiologia	Tratamento
I (ATR distal)	Anomalia envolvendo a secreção distal de hidrogênio	Acidose metabólica hiperclorêmica hipocalêmica, pH da urina > 5,5	Distúrbios autoimunes e genéticos, anfotericina, tolueno, nefrocalcinose, doenças tubulointersticiais	Bicarbonato de sódio oral, suplementação com potássio
II (ATR proximal)	Reabsorção proximal de bicarbonato diminuída	Acidose metabólica hiperclorêmica hipocalêmica, pH da urina < 5,5	Hiperparatireoidismo primário, mieloma múltiplo, síndrome de Fanconi, acetazolamida	Bicarbonato de sódio oral, suplementação com potássio
III[a]	Insuficiência glomerular; comprometimento da capacidade de gerar NH_3	Acidose metabólica hiperclorêmica normocalêmica, pH da urina < 5,5		
IV	Antagonismo ou deficiência de aldosterona → diminuição da acidificação distal e reabsorção de sódio	Acidose metabólica hiperclorêmica hipercalêmica, pH da urina < 5,5	Obstrução urinária, diabetes, anemia falciforme, doença de Addison	Bicarbonato de sódio, para acidose significativa; furosemida para a hipercaliemia

[a] Em muitos casos, a ATR de tipo III não é considerada uma entidade clinicamente distinta. Por esse motivo, muitos textos somente descrevem as ATRs de tipos I, II e IV.

mentada de renina pelos rins envolvidos. Os sintomas mais observados são hesitação urinária, força diminuída, gotejamento terminal, notúria e uma típica incontinência por transbordamento. Outros sintomas incluem urgência urinária, micção forçada e uma sensação de esvaziamento incompleto da bexiga. A dor causada pela distensão da bexiga é o sintoma que, em geral, leva à necessidade de uma avaliação no SE. A obtenção de uma história detalhada e o exame físico costumam ser úteis na identificação da causa da obstrução. Uma história de instrumentação prévia do trato urinário, traumatismo, doença neurológica, prostatectomia, malignidade urológica ou doença sistêmica crônica pode ser útil para estabelecer corretamente o diagnóstico e o tratamento. A avaliação das medicações usadas pelo paciente pode ajudar a identificar os agentes farmacológicos que podem contribuir para a retenção urinária (Quadro 23.3).

Ao exame físico, a detecção de uma massa palpável acima da sínfise pubiana, que desaparece após a inserção de um cateter uretral, é altamente sugestiva de bexiga distendida (retenção urinária aguda). O meato deve ser inspecionado em busca de evidências de estenose. O pênis deve ser palpado à procura de fístulas ou massas. O exame de toque retal pode revelar a presença de nódulos prostáticos, assimetria, sensibilidade, encharcamento ou a típica ampliação dura e petrificada do câncer de

Quadro 23.3 • MEDICAÇÕES QUE PODEM CONTRIBUIR PARA A RETENÇÃO URINÁRIA

Classe de medicação	Exemplos
Anticolinérgicos	Atropina, benzatropina, anti-histamínicos, fenotiazinas, antidepressivos tricíclicos, ipratrópio
β-agonistas	Isoproterenol, terbutalina
Relaxantes do músculo detrusor da bexiga	Nifedipina, diciclomina, hiosciamina, oxibutinina, diazepam, AINEs, estrogênio
Narcóticos	Morfina, hidromorfona

AINEs, anti-inflamatórios não esteroides.

próstata. Uma próstata benigna ao exame não a elimina como causa de obstrução. Os testes de tônus do esfincter retal, sensibilidade perianal e reflexo bulbocavernoso podem ser importantes em casos de suspeita de bexiga neurogênica. Nas mulheres, deve ser realizado um exame pélvico para excluir a hipótese de inflamação, lesões ou presença de uma massa acessória. Os pacientes também podem apresentar febre, taquipneia ou hipotensão, sugerindo infecção ou sepse.

Os eletrólitos e os níveis de nitrogênio/creatinina devem ser quantificados para avaliar a função renal. A ureia pode estar elevada em decorrência de uma reabsorção significativa secundária à obstrução. Um exame de urina é útil para excluir a hipótese de uma infecção concomitante, que exigiria tratamento antibiótico. A nefrolitíase, as neoplasias ou as infecções podem causar hematúria. Os exames de imagem raramente são necessários no SE, embora uma ultrassonografia à beira do leito possa ajudar a identificar uma distensão de bexiga ou a presença de um coágulo nesse órgão.

Tratamento

Qualquer paciente com retenção urinária aguda requer alívio da obstrução o quanto antes, a fim de evitar o desenvolvimento de disfunção renal progressiva. Os esforços iniciais devem empregar cateterismo uretral padrão. O gel de lidocaína deve ser inserido na uretra para anestesiá-la e lubrificá-la antes da inserção de um cateter de Foley 16- ou 18-F. Se o médico emergencista não conseguir introduzir o cateter devido à ampliação da próstata, então um cateter *coudé* 14- ou 18-F pode ser útil. Ocasionalmente, um cateter pode ser impedido de passar por causa de estreitamentos uretrais. Um cateter uretral jamais deve ser forçado, devido ao risco de traumatismo da uretra e à possibilidade de abertura de passagens falsas. Nessas situações, um urologista deve ser consultado. Se isso não for possível, então um cateter suprapúbico pode ser colocado ou uma aspiração percutânea da bexiga pode ser realizada. Esses procedimentos podem ser executados com orientação por ultrassonografia à beira do leito.

Após uma drenagem de bexiga bem-sucedida, o paciente pode apresentar complicações como a hematúria transiente, hipotensão e diurese pós-obstrutiva. Esta última complicação pode acarretar anormalidades eletrolíticas, perda profunda de líquidos e hipotensão. Os pacientes com essa condição requerem monitoramento do débito urinário e reposição de líquidos. Os fatores de risco de diurese pós-obstrutiva incluem a obstrução crônica da bexiga, sobrecarga de líquidos e doença renal crônica.

Muitos pacientes com retenção urinária aguda podem ser liberados para voltarem para casa com um cateter uretral interno e mediante seguimento urológico ambulatorial. A internação deve ser considerada para os pacientes com disfunção renal, infecção grave ou sobrecarga de volume, bem como para aqueles impossibilitados de cuidarem de si mesmos.

QUESTÕES DE COMPREENSÃO

23.1 Uma mulher de 88 anos examinada no SE queixa-se de dor intensa na região abdominal inferior e incapacidade de urinar. Ela percebe que sua bexiga está bem cheia. Após a colocação de um cateter uretral, são drenados 1.400 mL de urina. A paciente não apresenta febre, tem pressão arterial de 130/64 mmHg, pulsação de 74 bpm e frequência respiratória de 20 mpm. Os resultados dos exames laboratoriais foram significativos para ureia (140 mg/dL) e exame de urina, com níveis moderados de esterase leucocitária e muitas bactérias. Qual é o tratamento mais adequado para esta paciente?

A. Liberar para voltar para casa sob hidratação oral e checar novamente a ureia em 48 horas.
B. Liberar para voltar para casa e receber a visita de enfermeiros.
C. Submeter a paciente à terapia antibiótica oral e fazer o acompanhamento dentro de 1 semana.
D. Internar a paciente para receber terapia adicional.

23.2 Um homem de 65 anos chega ao SE apresentando incapacidade progressiva de urinar, dor suprapúbica e uma massa na região abdominal inferior. Ele relata jamais ter sentido esse tipo de dor e apresenta desconforto moderado. Qual é o próximo passo no tratamento dele?

A. Exame retal.
B. Descompressão da bexiga com um cateter uretral.
C. Tomografia computadorizada do abdome.
D. Aspiração percutânea da bexiga.

23.3 Uma mulher de 35 anos, sem problemas médicos prévios, apresenta retenção urinária aguda. Ela relata uma história de aumento da fadiga ao esforço e parestesias intermitentes, mas nega qualquer história de diabetes, hipertensão, ou infecções urinárias recorrentes. Há 1 ano, ela apresentou dificuldades relacionadas à visão dupla, que se resolveram espontaneamente. Qual é o diagnóstico mais provável?

A. Uso abusivo de drogas.
B. Esclerose múltipla.
C. Câncer de ovário.
D. Bexiga espástica (automática).

23.4 Uma mulher de 22 anos queixa-se de retenção urinária aguda associada à ardência vulvar e formigamento. Um cateter uretral é instalado e a bexiga é descomprimida. Qual é a melhora terapia para essa paciente?

A. Aciclovir.
B. Azitromicina.
C. Ceftriaxona.
D. Doxiciclina.

RESPOSTAS

23.1 **D.** A paciente precisa ser internada devido à infecção no trato urinário e da disfunção renal concomitantes. Aos 88 anos, ela deve ter dificuldade para cuidar de si mesma.

23.2 **B.** A descompressão da bexiga com cateter uretral deve ser realizada antes do exame da próstata. A aspiração percutânea da bexiga não é indicada, a menos que outras tentativas de descompressão da bexiga tenham falhado.

23.3 **B.** A retenção urinária aguda pode ser um sintoma manifestado em decorrência de esclerose múltipla (EM) na paciente jovem, saudável e sem problemas médicos anteriores. A EM é caracterizada por sintomas neurológicos crônicos que aumentam e diminuem de intensidade.

23.4 **A.** É provável que essa condição seja causada pelo vírus do herpes simples, em associação com a irritação uretral e a retenção urinária. O melhor tratamento é o aciclovir.

DICAS CLÍNICAS

- A obtenção de uma história detalhada e a realização do exame físico muitas vezes ajudam a identificar a causa da retenção urinária aguda.
- A descompressão da bexiga deve ser realizada o quanto antes, para prevenir danos adicionais ao sistema urinário.
- A consultoria com um urologista pode ser necessária, se o cateterismo uretral não puder ser realizado com um cateter de Foley ou cateter de *coudé*.
- A internação deve ser considerada para pacientes com disfunção renal, infecção grave ou sobrecarga de volume, e também para aqueles impossibilitados de cuidarem de si mesmos.

REFERÊNCIAS

Ferri FF. *Ferri's Clinical Advisor.* Philadelphia, PA: Mosby Elsevier; 2011.

Kahler J, Harwood-Nuss AL. Selected urologic problems. In: Marx JA, Hockberger RS, Walls RM, eds. *Rosen's Emergency Medicine: Concepts and Clinical Practice.* 6th ed. Philadelphia, PA: Mosby Elsevier; 2010.

Karafin L, Schwartz GR. Renal calculi (kidney stones) In: *Principles and Practice of Emergency Medicine.* 4th ed. Williams; & Wilkins; 2001:762-763.

McCuskey CF. Chapter 37. Genitourinary emergencies. In: Stone CK, Humphries RL, eds. *Current Diagnosis & Treatment: Emergency Medicine*. 6th ed. Available at: http://www.accessmedicine.com/content.aspx?aID=3109311. Accessed March 31, 2012.

Nicks BA, Manthey DE. Male genital problems. In: Tintinalli JE, Kelen GD, Stapczynski JS, eds. *Emergency Medicine: A Comprehensive Study Guide*. 6th ed. New York, NY: McGraw-Hill; 2011: Chapter 96.

Severyn FA. Urinary-related Complaints. In: Mahadevan SV, Garmel GM, eds. *An Introduction to Clinical Emergency Medicine*. New York, NY: Cambridge University Press; 2005:543-554.

Yen DH, Lee C. Acute urinary retention. In: Tintinalli JE, Kelen GD, Stapczynski JS, eds. *Emergency Medicine: A Comprehensive Study Guide*. 6th ed. New York, NY: McGraw-Hill; 2011: Chapter 95.

CASO 24

Uma adolescente de 18 anos chega ao serviço de emergência (SE) queixando-se de uma dor abdominal que já dura uma semana. A paciente relata que voltou com os amigos de uma viagem de férias recente ao México e percebeu o aparecimento de uma dor constante no lado direito, que piorou. A mãe da paciente está preocupada, porque a filha não consegue comer nem beber nada há 2 dias, e acredita que ela possa ter adoecido ao beber água durante a viagem. Depois de pedir à mãe para sair da sala, enquanto é examinada, a paciente relata ter seis parceiros sexuais, usar preservativos às vezes para controle da natalidade e nunca ter engravidado. Sua última menstruação ocorreu há 2 semanas e estava mais intensa do que o normal. Ao exame físico, a pressão arterial da paciente está em 100/70 mmHg, a pulsação é de 110 bpm, a frequência respiratória é de 22 mpm e a temperatura está em 38,9°C. O coração da paciente apresenta frequência e ritmo regulares, sem murmúrios. Os pulmões estão bilateralmente limpos à auscultação. O exame abdominal mostra que a região abdominal inferior apresenta sensibilidade difusa, mais intensa do lado direito que do lado esquerdo, e a paciente apresenta defesa muscular involuntária. O exame pélvico revela a existência de uma secreção esverdeada com odor pútrido e uma cérvice avermelhada exibindo aspecto friável. O exame bimanual revela uma cérvice intensamente sensível, com uma tumefação dolorosa na área anexial direita. São coletadas amostras para realização de ensaios de DNA para gonorreia e infecção por *Chlamydia*. O exame da preparação a fresco da secreção mostra a presença de leucócitos sanguíneos numerosos e ausência de *clue cells*, tricomonas e *Candida*. O teste urinário de gravidez resultou negativo.

- Qual é o diagnóstico mais provável?
- Qual é a próxima etapa do diagnóstico?
- Qual é o próximo passo no tratamento?

RESPOSTAS PARA O CASO 24

Doença inflamatória pélvica aguda

Resumo: uma adolescente de 18 anos, nulípara, queixa-se de dor abdominal forte, secreção vaginal, febre, náusea e vômitos. Ela apresenta dor cervical à mobilização e a região anexial direita parece apresentar uma tumefação dolorosa ao exame.

- **Diagnóstico mais provável:** doença inflamatória pélvica (DIP).
- **Próxima etapa:** ultrassonografia transvaginal, para excluir a hipótese de abscesso tubo-ovariano (ATO); hemograma completo; e rastreamento de doenças sexualmente transmissíveis (DST).
- **Próximo passo no tratamento:** internar a paciente e iniciar uma terapia antibiótica intravenosa (IV).

ANÁLISE

Objetivos

1. Compreender o diagnóstico e *workup* da DIP.
2. Descrever a ausência de sinais clínicos do ATO.
3. Saber os critérios e tratamentos para pacientes ambulatoriais e internados com DIP.
4. Entender os diagnósticos diferenciais da dor abdominal e ser capaz de consultar as especialidades apropriadas, com base nos achados do exame físico e dos exames laboratoriais.

Considerações

Essa adolescente nulípara apresenta dor na região abdominal inferior, febre, secreção vaginal anormal, tumefação dolorosa na região anexial e dor cervical à mobilização. Embora possam ser encontrados em diagnósticos como apendicite, torsão de ovário, gravidez ectópica ou enteropatia inflamatória, esses sintomas clínicos são mais consistentes com a DIP. **A DIP é definida por uma infecção que ascende da vagina ou da cérvice até o trato genital superior,** como endométrio, trompas de Falópio ou ovários. Embora a etiologia possa ser **polimicrobiana,** os organismos sexualmente transmissíveis, como ***Neisseria gonorrhoeae* ou *Chlamydia trachomatis*, estão implicados em muitos casos.** Como a doença pode mimetizar outras condições comuns, um exame físico meticuloso, exame clínico e ultrassonografia transvaginal devem ser realizados em conjunto, a fim de diagnosticar corretamente uma doença ginecológica, distinguindo-a de um processo cirúrgico geral. Essa paciente deve ser internada por causa da incapacidade de tolerar medicações orais (náusea e vômito) e também devido à alta temperatura (38,9°C).

ABORDAGEM À
Doença inflamatória pélvica

DEFINIÇÕES

DOR CERVICAL À MOBILIZAÇÃO: também conhecida como "sinal do lustre" ou "sinal do candelabro". A movimentação da cérvice durante o exame bimanual deflagra uma dor intensa, que faz a paciente "saltar do leito e bater no lustre" pendurado no teto.
DOENÇA INFLAMATÓRIA PÉLVICA (DIP): infecção que ascende do trato genital inferior para o trato genital superior, de etiologia polimicrobiana, comumente causada por *N. gonorrhoea* ou por *C. trachomatis*. A DIP também pode ser referida como salpingite.
ABSCESSO TUBO-OVARIANO (ATO): coleção de material purulento que abrange a trompa de Falópio e o ovário, constituída predominantemente de organismos anaeróbios. Os ATO são uma complicação importante da DIP.

ABORDAGEM CLÍNICA

A DIP é uma infecção que ascende do trato genital inferior para o trato genital superior, que pode ser difícil de diagnosticar em decorrência da variedade e gravidade dos sintomas manifestados. Os fatores de risco de desenvolvimento de DIP são a pouca idade, menstruação recente, múltiplos parceiros sexuais, não utilização de contracepção com barreiras e condição socioeconômica inferior. Embora o diagnóstico clínico da DIP seja bastante acurado, é preciso considerar um amplo diagnóstico diferencial ao realizar o exame abdominal de uma mulher. Os critérios diagnósticos incluem **sensibilidade na região abdominal inferior, sensibilidade na região dos anexos e dor cervical à mobilização.** Os achados que sustentam o diagnóstico são a presença de secreção vaginal purulenta, febre acima de 38,3°C, contagem de leucócitos séricos elevada e ocorrência de gonorreia ou presença de *Chlamydia* na endocérvice. Portanto, todas as mulheres com suspeita de DIP devem ser submetidas a exames para detecção de infecção por *N. gonorrhoeae* e *C. trachomatis*, bem como vírus da imunodeficiência humana (HIV).

A manifestação clínica do ATO pode ser sutil. A maioria das pacientes com essa condição apresenta febre baixa, contagem de leucócitos sanguíneos levemente aumentada e podem ou não ter uma massa anexial detectada ao exame pélvico. Por isso, as pacientes diagnosticadas com DIP devem ser submetidas a exames de imagem da pelve para avaliação de ATO, uma vez que o diagnóstico requer internação.

Os exames de imagem de ultrassonografia ou tomografia computadorizada (TC) do abdome e da pelve podem ser úteis para avaliar outras condições. O diagnóstico diferencial de DIP aguda inclui apendicite, gravidez ectópica, endometriose, torsão ovariana, cisto de corpo lúteo hemorrágico, tumor ovariano benigno e enteropatia inflamatória. O exame de imagem de TC tem maior utilidade na avaliação da apendicite. Por fim, a laparoscopia é o padrão-ouro para estabelecimento do diagnóstico, que permite visualizar a secreção purulenta a partir da trompa, sendo geralmente considerada para pacientes que apresentam sintomas agudos, sepse ou que falham em melhorar com a terapia.

A etiologia da DIP é polimicrobiana, pois muitas bactérias diferentes estão presentes na vagina. Mais comumente, *N. gonorrhoeae* e *C. trachomatis* são isoladas por cultura cervical, porém organismos como *Bacteroides fragilis*, *Escherichia coli*, *Peptostreptococci* sp., *Haemophilus influenzae* e estreptococos aeróbios são isolados em casos de DIP aguda. Dessa forma, os organismos podem ser classificados como sexualmente transmissíveis ou endógenos. A patogênese da DIP pode envolver muitos mecanismos. Primeiro, para que a infecção ascenda da vagina, por meio do canal cervical, até o endométrio uterino, passando pelas trompas de Falópio e pelos ovários ou peritônio, é preciso que haja quebra do sistema de defesa natural do hospedeiro. Por exemplo, as alterações hormonais exclusivas do ciclo feminino podem ter algum papel na infecção ascendente. Durante o ciclo menstrual normal, o muco cervical muda de acordo com o hormônio predominante, seja o estrogênio ou a progesterona. No meio do ciclo, quando há predominância de estrogênio e os níveis de progesterona estão baixos, o muco cervical é delgado e pode favorecer a ascensão fácil das bactérias. Por outro lado, após a ovulação, quando os níveis de progesterona aumentam, o muco cervical torna-se espesso e dificulta a penetração das bactérias. Por esse motivo, a contracepção contendo progestina via anticoncepcional oral ou acetato de medroxiprogesterona (depo-provera) diminui a incidência de DIP. A menstruação é outro momento em que a mulher corre mais risco de desenvolver DIP, pois o tampão de muco cervical é perdido com a saída do fluxo menstrual e os organismos podem ascender para o trato genital superior. O fluxo menstrual retrógrado também é atribuído ao risco de ascensão bacteriana do útero para as trompas de Falópio, ovários ou cavidade peritoneal.

O tratamento da DIP varia amplamente, dependendo da manifestação clínica da paciente. O tratamento deve fornecer cobertura antibiótica de amplo espectro contra os patógenos suspeitos e tem que ser iniciado assim que o diagnóstico provável for estabelecido, a fim de evitar o desenvolvimento a longo prazo de sequelas ou complicações decorrentes da DIP aguda, como o dano tubário com consequente infertilidade, dor crônica ou gravidez ectópica. **Notavelmente, a infertilidade tubária pós-infecciosa é o segundo motivo mais frequente de infertilidade feminina nos Estados Unidos.**

Em uma paciente complacente, a DIP sem complicação pode ser tratada em ambulatório. Entretanto, existem alguns critérios de internação para o tratamento da DIP com complicação (Quadro 24.1). Embora os antibióticos intravenosos sejam usados no tratamento dos sintomas da DIP, a laparoscopia é útil em casos de diagnóstico duvidoso, suspeita de ATO roto ou falha em responder aos antibióticos IV. Um ATO roto manifesta-se como choque e constitui uma emergência médica. Sendo assim, uma paciente levada ao SE apresentando hipotensão, dor abdominal significativa e sinais de infecção deve receber ressuscitação volêmica e ser encaminhada para um rápido tratamento cirúrgico.

As opções de tratamento podem ser agrupadas em **tratamento oral e tratamento parenteral.** A gonorreia resistente à fluoroquinolona transformou a terapia à base de quinolona em regime secundário. O tratamento ambulatorial inclui a administração **de ceftriaxona (intramuscular) e doxiciclina (oral), a uma dose**

Quadro 24.1 • CRITÉRIOS PARA INTERNAÇÃO
As emergências cirúrgicas (p. ex., apendicite) não podem ser excluídas
Gravidez
Irresponsividade clínica à terapia antibiótica oral
Incapacidade da paciente de seguir ou tolerar um regime oral ambulatorial
Doença grave, náusea e vômitos ou febre alta
Abscesso tubo-ovariano
Adolescentes, nulíparas ou questionáveis em termos de complacência
Presença de dispositivo intrauterino

de 100 mg, 2 vezes/dia, por 14 dias, com ou sem metronidazol (Quadro 24.2). De modo ideal, as pacientes devem ser examinadas de novo após 48 horas, para avaliação da melhora alcançada. Um tratamento de internação comum consiste na administração de 2 g de cefotetana por via IV, a cada 12 horas, ou de 100 mg de doxiciclina por via oral ou IV, a cada 12 horas. A melhora deve ser observada após 24 a 48 horas de terapia. Quando há suspeita de ATO, usa-se clindamicina ou metronidazol em substituição à doxiciclina, pois a principal preocupação nesse caso são as bactérias anaeróbias. Os ATOs constituem uma exceção à regra de "os abscessos exigem drenagem" – a maioria dos ATOs pode ser tratada com terapia antibiótica e seguida por meio de exames de imagem de alta resolução. Cerca de um terço dos casos de ATO requerem tratamento cirúrgico.

Quadro 24.2 • TERAPIA PARA DOENÇA INFLAMATÓRIA PÉLVICA
Terapia ambulatorial: • 250 mg de ceftriaxona, intramuscular (IM), em dose única + 100 mg de doxiciclina, VO, 2x/dia, por um período de 14 dias, com ou sem 500 mg de metronidazol, via oral (VO), 2x/dia, por 14 dias • 2 g de cefoxitina, IM,em dose única, e 1 g de probenecida, VO, administrada ao mesmo tempo como dose única, + 100 mg de doxiciclina, VO, 2x/dia, por 14 dias, com ou sem 500 mg de metronidazol, VO, 2x/dia, por 14 dias • Outras cefalosporinas de 3ª geração parenterais (p. ex., ceftizoxima ou cefotaxima) + 100 mg de doxiciclina, VO, 2x/dia, por 14 dias
Terapia em regime de internação: Os primeiros dois itens são iguais: • 2 g de cefotetana, IV, a cada 12 horas, ou 2 g de cefoxitina, IV, a cada 6 horas e 100 mg de doxiciclina, VO ou IV, a cada 12 horas • 900 mg de clindamicina, IV, a cada 8 horas e uma dose de carga de 2 mg de gentamicina/kg, IV, seguida de 1,5 mg/kg a cada 8 horas • 3 g de ampicilina + sulbactam, IV, a cada 6 horas, e 100 mg de doxiciclina, VO ou IV, a cada 12 horas

Dados de Centers for Disease Control and Prevention. 2010 Guidelines for treatment of sexually transmitted diseases. MMWR. *2010;59(RR-12):1.*

Após a melhora clínica subsequente à terapia intravenosa, a paciente muda para a terapia antibiótica de 10 dias de duração. Se não ocorrer nenhuma melhora após 72 horas de terapia (diminuição da febre, melhora da dor abdominal, redução da sensibilidade uterina/anexial), então será necessário realizar um *workup* mais aprofundado.

O seguimento e o tratamento de um parceiro sexual conhecido são essenciais para diminuir a incidência das recidivas de DIP. As **complicações comprovadas dessa condição são a infertilidade, aderências pélvicas que resultam em dor pélvica crônica, risco de cirurgia ectópica, síndrome de Fitz-Hugh-Curtis e DIP crônica.**

QUESTÕES DE COMPREENSÃO

24.1 Uma mulher de 22 anos apresenta dor na região abdominal inferior associada a um pouco de disúria e menstruação anormal. Recentemente, seu apetite diminuiu. O teste de gravidez resultou negativo. Qual é o achado mais provavelmente sugestivo de DIP?

A. Biópsia de endométrio mostrando células atípicas.
B. Preparação vaginal a fresco, demonstrando *clue cells*.
C. Dor cervical à mobilização durante o exame físico.
D. Dor ao exame retal.

24.2 Uma mulher de 32 anos apresenta história de 2 dias de febre baixa e dor na região abdominal inferior. O exame revela a existência de dor cervical à mobilização e sensibilidade na região dos anexos. Dentre os parâmetros listados a seguir, qual é o melhor para avaliar a hipótese de abscesso tubo-ovariano?

A. Grau da temperatura.
B. Elevação da contagem de leucócitos.
C. Exame pélvico mostrando uma massa acessória.
D. Ultrassonografia da pelve.
E. Dor abdominal à descompressão.

Associe as seguintes doenças (A a F) às situações clínicas descritas nas Questões 24.3 a 24.6:

A. Gravidez ectópica.
B. Apendicite.
C. Doença do refluxo gastresogágico (DRGE).
D. Doença de Crohn.
E. Colelitíase.
F. Pancreatite.
G. Torsão do ovário.

24.3 Uma mulher de 21 anos apresenta cólicas abdominais, que surgem perto do umbigo e movem-se para o quadrante direito inferior. Essa dor evoluiu com o passar dos dias e tornou-se intermitente e do tipo cólica. A paciente não tem febre e se queixa de náusea leve.

24.4 Uma mulher de 41 anos queixa-se de dor na região abdominal superior, especialmente após as refeições. Essa dor parece se deslocar para o ombro direito. A paciente às vezes apresenta distensão abdominal pela presença de gases.

24.5 Um homem de 35 anos queixa-se de uma dor abdominal epigástrica, que parece "causar incômodo até a região dorsal". Ele apresenta náuseas e vômitos.

24.6 Uma mulher de 22 anos está se queixando de uma dor abdominal forte acompanhada de diarreia. Ela também apresenta dor articular leve.

RESPOSTAS

24.1 **C.** Embora a dor cervical à mobilização seja inespecífica para salpingite aguda, além de poder ser encontrada em outras condições inflamatórias agudas envolvendo a região abdominal inferior, como diverticulite e apendicite, também é um achado clássico de doença inflamatória pélvica.

24.2. **D.** O exame de imagem é a melhor alternativa para a avaliação de ATO. Essa condição frequentemente é sutil no início e pode não estar associada à febre nem à elevação da contagem de leucócitos sanguíneos. É possível tratar a maioria dos ATO com terapia clínica e antibióticos, em vez de cirurgia.

24.3 **G.** A cólica abdominal intermitente é um achado clássico da torsão ovariana. Embora a dor dessa paciente esteja se deslocando do umbigo para a área do quadrante inferior, sua duração é superior a 24 horas e não há febre.

24.4 **E.** A dor no quadrante abdominal superior direito que se segue às refeições (em especial após a ingesta de refeições gordurosas) é bastante típica da colelitíase. Essa dor frequentemente irradia para a escápula direita. Se a paciente apresentasse febre, haveria suspeita de colecistite.

24.5 **F.** A pancreatite, em geral, manifesta-se como uma dor mesoepigástrica que irradia direto para a região dorsal, tem natureza constante e está associada a náuseas e vômitos. Suas etiologias comuns são o consumo abusivo de bebidas alcoólicas e a presença de cálculos biliares.

24.6 **D.** A doença inflamatória intestinal (doença de Crohn ou colite ulcerativa) muitas vezes ocorre durante a adolescência ou na fase dos 20 anos, sendo acompanhada de dor abdominal, diarreia (frequentemente sanguinolenta) e manifestações extraintestinais, como dor articular ou achados oculares.

DICAS CLÍNICAS

- A clássica tríade de sintomas diagnósticos de DIP incluem a dor na região abdominal inferior, dor na região dos anexos e dor cervical à mobilização.
- A laparoscopia ainda é o padrão-ouro para diagnóstico da DIP.
- Os ATOs frequentemente se manifestam de forma sutil ou indolente e requerem exames de imagem para serem diagnosticados. Os ATO requerem internação para instituição de terapia antibiótica e, na maioria dos casos, podem ser tratados com terapia clínica.
- As pacientes com ATO roto entram em choque. Trata-se de uma emergência cirúrgica.
- Entre as sequelas da DIP desenvolvidas em longo prazo estão a infertilidade, aderências pélvicas, dor pélvica crônica, risco de gravidez ectópica e síndrome de Fitz-Hugh-Curtis.
- A infecção gonocócica disseminada, ainda que incomum, é uma complicação grave da gonorreia não tratada que, por sua vez, é bastante comum.
- Pacientes com resultado positivo de cultura para gonorreia também devem ser tratados para infecção por *Chlamydia*, pois a infecção concomitante é encontrada em 40% dos casos. Em qualquer indivíduo que apresente poliartrite assimétrica, tenossinovite e lesões cutâneas purulentas, a hipótese de infecção gonocócica disseminada deve ser considerada no diagnóstico diferencial.

REFERÊNCIAS

Centers for Disease Control and Prevention. 2010 guidelines for treatment of sexually transmitted diseases. MMWR. 2010;59(RR-12):1.

Cohen CR. Pelvic inflammatory disease. In: Klausner JD, Hook III EW, eds. Current Diagnosis & Treatment of Sexually Transmitted Diseases. New York, NY: McGraw-Hill; 2007.

Hemsell DM. Gynecologic infection. In: Schorge J, Schaffer J, Halvorson L, Hoffman B, Bradshaw K, Cunningham F, eds. Williams Gynecology. New York, NY: McGraw-Hill; 2008: 73-76.

Sweet RL, Gibbs RS. Infectious Diseases of the Female Genital Tract. 5th ed. Baltimore, MD: Lippincott Williams & Wilkins; 2009..

CASO 25

Uma mulher de 27 anos percebeu, há 1 dia, que estava salivando pelo canto direito da boca e tinha dificuldade para beber água sem se engasgar. Ela não consegue fechar totalmente os olhos, e seu olho direito está avermelhado e irritado. Ela nega ter cefaleia, perturbações visuais, náusea ou vômitos. Não tem história de traumatismo. Sua história médica pregressa não é significativa. Ela não toma nenhuma medicação. Sua mãe sofreu acidente vascular encefálico (AVE) aos 60 anos. A paciente relata que é de Michigan e não viajou recentemente. Ao exame físico, saliva está escorrendo pelo canto direito da boca e a prega nasolabial direita está ausente. A pálpebra inferior direita está frouxa e a paciente não consegue fechar totalmente o olho direito. Quando tenta fazê-lo, o olho vira para cima. A paciente não consegue franzir a testa. Os outros nervos cranianos aparentemente estão normais e o exame neurológico não revelou outros déficits além daqueles que foram descritos.

- Qual diagnóstico você daria a essa paciente?
- Como você trataria essa condição?

RESPOSTAS PARA O CASO 25

Paralisia de Bell (paralisia facial idiopática)

Resumo: uma mulher de 27 anos apresenta manifestação aguda de enfraquecimento facial de lado direito e irritação do olho direito. Ela nega traumatismos e não apresenta outros problemas neurológicos nem problemas adicionais no nervo craniano.

- **Diagnóstico mais provável:** paralisia do nervo facial, mais provavelmente idiopática (paralisia de Bell).
- **Tratamento da condição:** proteção do olho e um curso de prednisona.

ANÁLISE

Objetivos

1. Diferenciar um processo envolvendo um neurônio motor superior de um processo em um neurônio motor inferior e rever os diagnósticos diferenciais de cada um.
2. Conhecer a manifestação clínica da paralisia de Bell.
3. Aprender a tratar a paralisia de Bell.

Considerações

Essa paciente de 27 anos foi afetada por uma manifestação abrupta de enfraquecimento facial de lado direito. Notavelmente, seus músculos faciais superiores foram afetados e isso é consistente com uma neuropatia periférica. Ela não apresenta nenhum dos achados sugestivos de um processo mais complicado (Quadro 25.1). Seus sintomas são provavelmente causados pela paralisia do VII nervo craniano, que é, sobretudo, um nervo motor que inerva todos os músculos ipsilaterais envolvidos na expressão facial. A saliva que escorre pelo canto direito da boca representa a paralisia do músculo orbicular da boca. O lacrimejamento no olho direito (epífora) ocorre porque a paralisia do músculo orbicular do olho impede o fechamento das pálpebras e faz com que a abertura do ducto lacrimal se afaste da conjuntiva. A incapacidade de franzir a testa resulta da paralisia do músculo frontal. Os indivíduos afetados frequentemente exibem o fenômeno de Bell quando tentam fechar as pálpebras e o olho paralisado vira para cima.

Quadro 25.1 • SINAIS DE ALERTA NA SUSPEITA DE PARALISIA DO NERVO FACIAL
Envolvimento de outros nervos cranianos, além do VII
Enfraquecimento facial bilateral
Enfraquecimento, entorpecimento de braços ou pernas
Músculos faciais superiores não afetados (testa)
Cefaleia, déficits visuais, náusea ou vômito
História de viagem para florestas, picada de carrapato
Paralisia facial unilateral recorrente
Progressão lenta dos sintomas
Ulceração ou vesículas localizadas perto da orelha

ABORDAGEM À Paralisia facial

Abordagem à paralisia de Bell

O VII nervo craniano sai do crânio por meio do forame estilomastoideo e inerva todos os músculos envolvidos na expressão facial. Esse nervo também possui um pequeno componente sensorial, que abrange a sensação do paladar a partir dos dois terços anteriores da língua e os impulsos cutâneos oriundos da parede anterior do meato acústico externo. Uma interrupção total do nervo facial ao nível do forame estilomastóideo paralisa todos os músculos faciais do lado afetado. A sensação do paladar permanece intacta porque a lesão está localizada além do sítio onde a corda do tímpano se separa do tronco principal do nervo facial. Havendo envolvimento do músculo estapédio, o paciente costuma apresentar hiperacusia. Se o gânglio geniculado ou a raiz motora proximalmente localizada em relação a este gânglio forem envolvidos, é possível que o lacrimejamento e a salivação estejam diminuídos.

Embora a causa mais comum de paralisia facial seja a paralisia de Bell, esse é um diagnóstico de exclusão. Ou seja, o médico emergencista deve ter cautela ao presumir que a paralisia facial é uma paralisia de Bell e não considerar outras possíveis etiologias. Outras causas de paralisia de nervo facial periférica ou nuclear incluem a doença de Lyme, tumores do osso temporal (corpúsculo carotídeo, colesteatoma, dermoide), síndrome de Ramsey Hunt (herpes-zóster do gânglio geniculado) e neuromas acústicos. Otite externa maligna, AVE, doença de Guillain-Barré, poliomielite, sarcoide e infecção pelo vírus da imunodeficiência humana (HIV) são outros processos que devem ser considerados.

Todas as formas de paralisia do nervo facial periférica devem ser distinguidas do tipo supranuclear. Neste tipo, os músculos frontal e orbicular do olho são poupados porque a inervação dos músculos faciais superiores é bilateral e a dos músculos faciais inferiores é principalmente contralateral. **Se o paciente está babando, mas consegue franzir a testa normalmente, deve ser considerada a suspeita de um processo intracraniano.** No caso das lesões supranucleares, também pode haver dissociação dos movimentos faciais emocionais e voluntários. Como a paralisia de Bell é um diagnóstico de exclusão, a obtenção de uma história rica em detalhes e a realização de um exame físico são essenciais à detecção de quaisquer anormalidades neurológicas distintas.

O aparecimento da paralisia de Bell é abrupto e os sintomas associados podem evoluir do enfraquecimento à paralisia total em uma semana. Mais da metade dos pacientes com paralisia de Bell relata uma pródromo viral precedente. Os sintomas associados podem incluir uma dor atrás da orelha, perda ipsilateral da sensação do paladar, diminuição ou fluxo excessivo de lacrimejamento e hiperacusia. O paciente pode apresentar queixas de sensação de peso e entorpecimento no lado da face afetado, contudo, sem perda sensorial demonstrável. Um total de 8% dos pacientes se recuperam em algumas semanas ou meses. A ocorrência de paralisia incompleta na primeira semana constitui o sinal prognóstico mais favorável. Se a manifestação for atípica ou não houver melhora após 6 meses, então deve ser considerada a realização de exames laboratoriais, exames de imagem (p. ex., tomografia computadorizada, ressonância magnética) ou exames de condução de nervo motor.

Tratamento

O paciente deve usar um tapa-olho ao dormir, para manter o olho afetado protegido e evitar ressecamento e abrasão. Quando estiver acordado, o paciente deve aplicar colírio (lágrimas artificiais) no olho afetado a cada 1 hora. A massagem dos músculos enfraquecidos pode melhorar o tônus muscular e ajudar na recuperação.

A terapia clínica deve ser iniciada o quanto antes, mas pode ser considerada por até uma semana após o aparecimento dos sintomas. Embora os regimes terapêuticos sejam controversos, a maioria dos especialistas recomenda o uso de corticosteroides. Os corticosteroides parecem diminuir o edema junto ao nervo facial. Assim, uma dose de prednisona de 1 mg/kg/dia pode ser administrada por via oral, durante 7 a 10 dias (com ou sem afunilamento). Como alguns estudos implicaram o vírus do herpes simples como agente causador da paralisia de Bell, os agentes antivirais passaram a ser incorporados de modo rotineiro ao regime de tratamento. No entanto, estudos adicionais apresentaram resultados conflitantes quanto à eficácia da terapia antiviral. Se os médicos optarem por prescrever agentes antivirais, os fármacos valaciclovir e famciclovir são favorecidos por requererem doses menos frequentes e apresentarem maior biodisponibilidade. Esses agentes são substancialmente mais caros do que o aciclovir que, por sua vez, requer dosagens mais frequentes. Se a terapia clínica falhar, os pacientes podem ser beneficiados pela descompressão cirúrgica do nervo facial.

QUESTÕES DE COMPREENSÃO

25.1 Uma mulher de 32 anos queixa-se de um enfraquecimento facial que já dura várias semanas e está piorando gradualmente. Ambas as regiões da face, superior e inferior, foram afetadas. Ela não apresenta enfraquecimento de braços nem pernas. Qual dos seguintes achados seria sugestivo de outro diagnóstico alternativo à paralisia de Bell?

A. Ausência de sintomas nos braços.
B. Ausência de sintomas nas pernas.
C. Aparecimento gradual, ao longo de várias semanas.
D. Enfraquecimento na região superior da face.

25.2 Uma mulher de 55 anos queixa-se de enfraquecimento dos músculos faciais do lado direito e de entorpecimento na região da bochecha direita. Qual é o próximo passo?

A. Obter uma imagem de ressonância do cérebro.
B. Obter a sorologia de reagina plasmática rápida (RPR).
C. Realizar uma punção lombar.
D. Recomendar a proteção do olho e observação.

Associe os mecanismos listados a seguir (A a E) aos cenários clínicos descritos nas Questões 25.3 a 25.5:

A. Compressão sobre o núcleo cerebelopontino.
B. Edema junto ao nervo ao nível do forame estilomastóideo.

C. Imunoglobulinas dirigidas contra o receptor da acetilcolina.
D. Destruição de mielina multifocal no sistema nervoso central.
E. Ataque autoimune aos nervos motores mielinizados, em particular nos membros inferiores.

25.3 Uma mulher de 22 anos está no ventilador porque não consegue respirar. Sua condição teve início há 3 semanas, quando ela sentiu enfraquecimento de ambas as pernas após um ataque de gastrenterite. Os reflexos tendíneos profundos estão ausentes.

25.4 Uma mulher de 32 anos apresenta história de 5 anos de enfraquecimento progressivo ao longo do dia. Ela não consegue manter-se em pé por períodos prolongados, por causa da fadiga.

25.5 Há 2 anos, um homem de 35 anos apresentou enfraquecimento do olho, o que foi totalmente resolvido. Agora, ele está tendo dificuldade para agarrar objetos com a mão direita. Os reflexos tendíneos profundos estão normais a aumentados.

RESPOSTAS

25.1 **C.** O aparecimento da paralisia de Bell é abrupto e o enfraquecimento chega ao máximo em 1 semana. A paralisia do nervo facial decorrente da presença de tumor no osso temporal surge de maneira insidiosa e os sintomas evoluem gradualmente.

25.2 **A.** O entorpecimento sobre a bochecha é preocupante e inconsistente com a paralisia de Bell. O nervo facial inerva todos os músculos da face. Lesões nesse nervo produzem paralisia dos músculos faciais. A baba que escorre pelo canto da boca é um dos achados. A língua é inervada pelo nervo hipoglosso. Lesões no ouvido médio que produzam paralisia facial causam perda do paladar na região correspondente aos dois terços anteriores da língua, contudo não há alteração da sensação do paladar. O componente sensorial do nervo facial é limitado à parede anterior do meato acústico externo. Avaliações adicionais por ressonância magnética podem ser justificadas.

25.3 **E.** Essa manifestação de paralisia ascendente é uma manifestação clássica da síndrome de Guillain-Barré. Além disso, os reflexos tendíneos profundos estão ausentes.

25.4 **C.** A miastenia grave é caracterizada pela ocorrência de um enfraquecimento progressivo no decorrer do dia, envolvendo particularmente os músculos oculares. Esses sintomas são devidos aos anticorpos do tipo imunoglobulina G dirigidos contra os receptores da acetilcolina.

25.5 **D.** A esclerose múltipla, em geral, afeta indivíduos jovens e está associada a um enfraquecimento que aumenta e diminui de intensidade, com recuperação total entre as exacerbações. O mecanismo subjacente é a destruição multifocal da mielina junto ao sistema nervoso central.

DICAS CLÍNICAS

- A paralisia de Bell é uma neuropatia periférica idiopática envolvendo o VII nervo craniano e que leva ao enfraquecimento facial superior e inferior.
- O diagnóstico de paralisia de Bell é estabelecido por exclusão.
- A avaliação mais importante para um paciente com suspeita de paralisia de Bell consiste na exclusão da hipótese de distúrbios graves, como tumores intracranianos e AVE.
- A proteção para prevenção de abrasões e ressecamento da córnea é feita com o uso de um tapa-olho ao dormir e aplicação de lubrificantes no olho afetado.
- O prognóstico da paralisia de Bell geralmente é favorável, contudo o enfraquecimento persistente, aparecimento de outros déficits neurológicos ou ainda a formação vesículas na orelha são todos indicações para encaminhamento.

REFERÊNCIAS

Axelsson S, Lindberg S, Stjernquist-Desatnik A. Outcome of treatment with valacyclovir and prednisone in patients with Bell's palsy. Ann Otol Rhinol Laryngol. 2003;112:197.

Baringer JR. Herpes simplex virus and Bell's palsy. Ann Intern Med. 1996;124:63.

Benatar M, Edlow J. The spectrum of cranial neuropathy in patients with Bell's palsy. Arch Intern Med. 2004;164:23-83.

Brodal A. The cranial nerves. In: Neurological Anatomy in Relation to Clinical Medicine. 3rd ed. New York, NY: Oxford;1980:448-577.

Engstrom M, Berg T, Stjernquist-Desatnik A, et al. Prednisolone and valaciclovir in Bell's palsy: a randomised, double-blind, placebo-controlled, multicentre trial. Lancet Neurol. 2008;7:993-1000.

Gilden DH, Tyler KL. Bell's palsy—is glucocorticoid treatment enough? N Engl J Med. 2007;357: 1653.

Hato N, Yamada H, Kohno H, et al. Valacyclovir and prednisolone treatment for Bell's palsy: a multicenter, randomized, placebo-controlled study. Otol Neurotol. 2007;28:408.

Hauser WA, Karnes WE, Annis J, Kurland LT. Incidence and prognosis of Bell's palsy in the population of Rochester, Minnesota. Mayo Clin Proc. 1971;46:258.

Karnes WE. Diseases of the seventh cranial nerve. In: Dyck PJ, Thomas PK, Lambert EH, et al, eds. Peripheral Neuropathy. 2nd ed. Philadelphia, PA: WB Saunders; 1984:1266-1299.

Marx, John A, Robert S. Hockberger, Ron M. Walls, James Adams, and Peter Rosen. Rosen's Emergency Medicine: Concepts and Clinical Practice. Philadelphia, PA: Mosby/Elsevier; 2010.

Sullivan FM, Swan IR, Donnan PT, et al Early treatment with prednisolone or acyclovir in Bell's palsy. N Engl J Med. 2007;357(16):1598-1607.

Worster A, Keim SM, Sahsi R, Pancioli AM; Best Evidence in Emergency Medicine (BEEM) Group: do either corticosteroids or antiviral agents reduce the risk of long-term facial paresis in patients with new-onset Bell's palsy? *J Emerg Med.* 2010;38(4):518-523. Epub 2009 Oct 21 (Review).

CASO 26

Uma mulher de 26 anos chega ao serviço de emergência (SE) apresentando história de uma dor abdominal que tem piorado ao longo de 6 horas. Ela relata que a dor inicialmente era do tipo entorpecente e localizada perto do umbigo, mas então se deslocou para a região abdominal inferior direita. Em uma escala da 0 a 10, a paciente classifica sua dor como de grau 8 e do tipo cólica. Ela relata que notou pequenos sangramentos vaginais nesta manhã, mas nega ter eliminado coágulos ou tecido. A paciente relata que tomou café da manhã, mas afirma que não tem se alimentado porque está sentido náuseas. Ela nega ter febre, calafrios ou mudança dos hábitos intestinais. Ao ser questionada, a paciente relata que sua última menstruação ocorreu há 2 meses, porém seus ciclos são irregulares. Ela também afirma ter sido diagnosticada com infecção vaginal há 1 ano, mas não se lembra de ter recebido tratamento para essa condição. Ao exame físico, sua pressão arterial está em 120/76 mmHg, a frequência cardíaca é de 105 bpm e não há febre. Em geral, o nível de sofrimento da paciente é leve. O abdome apresenta uma sensibilidade à palpação que é mais forte na região do quadrante inferior direito do que no quadrante inferior esquerdo. O exame revela uma defesa muscular voluntária mínima, porém não há dor à descompressão detectável. Ao exame pélvico, o útero parece estar levemente aumentado e indolor à movimentação. Não há massas nem sensibilidade na região dos anexos. Seu hemograma completo mostra uma contagem de leucócitos sanguíneos discretamente elevada, com um desvio à esquerda. Os níveis de β-gonadotrofina coriônica humana (β-hCG) são de 4.658 mUI/mL. Uma ultrassonografia transvaginal mostra um útero vazio, sem massas nos anexos nem presença de líquido.

- Qual é o diagnóstico mais provável?
- Qual é o próximo passo?
- Qual é o tratamento inicial?

RESPOSTAS PARA O CASO 26

Gravidez ectópica

Resumo: uma mulher de 26 anos queixa-se de dor abdominal forte, náusea e pequenos sangramentos vaginais. Ela tem um resultado positivo de teste de gravidez, níveis quantitativos de β-hCG iguais a 4.658 mUI/mL e uma ultrassonografia transvaginal que mostra ausência de gestação intrauterina.

- **Diagnóstico mais provável:** gravidez ectópica.
- **Próximo passo:** laparoscopia diagnóstica *versus* cirúrgica.
- **Tratamento inicial:** estabelecer um acesso intravenoso (IV) e estabilizar a paciente em preparação para cirurgia.

ANÁLISE

Objetivos

1. Compreender o diagnóstico e *workup* da gravidez ectópica.
2. Reconhecer os aspectos ultrassonográficos distintos da gravidez ectópica.
3. Conhecer os diagnósticos diferenciais comuns da dor na região abdominal inferior e ser capaz de consultar as especialidades corretas, com base no exame físico.

Considerações

A paciente chegou ao SE apresentando queixas de sangramento vaginal, dor abdominal e teste de gravidez positivo. Os níveis quantitativos de hCG estão acima do limiar de 1.200 a 1.500 mUI/mL e nenhuma gestação intrauterina é observada ao exame de ultrassonografia transvaginal. Assim, a paciente apresenta um risco de gravidez ectópica de aproximadamente 85%. Outros diagnósticos devem ser considerados, como uma ameaça de aborto, aborto incompleto, doença inflamatória pélvica ou apendicite. A gravidez ectópica é definida como uma gestação que ocorre após a implantação do blastocisto em qualquer local que não seja o revestimento da cavidade uterina.

ABORDAGEM À

Gravidez ectópica

DEFINIÇÕES

GRAVIDEZ ECTÓPICA: gestação que se desenvolve após a implantação em qualquer local diferente do revestimento uterino.

GRAVIDEZ ECTÓPICA ROMPIDA: gravidez ectópica que sofre erosão por meio do tecido onde ocorreu a implantação, produzindo hemorragia a partir dos vasos expostos.

SALPINGECTOMIA: excisão cirúrgica e remoção do oviduto e da gravidez ectópica.

SALPINGOTOMIA: excisão cirúrgica da gravidez ectópica com preservação da tuba. A tuba permanece aberta para que cicatrize por segunda intensão.

ABORDAGEM CLÍNICA

A gravidez ectópica é definida por uma gestação que ocorre fora do revestimento uterino, mais comumente no oviduto, embora também possa ser encontrada no abdome, ovário ou cérvice. Nos Estados Unidos, a incidência da gravidez ectópica está aumentando por três motivos: (1) aumento da incidência de salpingite consequente ao aumento do número de infecções causadas por *Chlamydia trachomatis* ou de outras infecções sexualmente transmissíveis; (2) o aprimoramento das técnicas diagnósticas; e (3) aumento do número de gestações promovidas com o uso da tecnologia reprodutiva assistida. Entre outros fatores de risco, estão uma prévia cirurgia de tuba, um episódio anterior de gravidez ectópica, uso de progesterona exógena e história de agentes de infertilidade. Os sintomas mais observados são a dor abdominal, ausência de menstruação e sangramentos vaginais irregulares. Outros sintomas encontrados ao exame físico podem ser uma sensibilidade palpável na região dos anexos, ampliação do útero, taquicardia, hipotensão, síncope, sinais peritoneais e febre.

Cerca de metade dos episódios de gravidez ectópica estão ligados a uma salpingite antiga, embora esses episódios possam ser assintomáticos. Infecções prévias tendem a causar patologias tubárias anatômicas que impedem a passagem normal de um embrião para dentro do útero. Nas incidências restantes de gravidez ectópica, é impossível determinar um fator identificador e a condição pode estar associada a um distúrbio fisiológico. Níveis aumentados de estrogênio e progesterona interferem na motilidade das tubas e aumentam as chances de gravidez ectópica.

Cerca de 97% das gestações ectópicas ocorrem no oviduto, especificamente na região da ampola. Nos demais casos, a implantação ocorre no abdome, cérvice ou ovário. A patogênese da gravidez ectópica começa quando o embrião invade o lúmen da tuba e sua cobertura peritoneal. Conforme o embrião continua a crescer, os vasos circundantes podem sangrar para dentro da cavidade peritoneal e causar hemoperitônio. A distensão da tuba resulta em dor abdominal, até que ocorre necrose com consequente interrupção da gravidez ectópica.

O diagnóstico diferencial da gravidez ectópica inclui muitas doenças ginecológicas e cirúrgicas distintas. As mais comuns são a salpingite, ameaça de aborto ou aborto incompleto, ruptura de corpo lúteo, torsão de anexo e apendicite. O diagnóstico de gravidez ectópica deve ser considerado para qualquer mulher em idade fértil que apresente sangramento vaginal anormal e dor abdominal.

O diagnóstico de gravidez ectópica pode ser auxiliado pelo uso da ultrassonografia transvaginal. A visualização dos órgãos pélvicos pode revelar a ausência de gestação intrauterina, presença de uma massa complexa junto a um anexo ou presença do embrião junto aos anexos. É importante notar que, na ultrassonografia de alta resolução, a zona discriminatória de hCG está mais próxima de 1.200 a 1.500 mUI/mL do que da faixa tradicionalmente referida de 1.500 a 2.000 mUI/mL, em que uma gestação intrauterina quase sempre é observada na ultrassonografia transvaginal. A não visualização de um saco gestacional intrauterino ao exame de ultrassonografia transvaginal está associada a um risco de até 85% de gravidez ectópica. Em alguns casos, a ultrassonografia permite visualizar a gravidez ectópica mesmo que os níveis de hCG estejam abaixo do limiar. Não existe uma correlação confiável entre os níveis de hCG e o tamanho da gravidez ectópica. Quando os níveis de hCG estão abaixo do limiar superior, o médico do SE deve basear-se na impressão clínica para estabelecer o diagnóstico de gravidez ectópica.

Em uma paciente confiável e assintomática, cujos níveis iniciais de hCG estejam abaixo do limiar, a quantificação da hCG deve ser repetida em 48 horas. Os níveis de hCG devem sofrer um aumento mínimo de 66% em um período de 48 horas. A ausência dessa elevação normal implica fortemente em uma gestação anormal, ainda que o teste não indique a localização da gestação (ectópica ou aborto). Na maioria dos casos, um diagnóstico definitivo de gravidez ectópica pode ser estabelecido pela visualização direta dos órgãos pélvicos por laparoscopia, se ainda houver dúvidas com relação ao diagnóstico.

Cada vez mais gestações estão associadas à fertilização *in vitro* (FIV), que está associada, por sua vez, a um risco maior de gravidez ectópica e gestação múltipla. Notavelmente, nas mulheres que engravidam por FIV, uma gestação intrauterina comprovada talvez não exclua a hipótese de gravidez ectópica, pois essas pacientes estão sujeitas ao desenvolvimento de gestações heterotópicas (gestações intrauterina e ectópica ao mesmo tempo).

As opções de tratamento incluem as terapias clínica e cirúrgica. O tratamento clínico consiste no uso intramuscular de metotrexato, um antagonista do ácido folínico que interfere na síntese de ácido desoxirribonucleico (DNA), reparo e replicação celular. Um tecido em divisão ativa, como o crescimento celular fetal, é suscetível ao metotrexato e pode ser usado no tratamento da gravidez ectópica sob condições específicas (Fig. 26.1). O metotrexato é comprovadamente mais efetivo diante de níveis de hCG < 5.000 mUI/mL, se o tamanho do feto for menor que 3,5 cm e quando nenhuma atividade cardíaca fetal é detectável. É importante notar que cada paciente pode apresentar queixas diferentes e níveis distintos de hCG, sendo que o tratamento clínico às vezes envolve o uso de doses múltiplas de metotrexato.

Os potenciais problemas associados ao tratamento clínico da gravidez ectópica incluem os efeitos colaterais e a falha do tratamento. Alguns pacientes tratados com metotrexato desenvolvem dor abdominal aguda decorrente do processo de "aborto tubário". Nesses indivíduos, a ultrassonografia pélvica é útil se os sinais vitais estiverem estáveis e o exame não mostrar a presença de um grande volume de líquido intra-abdominal, sendo que a paciente pode permanecer sob observação no hospital para avaliação da resolução da dor. Entretanto, as pacientes com hipotensão ou evidências de sangramento intra-abdominal devem seguir para a sala cirúrgica.

Se a terapia clínica falhar, a intervenção cirúrgica torna-se necessária. O tratamento operatório em geral consiste em laparoscopia ou laparotomia. Algumas

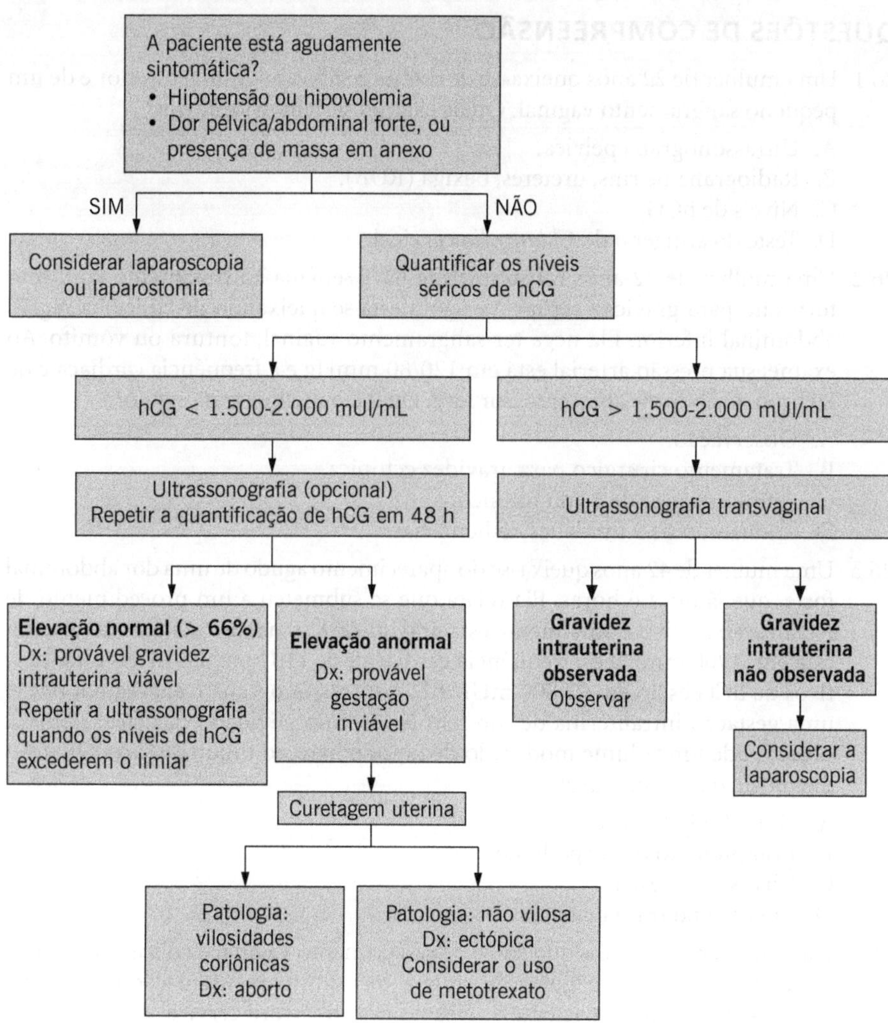

Figura 26.1 Algoritmo para manejo da suspeita de gravidez ectópica; Dx, diagnóstico.

técnicas cirúrgicas empregadas no tratamento da gravidez ectópica incluem a salpingotomia, salpingostomia e salpingectomia parcial. Essas técnicas podem ser usadas no tratamento da maioria dos casos de gravidez ectópica não interrompida, enquanto a laparotomia exploratória pode ser usada em casos de gravidez ectópica interrompida.

QUESTÕES DE COMPREENSÃO

26.1 Uma mulher de 22 anos queixa-se de dor na região abdominal inferior e de um pequeno sangramento vaginal. Quais exames seriam prioritários?

A. Ultrassonografia pélvica.
B. Radiografia de rins, ureteres, bexiga (RUB).
C. Níveis de hCG.
D. Teste do antígeno de *Chlamydia* cervical.

26.2 Uma mulher de 22 anos foi submetida há 1 semana ao tratamento com metotrexato para gravidez ectópica e agora está se queixando de cólica na região abdominal inferior. Ela nega ter sangramento vaginal, tontura ou vômito. Ao exame, sua pressão arterial está em 120/80 mmHg e a frequência cardíaca é de 80 bpm. O abdome apresenta dor leve. Qual é o melhor tratamento?

A. Observação.
B. Tratamento cirúrgico para gravidez ectópica.
C. Administração de ácido folínico.
D. Transfusão de 2 unidades de hemácias.

26.3 Uma mulher de 42 anos queixa-se do aparecimento agudo de uma dor abdominal forte, que já dura 6 horas. Ela relata que se submeteu a um procedimento de fertilização *in vitro* e atualmente está grávida de 8 semanas. Sua pressão arterial está em 90/60 mmHg e a frequência cardíaca é de 110 bpm. Os níveis quantitativos de hCG estão em 22.800 mUI/mL. A ultrassonografia transvaginal revela uma gestação intrauterina de um feto único com atividade cardíaca, além da presença de um volume moderado de líquido livre no fundo de saco. Qual é o diagnóstico mais provável?

A. Gravidez heterotópica.
B. Rompimento de corpo lúteo.
C. Cirrose com ascite.
D. Infecção no trato urinário.

26.4 Uma mulher de 33 anos queixa-se de sangramento vaginal e cólica abdominal. Ela eliminou alguns coágulos de sangue. Sua última menstruação ocorreu há 6 meses. Ao exame, a paciente apresenta uma abertura cervical de 1 cm. Seus níveis quantitativos de hCG estão em 2.000 mUI/mL. Qual é o diagnóstico mais provável?

A. Gravidez ectópica.
B. Aborto incompleto.
C. Aborto completo.
D. Cérvice incompleta.

26.5 Uma mulher de 28 anos queixa-se de ter sentido uma cólica na região abdominal inferior que durou cerca de 3 horas e se resolveu após a eliminação de um tecido, que a paciente descreve como "parecido com fígado". No SE, a pressão arterial dessa paciente estava em 120/70 mmHg e a frequência cardíaca era de 80 bpm. Seu útero está firme e a cérvice está fechada. Os níveis de hCG estão em 2.000 mUI/mL. A ultrassonografia transvaginal revela ausência de gravidez intrauterina. Qual é o próximo passo?

A. Laparoscopia.
B. Terapia com metotrexato.
C. Níveis de progesterona.
D. Repetir a quantificação dos níveis de hCG em 48 horas.

RESPOSTAS

26.1 **C.** Em geral, qualquer mulher em idade fértil que apresente dor abdominal ou sangramento vaginal anormal deve realizar um teste de gravidez. Se a paciente estiver grávida, a hipótese de gravidez ectópica deve ser excluída.

26.2 **A.** Um amplo número de mulheres submetidas ao tratamento com metotrexato para gravidez ectópica apresenta certo grau de desconforto abdominal. Enquanto não houver sinais de interrupção, como hipotensão, dor forte ou presença de líquido livre ao exame de ultrassonografia, o tratamento à base de espera sob observação pode ser mantido.

26.3 **A.** A fertilização *in vitro* com transferência de embrião está associada a uma taxa de gravidez intrauterina e gravidez ectópica coexistentes de até 3% (significativamente maior do que a taxa espontânea de 1:10.000). Portanto, no caso de uma mulher submetida a um procedimento de fertilização in vitro que apresente líquido livre abdominal e hipotensão, a hipótese de gravidez ectópica deve ser considerada, mesmo que uma gravidez intrauterina tenha sido visualizada por ultrassonografia.

26.4 **B.** A presença de cólica uterina, sangramento vaginal, eliminação de tecido e um óstio cervical aberto em uma gestante é consistente com um aborto incompleto. A terapia de escolha seria a curetagem uterina.

26.5 **D.** É provável que a paciente tenha sofrido um aborto completo, em que houve resolução dos sintomas após a eliminação de tecido, e agora apresente um útero pequeno e óstio cervical fechado. Mesmo assim, ainda existe a possibilidade de gravidez ectópica e, talvez, o "tecido" eliminado tenha sido apenas um coágulo sanguíneo. O tecido eliminado deve ser enviado para análise patológica. Do mesmo modo, a quantificação dos níveis de hCG deve ser repetida para garantir que o tecido tenha sido inteiramente eliminado. Se isso tiver ocorrido, os níveis de hCG devem apresentar uma queda de até 50% dentro de um período de 48 horas. A observação de um platô de hCG pode indicar a ocorrência de aborto incompleto ou gravidez ectópica. A dilatação e a curetagem em geral são realizadas e, caso seja encontradas vilosidades coriônicas, o diagnóstico será de aborto. A ausência de vilosidades coriônicas estabelece o diagnóstico de gravidez ectópica, que pode ser tratado com cirurgia ou metotrexato.

DICAS CLÍNICAS

- Para qualquer mulher em idade fértil, considere a hipótese de gravidez. Se o teste de gravidez resultar positivo, considere a hipótese de gravidez ectópica.
- Considere a hipótese de gravidez mesmo que a paciente tenha feito ligação das trompas ou use métodos contraceptivos.
- Quando os níveis séricos quantitativos de hCG estão acima de 1.500 a 2.000 mUI/mL e o ultrassonografia transvaginal não mostra uma gestação intrauterina, o risco de gravidez ectópica é alto.
- A cirurgia e não o metotrexato é o melhor tratamento para a paciente hemodinamicamente instável ou com dor abdominal intensa.
- A laparoscopia é o padrão-ouro para gravidez ectópica.

REFERÊNCIAS

Cunningham FG, Leveno KJ, Bloom SL, et al. Ectopic pregnancy. In: Cunningham FG, Leveno KJ, Bloom SL, Hauth JC, Rouse DJ, Spong CY, eds. *Williams Obstetrics*. 23rd ed. New York, NY: McGraw-Hill; 2010: Chapter 10.

Hoover KW, Tao G, Kent KC. Trends in the diagnosis and treatment of ectopic pregnancy in the United States. *ACOG*. March 2010;115(3):495-502.

Silva C, Sammel MD, Zhou L, et al. Human chorionic gonadotropin profile for women with ectopic pregnancy. *ACOG*. March 2006;107(3):605-610.

CASO 27

Uma mulher de 25 anos, G1P0, na 11ª semana de gestação, apresenta uma letargia que é notada pelo marido. Ao longo dos últimos 45 dias, a paciente apresentou numerosos episódios de náusea e vômito persistentes, apesar da terapia antiemética e dos ajustes introduzidos em sua dieta. Há 2 semanas, a paciente foi internada devido à êmese. Ela foi trazida ao serviço de emergência (SE) quando seu marido voltou do trabalho e notou que ela não despertava. Ao exame, a paciente está letárgica, porém responde a estímulos dolorosos e abre os olhos. Sua pressão arterial está em 92/44 mmHg e a frequência cardíaca é de 130 bpm. Sua frequência respiratória é de 14 mpm. A saturação de O_2 está em 99% sob ar ambiente. As membranas mucosas da paciente estão ressecadas. Os demais achados do exame são normais. Os sons cardíacos fetais são de 150 bpm. O exame de urina mostra um teste de *dipstick* de gravidade específica igual a 1.027 e cetonas 3+.

- ▶ Qual é o diagnóstico mais provável?
- ▶ Qual será o próximo passo no tratamento?
- ▶ Qual é o diagnóstico diferencial?

RESPOSTAS PARA O CASO 27

Hiperêmese gravídica e emergências obstétricas com menos de 26 semanas de gestação

Resumo: uma mulher de 25 anos, G1P0, na 11ª semana de gestação, apresenta história de êmese persistente há 6 semanas. Constatou-se que seu estado é letárgico e hipovolêmico, com uma pressão arterial de 92/44 mmHg e uma frequência cardíaca de 130 bpm. Sua frequência respiratória é de 14 mpm. Os sons cardíacos fetais estão em 150 bpm. O exame de urina mostra um teste de *dipstick* de gravidade específica igual a 1.027 e cetonas 3+.

- **Diagnóstico mais provável:** hiperêmese da gravídica, grave.
- **Próximo passo no tratamento:** reposição imediata com líquido isotônico, bem como avaliação das anormalidades eletrolíticas e correção dos problemas encontrados.
- **Diagnóstico diferencial:** pancreatite aguda, gravidez molar ou gestação de gêmeos, úlcera péptica, hipertireoidismo e colelitíase.

ANÁLISE

Objetivos

1. Conhecer as complicações que costumam ser apresentadas por gestantes com menos de 26 semanas de gestação.
2. Compreender a estratégia diagnóstica e o tratamento dessas complicações.
3. Saber as alterações fisiológicas que ocorrem durante a gestação e seu impacto sobre as doenças comumente associadas à gravidez.

Considerações

A paciente descrita nesse caso clínico está bastante doente e precisa de reposição volêmica agressiva, reposição de eletrólitos e correção de anormalidades metabólicas. Uma rápida reposição com 2 L de soro fisiológico normal é justificada. É preciso obter um painel metabólico abrangente, avaliar os níveis de eletrólitos, amilase, lipase, realizar um exame de urina para avaliação de leucócitos, avaliar os níveis de cálcio e magnésio, além de obter um hemograma completo com diferencial. Ela apresenta hiperêmese gravídica complicada e necessita de um *workup* diagnóstico, com ultrassonografia pélvica (caso ainda não tenha sido realizada), ultrassonografia do quadrante abdominal superior direito e testes de função da tireoide. A paciente tem que ser internada e submetida a uma terapia antiemética, reposição de líquido e a um regime de nada pela boca (NPO). Após receber alta, deve ser acompanhada intensivamente, para garantir que não sofra uma depleção de volume tão significativa.

ABORDAGEM ÀS

Complicações clínicas associadas às gestações com menos de 26 semanas

INTRODUÇÃO

Existem várias emergências ou urgências que levam uma gestante até o SE. Neste capítulo, serão enfocadas as seguintes condições: hiperêmese gravídica, aborto espontâneo, exacerbação de asma, hipertireoidismo/tempestade tireóidea, rompimento de membranas prematuro pré-termo e pielonefrite.

Hiperêmese gravídica

Náusea e vômitos são bastante comuns na gravidez, afetando até 75% das gestantes. Entretanto, a hiperêmese gravídica – definida como uma êmese intratável associada à hipovolemia e alterações metabólicas e eletrolíticas – é menos comum e possui uma prevalência aproximada de 2% das gestações. Ocorre, na maioria das vezes, durante o primeiro trimestre da gestação e constitui um diagnóstico de exclusão. O médico emergencista não deve se deixar levar pela complacência com o fato de a náusea e os vômitos serem muito comuns em mulheres grávidas. A avaliação deve incluir uma abordagem do grau da depleção de volume e uma exploração de possíveis aspectos metabólicos, como anormalidades eletrolíticas, anormalidades de função renal ou hepática e, ainda, a possibilidade de outras etiologias. Um exame de urina também deve ser realizado. A hiperêmese gravídica é um diagnóstico de exclusão.

As gestantes são, em geral, jovens e saudáveis, e podem apresentar uma hipovolemia significativa compensada, sem parecerem estar doentes. É preciso obter uma história detalhada sobre a quantidade de ingesta oral, medicações tomadas (se houver) e existência de outras possíveis causas de êmese. O diagnóstico diferencial inclui pancreatite, cálculos biliares, úlcera péptica, apendicite, torsão ovariana, pielonefrite e gastrenterite. Além disso, níveis altos de hCG, como aqueles associados à gravidez molar ou às gestações múltiplas, são detectados na hiperêmese. Dessa forma, deve ser realizado um exame de ultrassonografia para avaliar a existência de massas anexiais e definir o tipo de gestação.

O tratamento depende da gravidade da condição da paciente. As pacientes com hipovolemia leve podem receber hidratação por via intravenosa (IV) ou uma série de líquidos orais, além de prescrição de medicações antieméticas. A piroxina (vitamina B_6) tem a mesma eficácia de um agente de primeira linha. O ondansetron, classificado como medicação para gestação de classe B, tornou-se, por sua eficácia, o antiemético parenteral e oral mais usado nos SEs dos Estados Unidos. Nos últimos anos, esse medicamento tornou-se o fármaco de primeira escolha para tratamento da hiperêmese. Adicionalmente, os corticosteroides também têm sido empregados como agentes auxiliares. As pacientes em que a terapia ambulatorial falhou e as com hipovolemia moderada a grave devem ser internadas para receberem terapia e monitoramento mais intensivo. Em casos raros, as pacientes são tão seriamente afetadas que a nutrição parenteral torna-se necessária.

Aborto espontâneo

As pacientes que apresentam sangramento vaginal durante a gestação são consideradas como tendo ameaça de aborto. Nessas circunstâncias, cerca de 10% dos casos envolvem uma gravidez ectópica (ver Caso 26); 40% resultam em aborto espontâneo; e 50% resultam em uma gestação normal que chega ao termo. Quando a paciente chega ao SE, deve ser obtida uma história detalhada e ser realizado um exame físico que inclua avaliação da paciente quanto à ocorrência de cólicas, eliminação de tecido, fatores de risco de gravidez ectópica e alterações hemodinâmicas. O exame físico deve enfocar a avaliação da condição de volume, sensibilidade abdominal, exame pélvico para determinação da condição da cérvice e presença de massas ou sensibilidade em anexos. Em geral, a quantificação dos níveis de hCG e o exame de ultrassonografia transvaginal ajudam a determinar o tipo de gestação. Por exemplo, se os níveis de hCG estão acima do limiar de 1.500 mUI/L e nada é encontrado no útero que aponte uma gestação intrauterina, na ausência de história indicativa de eliminação de tecido, então esse quadro é consistente com o de gravidez ectópica. As mulheres com ameaça de aborto devem ser orientadas a trazerem qualquer tipo de tecido que possam vir a eliminar para ser submetido à análise histológica.

Um aborto inevitável deve ser diferenciado de um caso de cérvice incompetente. No aborto inevitável, as contrações uterinas (cólicas) causam dilatação cervical. Quando a cérvice é incompetente, observa-se uma abertura cervical espontânea na ausência de contrações uterinas e, por isso, as mulheres afetadas apresentam dilatação indolor da cérvice. Esse distúrbio é tratado com ligadura cirúrgica ao nível do óstio cervical interno (cerclagem). Dessa forma, um dos principais aspectos usados para distinguir entre cérvice incompetente e aborto inevitável é a presença ou ausência de contrações uterinas.

O tratamento de um **aborto incompleto,** caracterizado pela **eliminação de tecido e abertura do óstio cervical,** consiste em dilatação e curetagem do útero. As complicações primárias da retenção persistente de tecido são o sangramento e a infecção. A suspeita de aborto incompleto é considerada diante de uma história de eliminação de tecido e ocorrência de cólicas abdominais que, no momento, estejam resolvidas. A cérvice está fechada. Os níveis séricos de hCG continuam sendo acompanhados para confirmar que o útero não tenha nenhuma vilosidade coriônica adicional.

Exacerbação de asma

A asma é uma das condições médicas que mais agravam a gestação, estando associada a uma incidência de 4 a 9%. O curso clínico da asma na gravidez é relativamente imprevisível. Entretanto, evidências sugerem que a piora da asma pode estar relacionada à gravidade da asma basal. Cerca de um terço das gestantes asmáticas apresenta piora dos sintomas, enquanto um terço das gestantes asmáticas melhora e o outro um terço restante permanece com asma inalterada. As exacerbações são mais comuns durante o 2º e 3º trimestres, e são menos frequentes nas 4 semanas finais da gestação. A asma tipicamente segue um curso clínico similar no decorrer de gestações sucessivas. Portanto, seria de se esperar que a paciente desse caso estivesse relativamente bem, pois seus sintomas estavam bem controlados antes da gravidez e nas gestações anteriores.

Os sintomas da asma exibem uma correlação fraca com as medidas objetivas da função pulmonar. Dessa forma, o próximo passo na avaliação dessa paciente é realizar a medida objetiva da obstrução da via aérea. A melhor medida isolada é o **volume expiratório forçado (VEF_1)**, que corresponde ao volume de gás exalado em 1 segundo por meio de uma exalação forçada após uma inspiração integral. Esse valor, contudo, somente pode ser obtido por espirometria e isto limita sua utilidade clínica. O **pico de fluxo expiratório (PFE)** apresenta uma correção significativa com a FEV_1 e pode ser medida com auxílio de medidores de fluxo de pico portáteis, que são econômicos e descartáveis. Tanto a VEF_1 como a PFEF permanecem inalteradas ao longo de toda a gestação, podendo ser usadas como medidas do controle e da gravidade da asma.

O tratamento da exacerbação aguda durante a gravidez é **similar** ao tratamento das asmáticas não grávidas. Ou seja, uma regra prática é a de que uma gestante deve ser tratada de modo semelhante às mulheres asmáticas não grávidas. As pacientes devem ser ensinadas a reconhecer os sinais e sintomas das exacerbações iniciais para que possam iniciar o tratamento em casa imediatamente. **O tratamento inicial consiste na administração de um β_2-agonista de ação breve** (albuterol),* até 3 aplicações de 2 a 4 *puffs* com inalador de doses medidas (IDM) em intervalos de 20 minutos, ou tratamento somente com nebulizador por até 1 hora. Uma resposta satisfatória é caracterizada por uma PFEF > 80% do melhor valor pessoal e resolução dos sintomas mantida por 4 horas. As pacientes podem continuar sob tratamento com β_2-agonistas, a cada 3 ou 4 horas, durante de 24 a 48 horas. Os corticosteroides inalatórios devem ser iniciados ou, se a paciente já estiver recebendo, a dose deve ser dobrada. As consultas de acompanhamento com o médico devem ser agendadas assim que possível. A resposta inadequada à terapia inicial (PFE < 80%) ou a atividade fetal diminuída exigem atenção médica imediata.

A prevenção da hipóxia é a meta definitiva do tratamento de gestantes que chegam ao hospital durante uma crise asmática aguda. Uma avaliação inicial deve incluir a obtenção de história resumida e realização de um exame físico para avaliar a gravidade da asma e os possíveis fatores deflagradores (p. ex., infecção respiratória). As pacientes em iminência de parada respiratória são aquelas que se mostram letárgicas ou confusas, apresentam movimentos toracoabdominais paradoxais, bradicardia, pulsação paradoxal e diminuição da movimentação do ar (sem sibilo). Nessas circunstâncias, devem ser instituídas a intubação e ventilação mecânica com oxigênio a 100%, e a paciente deve ser internada na unidade de terapia intensiva (UTI). Devido às alterações ocorridas na fisiologia respiratória durante a gravidez (i. e., alcalose respiratória com compensação metabólica parcial), são considerados diferentes limiares para ação (Quadro 27.1). Em gestantes asmáticas, uma $PaCO_2 > 35$ mmHg com pH < 7,35 diante de uma PaO_2 em queda sinalizam uma insuficiência respiratória iminente. A intubação é indicada diante de uma $PaCO_2 \geq 45$ mmHg em elevação.

---

*N. de R.T. As *Diretrizes da Sociedade Brasileira de Pneumologia e Tisiologia para o Manejo da Asma – 2012,* recomendam o salbutamol no manejo da gestante com crise de asma: solução para nebulização (5 mg/mL): em adultos, 2,5-5 mg a cada 20 min por 3 doses; *spray* (100 μg/jato): em adultos, 4-8 jatos a cada 20 min por 3 doses.

Quadro 27.1 • ACHADOS NO SANGUE ARTERIAL DURANTE A GESTAÇÃO

Parâmetro	Não gestante	Gestante	Mecanismo
pH	7,40	7,45	Alcalose respiratória
Po_2	80-100 mmHg	90-110 mmHg	Aumento do volume/minuto
Pco_2	40 mmHg	28 mmHg	Alcalose respiratória
HCO_3	24 mEq/L	18 mEq/L	Compensação parcial por acidose metabólica

Ruptura de membranas precoce

A ruptura de membranas precoce (RMP) é definida como a que ocorre antes do parto. A RMP pré-termo (RMP-PT) consiste na ruptura de membranas que ocorre com menos de 37 semanas completas de gestação. Cerca de 3% de todas as gestações são agravadas pela RMP-PT, que constitui a etiologia subjacente de um terço dos nascimentos de bebês prematuros. As membranas fetais normais são biologicamente muito resistentes nas gestações pré-termo. É provável que o mecanismo de enfraquecimento seja multifatorial. Estudos mostraram que a RMP-PT está associada a fatores intrínsecos (tensão/distensão intrauterina consequente aos polidrâmnios e gestações de fetos múltiplos, incompetência cervical) e extrínsecos (infecções bacterianas ascendentes). Evidências comprovam a existência de uma associação entre a RMP-PT e as infecções que ascendem a partir do trato genital inferior. Este capítulo, todavia, limita-se à idade gestacional inferior a 26 semanas.

A RMP-PT está associada a taxas significativas de morbidade e mortalidade materna e fetal. O tempo decorrido entre o rompimento das membranas e o parto é conhecido como "latência". O período de latência é inversamente proporcional à idade gestacional no momento da RMP-PT. Um período de latência ≤ 1 semana é observado em 50 a 60% das pacientes que sofrem RMP-PT. Durante esse período, há desenvolvimento de amnionite em 13 a 60% dos casos, bem como descolamento de placenta em 4 a 12% das pacientes. As complicações materno-fetais diminuem quanto maior for a idade gestacional no momento da RMP-PT. A ocorrência de complicações múltiplas é associada à RMP-PT.

A morbidade materna principal é a corioamniose. A incidência dessa condição varia de acordo com a população e a idade gestacional no momento da RMP-PT, tendo sido relatada uma frequência de 15 a 40%. A corioamnionite tipicamente precede a infecção fetal (ainda que nem sempre), levando à necessidade de monitoramento clínico intensivo da paciente. A morbidade e mortalidade fetal variam conforme a idade gestacional e as complicações, em particular em casos de infecção. A complicação mais comum é a síndrome do desconforto respiratório agudo (SDRA). Entre as demais complicações fetais graves, estão a enterocolite necrosante, hemorragia intraventricular e sepse. As três causas de morte neonatal associada à RMP-PT são: prematuridade, sepse e hipoplasia pulmonar. Os bebês prematuros nascidos com sepse apresentam uma mortalidade 4 vezes mais alta do que aqueles nascidos sem.

O tratamento da RMP-PT começa com uma avaliação inicial e estabelecimento do diagnóstico de rompimento de membranas. A queixa primária das pacientes é a sensação de "jato" de líquido, mas algumas pacientes relatam um vazamento de líquido persistente. Essa história de rompimento de membranas relatada pela paciente é acurada em 90% dos casos. O diagnóstico é estabelecido por avaliação com espéculo estéril. Os achados confirmatórios incluem o acúmulo de líquido amniótico na região posterior do fórnice e/ou o vazamento de líquido durante a realização da manobra de Valsalva; resultado positivo no teste de líquido com nitrazina (pH vaginal = 4,5 a 6,0; pH do líquido amniótico = 7,1 a 7,3; a nitrazina adquire uma tonalidade azul-escuro em pH > 6,0 a 6,5); e *ferning** do líquido amniótico ao exame microscópico. Caso os exames iniciais resultem ambíguos ou negativos, outras modalidades diagnósticas podem ser usadas se a suspeita clínica persistir. O achado ultrassonográfico de oligo-hidrâmnios geralmente é confirmatório.

No momento da avaliação inicial, o óstio cervical da paciente deve ser avaliado **visualmente** quanto à dilatação e possível prolapso do cordão umbilical ou de um membro fetal. Em geral, o exame digital da cérvice deve ser evitado, pois esse procedimento teoricamente pode inocular bactérias durante o exame. A avaliação por ultrassonografia da idade gestacional, o peso fetal, a localização da placenta e a avaliação do índice de líquido amniótico (ILA) são vitais para o planejamento do tratamento. Um ILA baixo (< 5,0 cm) e uma bolsa de líquido vertical máxima pequena (< 2,0 cm) no momento da avaliação inicial estão associados a um período de latência menor, maior ocorrência de SDRA e aumento da morbidade composta.

Tratamento

As pacientes diagnosticadas com RMP-PT sem dúvida podem ser beneficiadas pela internação hospitalar até o parto. Uma vez comprovada a RMP-PT, o plano de tratamento deve equilibrar os riscos e benefícios maternos, fetais e neonatais associados à gestação prolongada ou a um parto expedito e a possível inclusão de intervenção médica. Para essas gestações pré-viáveis, recomenda-se que a paciente permaneça sob observação no hospital, ou seja, acompanhada atentamente por um obstetra.

Na ausência de sinais clínicos de parto, descolamento ou sinais de infecção materna/fetal, a maioria das pacientes nessa idade gestacional é beneficiada por uma supervisão baseada na espera assistida, com avaliação diária do bem-estar da mãe e do feto.

Avaliação materna e fetal

1. **Materna:** os critérios diagnósticos para corioamnionite clínica incluem a pirexia materna, taquicardia, leucocitose, sensibilidade uterina, secreção vagina de odor fétido e taquicardia fetal. Durante a observação de internação, a paciente deve ser avaliada regularmente quanto à ocorrência desses sinais de infecção intrauterina, sendo que a observação de um parâmetro anormal ou de uma combinação de parâmetros pode indicar infecção intrauterina. A frequência das avaliações maternas e fetais (temperatura, pulso e ausculta da frequência cardíaca) deve ser entre 4 e 8 horas.
2. **Fetal:** o rastreamento eletrônico da frequência cardíaca fetal é útil nos casos em que a gestação é considerada viável, pois a taquicardia fetal pode representar

*N. de T. Termo usado para descrever o padrão de arborização produzido pelo muco cervical secretado no meio do ciclo que, ao se cristalizar, assemelha-se a uma folha de samambaia (*fern*).

um sinal de infecção fetal e é usada com frequência na definição clínica da corioamnionite em algumas investigações. A taquicardia fetal muitas vezes é o primeiro sinal de infecção. Mesmo assim, é preferível checar a atividade cardíaca fetal intermitente quanto à gestação pré-viável.

Uso de esteroides: uma metanálise de 15 estudos randomizados, que envolveram mais de 1.400 mulheres com ruptura de membranas, demonstrou que o uso pré-natal de corticosteroides diminuiu os riscos de desenvolvimento de SDRA. Essa medicação geralmente é administrada a partir da 24ª semana, na ausência de infecção clínica.

Uso de antibióticos: o uso de antibióticos após uma RMP-PT foi associado a uma diminuição estatisticamente significativa da corioamnionite. Houve redução significativa do número de bebês nascidos entre 48 horas e 7 dias. A incidência de infecção neonatal foi significativamente reduzida entre os bebês cujas mães foram tratadas com antibiótico.

RMP-PT antes da 23ª semana: os dados existentes são insuficientes para fazer recomendações no contexto da RMP-PT antes da 23ª à 24ª semana, inclusive do monitoramento domiciliar, em clínicas ou no ambulatório. Seria razoável manter a paciente internada no hospital por no mínimo 48 horas antes de decidir se é possível liberá-la para ir para casa. A supervisão desses casos deve ser individualizada e o monitoramento ambulatorial deve permanecer restrito a certos grupos de pacientes, observando-se atentamente outros fatores de risco e o acesso ao hospital.

Hipertireoidismo

Na gravidez, é mais difícil identificar o hipertireoidismo devido às alterações fisiológicas hiperdinâmicas que acompanham a gestação. Entretanto, a perda de peso não intencional, nervosismo, palpitações, taquicardia ou tremores são manifestações clínicas que requerem avaliação. O diagnóstico é estabelecido de acordo com a suspeita clínica e os resultados dos testes de função da tireoide, como a quantificação dos níveis de hormônio tireoestimulante (TSH) e T_4 livre. O tratamento imediato inclui agentes β-bloqueadores e tioamidas.

A paciente que chega em crise aguda ao SE deve ser iniciada em um curso de β-bloqueadores com urgência, para aliviar os sintomas adrenérgicos de taquicardia, tremores, ansiedade e sensibilidade ao calor, por meio da diminuição da frequência cardíaca, débito cardíaco e consumo miocárdico de oxigênio maternos. Recomenda-se usar agentes de ação mais prolongada, como atenolol e metoprolol, em doses de 50 a 200 mg/dia. Os β-bloqueadores são contraindicados para pacientes com asma e insuficiência cardíaca congestiva, e não devem ser usados na hora de dormir devido à possibilidade de hipoglicemia e bradicardia neonatal.

As tioamidas inibem a síntese de hormônio da tireoide ao reduzirem a organificação do iodo e o acoplamento da iodotirosina. O propiltiouracil (PTU) e o metimazol são usados durante a gestação, contudo, o PTU é tradicionalmente preferido por sofrer menor transferência transplacentária do que o metimazol. Entretanto, estudos recentes não confirmaram essa observação. Os padrões teratogênicos associados ao uso do metimazol incluem a aplasia cutânea e a atresia coanal/esofagiana, porém essas anormalidades não ocorrem com alta frequência em mulheres sob tratamento com tioaminas, em comparação ao observado na população em geral.

Os efeitos colaterais das tioaminas incluem leucopenia transiente (10%), agranulocitose (0,1 a 0,4%), trombocitopenia, hepatite e vasculite (< 1%), além de erupções cutâneas, náusea, artrite, anorexia, febre e perda do paladar e do olfato (5%). A agranulocitose geralmente se manifesta com febre e dor de garganta. Quando o hemograma completo indica a ocorrência de agranulocitose, a medicação tem que ser descontinuada. O tratamento com outra tioamida está associado a um risco significativo de reação cruzada.

A iniciação de um curso de tioamidas para tratamento de pacientes recém-diagnosticadas durante a gestação requer a administração de PTU (100 a 150 mg, 3 vezes ao dia) ou de metimazol (10 a 20 mg, 2 vezes ao dia). Os níveis de T_4 livre são considerados para fins de monitoramento da resposta à terapia de pacientes com hipertireoidismo e devem ser checados em 4 a 6 semanas. O PTU ou o metimazol podem ser ajustados com incrementos de 50 mg ou 10 mg, respectivamente, com uma faixa terapêutica para T_4 livre de 1,2 a 1,8 ng/dL. A meta do tratamento é manter os níveis de T_4 livre junto à faixa normal superior, utilizando a menor dose possível, a fim de proteger o feto contra o hipotireoidismo. A dose de tioamida requerida durante a gestação pode ser aumentada em até 50% para pacientes com história de hipertireoidismo antes da concepção. Os níveis de TSH da paciente devem ser checados na consulta de pré-natal inicial e, subsequentemente, a cada trimestre. Os ajustes de medicação, intervalos entre os exames e metas terapêuticas para T_4 livre são iguais aos ajustes adotados em casos de pacientes com doença manifesta pela primeira vez.

A causa mais comum de hipertireoidismo é a doença de Graves, que ocorre em 95% de todos os casos e em pacientes de todas as idades. Em geral, o diagnóstico da doença de Graves é estabelecido pela detecção de níveis elevados de T_4 livre ou de um alto índice tireóideo livre com TSH suprimido e na ausência de bócio nodular ou de uma massa tireóidea. O diagnóstico diferencial do hipertireoidismo, em ordem decrescente de frequência, inclui a tireoidite subaguda, tireoidite indolor (silenciosa ou pós-parto), bócio multinodular tóxico, adenoma tóxico (nódulo quente autônomo solitário), iodo-induzido (amiodarona ou contraste contendo iodo), reposição iatrogênica excessiva de hormônio da tireoide, tireotoxicose *factitia*, *struma ovarii* (teratoma ovariano) e doença trofoblástica gestacional. Os sintomas gerais de hipertireoidismo incluem palpitações, perda de peso com aumento do apetite, nervosismo, intolerância ao calor, oligomenorreia, irritação ou edema ocular, e defecação frequente. Entre os sinais gerais, estão o bócio difuso, a taquicardia, os tremores, o calor, a pele úmida e o aparecimento de fibrilação atrial. É ainda mais difícil estabelecer o diagnóstico durante a gestação, pois os sinais e sintomas de hipertireoidismo podem se sobrepor aos sintomas hipermetabólicos da gravidez. Os achados discretos associados à doença de Graves incluem um bócio tóxico e difuso (comum na maioria das mulheres jovens), oftalmopatia (edema periorbital, proptose e retração palpebral em apenas 30%), dermopatia (mixedema pré-tibial em < 1%) e acropaquia (baqueteamento digital).

A patogênese da doença de Graves é caracterizada por um processo autoimune, com produção de imunoglobulinas estimuladoras da tireoide e imunoglobulinas inibitórias ligadoras de TSH, que atuam nos receptores de TSH existentes na glândula tireoide e mediam, respectivamente, a estimulação ou inibição tireóidea. Esses anticorpos, de fato, atuam como agonistas ou antagonistas de TSH, para estimular ou inibir o crescimento da tireoide, retenção de iodo e síntese de T_4/T_3. A doença de Graves materna agrava 1:500-1.000 gestações. A frequência de resultados desfavoráveis depende da gravidade da tireotoxicose materna, com um risco de parto prematuro de 88%, risco de parto de natimorto de 50% e risco de insuficiência cardíaca congestiva superior a 60% em mães não tratadas.

Tempestade tireóidea

A tempestade tireóidea é uma emergência médica caracterizada pelo estado hipermetabólico de uma mulher com hipertireoidismo não controlado. A tempestade tireóidea ocorre em menos de 1% das gestações, porém está associada a um alto risco de insuficiência cardíaca materna. Geralmente, um evento provocador, como infecção, parto por cesariana ou trabalho de parto, desencadeia a manifestação aguda de febre, taquicardia, alteração do estado mental (inquietação, nervosismo, confusão), convulsões, náusea, vômito, diarreia e arritmias cardíacas. Pode haver choque, estupor e coma na ausência de uma intervenção imediata que, por sua vez, inclui internação na UTI da obstetrícia, medidas de suporte e tratamento clinico agudo. A terapia inclui a administração de séries de fármacos padrão, cada um dos quais exercendo um papel específico na supressão da função tireóidea: o PTU ou o metimazol bloqueiam a síntese adicional de hormônio da tireoide, sendo que o PTU também bloqueia a conversão periférica de T_4 em T_3. As soluções saturadas de iodeto de potássio ou iodeto de sódio bloqueiam a liberação de T_4 e T_3 pela glândula. A dexametasona diminui a liberação de hormônio da tireoide, bem como a conversão periférica de T_4 em T_3. O propranolol inibe os efeitos adrenérgicos do excesso de hormônio da tireoide. O fenobarbital pode minimizar a inquietação ou agitação extrema, bem como aumentar o catabolismo do hormônio da tireoide. A vigilância fetal é mantida o tempo todo, porém a intervenção por indicações fetais não deve acontecer antes que a mãe seja estabilizada.

Pielonefrite

As gestantes apresentam risco aumentado de desenvolverem pielonefrite e complicações associadas, como sepse e SDRA. A maioria dos casos de pielonefrite na gravidez é causada por infecção com bactérias aeróbias gram-negativas, porém um número crescente de casos vem sendo causado por estreptococos do grupo B. Cerca de 7% das mulheres afetadas desenvolvem insuficiência pulmonar decorrente de SDRA (Fig. 27.1), provavelmente associada à liberação de endotoxina. Por esses motivos, as pacientes grávidas com pielonefrite devem ser internadas. O diagnóstico é estabelecido pela observação da clássica tríade de febre, dor no ângulo costovertebral e piúria.

A paciente deve ser submetida à hidratação IV, tratamento antibiótico destinado à etiologia mais comum (*E. coli*) e monitoramento para detecção de complicações. As bactérias e/ou as toxinas componentes podem produzir uma síndrome séptica que, se não for eliminada, evolui para choque séptico. A base do tratamento

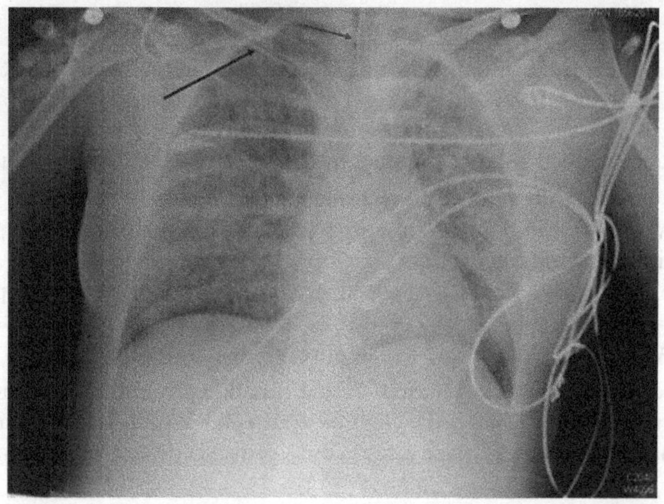

Figura 27.1 Radiografia mostrando opacidades alveolares bilaterais difusas consistentes com síndrome do desconforto respiratório agudo. (Reproduzida com permissão de Longo DL, Fauci As, Kasper DL, et al. Harrison's Principles of Internal Medicine.18th ed. New York, NY: McGraw-Hill; 2010. Figure 27.1.)

é o diagnóstico antecipado que, todavia, nem sempre é simples. Foi demonstrado que a rápida instituição de um programa terapêutico dirigido por metas diminui a mortalidade por choque séptico. Entretanto, nem todas as pacientes com choque séptico necessitam das mesmas intervenções terapêuticas. A paciente descrita neste caso clínico, por exemplo, requer ressuscitação com líquidos agressiva e transferência para a UTI. Um volume de 1 a 2 L por hora (em vez dos 125 mL/hora que ela estava recebendo) seria apropriado. O volume total necessário deve ser determinado por meio do monitoramento da pressão venosa central. Deve ser instalado um cateter arterial para monitorar invasivamente a pressão arterial, bem como serem obtidas medidas acuradas de pH e gasometria a intervalos regulares. Se a ressuscitação volêmica adequada não elevar a pressão arterial média acima de 65 mmHg, então o uso de vasopressores passa a ser indicado. É preciso manter níveis adequados de oxigenação, se necessário, com intubação endotraqueal e ventilação mecânica. A ceftriaxona que ela estava recebendo não precisa ser substituída, mas algumas autoridades preferem usar ampicilina e gentamicina para tratar a pielonefrite durante a gestação. A intervenção cirúrgica raramente se faz necessária em casos de choque séptico secundário à pielonefrite; no entanto, a hipotensão prolongada e a isquemia podem causar gangrena de membros e, em casos graves, amputação. Quando o choque séptico resulta de fasceíte necrosante, um extensivo desbridamento do tecido necrótico é essencial como componente do tratamento. A terapia antibiótica deve incluir vancomicina para estafilococos resistentes à meticilina e clindamicina para estreptococos. Evidências comprovam que a clindamicina pode inibir diretamente a síntese de toxinas por estreptococos do grupo A.

QUESTÕES DE COMPREENSÃO

27.1 Uma mulher de 35 anos, G2P1, na 24ª semana de gestação, chega ao SE apresentando febre de 38,9ºC, disúria e dor à palpação ângulo costovertebral. O exame de urina mostra a presença de numerosas bactérias e leucócitos. A paciente pergunta se pode receber tratamento ambulatorial. Qual é a melhor resposta?

A. A terapia ambulatorial com cefalexina oral.
B. A terapia ambulatorial com uma dose inicial de ceftriaxona IM, seguida de nitrofurantoína oral.
C. A terapia ambulatorial, se este tiver sido o primeiro episódio de pielonefrite da paciente.
D. A terapia de internação é mais apropriada para essa paciente.

27.2 A paciente descrita na Questão 27.1 é tratada com antibióticos por 2 dias e desenvolve falta de ar aguda, além de apresentar saturação de O_2 em 89% sob atmosfera ambiente. Qual é a causa mais provável de sua hipoxemia?

A. Embolia pulmonar.
B. Pneumonia.
C. Síndrome do desconforto respiratório agudo.
D. Aspiração.

27.3 Uma mulher de 28 anos, G1P0, está na 7ª semana de gestação, de acordo com as datas. Ela chegou ao SE apresentando sangramento vaginal. Não há outros achados significativos ao exame médico. Não foram detectadas massas nem sensibilidade nos anexos, o útero não está dolorido e a cérvice está fechada. Os níveis de hCG estão em 2.000 mUI/mL e a ultrassonografia transvaginal mostra ausência de gestação intrauterina, massas nos anexos ou líquido livre. Qual é o diagnóstico mais provável?

A. Gravidez ectópica.
B. Aborto completo.
C. Aborto incompleto.
D. Gravidez molar.

27.4 Uma mulher de 32 anos, G3P2, na 19ª semana de gestação, queixa-se de nervosismo, perda de peso e palpitações. Ela tem história de doença de Graves e, há 2 semanas, ainda tomava PTU, mas descontinuou o tratamento por estar preocupada com os efeitos da medicação sobre a gestação. A temperatura da paciente é de 38,9ºC, a pressão arterial está em 160/100 mmHg, a frequência cardíaca é de 130 bpm. A paciente está confusa e desorientada. Qual é o diagnóstico mais provável?

A. Síndrome da abstinência de β-bloqueador aguda.
B. Sepse decorrente de neutropenia induzida por PTU.
C. Tempestade tireóidea.
D. Hiperparatireoidismo.

27.5 Uma mulher de 17 anos, G1P0, na 18ª semana de gestação, queixa-se de náusea e vômitos significativos ao longo de toda a gestação, que a impedem de manter qualquer tipo de alimento ou líquido consumido. Ela foi internada várias vezes. Sua pressão arterial está em 100/60 mmHg, a frequência cardíaca é de 110 bpm e o exame de urina resultou negativa para nitratos, negativa para leucoesterase e 2+/4 para cetonas. Qual é a afirmação mais acurada sobre essa paciente?

A. A presença de cetonas na urina é consistente com uma depleção de volume significativa.
B. A hiperêmese gravídica é esperada na idade gestacional da paciente (18 semanas).
C. A vitamina B_1 é útil para o tratamento da condição da paciente.
D. Existe a possibilidade de que a paciente tenha hipercaliemia.

27.6 Uma mulher de 31 anos, G2P1, está na 20ª semana de gestação. Ela chegou ao SE apresentando história de um vazamento de líquido pela vagina que ocorreu há algumas horas. Ao exame com espéculo, não há líquido na vagina. O teste de *ferning* e o teste da nitrazina resultaram negativos. Qual é o próximo passo mais indicado para essa paciente?

A. Informar à paciente que ela não apresenta ruptura de membranas.
B. Internar a paciente e considerar que houve rompimento de membranas.
C. Tratar, com antibióticos orais, para uma possível infecção do trato urinário.
D. Realizar uma ultrassonografia.

RESPOSTAS

27.1 **D.** As gestantes com pielonefrite, em geral, devem ser internadas, devido às possíveis complicações, como sepse, parto prematuro, aborto ou SDRA. A lesão pulmonar induzida por endotoxina é uma complicação comprovada da pielonefrite e é mais frequente em gestantes.

27.2 **C.** Uma paciente que desenvolve falta de ar aguda e hipoxemia após receber tratamento para pielonefrite deve ser considerada como tendo lesão pulmonar mediada por endotoxina ou SDRA. Em geral, uma radiografia torácica revelará a presença de infiltrados bilaterais irregulares nos campos pulmonares. O tratamento é a suplementação com oxigênio e a terapia de suporte.

27.3 **A.** Quando os níveis de hCG excedem o limiar de 1.500 e nenhum saco gestacional é observado à ultrassonografia, a probabilidade de gravidez ectópica é alta (na faixa de 85%). Essas pacientes geralmente são encaminhadas para a laparoscopia para confirmação do diagnóstico. Quando os níveis de hCG estão abaixo do limiar, então o próximo passo, em geral, é repetir a quantificação de hCG em 48 horas, para avaliar a ocorrência de uma elevação normal (> 66%), que seria indicativa de gestação intrauterina normal, ou de uma elevação anormal (< 66%), que pode indicar gravidez ectópica ou aborto.

27.4 **C.** A tempestade tireóidea acompanha o hipertireoidismo aliado à disfunção do sistema nervoso central (convulsões, confusão, letargia) e/ou instabilidade autonômica (febre). A tempestade tireóidea está associada a um prognóstico mais desfavorável e geralmente requer internação imediata na UTI e um tratamento agressivo, que consiste na administração de PTU, β-bloqueadores e esteroides. Um precursor comum da tempestade tireóidea é a interrupção de medicações tomadas pela paciente aliada a um agente estressor, como uma infecção ou cirurgia.

27.5 **A.** Na hiperêmese gravídica, a presença significativa ou moderada de cetonas está associada a uma hipovolemia significativa. A paciente é hipocaliêmica. Na maioria das vezes, a idade gestacional em que a hiperêmese ocorre é o primeiro trimestre, embora poucas mulheres continuem apresentando hiperêmese em fases mais tardias e, em casos ainda mais raros, ao longo de toda a gestação. A vitamina B_6 é útil como tratamento auxiliar.

27.6 **D.** Quando a história é sugestiva de RMP e o exame com espéculo resulta negativo, é útil realizar uma ultrassonografia para avaliar o volume de líquido amniótico. Diante do diagnóstico de oligo-hidrâmnio, considera-se que a paciente tem RMP e deve ser internada no hospital.

DICAS CLÍNICAS

- Náusea e vômitos são comuns na gravidez. Assim, os desarranjos significativos de volume ou metabolismo apresentados por essas pacientes podem ser minimizados.
- A hiperêmese é um diagnóstico de exclusão.
- As alterações fisiológicas que ocorrem na gravidez devem ser consideradas ao interpretar dados de gasometria de sangue arterial. Por exemplo, quando a PCO_2 ultrapassa 40 mmHg em uma gestante asmática, significa que há hipercarbia e uma intubação deve ser considerada.
- A dispneia e hipoxemia subsequentes ao tratamento da pielonefrite são causadas, em geral, por uma lesão pulmonar associada à endotoxina, síndrome do desconforto respiratório agudo.
- O hipertireoidismo tipicamente é tratado com metimazol + PTU, além de um β-bloqueador.
- Quando os níveis de hCG excedem o limiar de 1.200 a 1.500 mUI/mL e nenhum saco gestacional é observado no útero ao exame de ultrassonografia transvaginal, então é provável que se trate de um caso de gravidez ectópica.
- A história de jato de líquido seguido de vazamento de líquido constante possui uma acurácia de 90% para o diagnóstico de rompimento de membranas.
- Havendo uma forte suspeita clínica e um resultado negativo para RMP ao exame com espéculo, é útil realizar um exame de ultrassonografia para avaliação do volume de líquido amniótico.

REFERÊNCIAS

American College of Obstetricians and Gynecologists. Diagnosis and treatment of gestational trophoblastic disease. *ACOG Practice Bulletin 53*. Washington, DC: 2004.

American College of Obstetricians and Gynecologists. Medical management of abortion. *ACOG Practice Bulletin 67*. Washington, DC: 2005.

Andrews JI, Shamshirsaz AA, Diekema DJ. Nonmenstrual toxic shock syndrome due to methicillin-resistant *staphylococcus aureus*. *Obstet Gynecol*. 2008;112:933-938.

Casey BM, Leveno KJ. Thyroid disease in pregnancy. Clinical expert series. *Obstet Gynecol*. 2006;108:1238-1292.

Katz VL. Recurrent and spontaneous abortion. In: Katz VL, Lentz GM, Lobo RA, Gersenson DM, eds. *Comprehensive Gynecology*. 5th ed. St. Louis, MO: Mosby-Year Book; 2007:359-388.

Lu MC, Hobel CJ. Antepartum care: preconception and prenatal care, genetic evaluation and teratology, and antenatal fetal assessment. In: Hacker NF, Moore JG, Gambone JC, eds. *Essentials of Obstetrics and Gynecology*. 4th ed. Philadelphia, PA: Saunders; 2004:83-103.

Martin SR, Foley MR. Intensive care in obstetrics: an evidence-based review. *Am J Obstet Gynecol*. 2006;195:673-689.

Neal DM, Cootauco AC, Burrow G. Thyroid disease in pregnancy. *Clin Perinatol*. 2007;34:543-557.

Parillo JE. Septic shock—vasopressin, norepinephrine, and urgency. *N Engl J Med*. 2008;358:954-956.

CASO 28

Um bebê de 10 semanas é levado ao serviço de emergência (SE) pela mãe e está com febre há 1 dia. A mãe relata que teve o filho por parto normal, após uma gestação a termo e sem complicações. Ela checa o bebê regularmente e notou que ele está ganhando peso adequadamente. Ele tem atingido as metas de referência de crescimento e está em dia com as vacinações. O bebê não teve nenhuma doença até agora. De manhã, ao tocar o filho, ela percebeu que ele estava quente e, ao medir a temperatura, viu que estava em 38,3ºC. Não há outros sinais nem sintomas de infecção, como nariz escorrendo, tosse, dificuldades para respirar, erupção, rigidez nucal, atividade convulsiva, distensão abdominal, vômitos ou diarreia. A mãe afirma que seu filho está mamando menos do que o normal, mas, de uma forma geral, tem molhado um número normal de fraldas. Ela está bastante preocupada, pois é o seu primeiro bebê, e ele nunca teve febre antes.

Ao exame, a criança apresenta uma frequência cardíaca de 180 bpm, pressão arterial de 90/50 mmHg e frequência respiratória de 40 mpm, além de uma saturação de oxigênio de 99% ao ar ambiente e temperatura retal de 39,3ºC. O estado geral do bebê parece ser bom, e seu exame físico não forneceu achados significativos. Embora o bebê tenha chorado durante a realização do exame, sua mãe conseguiu acalmá-lo com facilidade.

- Qual é o diagnóstico mais provável?
- Qual é o próximo passo do tratamento?
- Qual é a melhor terapia?

REPOSTAS PARA O CASO 28

Febre sem foco definido em bebê de 1 a 3 meses

Resumo: um bebê de 10 semanas, até então saudável, é trazido pela mãe ao SE por estar com febre. A causa da febre não é claramente identificável por meio da história nem pelo exame físico. No SE, a avaliação dos sinais vitais do bebê forneceu achados significativos de febre e taquicardia. O exame geral não forneceu achados relevantes.

- **Diagnóstico mais provável:** febre sem foco definido (FSF).
- **Próximo passo:** solicitar um hemograma completo, hemoculturas, exame de urina e urocultura. Também podem ser solicitados exames de fezes, uma radiografia torácica e uma punção lombar, dependendo da manifestação clínica.
- **Melhor terapia:** fica a cargo do médico decidir se os bebês aparentemente em bom estado e com FSF devem receber antibióticos. Caso os antibióticos sejam administrados, o melhor fármaco é a ceftriaxona, seja por via intravenosa (IV) ou intramuscular (IM).

ANÁLISE

Objetivos

1. Conhecer o *workup* apropriado para casos de FSF em bebês de 1 a 3 meses com aparência saudável.
2. Analisar as controvérsias que giram em torno do tratamento da FSF em bebês dessa faixa etária.
3. Aprender as opções de tratamento para FSF em bebês de 1 a 3 meses de vida.

Considerações

Um bebê de 10 semanas apresenta febre na ausência de quaisquer sinais ou sintomas de infecção, como nariz escorrendo, tosse, dificuldades para respirar, erupção, rigidez nucal, atividade convulsiva, distensão abdominal, vômitos ou diarreia. O médico emergencista deve atentar para o fato de que um bebê de 1 a 3 meses não manifesta os mesmos sinais de infecção apresentados por uma criança maior. Por esse motivo, o *workup* da febre em pacientes dessa faixa etária deve permanecer amplo, tanto em termos de solicitação de exames adicionais como de uso de tratamento antibiótico.

ABORDAGEM À

Febre sem foco definido em bebê de 1 a 3 meses

DEFINIÇÕES

FEBRE SEM FOCO DEFINIDO: a FSF é uma doença febril aguda, em que a etiologia da febre não é evidenciada após a obtenção de uma história detalhada e de um exame físico. Uma temperatura retal superior a 38°C é definida como febre.

DOENÇA BACTERIANA GRAVE (DBG): doenças como bacteriemia, pneumonia, infecção no trato urinário, infecções na pele e tecidos moles, infecções nos ossos e articulações, enterite, ou meningite causada por patógeno bacteriano.

ABORDAGEM CLÍNICA

Diagnóstico de febre em potencial em bebê de 1 a 3 meses

Enquanto muitos pais trazem seus bebês ao SE tendo como queixa principal uma febre, nem todos os pais sequer medem a temperatura dos filhos com auxílio de um termômetro. Se um bebê apresentou temperatura retal superior a 38°C em casa, mas está afebril e aparentemente em bom estado no SE, esse bebê continua necessitando de um *workup* completo da febre. Se os pais somente relatam uma febre tátil (calor ao toque), e o bebê está afebril e aparentando bom estado de saúde, então não há necessidade de solicitar exames laboratoriais. A temperatura deve ser medida com termômetro retal, a fim de excluir a hipótese de febre. Os termômetros de axila e de membrana timpânica são inadequados para avaliação da febre em bebês. Se um bebê é trazido ao SE agasalhado e apresenta uma temperatura levemente elevada, é conveniente repetir a medida da temperatura retal decorridos 15 minutos da remoção dos agasalhos do bebê. Entretanto, uma temperatura > 38,5ºC jamais deverá ser atribuída ao fato de a criança estar agasalhada.

Avaliação da FSF em bebês de 1 a 3 meses

A avaliação de febre em crianças dessa faixa etária sofreu mudanças drásticas nos últimos 30 anos, como consequência das vacinas contra *Haemophilus influenzae* do tipo B e *Streptococcus pneumoniae.* Essas vacinas diminuíram significativamente a carga de DBG nessa faixa etária. Antes do desenvolvimento das vacinas, a maioria dos bebês febris com 1 a 3 meses de idade era internada e iniciada em uma terapia antibiótica empírica. A mortalidade e morbidade associadas à DBG eram altas, e a identificação clínica antecipada era uma tarefa bastante difícil.

Devido às controvérsias e dificuldades para identificação de bebês com DBG, várias regras para tomada de decisão foram desenvolvidas. Essas regras são os critérios de Rochester, Boston e Philadelphia, cada um dos quais empregando uma combinação de fatores, como história, exame físico e parâmetros de exames laboratoriais, para identificar bebês de baixo risco. Embora todos esses critérios usem estratégias de exame levemente distintas, todos sustentam o uso de um hemograma completo, hemoculturas, exame de urina e urocultura para identificar bebês que apresentem baixo risco de DBG. Os resultados de exames sugestivos de alto risco de DBG incluem uma contagem de leucócitos sanguíneos ≥ 15.000/mm^3 ou ≤ 5.000/mm^3; uma proporção de bastonetes/neutrófilos ≥ 0,2; um teste de *dipstick* de urina positivo para nitrito ou esterase leucocitária; ou um achado de pelo menos 5 leucócitos sanguíneos/campo de maior aumento ou a observação de organismos à coloração de Gram.

A obtenção de rotina de radiografias torácicas e punções lombares de pacientes desta faixa etária é algo mais controverso. Apesar das discordâncias entre as regras de tomada de decisão, uma metanálise de um grupo combinado de 361 bebês febris constatou que os bebês com taquipneia > 50 mpm, estertores, roncos, retrações, sibilo, coriza, grunhidos, dilatação nasal ou tosse devem ser submetidos ao exame radiografia torácica.

De modo semelhante à radiografia torácica, a punção lombar de rotina é outra área controversa entre as regras de tomada de decisão. Vários estudos observacionais sugerem que os bebês de baixo risco para DBG podem ser identificados sem necessidade de realizar uma punção lombar. Entretanto, outros médicos acreditam que as taxas significativas de mortalidade e morbidade associadas à meningite bacteriana superam a baixa incidência da doença e, dessa forma, depõem a favor da punção lombar no *workup* da FSF. O líquido cerebrospinal (LCS) contendo pelo menos 8 leucócitos/mm^3 ou organismos corados pelo método de Gram é considerado um fator de alto risco de DBG. Além disso, o envio de fezes para pesquisa de leucócitos sanguíneos e realização de culturas é recomendado para casos de bebês nessa faixa etária que apresentem diarreia. A observação de mais de 5 leucócitos sanguíneos/campo de maior aumento em uma amostra de fezes é considerada um fator de alto risco de DBG. Embora esse caso clínico enfoque um bebê de 1 a 3 meses aparentando bom estado de saúde e com FSF, convém notar que os bebês nessa faixa etária que aparentam estarem doentes apresentam um risco significativamente maior de DBG. Todos esses pacientes devem receber terapia antibiótica empírica e ser internados no hospital. Até 45% desses bebês apresentam resultado positivos para DBG.

Patógenos

As vacinações de rotina com vacina de *Haemophilus influenzae*de tipo B (HiB) e vacina de conjugado pneumocócico heptavalente (PCV7) diminuíram drasticamente as taxas de DBG em bebês. Após a introdução da vacina HiB, a maioria (90%) das infecções passou a ser causada por pneumococos. A vacina PCV7 modificou ainda mais o panorama da DBG, diminuindo a incidência da doença pneumocócica invasiva em 65 a 80% entre as crianças com menos de 3 anos de idade. Ainda que menos comuns, outros patógenos estão emergindo como causas proeminentes de DBG nessa faixa etária, incluindo *E. Coli, Staphylococcus aureus, Neisseria meningitides,* espécies de *Salmonella* e *Streptococcus pyogenes*. Em adição, sorotipos de *S. pneumoniae* sem vacina disponível estão se tornando cada vez mais prevalentes entre as crianças dessa faixa etária.

Tratamento

O uso de antibióticos deve ser considerado para todos os bebês com 1 a 3 meses de idade que apresentem FSF. O antibiótico empírico de escolha é a ceftriaxona, que pode ser administrada por via IV ou IM. A dose regular é de 50 mg/kg. Entretanto, diante da suspeita de meningite, essa dose pode ser aumentada para 100 mg/kg. Se uma punção lombar não for realizada, os antibióticos devem ser suspensos, pois o fornecimento de antibióticos empíricos, nesse contexto, pode mascarar a manifestação da meningite bacteriana ao exame de seguimento. No caso dos bebês dessa faixa etária que exibam um aspecto enfermo, é preciso considerar a intensificação do curso empírico de ceftriaxona, adicionando vancomicina para fornecer cobertura contra *Staphylococcus aureus* resistente à meticilina (MRSA) e *Streptococcus pneumoniae* resistente à ceftriaxona. A ampicilina também deve ser considerada no tratamento de bebês com aspecto enfermo, para cobertura contra a possível presença de *Listeria monocytogenes.*

QUESTÕES DE COMPREENSÃO

28.1 Um bebê de 8 semanas, até então saudável, nascido de uma gestação a termo, é levado pela irmã mais velha ao SE por estar com febre acima de 38,4ºC. A irmã do bebê tem 17 anos de idade e declara ser a principal cuidadora do irmão, pois o único adulto em sua casa é a mãe, que está viciada em cocaína e é alcoólatra. A irmã do bebê relata que a criança não tem sido bem alimentada, toma quantidades normais de fórmula e não apresenta tosse, nariz escorrendo, alteração do comportamento, vômitos nem diarreia. De forma geral, a aparência do bebê é saudável. Você prossegue com o *workup* adequado para o bebê que está com FSF e encontra uma contagem de leucócitos sanguíneos de 10.000/mm^3 e um exame de urina com 2 leucócitos/campo de maior aumento. Você também opta por realizar uma punção lombar, e o LCS mostra 1 leucócito/mm^3 e ausência de organismos corados pelo método de Gram. Qual é a conduta mais apropriada com relação a esse paciente?

A. Liberar o paciente para ir para casa, depois de administrar uma dose de ceftriaxona por via IV.
B. Liberar o paciente para ir para casa, mas sem administrar nenhum antibiótico.
C. Administrar uma dose de ceftriaxona por via IV e internar o paciente.
D. Solicitar exames de radiografia torácica, pesquisa de leucócitos nas fezes e cultura fecal, e internar o paciente.

28.2 Um menino de 11 semanas é levado pela mãe ao SE por estar com febre há 4 dias (temperatura máxima de 38,2ºC), associada à tosse e nariz escorrendo. A criança nasceu de uma gestação saudável e a termo. Suas vacinas estão atualizadas. A aparência geral do bebê é saudável e seus sinais vitais estão normais. Na radiografia torácica, não há evidências de pneumonia. Entretanto, um teste para infecção pelo vírus sincicial respiratório (VSR) resulta positivo. Qual das seguintes afirmativas descreve com maior acurácia o risco de DGB apresentado pelo bebê com positividade para VSR?

A. A DBG é tão comum em bebês positivos para VSR quanto em bebês negativos para VSR.
B. A DBG é menos comum em bebês positivos para VSR do que em bebês negativos para VSR.
C. A DBG é igualmente comum em bebês positivos e negativos para VSR.
D. Não há risco de DGB em bebês febris com resultado positivo no teste de VSR.

28.3 Uma menina de 9 semanas é trazida ao SE com queixa principal de ter apresentado febre de até 38,9ºC em casa. A bebê não apresenta vômito nem tosse, e os achados do exame foram irrelevantes, inclusive após um minucioso exame da pele. A bebê está afebril, porém foi medicada com ibuprofeno pela mãe, 2 horas antes de chegar ao SE. Um exame de urina por cateter resultou positivo para 20 leucócitos/campo de maior aumento. Qual é o melhor tratamento para essa paciente?

A. Solicitar urocultura, administrar antibióticos por via IV e internar na unidade pediátrica.
B. Solicitar urocultura, administrar antibióticos por via oral e liberar a paciente para ir para casa.
C. Aplicar uma injeção IM de ceftriaxona e dar alta para a paciente com prescrição de antibióticos via oral (VO).
D. Solicitar urocultura, administrar antibióticos por via IV ou IM e avaliar a situação social da paciente.

28. 4 Um menino de 6 semanas é trazido ao SE pelos pais para avaliação de uma febre de 39ºC. O bebê exibe aspecto enfermo e letargia, e não quer mamar. Seus pais também relatam que o som do choro do bebê está diferente. O paciente é medicado com antipiréticos e recebe um *bolus* de líquido IV (20 mL/kg). Os exames laboratoriais são solicitados. O exame físico completo, inclusive da pele, não revela nenhuma fonte de infecção. O exame de urina e a radiografia torácica resultam normais. O LCS está normal, e uma cultura desse material é solicitada. Qual é o melhor tratamento para esse paciente?

A. Aplicar uma injeção IM de ceftriaxona e dar alta com acompanhamento intensivo.
B. Aplicar uma injeção de ceftriaxona por via IV e internar o paciente na unidade pediátrica.
C. Aplicar uma injeção IV de ceftriaxona, vancomicina e ampicilina e internar o paciente na unidade pediátrica.
D. Não administrar nenhum antibiótico por enquanto e internar o paciente na unidade pediátrica para permanecer sob observação.

RESPOSTAS

28.1 **C.** Esse caso mostra a importância de um seguimento eficiente e de um contexto social adequado ao considerar a alta de um bebê com FSF aparentemente saudável. Para dar alta a um bebê com FSF que aparente estar bom estado de saúde, é preciso garantir que ele passe pelo seguimento em 24 horas. Também é necessário contar com um suporte social adequado, a fim de garantir que o paciente possa ser trazido de volta ao SE em caso de piora de sua condição. Em geral, significa que os familiares do paciente devem ter acesso a telefone e ao transporte. Nesse caso, o contexto social é inferior ao desejado, pois uma menor é a principal cuidadora do paciente, e a mãe, sendo o único adulto da família, está incapacitada pelo uso abusivo de polissubstâncias, ao ponto de nem sequer vir com o bebê doente até o SE. Não há indicação para radiografia torácica nem exame de fezes, pois o bebê não apresenta sintomas respiratórios nem diarreia.

28.2 **B.** Um resultado positivo no teste de VSR de um bebê febril com 1 a 3 meses de idade diminui o risco de DBG, ainda que não o elimine totalmente. A maioria dos estudos demonstra que o risco de DBG na população positiva para VSR é aproximadamente 50% menor. A DBG mais comum em pacientes positivos para VSR é a infecção no trato urinário. Até o presente, nenhum estudo foi suficientemente poderoso para detectar diferenças nas taxas de bacteriemia e meningite entre pacientes positivos e negativos para VSR, uma vez que ambas as condições são relativamente incomuns em bebês nessa faixa etária. Dessa forma, os bebês com febre e positividade para VSR incluídos na referida faixa etária devem ser submetidos pelo menos ao exame de urina e à cultura de urina. Ainda não foi esclarecido se os clínicos podem ou não deixar de realizar exames de sangue e LCS com segurança no caso desses bebês.

28.3 **D.** A infecção no trato urinário é a causa mais comum de DBG em bebês com FSF e sua prevalência não mudou após a introdução da vacina PCV7. Um resultado positivo de exame de urina é definido pelo achado de mais de 10 leucócitos/campo de maior aumento. Um teste de *dipstick* de urina ou exame de urina negativo não exclui a hipótese de infecção do trato urinário, pois a piúria está ausente no exame de urina inicial de até 20% dos bebês febris com pielonefrite. Dessa forma, uma cultura de urina deve ser solicitada para todos os pacientes. Em adição, as amostras obtidas por cateter devem ser sempre obtidas como amostras de bolsa e frequentemente são contaminadas. Bebês com menos de 8 semanas devem ser internados. Bebês com aparência saudável e idade acima de 8 semanas de idade podem ser liberados para irem para casa, se os pais forem confiáveis e houver possibilidade de retorno para seguimento dentro de 24 horas. Bebês com menos de 3 meses de idade devem receber antibióticos por via parenteral (ceftriaxona, 50 mg/kg), com internação ou alta hospitalar, e podem necessitar de doses parenterais adicionais, mesmo que sejam liberados para irem para casa.

28.4 **C.** Os bebês com choro anormal e temperatura acima de 38,5ºC ou que exibam aspecto enfermo apresentam risco aumentado de DBG. Até 45% dos bebês pequenos que mostram uma aparência debilitada podem ter DBG e, portanto, requerem um *workup* extensivo, que inclua exames de sangue, urina, LCS e radiografia torácica. Os bebês com aspecto enfermo incluídos nessa faixa etária devem receber uma terapia antibiótica parenteral com cobertura contra os patógenos mais prováveis para pacientes dessa faixa etária, independentemente dos resultados iniciais dos exames laboratoriais (*S. pneumoniae*, *S. aureus*, *N. meningitides*, *H. influenza* do tipo B), e também devem ser internados. Notavelmente, a vancomicina deve ser administrada em bebês com infecção em tecido mole ou pleiocitose do LCS. Em bebês com 29 a 60 dias, a ampicilina também deve ser administrada para conferir proteção contra *Listeria monocytogenes*.

REFERÊNCIAS

Anbar RD, Richardson-de Corral V, O'Malley PJ. Difficulties in universal application of criteria identifying infants at low risk for serious bacterial infection. *J Pediatr*. 1986;109(3):483.

Bramson RT, Meyer TL, Silbiger ML et al. The futility of the chest radiograph in the febrile infant without respiratory symptoms. *Pediatrics*. 1993;92(4):524-526.

Cheng TL, Partridge JC. Effect of bundling and high environmental temperature on neonatal body temperature. *Pediatrics*. 1993;92(2):238.

Hoberman A, Wald ER, Reynolds EA et al. Is urine culture necessary to rule out urinary tract infection in young febrile children? *Pediatr Infect Dis J*. 1996;15(4):304.

Ishimine P. The evolving approach to the young child who has fever and no obvious source. *Emerg Med Clin North Am*. Nov 2007;25(4):1087-1115,vii.

Jaskiewicz JA, McCarthy CA, Richardson AC, et al; Febrile Infant Collaborative Study Group. Febrile infants at low risk for serious bacterial infection—an appraisal of the Rochester criteria and implications for management. *Pediatrics*. 1994;94(3):390.

Rudinsky SL, Carstairs KL, Reardon JM, et al. Serious bacterial infections in febrile infants in the post-pneumococcal conjugate vaccine era. *Acad Emerg Med*. Jul 2009;16(7):585-590.

Yiannis L, Katsogridakis MD, MPH, Kristine L, Cieslak MD. Empiric antibiotics for the complex febrile child: when, why, and what to use. *Clin Pediatr Emerg Med*. 2008;9:258-263.

CASO 29

Uma mulher de 60 anos, com hipertensão e diabetes, chega ao serviço de emergência (SE) apresentando uma dor forte no olho esquerdo, vermelhidão e visão turva que já duram 3 horas. Ela relata que os sintomas surgiram enquanto assistia a um filme no cinema local. A princípio, ela pensou que estava com fadiga visual, mas então seu olho começou a doer progressivamente. A paciente nega quaisquer sintomas no olho direito. Ela também nega episódios anteriores de traumatismo, fotofobia, secreção ocular, aumento do lacrimejamento ou cirurgia oftálmica. A paciente relata que às vezes usa óculos para ler, porém sem prescrição, porque tem hipermetropia. Afirma que nunca passou por eventos semelhantes. Conta que está vendo halos coloridos ao redor das luminárias do SE, sente dor de cabeça na região da sobrancelha esquerda e um pouco de náusea, e vomitou uma vez. Ela nega ter tontura, enfraquecimento, desequilíbrio, dor abdominal ou dor torácica. A paciente demonstra complacência total com suas medicações e relata que tomou medicação contra gripe para congestão nasal, sem prescrição médica, nos últimos 2 dias.

Ao exame, sua pressão arterial está em 155/88 mmHg, a pulsação é de 88 bpm, a frequência respiratória é de 18 mpm e a temperatura está em 36,8°C. A paciente está alerta, mas apresenta um desconforto evidente, embora consiga tolerar a luz ambiente. Não há sinais periorbitais de traumatismo. A conjuntiva esquerda apresenta **eritema ciliar** (uma circunferência semelhante a um anel avermelhado em torno da córnea), mas não há secreção nem corpo estranho visível. A acuidade visual é de 20/30 no olho direito, porém com o olho esquerdo é possível apenas contar dedos. Os campos visuais estão totalmente intactos. A palpação suave do olho esquerdo fechado revela que está bem mais firme do que o olho direito. A pupila esquerda mede 5 mm, está fixa e não reativa. O olho direito da paciente parece estar normal, com a pupila medindo 3 mm e vivamente reativa. A paciente nega sentir dor no olho esquerdo quando a luz incide diretamente no olho direito (fotofobia consensual ausente). Os movimentos extraoculares estão intactos e indolores. A córnea esquerda está levemente turva, o que dificulta o exame de fundoscopia. O fundo direito parece estar normal. As artérias temporais estão pulsáteis e não doloridas. O restante do exame físico, incluindo o exame neurológico restante, resultou normal.

- Qual é o próximo passo no diagnóstico?
- Qual é o diagnóstico mais provável?
- Qual será a próxima etapa do tratamento?

RESPOSTAS PARA O CASO 29

Olho vermelho

Resumo: essa mulher de 60 anos apresenta manifestação aguda de eritema, dor e diminuição acentuada da acuidade visual no olho esquerdo. A palpação mostra que o olho esquerdo está bem mais firme do que o olho direito. A córnea esquerda está edemaciada e com uma pupila fixa e dilatada.

- **Próximo passo no diagnóstico:** o exame da lâmpada de fenda deve ser realizado e as pressões intraoculares (PIOs) devem ser medidas em ambos os olhos. As PIOs, medidas com auxílio de um tonômetro, estão em 18 mmHg e 52 mmHg nos olhos direito e esquerdo, respectivamente. O exame da lâmpada de fenda mostrou o estreitamento bilateral das câmaras anteriores. Células e eritema (alterações inflamatórias) estão ausentes. Não há evidências de hifema (sangue) nem hipopion (leucócitos) na câmara anterior. A coloração com fluoresceína não revelou achados relevantes.
- **Diagnóstico mais provável:** glaucoma agudo de ângulo fechado (GAAF).
- **Próximo passo:** a diminuição da PIO deve ser iniciada o quanto antes, para preservar a visão.

ANÁLISE

Objetivos

1. Entender as causas de dor e vermelhidão ocular prejudiciais à visão.
2. Conhecer as modalidades de tratamento básicas e as opções de disposição para as causas de dor e vermelhidão ocular prejudiciais à visão.
3. Reconhecer os contextos clínicos, sinais e sintomas, bem como as complicações associadas ao glaucoma agudo de ângulo fechado.
4. Saber quais são as principais modalidades de tratamento para o glaucoma agudo de ângulo fechado.

Considerações

Essa paciente de 60 anos apresenta queixas de manifestação inicial aguda não traumática de uma dor no olho esquerdo, acompanhada de vermelhidão e perda da visão com aumento significativo da PIO, detectado ao exame. Este caso exemplifica um GAAF, que constitui uma emergência oftalmológica verdadeira caracterizada pela rápida elevação da PIO, com consequente comprometimento do fluxo sanguíneo para o nervo óptico, **podendo resultar em perda permanente da visão.** É provável que o estreitamento subjacente do ângulo da câmara anterior, aliado à combinação de ter estado sob iluminação fraca e usado descongestionante sem prescrição médica (em geral, um agente simpatomimético ou anticolinérgico), tenha limitado o fluxo de saída do humor aquoso, uma vez que a córnea e a íris estão justapostas.

ABORDAGEM AO Olho vermelho

GLAUCOMA AGUDO DE ÂNGULO FECHADO

O **mecanismo do GAAF é o bloqueio pupilar** do fluxo de saída através da malha trabecular. Normalmente, o humor aquoso é produzido pelo corpo ciliar junto à câmara posterior e se difunde através da pupila para dentro da câmara anterior, onde é drenado pela malha trabecular. Existe um equilíbrio entre a produção e o fluxo de saída de humor aquoso, que mantém a PIO normal. Entretanto, alguns indivíduos são predispostos ao desenvolvimento de GAAF por obstrução do fluxo de saída de humor aquoso secundária a fatores anatômicos e ambientais. Formas distintas de glaucoma exibem uma manifestação bem mais insidiosa e benigna, com perda inexorável da visão. **O atraso do diagnóstico e da instituição do tratamento resulta na perda permanente da visão,** pois PIO aumentada provoca isquemia do nervo óptico. O profissional que cuida do paciente deve sempre considerar esse diagnóstico, porque pode ser desviado do diagnóstico correto ao avaliar os sintomas associados de cefaleia, náusea, vômitos ou dor abdominal, e acabar perseguindo etiologias neurológicas ou gastrintestinais. Os fatores de risco de ângulo de fechamento estreito incluem o espessamento das lentes relacionado à idade e à hiperopia (hipermetropia), que resultam em um globo ocular menor e numa câmara anterior relativamente rasa. Existe um risco de 75% de um ataque similar no outro olho, caso o olho afetado não seja tratado. As medicações que produzem dilatação da pupila também podem deflagrar o GAAF. Entre essas medicações, estão os anticolinérgicos, os antidepressivos tricíclicos, os agonistas adrenérgicos e os midriáticos de uso tópico.

Nos Estados Unidos, a incidência de ângulos estreitos é de 2% entre pacientes brancos, sendo que a taxa de GAAF nessa população é de 0,1%. Ao nível global, as maiores taxas de prevalência de GAAF ocorrem em alguns grupos asiáticos (p. ex., mongóis e inuítes).

Os afro-americanos apresentam taxas maiores de glaucoma crônico de ângulo fechado (GCAF) e taxas menores de GAAF. A maior incidência de GAAF é observada entre os indivíduos na faixa etária de 55 a 65 anos. A incidência dessa condição entre as mulheres é 3 a 4 vezes maior do que entre os homens. O GAAF tende a ocorrer em 33 a 50% dos parentes em primeiro grau de indivíduos afetados e, por esse motivo, o paciente deve comunicar aos seus familiares que tem a condição.

O GAAF pode ocorrer com o estresse, a fadiga, a pouca iluminação ou o trabalho contínuo numa faixa estreita. O paciente pode apresentar dor leve em um dos olhos (unilateral) ou dor intensa, visão turva, náusea, vômitos, dor abdominal, diaforese e cefaleia frontal. As **principais características observadas ao exame físico incluem pupila fixa, dilatada e em posição intermediária,** injeção conjuntival difusa, edema corneal (névoa) e câmara anterior rasa (Fig. 29.1). O exame da lâmpada de

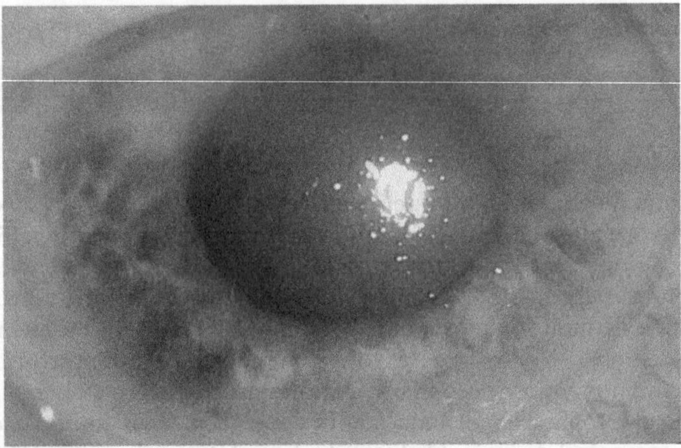

Figura 29.1 Glaucoma agudo de ângulo fechado. A pupila está moderadamente dilatada e fixa, enquanto a córnea está turva. (Reproduzida, com permissão, de Tintinalli JE, Kelen GD, Stapczynski JS, eds. Emergency Medicine. 6th ed. New York, NY: McGraw-Hill; 2004:1460.)

fenda pode revelar a presença discreta de células e eritema, contudo sem hifema nem hipopion. A PIO estará elevada (o normal é de 9 a 21 mmHg), sendo que as pressões podem chegar a 80 mmHg no GAAF. O outro olho deve ser sempre examinado quanto à profundidade da câmara anterior (o ângulo geralmente é estreito) e PIO.

Tratamento

A meta do tratamento inicial do GAAF é diminuir a PIO promovendo a diminuição da produção e o aumento do fluxo de saída de humor aquoso. As principais modalidades terapêuticas incluem os agentes supressores de humor aquoso, agentes osmóticos e agentes mióticos. Depois que o edema é eliminado, **o tratamento definitivo é a iridectomia periférica a *laser*,** realizada por um oftalmologista.

O tratamento para diminuição da PIO deve ser iniciado ainda no SE, **em consulta com um oftalmologista.** A PIO é reduzida por meio da diminuição da produção de humor aquoso com o uso de agentes como β-**bloqueadores tópicos (timolol 0,5%),** α_2-**agonista (apraclonidina) e inibidor de anidrase carbônica (500 mg de acetazolamida, por via oral [VO] ou intravenosa [IV]).** Os pacientes alérgicos à sulfa podem ser intolerantes à acetazolamida. Os **agentes osmóticos,** como o manitol e o glicerol, podem substituir a acetazolamida para desidratação do humor vítreo, que diminui o volume de líquido intraocular, e assim diminuir a PIO. O manitol pode induzir hipotensão em paciente com função cardíaca precária. O glicerol deve ser evitado por pacientes diabéticos. Os **mióticos (pilocarpina)** intensificam o fluxo de saída trabecular ao promoverem constrição pupilar e romperem a justaposição córnea-íris. A PIO deve ser diminuída com a administração tópica de β-bloqueadores e acetazolamida, antes da administração de pilocarpina, porque o esfincter da íris isquêmica pode ser irresponsivo à pilocarpina diante de PIO extremamente altas (> 50 mmHg). A pilocarpina é usada somente no tratamento de pacientes com lentes naturais, pois pode induzir

Quadro 29.1 • DIAGNÓSTICO DIFERENCIAL DO OLHO VERMELHO

Processos que em geral NÃO comprometem a visão	Processos que PODEM comprometer a visão
• Conjuntivite viral/conjuntivite alérgica • Conjuntivite não gonocócica ou não clamidial • Hemorragia subconjuntival • Dacrocistite • Blefarite • Episclerite • Pterígio corneal periférico • Celulite pré-septal	• Infecção da córnea (infecção gonocócica/clamídia/vírus do herpes simples/vírus herpes-zóster) • Ceratite • Úlcera corneal • Uveíte anterior • Esclerite • Pterígio (formação de crosta na córnea paracentral) • Celulite orbital • Endoftalmite

movimentação de lentes artificiais. Os aspectos sistêmicos relacionados à administração tópica de β-bloqueadores incluem asma, doença pulmonar obstrutiva crônica (DPOC), bradicardia, bloqueio cardíaco, insuficiência cardíaca congestiva e miastenia grave. A absorção sistêmica dos agentes tópicos pode ser reduzida em até 70% se os pacientes forem instruídos a fecharem os olhos enquanto os ductos lacrimais inferiores são obstruídos na raiz do nariz, após a aplicação das gotas. A obstrução pontual diminui a absorção por meio da mucosa nasal. O paciente também deve receber analgésicos e medicação antiemética.

Diagnóstico diferencial do olho vermelho

Outras causas de olho vermelho dolorosas e prejudiciais à visão incluem conjuntivite grave, ceratite, a úlcera corneal, uveíte anterior, endoftalmite, celulite orbital, esclerite e arterite temporal (Quadro 29.1). As causas de perda visual aguda são destacadas no Quadro 29.2.

No caso aqui descrito, a ausência de qualquer tipo de secreção torna altamente improvável a possibilidade de **conjuntivite**, todavia é possível que haja uma secreção escassa. Por outro lado, a conjuntivite gonocócica (a forma mais grave de conjuntivite bacteriana) produz uma secreção purulenta abundante, acompanhada de vermelhidão intensa do olho, que pode potencialmente perfurar a córnea. A infecção

Quadro 29.2 • DIAGNÓSTICO DIFERENCIAL DA PERDA VISUAL AGUDA

Perda visual dolorosa	Perda visual indolor
GAAF	Descolamento de retina
Úlcera corneal	Hemorragia vítrea
Uveíte anterior	Descolamento vítreo posterior
Esclerite	Obstrução da artéria retinal central
Endoftalmite	Obstrução da veia retinal central
Neurite óptica	
Arterite temporal	

por clamídia está associada a um curso clínico mais crônico e, embora as conjuntivas fiquem bastante avermelhadas, a secreção é escassa. A incidência de conjuntivite clamidial sexualmente transmissível está aumentando.

A inflamação corneal, ou **ceratite,** pode ser causada por infecção (viral, bacteriana ou por protozoário), uso de lentes de contato, traumatismo ou luz ultravioleta. A ceratite grave pode evoluir para **úlcera corneal,** que pode ser macroscopicamente visível como um defeito esbranquiçado. Distinguir entre uma úlcera e uma abrasão corneal é clinicamente importante e pode ser uma tarefa desafiadora. O exame com lâmpada de fenda é necessário. A principal característica distintiva é um estroma obscuro/enevoado localizado sob a úlcera, que contrasta com o estroma límpido e de localização profunda observado na maioria das abrasões. Um exame com lâmpada de fenda é um componente necessário da avaliação de todos os pacientes com olho vermelho. A coloração com fluoresceína deve ser incluída em todos os exames e pode ser a única forma de identificar as clássicas marcas em forma de dendritos com bulbo terminal encontradas na ceratite do herpes simples. Os dendritos associados ao herpes-zóster possuem extremidades afuniladas e são típicos das erupções vesiculares dermatomais periorbitais ou lesões que surgem na ponta do nariz (sinal de Hutchinson, do envolvimento nasociliar). Os pacientes infectados pelo vírus da imunodeficiência humana (HIV) apresentam risco de desenvolverem complicações associadas à infecção pelo vírus herpes-zóster (HZV) e devem ser submetidos a uma minuciosa avaliação corneal e retinal, para prevenção da perda da visão.

A **uveíte anterior** (iriite) está associada à dor, visão turva, fotofobia (direta e consensual), vermelhidão circuncorneal, além da presença de células e eritema na câmara anterior. Um hipopion (camada de leucócitos) pode estar visível ao longo da margem inferior da câmara anterior. A pupila afetada é menor, irregular e minimamente reativa. A PIO pode estar elevada. As etiologias podem ser idiopáticas, infecciosas (tuberculose, sífilis, herpes simples/zóster, toxoplasmose, citomegalovírus [CMV]), autoimune (sarcoidose, doenças vasculares colágenas, associada ao antígeno leucocitário humano [HLA] B27) e pós-traumáticas. A uveíte causada pelo vírus do herpes simples (HSV) e pelo HZV é comum em pacientes HIV-positivos. Como o tratamento envolve o uso tópico de corticosteroides, com o risco associado de desenvolvimento de glaucoma, catarata ou reativação de infecções por vírus do herpes simples, os pacientes devem ser encaminhados para o oftalmologista. A uveíte por imunorrecuperação ocorre em 15,5% dos pacientes positivos para HIV com rinite por citomegalovírus.

A **endoftalmite** consiste na inflamação do humor vítreo e pode ser endógena (secundária à disseminação hematógena a partir de um sítio distante) ou exógena (a partir da inoculação subsequente a um traumatismo penetrante). A endoftalmite traumática em geral se desenvolve dentro de 3 dias após a aquisição de uma lesão penetrante, retenção de um corpo estranho ou cirurgia ocular. Suas principais características são a diminuição da visão, dor ocular, hipopion, presença de células e eritema na câmara anterior, ausência de reflexo vermelho e vítreo nebuloso. Graus variáveis de edema palpebral, quemose (edema da conjuntiva) e injeção conjuntival grave também estarão presentes. Entre os organismos causais, estão *Bacillus cereus*, *Staphylococcus* coagulase-negativo, *Streptococcus*, bastonetes gram-negativos e fungos. Qualquer paciente com hipopion requer consulta emergencial com um oftalmologista. A tomografia computadorizada (TC) orbital e a varredura em microscópio de luz ultravioleta B (MUVB) podem ajudar a diagnosticar um corpo estranho. Os antibióticos sistêmicos e intravítreos são necessários para fins de preservação da visão remanescente.

A **celulite orbital,** definida como uma infecção profunda do septo orbital, geralmente está associada à visão turva, diplopia, injeção conjuntival, edema de pálpebra, proptose, febre, toxicidade e motilidade ocular dolorida ou limitada. Uma TC orbital (cortes axial e coronal) é diagnóstica e muitas vezes revela a ocorrência de sinusite (por vezes etmoide). Para esses casos, indica-se a internação e administração de antibióticos por via parenteral, pois a infecção pode potencialmente se disseminar pelo cérebro. A celulite pré-septal ou periorbital é uma entidade superficial e bem menos grave, mas pode ser difícil distingui-la da celulite orbital. Em geral, esses pacientes exibem um aspecto menos tóxico e sentem menos dor. A maioria desses pacientes pode receber alta sob tratamento com antibióticos orais e seguimento intensivo, para garantir que não tenham desenvolvido nenhuma manifestação inicial de uma celulite orbital mais séria.

As **hemorragias subconjuntivais** devem ser **indolores e não afetar a visão.** Essas hemorragias frequentemente são espontâneas ou podem estar associadas a um traumatismo mínimo, inclusive com tosse e espirros. No contexto de traumatismo contuso, prossiga com a avaliação para hifema, ruptura de globo ou hemorragia retrobulbar, caso o paciente se queixe de dor ou alterações visuais. Os pacientes devem ser informados de que a resolução da vermelhidão (contusão) pode demorar várias semanas e ocorrer de maneira espontânea.

O traumatismo cego do olho pode resultar em **hifema** (sangue na câmara anterior), dor e visão turva. O sangue pode ser macroscopicamente visível se estiver depositado em camadas, ou pode ser visto somente com auxílio da lâmpada de fenda junto à câmara anterior (micro-hifema), sob amplificação máxima. O tratamento inicial inclui a elevação da cabeça em 30 graus, o uso de um tapa-olho (para evitar traumatismos adicionais), agentes midriáticos (para paralisar o corpúsculo ciliar e permitir o descanso da íris), medicação contra a dor, antieméticos e consultoria. Entre as complicações, estão a coloração da córnea pela presença de hemácias, que resulta numa córnea parcialmente opaca; a PIO elevada secundária à presença de hemácias que obstruem o fluxo de saída trabecular; e a volta do sangramento.

Os sintomas de **esclerite** incluem dor forte, vermelhidão e diminuição da visão. Sua causa frequentemente é um distúrbio sistêmico subjacente, como doença do tecido conectivo, distúrbio autoimune, infecção por HSV, HZV, HIV, doença de Lyme ou sífilis. A artrite reumatóide é a causa sistêmica mais comum da esclerite. Nessa condição, os vasos conjuntivais, epiesclerais e esclerais estão inflamados, seja difusa ou focalmente. Diferentemente dos vasos esclerais, os vasos epiesclerais empalidecem pela ação dos vasoconstritores tópicos e se movimentam sob os *swabs* de algodão. Além disso, toda a esclera pode apresentar uma tonalidade azulada ou violeta e intensa sensibilidade à palpação. O tratamento do distúrbio subjacente pode envolver o uso de corticosteroides sistêmicos, terapia imunossupressora e fármacos anti-inflamatórios não esteroides (AINEs).

A **arterite temporal** está associada a uma neuropatia óptica isquêmica e causa perda da visão. Os pacientes com essa condição frequentemente apresentam **sensibi-**

lidade junto à artéria temporal, cefaleia temporal ou claudicação mandibular. Os pacientes em geral têm **mais de 50 anos**, apresentam **velocidade de hemossedimentação (VHS) elevada** e possuem defeito pupilar aferente (contração em resposta à luz indireta e não à luz direta). O diagnóstico definitivo requer exame de uma biópsia da artéria temporal, mostrando a presença de células gigantes. A instituição do tratamento no momento adequado e com esteroides sistêmicos pode evitar a cegueira no outro olho.

A **neurite óptica** é causada por uma inflamação desmielinizante do nervo óptico, que possui uma forte associação com a esclerose múltipla e ocorre em geral aos 30 anos de idade. Os pacientes com essa condição queixam-se de dor ocular subaguda (piora com os movimentos extraoculares), perda da visão e diminuição da percepção da cores (mais proeminente em relação ao vermelho). Ao exame, o olho pode apresentar um aspecto totalmente normal, porém é detectado um defeito pupilar aferente (resposta pupilar ausente à incidência direta da luz) e edema do disco do nervo óptico à fundoscopia, no olho afetado. O exame de imagem de ressonância magnética (RM) é útil para confirmar a inflamação do nervo óptico e no rastreamento de lesões subjacentes sugestivas de esclerose múltipla. O tratamento envolve a internação do paciente para administração de esteroides por via IV.

As outras causas de perda da visão aguda não traumática são listadas no Quadro 29.2 e enfocam a patologia da câmara posterior, que se manifesta como **perda da visão aguda indolor, incluindo:** descolamento de retina, obstrução da artéria retinal central, obstrução da veia retinal central, hemorragia vítrea e descolamento vítreo posterior.

QUESTÕES DE COMPREENSÃO

29.1 Um homem de 49 anos queixa-se do aparecimento agudo de vermelhidão no olho esquerdo, acompanhado de injeção circuncorneal (eritema ciliar) e dor provocada pela iluminação intensa. Ao exame, sua pupila está pequena e minimamente reativa, com presença de células e eritema demonstrada pelo exame da lâmpada de fenda. Ele também sente dor no olho afetado quando a luz é direcionada para o olho não afetado (fotofobia consensual). Qual é o diagnóstico mais provável?

A. Glaucoma agudo de ângulo fechado.
B. Uveíte anterior.
C. Infecção pelo vírus do herpes simples.
D. Abrasão da córnea.

29.2 Uma mulher de 50 anos foi diagnosticada com GAAF. Ela apresenta diminuição aguda da acuidade visual. Qual é o mecanismo mais provável para essa condição?

A. PIO aumentada em decorrência da produção aumentada de humor aquoso.
B. Pupila não reativa que leva ao aumento da PIO.
C. Diminuição do fluxo de saída de humor aquoso.
D. Separação da retina, com consequente diminuição da acuidade visual.

29.3 Uma mulher de 50 anos, que apresenta vermelhidão, dor intensa e coloração azulada da esclera, além de diminuição da visão no olho direito, foi diagnosticada com esclerite. Qual é a condição mais comumente associada à esclerite?

A. Lúpus eritematoso sistêmico.
B. Artrite reumatóide.
C. Enteropatia inflamatória.
D. Sífilis.

29.4 Uma mulher de 36 anos foi diagnosticada com glaucoma e tem asma bem controlada. Após usar o colírio prescrito para tratamento do glaucoma, ela desenvolveu exacerbação da asma. Qual das seguintes medicações é mais provavelmente a responsável por sua exacerbação asmática?

A. Agente anticolinérgico.
B. Agente β-bloqueador.
C. Agente α-agonista.
D. Agente β-agonista.

RESPOSTAS

29.1 **B.** A uveíte anterior geralmente se manifesta como fotofobia, olho vermelho e dolorido, e presença de células com eritema ao exame da lâmpada de fenda.

29.2 **C.** No GAAF, a elevação súbita da PIO é consequência do bloqueio do fluxo de saída que, em geral, é causado por um bloqueio pupilar e não pelo aumento da produção de humor aquoso.

29.3 **B.** A artrite reumatóide é a doença sistêmica mais associada à esclerite.

29.4 **B.** O broncoespasmo está associado ao uso de β-bloqueadores tópicos que podem ser sistemicamente absorvidos.

DICAS CLÍNICAS

- Um diagnóstico diferencial útil das causas de olho vermelho que podem ameaçar a visão inclui GAAF, uveíte anterior, endoftalmite, úlcera corneal, infecção da córnea, conjuntivite clamidial/gonocócica, celulite orbital, hifema, hemorragia retrobulbar e esclerite.
- As hemorragias subconjuntivais devem ser indolores e não afetar a visão. No contexto do traumatismo cego, prossiga com a avaliação para hifema, hipopion, ruptura do globo, endoftalmite ou hemorragia retrobulbar, caso o paciente queixe-se de dor ou alterações visuais, e providencie uma consulta com o oftalmologista em caráter emergencial.
- O exame da lâmpada de fenda, a coloração com fluoresceína e a medida da PIO são elementos essenciais da avaliação completa do olho vermelho.
- Esteja alerta para as complicações sistêmicas associadas ao uso tópico de medicações oftálmicas. As reações e complicações alérgicas, como broncoespasmo decorrente do uso tópico de β-bloqueadores, são comuns.

REFERÊNCIAS

Allingham RR, Damji K, Freedman S, et al, eds. *Shields' Textbook of Glaucoma.* 5th ed. Philadelphia, PA: Lippincott William & Wilkins; 2005.

Choplin NT, Lundy DC, eds. *Atlas of Glaucoma.* 2nd ed. London: Informa UK Ltd.; 2007.

Dargin JM, Lowenstein RA. The Painful Eye. *Emerg Med Clin N Am.* 2008;26:199-216.

Ehlers JP, Shah CP, eds. *The Wills Eye Manual.* 5th ed. Philadelphia, PA: Lippincott Williams & Wilkins; 2008.

Friedman NJ, Kaiser PK, Trattler WB, eds. *Review of Ophthalmology*. Philadelphia,PA: Elsevier, Inc.; 2005.

Galor A, Jeng BH. Red eye for the internist: When to treat, when to refer. *Cleveland Clin J Med.* 2008; 75(2):137-144.

Leibowitz HM. The red eye. *N Engl J Med.* 2000;343:345-351 (Classic).

Mahmood AR, Narang AT. Diagnosis and management of the acute red eye. *Emerg Med Clin N Am.* 2008;26:35-55.

Moayedi S. Head, neck and ophthalmologic manifestations of HIV in the emergency department. *Emerg Med Clin N Am.* 2010;28:265-271.

Muftuoglu O, Hosal BM, Karel F, Zilelioglu G. Drug-induced intraocular lens movement and near visual acuity after intraocular lens implantation. *Cataract Refract Surg.* 2005;31(7):1298-1305.

Riordan-Eva P, Whitcher JP, eds. *Vaughan & Asbury's General Ophthalmology.* 16th ed. New York, NY: Lange Medical Books/McGraw-Hill; 2004.

Roy H. The red eye. *Compr Ther*. 2006;32(1):43-46.

Shingleton BJ, O'Donoghue MW. Blurred vision. *N Engl J Med.* 2000;343:556-562.

Swadron SP. Pitfalls in the management of headache in the emergency department. *Emerg Med Clin N Am.* 2010;28:127-147.

CASO 30

Um jovem de 19 anos, aparentemente saudável, foi levado ao serviço de emergência (SE) pelo companheiro de quarto, que afirma que ele "tem agido de modo estranho" nas últimas 24 horas. Segundo o colega de quarto, o paciente havia se queixado de cefaleia há 2 dias, e, desde então, tem estado cada vez mais sonolento e confuso. O paciente não tem história médica pregressa e não toma nenhuma medicação. O colega relata que o paciente é estudante universitário, não é usuário de drogas ilícitas e ocasionalmente consume bebidas alcoólicas. A revisão dos sistemas resulta positiva para cefaleia e estado mental alterado, além de febre tátil nos últimos 2 dias. Não é possível realizar uma revisão adicional dos sistemas, porque o paciente está incapacitado de responder a qualquer pergunta. Ao exame físico, o paciente apresenta febre de 38,5ºC (medida por via oral), frequência cardíaca de 120 bpm, pressão arterial de 114/69 mmHg, frequência respiratória de 20 mpm, e saturação de oxigênio está em 98% ao ar ambiente. O exame da cabeça e do pescoço demonstrou ressecamento das membranas mucosas e rigidez nucal. Seu exame cardiopulmonar está dentro dos limites da normalidade, exceto quanto à taquicardia. O abdome está mole e não dolorido. Sua pele está quente e bem perfundida, sem nenhuma erupção. O exame neurológico resultou significativo para alteração do estado mental, com uma pontuação na escala do coma de Glasgow igual a 10 (abertura ocular ao estímulo verbal [3], gemidos do paciente em reposta à estimulação dolorosa [2] e localização dos estímulos dolorosos [5]). O exame motor resultou simétrico e o paciente parece apresentar percepção em todos os membros. Seus reflexos pontuam 2+ bilateralmente, em toda a extensão dos membros superiores e inferiores seguindo até os dedos dos pés. O único achado significativo dos exames laboratoriais é uma leucocitose de 24.000/mm^3 com devio à esquerda. Uma varredura de tomografia computadorizada (TC) mostrou ausência de massas, desvios, sangramentos ou edema.

- Qual é o diagnóstico mais provável?
- Qual é o próximo exame diagnóstico de escolha?
- Qual é o tratamento mais apropriado para esta condição?

RESPOSTAS PARA O CASO 30

Meningite bacteriana

Resumo: trata-se de um jovem de 19 anos, que apresenta a clássica tríade da meningite bacteriana – febre, rigidez cervical e alteração do estado mental.

- **Diagnóstico mais provável:** meningite bacteriana.
- **Próximo exame diagnóstico:** punção lombar (PL).
- **Tratamento apropriado:** antibióticos intravenosos ± esteroides.

ANÁLISE

Objetivos

1. Compreender a abordagem diagnóstica e terapêutica para meningite bacteriana, incluindo o momento certo para obtenção da neuroimagem, quando realizar a PL e quais terapias empíricas devem ser instituídas.
2. Reconhecer a manifestação clínica da meningite bacteriana aguda.

Considerações

A meningite bacteriana é uma inflamação das leptomeninges (pia-máter, aracnoide e dura-máter) decorrente da infecção do espaço aracnoide, que é caracteristicamente acompanhada da presença de leucócitos no líquido cerebrospinal (LCS). É uma das 10 infecções mais comuns e potencialmente devastadoras e pode afetar adultos e crianças. As taxas de mortalidade descritas chegam a 50% em algumas séries, ainda que a maioria das coortes pareça apresentar mortalidade entre 10 e 30%. Dentre os pacientes que sobrevivem, cerca de 25% desenvolvem um déficit neurológico permanente. Cabe ao médico emergencista considerar essa hipótese diagnóstica em casos de pacientes que apresentam quaisquer combinações dos seguintes sinais e sintomas: febre, estado mental alterado, rigidez nucal e cefaleia. Embora a tríade clássica inclua febre, estado mental alterado e rigidez nucal, apenas 44 a 50% dos pacientes apresentam esses três achados. Quase todos os pacientes (99 a 100% dos participantes do maior estudo já publicado) apresentam cefaleia aliada a pelo menos um desses três sinais clínicos. A febre está presente em 79 a 95% dos pacientes, enquanto 4% desenvolvem febre dentro de 24 horas após o início da manifestação. O estado mental alterado (em geral, confusão ou letargia) está presente em 78 a 83% dos pacientes, dos quais 16 a 22% são responsivos somente aos estímulos dolorosos e 6% são irresponsivos a todos os estímulos. A rigidez nucal está presente em 83 a 94% dos pacientes ao exame inicial e costuma persistir por mais de uma semana após o tratamento e resolução da infecção.

O estado mental alterado em um indivíduo aparentemente saudável pode ser causado por algumas doenças graves, incluindo aquelas de etiologia infecciosa, metabólica, toxicológica e neurológica. Assim como ocorre com qualquer paciente de SE com doença grave, as prioridades iniciais incluem o manejo do ABC (via aérea [*airway*], respiração [*breathing*] e circulação [*circulation*]), incluindo a proteção da via aérea, de acordo com a necessidade imposta pelo nível de depressão da consciência. Esse paciente apresenta escala de coma de Glasgow igual a 10, ainda que, ao exame inicial, aparentemente estivesse com a via aérea protegida.

As causas reversíveis do estado mental alterado, como hipoglicemia, hipóxia e intoxicação farmacológica, devem ser identificadas e tratadas durante o exame inicial. Se uma causa reversível de alteração do estado mental não for identificada e houver suspeita de meningite bacteriana, o estabelecimento imediato do diagnóstico e instituição do tratamento são essenciais.

Os achados adicionais que podem gerar preocupação quanto ao diagnóstico de meningite incluem convulsões, déficits neurológicos focais, erupção, artrite idiopática juvenil séptica, papiledema e fotofobia. As convulsões foram descritas em 15 a 30% dos pacientes e estão mais associadas às infecções causadas por *Streptococcus pneumoniae*. Os déficits neurológicos focais são encontrados em 10 a 35% dos pacientes infectados por *Listeria monocytogenes* como parte de uma síndrome de rombencefalite, que inclui ataxia com ou sem nistagmo e paralisias do nervo craniano. *Neisseria meningitidis* pode causar púrpura palpável em 11 a 64% dos pacientes, bem como artrite séptica em 7 a 11%. O papiledema e/ou fotofobia raramente estão presentes, e são descritos em menos de 5% dos casos.

ABORDAGEM À
Suspeita de meningite bacteriana

ABORDAGEM CLÍNICA

A abordagem para suspeita de meningite bacteriana envolve o uso apropriado de exames diagnósticos e intervenções terapêuticas no momento certo. Embora nenhum estudo randomizado controlado comprove isso, os melhores dados experimentais e observacionais atualmente disponíveis sugerem que o momento em que os antibióticos são administrados exerce efeito profundo sobre os resultados clínicos. Dessa forma, nossa meta no SE é manter um alto índice de suspeição e **não** atrasar a instituição do tratamento esperando pela conclusão dos exames diagnósticos.

Diagnóstico

A base do diagnóstico da meningite é a análise do LCS, que é obtido por PL. A PL pode confirmar a presença de células inflamatórias no LCS; identificar o organismo causal por coloração Gram e cultura; e ajudar a excluir outras potenciais causas dos sintomas manifestados pelo paciente (hipertensão intracraniana idiopática ou pseudotumor cerebral, hemorragia subaracnóidea, doença autoimune, etc.). Diante da previsão de uma demora significativa para obtenção da PL, recomenda-se obter hemoculturas e então iniciar o tratamento com antibióticos, com ou sem dexametasona, antes de obter o LCS (ver seção Tratamento). Uma causa comum de atraso do diagnóstico é o tempo que demora a realização de uma varredura de TC do cérebro. O objetivo da TC antes da realização da PL é identificar os pacientes que podem apresentar risco de herniação cerebral durante o procedimento. As atuais diretrizes da Infectious Diseases Society of America (IDSA) para TC anterior à PL incluem os pacientes que apresentam alteração do estado mental ou nível de consciência deprimido, achados focais ao exame neurológico ou outros fatores de risco específicos (Quadro 30.1). Todos os outros pacientes podem ser submetidos com segurança à PL sem passar por uma varredura de TC prévia.

Quadro 30.1 • INDICAÇÕES PARA TC CRANIANA ANTERIOR À PL
Nível de consciência alterado
Estado mental alterado
Déficit neurológico focal
Estado imunocomprometido[a]
História de doença no sistema nervoso central[b]
Novo episódio de convulsão (em menos de 1 semana antes da manifestação)
Papiledema
História de evidência de traumatismo craniano

[a] Incluindo infecção pelo vírus da imunodeficiência humana (HIV), síndrome da imunodeficiência adquirida (Aids), pós-transplante, medicação imunossupressora.
[b] Incluindo lesões com efeito de massa, acidente vascular encefálico, infecção focal, cirurgia.

A administração de antibióticos exerce efeito mínimo sobre a bioquímica e citologia do LCS, mas pode diminuir o rendimento da coloração de Gram e da cultura. De fato, a administração de antibióticos pode resultar em culturas de LCS estéreis num período de 1 hora, em casos de pacientes com infecção meningocócica. As infecções pneumocócicas, todavia, costumam apresentar cultura positiva por até 4 a 10 horas após a administração de antibióticos por via parenteral. De modo significativo, as colorações de Gram conseguem identificar positivamente um organismo em 10 a 15% dos pacientes que apresentam culturas estéreis após a administração de antibióticos.

A identificação do organismo causal permite aos clínicos estreitar com segurança o espectro da terapia antimicrobiana. Entretanto, no SE, nós frequentemente não conseguimos saber com certeza qual organismo precisará ser identificado. Por isso, temos que iniciar a terapia empírica com base nos dados epidemiológicos e padrões de resistência locais. A coloração de Gram do LCS é bem-sucedida na identificação do microrganismo em cerca de 80% dos casos. Como, em média, os resultados da coloração de Gram, são disponibilizados em 1 a 2 dias antes da disponibilização dos resultados da cultura, é útil saber o padrão de coloração Gram dos organismos mais comuns. A presença de diplococos gram-positivos sugere uma infecção por *Streptococcus pneumoniae*, enquanto a presença de diplococos gram-negativos sugere infecção por *Neisseria meningitidis*. A presença de pequenos cocobacilos gram-negativos pleiomórficos sugere infecção por *Haemophilus influenzae*, enquanto os cocobacilos e bastonetes gram-positivos sugerem infecção por *Listeria monocytogenes*. Os casos adicionais são identificados pelas culturas de LCS e hemoculturas, ainda que essa informação raramente seja disponibilizada durante a apresentação inicial ao SE. As análises adicionais do LCS devem incluir a pressão de abertura (que pode ser a única anormalidade presente em casos de meningite criptocócica), proteína no LCS, glicose no LCS, contagem celular com diferencial e lactato no LCS. Infelizmente, apesar de todos esses exames, ainda pode ser bastante difícil distinguir as possíveis causas de meningite (bacteriana, viral, tuberculosa, neoplásica, autoimune, etc.) (Quadro 30.2). Dessa forma, a maioria dos pacientes com pleiocitose de LCS (presença de número elevado de leucócitos) deve ser internada e tratada para meningite enquanto aguarda os resultados da cultura.

Tratamento

O elemento mais importante do tratamento após a estabilização do ABC é a iniciação da terapia antimicrobiana adequada. Os organismos que mais causam meningite bacteriana em pacientes adultos são *Neisseria meningitidis* e *Streptococcus pneumoniae*. A

Quadro 30.2 • ANÁLISE DO LÍQUIDO CEREBROSPINAL

Exame	Valor normal	Importância da anomalia
Pressão de abertura	$< 200\ mmH_2O$	Pressões mais altas indicam a existência de uma alta pressão intracraniana (39% dos casos têm pressão $\geq 350\ mmH_2O$; 9% dos casos têm pressão $\leq 140\ mmH_2O$)
Aparência do LCS	Límpido	Um LCS turvo indica a presença de leucócitos, hemácias, bactérias ou proteína
Contagem celular	< 5 LEU/mm^3	Todos os tipos de meningite estão associados a contagens leucocitárias elevadas. LEU $\geq$ 2.000/μL ou PMN $\geq$ 1.180/μL são 99% preditivos. Em 13% dos casos LEU $\leq$ 100/μL.
	< 1 PMN/mm^3	PMN aumentados sugerem uma etiologia bacteriana[a]
Coloração de Gram	Ausência de organismos	Identifica organismos em 80% dos casos de meningite bacteriana e em 60% dos pacientes pré-tratados.
Proteína	14-45 mg/dL	Níveis elevados na meningite bacteriana/fúngica aguda; $\geq$ 220 mg/dL é 99% preditivo
Glicose	50-80 mg/dL	$\leq$ 40 mg/dL em 50-60% dos pacientes com meningite bacteriana (p. ex., 40-50% são $\geq$ 40 mg/dL); uma razão de glicose no LCS/glicose no soro $\leq$ 0,4 apresenta uma sensibilidade de 80% para meningite bacteriana; $\leq$ 34 mg/dL é $\geq$ 99% preditiva
Tinta da Índia	Negativo	Positivo em 33% dos casos de meningite criptocócica
Ag criptocócico	Negativo	90% de acurácia para doença criptocócica
Coloração acidorresistente	Negativo	Positiva em 80% dos casos de meningite tuberculosa
Lactato no LCS	< 35 mg/dL	O lactato no LCS raramente está normal em casos de meningite bacteriana

LCS, líquido cerebrospinal; PMN, leucócitos polimorfonucleares; LEU, leucócitos totais; Ag, antígeno.
[a]A meningite viral costuma apresentar predominância de linfócitos; contudo, os PMNs podem predominar nas primeiras 48 horas.

terapia inicial deve incluir uma cefalosporina de terceira geração em dose suficiente para alcançar uma concentração adequada no LCS. A ceftriaxona ou a cefotaxima, a uma dose de 2 g, com frequência é recomendada nos EUA. Como resultado da crescente prevalência mundial de *Streptococcus pneumoniae* farmacorresistente, a maioria das autoridades agora recomenda administrar uma dose de vancomicina aliada a uma dose de cefalosporina até que o perfil de resistência possa ser obtido.

Os pacientes com mais de 50 anos, alcoólatras ou imunossuprimidos apresentam risco aumentado de infecção por organismos adicionais, incluindo *Listeria monocytogenes*, *Haemophilus influenzae* e bacilos aeróbios gram-negativos. Dessa forma, esses pacientes devem ter a ampicilina adicionada ao regime antibiótico empírico. Pacientes com menos de 1 mês apresentam risco de infecção por *Streptococcus agalactiae*, *Klebsiella* sp, *E. coli* e *L. monocytogenes*, e requerem outro regime empírico (Quadro 30.3).

Além de adequar a terapia antimicrobiana, diversos estudos recentes obtiveram resultados melhores com o uso adjuvante de dexametasona, seja antes ou com a primeira dose de antibióticos. Segundo essa teoria, a meningite acarreta uma morbidade e mortalidade significativas que resultam da resposta inflamatória no LCS. Tal resposta pode ser intensificada quando os antimicrobianos são administrados,

Quadro 30.3 • TERAPIA ANTIMICROBIANA EMPÍRICA BASEADA NA IDADE DO PACIENTE

Idade do paciente	Patógenos comuns	Antibióticos empíricos
< 1 mês	Streptococcus agalactiae, Escherichia coli, Listeria monocytogenes, Klebsiella sp	Ampicilina + cefotaxima ouampicilina + um aminoglicosídeo
1-23 meses	Streptococcus pneumoniae, Neisseria meningitidis, S. agalactiae, Haemophilus influenzae, E. coli	Vancomicina + uma cefalosporina de terceira geração[a]
2-50 anos	N. meningitidis, S. pneumoniae	Vancomicina + uma cefalosporina de terceira geraçãoa
> 50 anos	S. pneumoniae, N. meningitidis, L. monocytogenes, bacilos aeróbios gram-negativos	Vancomicina + uma cefalosporina de terceira geraçãoa + ampicilina

aCeftriaxona ou cefotaxima.

Dados de Tunkel A, Hartman B, Kaplan S, et al. Practice guidelines for the management of bacterial meningitis. Clin Infect Dis. 2004; 39:1267-1284.

levando à lise bacteriana e liberação de mediadores inflamatórios adicionais. A administração de uma dose de corticosteroides (0,15 mg/kg de dexametasona, por via intravenosa [IV], a cada 6 horas), com ou antes da primeira dose de antibióticos, pode atenuar a resposta inflamatória. Se o curso de antibióticos já tiver sido iniciado em caráter ambulatorial ou antes da administração de esteroide, a adição subsequente da dexametasona não apresenta eficácia comprovada e pode até ser prejudicial.

As evidências que sustentam o uso da dexametasona baseiam-se em grande parte em um único estudo placebo-controlado, duplo-cego e randomizado, que comparou um curso de dexametasona (10 mg por via IV, a cada 6 horas, por 4 dias) ao uso de placebo no tratamento de 301 adultos com meningite bacteriana (suspeita da doença aliada a um LCS turvo, coloração de Gram positiva ou > 1.000 leucócitos/mm^3). Nesse estudo, o número necessário de tratamentos (NNT) para prevenção da morte foi 12,5. Entretanto, observou-se certo grau de heterogeneidade dos resultados, com o benefício mais significativo alcançado pelos pacientes com pontuação de 8 a 11 na escala de coma de Glasgow e por aqueles com doença cuja causa definitivamente estabelecida seja *Streptococcus pneumoniae.* Para a maioria dos pacientes, é improvável que a administração de uma única dose de dexametasona seja prejudicial, e a maior parte das autoridades recomenda que, se o paciente estiver sendo tratado com antibióticos por apresentar suspeita de meningite bacteriana, essa medicação deve preceder ou ser administrada com uma dose de dexametasona.

Depois que o paciente é diagnosticado com meningite bacteriana, seus familiares e as pessoas com quem teve contato próximo (como o companheiro de quarto do paciente desse caso) frequentemente ficam preocupadas quanto a terem que receber profilaxia antibiótica para evitar o desenvolvimento uma infecção semelhante. As atuais diretrizes do Center for Disease Control and Prevention (CDC) recomendam a profilaxia antibiótica (em geral, com fluoroquinolona ou rifampina) para aqueles que mantiveram contato próximo (pessoas que convivem na mesma residência ou casa de repouso, ou qualquer um que tenha entrado em contato com as secreções orais do paciente) com um paciente com meningite causada por *Neisseria menin-*

gitidis. A profilaxia antibiótica para indivíduos que mantiveram contato com pacientes com meningite causada por *Haemophilus influenzae* não é recomendada se todos os contatos com idade ≤ 4 anos tiverem sido vacinados contra a infecção por *Haemophilus influenzae* B (Hib). Dada a alta morbidade e mortalidade associada às infecções meningocócicas, a vacinação contra *N. meningitidis* é recomendada para estudantes universitários calouros que estejam vivendo em alojamentos, pois esses indivíduos apresentam risco moderadamente aumentado de contrair a doença.

QUESTÕES DE COMPREENSÃO

30.1 Um homem de 30 anos apresenta estado mental alterado, febre e rigidez nucal. Você suspeita de meningite bacteriana. Entre as alternativas que seguem, qual descreve a sequência correta das ações que você deve conduzir?

A. TC de encéfalo, PL, hemoculturas, esteroides, antibióticos.
B. Hemoculturas, TC de encéfalo, PL, esteroides, antibióticos.
C. Hemoculturas, esteroides, antibióticos, TC de encéfalo, PL.
D. PL, hemoculturas, esteroides, antibióticos, TC de encéfalo.
E. TC de encéfalo, hemoculturas, esteroides, antibióticos, PL.

30.2 Quais são os antibióticos empíricos apropriados para um paciente de 65 anos com suspeita de meningite bacteriana?

A. Apenas vancomicina.
B. Vancomicina e ceftriaxona.
C. Vancomicina e ceftriaxona e amoxilina.
D. Vancomicina e ceftriaxona e ampicilina.

30.3 Qual é o percentual aproximado de pacientes com meningite bacteriana que apresentam a clássica tríade de febre, rigidez cervical e estado mental alterado?

A. < 50%.
B. Entre 51 e 75%.
C. Entre 76 e 99%.
D. > 99%.

RESPOSTAS

30.1 **C.** A neuroimagem é indicada para esse paciente antes da PL devido ao estado mental alterado. Considerando a alta suspeita de meningite bacteriana, a administração de antibióticos não deve ser atrasada por causa da TC da cabeça. Espera-se que sejam obtidas hemoculturas e seja feita a administração de dexametasona antes dos antibióticos, nesse caso.

30.2 **D.** Todos os adultos com suspeita de meningite bacteriana recebem cefalosporina de terceira geração, e a maioria das instituições defende a administração de vancomicina para conferir cobertura contra *Streptococcus pneumoniae* farmacorresistente. A adição de ampicilina deve-se ao fato de o paciente ter mais de 50 anos.

30.3 **A.** Embora a tríade em questão seja considerada clássica, estudos constataram que apenas metade dos pacientes a apresentam. Se a cefaleia for somada aos outros sintomas, então pelo menos dois dos quatro sintomas estão presentes em cerca de 95% dos pacientes.

DICAS CLÍNICAS

- A clássica tríade de febre, rigidez cervical e alteração do estado mental está presente em menos de 50% dos pacientes com meningite bacteriana.
- Os pacientes mais jovens, aparentemente saudáveis, dispensam os exames de neuroimagem antes da PL, caso apresentem resultados normais ao exame neurológico, inclusive o estado mental.
- A terapia antimicrobiana inicial de adultos deve incluir uma cefalosporina de terceira geração e vancomicina para cobertura contra *S. pneumoniae* farmacorresistente.
- Pacientes com mais de 50 anos, alcoólatras e imunocomprometidos devem ter a ampicilina adicionada à terapia antimicrobiana empírica para cobertura contra *L. monocytogenes.*
- A administração de dexametasona antes da primeira dose de antibióticos comprovadamente diminui as sequelas neurológicas, bem como a mortalidade entre os pacientes adultos com meningite bacteriana.

REFERÊNCIAS

Aronin SI, Peduzzi P, Quagliarello VJ. Community-acquired bacterial meningitis: risk stratification for adverse clinical outcome and effect of antibiotic timing. *Ann Intern Med.* 1998;129:862.

Attia J, Hatala R, Cook DJ, Wong JG. The rational clinical examination. Does this adult patient have acute meningitis? *JAMA*. 1999;282:175.

de Gans J, van de Beek D. Dexamethasone in adults with bacterial meningitis. *N Eng J Med.* 2002;347(20):1549-1556.

Durand ML, Calderwood SB, Weber DJ, et al. Acute bacterial meningitis in adults. A review of 493 episodes. *N Eng J Med.* 1993;328:21.

Geisleler PJ, Nelson KE, Levin S, et al. Community-acquired purulent meningitis: a review of 1,316 cases during the antibiotic era, 1954-1976. *Rev Infect Dis.* 1980;2:725.

Hasbun R, Abrahams J, Jekel J, et al. Computed Tomography of the head before lumbar puncture in adults with suspected meningitis. *N Eng J Med.* 2001;345(24):1727-1733.

Kanegaye JT, Soliemanzadeh P, Bradley JS. Lumbar puncture in pediatric bacterial meningitis: defining the time interval for recovery of cerebrospinal fluid pathogens after parenteral antibiotic pretreatment. *Pediatrics.* 2001;108:1169.

Talan DA, Hoffman JR, Yoshikawa TT, Overtuft GD. Role of empiric parenteral antibiotics prior to lumbar puncture in suspected bacterial meningitis: state of the art. *Rev Infect Dis.* 1988;10:365.

Tunkel A, Hartman B, Kaplan S, et al. Practice guidelines for the management of bacterial meningitis. *Clin Infect Dis.* 2004;39:1267-1284.

van de Beek D, de Gans J, Spanjaard L, et al. Clinical features and prognostic factors in adults with bacterial meningitis. *N Eng J Med.* 2004;351(18):1849-1859.

van de Beek D, de Gans J, Tunkel A, et al. Community-acquired bacterial meningitis in adults. *N Eng J Med.* 2006;354(1):44-53.

Whitney C, Farley M, Hadler J, et al. Increasing prevalence of multidrug-resistant *Streptococcus pneumoniae* in the United States. *N Eng J Med.* 2000;343(26):1917-1924.

CASO 31

Um homem de 37 anos, com diabetes melito insulina-dependente (DMID) comprovada, é trazido ao serviço de emergência (SE) pela ambulância após sofrer um acidente de automóvel. De acordo com o serviço de atendimento médico de emergência que o resgatou, ele parecia ser um motorista comedido quando perdeu o controle do carro e seguiu em alta velocidade para a guia que separa as pistas. As testemunhas relatam que o veículo rodopiou várias vezes e o *air bag* de segurança não funcionou. A parte frontal do veículo ficou bastante avariada. A avaliação dos sinais vitais do paciente realizada na cena do acidente mostrou uma pressão arterial de 110/85 mmHg, frequência cardíaca de 140 bpm, frequência respiratória de 24 mpm e saturação de oxigênio de 98% sob fornecimento de 15 L de oxigênio via máscara com reservatório. Durante o transporte para o SE, o paciente entrou em convulsão. Os socorristas descreveram movimentos tônico-clônicos de todos os 4 membros. Ele foi tratado com um *push* intravenoso (IV) de 2 mg de lorazepam, que quase imediatamente eliminou a convulsão. Durante o exame realizado no SE (depois que a convulsão cessou), constatou-se que a via aérea do paciente está patente, os sons respiratórios estão bilateralmente iguais e os pulsos são do tipo saltante e forte que desaparecem rápido. Sua pontuação na escala do coma de Glasgow é 8. A glicemia está em 75 mg/dL. Sua pupila direita mede 5 mm e está não reativa, enquanto a pupila esquerda mede 3 mm e está reativa. O tônus está normal em todos os membros. Seus reflexos foram avaliados como 2+. Os dedos dos pés estão apontando para baixo, bilateralmente. Os resultados dos exames cardiovascular, respiratório e abdominal foram irrelevantes. O paciente está sem a pulseira de alerta médico. A varredura de tomografia computadorizada (TC) da cabeça mostra uma ampla hemorragia intraparenquimatosa frontal à direita.

- ▶ Qual é o diagnóstico mais provável?
- ▶ Qual é o próximo passo?

RESPOSTAS PARA O CASO 31

Convulsão induzida por lesão cerebral traumática

Resumo: um homem de 37 anos, que perdeu o controle do carro que dirigia e se envolveu em um acidente, entrou em convulsão a caminho do SE e apresenta dilatação da pupila direita, escala de coma de Glasgow 8 e nenhuma história comprovada de convulsões.

- **Diagnóstico mais provável:** convulsão provavelmente secundária ao sangramento intraparenquimatoso agudo a partir de uma lesão cerebral traumática.
- **Próximo passo:** Tratamento agressivo do ABC (via área [*airway*], respiração [*breathing*] e circulação [*circulation*]) com intubação endotraqueal por sequencia rápida de drogas para proteção da via aérea, manejo da pressão intracraniana (PIC) e instituição do tratamento anticonvulsivo para prevenção contra convulsões recidivantes.

ANÁLISE

Objetivos

1. Desenvolver uma abordagem metodológica para avaliação do paciente que chega ao SE apresentando convulsão pela primeira vez e em estado epiléptico (EE).
2. Conhecer a abordagem diagnóstica e terapêutica para o paciente atendido no SE que, pela primeira vez, sofre uma convulsão e entra em EE.

Considerações

Este homem de 37 anos, que tem DMID, entrou em convulsão após sofrer um acidente de automóvel. É importante considerar a sequência dos eventos em casos de traumatismo como este, especialmente quando a história é limitada. Esse paciente pode ter sofrido uma convulsão enquanto dirigia, secundariamente à hipoglicemia, e então bateu o carro. Também é possível que ele tenha história médica pregressa de epilepsia e esteja em condição subterapêutica com suas medicações anticonvulsivas. Ele pode ter perdido o controle do carro por algum motivo desconhecido e então houve a colisão que causou lesão cerebral traumática, sangramento intraparenquimatoso e subsequente convulsão.

ABORDAGEM AOS

Distúrbios convulsivos

DEFINIÇÕES

CONVULSÃO: uma crise epiléptica é qualquer evento envolvendo o disparo anormal de neurônios que causa uma mudança comportamental repentina, caracterizada por alterações na percepção sensorial ou atividade motora. Em certos casos, pode ocorrer na presença de fatores precipitadores (crise provocada).

EPILEPSIA: o termo epilepsia é usado quando pelo menos duas convulsões não provocadas ocorrem com um intervalo de menos de 24 horas.

ESTADO EpilépticO: o EE é historicamente definido como uma atividade convulsiva contínua com duração superior a 30 minutos, ou como a ocorrência de pelo menos duas convulsões sequenciais sem retorno aos níveis mentais basais normais.

ABORDAGEM CLÍNICA

Classificações

As convulsões podem ser divididas em duas classificações principais, com base na origem. As convulsões **neurogênicas** representam a maioria das convulsões observadas no SE e resultam de uma descarga excessiva dos neurônios corticais. As convulsões **psicogênicas**, ou crises não epilépticas (CNE), estão se tornando cada vez mais comuns e podem ser extremamente difícil distingui-las das convulsões verdadeiras. Diferente das convulsões neurogênicas, essas **pseudocrises** não resultam de uma descarga cortical anormal e frequentemente estão associadas a um estresse ou trauma emocional significativo. As convulsões **sem classificação** dificilmente se ajustam a uma única classe e são consideradas quando os dados disponíveis são inadequados.

As convulsões neurogênicas podem ser quebradas em dois subgrupos principais, dependendo de sua manifestação. As **crises generalizadas** envolvem uma atividade neuronal anormal em ambos os hemisférios cerebrais e são acompanhadas de perda da consciência. Esse tipo de crise pode ser caracterizado com base no padrão de atividade motora, em convulsão tônica (rigidez do tronco e dos membros), tônico-clônica (fase tônica seguida de fase clônica), atônica (perda súbita do tônus postural) e mioclônica (contrações musculares breves, do tipo choque), por exemplo. As **crises parciais** *(focais)* envolvem descarga neuronal em uma área localizada de um dos hemisférios cerebrais e são subclassificadas em simples (o indivíduo permanece consciente) e complexas (nível de consciência comprometido).

O EE manifesta-se quando os pacientes apresentam atividade convulsiva contínua por mais de 30 minutos ou apresentam pelo menos duas convulsões sequenciais sem recuperação total da consciência entre cada evento. O EE é a manifestação inicial de um distúrbio convulsivo em cerca de um terço dos casos. A causa mais comum de EE é a descontinuação das medicações anticonvulsivas. A oscilação das catecolaminas que acompanha o EE pode causar taquicardia, hipertensão, hipotensão, arritmias cardíacas, insuficiência respiratória, hiperglicemia, acidose e rabdomiólise. O EE não convulsivo também pode ocorrer e deve ser excluído em casos de pacientes que não recuperam a consciência dentro de 20 a 30 minutos após a cessação de uma única convulsão generalizada. A hipótese de EE deve ser considerada para qualquer paciente que apresente confusão ou coma inexplicáveis.

Etiologia

É importante considerar a etiologia da crise epiléptica de um paciente, pois se trata de um fator que pode influenciar a abordagem clínica. As crises primárias não provocadas que ocorrem em um paciente com história conhecida de epilepsia em geral são tratadas farmacologicamente, com o objetivo de restaurar a função neuronal normal. Entretanto, as crises também podem surgir como manifestações secundárias de outras doenças primárias.

As etiologias comuns das crises secundárias incluem traumatismo craniano, presença de massas ou hemorragias intracranianas, infecções como meningite ou encefalite, distúrbios metabólicos (i.e., anormalidades envolvendo glicose ou eletrólitos) e fármacos ou toxinas. Outras condições adicionais comuns, que podem se manifestar como crises epilépticas, incluem a encefalopatia hipertensiva e a lesão anoxicoisquêmica secundária à parada cardíaca ou hipoxemia grave. A hipótese de eclâmpsia também deve ser considerada, em casos de gestantes, como potencial etiologia das convulsões.

Diagnóstico

História: a história é essencial para a avaliação de um paciente que apresente crises epilépticas, especialmente quando se trata da primeira convulsão. É importante perguntar ao paciente e/ou às testemunhas quais foram as circunstâncias que levaram à crise, incluindo a obtenção de uma descrição dos movimentos ictais e do período pós-ictal. Quaisquer sintomas associados à crise epiléptica devem ser abordados, a fim de ajudar a direcionar o *workup* e o tratamento. Por exemplo, uma cefaleia anterior à convulsão preocupa quanto à possibilidade de hemorragia intracraniana, enquanto uma febre e/ou mal-estar geral em um paciente convulsivo gera preocupação com possíveis causas infecciosas. Os pacientes com distúrbio epiléptico comprovado devem ser interrogados quanto ao tipo e frequência de suas crises, e também quanto à complacência com as medicações. Também é importante considerar a história médica pregressa, as medicações e a história social, incluindo o consumo de drogas e bebidas alcoólicas e os fatores de risco de infecção pelo vírus da imunodeficiência humana (HIV).

Exame: os pacientes que chegam ao SE apresentando convulsão requerem um exame físico completo. Um exame neurológico detalhado é o componente decisivo da avaliação. Os déficits focais podem ser um indício essencial do diagnóstico definitivo ou podem representar um insulto neurológico pós-ictal transiente comum, referido como paralisia de Todd. O exame de cabeça e pescoço deve incluir a língua, com procura de lacerações, traumatismo da cabeça ou facial, e sinais de meningismo. O exame cardiopulmonar deve incluir a ausculta das bulhas cardíacas ou de um ritmo irregular que sejam sugestivos de um evento embólico ou de síncope. Ainda que raros, os deslocamentos ou fraturas de membros comumente são perdidos quando de fato ocorrem e devem ser excluídos por meio de um exame musculoesquelético completo.

***Workup* diagnóstico:** os exames laboratoriais apropriados para pacientes que sofrem uma convulsão pela primeira vez são as determinações dos níveis de glicose e eletrólitos séricos (p ex., sódio, cálcio e magnésio), a avaliação da função renal, exames hematológicos (p. ex., hemograma completo) e rastreamento farmacológico ou toxicológico. As mulheres em idade fértil também devem ser submetidas a um teste de gravidez.

Os exames de neuroimagem devem ser realizados diante da impossibilidade de identificar uma etiologia clara da convulsão ou sempre que houver suspeita de um processo agudo intracraniano. As diretrizes do American College of Emergency Physicians (ACEP) recomendam uma varredura de TC de crânio para os pacientes com história de traumatismo craniano recente, alteração persistente do estado mental ou cefaleia, febre, malignidade, estado imunocomprometido e anticoagulação, ou para aqueles que desenvolvem um novo déficit focal, têm mais de 40 anos ou sofreram manifestação epiléptica parcial.

Uma punção lombar é parte essencial do *workup* quando a manifestação clínica é sugestiva de um processo infeccioso. Na avaliação realizada no SE, o uso do eletrencefalograma (EEG) é incomum nos casos de pacientes que sofrem a primeira convulsão, exceto na avaliação do EE não convulsivo ou para estabelecer o diagnóstico de EE em um paciente que tenha recebido medicação paralisante de ação prolongada.

Tratamento

A estabilização inicial do paciente requer: (a) **ABC**; (b) análise da **glicose** à beira do leito; (c) **oximetria de pulso**; (d) **monitoramento cardíaco;** e (d) terapia **anticonvulsivante,** se a atividade convulsiva persistir no momento da avaliação.

A proteção agressiva da via aérea é essencial, pois os pacientes convulsivos apresentam reflexos de ânsia diminuídos e risco de aspiração. O posicionamento do paciente sobre a lateral do corpo com sucção frequente (se necessário) diminuirá o risco de aspiração. Os pacientes que continuam apresentando convulsões mesmo sob tratamento ou aqueles que não conseguem proteger a própria via aérea com ações conservativas necessitam de intubação.

Terapia farmacológica

Os **benzodiazepínicos** parenterais são a terapia de primeira linha para os casos de convulsão ativa (incluindo o EE) e são efetivos para eliminar as convulsões em 75 a 90% dos pacientes. Esses fármacos suprimem a atividade convulsiva intensificando diretamente a inibição neuronal associada ao GABA (ácido γ-aminobutírico). O **lorazepam** geralmente é preferido a uma dose de até 0,1 mg/kg administrada a uma velocidade de 2 mg/minuto. O **lorazepam** e o **diazepam** (0,2 mg/kg, IV, a 5 mg/minuto) são igualmente efetivos em termos de eliminação da convulsão inicial, sendo que o lorazepam é superior em termos de prevenção da recorrência da convulsão. O **midazolam** intraventricular (IV) foi menos investigado, mas apresenta uma tendência à eficácia superior e menor incidência de resultados adversos em comparação ao lorazepam e diazepam. As opções disponíveis para pacientes sem acesso IV incluem a administração intramuscular (IM) de midazolam ou lorazepam (o midazolam é provavelmente a melhor opção), além do diazepam retal.*

Se um benzodiazepínico não elimina a atividade convulsiva, os agentes de segunda linha para terapia abortiva são a **fenitoína** ou a **fosfenitoína.** A fenitoína não suprime diretamente a atividade elétrica no foco convulsivo e, em vez disso, retarda a recuperação dos canais de sódio voltagem-dependentes e, assim, suprime o recrutamento neuronal. Dessa forma, o tratamento das convulsões ativas requer a administração concomitante de um benzodiazepínico. A dose oral total de fenitoína é de aproximadamente 20 mg/kg, com a administração de no máximo 400 mg a cada 2 horas. Esse fármaco também pode ser administrado lentamente, por via IV, até uma concentração de 18 mg/kg. A velocidade da administração não pode exceder 50 mg/minuto, a fim de evitar o desenvolvimento de **hipotensão** e das disritmias cardíacas associadas ao diluente propilenoglicol. A **fosfenitoína** é o pró-fármaco da fenitoína, é **hidrossolúvel** e pode ser administrada a uma velocidade de 150 mg/minuto sem

*N. de R.T. O midazolam pode, também, ser administrado por via intranasal (0,1 a 0,2 mg/kg).

produzir toxicidade significativa. Os achados cerebelares, como nistagmo e ataxia, são os efeitos colaterais neurológicos mais associados à fenitoína. Enquanto a carga parenteral é mais comum, a carga oral é apropriada para pacientes com relato de falta de complacência com a medicação ou que apresentam níveis de fenitoína subterapêuticos.

O **fenobarbital** é uma depressor do sistema nervoso central (SNC) que suprime diretamente a atividade elétrica cortical e é usado com frequência nos casos de falha dos benzodiazepínicos e da fenitoína. O aparecimento do efeito do fenobarbital IV ocorre em 15 a 30 minutos e sua ação dura até 48 a 96 horas. Entre os efeitos adversos do fenobarbital, estão uma **profunda depressão respiratória** e **hipotensão,** que limitam seu uso na terapia abortiva da convulsão a agente terapêutico de terceira linha.

O **ácido valproico** parenteral recentemente mostrou-se algo promissor como terapia abortiva da convulsão e é considerado uma alternativa nos casos em que o uso de benzodiazepínico ou fenitoína é limitado pela hipotensão ou hipersensibilidade. Embora seja semelhante à fenitoína em termos de mecanismo de ação, o ácido valproico em geral é bem tolerado e produz efeitos adversos leves. A dose de carga recomendada é 15 a 20 mg/kg, a uma velocidade de 3 a 6 mg/kg/minuto, embora as infusões de *bolus* mais rápidas também sejam administradas com segurança.

Os agentes adicionais que podem ser considerados para a terapia abortiva da convulsão incluem **propofol, barbitúricos** (além do fenobarbital) e anestésicos inalatórios (como o **isoflurano**). O **propofol** atua como agonista direto do GABA e depressor global do SNC. Embora os estudos que demonstram sua eficácia no EE sejam limitados, está comprovado que este fármaco confere supressão quase imediata da atividade convulsiva após a infusão de um *bolus*. Os barbitúricos (**pentobarbital** e **tiopental**) intensificam diretamente a inibição neuronal mediada pelo GABA, ao mesmo tempo em que suprimem todas as outras funções do tronco encefálico e, por isso, também podem induzir parada respiratória, depressão do miocárdio e hipotensão. A **anestesia com isoflurano** suprime os focos de convulsão elétrica e constitui o último recurso terapêutico para pacientes em EE, que necessitarão de intubação e suporte ventilatório.

O levetiracetam é um fármaco antiepiléptico relativamente novo, cujo mecanismo de ação é atípico se comparado ao dos demais fármacos. Estudos clínicos sugerem que o levetiracetam pode exercer efeito significativo em casos de convulsão generalizada e seu uso foi recentemente aprovado pelo Food and Drug Administration (FDA) como terapia auxiliar no tratamento das convulsões tônico-clônicas generalizadas primárias em adultos e crianças a partir dos 6 anos. Seu uso ainda não é recomendado para a terapia abortiva das crises epilépticas.

Os pacientes em EE que necessitam de intubação são idealmente induzidos com um benzodiazepínico, que serve tanto para sedar como para enfraquecer a convulsão. Se o paciente requer indução de paralisia para fim terapêutico, não significa que a convulsão possa ser considerada eliminada. Nessa situação, a terapia anticonvulsiva deve ser continuada e o **monitoramento por EEG** do paciente deve ser providenciado.

CASOS ESPECIAIS

Convulsões induzidas por fármacos

A terapia para as convulsões induzidas por fármacos/drogas é guiada pelos princípios gerais de tratamento de convulsões. Não existem diretrizes baseadas em evidências claras para o tratamento das convulsões induzidas por fármacos/drogas as quais, por sua vez, em geral requerem terapia específica para o agente etiológico. A **cocaína é uma das causas mais frequentes de convulsão farmacoinduzida.** Cerca de 15% dos usuários de cocaína sofrem convulsão induzida pela droga. Essas convulsões resultam da combinação de um limiar convulsivo diminuído a um estado hipersimpático. As referidas convulsões com frequência estão associadas à hipertermia e altos níveis de lactato. Embora geralmente sejam autolimitadas, **devem ser tratadas com doses altas de benzodiazepínicos nos casos de EE.**

Os antidepressivos tricíclicos causam convulsões em consequência de suas propriedades anticolinérgicas. Além da terapia anticonvulsivante padrão, os pacientes em EE secundário a uma superdosagem de agentes tricíclicos devem receber bicarbonato de sódio numa tentativa de obter um pH sanguíneo aproximado de 7,5. Isso irá diminuir os níveis da forma livre do fármaco no SNC do paciente, bem como abrandar o efeito de bloqueio sobre o canal de sódio exercido por esses fármacos junto ao coração.

As convulsões induzidas pela isoniazida estão associadas a uma alta taxa de mortalidade e, em geral, ocorrem dentro de 120 minutos após um superdosagem aguda. A isoniazida liga-se à piridoxina, que é a forma ativa da vitamina B_6, um cofator da ácido glutâmico descarboxilase, e também à GABA transaminase. A toxicidade da hidrazina do ácido isonicotínico (INH) e a depleção de vitamina B_6 causam redução dos níveis do transmissor inibitório GABA no SNC e, enfim, podem resultar no desenvolvimento de EE. O tratamento das convulsões secundárias à toxicidade da isoniazida muitas vezes é refratário às ações padrão e **deve consistir na administração de piridoxina por via IV.** A dose de piridoxina é estabelecida com base na quantidade de fármaco ingerida.

Convulsões por abstinência do álcool

As **convulsões por abstinência do álcool (CAA) são a principal causa de convulsão entre os adultos.** Essas convulsões costumam ser parte de um conjunto de sintomas de abstinência iniciais, que costumam **manifestar-se em 6 a 48 horas após a última ingesta de bebida alcoólica.** Outros sintomas de abstinência, como sudorese, ansiedade, tremor, alucinações auditivas/visuais, agitação, náuseas, vômito, cefaleia e desorientação, são frequentes antes do início das convulsões. A síndrome de abstinência mais grave, o *delirium tremens*, pode estar associada a convulsões que podem ocorrer em até 7 dias após a suspensão do consumo de bebidas alcoólicas. As CAA mais comuns e clássicas iniciais frequentemente ocorrem em grupos de até 4 a 6 convulsões. Entretanto, essas convulsões quase sempre se agrupam no decorrer de um período muito breve e somente em casos raros persistem por 12 horas após terem começado. Evidências recentes recomendam o uso de benzodiazepínicos para diminuir a incidência das convulsões e do *delirium*. A fenitoína não tem papel no tratamento da CAA nem no controle das convulsões álcool-associadas recorrentes no contexto do SE. Entretanto, a fenitoína pode ser útil em casos de pacientes alcoolizados que apresentam distúrbios convulsivos subjacentes. Existem dados limitados sobre o uso de outros agentes anticonvulsivos (p. ex., carbamazepina) em casos de convulsões por abstinência do álcool.

O exame de imagem de TC do encéfalo apresenta um alto rendimento diagnóstico em casos de pacientes que sofrem a primeira convulsão associada ao álcool, pois, entre esses indivíduos, existe uma elevada incidência de lesões intracranianas estruturais, como hematomas subdurais ou outras hemorragias intracranianas. O alcoolismo também é causa comum de hipoglicemia e outras anormalidades metabólicas, por isso os níveis de eletrólitos também devem ser checados. A hidratação à base de líquidos IV com solução contendo glicose além de tiamina, magnésio, potássio e multivitaminas também é indicada.

Neurocisticercose

A neurocisticercose (NCC) é a infecção cerebral por larvas de *Taenia solium* (tênia do porco) e é a causa mais comum de manifestação de convulsões na idade adulta nos países em desenvolvimento da América Latina,* África subsaariana e Sudeste da Ásia. Sua prevalência está aumentando em países não endêmicos que possuem amplas populações de imigrantes. As convulsões podem variar de simples convulsões parciais a convulsões tônico-clônicas generalizadas. O diagnóstico é confirmado por exames de neuroimagem com visualização de cistos ativos ou calcificados no cérebro. O tratamento, em geral, é iniciado por um neurologista e consiste na administração de medicação anti-helmíntica (p. ex., albendazol) combinada a uma medicação antiepiléptica.

Pseudoconvulsões

As pseudocrises, também conhecidas como **convulsões psicogênicas**, frequentemente resultam de um estresse significativo ou trauma emocional. Em geral, costuma ser difícil distinguir as crises não epilépticas psicogênicas das crises fisiológicas. Os pacientes com **convulsões psicogênicas tendem a apresentar múltiplos padrões convulsivos,** que geralmente **não são seguidos de um período pós-ictal.** Incontinência urinária e lesões (p. ex., mordida na língua) são relatadas em até 20% dos pacientes com convulsão psicogênica. Diferente das convulsões fisiológicas, os estímulos nocivos, como as cápsulas de amônia, podem deflagrar respostas de pacientes que sofrem convulsões psicogênicas. A observação de um movimento

*N. de R.T. Um estudo avaliou a etiologia das crises convulsivas de 249 pacientes na cidade de Recife: a causa da crise não foi identificada em 43% dos casos; os fatores de risco mais prevalentes encontrados foram acidente vascular encefálico (AVE) isquêmico (17,3%), cisticercose (8,8%), trauma cranioencefálico (6,8%), neoplasias (6,8%), AVE hemorrágico (4,8%), malformação vascular (3,6%) e outras causas totalizando 8,4%. Ver: Arq. Neuro-Psiquiatr., vol. 58, n. 4, 2000.

propositado durante uma convulsão psicogênica também é típica. O tratamento das pseudocrises envolve a tranquilização e orientação do paciente, com consultas psiquiátricas recomendadas.

Disposição do paciente

A disposição de pacientes provavelmente dependerá a etiologia de sua crise epiléptica (quando conhecida), da história de epilepsia comprovada e da disponibilidade de seguimento adequado para o paciente. Todos os pacientes precisam receber instruções detalhadas sobre a **prevenção das crises.** Além disso, os requisitos locais obrigatórios de relatório devem ser anotados no prontuário do paciente (atualmente, em 6 Estados americanos, Califórnia, Delaware, Nevada, New Jersey, Oregon e Pensilvânia, a lei obriga os médicos a relatarem os casos de pacientes com convulsões). Ainda, é preciso alertar esses pacientes para que limitem as atividades em que a perda da consciência seja especialmente perigosa, como a operação de equipamentos pesados, nadar sozinho, cozinhar ou até tomar banho usando água quente.

Em casos de pacientes comprovadamente epilépticos que sofreram uma única convulsão, é aceitável solicitar exames laboratoriais para determinação dos níveis séricos de anticonvulsivantes (quando apropriado), administrar uma dose de carga do anticonvulsivo apropriado e, então, liberá-los sob seguimento apropriado. Os níveis subterapêuticos de medicação anticonvulsiva podem resultar da falta de complacência médica ou do aumento do metabolismo, frequentemente causado pela ingesta de medicação concomitante. Quaisquer achados de história ou de exame físico consistentes com um novo padrão de crise epiléptica devem ser abordados, do mesmo modo como seria feito no caso de um paciente que sofresse a primeira crise (Quadro 31.1 e 31.2). Os pacientes também devem ser amplamente esclarecidos sobre os riscos e benefícios associados à falta de complacência com as medicações anticonvulsivantes.

Um *workup* mais completo é indicado para os pacientes sem história de epilepsia que sofrem uma única convulsão não provocada. Se a investigação inicial não for significativa, é aceitável liberar o paciente para ir para casa sob seguimento com exames de neuroimagem e uma consulta marcada com o neurologista. O paciente não precisa ser liberado sob medicação com novos agentes anticonvulsivantes, mas deverá ser orientado quanto às restrições a que os pacientes epilépticos estão sujeitos.

Quadro 31.1 • CAUSAS COMUNS DE CONVULSÕES REATIVAS
Encefalopatias metabólicas: hipomagnesemia, hiponatremia, hipocalcemia, hipoglicemia, insuficiência renal ou hepática
Encefalopatias infecciosas: abscesso no sistema nervoso central, meningite, encefalite
Lesões no sistema nervoso central: neoplasia, deformações arteriovenosas, vasculite, hidroencefalia aguda, hematomas intracerebrais, acidente vascular encefálico, convulsões pós-traumáticas, enxaqueca/cefaleia vascular, doença degenerativa (esclerose múltipla)
Intoxicações: medicações (antidepressivos tricíclicos, isoniazida, teofilina), drogas recreativas (cocaína), abstinência de álcool e drogas, chumbo, estriquinina, cânfora, eclâmpsia

Quadro 31.2 • TRATAMENTO DA CONVULSÃO AGUDA: TERAPIA FARMACOLÓGICA

Fármaco	Dose para adulto	Dose pediátrica	Duração da ação	Comentários
Terapia de primeira linha				
Lorazepam	0,1 mg/kg IV a 1-2 mg/minuto até 10 mg	0,05-0,1 mg/kg, IV	2-8 horas	Ação rápida; ação mais prolongada do que a ação do diazepam; possibilidade de depressão prolongada do SNC
Diazepam	0,2 mg/kg, IV, a 2 mg/minuto até 20 mg	0,2-0,5 mg/kg, IV, até 20 mg	5-15 minutos	Ação rápida; meia-vida efetiva curta
Midazolam	2,5-15 mg, IV 0,2 mg/kg, IM	0,15 mg/kg, IV, seguida de 2-10 μg/kg/minuto	1-15 minutos	Efeito amnésico significativo
Terapia de segunda linha				
Fenitoína	20 mg/kg, IV, a < 50 mg/minuto	20 mg/kg, IV, a 1 mg/kg/minuto	24 horas	Hipotensão e arritmias a velocidades de infusão altas; requer monitoramento cardíaco
Fenobarbital	20 mg/kg, IV, a 60-100 mg/minuto		1-3 dias	Duração prolongada; pode ser administrado como dose de carga por via IM
Terapia de terceira linha				
Pentobarbital	5 mg/kg, IV, a 25 mg/minuto, seguida de titulação para EEG		Minutos	Requer intubação, ventilação e suporte pressor; é comum haver parada respiratória, hipotensão e depressão miocárdica
Isoflurano	Via anestesia geral endotraqueal		Minutos	Monitorar com EEG

Os pacientes sem história de convulsão que não voltam ao estado basal e permanecem em condição pós-ictal devem ser internados e permanecerem no hospital até que seu estado mental volte aos níveis basais e a etiologia subjacente de suas convulsões seja determinada. Os pacientes em EE geralmente são admitidos na unidade de terapia intensiva (UTI) para tratamento e avaliação.

QUESTÕES DE COMPREENSÃO

31.1 Um homem de 34 anos é trazido ao SE apresentando um novo episódio de convulsão. Foi determinado que a etiologia dessa convulsão é provavelmente metabólica. Qual é o diagnóstico mais provável?

A. Hipertireoidismo.
B. Hipocalcemia.
C. Hipoglicemia.
D. Hipomagnesemia.

31.2 Uma mulher de 28 anos é levada ao SE pelos socorristas porque apresenta uma atividade convulsiva que persiste há 40 minutos, mesmo após a administração IV de diazepam na residência da paciente e a caminho do hospital. Qual é a etiologia mais provável da condição dessa paciente?

A. Meningite.
B. Falta de complacência com as medicações anticonvulsivantes.
C. Cocaína.
D. Alergia a benzodiazepínico.

31.3 Um homem de 21 anos é trazido ao SE por ter sofrido uma convulsão testemunhada. Essa convulsão foi descrita como tônico-clônica e com duração de 3 minutos. No momento, o paciente parece estar alerta, orientado e com sinais vitais normais. Não apresenta rigidez nucal. Ele admite que foi diagnosticado com infecção por HIV, mas não possui outros problemas médicos além desse. Nega ter sofrido traumatismo craniano e afirma que não bebe álcool nem usa drogas ilícitas. O paciente nega ter cefaleia. Qual é o próximo passo mais adequado?

A. TC ou RM do cérebro em caráter emergencial.
B. Iniciar um curso de fosfenitoína para tratamento de distúrbio convulsivo.
C. Manter sob observação, porque é a primeira convulsão do paciente.
D. EEG imediato.

RESPOSTAS

31.1 **C.** Um novo episódio de convulsão causado por anormalidades metabólicas raramente ocorre no contexto do SE. A hipoglicemia é considerada a causa metabólica mais comum de convulsão. A hipoglicemia sintomática é mais comumente uma complicação da insulina ou da terapia hipoglicêmica oral em diabéticos. A hiperglicemia, hipocalcemia e hipomagnesemia são outras causas metabólicas menos frequentes de convulsão.

31.2 **B.** Um paciente que passa por 30 minutos de atividade convulsiva contínua ou convulsões em série, sem recuperar totalmente a consciência entre as convulsões, é considerado em EE. A causa mais comum de EE é a descontinuação das medicações anticonvulsivas.

31.3 **A.** Os exames de diagnóstico por imagem com TC ou RM da cabeça são recomendados para pacientes convulsivos com suspeita de traumatismo craniano, pressão intracraniana elevada, presença de massa intracraniana, estado mental persistentemente anormal, anormalidade neurológica focal ou infecção por HIV.

DICAS CLÍNICAS

- Identificar o paciente em um dos seguintes subgrupos facilita a avaliação e o tratamento da crise epiléptica no SE: (a) novo episódio (primeira vez) de convulsão; (b) crises recorrentes em pacientes epilépticos; (c) convulsões febris; (d) convulsões pós-traumáticas; e (e) convulsões associadas ao álcool e drogas.
- A possibilidade de convulsões reativas deve ser considerada em todos os casos de pacientes convulsivos que chegam ao SE, incluindo os pacientes com história de epilepsia. A falha em tratar a causa subjacente da convulsão reativa é o principal risco.
- As crises epilépticas podem ser confundidas com outros estados não ictais, como síncope, hiperventilação e fala prendendo a respiração (crianças), enxaquecas, amnésia global transiente, doença vascular encefálica, narcolepsia e convulsões psicogênicas.
- O estado mental alterado por tempo prolongado subsequentemente a uma convulsão não deve ser atribuído a um estado pós-ictal sem complicação.

REFERÊNCIAS

Armon K, Stephenson T, MacFaul R, et al. An evidence and consensus based guideline for the management of a child after a seizure. *Emerg Med J.* 2003;20(1):13-20.

Beghi E. Treating epilepsy across its different stages. *Ther Adv Neurol Disord.* 2010;3(2):85-92.

Botero D, Tanowitz HB, Weiss LM, Wittner M. Taeniasis and cysticercosis. *Infect Dis Clin North Am.* 1993;7:683.

Harden CL, Huff JS, Schwartz TH, et al. Reassessment: neuroimaging in the emergency patient presenting with seizure (an evidence-based review): report of the Therapeutics and Technology Assessment Subcommittee of the American Academy of Neurology. *Neurology.* 2007;69:1772.

Krumholz A, Wiebe S, Gronseth G, et al. Practice parameter: evaluating an apparent unprovoked first seizure in adults (an evidence-based review): report of the Quality Standards Subcommittee of the American Academy of Neurology and the American epilepsy Society. *Neurology.* 2007;69:1996.

Matthaiou DK, Panos G, Adamidi ES, Falagas ME. Albendazole versus praziquantel in the treatment of neurocysticercosis: a meta-analysis of comparative trials. *PLoS Negl Trop Dis.* Mar 12, 2008;2(3):e194.

Pollack CV, Pollack ES. Seizures. In: Marx JA, Hockberger RM, Walls JA, eds. *Emergency Medicine: Concepts and Clinical Practice.* 5th ed. St Louis, MO: Mosby-Year Book; 2002.

Prasad K, Al-Roomi K, Krishnan PR, Sequeira R. Anticonvulsant therapy for status epilepticus. *The Cochrane Database of Systematic Reviews 2005*, Issue 4. Art. No: CD003723.

Scheuer ML, Pedley TA. The evaluation and treatment of seizures. *N Engl J Med.* 1990;323(21):1468-1474.

Seamans CM, Slovis CM. Seizures: classification and diagnosis, patient stabilization and pharmacologic interventions. In: *EMR textbook.* 2002. Available at: http://www.emronline.com/articles/textbook/44. Access date

Shearer P, Park D. Seizures and status epilepticus: diagnosis and management in the emergency department. emergency medicine practice. 2006;8(8).

Turnbull TL, Vanden Hoek TL, Howes DS. Utility of laboratory studies in the emergency department patient with a new-onset seizure. *Ann Emerg Med.* 1990;19(4):373-377.

CASO 32

Um paciente de 76 anos, oriundo de uma casa de repouso, é transferido para serviço de emergência (SE) por causa de um relato de alteração do estado mental. O paciente está confuso e não consegue fornecer nenhuma informação relevante sobre sua condição. De acordo com o serviço de atendimento médico de emergência, o paciente está na casa de repouso desde que fraturou a tíbia, há 4 semanas. O paciente tem história médica de hipertensão, diabetes e doença pulmonar obstrutiva crônica (DPOC).

Seus sinais vitais são: pressão arterial de 150/90 mmHg, frequência cardíaca de 110 bpm, frequência respiratória de 20 mpm, temperatura de 36,7°C e saturação de oxigênio de 92% com cânula nasal a 4 L/min. Ao exame físico, o paciente parece estar sonolento, porém despertável. Ele teve dificuldade para seguir instruções e parece confuso. Suas pupilas estão medindo 4 mm, são iguais e reativas. Suas membranas mucosas parecem estar ressecadas. O paciente apresenta taquicardia e os sons pulmonares estão limpos e iguais bilateralmente. Seu abdome está mole e não está dolorido. O membro inferior esquerdo está imobilizado com gesso. O enchimento capilar nos dedos do pé é inferior a 2 segundos e seus pulsos femorais são fortes. A pele apresenta turgor precário e forma "tenda" ao ser puxada (*tenting*). Seus exames motores e sensoriais resultaram normais.

Os resultados dos exames laboratoriais revelam uma contagem de leucócitos sanguíneos de 12 células/mm^3 e níveis de hemoglobina de 10 mg/dL. Os níveis de sódio estão em 110 mEq/L, os níveis de potássio são iguais a 4,1 mEq/L, a ureia está em 111 mg/dL, os níveis de creatinina estão em 1,0 mg/dL, os níveis de magnésio são de 1,7 mEq/L e a glicose está em 125 mg/dL. Os resultados do rastreamento farmacológico na urina foram positivos para opiáceos e benzodiazepínicos. O exame de urina resultou negativo para infecção.

- Qual é o diagnóstico mais provável?
- Qual é o melhor tratamento?

RESPOSTAS PARA O CASO 32

Estado mental alterado

Resumo: esse paciente é um homem de 76 anos, oriundo de uma casa de repouso, que tem história de hipertensão, diabetes e DPOC. Ele chegou ao SE apresentando estado mental alterado (EMA). Sua mobilidade está limitada devido à imobilização da parte inferior da perna esquerda secundária a uma fratura da tíbia. Seu exame mostrou desidratação e os exames laboratoriais forneceram resultados consistentes com uma significativa hiponatremia e azotemia pré-renal.

- **Diagnóstico mais provável:** anormalidade eletrolítica (hiponatremia) secundária à falta de condicionamento e desidratação.
- **Próximo passo no tratamento:** hidratação com administração de líquidos por via intravenosa (IV); considerar o uso de soro fisiológico hipertônico.

ANÁLISE

Objetivos

1. Reconhecer a diversidade de manifestações apresentadas pelos pacientes com EMA e conhecer a abordagem diagnóstica.
2. Ser capaz de solicitar um *workup* apropriado para os pacientes e aprender o tratamento inicial.

Considerações

Esse paciente de 76 anos chegou ao SE vindo de uma casa de repouso. A manifestação de EMA em um paciente de casa de repouso é preocupante quanto à possibilidade de uma **infecção** (p. ex., sepse, meningite, infecção do trato urinário [ITU]) subjacente, **anormalidades eletrolíticas e metabólicas** (p. ex., hipo ou hiperglicemia, hiponatremia), **delírio** e **hipóxia.** Quando se trata da população mais jovem, é importante ter em mente outras causas comuns de EMA, como as **intoxicações** e **síndromes de abstinência.**

Depois que a via aérea, respiração e circulação (ABC) do paciente são abordadas, o primeiro passo do tratamento consiste em **obter a medida dos níveis de glicose no sangue capilar e excluir a hipótese de hipoglicemia.** O paciente parece estar desidratado e é necessário enviar imediatamente um painel de eletrólitos para o laboratório, bem como iniciar a administração IV de líquidos para ressuscitação.

ABORDAGEM AO
Estado mental alterado

DEFINIÇÕES

CONFUSÃO: perturbação reversível da consciência, atenção, cognição e percepção, que ocorre em curto período de tempo.

DELIRIUM: perturbação global da consciência e cognição, com incapacidade de relacionamento com o ambiente e de processar a entrada de informações sensoriais, que não pode ser melhor explicada por uma demência preexistente ou em evolução.

DEMÊNCIA: declínio progressivo e irreversível da função mental, que afeta o julgamento, a memória, o raciocínio e a compreensão.

AGITAÇÃO: inquietação excessiva com aumento da atividade mental e da atividade física.

COMA: alteração grave da consciência, em que o paciente não pode ser despertado.

ESTUPOR: nível diminuído de responsividade, em que um indivíduo requer estimulação agressiva ou desagradável.

EMBOTAMENTO: nível diminuído de despertar ou consciência, frequentemente causado por fatores exteriores (infecção, intoxicação, estados metabólicos).

ABORDAGEM CLÍNICA

A frase "estado mental alterado" geralmente se refere a uma mudança no estado mental "normal" de um indivíduo. Como consequência, o indivíduo pode apresentar modificação de comportamento, fala, nível de compreensão, julgamento, humor ou nível de consciência (estado de alerta ou estado desperto). As alterações do estado mental devem ser consideradas do ponto de vista orgânico, funcional ou psiquiátrico, ou ainda como um distúrbio misto. As causas orgânicas possuem uma base patológica com raiz sistêmica ou metabólica, todavia as lesões estruturais também devem ser consideradas. As doenças funcionais ou psiquiátricas não apresentam base fisiológica nitidamente definida.

O sistema ativador reticular ascendente (SRA) é fisiologicamente responsável pelo nosso nível de despertar. Os sinais oriundos do SRA percorrem a ponte do tronco encefálico, passam pelos tálamos e, então, projetam-se para ambos os hemisférios. Qualquer interrupção dessa via resulta na diminuição do nível de despertar. Alguns exemplos são a interrupção mediada pela depressão química promovida por agentes químicos endógenos ou exógenos ou a interrupção decorrente de anormalidades estruturais, como um fluxo sanguíneo diminuído resultante de isquemia.

Estima-se que o EMA e a confusão ocorram em 2% de todos os pacientes atendidos no SE, em 10% dos pacientes internados e em 50% dos idosos internados.

A avaliação de um paciente com EMA pode representar um desafio diagnóstico, sendo que a obtenção de uma **história completa** e realização de um **exame físico abrangente** (Quadro 32.1) são imperativos para o diagnóstico. Como o

Quadro 32.1 • ACHADOS DO EXAME FÍSICO PREOCUPANTES NO ESTADO MENTAL ALTERADO

Pressão arterial • *Hipertensão significativa* Encefalopatia hipertensiva, pressão intracraniana aumentada, tireotoxicose, hemorragia intracraniana, hipertensão induzida pela gestação, toxicológica (p. ex., simpatomiméticos, síndrome da serotonina) • *Hipotensão significativa* Choque séptico, choque cardiogênico, choque neurogênico, reação à medicação, infarto do miocárdio	**Achados neurológicos (motores/sensoriais)** • *Déficit sensorial ou motor focal:* Acidente vascular encefálico, lesão extensiva, hipoglicemia, paralisia de Todd (pós-ictal), encefalopatia de Wernicke • *Asterixe*: Insuficiência hepática, uremia, outros desarranjos metabólicos • *Rigidez*: Síndrome neuroléptica maligna • *Pupilas com nova assimetria ou fixas*: Acidente vascular encefálico, lesões extensivas • *Pupilas bilateralmente minúsculas*: Etiologia toxicológica (p. ex., opiáceos, clonidina, organofosfatos), acidente vascular encefálico pontino • *Pupilas bilateralmente dilatadas*: Etiologia toxicológica (p. ex., simpatomiméticos, anticolinérgicos, alucinógenos) • *Hálito*: Acetona – cetoacidose, ingesta tóxica; fedor hepático – encefalopatia hepática; etanol – intoxicação por etanol ou outras substâncias voláteis
Pulso • *Bradicardia* Toxicológica (p. ex., β-bloqueadores, bloqueadores de canais de cálcio), pressão intracraniana aumentada, hipotireoidismo • *Taquicardia* Toxicológica (p. ex., antidepressivos cíclicos, simpatomiméticos, anticolinérgicos), sepse, tireotoxicose, débito cardíaco diminuído, síndromes de abstinência, hipóxia, hipoglicemia	**Exame fundoscópico** • *Papiledema ou hemorragia retinal*: Lesão extensa, encefalopatia hipertensiva, hemorragia subaracnóidea
Respiração • *Hipoventilação* Toxicológica (p. ex., opiáceos, barbitúricos), acidente vascular encefálico, pressão intracraniana aumentada, DPOC, retenção de CO_2 • *Hiperventilação* Tireotoxicose, superdosagem de ácido acetilsalicílico, acidose, sepse, insuficiência cardíaca congestiva (ICC), DPOC	**Pescoço** • *Rigidez nucal ou outros sinais meníngeos com ou sem febre*: Infecção do sistema nervoso central (SNC), hemorragia subaracnóidea *(Continua)*

Quadro 32.1 • ACHADOS DO EXAME FÍSICO PREOCUPANTES NO ESTADO MENTAL ALTERADO (*Continuação*)	
Temperatura • *Febre/hiperpirexia*: Infecções no SNC, infecções no trato urinário, infecções cutâneas/sepse, síndrome neurol[eptica maligna, síndrome da serotonina, síndrome toxicológica (p. ex., anticolinérgicos, salicilatos, simpatomiméticos), acidente vascular encefálico, hiperpirexia maligna, tireotoxicose, síndromes de abstinência • *Hipotermia*: Sepse, síndrome toxicológica (p. ex., álcool, barbitúricos), hipotireoidismo, hipoglicemia	**Abdominal** • *Ascite/hepatomegalia*: Encefalopatia hepática, peritonite bacteriana espontânea, infecção por HIV, hepatite
Aparência geral • *Sinais de traumatismo craniano ou hematoma oculto*: Hemorragia intracraniana (pode incluir sinais ocultos, como hemotímpano, hemorragia retinal, rinorreia de líquido cerebrospinal [LCS])	**Pele** • *Marcas de picada de agulha*: Uso abusivo de substâncias por via parenteral, infecção do SNC • *Petéquias/púrpura*: Hemorragia intracraniana, febre maculosa das montanhas rochosas, infecção do SNC/sepse

Dados de Karas S. *Behavioral emergencies: differentiating medical from psychiatric disease*. Emerg Med Prac.2002; 4(3):7-8

paciente muitas vezes não é capaz de fornecer uma história confiável, é importante **obter informação de todas as fontes seguras disponíveis**, como familiares, amigos, testemunhas e funcionários de casa de repouso. A gravidade da condição deve ser avaliada rapidamente e quaisquer aspectos prejudiciais à vida devem ser tratados o quanto antes (Quadro 32.2).

Avaliar o ABC do paciente, bem como identificar e tratar rapidamente as causas reversíveis de EMA, como hipoglicemia ou hipóxia, são etapas fundamentais do manejo inicial. Uma abordagem sistemática, orientada pelos achados da história e do exame físico, bem como a coleta de informações sobre o modo como se dá a alteração do estado mental (ver Definição) são necessárias. O miniexame do estado mental (MMSE, *mini-mental state examination*) ou a Quick Confusion Scale (QCS) podem ser usados. O MMSE e a QCS consistem na aplicação de 4 a 7 questões que podem ser usadas para fins reavaliação, com o intuito de monitorar a alteração do estado mental.

Se o paciente alterado não puder fornecer a história, torna-se essencial reunir o máximo de informação possível obtida junto ao serviço de atendimento pré-hospitalar, funcionários da casa de repouso, familiares ou testemunhas. Os socorristas talvez possam fornecer indícios ao descrever a cena de onde trouxeram o paciente. Havia algum frasco de comprimidos vazio no local? O paciente verbalizou quaisquer queixas recentes? Quando foi a última vez que o paciente foi visto em estado normal? Como é o estado mental basal? A alteração do estado mental ocorreu de forma abrupta ou gradual? A condição do paciente sofreu alguma alteração desde que foi identificada pela primeira vez?

As populações pediátricas e geriátricas requerem consideração especial. As convulsões associadas a estados pós-ictais prolongados, lesões na cabeça e ingesta aci-

Quadro 32.2 • DIAGNÓSTICOS CRÍTICOS E EMERGENCIAIS DE CONFUSÃO
Críticos • Hipóxia/isquemia cerebral difusa – Insuficiência respiratória, insuficiência cardíaca congestiva, infarto do miocárdio • Sistêmico – Hipoglicemia • Infecções do sistema nervoso central • Encefalopatia hipertensiva • Pressão intracraniana aumentada
Emergenciais • Hipóxia/isquemia cerebral difusa – Anemia grave • Doença sistêmica – Distúrbios de líquidos/eletrólitos – Doença endócrina (tireoide/suprarrenal) – Insuficiência hepática – Nutrição/encefalopatia de Wernicke – Sepse/infecção • Intoxicação e abstinência – Sedativos com ação central – Etanol – Efeitos colaterais de medicação, anticolinérgicos • Doença do sistema nervoso central – Traumatismo – Infecções – Acidente vascular encefálico – Hemorragia subaracnóidea – Epilepsia/convulsões • Estado pós-ictal • Estado epiléptico não convulsivo • Estado epiléptico parcial complexo • Neoplasia

dental são causas comuns de EMA na população pediátrica. Na população geriátrica, é possível que a ocorrência de alteração do estado mental seja concomitante a uma demência preexistente. As anormalidades eletrolíticas e a desidratação são causas comuns, além da hipo- e hiperglicemia e das anormalidades hormonais da tireoide. Os idosos são mais propensos a desenvolverem hematomas subdurais, em decorrência da atrofia cerebral associada ao avanço da idade, e isto aumenta a vulnerabilidade das veias coalescentes ao rompimento. A polifarmácia e as superdosagens não intencionais comumente também causam alteração do estado mental.

Existem muitas mnemônicas usadas para ajudar o *workup* clínico do EMA. Uma mnemônica popular é o AEIOU TIPS (Quadro 32.3). Quando se trata de pacientes idosos confusos e esquecidos, é importante saber quais são as diferenças entre demência e *delirium* (Quadro 32.4).

Escala de coma de Glasgow

A escala de coma de Glasgow (Quadro 32.5) foi criada para servir de ferramenta de avaliação na determinação do grau de depressão do nível de consciência de pacientes que sofreram traumatismo craniano. Seu propósito era acompanhar a evolução da

Quadro 32.3 • MNEMÔNICA AEIOU TIPS PARA CAUSAS TRATÁVEIS DO ESTADO MENTAL ALTERADO	
A	**Á**lcool (intoxicação/abstinência)
E	**E**pilepsia, **e**letrólitos, **e**ncefalopatia (hepática, hipertensiva, de Wernicke), **e**ndócrino (tireoide/suprarrenal)
I	**I**nsulina (hipoglicemia/hiperglicemia), **i**ntussuscepção
O	**O**piáceos, **o**xigênio (hipóxia)
U	**U**reia (metabólica)
T	**T**raumatismo, **t**emperatura (hipotermia, hipertermia)
I	**I**nfecção (sistêmica, SNC), **i**ngesta (fármacos/toxinas)
P	**P**siquiátrica, **p**orfiria
S	Choque (***s**hock*), hemorragia **s**ubaracnóidea, acidente vascular encefálico (***s**troke*), convulsão (***s**eizure*), lesão com efeito de massa (***s**pace occupying lesion*), picada de cobra (***s**nake bite*)

Quadro 32.4 • CARACTERÍSTICAS DO *DELIRIUM* E DA DEMÊNCIA	
Delirium	**Demência**
Aparecimento abrupto – dias a semanas	Aparecimento gradual – em geral, progressivo
Desorientação inicial	Desorientação em fases posteriores
Variabilidade de um momento para outro	Frequentemente mais estável
Nível de consciência alterado	Nível de consciência mais frequentemente normal
Duração breve da atenção	Duração reduzida da atenção

Dados de Smith J, Seirafi J. Delirium and dementia. In: Rosen P, Barkin R, eds. *Emergency Medicine, Concepts and Clinical Practice*. 7th ed. Philadelphia, PA: Mosby; 2009: 1372.

Quadro 32.5 • ESCALA DE COMA DE GLASGOW		
Abertura ocular		
	Abertura ocular espontânea	4
	Abertura ocular ao estímulo verbal	3
	Abertura ocular ao estímulo doloroso	2
	Sem resposta	1
Resposta verbal		
	Orientada	5
	Confusa	4
	Palavras inapropriadas	3
	Sons incompreensíveis	2
	Sem resposta	1
Resposta motora		
	Obedece a comandos	6
	Localiza a dor	5
	Retirada diante da dor	4
	Flexão anormal (postura de decorticação)	3
	Extensão anormal (postura de descerebração)	2
	Sem resposta	1

condição neurológica dos pacientes. Seu uso foi ampliado para incluir os pacientes com alteração indiferenciada do estado mental. A escala emprega avaliações da abertura ocular e das funções motora e verbal, para fornecer uma rápida indicação da ocorrência de qualquer tipo de alteração funcional. Uma pontuação mais alta corresponde a um nível de consciência maior.

Tratamento

Estabilização dos fatores ameaçadores à vida. Comece sempre pela abordagem do ABC e pelo tratamento de quaisquer fatores imediatamente ameaçadores à vida. A abertura da via aérea, a manobra de elevação da mandíbula e o fornecimento de oxigênio suplementar são os primeiros passos no tratamento das causas hipóxicas da EMA. Subsequentemente, deve ser iniciada a ventilação com dispositivo bolsa-máscara. Se a causa subjacente da apneia ou hipoventilação não puder ser prontamente corrigida (p. ex., naloxona para superdosagem de opiáceos), então o paciente necessitará de intubação endo- ou nasotraqueal e ventilação mecânica.

Avalie a circulação sentindo a pulsação, colocando o paciente em monitor cardíaco, avaliando a perfusão cutânea e checando a pressão arterial. O único modo de tratar um cérebro hipoperfundido é restaurar a circulação. Inicie uma ressuscitação cardiopulmonar (RCP) se o paciente estiver sem pulsação ou se exibir um ritmo não perfusivo (fibrilação ventricular, taquicardia ventricular sem pulso), e inicie a preparação para desfibrilação ou cardioversão. Se houver pulsação, mas os sinais de choque estiverem presentes (pele manchada, membros frios), você deverá garantir níveis adequados de volume (líquidos IV), hemoglobina (transfusão) e resistência vascular periférica (vasopressores).

Assim que for estabelecida uma via aérea adequada, bem como suporte respiratório e circulatório apropriados, faça uma avaliação global do funcionamento neurológico e avalie a escala de coma de Glasgow. Verifique o tamanho e a reatividade das pupilas. Procure qualquer movimento espontâneo, observando em especial as atividades do tipo convulsivo ou a ausência de movimento unilateral (sugestiva de um acidente vascular encefálico) ou abaixo de um determinado nível (lesão na medular espinal). Qualquer suspeita de lesão medular requer a colocação de um colar cervical e imobilização. Remova as roupas e descubra a lateral do corpo do paciente, para procurar sinais de traumatismo, adesivos de fármaco ou fontes de infecção.

Infecção. Febre, história recente de infecção ou quaisquer sinais de infecção ao exame físico devem ser abordados imediatamente. Para qualquer paciente que já apresente alteração acompanhada de febre, deve ser sempre considerada a hipótese de meningite. É prudente submeter esses pacientes a um tratamento empírico (ceftriaxona e vancomicina, com pré-tratamento à base de esteroides), enquanto o *workup* diagnóstico é realizado (punção lombar). Se a história e o exame físico sugerirem outras fontes de infecção (pneumonia, ITU), então um curso antibiótico e culturas apropriadas devem ser providenciados sem demora. Acessos venosos centrais prévios precisam ser removidos ou trocados, assim como qualquer acúmulo de fluidos deve ser drenado.

Metabólico. A hipoglicemia é causa comum de EMA. Se não for possível determinar rapidamente a glicemia, forneça uma ampola de glicose hipertônica a 50% (25 g de glicose). Além da inconsciência, a hipoglicemia pode acarretar convulsões, e o paciente pode entrar numa fase pós-ictal prolongada. Se o paciente estiver inconsciente e o acesso venoso for difícil, você pode considerar a administração de glucagon por via intramuscular (IM), que atua como hormônio contrarregulador para aumentar os níveis séricos de glicose.

A hipo e a hipernatremia são os problemas primários do metabolismo hídrico e com frequência estão associadas à sobrecarga de volume ou aos estados de desidratação. A hiponatremia pode causar alteração do estado mental, anormalidades neurológicas focais e convulsões, que devem ser tratadas com soro fisiológico hipertônico (3%). A hipernatremia deve responder à reidratação apropriada. Esses pacientes, em geral, requerem internação na unidade de terapia intensiva (UTI).

A hipo e hipercalcemia podem resultar de várias anormalidades metabólicas ou síndromes paraneoplásicas. A hipocalcemia deve ser tratada com cálcio, enquanto o tratamento inicial da hipercalcemia consiste na hidratação com líquidos IV.

Condições primárias do sistema nervoso central (SNC). A convulsão é uma causa comum de EMA. A hipótese de hipoglicemia deve ser sempre excluída, antes de tudo. Os benzodiazepínicos são a terapia de primeira linha. Envie amostras de sangue para análise, se o paciente estiver sob tratamento anticonvulsivante com níveis mensuráveis ou formação de metabólitos. Quando apropriado, administre uma dose de ataque de anticonvulsivante nos pacientes subterapêuticos.

Os tumores podem manifestar-se como EMA. Qualquer história de câncer, achados neurológicos focais, cefaleia ou papiledema devem conduzir imediatamente a uma varredura de tomografia computadorizada (TC) de crânio. O contraste IV melhora a habilidade da TC simples de identificar os tumores. Havendo evidências de edema ou efeito de massa, deve ser considerada a administração de esteroides para ajudar a diminuir o edema vasogênico. Providencie uma consultoria emergencial com um neurologista. Esses pacientes, na maioria das vezes, requerem internação na UTI.

Os abscessos cerebrais podem ser identificados por varredura de TC intensificada por contraste. Esses pacientes devem ser colocados imediatamente sob terapia antibiótica, bem como examinados por um neurocirurgião.

Fármacos e toxinas. Muitas superdosagens podem provocar alteração do estado mental. Procure sinais de uma toxídrome (sedativos/hipnóticos, simpatomiméticos, anticolinérgicos, colinérgicos e narcótico/opiáceo). A maioria das toxídromes pode ser tratada com medidas de suporte, embora existam antídotos específicos para cada uma delas (Caso 40).

A intoxicação por etanol constitui uma ingesta frequente entre os pacientes atendidos no SE. Esses pacientes precisam ser completamente avaliados para excluir outras possíveis causas da alteração do estado mental (acidente vascular encefálico, hipoglicemia, encefalopatia de Wernicke, hemorragia intracraniana, toxicidade alcoólica). Uma vez excluídas as causas graves, devem receber tratamento de suporte até que possam ser liberados.

Os estados de abstinência podem conduzir ao EMA. Pacientes em abstinência de etanol e de benzodiazepínicos costumam ser hiperadrenérgicos, agitados e confusos. Esses pacientes requerem administração de benzodiazepínicos, tratamento de suporte e internação.

Traumatismo. Os pacientes que apresentam evidências de traumatismo craniano ou EMA devem ser submetidos imediatamente a uma varredura de TC de crânio. É importante excluir a hipótese de lesão intracraniana, como uma hemorragia aguda, fratura do crânio e evidência de pressão intracraniana aumentada. Os serviços de traumatologia ou de neurocirurgia devem ser contatados diante de quaisquer achados positivos.

Disposição. Com exceção do paciente com EMA que chega ao SE apresentando uma causa identificável de sua condição (p. ex., overdose de heroína), a maioria dos pacientes com EMA atendidos no SE requer internação para investigação adicional.

QUESTÕES DE COMPREENSÃO

32.1 Uma mulher de 77 anos é levada ao SE pela filha, a qual relata o fato da mãe geralmente estar alerta e orientada, além de realizar todas as atividades do dia a dia sozinha. Desde a última semana, a paciente passou a comer e beber menos, mas disse à filha que não sente fome. Ontem, a paciente passou por um episódio de incontinência. Nesta manhã, ela acordou confusa, incapaz de seguir comandos e perguntando onde o marido está (ela está viúva há mais de 5 anos). A paciente está taquicárdica, com uma frequência cardíaca de 130 bpm e parece desidratada. Está com febre baixa e cheira a urina. Qual é a causa mais provável do EMA dessa paciente?

A. Demência de Alzheimer.
B. Intoxicação por álcool.
C. Excesso de medicação.
D. Infecção no trato urinário.

32.2 Um homem de 45 anos, que administra um negócio próprio, está passando por dificuldades financeiras após ter-se submetido a três cirurgias para reparo do ombro direito. Ele passou por consultas com vários médicos em busca de ajuda para controlar a dor. O serviço de atendimento médico de emergência foi chamado ao escritório do paciente por um funcionário que o encontrou caído no chão, segurando uma garrafa de vodca, com um frasco de medicação prescrita pelo médico caído perto dele. Qual deve ser o primeiro curso de ação no SE?

A. Administrar naloxona, pois é provável que o paciente tenha tomado uma superdosagem de medicação para dor.
B. Administrar tiamina para prevenir a síndrome de Wernicke-Korsakoff.
C. Providenciar uma checagem dos níveis de glicose no sangue capilar.
D. Despir o paciente, colocá-lo sob monitoração e checar os sinais vitais.

32.3 Uma mulher de 68 anos foi trazida ao SE após seus amigos terem notado, durante o almoço, que a paciente começou a falar de maneira incompreensível e agir de modo confuso. Eles estavam a ponto de levá-la para casa, quando a paciente começou a apresentar movimentos espasmódicos dos membros e se tornou irresponsiva. Quando o serviço de atendimento pré-hospitalar chegou, a paciente estava consciente, hipertensiva (160/90 mmHg) e com sinais vitais normais. Ela não falava nem seguia comandos. Após a abordagem do ABC, qual é o próximo passo mais apropriado no tratamento dessa paciente?

A. Administrar lorazepam, pois é provável que a paciente tenha sofrido convulsão.
B. Administrar glicose, pois a paciente provavelmente está tendo uma crise hipoglicêmica.
C. Realizar uma varredura de TC de encéfalo, pois a paciente pode ser acometida de um acidente vascular encefálico ou uma hemorragia intracraniana.
D. Tratar a pressão arterial em caráter emergencial, pois esse é um caso de emergência hipertensiva.

RESPOSTAS

32.1 **D.** A infecção é causa comum de alteração do estado mental, em especial na população idosa. A história sugere a ocorrência concomitante de infecção no trato urinário e desidratação. Essa é a causa mais provável do EMA apresentado pela paciente. O desenvolvimento da doença de Alzheimer ocorre gradualmente, com o passar do tempo. A história da paciente não é sugestiva de abuso de álcool. E, para sugerir o uso excessivo de medicação, seriam necessários sinais adicionais fornecidos pela história e pelo exame físico.

32.2 **D.** A abordagem do ABC é prioritária para todos os pacientes. O paciente deve ser avaliado e passar por um exame físico, antes da administração de qualquer medicação. Nesse paciente com EMA de etiologia desconhecida, é provável que seja feita a administração do "coquetel de coma", que deve ser guiada pelo exame físico e pela história.

32.3 **C.** A manifestação apresentada pela paciente é preocupante quanto à possibilidade de um acidente vascular encefálico. A história relatada por seus amigos, no caso, é essencial para estabelecer o diagnóstico da paciente. Ela sofreu uma convulsão e pode estar em estado pós-ictal. Entretanto, a história de fala incompreensível e de confusão levantam a suspeita de acidente vascular encefálico. Assim que a paciente estiver estabilizada, deverá ser submetida a uma TC. É importante primeiro estabelecer o tipo de acidente vascular encefálico, antes de manejar a pressão arterial, pois essa ação pode ser danosa se a pressão arterial for diminuída excessivamenteou rápido demais em um paciente com acidente vascular encefálico do tipo isquêmico.

DICAS CLÍNICAS

- Certifique-se de conversar com os familiares do paciente, funcionários do serviço de atendimento pré-hospitalar e cuidadores de casa de repouso. Revise os registros médicos em busca de dados importantes da história do paciente, novas medicações e dados basais de estado comportamental e funcional.
- Verifique os sinais vitais com frequência e garanta a obtenção de leituras corretas de oximetria de pulso, temperatura e pressão arterial.
- Os níveis de glicose devem ser checados imediatamente em todos os pacientes com EMA.
- Tenha o cuidado de não classificar um paciente idoso confuso como tendo demência, sem antes excluir as causas orgânicas da confusão.

REFERÊNCIAS

Cooke JL. Depressed consciousness and coma. In: Rosen P, Barkin R, eds. *Emergency Medicine, Concepts and Clinical Practice.* 7th ed. Philadelphia, PA: Mosby; 2009:106-112.

Huff, JS. Confusion. In: Rosen P, Barkin R, eds. *Emergency Medicine, Concepts and Clinical Practice.* 7th ed. Philadelphia, PA: Mosby; 2009:101-105.

Karas, S. Behavioral emergencies: differentiating medical from psychiatric disease. *Emerg Med Prac.* 2002;4(3):1-20.

Nassisi D, Okuda Y. ED management of delirium and agitation. *Emerg Med Prac.*2007;9(1):1-20.

Smith J, Seirafi J. Delirium and dementia. In: Rosen P, Barkin R, eds. *Emergency Medicine, Concepts and Clinical Practice.* 7th ed. Philadelphia, PA: Mosby; 2009:1365-1378.

CASO 33

Um menino de 6 anos chega ao serviço de emergência (SE) acompanhado pelos pais. A queixa é uma claudicação que surgiu há 3 dias. O menino começou a mancar depois que caiu enquanto brincava no *playground*. A claudicação piorou a ponto de o menino não querer mais andar. Há 2 semanas, recebeu tratamento para otite média à base de amoxicilina+clavulanato e hoje seu nariz está escorrendo por alergia. O paciente não tem febre, êmese, tosse, dor abdominal, história de viagem recente nem de picada de inseto.

Sua pressão arterial está em 95/68 mmHg, a pulsação é de 102 bpm, a frequência respiratória é de 20 mpm e a temperatura está em 37,5°C. Ao exame físico, o menino aparentemente está bem e é possível notar que o lado direito do quadril está flexionado, com uma discreta abdução e rotação externa. A articulação está quente ao toque e o paciente apresenta resistência ao teste de amplitude de movimento passivo. O joelho direito está normal e o exame físico não forneceu outros achados.

- Qual é o próximo passo?
- Qual é o diagnóstico mais provável?
- Qual é o melhor tratamento para esse problema?

RESPOSTAS PARA O CASO 33

Sinovite transiente

Resumo: o paciente é um menino de 6 anos, que apresenta dor no lado direito do quadril e se recusa a andar. Seus sinais vitais aparentemente estão normais e o exame revelou uma diminuição da amplitude de movimento passivo no lado direito do quadril.

- **Próximo passo:** realizar uma ultrassonografia para avaliar a presença de efusão no quadril; considerar uma artrocentese para avaliar o líquido sinovial.
- **Diagnóstico mais provável:** embora seja essencial considerar as etiologias graves de dor no quadril pediátrica, essa criança provavelmente apresenta sinovite transiente (ST).
- **Melhor tratamento para esse problema:** após excluir as hipóteses de artrite séptica, osteomielite e outras etiologias não benignas, a sinovite deve ser tratada à base de fármacos anti-inflamatórios não esteroides (AINEs) e repouso no leito por 7 a 10 dias.

ANÁLISE

Objetivos

1. Identificar a manifestação clínica da ST e analisar suas similaridades com a apresentação da artrite séptica e de outras patologias graves associadas à claudicação.
2. Aprender o diagnóstico e o tratamento da suspeita de artrite séptica.
3. Familiarizar-se com outras etiologias de claudicação em uma criança.

Considerações

A **sinovite transiente** é a causa mais comum de dor aguda no quadril em crianças entre 3 e 10 anos. A artralgia é causada pela inflamação temporária da sinóvia, que constitui o tecido mole de revestimento das superfícies não cartilaginosas da articulação do quadril. Embora sua etiologia seja pouco conhecida, suspeita-se que a condição seja secundária a uma infecção, pois até 50% dos pacientes relatam uma infecção recente no trato respiratório superior. Em geral, a febre está ausente, mas pode ocorrer. A maioria dos pacientes queixa-se de dor unilateral no quadril, sendo que até 5% apresentam dor bilateral. Existe uma predominância homem:mulher discretamente superior a 2:1.

Embora esse caso seja um exemplo típico de ST, o diagnóstico que não pode ser perdido é o de **artrite séptica.** Essa é uma infecção que pode causar destruição rápida da cartilagem articular. Se não for diagnosticada logo no início, a condição pode acarretar morbidade a longo prazo, e as articulações dos membros inferiores são afetadas em mais de 90% dos casos.

Em geral, as crianças com artrite séptica apresentam história de febre, mal-estar e/ou anorexia na semana anterior à apresentação. Às vezes, a manifestação da condição é mais sutil, e é possível que os sintomas estejam atenuados pelo uso recente de antibióticos. Os recém-nascidos e bebês pequenos com artrite séptica podem apresentar irritabilidade, pseudoparalisia no membro afetado e alimentam-se pouco.

Ao exame físico, a posição confortável será aquela em o quadril esteja flexionado, abduzido e em rotação externa. O paciente resiste e sente dor ao realizar os exercícios de amplitude de movimento passivo. Entre os exames laboratoriais iniciais apropriados, estão: hemograma completo, hemoculturas, velocidade de hemossedimentação (VHS) e proteína C-reativa. As radiografias planas são essenciais para excluir hipóteses diagnósticas alternativas, enquanto o exame de ultrassonografia realizado à beira do leito no SE pode identificar uma efusão. O diagnóstico definitivo de artrite séptica consiste no exame do líquido sinovial obtido por artrocentese.

Cerca de 3% das crianças que procuram atendimento no SE em decorrência de claudicação apresentam artrite séptica. Os organismos bacterianos causais variam de acordo com a faixa etária, contudo *Staphylococcus aureus* é o organismo mais comum, seguido dos estreptococos do grupo A (*S. pyogenes*) e *S. pneumoniae*. Recentemente, *Kingella kingae* se tornou um patógeno comum em crianças com menos de 3 anos. *Neisseria gonorrhoeae* deve ser considerada em casos que envolvam pacientes recém-nascidos e adolescentes sexualmente ativos. A cobertura antibiótica empírica deve incluir um agente antiestafilocócico, com adição de cobertura contra organismos gram-negativos conforme a adequação para a idade do paciente. O tratamento definitivo consiste na realização imediata de drenagem cirúrgica e lavagem, além dos antibióticos.

ABORDAGEM À Criança mancando

DEFINIÇÃO

CLAUDICAÇÃO: uma claudicação consiste num andar irregular, aos trancos ou laborioso, em geral causado por dor, enfraquecimento ou deformação.

ABORDAGEM CLÍNICA

O diagnóstico diferencial da criança que manca é amplo. O médico emergencista deve adotar uma abordagem sistêmica para identificar ou excluir as condições que precisam de tratamento emergencial. A causa da claudicação muitas vezes pode ser determinada por meio da obtenção de uma história detalhada e realização do exame físico. Os exames laboratoriais, exames de imagem e exames diagnósticos poderão ser aplicados para confirmar as suspeitas clínicas.

Obtenção da história

A obtenção da história é uma tarefa desafiadora quando o paciente é uma criança pequena que pode não ser capaz de se comunicar verbalmente ou talvez tenha dificuldade para indicar a localização da dor. Obter as informações listadas a seguir ajudará a estreitar o diferencial.

1. Idade (diagnósticos idade-específicos).
2. Aparecimento da dor (aguda *versus* crônica).
3. Duração da dor (intermitente, constante ou piora em determinados momentos ao longo do dia).
4. Localização da dor (osso, articulação, tecido mole, neurológica ou intra-abdominal).
5. Eventos precedentes (história de trauma, doença viral recente ou uso de antibiótico).
6. Sintomas constitutivos (febre, mal-estar, perda de peso).

Embora exista uma sobreposição entre as faixas etárias, saber quais doenças são comuns em cada faixa etária constitui um bom ponto de partida para a listagem de potenciais diagnósticos (Quadro 33.1).

As claudicações de manifestação inicial aguda são mais propensas a serem causadas por traumatismo ou infecção. As claudicações crônicas são sugestivas de doença sistêmica, **doença de Legg-Calve-Perthes (LCP) (necrose avascular) ou deslizamento da epífise da cabeça femoral (DECF).** A dor que piora à noite é mais típica de malignidade, enquanto a rigidez matinal comumente está associada à **artrite**

Quadro 33.1 • CAUSAS COMUNS DE CLAUDICAÇÃO DE ACORDO COM A IDADE

Idade (anos)	Infecciosas	Traumática	Inflamatória	Associada ao desenvolvimento	Neoplásica
Criança pequena (1-3)	Artrite séptica Osteomielite	Fratura da criança pequena Abuso infantil	Sinovite transiente Artrite idiopática juvenil	Displasia de quadril associada ao desenvolvimento Pé torto	Leucemia
Juvenil (4-10)	Artrite séptica Osteomielite	Fratura Doença de Legg-Calve-Perthes	Sinovite transiente Artrite idiopática juvenil	Displasia de quadril associada ao desenvolvimento	Sarcoma de Ewing Osteoma osteoide
Adolescente (11-17)	Artrite séptica ou gonocócica Osteomielite	Fratura Deslizamento de epífise da cabeça femoral	Artrite idiopática juvenil Osgood-Schlatter	Osteocondrite dissecante	Osteossarcoma Sarcoma de Ewing Osteoma osteoide

idiopática juvenil. A localização da dor pode ser típica de uma etiologia musculo-esquelética, contudo a dor referida e os diagnósticos alternativos, como apendicite e torsões de testículo ou ovário, devem ser considerados. Uma história de traumatismo pode ser sugestiva de fratura ou contusão, enquanto uma doença recente ou sintomas constitutivos podem direcionar o médico no sentido de **osteomielite**, artrite séptica ou ST.

Exame físico

Primeiro, a marcha deve ser observada, se a criança estiver andando. É preciso despir totalmente a criança, rever seus sinais vitais e avaliar sua aparência como "enferma ou não enferma". Os membros devem ser inspecionados quanto à presença de eritema cutâneo, erupções, sensibilidade, deformação, atrofia muscular e amplitude de movimento anormal. O teste de rotação passiva em decúbito ventral (*log roll*) é útil para avaliar a rotação do quadril. Para executar o **teste de *log roll*,** a perna do paciente é estirada e seu pé é manipulado medialmente (rotação interna do quadril) e lateralmente (rotação externa do quadril). A dor com a execução dessas manobras sugere a ocorrência de inflamação, infecção ou traumatismo.

A presença ou ausência de febre não é comprovadamente útil para estabelecer o diagnóstico definitivo. Em uma série de 95 crianças com artrite séptica, a maioria delas apresentou febre baixa, embora um terço estivesse afebril no momento da apresentação. A ausência de febre não deve mudar a opinião do clínico sobre o diagnóstico.

Por fim, havendo quaisquer inconsistências entre a história e o exame físico, recomenda-se investigar as hipóteses de traumatismo não acidental ou abuso infantil.

Exames laboratoriais

Os exames laboratoriais não são indicados de forma rotineira para os casos em que a criança apresenta sinais vitais normais, aparência saudável e história consistente com um traumatismo imediatamente precedente. Entretanto, a obtenção do hemograma completo, determinação da VHS, da proteína C-reativa e hemoculturas são todos úteis, se enfermidades como osteomielite, neoplasia, artrite séptica e ST permanecerem no diferencial.

A análise do líquido sinovial, que inclui contagem celular, coloração de Gram, cultura e teste de sensibilidade, pode ser necessária para distinção entre artrite séptica e ST. Uma contagem de leucócitos sanguíneos no líquido sinovial superior a 50.000 células/mcL, com predominância de leucócitos polimorfonucleares (PMN) é sugestiva de artrite séptica. A coloração de Gram permite identificar rapidamente o organismo, enquanto os resultados da cultura e dos testes de sensibilidade permitem estreitar o regime antibiótico. Notavelmente, o líquido sinovial produz efeitos bacteriostáticos e organismos talvez não cresçam nas culturas de rotina. A probabilidade de identificar o organismo pode ser melhorada com a inoculação de uma amostra de líquido sinovial em meio de hemocultura. Enfim, os recém-nascidos e adolescentes com suspeita de artrite séptica devem ser submetidos a testes de detecção de gonorreia.

Exames de imagem

Em contraste com os exames laboratoriais, a maioria das crianças que mancam requer avaliação radiográfica. As chapas planas devem ser solicitadas com pelo menos duas incidências, incluindo as articulações localizadas acima e abaixo da área problemática. Quando possível, devem ser obtidas incidências com sustentação de carga e, se houver envolvimento do quadril, uma chapa da região contralateral do quadril deve ser obtida para comparação. As radiografias permitem identificar fraturas, necrose avascular tardia, inchaço de tecido mole e lesões ósseas destrutivas.

Uma cintilografia óssea envolve o uso intravenoso de difosfato de metileno marcado com tecnécio-99m para identificação de áreas de aumento de atividade celular e intensificação de fluxo sanguíneo. Esse exame pode ser empregado para detecção da doença de Legg-Calve-Perthes em estágio inicial, osteomielite, fraturas por estresse e osteomas osteoides. O exame de ressonância magnética (RM) pode ser útil para a detecção de osteomielite, necrose avascular em estágio inicial e malignidades ósseas. A tomografia computadorizada (TC) raramente é indicada para pacientes com queixas musculoesqueléticas. Entretanto, esse exame pode ser necessário se o diagnóstico diferencial incluir entidades intra-abdominais (p. ex., apendicite) ou etiologias pélvicas.

Depois das radiografias planas, a ultrassonografia (US) é, talvez, o exame de imagem mais útil para a avaliação da criança que manca. Estudos recentes demonstraram que o uso da US à beira de leito no SE permite detectar com segurança a presença de efusões articulares (Fig. 33.1). Em uma série de 96 crianças submetidas ao exame de US do quadril para avaliação da possibilidade de artrite séptica, nenhum

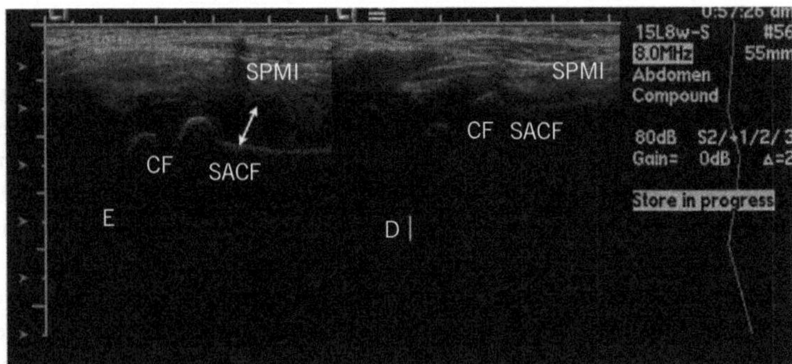

Figura 33.1 Ultrassonografia mostrando uma efusão no lado esquerdo do quadril. O lado direito do quadril está normal. O foco linear ecogênico, que percorre o colo femoral esquerdo, parece representar um novo periósteo. Uma efusão é diagnosticada quando a distância entre a superfície anterior do colo femoral e a superfície posterior do músculo iliopsoas ultrapassa 5 mm, ou diante de uma diferença > 2 mm a partir da região contralateral do quadril. CF, cabeça femoral; SACF, superfície anterior da cabeça femoral; SPMI, superfície posterior do músculo iliopsoas; E, esquerda; D, direita.

dos 40 pacientes que apresentaram achados de US normais foram posteriormente diagnosticados como portadores de artrite séptica. A detecção precoce de uma efusão articular e a orientação da artrocentese por US podem diminuir o tempo necessário ao estabelecimento do diagnóstico definitivo e instituição do tratamento da artrite séptica. Além disso, a detecção de efusões bilaterais no quadril leva à suspeita de condições reumatológicas e ST. Um estudo mostrou que até 25% dos pacientes com ST apresentam efusões bilaterais.

Etiologias alternativas da claudicação pediátrica

A **artrite séptica** é mais comum entre crianças com menos de 3 anos. A proporção homem:mulher é de 2:1. O quadril é o sítio mais comum (80%), e o organismo mais encontrado é *S. aureus*. Outros organismos que podem estar presentes são: estreptococo do grupo A β-hemolítico, *S. pneumoniae*, *Haemophilus influenzae* do tipo B, *Kingella kingae* (após infecção no trato respiratório superior), *Salmonella* (pacientes com anemia falciforme), *Pseudomonas aeruginosa*, *Neisseria meningitidis*, *N. gonorrhoeae* e bacilos gram-negativos. Os sintomas manifestados podem ser: dor na articulação afetada, febre, edema, inchaço, incapacidade de levantar peso, anorexia, irritabilidade e pseudoparalisia. Embora nenhuma regra para tomada de decisão clínica tenha sido publicada, um estudo recente constatou que a infecção é indicada por: (1) incapacidade de erguer peso, (2) febre, (3) VHS > 40 mm/h, e (4) contagem de leucócitos sanguíneos > 12.000/mm^3. Apesar da baixa incidência, quando a condição estiver presente, a administração intravenosa (IV) de antibióticos e a irrigação e desbridamento cirúrgicos devem ser realizados imediatamente, para evitar uma possível incapacitação consequente à destruição do tecido articular.

A **osteomielite** femoral ou pélvica pode se manifestar como dor no quadril. O fêmur proximal é o sítio de infecção óssea mais comum nas crianças, que também pode envolver a articulação, devido à localização intracapsular (Fig. 33.2). Ao exame, pode haver eritema focal, inchaço e calor nas proximidades da metáfise. Similar à artrite séptica, a manifestação desta condição pode ser atenuada pelo uso recente de antibiótico. As radiografias planas podem não revelar as alterações ósseas antes de 10 a 20 dias após o aparecimento dos sintomas. A RM é o exame ideal, com uma sensibilidade de 92 a 100%. Os organismos mais associados são os mesmos que causam artrite séptica e os pacientes com osteomielite necessitam de terapia antibiótica empírica e consultoria emergencial com um ortopedista para aspiração do osso.

A **doença de Legg-Calve-Perthes (necrose avascular da cabeça femoral)** se desenvolve quando o suprimento sanguíneo da cabeça femoral é insuficiente e causa necrose. É uma condição frequente entre meninos de 4 a 10 anos e sua etiologia é desconhecida. Em geral, a criança afetada apresenta claudicação e pode se queixar de dor no quadril ou no joelho. Ao exame físico, a criança apresentará diminuição da amplitude de movimento na região afetada do quadril. As radiografias podem mostrar a ocorrência de fragmentação e subsequente cicatrização da cabeça femoral (Fig. 33.3), enquanto uma cintilografia óssea mostrará uma perfusão sanguínea

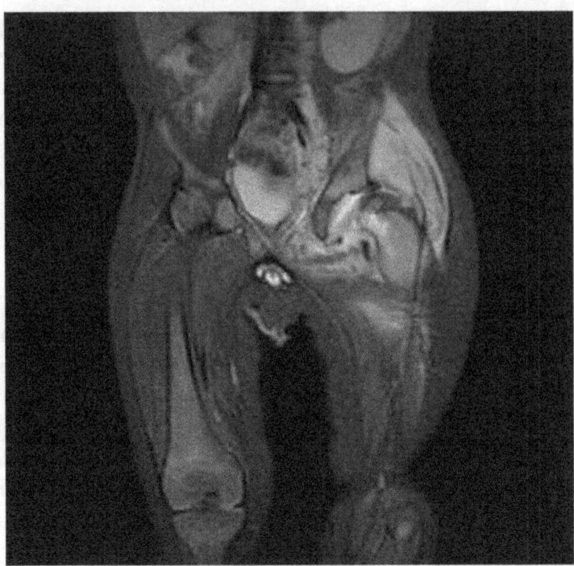

Figura 33.2 Exemplo de osteomielite do fêmur proximal esquerdo, ísquios e ossos ilíacos associada à artrite séptica no quadril esquerdo. Observa-se, ainda, uma extensa miosite circundando o quadril esquerdo. É possível que haja pus sob pressão ou alterações necróticas no fêmur proximal esquerdo.

diminuída na cabeça do fêmur. A doença bilateral está presente em 10 a 20% dos pacientes. O objetivo do tratamento é manter a cabeça femoral junta ao acetábulo, para possibilitar a cicatrização. Braçadeira, aparelho de gesso ou tala podem ser necessários para imobilizar o quadril em posição. Os pacientes devem ser encaminhados ao ortopedista, para um possível tratamento cirúrgico.

O **deslizamento da epífise da cabeça femoral** (**DECF**) é um dos distúrbios que mais afetam o quadril durante a adolescência. O DECF é caracterizado pelo deslocamento posterior da epífise da cabeça do fêmur a partir do colo femoral e por meio da placa de crescimento. É mais comum em meninos obesos com 11 a 15 anos de idade. As crianças que crescem rápido e apresentam desequilíbrios hormonais, como hipotireoidismo e acromegalia, também apresentam risco. Além da claudicação, os pacientes se queixam de dor no quadril e/ou no joelho. Ao exame, os pacientes apresentam comprometimento da rotação interna, sendo que a flexão passiva do quadril pode estar associada a uma rotação externa compensatória. As radiografias planas do quadril ou da pelve frequentemente revelam o deslocamento da cabeça femoral, comumente descrito como "a bola de sorvete que caiu da casquinha". Cerca de 30 a 60% dos pacientes com DECF unilateral eventualmente apresentam DECF no quadril contralateral. Uma vez considerada a suspeita diagnóstica, o paciente deve evitar

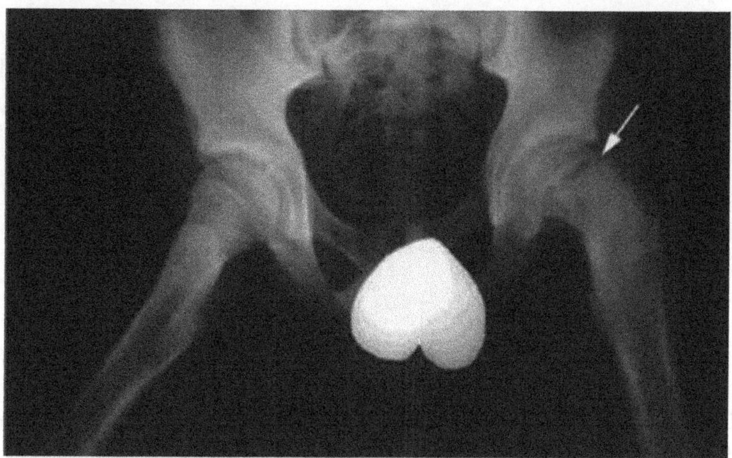

Figura 33.3 Necrose avascular da cabeça femoral.

carregar peso e, na maioria dos casos, há necessidade de tratamento cirúrgico para refixação da cabeça femoral ao fêmur.

A **fratura da criança pequena** consiste na fratura sem deslocamento da diáfise tibial distal, que ocorre mais em crianças com menos de 2 anos que ainda estão aprendendo a andar. Em geral, os pacientes não apresentam história definida de evento traumático e são levados ao consultório por relutarem em sustentar peso com a perna afetada. Ao exame físico, uma sensibilidade dolorosa máxima pode ser deflagrada sobre o local da fratura. Os achados em geral demonstrados pela radiografia plana são uma fratura tibial em espiral junto à raiz capilar na ausência de deslocamento e nenhuma fratura fibular. Não é incomum que as radiografias iniciais sejam normais e o diagnóstico dessa fratura seja estabelecido somente após decorridos vários dias da lesão, quando as radiografias de seguimento mostram uma linha brilhante ou reação perióstea.

A **síndrome de Osgood-Schlatter** é causada por uma reação do osso e da cartilagem do tubérculo tibial ao estresse repetitivo (p. ex., saltos). Acredita-se que represente a ocorrência de minúsculas fraturas por estresse na apófise. A condição também está associada aos rápidos "arrancos" de crescimento. O exame físico revela a existência de dor e edema sobre o tubérculo tibial. Correr, saltar e ajoelhar são ações que pioram os sintomas. A condição é tratada com gelo, medicação anti-inflamatória e diminuição da atividade. O alongamento diário do quadríceps e do jarrete também é benéfico. Os pacientes com dores fortes podem requerer imobilização com o uso de muletas ou imobilizador de joelho. A regulação individual da atividade costuma ser efetiva. A dor pode recorrer até o amadurecimento do tubérculo (i.e., ossificação completa).

QUESTÕES DE COMPREENSÃO

33.1 Uma menina de 2 anos se nega a sustentar peso com a perna esquerda e está com febre de 38,7°C há 2 dias. Ela mostra uma defesa muscular significativa quando você tenta realizar uma amplitude de movimentos com o lado esquerdo do quadril. Considerando o diagnóstico diferencial, qual dos seguintes exames diagnósticos seria mais útil?

A. Radiografia de ambos os lados do quadril.
B. Hemograma completo.
C. Hemocultura.
D. Ultrassonografia do quadril.

33.2 A mãe de um menino de 8 anos recebe a notícia de que seu filho apresenta claudicação e uma dor no joelho causada pela doença de Legg-Calve-Perthes. Qual das seguintes alternativas contém a melhor explicação para a condição da cabeça femoral do menino?

A. Deslocamento.
B. Subluxação.
C. Necrose avascular.
D. Displasia.

33.3 Uma menina de 5 anos é levada ao SE por apresentar dor intensa no quadril. Ela não tem história de traumatismo nem queda, mas recentemente adquiriu uma infecção respiratória. Qual é o diagnóstico mais provável?

A. Osteomielite subaguda.
B. Sinovite transiente.
C. Displasia do quadril associada ao desenvolvimento.
D. Degeneração maligna do quadril.
E. Deslizamento da epífise da cabeça femoral.

33.4 Um adolescente de 13 anos com sobrepeso chegou ao consultório do pediatra queixando-se de uma dor crônica no lado esquerdo do quadril, que surgiu há 2 meses. Ele apresenta marcha de Trendelenburg e diminuição da amplitude de movimentos no lado esquerdo do quadril. Qual é o diagnóstico mais provável desse paciente?

A. Deslizamento da epífise da cabeça femoral.
B. Sinovite transiente.
C. Osgood-Schlatter.
D. Doença de Legg-Calve-Perthes.

33.5 Após cair do berço à noite, um bebê de 12 meses, do sexo masculino, é trazido ao SE pela mãe, que está preocupada. A radiografia revela uma fratura na diáfise femoral e você nota que a criança já passou por outros três atendimentos no SE em decorrência de lesão. Qual é o próximo passo no tratamento desse paciente?

A. Consultoria urgente com o ortopedista.
B. Solicitar uma avaliação esquelética.

C. Comunicar suas preocupações aos serviços de proteção à criança competentes.
D. Todas as anteriores.

RESPOSTAS

33.1 **D.** Osteomielite, artrite séptica e sinovite transiente são as hipóteses a serem consideradas no diferencial dessa criança. A osteomielite e a artrite séptica são emergências ortopédicas que requerem pronta intervenção. Em geral, é difícil distinguir clinicamente entre sinovite transiente e as outras duas entidades. Para estabelecer um diagnóstico definitivo, deve ser realizado uma ultrassonografia para avaliar o paciente quanto à presença de efusão e orientar a artrocentese. O líquido sinovial de uma articulação séptica apresentará uma intensa neutrofilia.

33.2 **C.** A doença de Legg-Calve-Perthes é mais encontrada em meninos na faixa etária de 4 a 8 anos. A condição resulta em necrose avascular da cabeça femoral.

33.3 **B.** A sinovite transiente é a causa mais comum de dor no quadril em crianças com 3 a 10 anos. Embora seja um processo benigno, muitas vezes é difícil distinguir entre articulação séptica e osteomielite. A criança pode ser tratada com segurança à base de repouso no leito e administração de anti-inflamatórios.

33.4 **A.** A DECF ocorre comumente em crianças com sobrepeso que estão na fase da puberdade. É descrita uma marcha de Trendelenburg, em que há inclinação da pelve para baixo e na direção do lado não afetado quando o paciente pisa com a perna correspondente ao lado afetado. Observa-se também um discreto deslocamento do tronco concomitante. A doença de Legg-Calve-Perthes está incluída no diferencial, embora seja mais comum em crianças com 4 a 8 anos. A manifestação da ST é mais aguda. A síndrome de Osgood-Schlatter geralmente se manifesta em crianças atléticas, que apresentam uma sensibilidade reprodutível junto ao tubérculo tibial.

33.5 **D.** A hipótese de abuso infantil deve ser considerada, pois o paciente é uma criança não ambulante. Embora o mecanismo pareça suspeito, não há testemunhas e pode ter havido atraso em procurar atendimento médico. Tratar a lesão, comunicar às autoridades competentes as suas preocupações e obter uma avaliação esquelética são ações essenciais à segurança da criança. Uma avaliação esquelética típica inclui a obtenção de radiografias do crânio, tórax, pelve e dos membros inteiros.

DICAS CLÍNICAS

- Solicite sempre um exame de ultrassonografia e realize uma artrocentese em qualquer criança com febre que se recuse a mover uma articulação. A ST deve ser um diagnóstico de exclusão.
- Considere a hipótese de doença de Legg-Calve-Perthes para meninos com 4 a 8 anos que apresentem claudicação, pois essa é uma condição que requer um alto índice de suspeição.
- O DECF é tratado cirurgicamente, sendo que 30 a 60% dos pacientes podem apresentar doença bilateral. Para evitar o atraso do diagnóstico de um segundo deslizamento, todos os pacientes devem ser submetidos ao seguimento intensivo de um ortopedista, até a conclusão da fase de crescimento.
- Obtenha uma história detalhada (com e sem os pais) e realize o exame físico em crianças que apresentam fraturas, a fim de investigar a possibilidade de abuso infantil.

REFERÊNCIAS

Clark MC: Approach to the child with a limp. Available at: www.uptodate.com. Accessed: June 8, 2010.

Frank G, Mahoney HM, Eppes SC. Musculoskeletal infections in children. *Pediatr Clin North Am.* 2005;52:1083.

Kiang KM, Ogunmodede F, Juni BA, et al. Outbreak of osteomyelitis/septic arthritis caused by kigella kingae among child care center attendees. *Pediatrics.* 2005;116:e206.

Kienstra AJ; Macias CG: Slipped capital femoral epiphysis. Available at: www.uptodate.com. Accessed: May 9, 2012.

Kocher MS. Validation of a clinical prediction rule for the differentiation between septic arthritis and transient synovitis of the hip in children. *J Bone Joint Surg Am.* 2004;86A:1629.

Krogstad P: Bacterial arthritis: Clinical features and diagnosis in infants and children. Available at: www.uptodate.com.

Nelson JD. Skeletal infections in children. *Adv Pediatr Infect Dis.* 1991;6:59.

Nigrovic PA: Overview of hip pain in childhood. Available at: www.uptodate.com. Accessed: April 16, 2012.

Shetty AK, Gedalia A. Septic arthritis in children. *Rheum Dis Clin North Am.* 1998;24:287.

Sonnen GM, Henry NK. Pediatric bone and joint infections: Diagnosis and antimicrobial management. *Pediatr Clin North Am.* 1996;43:933-947.

Viera RL, Levy JA. Bedside ultrasonography to identify hip effusions in pediatric patients. *Ann Emerg Med.* 2010;55:284.

CASO 34

Uma criança de 16 meses é levada ao serviço de emergência (SE) após sofrer um evento tônico-clônico testemunhado pela mãe, em sua casa. A mãe, uma mulher G2 com 32 anos, relata que a criança nasceu de parto normal, após uma gestação completa e sem complicações. A criança nasceu pesando 3,7 kg e recebeu alta em 2 dias. A mãe notou que o filho estava com aparência saudável, não está tomando nenhum medicamento e não viajou recentemente. Na semana anterior, a criança estava ativa e aparentemente sem queixas. A mãe calcula que a convulsão durou cerca de 5 minutos, mas cessou quando o serviço de atendimento pré-hospitalar chegou em sua casa. Os sinais vitais anotados no quadro incluem temperatura de 38,4°C (retal), frequência cardíaca de 130 bpm, frequência respiratória de 24 mpm e pressão arterial sistólica de 100 mmHg. Na avaliação inicial, a criança exibe aparência sadia, nível de perfusão satisfatório e ausência de desconforto respiratório. Seu estado mental voltou aos níveis basais, com base na descrição da mãe. As avaliações adicionais mostraram ausência de erupções e de murmúrios, contudo, a membrana timpânica está eritematosa e saliente. Foi feita a prescrição de paracetamol e a criança deverá permanecer sob observação e ser reavaliada várias vezes no decorrer das próximas horas. Inicialmente, não foram solicitados exames laboratoriais.

- Qual é o diagnóstico mais provável?
- Qual é o próximo passo no tratamento desse paciente?

RESPOSTAS PARA O CASO 34

Convulsão febril

Resumo: trata-se de uma criança de 16 meses que sofreu convulsão febril e apresenta otite média aguda. A combinação de uma convulsão relativamente breve com febre em uma criança dessa faixa etária, que desperta e retorna aos níveis basais de estado mental, é consistente com um diagnóstico de convulsão febril. As manifestações sem complicação requerem a obtenção de uma história detalhada e realização do exame físico, mas raramente há necessidade de exames adicionais. A existência de uma infecção focal, como a otite média, é um achado comum, ainda que não seja essencial ao diagnóstico. Contanto que a criança retorne ao estado basal ativo, a internação hospitalar é desnecessária.

- **Diagnóstico mais provável:** convulsão febril simples e otite média aguda (OMA).
- **Próximo passo no tratamento:** medicação para diminuir a febre, seguida de um período de observação e reavaliação.

ANÁLISE

Objetivos

1. Aprender a definição específica de uma convulsão febril simples.
2. Entender os padrões atuais de abordagem baseada na idade para avaliação de uma convulsão febril simples em paciente pediátrico.
3. Nos casos de infecção recorrente, especificamente a otite média (OM), determinar a necessidade de avaliação e/ou exames adicionais num contexto de convulsão febril simples.

Considerações

Esse bebê sofreu uma convulsão testemunhada enquanto estava em casa. Agora, no SE, não está com febre, exibe boa aparência e voltou ao estado basal. O menino não apresenta déficits neurológicos. Assim como para todos os pacientes doentes atendidos no SE, o exame começa pela avaliação da via aérea, respiração e circulação (ABC). Após esse exame inicial, o paciente é submetido à ressuscitação e estabilização, e a etiologia da convulsão deve ser investigada. Esse aspecto pode ser complexo, considerando o amplo número de potenciais causas. A ameaça imediata mais significativa e preocupante é a possibilidade de infecção do sistema nervoso central (SNC). As causas infecciosas devem ser abordadas primeiro, para que outras etiologias possam ser consideradas.

ABORDAGEM ÀS
Convulsões febris

DEFINIÇÕES

CONVULSÃO FEBRIL SIMPLES: a definição para convulsão febril simples é bastante específica – idade entre 6 e 60 meses; convulsões tônico-clônicas generalizadas; cessação espontânea da convulsão em 15 minutos; volta ao estado mental de alerta após a convulsão; comprovação de febre (> 38,0°C); uma convulsão dentro de um período de 24 horas; e ausência de infecção ou inflamação do sistema nervoso central.

CONVULSÃO FEBRIL COMPLEXA: esse grupo heterogêneo não é assunto deste capítulo. Suas causas, manifestações, avaliações e tratamentos são amplos e complexos. Não há nenhuma recomendação terapêutica padrão. O clínico deve avaliar e tratar as crianças com convulsão febril complexa caso a caso.

BEBÊ COM APARÊNCIA SADIA: um bebê que, tanto aos olhos do cuidador como do médico, pareça estar interagindo de modo satisfatório para a idade, não apresente aumento do esforço para respirar, exiba pele de cor normal e não mostre evidências de desidratação ao exame clínico.

OTITE MÉDIA AGUDA: infecção bacteriana (supurativa) do líquido do ouvido médio, indicada pela manifestação inicial aguda de sinais e sintomas acompanhados de efusão no ouvido médio.

ABORDAGEM CLÍNICA

Uma convulsão febril simples é um evento traumatizante para o cuidador. Na maioria dos casos, a criança tem que ser transportada de ambulância e avaliada por um médico emergencista após a cessação da atividade tônico-clônica. Se a criança não parecer intoxicada, em sofrimento ou com instabilidade hemodinâmica, é recomendável mantê-la sob observação breve. Durante esse período (em geral, 1 hora), o clínico deve discutir, com o cuidador e o pessoal do serviço de atendimento pré-hospitalar, os aspectos relacionados à duração do evento, doenças recentes e novas medicações. Outras informações que podem ser incluídas na história são todas as possíveis exposições a compostos químicos ou medicações no ambiente domiciliar, bem como a existência/ausência de história familiar de distúrbios convulsivos. Do mesmo modo, a ocorrência de febre > 38,0°C deve ser comprovada e podem ser administradas medicações antipiréticas (por via oral ou retal, com base no estado mental do bebê).

Deve ser realizado um exame físico abrangente para procurar especificamente quaisquer fontes de infecção e sinais clínicos preocupantes indicativos de meningite (erupções cutâneas em forma de petéquias; rigidez nucal; falha de engajamento integral ou em retomar os níveis basais de consciência, etc.). É necessário examinar totalmente o corpo da criança, procurando quaisquer sinais de traumatismo ou abuso, como equimoses antigas, arranhaduras ou cicatrizes. O médico deve observar a interação entre a criança e o cuidador para aumentar ou diminuir as suspeitas de um possível abuso.

Os bebês que atendem à definição estrita de uma convulsão febril simples não justificam a realização de exames adicionais (níveis séricos de eletrólitos, glicose, punção lombar e neuroimagem). Múltiplos exames retrospectivos demonstraram a incidência extremamente baixa da meningite bacteriana entre crianças com convulsão febril simples e sem sinais clínicos de meningite. Infelizmente, como a manifestação clínica da meningite bacteriana pode ser mais sutil em crianças com menos de 12 meses, alguns especialistas recomendam realizar uma punção lombar até mesmo em casos de convulsão febril simples, nessa população (6 a 12 meses).*

Os bebês que sofrem infecções recorrentes (enterite bacteriana, infecção do trato urinário ou otite média) acompanhadas de convulsão febril simples devem receber tratamento para a condição subjacente em vez de terem o tratamento padrão mudado. No caso clínico aqui descrito, a criança apresenta OMA.

Otite média aguda

O diagnóstico de OMA requer a detecção no ouvido médio de uma efusão e de sinais de inflamação. A doença ocorre junto a um espectro em que há otite média com efusão, na ausência de infecção bacteriana ou inflamação. O diagnóstico de uma efusão no ouvido médio pode ser confirmado por otoscopia, com achados de bolhas ou nível ar-líquido e uma membrana timpânica apresentando coloração anormal (não translúcida), opaca e/ou imóvel à aplicação de pressão pneumática. A inflamação aguda pode ser confirmada por uma história de febre e otalgia ou visualização direta de uma membrana timpânica saliente e avermelhada.

Acredita-se que *Streptococcus pneumoniae*, *Haemophilus influenzae* não tipificável e *Moraxella catarrhalis* causem mais de 90% dos casos de OMA. Entretanto, os padrões de vacinação atuais podem alterar as etiologias futuras. As complicações da OMA são raras, mas incluem perda da audição, perfuração da membrana timpânica e mastoidite. Neste caso, o aspecto mais preocupante seria uma complicação rara, a extensão intracraniana causadora de meningite, abscesso cerebral ou trombose venosa central. Essas complicações devem ser tratadas, caso a OMA seja detectada no contexto de uma convulsão, principalmente se a criança sofreu uma convulsão febril complexa.

Ainda há muitas controvérsias sobre o momento certo para tratar a OMA com antibióticos. A maioria das diretrizes profissionais recomenda que qualquer criança com menos de 2 meses seja tratada com antibióticos, e as crianças com mais de 2 meses sejam tratadas com uma abordagem de "espera sob observação", caso apresentem sintomas leves ou moderados. A amoxilina continua sendo o fármaco de escolha. O uso amplamente disseminado dos antibióticos no mundo desenvolvido é considerado por muitos o responsável pela baixa incidência das complicações graves da OMA observadas no SE.

---

*N. de R.T. Um estudo de coorte com 704 crianças que apresentaram convulsão febril demonstrou a realização de punção lombar em 38% dos casos. O procedimento não levou a nenhum diagnóstico de meningite bacteriana em pacientes em que esta já não fosse a principal hipótese diagnóstica.

Risco de recorrência da convulsão

Até os 6 anos, um terço das crianças que sofrem uma convulsão febril simples acaba passando por outro evento convulsivo. As crianças que sofrem uma convulsão febril simples apresentam uma probabilidade levemente aumentada de desenvolvimento de epilepsia, mesmo assim o risco continua sendo de apenas 1% nessa população de pacientes.

Prevenção e tratamento

Está comprovado que a terapia antibiótica e/ou antipirética não diminui os índices de recorrência de convulsão febril simples. Os cuidadores frequentemente se sentem oprimidos ao se esforçarem para diminuir a febre tentando evitar a ocorrência de outra convulsão, e por isso é necessário adverti-los de que essas ações não são comprovadamente efetivas em termos de diminuição das recidivas.

O uso contínuo de mediações antiepilépticas (p. ex., ácido valproico, fenobarbital, etc.) não é recomendado para as crianças que sofreram a primeira convulsão febril.

Resolução do caso

A criança pequena citada permaneceu sob observação no SE durante 1 hora. Constatou-se que ela estava brincando, ativa e sem desconforto. Após a realização de um exame físico minucioso, a criança foi liberada para ir para casa com a mãe e ser acompanhada por seu pediatra. Os pais devem ser orientados a retornarem ao SE imediatamente caso a criança volte a apresentar convulsão, alteração de comportamento, vômitos, entre outros sintomas. A expectativa a ser compartilhada é a de que a OMA deve melhorar em 72 horas com o tratamento antibiótico. Caso a melhora não ocorra, eles devem procurar novamente o pediatra ou o SE. Assim como para qualquer paciente pediátrico, recomenda-se tentar entrar em contato com o pediatra do paciente antes da saída do SE.

QUESTÕES DE COMPREENSÃO

34.1 Uma criança de 2 anos é trazida pelos familiares após sofrer, no mesmo dia, um episódio convulsivo. Os familiares relatam que o estado da criança estava normal e, de repente, seu corpo inteiro começou a se contrair em espasmos ritmados que duraram vários minutos. Durante esse episódio, a criança não respondia ao que eles falavam. Após 1 hora, em casa, a criança ainda estava sonolenta e minimamente responsiva. Então, a trouxeram para o SE para ser examinada. A mãe relata que nas últimas 24 horas a criança estava tossindo e apresentava uma secreção nasal límpida, mas seu estado geral era bom. A mãe da paciente é uma mulher de 26 anos, G4, e relata que o filho nasceu de parto normal, após uma gestação completa e sem complicações. O bebê pesava 3,1 kg ao nascer e recebeu alta no segundo dia de pós-parto. Relata, ainda, que o filho foi vacinado com 2 meses e que, hoje, estava se alimentando bem. Os sinais vitais registrados no quadro incluem temperatura de 39,0°C (retal), frequência cardíaca de 140 bpm, frequência respiratória de 30 mpm e pressão arterial sistólica de 80 mmHg. Durante a avaliação inicial (realizada após cerca de 30 minutos da chegada ao

SE), a criança estava sonolenta e fora do estado mental basal, segundo a descrição da mãe. A única anormalidade encontrada nas avaliações adicionais foi uma leve secreção nasal límpida. Os resultados dos exames cardíaco, pulmonar e cutâneo foram normais. Qual dos seguintes critérios indica que se trata de um caso de convulsão febril complexa?

A. A idade da criança.
B. O grau de febre.
C. A natureza tônico-clônica generalizada da convulsão.
D. A falha em retornar aos níveis basais de estado mental após a convulsão.
E. Os sintomas precedentes de infecção no trato respiratório superior.

34.2 Uma criança de 16 meses é trazida pelo serviço de atendimento pré-hospitalar, após sofrer um episódio de tremedeira, que durou 3 minutos, testemunhado pela mãe. Ao chegar ao SE, a criança tinha retornado ao estado mental basal, conforme descrito pela mãe. Ela relata que, nas últimas 24 horas, o bebê estava tossindo e seu estado geral era bom. A mãe, uma mulher de 22 anos, G1, relata que a criança nasceu de parto normal, após uma gestação completa e sem complicações. Afirma que a criança foi vacinada aos 2 meses e, até então, era brincalhona e ativa. Entretanto, há 2 dias, vinha apresentando uma tosse leve e não produtiva. Os sinais vitais registrados no quadro da criança indicam uma temperatura de 39,3°C (retal), frequência cardíaca de 150 bpm, frequência respiratória de 34 mpm e pressão arterial sistólica de 80 mmHg. Durante a avaliação inicial, a criança está aparentemente bem, com perfusão satisfatória e sem desconforto respiratório. Os exames cardíaco e pulmonar estão normais, e não há erupções cutâneas. As orientações de alta hospitalar a serem dadas à mãe da criança devem incluir:

A. Recomendar o uso da terapia antipirética de 24 horas.
B. Recomendar a iniciação de um curso contínuo de medicações anticonvulsivantes, para prevenir o desenvolvimento de epilepsia.
C. Submeter a criança a exames neurológicos ambulatoriais, incluindo eletrencefalografia.
D. Administrar diazepam por via retal, se a criança voltar a ter febre, para prevenir novas convulsões.
E. Acompanhamento adequado da criança por seu pediatra e tranquilização.

34.3 Uma criança de 36 meses é trazida pelo serviço de atendimento pré-hospitalar após sofrer um episódio de tremedeira, que durou 12 minutos, assistido pela mãe. Quando chegou ao SE, a criança estava descansando confortavelmente no leito, em companhia da mãe. Ela relata que o filho sentia puxões na orelha esquerda e estava tossindo há 2 dias, mas seu estado geral era bom. A mãe é uma mulher de 34 anos, G4, e relata que seu filho nasceu de parto normal, após uma gestação completa e sem complicações. A criança tomou todas as vacinas e nunca tinha sofrido uma convulsão. Seus sinais vitais, registrados no quadro, incluem temperatura de 38,4°C (retal), frequência cardíaca de 140 bpm, frequência respiratória de 22 mpm e pressão arterial sistólica de 110 mmHg. Durante a avaliação inicial, a criança aparentava estar bem, com perfusão satisfatória e sem desconforto respiratório. Sua orofaringe estava avermelhada, com tonsilas faríngeas também avermelhadas. A membrana timpânica esquerda está eritematosa e imóvel à insuflação de ar. Não há anormalidades cardíacas nem pulmonares, e também não há erupções cutâneas. Qual é o manejo mais adequado para essa criança?

A. Obter exames laboratoriais (hemograma) para determinar a ocorrência de uma infecção subjacente.
B. Realizar exames de neuroimagem para determinar a existência de uma infecção subjacente no SNC.
C. Tratar a OM à base de terapia conservadora (anti-inflamatórios não esteroides [AINEs]) e dar instruções para que a criança passe por acompanhamento com seu pediatra dentro de 24 horas.
D. Realizar uma punção lombar para determinar a existência de infecção meníngea.
E. Internar a criança para consulta com otorrinolaringologista.

RESPOSTAS

34.1 **D.** Uma convulsão febril simples é caracterizada por critérios estritos. Se a criança não retornar ao estado mental basal logo após a convulsão, mesmo em um contexto febril, sua condição será considerada uma convulsão febril complexa. Nesse caso, devem ser investigadas causas alternativas.

34.2 **E.** Pesquisas mostraram que a convulsão febril simples não pode ser evitada com o uso de antipiréticos nem antiepilépticos. Após a primeira ocorrência, o risco de uma futura epilepsia é baixo e, inicialmente, qualquer ação é desnecessária, enquanto os sintomas seguirem os critérios estritos de convulsão febril simples.

34.3 **C.** Esse paciente teve uma convulsão febril simples e, por isso, existe uma suspeita muito baixa de extensão direta da OMA para dentro do espaço intracraniano. A OMA é a causa da febre e provavelmente está relacionada à convulsão. Como o paciente tem 2 anos, os especialistas recomendam adotar uma abordagem terapêutica de espera sob observação. Uma abordagem alternativa aceitável consiste em administrar antibióticos no SE, mas continuar garantindo o seguimento intensivo do paciente por seu pediatra.

REFERÊNCIAS

American Academy of Pediatrics Subcommittee on Management of Acute Otitis Media. Diagnosis and management of acute otitis media. *Pediatrics.* 2004;113:1451.

Febrile seizures: clinical practice guideline for the long-term management of the child with simple febrile seizures. *Pediatrics.* Jun 2008;121(6):1281-1286.

Fetveit A. Assessment of febrile seizures in children. *Eur J Pediatr.* Jan 2008;167(1):17-27.

Hampers LC, Spina LA. Evaluation and management of pediatric febrile seizures in the emergency department. *Emerg Med Clin North Am.* Feb 2011;29(1):83-93.

CASO 35

Um homem de 57 anos chega ao serviço de emergência (SE) relatando uma história de 1 mês lombalgia progressiva. A dor irradia em direção à parte posterior de ambas as pernas. Ele relata que, no dia anterior, a intensidade da dor aumentou abruptamente. Nos últimos 2 dias, o paciente tem tido dificuldade para urinar e precisa "forçar a saída da urina". Ele também notou que, ao passar o papel higiênico, a pele localizada ao redor do ânus parece estar entorpecida. O paciente trabalha há 30 anos em um armazém e, por causa da lombalgia, está fazendo um serviço mais leve desde o mês passado. Ele nega ter história de traumatismos ou cirurgia na coluna dorsal.

- ▶ Qual é o diagnóstico mais provável?
- ▶ Qual é o próximo passo no diagnóstico?

RESPOSTAS PARA O CASO 35

Lombalgia

Resumo: um funcionário de armazém, de 57 anos, tem história de 1 mês de piora de lombalgia, que irradia bilateralmente para as pernas. A dor aumentou subitamente de intensidade e agora está associada ao entorpecimento perianal e dificuldade para urinar. O paciente nega ter história prévia de traumatismo ou cirurgia.

- **Diagnóstico mais provável:** síndrome da cauda equina (SCE).
- **Próximo passo do diagnóstico:** exame de ressonância magnética (RM) da coluna lombar e sacral.

ANÁLISE

Objetivos

1. Revisar as possíveis etiologias da lombalgia.
2. Aprender a avaliar um paciente com lombalgia.
3. Identificar os "sinais de alerta" associados às causas graves de lombalgia.

Considerações

A lombalgia é uma queixa comum e pode ser causada por múltiplos processos patológicos. Apesar de as causas mecânicas benignas serem mais frequentes, o médico emergencista precisa considerar os diagnósticos "imperdíveis": SCE, fratura espinal, infecção espinal (abscesso epidural ou espondilite) e malignidade. Uma anamnese detalhada e um exame físico abrangente fornecem informações importantes para a identificação dos "sinais de alerta" que podem ser indicativos da existência de uma doença grave (Quadro 35.1). A maioria dos pacientes com lombalgia dispensa exames diagnósticos no SE. Entretanto, diante da suspeita de uma etiologia grave, pode ser necessário realizar exames laborato-

Quadro 35.1 • SINAIS E SINTOMAS DE "ALERTA" NA LOMBALGIA
Pacientes com menos de 18 anos ou mais de 50 anos
Traumatismo significativo (ou traumatismo leve em paciente com mais de 50 anos)
Uso crônico de esteroide
Osteoporose
História de câncer
Infecção recente
Imunocomprometimento
História de uso de drogas intravenosas
Dor que piora à noite, com duração superior a 6 semanas ou refratária a analgésicos e repouso
Sintomas sistêmicos associados (febre, perda de peso inexplicável, mal-estar, sudorese noturna, diaforese, náusea, síncope)
Manifestação inicial aguda
Uso de anticoagulantes ou coagulopatia
Sinais vitais anormais (incluindo a pressão arterial ou déficits de pulsação)
Déficits neurológicos (enfraquecimento dos membros, entorpecimento, parestesias, perda do tônus do esfincter retal, retenção urinária)

riais e de imagem. Em geral, o controle da dor é a maior prioridade nesses pacientes. Se o paciente estiver com doença grave, poderá ser necessário estabilizar via aérea, respiração, circulação (ABC) e providenciar uma consultoria com um cirurgião.

ABORDAGEM À Lombalgia

ABORDAGEM CLÍNICA

A lombalgia está em segundo lugar entre as queixas mais comum que mais levam as pessoas a procurarem os médicos da assistência primária: 70 a 90% dos indivíduos adultos sofrem de lombalgia aguda em algum momento da vida. O diagnóstico diferencial da lombalgia é extenso. Entre as causas comuns estão tensão muscular, lesão de ligamento, osteoartrite, hérnia de disco, espondilolistese e fratura. As etiologias infecciosas são os abscessos epidurais, a espondilite, a disquite e o herpes-zóster. As malignidades causadoras de lombalgia podem ser primárias ou, mais frequentemente, metastáticas. Doenças reumatológicas, como a espondilite anquilosante e a síndrome de Reiter, são outras considerações. A lombalgia também pode ser referida a partir de diversas fontes gastrintestinais, geniturinárias, ginecológicas e vasculares (mais ominosamente, a partir de um aneurisma aórtico). Entre outras causas, estão a crise dolorosa falciforme e a lombalgia funcional.

A história e o exame físico são importantes para distinguir entre causas benignas e causas potencialmente prejudiciais à vida. O Quadro 35.2 descreve os achados em geral apresentados por pacientes cujas causas da lombalgia são do tipo "imperdíveis". Durante a obtenção da história, é importante perguntar a localização, duração e momento em que a dor surgiu; quais são os fatores agravantes e aliviadores; quais são os sintomas associados; a história profissional; história de traumatismo; e história médica pregressa (incluindo as comorbidades, medicações e história familiar).

O médico emergencista deve observar os sinais vitais do paciente, pois quaisquer anormalidades podem ser preditivas de um processo patológico prejudicial à vida (p. ex., hipotensão decorrente de sepse ou de um aneurisma aórtico abdominal [AAA] roto). O exame físico deve buscar sinais de doença sistêmica e possíveis fontes de lombalgia referida. Se possível, a marcha e a amplitude de movimentos da coluna dorsal devem ser observados. A inspeção da coluna dorsal permite identificar a existência de anormalidades ósseas, como escoliose e lesões cutâneas sugestivas de infecção (eritema, calor) ou traumatismo (edema, equimose). A coluna dorsal deve ser palpada a fim de isolar a área de sensibilidade máxima. A detecção de uma dor pontual sobre os processos espinais pode indicar a existência de uma lesão destrutiva na espinha. A dor forte ou excessiva está associada a uma suspeita aumentada de infecção espinal aguda ou AAA. O exame neurológico deve enfocar a identificação de qualquer tipo de enfraquecimento, perda sensorial em dermátomo e diminuição ou ausência dos reflexos tendíneos. No teste de levantamento da perna estendida (LPE), o examinador eleva passivamente a perna do paciente posicionado em supinação (com o joelho estendido), em 30 a 70 graus. Se o LPE deflagrar uma dor radicular na região lombar que irradia para baixo, descendo pela perna até o joelho, esse achado é indicativo de irritação da raiz do nervo ciático. Esse teste é mais sensível (80%) do que específico (40%). Um

Quadro 35.2 • CAUSAS "IMPERDÍVEIS" DE LOMBALGIA

Doença	Etiologia	Manifestação clínica	Diagnóstico	Tratamento
Síndrome da cauda equina	Múltiplas herniações de disco centrais, raízes nervosas bilaterais	Dor e enfraquecimento bilateral na perna, retenção urinária e incontinência por excesso de fluxo, diminuição do tônus retal, anestesia em sela	TC, RM (exame de imagem preferido)	Dexametasona IV, descompressão cirúrgica emergencial
Fratura espinal	Traumatismo contuso significativo ou traumatismo mínimo em paciente com osteoporose	Sensibilidade na linha média, ao longo da coluna espinal	Radiografia plana, TC	Consultoria do ortopedista; pode requerer internação
Infecção espinal	Mais causada por *Staphylococcus aureus*; fatores de risco: uso de drogas IV, idade avançada, imunocomprometimento, alcoolismo, infecção bacteriana recente ou traumatismo dorsal	Lombalgia (até mesmo em repouso/à noite), febre, culturas de linha média, dor ao longo da espinha; déficits neurológicos focais como achado tardio	Hemograma completo, VHS, radiografia plana, TC, mileografia, RM (exame de imagem preferido)	Antibióticos IV, drenagem e descompressão cirúrgicas
Malignidade	Mais comumente metastática (de mama, próstata e pulmão são comuns); também pode ser primária (p. ex., mieloma múltiplo, leucemia, linfoma)	Dor com duração > 1 mês, que piora à noite, não aliviada pelo repouso; perda de peso inexplicável; sensibilidade espinal leve a moderada	Hemograma completo, VHS, radiografia plana, TC, RM	Possíveis benefícios com a administração IV de dexametasona e radioterapia

IV, intravenosa; TC, tomografia computadorizada; RM, ressonância magnética; VHS, velocidade de hemossedimentação.

resultado positivo no LPE cruzado (a elevação da perna não afetada provoca dor na perna afetada) é bastante específico (90%), mas pouco sensível (25%). O exame retal digital é recomendado para pacientes que apresentam dor intensa ou déficits neurológicos, para avaliação do tônus do esfincter e da sensação perianal.

A maioria dos pacientes com lombalgia dispensa a realização de quaisquer exames diagnósticos ou exames de imagem no SE. A história e o exame físico podem ajudar a isolar a maioria dos pacientes com lombalgia musculoesquelética autolimitada simples da minoria dos pacientes que apresentam outras causas subjacentes mais graves. Havendo preocupação com a possibilidade de causas reumatológicas, malignas ou infecciosas, pode ser útil obter um hemograma completo, velocidade de hemossedimentação (VHS) e exame de urina. As indicações para a obtenção de radiografias planas incluem a idade < 18 anos ou > 50 anos; traumatismo recente; história ou suspeita de malignidade; dor com duração > 4 a 6 semanas; história de febre, uso de drogas IV ou imunocomprometimento; e déficits neurológicos progressivos. A realização de exames de imagem de tomografia computadorizada (TC) ou RM adicionais pode ser necessária, caso haja uma forte suspeita de fratura, infecção espinal, malignidade ou SCE.

Tratamento

Se um paciente com lombalgia apresentar instabilidade hemodinâmica, o monitoramento cardíaco e a ressuscitação com líquido intravenoso (IV) são medidas obrigatórias. Havendo suspeita de infecção, recomenda-se administrar antibióticos. Os pacientes estáveis são beneficiados pelo tratamento da dor. Dependendo da gravidade da dor, pode ser necessário administrar narcóticos IV, como a morfina ou o fentanil. Se a dor não for tão intensa, a administração via oral de narcóticos ou anti-inflamatórios não esteroides (AINEs) pode ser suficiente. Os benzodiazepínicos podem ser úteis como auxiliares para promoção de relaxamento muscular e sedação.

Os pacientes com lombalgia musculoesquelética simples podem ser tratados com controle da dor (primariamente, paracetamol e AINEs). Os narcóticos orais podem ser usados por curtos períodos se a dor não for adequadamente controlada pelas medicações referidas. A aplicação local de calor ou frio pode aliviar um pouco a dor. Embora o repouso absoluto tenha sido o tratamento recomendado no passado, foi comprovado que a retomada das atividades normais do dia a dia acelera a recuperação e a resolução da dor. O exercício extenuante deve ser evitado, até o desaparecimento da dor aguda. Quase todos os pacientes que recebem tratamento conservador se recuperam em 4 a 6 semanas.

A internação deve ser considerada para os pacientes cujas etiologias subjacentes requeiram tratamento; pacientes com sinais vitais anormais; pacientes que necessitem de narcóticos IV para controle da dor; e pacientes incapacitados de andar.

QUESTÕES DE COMPREENSÃO

35.1 Qual das seguintes alternativas descreve a localização mais comum da hérnia de disco na região da espinha lombar?

A. L1-L2.
B. L2-L3.
C. L3-L4.
D. L4-L5.

35.2 Qual é o achado mais sensível para SCE?

A. Diminuição do tônus do esfincter anal.
B. Anestesia em sela.
C. Retenção urinária.
D. Enfraquecimento ou entorpecimento de membros inferiores.

35.3 Uma mulher de 27 anos procura atendimento no SE apresentando uma história de 1 semana de dor progressiva, que irradia da espinha lombar para baixo, até a parte posterior da perna. Seu exame físico resultou normal, exceto pelas queixas de lombalgia associada ao movimento. Qual é o exame de imagem mais apropriado para esse caso?

A. Os exames de imagem são desnecessários e uma terapia conservativa deve ser tentada.
B. Obter radiografias planas da espinha lombar.
C. RM.
D. TC.

RESPOSTAS

35.1 **D.** O interespaço L4-L5 é o mais afetado.

35.2 **C.** A retenção urinária com incontinência por excesso de fluxo é o achado mais sensível para síndrome da cauda equina (90%).

35.3 **A.** Os exames de imagem são desnecessários. Se a história e o exame físico da paciente não revelam a existência de fatores de risco de outras doenças graves além da ciática, deve ser instituído o tratamento conservador, sem realização de nenhum exame diagnóstico no SE.

DICAS CLÍNICAS

- A maioria dos pacientes com lombalgia aguda apresenta resolução dos sintomas em 4 a 6 semanas.
- A dor que interfere no sono, as perdas de peso não intencionais significativas ou a febre são todas sugestivas de uma causa infecciosa ou neoplásica da lombalgia. A lombalgia associada à disfunção de intestino e bexiga permite a suspeita de SCE.
- A maioria dos pacientes dispensa exames diagnósticos ou exames de imagem. Entretanto, a realização de exames adicionais pode ser recomendável, se houver preocupação com a possibilidade de processos reumatológicos, infecciosos e neoplásicos, fraturas, ou SCE.
- O controle da dor é importante para o tratamento de pacientes com lombalgia. O paracetamol, os AINEs e os narcóticos são todos opções viáveis.

REFERÊNCIAS

Deyo RA, Weinstein JN. Low back pain. N Engl J Med. 2001;344:363-370.

Frohna WJ, Della-Giustina D. Neck and back pain. Tintinalli's Emergency Medicine: A Comprehensive Study Guide. 7th ed. New York, NY: McGraw-Hill; 2011; Chapter 276.

Hermance TC, Boggs LR. Chapter 19: Arthitis and back pain. Stone CK, Humphries RL: *Current Diagnosis and Treatment: Emergency Medicine*. 6th ed. Available at: http://www.accessmedicine.com/content.aspx?aID=3100883.

Jarvik JG, Deyo RA. Diagnostic evaluation of low back pain with emphasis on imaging. Ann Intern Med. 2002;137:586-597.

Marx JA, Hockberger RS, Walls RM, eds. Rosen's Emergency Medicine: Concepts and Clinical Practice. 6th ed. Philadelphia, PA: Mosby Elsevier; 2006:260-268, 701-717.

Morris EW, Di Paola M, Vallence R, Waddell G. Diagnosis and decision making in lumbar disk prolapse and nerve entrapment. Spine. 1986;11:436.

CASO 36

Uma idosa de 70 anos é transferida de uma casa de repouso para o serviço de emergência (SE) por apresentar febre e falta de ar. Segundo relata sua filha, a paciente está com tosse produtiva há 2 dias e hoje começou a sentir mais falta de ar e a tornar-se menos responsiva. A história médica pregressa da paciente é significativa para diabetes melito, hipertensão e colesterol alto. Seus sinais vitais incluem temperatura de 38,9°C, frequência cardíaca de 104 bpm, pressão arterial de 130/85 mmHg, frequência respiratória de 28 mpm e saturação de oxigênio ao ar ambiente de 91% (96% com 3 L/min de oxigênio suplementar via cânula nasal). Ao exame, ela está desperta, mas responde lentamente às perguntas. Sua filha relata que ela costuma estar mais alerta do que está agora. A pele da paciente está ressecada e quente ao toque. Suas bulhas cardíacas estão regulares e ela está levemente taquicárdica, sem B_3 ou B_4. À ausculta pulmonar, ela apresenta roncos junto à base direita. A paciente não apresenta nenhuma distensão venosa jugular, edema em membro inferior ou sensibilidade na panturrilha.

- Qual é o diagnóstico mais provável?
- Como essa paciente deve ser tratada?

RESPOSTAS PARA O CASO 36

Pneumonia bacteriana

Resumo: uma mulher de 70 anos é trazida de uma casa de repouso por apresentar febre, tosse produtiva e falta de ar. Ao exame, está febril, levemente taquicárdica, taquipneica e hipóxica ao ar ambiente. A paciente apresenta roncos na base do pulmão direito, mas não tem quaisquer sinais de insuficiência cardíaca congestiva nem trombose venosa profunda nas extremidades.

- **Diagnóstico mais provável:** pneumonia associada aos cuidados de saúde.
- **Tratamento:** suplementação de oxigênio, antibióticos por meio intravenoso (IV), hemocultura e cultura de escarro, e internação.

ANÁLISE

Objetivos

1. Definir a pneumonia adquirida na comunidade *versus* a pneumonia associada aos cuidados de saúde.
2. Descrever as várias manifestações clínicas da pneumonia.
3. Aprender a tratar a pneumonia, incluindo as melhores opções de administração empírica de antibióticos.

Considerações

Essa mulher de 70 anos apresenta achados de história e exame físico consistentes com pneumonia. **A pneumonia é a causa mais comum de morte por doença infecciosa e está em sétimo lugar entre as principais causas de morte nos Estados Unidos.*** As manifestações clínicas e os organismos etiológicos comuns variam entre as diferentes populações. Por ser residente de uma casa de repouso, essa paciente apresenta risco aumentado de infecção por bactérias multifarmacorresistentes (MFR). A pneumonia pode estar associada a uma morbidade e mortalidade significativas, em especial entre pacientes imunocomprometidos e idosos. Entretanto, a pronta iniciação da terapia pode resultar na obtenção de resultados finais mais satisfatórios pelos pacientes. O tratamento inclui a administração empírica de antibióticos apropriados, avaliação da doença e suporte respiratório.

---

*N. de R.T. As doenças do aparelho respiratório constituem a quinta maior causa de óbitos no Brasil, e, dentre essas, a pneumonia é a segunda mais frequente, com 35.903 mortes em 2005, sendo 8,4% delas em menores de 5 anos e 61% nos maiores de 70 anos. O coeficiente de mortalidade específica por pneumonia, que tinha uma tendência ascendente no período entre 2001-2004, diminuiu para níveis abaixo de 20/100.000 habitantes no ano de 2005, último dado disponível do Ministério da Saúde quanto a estatísticas de mortalidade.

ABORDAGEM À
Pneumonia bacteriana

DEFINIÇÕES

PNEUMONIA ADQUIRIDA NA COMUNIDADE (PAC): pneumonia que acomete indivíduos da população em geral ou que vivem na comunidade.

PNEUMONIA ADQUIRIDA NO HOSPITAL (PAH): pneumonia que se manifesta em 48 horas ou mais após a internação hospitalar. A PAH inclui a pneumonia associada à ventilação mecânica (PAV; uma infecção que se desenvolve em mais de 48 a 72 horas após a intubação endotraqueal).

PNEUMONIA ASSOCIADA AOS CUIDADOS DE SAÚDE (PACS): pneumonia que ocorre em um paciente submetido ao contato intenso com cuidados de saúde (antibióticos intravenosos [IV], quimioterapia ou tratamento de feridas nos últimos 30 dias; residentes de casas de repouso ou de instituições de terapia de longa duração; internação por no mínimo 2 dias, nos últimos 90 dias; hemodiálise).

ABORDAGEM CLÍNICA

A pneumonia é causada pela aspiração ou inalação de organismos patogênicos para dentro dos pulmões ou, menos comumente, via disseminação hematógena. Dessa forma, os pacientes com defesa comprometida (depuração mucociliar ou sistema imune geral) e aqueles com risco aumentado de bacteriemia ou aspiração apresentam maior risco de desenvolvimento de pneumonia. Esses pacientes de alto risco incluem idosos, fumantes, indivíduos com reflexo de ânsia comprometido e pacientes positivos para infecção pelo vírus da imunodeficiência humana (HIV). As infecções respiratórias virais também podem levar ao desenvolvimento de uma pneumonia bacteriana sobreposta.

Os agentes causasadores de PAC mais comuns são *Streptococcus pneumoniae*, *Haemophilus influenzae*, *Legionella*, *Mycoplasma* e *Chlamydia*. A PAH e a PACS são mais produzidas por bacilos gram-negativos aeróbios, como *Pseudomonas aeruginosa*, *Escherichia coli*, *Klebsiella pneumoniae* e *Acinetobacter*. As pneumonias por aspiração costumam ser polimicrobianas, incluindo organismos anaeróbios como *Peptostreptococcus*, *Bacteroides* e *Fusobacterium*. Os pacientes imunocomprometidos apresentam risco de infecção por patógenos bacterianos, fúngicos e virais incomuns (p. ex., *Aspergillus*, citomegalovírus, tuberculose, *Pneumocystis jiroveci*). Embora o organismo etiológico específico não possa ser identificado com segurança sem confirmação sorológica ou microbiológica, a informação fornecida pela história pode ajudar a estreitar a lista de prováveis patógenos, com base na sintomatologia clínica e nos fatores de risco de infecções específicas (Quadro 36.1).

A manifestação típica da pneumonia bacteriana inclui febre, tosse produtiva com escarro purulento, dispneia e dor torácica pleurítica. Entretanto, os pacientes

Quadro 36.1 • ORGANISMOS ESPECÍFICOS, FATORES DE RISCO E MANIFESTAÇÕES CLÁSSICAS

Organismo	Fatores de risco	Manifestação clínica clássica
Chlamydia	Exposição a indivíduos infectados	Doença subaguda leve; febre, dor de garganta, tosse não produtiva
Haemophilus influenzae	Diabetes, doença pulmonar obstrutiva crônica, malignidade, alcoolismo, desnutrição, anemia falciforme, imunocomprometimento	Piora insidiosa da tosse crônica e produção de escarro (a manifestação inicial aguda é menos comum)
Klebsiella pneumoniae	Diabetes, alcoolismo, doença incapacitante crônica, risco de aspiração	Febre de aparecimento agudo, rigidez, dor torácica, escarro com aspecto de "geleia de groselha"
Legionella	Fumantes, pacientes transplantados, imunocomprometimento, doença pulmonar crônica	Doença grave com febre alta, letargia, tosse. Pode estar associada a sintomas gastrintestinais (dor abdominal, vômitos, diarreia), miocardite, pancreatite, pielonefrite, sinusite
Mycoplasma	Exposição a indivíduos infectados	Doença subaguda; dor de garganta, tosse, cefaleia, febre, mal-estar; pode estar associada à meringite bolhosa, erupções cutâneas, artrite idiopática juvenil
Pseudomonas aeruginosa	Internação prolongada, residente de casa de repouso, doses altas de esteroide, doença pulmonar estrutural	Pneumonia grave, cianose, confusão
Staphylococcus aureus	Uso abusivo de drogas IV, infecção recente por influenza, doença pulmonar crônica, imunocomprometimento, risco de aspiração	Febre baixa de aparecimento insidioso, dispneia, produção de escarro
Streptococcus pneumoniae	Diabetes, anemia falciforme, esplenectomia, malignidade, alcoolismo, doença cardiovascular, imunocomprometimento, idosos, crianças < 2 anos	Aparecimento abrupto de quadro de calafrio, dor torácica pleurítica, escarro sanguinolento ou cor de ferrugem

nos extremos de faixa etária apresentam sintomas respiratórios mínimos ou nulos. Bebês podem ser levados ao SE por apresentarem febre, irritabilidade ou desconforto respiratório. Idosos podem apresentar alteração do estado mental, declínio da função basal ou sepse. Os pacientes com comprometimento do sistema imune também podem apresentar manifestações atípicas.

O exame físico pode revelar ocorrência de febre, taquipneia, taquicardia ou hipóxia. Uma doença grave pode ser oculta por um intenso desconforto respiratório, hipóxia marcante, cianose, alteração do estado mental ou hipotensão. À ausculta, é possível detectar sibilos, roncos, estertores ou murmúrio respiratório bronquial. A detecção de murmúrio respiratório diminuído e macicez à percussão sugere a existência de uma efusão pleural. O exame dos pacientes nos extremos de idade e dos pacientes imunossuprimidos pode revelar achados atípicos. Por exemplo, os idosos geralmente são afebris (e até hipotérmicos). Nesses pacientes, a taquipneia pode ser o sinal mais sensível de pneumonia.

Uma radiografia torácica é importante como ferramenta diagnóstica em casos de pacientes com suspeita de pneumonia, uma vez que a detecção de infiltrados pulmonares confirma o diagnóstico. Em alguns casos, um paciente cuja radiografia torácica inicial resultou negativa pode apresentar infiltrados que "desabrocham" após a reidratação ou que podem ser vistos em outros tipos de imagem (p. ex., a tomografia computadorizada [TC] é mais sensível do que a radiografia plana). O aspecto radiográfico dos infiltrados pode sugerir (e não identificar definitivamente) um possível organismo etiológico. Por exemplo, a consolidação lobar é típica de *Streptococcus pneumoniae* ou *Klebsiella. Staphylococcus aureus*, *Pseudomonas* e *Haemophilus influenzae*, em geral, produzem doença multilobar. A presença de infiltrados irregulares é consistente com infecção por *Legionella*, *Mycoplasma* e clamídia. As pneumonias por aspiração costumam resultar em infiltrados nas áreas dependentes dos pulmões (segmento posterior do lobo superior ou segmento superior do lobo inferior). As lesões cavitárias, efusões pleurais e pneumatoceles também podem ser encontradas na pneumonia bacteriana. Os pacientes imunocomprometidos são especialmente propensos a apresentar achados radiográficos atípicos (p. ex., infiltrados mais difusos ou multilobares).

Tratamento

O tratamento inicial dos pacientes com pneumonia inclui avaliação e, quando necessário, estabilização cardiopulmonar que pode requerer oxigênio suplementar ou intubação em casos de pacientes com desconforto respiratório grave ou insuficiência respiratória.

Um curso de antibióticos deve ser iniciado imediatamente, para diminuir a mortalidade e melhorar o desfecho alcançado pelo paciente. Os antibióticos em geral são escolhidos com base nos patógenos mais prováveis, determinados pela avaliação dos fatores de risco, manifestação clínica (inclusive a gravidade dos sintomas e presença de sepse) e achados radiográficos. Os pacientes saudáveis que não tenham usado nenhum agente antimicrobiano nos últimos 3 meses em consequência de uma provável PAC são tratados de modo mais efetivo como um macrolídeo (azitromicina). Os pacientes com comorbidades ou que usaram agente antimicrobiano recentemente devem receber uma fluoroquinolona respiratória (levofloxacina) ou um β-lactâmico (cefpodoxima) acrescido de um macrolídeo, como alternativa razoável. Os pacientes internados na unidade de terapia intensiva (UTI) requerem antibióticos que garantam cobertura contra uma gama de organismos maior. Pode ser usado um β-lactâmico (ceftazidima) adicionado de azitromicina ou fluoroquinolona. Havendo suspeita de infecção por *Pseudomonas* ou infecção adquirida na comunidade causada por *Staphylococcus aureus* resistente à meticilina (MRSA), torna-se necessário o uso de uma cobertura antimicrobiana adicional. Diante da preocupação com a possibilidade de pneumonia, considere a adoção de uma cobertura contra organismos anaeróbios (p. ex., clindamicina).

Os casos preocupantes quanto à possibilidade de PAH ou PACS, envolvendo pacientes com risco de infecção por patógenos MFR, devem ser tratados com terapia combinada de 3 fármacos: (1) cefalosporina antipseudomonas (cefepima, ceftazidima), carbapenêmico antipseudomonas (imipenem ou meropenem), ou piperacilina+tazobactam; (2) fluoroquinolona antipseudomonas (ciprofloxacina ou levofloxacina); e (3) cobertura anti-MRSA (linezolida ou vancomicina).

Os pacientes sem fatores de risco de infecção por organismos MFR podem ser tratados com um único agente: ceftriaxona, ampicilina+sulbactam, ciprofloxacina, moxifloxacina, levofloxacina ou ertapenem.

Disposição

Os fatores de serem considerados incluem a idade do paciente e as comorbidades apresentadas, os achados fornecidos pelo exame físico e exames diagnósticos, a capacidade de tolerar medicações orais, condição social e possibilidade de obter seguimento intensivo. Evidentemente, qualquer paciente apresentando sinais vitais instáveis, desconforto respiratório, hipóxia, infecção grave ou vômito intratável requer internação hospitalar.

QUESTÕES DE COMPREENSÃO

36.1 Um homem de 55 anos, com história de alcoolismo, queixa-se de estar há 1 mês tendo febres subjetivas e tosse produtiva com escarro esverdeado e sanguinolento. O exame revela uma condição dentária precária acompanhada de halitose, sons respiratórios grosseiros e baqueteamento digital. A radiografia torácica mostra a existência de uma lesão cavitária de 2 cm, contendo nível de ar-líquido, localizada no lobo inferior direito. Qual é o tratamento mais apropriado?

A. Isolar o paciente e iniciar o tratamento antituberculose.
B. Iniciar um curso de clindamicina IV.
D. Agendar uma broncoscopia.
E. Liberar o paciente com prescrição de amoxilina-clavulanato oral.

36.2 Uma mulher de 25 anos, sem história médica pregressa, apresenta febre e tosse produtiva. Seus sinais vitais incluem uma temperatura de 38,8°C, frequência cardíaca de 115 bpm, frequência respiratória de 20 mpm, pressão arterial de 115/89 mmHg e oximetria de pulso de 97% sob atmosfera ambiente. Ao exame, roncos são detectados no campo pulmonar direito. A radiografia torácica mostra a existência de um infiltrado no pulmão direito. Qual das seguintes alternativas deve fazer parte do tratamento dessa paciente?

A. Internação para administração de ceftriaxona e vancomicina por via IV.
B. Internação para administração de ceftriaxona e azitromicina por via IV.
C. Tratamento ambulatorial com azitromicina oral.
D. Tratamento ambulatorial com amoxilina oral.

36.3 Um fumante de 65 anos, com história médica pregressa de doença pulmonar obstrutiva crônica e diabetes, apresenta tosse produtiva, calafrios e dor torácica pleurítica. Seus sinais vitais incluem temperatura de 38,9°C, frequência cardíaca de 110 bpm, pressão arterial de 140/89 mmHg, frequência respiratória de 24 mpm e oximetria de pulso de 92% sob atmosfera ambiente. Ao exame, o paciente apresenta um tórax em barril, com sibilos difusos bilateralmente. Sua radiografia torácica revela uma infiltração no lobo inferior do pulmão esquerdo, além de uma efusão pleural. Qual é o melhor tratamento?

A. Tratamento ambulatorial à base de azitromicina.

B. Tratamento ambulatorial à base de levofloxacina.
C. Tratamento de internação com ceftriaxona, azitromicina e vancomicina.
D. Tratamento de internação com ceftriaxona e azitromicina.

36.4 Um paciente de 89 anos, residente de uma casa de repouso, foi trazido de ambulância ao SE por estar com febre e tosse. Seus sinais vitais incluem temperatura de 39,9°C, frequência cardíaca de 120 bpm, pressão arterial de 89/69 mmHg, frequência respiratória de 36 mpm e oximetria de pulso de 88% com utilização de máscara facial unidirecional. O paciente está frio, úmido e letárgico. Os sons respiratórios são bilateralmente grosseiros, embora estejam diminuídos no lado esquerdo. Qual é a intervenção inicial mais apropriada?

A. Administrar antibióticos por via IV.
B. Obter hemoculturas.
C. Intubação.
D. Obter uma radiografia torácica.

RESPOSTAS

36.1 **B.** A história de alcoolismo, a doença periodontal, a duração da condição, os sinais e sintomas e os achados radiográficos são todos sugestivos de uma fonte anaeróbia. A clindamicina confere uma cobertura antimicrobiana apropriada.

36.2 **C.** Trata-se de uma paciente sadia com PAC, que pode ser tratada em caráter ambulatorial, à base de macrolídeo oral. Ela não possui fatores de risco de pneumonia por *Streptococcus* MFR nem quaisquer indicações para internação.

36.3 **D.** Esse paciente é candidato ao tratamento em regime de internação porque apresenta comorbidades e sinais vitais anormais. Entretanto, ele não parece necessitar de internação na UTI. Sendo assim, a combinação de ceftriaxona e azitromicina é a melhor opção entre as alternativas listadas.

36.4 **C.** Embora todas as intervenções listadas sejam apropriadas, esse paciente apresenta hipóxia e desconforto respiratório significativos, apesar de estar recebendo oxigenação suplementar não invasiva. Portanto, a intubação é necessária.

DICAS CLÍNICAS

- A informação fornecida pela história pode ajudar a estreitar a lista de prováveis patógenos, com base na sintomatologia clínica e nos fatores de risco de infecções específicas.
- Os pacientes nos extremos de faixa etária e aqueles com imunocomprometimento podem apresentar manifestações atípicas (clínica e radiograficamente).
- A radiografia torácica, em geral, é o exame diagnóstico mais importante para pacientes com suspeita de pneumonia.
- Os antibióticos empíricos são escolhidos com base nos patógenos mais prováveis (determinados pela avaliação dos fatores de risco, manifestação clínica e achados radiográficos).
- Os fatores a serem considerados para determinar a necessidade de internação incluem a idade do paciente e as comorbidades apresentadas, os achados do exame físico e dos exames diagnósticos, a capacidade de tolerar medicações orais, situação social e capacidade de obter seguimento intensivo.

REFERÊNCIAS

American Thoracic Society, Infectious Diseases Society of America. Guidelines for the management of adults with hospital-acquired, ventilator-associated, and healthcare-associated pneumonia. Am J Respir Crit Care Med. 2005;171:399-416.

File TM. Community-acquired pneumonia. Lancet. 2003;362:1991-2001.

Mandell LA, Wunderink RG, Anzueto A, et al. Infectious Diseases Society of America/American Thoracic Society consensus guidelines on the management of community-acquired pneumonia in adults. Clin Infect Dis. 2007;44:S27-S72.

Metlay JP, Kapoor WN, Fine MJ. Does this patient have community-acquired pneumonia? Diagnosing pneumonia by history and physical examination. JAMA. 1997;278:1440-1445.

Moran GJ, Talan DA. Pneumonia. In: JA Marx, RS Hockberger, RM Walls eds. *Rosen's Emergency Medicine: Concepts and Clinical Practice*. Philadelphia, PA: Mosby/Elsevier; 2010.

Niederman MS, Mandell LA, Anzueto A, et al. Guidelines for the management of adults with community-acquired pneumonia: diagnosis, assessment of severity, antimicrobial therapy, and prevention. Am J Respir Crit Care Med. 2001;163:1730-1754.

Read RC. Evidence-based medicine: empiric antibiotic therapy in community-acquired pneumonia. J Infect. 1999;39:171-178.

CASO 37

Um homem de 43 anos é levado em uma maca pelo serviço de atendimento pré-hospitalar após sofrer um episódio de desmaio. Depois de palpar uma pressão arterial sistólica de 80 mmHg e uma frequência cardíaca de 120 bpm, a equipe de atendimento de emergência instala um acesso intravenoso (IV) de calibre 18 e inicia a infusão de soro fisiológico a caminho do hospital. O paciente relata uma história de 3 a 4 dias de evacuação de fezes escuras e alcatroadas (cerca de 3 a 4 vezes/dia). Hoje, ele desmaiou ao apresentar movimentação intestinal. No momento, o paciente está queixando-se de uma leve dor epigástrica e de tontura ("cabeça leve"). Ele nega ter hematêmese, hematoquesia, dor torácica, dispneia e quaisquer episódios similares no passado. Ele admite beber 1 a 2 copos de cerveja por dia e não procurar tratamento médico regularmente.

Ao exame, seus sinais vitais são uma temperatura de 36,6°C, pressão arterial de 92/45 mmHg (após receber 900 mL de líquido por via IV, antes de chegar ao hospital), frequência cardíaca de 113 bpm e frequência respiratória de 24 mpm. O paciente está pálido e apresenta fezes escuras e ressecadas sobre as pernas. Apresenta uma dor leve à palpação na região epigástrica, contudo, a ausência de rebote ou defesa muscular. Ele não apresenta angioma aracneiforme, ginecomastia, eritema palmar nem asceíte. O exame retal revelou a presença de fezes grosseiramente melânicas.

- Qual é o diagnóstico mais provável?
- Qual é a melhor terapia?

RESPOSTAS PARA O CASO 37

Hemorragia digestiva

Resumo: esse homem de 43 anos apresenta taquicardia e hipotensão subsequentes a vários episódios de melena.

- **Diagnóstico mais provável:** hemorragia digestiva alta com choque hemorrágico.
- **Melhor terapia:** estabilização de via aérea, respiração, circulação (ABC), incluindo acesso IV e ressuscitação volumêmica. Considerar o uso de hemoderivados e inibidores de bomba de prótons. A endoscopia é indicada para o diagnóstico inicial e tratamento.

ANÁLISE

Objetivos

1. Aprender as diferenças entre as manifestações e resultados dos sangramentos nos tratos gastrintestinais (GI) superior e inferior.
2. Entender as prioridades, as avaliações e o tratamento dos pacientes com hemorragia digestiva.

Considerações

Esse homem de 43 anos está em choque hemorrágico de classe III (ver Caso 7), pois está hipotenso e sua frequência cardíaca está em 120 bpm. Esses achados estão correlacionados com uma perda aguda de 1.500 a 2.000 mL de sangue. As prioridades mais importantes são a estabilização, por meio da abordagem do ABC, incluindo a instalação de dois acessos IV de grande calibre, fornecimento de *bolus* de soro fisiológico e monitoramento da pressão arterial, frequência cardíaca, oximetria de pulso e débito urinário. As avaliações laboratoriais devem incluir hemograma completo, eletrólitos, testes de função renal e hepática, ensaios de coagulação, além de tipagem e prova cruzada sanguínea. As principais prioridades são determinar se a hemorragia foi significativa, manter a estabilidade hemodinâmica e determinar se o sangramento é ativo. Após a estabilização, é necessário obter uma história dirigida, a fim de determinar a provável etiologia da hemorragia digestiva. O uso crônico de fármacos anti-inflamatórios não esteroides (AINEs) ou ácido acetilsalicílico pelo paciente pode indicar gastrite. Sua história e seu exame físico não revelam causas óbvias nem sinais de hipertensão portal. Embora a história de fezes alcatroadas seja sugestiva de uma fonte de sangramento no trato GI superior e direcione a avaliação inicial no sentido dessa origem, a possibilidade de sangramento distal ao ligamento de Treitz (sangramento no trato GI inferior) ainda não pode ser excluída. Uma lavagem inicial com água ao ar ambiente via sonda nasogástrica (SNG) pode identificar sangue grosseiro ou líquido cor de "café-terra", que podem estabelecer o diagnóstico de hemorragia digestiva alta, determinar se o sangramento é ativo e determinar a taxa de sangramento. **A endoscopia do trato superior provavelmente é a modalidade diagnóstica e terapêutica de escolha mais valiosa**

para esse paciente. A diferenciação dos pacientes com sangramento GI, em pacientes com potencial sangramento no trato GI superior versus sangramento no trato GI inferior, é importante logo no início, uma vez que os pacientes com sangramento no trato GI superior apresentam um potencial significativamente maior de hemorragia rápida e de grandes volumes, em comparação àqueles com fontes de hemorragia junto ao trato GI inferior. De modo similar, a diferenciação dos pacientes com hemorragia digestiva alta em indivíduos com sangramento varicoso e indivíduos com sangramento não varicoso é útil para iniciar a terapia farmacológica empírica com octreotida dos pacientes com suspeita de sangramento de origem varicosa.

ABORDAGEM À
Hemorragia digestiva

ABORDAGEM CLÍNICA

A hemorragia digestiva é classificada como alta (HDA) ou baixa (HDB), com base em seu aparecimento proximal ou distal em relação ao ligamento de Treitz. As causas comuns de HDA incluem a úlcera péptica, varizes esofágicas ou gástricas, la-

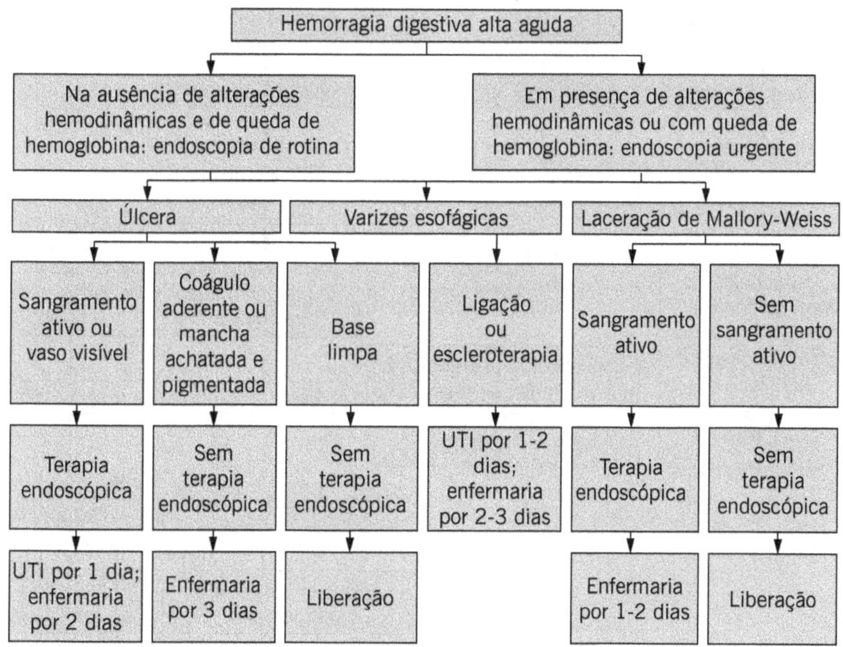

Figura 37.1 Algoritmo para sangramento na HDA.
UTI, unidade de terapia intensiva.

ceração de Mallory-Weiss, esofagite e gastrite (Fig. 37.1). As etiologias mais comuns de sangramento GI inferior são HDB, hemorroidas, diverticulose, angiodisplasia, malignidade, enteropatia inflamatória e condições infecciosas (Fig. 37.2). Em crianças, as causas mais comuns de sangramento GI são o divertículo de Meckel, pólipos, vólvulos e intuscepção.

A hemorragia digestiva também é classificada em evidente ou oculta. O sangramento evidente é clinicamente óbvio e manifesta-se como hematêmese, êmese de cor de "café-terra", melena ou hematoquesia. O sangramento GI oculto ocorre quando um paciente apresenta anemia clínica e/ou anemia microcítica decorrente de uma perda crônica de sangue no GI. Da perspectiva do tratamento médico emergencial, a hemorragia digestiva evidente precisa ser abordada em caráter de urgência, para ressuscitação e controle da fonte de sangramento. Por outro lado, o sangramento GI oculto pode requerer tratamento da anemia sintomática e encaminhamento a um gastrenterologista e/ou cirurgião do aparelho digestivo para identificação e tratamento da fonte de sangramento crônico.

Ao obter a história, o clínico deve enfocar a natureza, duração e quantidade de sangramento. Classicamente, os pacientes com hemorragia digestiva alta apresentam

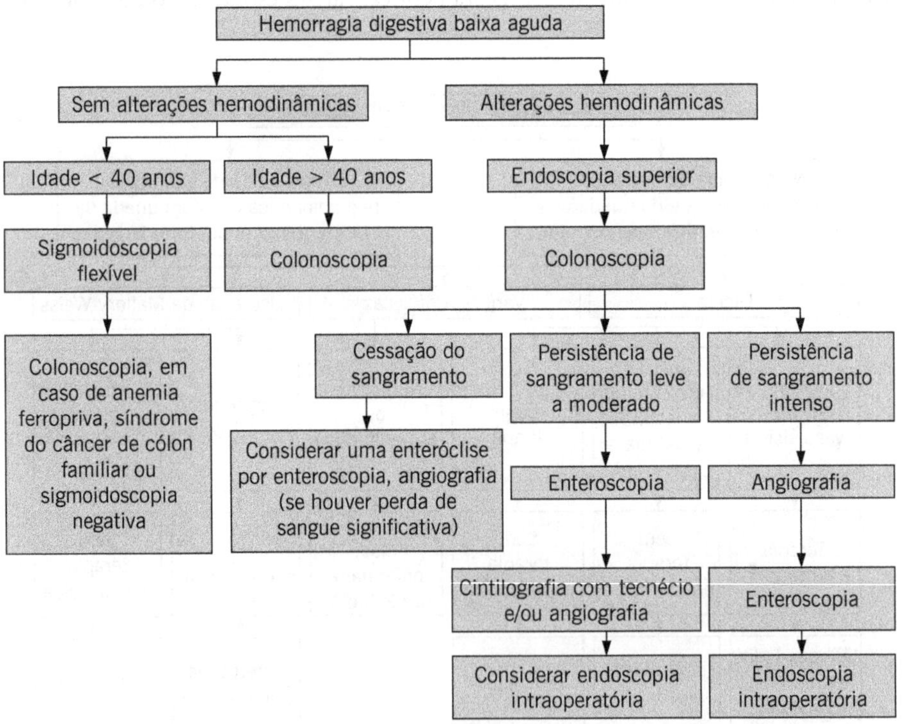

Figura 37.2 Algoritmo sangramento na HDB.

hematêmese e melena, enquanto uma hematoquesia sugere a existência de uma fonte GI inferior. Contudo, isso nem sempre corresponde à realidade, dependendo da velocidade e da quantidade de sangramento. É importante perguntar sobre a ocorrência de desmaios, enfraquecimento, dor torácica, dispneia e confusão, pois esses sintomas sugerem uma perda de sangue significativa. Além disso, a avaliação de fatores de risco ajudará a determinar a causa do sangramento (Quadro 37.1).

Durante o exame físico, é preciso prestar bastante atenção aos sinais vitais e nas evidências de choque hipovolêmico (taquipneia, taquicardia, hipotensão). A pele fria, pálida ou diaforética sugere hipovolemia, enquanto a conjuntiva pálida, leitos ungueais ou membranas mucosas são sugestivas de anemia. Se os estigmas de doença hepática crônica (icterícia, cabeça de medusa, angiomas aracnoides, eritema palmar e ginecomastia) estiverem presentes, a hipótese de sangramento varicoso deve ser considerada como possibilidade de sangramento. O exame abdominal deve enfocar a pesquisa de sinais peritoneais, como defesa muscular e rebote, embora a maioria dos pacientes com sangramento GI não apresente dor abdominal.

Os testes realizados à beira do leito incluem o exame retal para investigação de hemorroidas e fissuras anais, e o teste de sangue oculto nas fezes. Todos os pacientes devem ter instalado uma SNG para administração de solução cristaloide à temperatura ambiente ou lavagem com água. Se houver sangue (vermelho vivo ou cor de "café-terra"), então é mais provável que exista uma fonte GI superior.

Depois que o acesso IV é obtido, uma amostra de sangue deve ser enviada para realização de hemograma completo, eletrólitos, ureia/creatinina, ensaios de coagulação, além de tipagem e rastreamento ou prova cruzada. Em casos de pacientes com dor torácica, disritmia ou fatores de risco de doença arterial coronariana, um eletrocardiograma (ECG) deve ser obtido.

Quadro 37.1 • FONTES DE SANGRAMENTO GI E ASPECTOS CLÍNICOS/FATORES DE RISCO

Etiologia	**Fatores de risco**
Varizes esofágicas e/ou gástricas	Alcoolismo, cirrose
Úlcera péptica	Infecção por *Helicobacter pylori*, uso de AINEs, consumo de álcool, hereditariedade, tabagismo
Gastrite	Uso de AINEs, consumo de álcool, esteroides, queimaduras, traumatismo significativo, lesão na cabeça
Laceração de Mallory-Weiss	Ânsia de vômito ou vômito recente, consumo de álcool, esofagite
Fístula aortoentérica	História de reconstrução aórtica abdominal prévia
Diverticulose	Dieta rica em gorduras, idade avançada
Câncer de colo	Perda de peso, mudança dos hábitos intestinais
Angiodisplasia	Idade avançada, comorbidades cardiovasculares

Tratamento

O tratamento começa pela estabilização do ABC. Talvez seja necessário intubar o paciente para proteger a via aérea e evitar aspiração. O acesso IV (periférico de grande calibre ou central) é de alta prioridade. A ressuscitação volêmica deve começar com 2 L de soro fisiológico ou solução de Ringer lactato. Para pacientes que apresentam instabilidade hemodinâmica após a infusão de cristaloide, com perda de sangue em curso ou cujos níveis de hemoglobina estejam abaixo de 7 mg/dL, deve ser feita a transfusão de concentrado de hemácias (CHAD). O plasma fresco congelado e a vitamina K podem ser indicados para pacientes com coagulopatias causadas por doença hepática ou terapia anticoagulante. Como regra geral, um inibidor de bomba de prótons deve ser administrado em pacientes com HDA, para diminuir as taxas de recorrência de sangramento. A cirurgia é indicada para os casos de sangramento maciço ou refratário.

Em pacientes com sangramento varicoso, a administração de um análogo da somatostatina (p. ex., octreotida) ou de vasopressina pode ser útil. Entretanto, a vasopressina está caindo em desuso por seus efeitos colaterais e devido ao risco de isquemia em órgão-alvo.

Em pacientes com sangramento varicoso intenso, o tamponamento com balão empregando um tubo de Sengstaken-Blakemore pode ser útil para estabelecer o controle temporário do sangramento, enquanto os preparativos para instituição da terapia definitiva são providenciados.

Existem várias modalidades de identificação da fonte de sangramento. Em pacientes com HDA, a endoscopia é o exame de escolha, uma vez que o procedimento também pode ser terapêutico por meio da utilização de *lasers*, eletrocoagulação, injeções esclerosantes, colocação de clipes e ligação com faixas. Para a HDB, a anoscopia, sigmoidoscopia ou colonoscopia são as técnicas preferidas para localização das fontes de sangramento. As cintilografias com hemácias marcadas constituem uma alternativa para pacientes estáveis. Quando a HDB é intensa ou contínua, a angiografia pode ser útil para localizar o sangramento e, em alguns casos, as embolizações angiografia-dirigidas podem ser aplicadas para parar o sangramento.

Em geral, os pacientes com HDB raramente apresentam instabilidade hemodinâmica, exceto quando o processo não é identificado. De modo semelhante, a maioria dos episódios de HDB é autolimitado. O tratamento para esse tipo de sangramento é, portanto, menos urgente do que o tratamento para a HDA. A maioria dos pacientes com HDB pode ser tratada fora da unidade de terapia intensiva (UTI), após receberem tratamento no SE. A prioridade, após o tratamento inicial do paciente com HDB, é a localização do sítio de sangramento. A localização desse sítio permitirá a implementação do procedimento endoscópico, da intervenção radiológica ou de uma terapia cirúrgica, no caso pouco comum de um sangramento que não cesse.

QUESTÕES DE COMPREENSÃO

37.1 Qual das condições a seguir constitui um fator de risco de desenvolvimento de úlcera péptica?

A. Idade > 50 anos.
B. Terapia de reposição de estrogênios.
C. Uso de paracetamol.
D. *Chlamydia trachomatis.*
E. Infecção por *Helicobacter pylori.*

37.2 Um homem de 43 anos queixa-se do início agudo de vômitos contendo sangue vermelho-vivo. Ele nega consumir álcool ou ter história de úlcera péptica. O paciente queixa-se de tontura, parece ansioso e sua pressão arterial está em 120/70 mmHg, enquanto a frequência cardíaca e de 90 bpm. Qual é o próximo passo mais apropriado no tratamento dessa condição?

A. Sulfato de morfina.
B. Exame endoscópico.
C. Radiografia torácica.
D. Ressuscitação com líquido IV.
E. Intubação orotraqueal.

37.3 Com relação ao paciente descrito na Questão 37.2, qual é a melhor modalidade de exame para identificar a fonte de sangramento?

A. Cintilografia com hemácias marcadas.
B. Endoscopia.
C. Angiografia.
D. Laparotomia.
E. Determinação seriada dos níveis de hemoglobina.

37.4 Uma mulher de 58 anos é levada ao SE e queixa-se de um sangramento vermelho-vivo retal, de aparecimento agudo. Ela nega ter dor abdominal e está hemodinamicamente estável. Qual é a etiologia mais provável de sua condição?

A. Varizes.
B. Gastrite.
C. Diverticulose.
D. Laceração de Mallory-Weiss.
E. Úlcera péptica.

RESPOSTAS

37.1 **E.** Os fatores de risco de úlcera péptica incluem a infecção por *H. pylori*, uso de AINEs, consumo de bebidas alcoólicas, hereditariedade e tabagismo.

37.2 **D.** A estabilização do paciente é sempre a primeira prioridade. O ABC é abordado primeiro. Partindo do princípio de que a via aérea e a respiração estão estáveis, então a circulação é abordada em seguida. É muito provável que a administração de líquidos seja útil, uma vez que a tontura e a ansiedade exibidas pelo paciente são sinais de choque hipovolêmico.

37.3 **B.** A endoscopia é a modalidade preferida para identificação da fonte de sangramento no trato GI superior. Os exames com hemácias marcadas são mais empregados na avaliação do sangramento no trato GI inferior.

37.4 **C.** A manifestação clínica dessa paciente é sugestiva de um sangramento no trato GI inferior. As causas comuns desse tipo de sangramento são diverticulose, HDA, hemorroidas, angiodisplasia, malignidade, enteropatia inflamatória e condições inflamatórias. O sangramento associado à diverticulose é descrito como indolor e abrupto, "como se uma torneira de água se abrisse de repente". As outras alternativas são causas comuns de HDA.

DICAS CLÍNICAS

- Embora a maioria das hemorragias digestivas se resolva de maneira espontânea, cada caso é potencialmente ameaçador à vida. As principais prioridades consistem em determinar se houve perda de sangue significativa e manter a estabilidade hemodinâmica.
- Nas HDA, a endoscopia é o exame de escolha porque também pode ser usada como tratamento. A anoscopia, sigmoidoscopia ou colonoscopia são preferidas em casos de sangramento na HDB.
- Em geral, todos os pacientes com hemorragia digestiva são internados. Havendo instabilidade hemodinâmica ou sangramento ativo, esses pacientes devem ser internados na UTI.

REFERÊNCIAS

Abrkun AN, Bardou M, Kuipers EJ, et al. International consensus recommendations on the management of patients with nonvaiceal upper gastrointestinal bleeding. *Ann Intern Med.* 2010;152:101-113.

Barnert J, Messmann H. Diagnosis and management of lower gastrointestinal bleeding. *Nat Rev Gastroenterol Hepat,* 2009;6:637-646.

CASO 38

Uma mulher de 63 anos chega ao serviço de emergência (SE) apresentando desconforto respiratório. Os socorristas que a transportaram não conseguiram obter nenhuma informação sobre sua história médica anterior, mas trouxeram sua sacola de medicações. Uma dessas medicações é a furosemida.

Ao exame, sua temperatura é de 37,5°C, a pressão arterial está em 220/112 mmHg, a frequência cardíaca é de 130 bpm, a frequência respiratória é de 36 mpm e a saturação de oxigênio é de 93% sob condições de alto fluxo de oxigenação. A pele da paciente está fria, pegajosa e diaforética. Ela está alerta, mas só consegue responder o que lhe perguntam com **sim** ou **não**, devido à dispneia. Ela apresenta distensão venosa jugular no ângulo mandibular, estertores em ambos os campos pulmonares e um edema pré-tibial 2+ bilateralmente. Suas bulhas cardíacas estão regulares, ainda que taquicárdicas, com um galope de B_3/B_4.

- ▶ Qual é o diagnóstico mais provável?
- ▶ Qual é o próximo passo mais apropriado?

RESPOSTAS PARA O CASO 38

Insuficiência cardíaca congestiva/edema pulmonar

Resumo: a paciente é uma mulher de 63 anos que está com desconforto respiratório, além de apresentar sinais de insuficiência de bomba e sobrecarga líquida.

- **Diagnóstico mais provável:** insuficiência cardíaca congestiva (ICC) e edema pulmonar
- **Próximo passo mais apropriado:** abordagem de via aérea, respiração, circulação (ABC), redução da pré e pós-carga, e diurese.

ANÁLISE

Objetivos

1. Reconhecer a manifestação clínica e as complicações da insuficiência cadíaca congestiva.
2. Entender o diagnóstico e a abordagem terapêutica da suspeita de ICC.

Considerações

Essa senhora de 63 anos foi trazida ao SE apresentando sinais de insuficiência cardíaca congestiva grave: dispneia, taquipneia, hipóxia, hipertensão e taquicardia. Entre a suas medicações, está a furosemida, sugerindo fortemente uma história de insuficiência cardíaca congestiva. Essa manifestação clínica é clássica da exacerbação da insuficiência cardíaca congestiva. Uma rápida avaliação do ABC, acesso intravenoso (IV) e imediata iniciação da diminuição da pré e da pós-carga, bem como a iniciação da diurese constituem a base da terapia. A suplementação com oxigênio deve ser fornecida. Talvez haja necessidade de instituir uma ventilação de pressão positiva não invasiva (VNI) ou intubação endotraqueal para os casos graves, bem como para aqueles refratários ao tratamento. Depois que o paciente é estabilizado, é importante tentar identificar quaisquer fatores precipitantes da exacerbação. Os exames diagnósticos devem ser dirigidos à exclusão da hipótese de infarto do miocárdio, causa comum de piora de ICC.

ABORDAGEM À

Insuficiência cardíaca congestiva/edema pulmonar

ABORDAGEM CLÍNICA

Os médicos emergencistas devem estar confortáveis para identificar e tratar os pacientes com insuficiência cardíaca (IC), uma vez que essa condição é a causa mais comum de internação de pacientes com mais de 65 anos e exibe uma prevalência em ascensão. A IC está associada a uma morbidade e mortalidade significativas. Os pacientes com IC apresentam uma taxa de mortalidade de 50% decorridos 4 anos do aparecimento dos sintomas.

O lado direito do coração recebe sangue da circulação periférica e o envia para os pulmões para ser oxigenado. O lado esquerdo subsequentemente recebe o sangue oxigenado vindo dos pulmões e o bombeia de volta para a circulação. A interrupção dessas funções leva à perda da capacidade contrátil normal e desenvolvimento de IC. Depois que ocorre IC, o coração torna-se incapaz de fornecer sangue o suficiente para atender às necessidades metabólicas do corpo ou passa a ter que manter pressões de enchimento ventricular elevadas para fazê-lo. O termo "congestivo" refere-se à retenção de líquidos anormal resultante dessa perda de contratilidade. Entre as várias causas de IC, as mais comuns são a arteriopatia coronariana e a hipertensão.

A IC do lado direito resulta no aumento das pressões venosas sistêmicas, enquanto a insuficiência do lado esquerdo causa aumento das pressões venosas pulmonares. Cada uma dessas condições está associada a sintomas e achados físicos diferentes (Quadro 38.1), embora ambas costumam ocorrer ao mesmo tempo.

Essa condição também pode ser dividida em IC decorrente de disfunção sistólica (contratilidade comprometida) *versus* insuficiência resultante de disfunção diastólica (comprometimento do enchimento e relaxamento ventricular). Embora os pacientes com IC comumente tenham ambos os tipos de disfunção, pode ser importante distinguir essas duas condições, uma vez que os pacientes com disfunção diastólica são dependentes da pré-carga. Como consequência, esses indivíduos podem ser sensíveis às reduções dos volumes de enchimento diastólico (em decorrência de venodilatação ou diurese agressiva) e desenvolver hipotensão.

Avaliação clínica

Durante a avaliação, o clínico deve ser capaz de distinguir os pacientes com insuficiência cardíaca congestiva daqueles com outras condições associadas a manifestações clínicas similares, como pneumonia, pneumotórax, embolia pulmonar e exacerbação de doença obstrutiva pulmonar crônica (DPOC) (Quadro 38.2). Além disso, o clínico deve tentar determinar a causa da descompensação da condição do paciente. Os fatores precipitadores mais comuns são as causas cardíacas (p. ex., infarto ou isquemia do miocárdio) e a falta de complacência com as medicações ou restrições dietéticas. Outras causas incluem a hipertensão não controlada, disfunção valvular, arritmia, infecção, sobrecarga de volume, embolia pulmonar, tireotoxicose e etiologias iatrogênicas.

A sequência da avaliação clínica depende da condição clínica do paciente. Aqueles com desconforto respiratório significativo necessitam de intervenções agres-

Quadro 38.1 • MANIFESTAÇÕES COMUNS DA INSUFICIÊNCIA CARDÍACA

Tipo de insuficiência	Sintomas	Achados do exame
Lado direito	Edema periférico, dor no quadrante superior direito, ausência de sintomas pulmonares	Edema dependente, dor no quadrante superior direito, hepatomegalia, reflexo hepatojugular, distensão venosa jugular
Lado esquerdo	Dispneia, ortopneia, dispneia paroxística noturna, fadiga, enfraquecimento, tosse	Taquipneia, sibilos ou estalos pulmonares, B_3 ou B_4

Quadro 38.2 • DIAGNÓSTICOS DIFERENCIAIS DA INSUFICIÊNCIA CARDÍACA
Dispneia • Exacerbação da doença obstrutiva pulmonar crônica ou asma • Pneumonia • Pneumotórax • Embolia pulmonar • Efusão pleural • Falta de condicionamento físico ou obesidade
Edema periférico • Trombose venosa profunda • Hipoproteinemia (insuficiência hepática, síndrome nefrótica, insuficiência renal)
Débito cardíaco diminuído • Infarto agudo do miocárdio • Efeito farmacológico • Tamponamento pericárdico • Insuficiência valvular • Disritmia • Hidro ou pneumotórax hipertensivo

sivas, acompanhadas da obtenção de uma anamnese focada, realização de exame físico e exames diagnósticos complementares. Quando o paciente encontra-se estável, é possível obter uma história mais detalhada. Entre os aspectos importantes da história, estão o aparecimento, a duração e o caráter das queixas respiratórias; quaisquer sintomas associados (como dor torácica ou febre); história médica pregressa (incluindo história prévia de cardiopatia e *workup* cardíaco); e medicações em uso (incluindo alterações recentes de doses e quaisquer doses perdidas).

Ao exame, os pacientes com insuficiência cardíaca congestiva podem apresentar sinais de hipoperfusão: pele pegajosa, retardo do reenchimento capilar e pulsos fracos. Se o paciente estiver hipotenso, o monitoramento intrarterial da pressão arterial torna-se importante, pois as aferições não invasivas costumam ser inacuradas em indivíduos com vasoconstrição. Os pacientes podem apresentar estalos, estertores ou sibilos à ausculta. É comum detectar B_3 ou B_4, mas pode ser difícil ouvir essas bulhas em meio à agitação do SE. O exame cardíaco também pode revelar o sopro de um defeito septal ventricular ou de regurgitação mitral aguda, ou ainda um ritmo irregular de fibrilação atrial – todos capazes de precipitar um edema pulmonar agudo. O médico emergencista também deve atentar para qualquer distensão venosa jugular ou edema periférico.

Embora os achados de radiografia possam ser detectados com um atraso de até 6 horas em relação à manifestação dos sintomas clínicos, a radiografia torácica ainda fornece informações valiosas para o clínico. No início da insuficiência cardíaca congestiva, a radiografia torácica mostra uma zona de redistribuição vascular superior (cefalização). À medida que a congestão pulmonar aumenta, o edema intersticial e as linhas B de Kerley tornam-se proeminentes, sendo seguidas de opacificação dos espaços aéreos com edema alveolar. Outros achados possíveis são a cardiomegalia e as efusões pleurais. A radiografia também pode ajudar a excluir outras causas de dispneia e desconforto respiratório (p. ex., pneumotórax ou pneumonia).

Os exames laboratoriais devem incluir um hemograma completo, eletrólitos, ureia/creatinina e exame de urina. Havendo suspeita de síndrome coronariana aguda, deve ser solicitado um ensaio de marcadores de lesão miocárdica. O peptídeo natriurético cerebral (BNP) é um hormônio liberado pelos ventrículos em resposta ao estiramento. O BNP é mais útil em casos de pacientes com quadro clínico misto (p. ex., um paciente com insuficiência cardíaca congestiva e DPOC). Se os níveis de BNP estiverem abaixo de 100 pg/mL, o diagnóstico de IC torna-se improvável. Por outro lado, níveis de BNP acima de 500 pg/mL tornam esse diagnóstico altamente provável. Os níveis intermediários entre esses extremos também possuem significado prognóstico e podem ser usados para monitorar a resposta à terapia. Em pacientes obesos, os níveis de BNP tendem a ser mais baixos do que os níveis esperados com base nos sintomas observados. As alterações dos níveis de BNP são observadas bem depois do estabelecimento do quadro clínico do paciente. Os eletrocardiogramas (ECG) são úteis para detectar evidências de infarto ou isquemia cardíaca e arritmias. As enzimas hepáticas podem ser úteis em casos de pacientes com hepatomegalia, assim como os níveis de lactato são úteis em casos de suspeita de choque cardiogênico.*

Tratamento

O tratamento do edema pulmonar cardiogênico consiste em oxigenação, vasodilatação, diurese e aumento da contratilidade cardíaca, se necessário. O fornecimento de um alto fluxo de oxigênio deve ser a primeira intervenção. A ventilação não invasiva por meio da aplicação de uma pressão de via aérea positiva bifásica ou contínua pode ser necessária diante da persistência da hipóxia. Por fim, o paciente refratário às intervenções mencionadas pode requerer intubação. A vasodilatação é promovida por meio da redução da pré-carga. Isso pode ser conseguido de forma mais efetiva e rápida com a administração de nitroglicerina por via sublingual,** tópica ou IV. No paciente gravemente enfermo, a administração de nitroglicerina por via IV é a melhor opção. A diurese promovida pela furosemida ou bumetanida reduz efetivamente a pré-carga e o volume intravascular, diminuindo assim a congestão pulmonar. Em adição, os inibidores da enzima conversora de angiotensina (ECA) podem atuar na diminuição da pré-carga e no tratamento da insuficiência cardíaca congestiva. A morfina atualmente não é recomendada como terapia padrão para insuficiência cardíaca congestiva, porque seu uso está associado a taxas aumentadas de intubação e internação na UTI. Quando os pacientes não melhoram com essa terapia, torna-se necessário administrar um agente inotrópico (p. ex., dobutamina) para aumentar a contratilidade miocárdica. Se o paciente estiver hipotenso, a dopamina é útil como vasopressor.

---

*N. de R.T. A ultrassonografia torácica à beira do leito pode ser empregada no diagnóstico diferencial do paciente agudamente dispneico. O paciente portador de edema pulmonar cardiogênico manifesta um padrão à ultrassonografia pulmonar, caracterizado pelo aparecimento de múltiplos artefatos pleurais em "cauda de cometa" (também chamados de linhas B). Esse padrão tem a sensibilidade de 97%, especificidade de 95%, valor preditivo positivo de 87% e valor preditivo negativo de 99% para o diagnóstico de edema pulmonar. Ver: *Relevance of Lung Ultrasound in the Diagnosis of Acute Respiratory Failure: the BLUE Protocol.* Chest 134(1):117-125, 2008.

**N. de R.T. No Brasil, a nitroglicerina sublingual não é disponível no sistema único de saúde (SUS). Assim, caso a rota de administração escolhida seja a sublingual, o nitrato de escolha é a isossorbida de 5 mg.

QUESTÕES DE COMPREENSÃO

38.1 Uma mulher de 62 anos é trazida do consultório de seu médico para o SE, por apresentar exacerbação de insuficiência cardíaca. A paciente sofre de insuficiência cardíaca congestiva, previamente controlada com furosemida e digoxina oral. Qual é a causa mais provável da exacerbação da insuficiência cardíaca congestiva dessa paciente?

A. Disfunção valvular.
B. Arritmia.
C. Isquemia e infarto do miocárdio.
D. Tireotoxicose.

38.2 Ao exame pulmonar, um homem de 55 anos apresenta sintomas de piora de ortopneia, taquipneia e estertores. O fígado é percutido a 6 cm da linha média clavicular. A posição de sua veia jugular é +2 cm em 45 graus. Qual é a melhor descrição do processo patológico em curso nesse paciente?

A. Insuficiência cardíaca do lado direito.
B. Insuficiência cardíaca do lado esquerdo.
C. Insuficiência cardíaca biventricular.
D. Síndrome da angústia respiratória aguda.

38.3 Um homem de 58 anos é trazido ao SE pelos socorristas por apresentar piora de dispneia. Ele está com insuficiência cadíaca congestiva decorrente de doença cardiovascular. Ao exame, sua pressão arterial é de 150/100 mmHg e a frequência cardíaca está em 104 bpm. Ele apresenta distensão venosa jugular e estertores em ambos os campos pulmonares. Qual é o método mais efetivo e rápido de reduzir a pré-carga desse paciente?

A. Diuréticos.
B. Nitroglicerina.
C. Dobutamina.
D. Morfina.

38.4 Uma mulher de 54 anos queixa-se do aparecimento agudo de dispneia e de fadiga. Ela sofre de miocardiopatia induzida por álcool e insuficiência cadíaca congestiva. Qual é o melhor *workup* para essa exacerbação de insuficiência cardíaca congestiva?

A. Radiografia torácica, enzimas cardíacas, eletrocardiograma.
B. Varredura de tomografia computadorizada do tórax, eletrocardiograma, teste de D-dímero.
C. Ecocardiograma, eletrocardiograma, teste de estresse com tálio.
D. Gasometria arterial, enzimas cardíacas, angiografia pulmonar.

RESPOSTAS

38.1 **C.** A isquemia e o infarto do miocárdio são alguns dos fatores precipitantes mais comuns de exacerbação da insuficiência cardíaca congestiva (ao lado da falta de complacência com as medicações).

38.2 **B.** A insuficiência cardíaca de lado esquerdo pode se manifestar como dispneia, ortopneia, dispneia noturna paroxística, taquipneia, estalos ou sibilos, e galope de B_3 ou B_4. A ausência de distensão venosa jugular e/ou hepatomegalia sugere ausência de insuficiência cardíaca do lado direito.

38.3 **B.** A administração de nitroglicerina é a forma mais efetiva e rápida de diminuir a pré-carga em um paciente com insuficiência cadíaca congestiva.

38.4 **A.** O *workup* de uma exacerbação de insuficiência cardíaca congestiva inclui a obtenção de radiografia torácica, eletrocardiograma, eletrólitos, ureia/creatinina e enzimas cardíacas. A determinação dos níveis de BNP também pode ser solicitada.

DICAS CLÍNICAS

- As causas mais comuns de insuficiência cardíaca congestiva incluem a arteriopatia coronariana e a hipertensão, enquanto as causas mais comuns de exacerbação aguda são a isquemia ou infarto do miocárdio e a falta de complacência.
- O BNP é um hormônio liberado pelos ventrículos em resposta ao estiramento. Pode ser útil como marcador de insuficiência cardíaca.
- O tratamento da insuficiência cardíaca congestiva inclui oxigenação, correção da causa subjacente e alívio dos sintomas por vasodilatação, diurese e possível suporte inotrópico.

REFERÊNCIAS

Collins SP, Ronan-Bentle S, Storrow AB. Diagnostic and prognostic usefulness of natriuretic peptides in emergency department patients with dyspnea. Ann Emerg Med. 2003;41:532-544.

Humphries RL. Chapter 32: Cardiac emergencies. Stone CK, Humphries RL. *Current Diagnosis and Treatment: Emergency Medicine.* 6th ed. Available at: http://www.accessmedicine.com/content.aspx?aID=3106633.

Kosowsky JM, Kobayashi L. Acutely decompensated heart failure: diagnostic and therapeutic strategies for the new millennium. Emerg Med Pract. 2002;4(2):1-28.

Maisel AS, Krishnaswamy P, Nowak RM, et al. Rapid measurement of B-type natriuretic peptide in the emergency diagnosis of heart failure. N Engl J Med. 2002;347:161-167.

Niemann JT. Congestive heart failure and cor pulmonale. *Harwood Nuss' Clinical Practice of Emergency Medicine*, 4th ed. 2005.

O'Brien JF, Falk JL. Heart failure. In: Marx JA, Hockberger RS, Walls RM, eds. Rosen's Emergency Medicine: Concepts and Clinical Practice. 7th ed. Philadelphia, PA: Mosby Elsevier; 2009: Chapter 79.

Peacock WF. Congestive heart failure and acute pulmonary edema. In: Tintinalli JE, Kelen GD, Stapczynski JS, eds. Emergency Medicine: A Comprehensive Study Guide. 7th ed. New York, NY: McGraw-Hill; 2011: Chapter 57.

CASO 39

Uma mulher de 25 anos é trazida ao serviço de emergência (SE) pela polícia após tentar invadir um mercado. Ao prendê-la, os policiais notaram que suas pupilas estavam dilatadas e ela parecia estar "alta". A paciente relata que tem "fumado" desde o ano passado. Declara que, quando não "fuma", sente vontade de se drogar, sente muito sono, entra em depressão e seu apetite torna-se enorme. No SE, a paciente se queixa de uma dor torácica. Sua temperatura é de 38°C, a frequência cardíaca é de 120 bpm, e a pressão arterial está em 160/90 mmHg. Suas pupilas estão reativas e medindo 6 mm. A tireoide está normal à palpação. O único achado alterado fornecido pelos exames cardíaco e pulmonar é uma taquicardia. O exame neurológico não forneceu achados significativos.

- Qual é o diagnóstico mais provável?

RESPOSTA PARA O CASO 39

Intoxicação por cocaína

Resumo: essa paciente de 25 anos foi presa enquanto tentava assaltar um mercado. Ela perdeu o emprego por ter chegado atrasada e ter cometido furto, secundariamente ao seu desejo de "fumar". Ela tem precisado de quantidades cada vez maiores de drogas para ficar "alta" e tem fracassado em suas tentativas de parar de "fumar". Ela tem necessidade de se drogar e, quando não consegue, tem sonolência, depressão e hiperfagia. Quando está "alta", a paciente sente euforia e sensação de energia aumentada. Suas pupilas estão amplamente dilatadas; ela está com febre baixa, taquicardia e hipertensão. A paciente relata ter perdido 13,6 kg em 6 meses, de maneira não intencional.

- **Diagnóstico mais provável:** intoxicação por cocaína.

ANÁLISE

Objetivos

1. Reconhecer as manifestações clínicas da intoxicação por cocaína.
2. Conhecer o tratamento para intoxicação aguda por cocaína.

Considerações

Essa paciente apresenta muitos dos sinais e sintomas clínicos de intoxicação por cocaína. A droga é um simpatomimético com características de anestésico local, que possui propriedades vasoconstritoras potentes. A intoxicação aguda por cocaína pode ser uma emergência médica. Entre as complicações rapidamente fatais, estão a hipertensão grave (com dano em órgão-alvo concomitante), hipertermia e disritmia. As bases do tratamento são a administração de benzodiazepínicos (muitas vezes em doses altas) e a instituição de medidas de suporte. Os β-bloqueadores são contraindicados devido ao risco de estimulação α-adrenérgica não contraposto. Pode ser difícil distinguir a intoxicação aguda por cocaína de outras condições, como a pirose, abstinência de sedativos-hipnóticos, intoxicação por outros agentes simpatomiméticos/anticolinérgicos, tireotoxicose e as infecções ou lesões estruturais do sistema nervoso central.

ABORDAGEM À

Intoxicação por cocaína

ABORDAGEM CLÍNICA

A cocaína está em segundo lugar entre as drogas ilícitas mais usadas, precedida apenas para a maconha. Diante desse uso tão disseminado, o número de atendimentos prestados no SE a pacientes com intoxicação por cocaína e complicações associadas aumentou significativamente. Um estudo recente mostrou que 14% dos indivíduos com mais de 12 anos já experimentaram cocaína. Antes da metade da década de 1980, as principais vias de administração da droga eram a via intranasal e a injeção intravenosa (IV) de hidrocloreto de cocaína. Durante os anos 1980, a cocaína-*crack* emergiu como alternativa de escolha. A cocaína frequentemente é combinada a outras drogas para obtenção de efeitos variados. Alguns exemplos são a mistura com heroína ("*speedball*") ou álcool ("*liquid lady*").

A cocaína induz liberação de noradrenalina, adrenalina, serotonina e dopamina. Isso produz um estado estimulatório geral, que inclui vasoconstrição e aumento da contratilidade miocárdica. A cocaína também atua como anestésico local, ao promover o bloqueio dos canais de sódio. Esse efeito também é responsável por muitas das disritmias e anormalidades de condução associadas ao uso da cocaína.

Os sintomas de intoxicação por cocaína incluem euforia, sensação de poder ou agressão, agitação, ansiedade, alucinações (classicamente, formigamento, sensação tátil de insetos rastejando sobre a pele) e ilusões. O exame físico pode revelar midríase, taquicardia, hipertensão, hipertermia, diaforese, tremores ou convulsões. Outras ingestas concomitantes ou contaminações podem resultar em manifestações atípicas (p. ex., manifestação mista de simpatomimético e opiáceo em casos de uso de *speedball*).

O Quadro 39.1 lista as complicações agudas da intoxicação por cocaína. Os efeitos sobre os sistemas cardiovascular e neurológico são alguns dos aspectos mais preocupantes. Em consequência, pode haver disritmias graves, infarto do miocárdio, convulsões e hemorragia subaracnóidea, que potencialmente podem matar o paciente. Os conhecidos *body packers*,* que engolem pacotes de cocaína para contrabandear a droga no interior do país, podem morrer de modo precipitado se os pacotes engolidos romperem dentro do corpo. Os pacientes com convulsões, estado mental alterado, disritmias ou instabilidade hemodinâmica apresentam risco aumentado de desenvolvimento de rabdomiólise. E essa condição, por sua vez, pode resultar em insuficiência renal. Metade dos indivíduos que desenvolvem insuficiência renal aguda morre.

Quadro 39.1 • COMPLICAÇÕES AGUDAS DA INTOXICAÇÃO POR COCAÍNA	
Autonômica	Hipertermia, rabdomiólise, hipertensão, desidratação
Cardíaca	Disritmia, miocardite, endocardite, miocardiopatia, infarto do miocárdio ou isquemia, dissecção da artéria coronária, ruptura aórtica
Sistema nervoso central	Convulsões, hemorragia intracraniana ou infarto, estado mental alterado, infarto da medula espinal, abscesso intracraniano, distonia aguda
Pulmonar	Hemorragia pulmonar, barotrauma (pneumotórax, pneumomediastino, pneumopericárdio), pneumonite, asma, edema pulmonar
Gastrintestinal	Isquemia intestinal, necrose intestinal, infarto esplênico, colite isquêmica, sangramento gastrintestinal
Renal	Insuficiência ou falência renal, infarto renal
Diversas	Trombose venosa profunda, perfuração nasal, sinusite, queimação orofaríngea, infecção (local ou sistêmica), descolamento de placenta, aborto espontâneo

*N. de R.T. No Brasil, emprega-se o termo "mula".

A dor torácica é uma queixa frequente dos pacientes que são atendidos no SE após usarem cocaína. Essa droga causa vasoconstrição coronariana, além de aumentar a demanda miocárdica de oxigênio e a agregação plaquetária. O médico emergencista deve manter um alto grau de suspeita de isquemia e infarto do miocárdio, mesmo diante de uma história atípica e eletrocardiograma inicial normal. Entre 0,7 e 6% desses pacientes apresentam infarto agudo do miocárdio. São, em geral, mais jovens, não brancos, fumantes e sem fatores de risco de doença arterial coronariana. Os benzodiazepínicos, com frequência em doses altas, são úteis para tratar a dor torácica induzida pela cocaína. Havendo suspeita de síndrome coronariana aguda, recomenda-se administrar ácido acetilsalicílico, nitratos e morfina. **Os β-bloqueadores *não* devem ser usados, devido ao risco de efeito α-adrenérgico não contraposto, com consequente aumento da hipertensão e vasoconstrição coronariana.** A terapia trombolítica do infarto agudo do miocárdio deve ser evitada, se houver suspeita de dissecção ou vasoespasmo coronariano, ou se o paciente apresentar hipertensão não controlada. O cateterismo emergência da artéria coronária pode fornecer as melhores informações diagnósticas.

Para o paciente com hipertermia ou agitação, a obtenção de um perfil metabólico básico e a determinação dos níveis de creatina quinase ajudam a excluir as hipóteses de insuficiência renal, acidose metabólica e rabdomiólise. Havendo suspeita de isquemia coronariana ou infarto, torna-se necessário obter eletrocardiograma (ECG) e marcadores de lesão miocárdica. O eletrocardiograma pode revelar a ocorrência de anormalidades de condução (incluindo complexos QRS alargados), disritmias ou anormalidades de segmento ST ou da onda T consistentes com isquemia ou infarto do miocárdio. Os pacientes com estado mental alterado devem ser submetidos ao exame de tomografia computadorizada de encéfalo.

Em geral, os pacientes com intoxicação aguda por cocaína requerem apenas tratamento de suporte, incluindo monitoramento e administração de líquido IV. A melhor forma de controlar a agitação é usando benzodiazepínicos, como lorazepam ou diazepam. As fenotiazinas (como o haloperidol) devem ser evitadas, pois podem baixar o limiar convulsivante, contribuir para a hipertermia e produzir efeitos disrítmicos. As disritmias atriais podem ser responsivas aos benzodiazepínicos ou outras terapias padrão (com exceção dos β-bloqueadores). A administração de bicarbonato de sódio por via IV pode ser realizada em casos de taquicardias de complexo alargado (ou lidocaína, se a disritmia for refratária ao bicarbonato). O fármaco de escolha para tratamento da hipertensão grave é o α-antagonista fentolamina. Também pode ser feita a administração de nitroglicerina ou nitroprussiato por via IV. Mais uma vez, os agentes β-bloqueadores devem ser evitados. Até mesmo o labetalol (α- e β-bloqueador misto) foi associado a uma excessiva morbidade e mortalidade em estudos realizados com animais sobre a toxicidade da cocaína. As convulsões são tratadas com benzodiazepínicos. A hipertermia requer monitoramento contínuo da temperatura central e resfriamento rápido. Os pacientes com rabdomiólise necessitam de uma ressuscitação volêmica intensificada, para a manutenção de um débito urinário de 1 a 3 mL/kg/h.

Os contrabandistas de pacote assintomáticos podem ser intensivamente monitorados e tratados com carvão ativado e polietilenoglicol, para acelerar a evacuação dos pacotes de cocaína. Esses pacotes, em geral, contêm o equivalente a 10 vezes a dose letal de cocaína e, se forem rompidos, são rapidamente fatais. Se o paciente tornar-se hipertenso, hipertérmico ou agitado, ou manifestar-se ainda outros sinais de intoxicação por cocaína, deve ser feita a administração de benzodiazepínicos e um cirurgião deve ser consultado em caráter emergencial para a remoção cirúrgica dos pacotes. A endoscopia geralmente é evitada, devido ao risco de perfuração dos pacotes.

O paciente responsivo à sedação e sem complicações adicionais pode ser liberado do SE, após passar por um período de observação. Os pacientes com dor torácica, alteração de eletrocardiograma, elevação dos marcadores de lesão miocárdica ou que necessitam de um tratamento farmacológico em curso devem ser internados e monitorados, para observação adicional. Os contrabandistas de pacote de drogas devem permanecer sob observação até que todos os pacotes tenham sido evacuados.

QUESTÕES DE COMPREENSÃO

39.1 Um homem de 25 anos é levado ao SE pela polícia, devido a uma suspeita de intoxicação por cocaína. O paciente está bastante agitado (lutando contra cinco policiais fortes) e com olhar selvagem. Ao exame, sua pressão arterial é de 180/100 mmHg e a frequência cardíaca está em 110 bpm. O paciente está com nistagmo rotatório. O exame neurológico revela ausência de anormalidades focais. Qual é o diagnóstico mais provável?

A. Intoxicação por anfetamina.
B. Intoxicação por cocaína.
C. Intoxicação por opiáceo.
D. Intoxicação por fenciclidina.

39.2 Um homem de 28 anos está com pressão arterial extremamente alta (210/130 mmHg) associada a dor torácica e dispneia. O exame de urina para rastreamento de drogas resultou positivo para metabólitos de cocaína. Qual é o próximo passo mais adequado?

A. Administração de albuterol IV.
B. Administração de efedrina IV.
C. Administração de labetalol IV.
D. Administração de lorazepam IV.

39.3 Um homem de 35 anos é trazido ao SE apresentando nível de consciência alterado, sonolência e pupilas aguçadas. Qual é a terapia inicial mais apropriada para esse paciente?

A. Carvão ativado.
B. Bicarbonato.
C. Lorazepam.
D. Naloxona.

RESPOSTAS

39.1 **D.** A intoxicação por fenciclidina se manifesta muitas vezes como agitação, força super-humana e nistagmo rotatório ou vertical.

39.2 **D.** Os benzodiazepínicos podem ser usados como agentes de primeira linha em quase todos os casos de toxicidade de cocaína. A hipertensão é causada pela estimulação simpática. Os β-bloqueadores são contraindicados, pois seu uso pode resultar em estimulação α-adrenégica não contraposta, com exacerbação da dor torácica e hipertensão. A hipertensão irresponsiva aos benzodiazepínicos pode requerer a administração IV de fentolamina, um antagonista α-adrenérgico.

39.3 **D.** Esse paciente provavelmente apresenta intoxicação por opiáceo (sonolência e pupilas aguçadas). A intoxicação por cocaína, em geral, causa agitação e dilatação das pupilas. A naloxona contrapõe o efeito dos opiáceos.

DICAS CLÍNICAS

- As manifestações clínicas da intoxicação por cocaína resultam da superestimulação simpática e vasoconstrição.
- A intoxicação por cocaína pode acarretar complicações prejudiciais à vida, como disritmias, hipertermia e emergências hipertensivas.
- A cocaína pode produzir um efeito do tipo quinidina, prolongando o intervalo QT e causando disritmias de complexo alargado, bradicardia e hipotensão.
- Os β-bloqueadores são evitados no tratamento de pacientes com intoxicação por cocaína, devido ao risco de estimulação α-adrenérgica não contraposta.
- Os benzodiazepínicos são a base do tratamento da toxicidade da cocaína e de muitas de suas complicações.

REFERÊNCIAS

Aghababian RV, Allison EJ Jr, Boyer EW, et al, eds. Essentials of Emergency Medicine. Sudbury, MA: Jones and Bartlett; 2006:798-807.

Marx JA, Hockberger RS, Walls RM, eds. Rosen's Emergency Medicine: Concepts and Clinical Practice. 7th ed. Philadelphia, PA: Mosby Elsevier; 2009.

McCord J, Jneid H, Hollander JE, et al. Management of cocaine-associated chest pain and myocardial infarction: a scientific statement from the American Heart Association Acute Cardiac Care Committee of the Council on Clinical Cardiology. *Circulation.* 2008;117;1897-1907.

Schaider J, Hayden SR, Wolfe R, Barkin R, Rosen P, eds. Rosen and Barkin's 5-Minute Emergency Medicine Consult. 3rd ed. Philadelphia, PA: Lippinott Williams & Wilkins; 2007:238-239.

Tintinalli JE, Kelen GD, Stapczynski JS, eds. Emergency Medicine: A Comprehensive Study Guide. 7th ed. New York, NY: McGraw-Hill; 2011.

CASO 40

Uma mulher de 18 anos é trazida ao serviço de emergência (SE) por um amigo, após ter tomado "um monte" de paracetamol há cerca de 30 minutos. A paciente relata que estava aborrecida com os pais, que se zangaram porque ela chegou tarde em casa, após uma festa. Então, ela engoliu meio frasco de paracetamol 750 mg, apenas para fazer seus pais sentirem remorso. A paciente está chorando, afirma que foi "estúpida" e nega qualquer intenção real de ferir a si mesma ou a outra pessoa. Ela não tem outras queixas e nega tentativas anteriores de se machucar. Ao exame, sua pressão arterial está em 105/60 mmHg, a frequência cardíaca é de 100 bpm e a frequência respiratória, enquanto a paciente chora, é de 24 mpm. Suas pupilas estão iguais e reativas, bilateralmente. Sua esclera está límpida e as membranas mucosas estão úmidas. Os pulmões estão limpos e as bulhas cardíacas, regulares. O exame abdominal resultou benigno, com ruídos hidroaéreos normais. Ela está acordada e alerta, sem déficits neurológicos focais.

- Qual é o próximo passo mais apropriado?
- Quais são as potenciais complicações dessa ingesta?
- Qual é o mecanismo da toxicidade do paracetamol?

RESPOSTAS PARA O CASO 40

Toxicidade do paracetamol

Resumo: a paciente é uma jovem de 18 anos que chegou ao SE apresentando história de 30 minutos de superdosagem aguda de paracetamol. Ela está alerta e orientada, com sinais vitais estáveis.

- **Próximo passo mais apropriado:** obter um acesso intravenoso (IV); solicitar os texames laboratoriais apropriados; administrar carvão ativado; avaliar a necessidade de administrar N-acetilcisteína (NAC).
- **Potenciais complicações:** hipoglicemia, acidose metabólica, insuficiência hepática e insuficiência renal.
- **Mecanismo:** produção do metabólito tóxico N-acetil-p-benzoquinoneimina (NAPQI).

ANÁLISE

Objetivos

1. Saber a abordagem geral do paciente envenenado.
2. Reconhecer os sinais clínicos e sintomas de intoxicação por paracetamol.
3. Compreender a avaliação e o tratamento de pacientes com intoxicação por paracetamol.

Considerações

O paracetamol é um dos analgésicos e antipiréticos mais usados. É comercializado sob diversas formas com ou sem prescrição, e também como componente de medicações rotuladas para alívio da febre, resfriado, tosse e dor. Em consequência, tornou-se o agente vendido sem prescrição médica mais relatado em casos de superdosagem (acidentais ou intencionais), responsável por mais internações por superdosagem do que qualquer outro agente farmacológico. A suspeita de exposição tóxica ao paracetamol é considerada quando mais de 200 mg/kg ou mais de 10 g são ingeridas em uma única dose ou no decorrer de 24 horas. Em adição, a ingesta de mais de 150 mg/kg ou mais de 6 g/dia durante no mínimo 2 dias consecutivos é potencialmente tóxica. A hepatotoxicidade é a complicação mais prejudicial à vida, embora possa ser indolente. Portanto, os níveis séricos de paracetamol e o momento preciso da ingestão são importantes para representar um nomograma que permita avaliar a probabilidade de intoxicação. A paciente desse caso mostra-se acessível em relação à medicação usada na superdosagem. Entretanto, muitos pais escondem ou negam o uso de paracetamol. Por isso, os níveis de paracetamol devem ser determinados em todos os pacientes com suspeita de superdosagem. Apesar do aparecimento de evidências clínicas de hepatotoxicidade poder ocorrer somente em 24 a 72 horas, a terapia com NAC é mais efetiva quando iniciada dentro de 8 horas após a ingesta. Como a paciente relata que a ingesta ocorreu há 30 minutos, há tempo para medir os níveis séricos de paracetamol, realizar a descontaminação com carvão ativado e, então, instituir a terapia com NAC. Quando o tempo é um aspecto preocupante, o tratamento com NAC deve ser iniciado sem demora. A indução de êmese não é recomendada, devido à possibilidade de atraso da terapia. Após a estabilização médica, é importante avaliar o potencial suicida.

ABORDAGEM À
Toxicidade do paracetamol

ABORDAGEM CLÍNICA

Embora as dosagens terapêuticas de paracetamol sejam seguras, as ingestas acima de 200 mg/kg podem acarretar insuficiência hepática e morte. Sob circunstâncias normais, a maior parte do paracetamol é metabolizada no fígado e excretada pelos rins. Cerca de 5% do paracetamol remanescente é excretado inalterado na urina. Outros 5% são metabolizados pelo sistema do citocromo P450 hepático para formar NAPQI. Esse intermediário tóxico é destoxificado, via conjugação com a glutationa. Na superdosagem aguda de paracetamol, a depleção da glutationa leva ao acúmulo de NAPQI que, por sua vez, liga-se às proteínas intracelulares dos hepatócitos e causa toxicidade. A toxicidade do paracetamol pode ser agrupada em quatro fases clínicas (Quadro 40.1).

Avaliação clínica

Ao abordar um paciente envenenado ou que tomou superdosagem, as prioridades do clínico são realizar uma avaliação rápida, estabilizar vias aéreas, respiração, circulação (ABC), descontaminar, minimizar a absorção e administrar antídotos. As informações importantes fornecidas pela história incluem o tipo, a quantidade e o momento da ingesta; sintomas atuais; circunstâncias da ingesta (acidental ou intencional); e possíveis substâncias coingeridas. O exame médico deve enfocar o abdome (sensibilidade no quadrante superior direito) e estado mental (sinais de encefalopatia). É importante realizar um exame físico completo, para investigar a ocorrência de outras síndromes toxicológicas concomitantes (Quadro 40.2). O Quadro 40.3 lista os antídotos comuns. A consulta a um centro de controle de envenenamento local também é recomendada diante de qualquer suspeita de ingesta ou superdosagem.

Os exames diagnósticos incluem a determinação dos níveis séricos de eletrólitos, ureia/creatinina, glicose, níveis de enzimas hepáticas, ensaios de coagulação e exame de urina (além do teste de gravidez, se apropriado). Como os casos de coin-

Quadro 40.1 • FASES CLÍNICAS DA TOXICIDADE DO PARACETAMOL

Fase 1	Fase 2	Fase 3	Fase 4
Período pré-lesão (30 minutos a 24 horas após a ingesta)	Início da lesão hepática (24-72 horas após a ingesta)	Lesão hepática máxima (72-96 horas após a ingesta)	Período de recuperação (4-10 dias após a ingesta)
Sintomas inespecíficos: anorexia, náusea, vômito, mal-estar, diaforese, ansiedade; pode ser assintomática	Náusea, vômito, dor no quadrante abdominal superior direito, dor e sensibilidade epigástricas, elevação das enzimas hepáticas	Anorexia, náusea, vômito, pico de anormalidades enzimáticas hepáticas; insuficiência hepática fulminante (encefalopatia, coagulopatia, hipoglicemia, acidose metabólica), insuficiência renal e morte	Resolução da disfunção hepática

Quadro 40.2 • SÍNDROMES TOXICOLÓGICAS COMUNS

Síndrome toxicológica	Achados clínicos	Agentes comuns
Anticolinérgico	Taquicardia, hipertermia, ressecamento da pele e membranas mucosas, delírio, retenção urinária, midríase, pele avermelhada, ausência de ruídos hidroaéreos	Anti-histamínicos, fenotiazinas, antidepressivos tricíclicos, escopolamina, estramônio, beladona
Colinérgico	Salivação, lacrimação, produção de urina, diarreia, miose, bradicardia, êmese	Inseticidas organofosforados, pilocarpina, noz de areca
Opiáceo	Coma, depressão respiratória, pupilas aguçadas	Codeína, heroína, morfina, meperidina, hidrocodona
Sedativo-hipnótico	Nível de consciência diminuído, depressão respiratória, hipotensão, alterações pupilares variáveis, hipotermia, convulsões	Barbitúricos, benzodiazepínicos
Simpatomimético	Hipertensão, taquicardia, midríase, hiperpirexia, arritmias	Cocaína, metanfetamina, efedrina, *ecstasy*

gesta são comuns, é necessário realizar um rastreamento toxicológico e determinar os níveis de salicilato. Um eletrocardiograma deve ser obtido para avaliar a ocorrência de disritmias associadas a outras substâncias ingeridas e anormalidades eletrolíticas. Se o estado mental do paciente estiver alterado, também é recomendável realizar uma varredura de tomografia computadorizada (TC) do encéfalo. Entretanto, o melhor fator preditor isolado do risco de hepatotoxicidade são os níveis séricos de paracetamol. Essa quantificação deve ser realizada em 4 horas após a ingesta. Se o tempo decorrido desde a ingesta for desconhecido, a medida dos níveis paracetamol deve ser obtida imediatamente. Usando os níveis de paracetamol e o nomograma de Rumack-Matthew, o clínico pode predizer a gravidade da toxicidade e determinar a necessidade de instituir a terapia com NAC (Fig. 40.1). Os níveis de paracetamol medidos entre 4 e 24 horas são representados no gráfico e, se estiverem acima da reta inferior (a reta do tratamento), o curso de NAC deverá ser iniciado. Esse nomograma não é aplicável aos casos de ingesta crônica, ingesta tardia, momento ou duração da ingesta desconhecidos, liberação estendida de paracetamol ou coingestas.

Tratamento

O tratamento inicial do paciente com superdosagem de paracetamol consiste na estabilização do ABC, obtenção de acesso IV e monitoração cardíaca e da saturação do oxigênio. A lavagem gástrica raramente é necessária, devido à rápida absorção gastrintestinal do paracetamol. O carvão ativado pode diminuir a absorção gástrica do fármaco, mas também pode adsorver a NAC administrada por via oral. Por esse motivo, se o paciente receber carvão ativado, poderá ser preferível separar a administração da primeira dose de NAC e a administração do carvão com intervalo de 1 a 2 horas. A NAC, sendo o antídoto para a toxicidade por paracetamol, atua repondo as reservas de glutationa e se combinando ao NAPQI, como substituto da glutationa. É mais efetivo quando administrado dentro de 8 horas após a ingesta. As indicações para o uso de NAC incluem a detecção de níveis tóxicos (determinada com auxílio do nomograma de Rumack-Matthew) ou evidências de insuficiência hepática. O curso de NAC pode ser iniciado empiricamente, caso haja suspeita de superdosagem de

Quadro 40.3 • ANTÍDOTOS COMUNS: DOSES E INDICAÇÕES

Antídoto	Pediátrico	Adulto	Veneno
N-acetilcisteína	140 mg/kg VO; em seguida, 70 mg/kg VO, a cada 4 horas, num total de 18 doses ou 150 mg/kg IV, durante 15 minutos-1 hora; em seguida, 50 mg/kg IV, durante 4 horas; seguida de 100 mg/kg, durante 16 horas		Paracetamol
Carvão ativado	1 g/kg VO		A maioria dos venenos ingeridos
ImuneFab polivalente para *Crotalidae*	4-6 frascos IV, inicialmente por 1 hora; pode repetir 2 frascos a cada 6 horas, por 18 horas		Envenenamento por *Crotalidae* (cascavéis, jararacas e serpentes relacionadas)
Gluconato de cálcio a 10% (9 mg/mL de cálcio elementar)	0,2-0,25 mL/kg IV	10 mL IV	Hipermagnesemia, hipocalcemia (etilenoglicol, ácido hidrofluórico), antagonistas de canal de cálcio, veneno da aranha viúva negra
Cloreto de cálcio 10% (27,2 mg/mL cálcio elementar)	0,6-0,8 mL/kg IV	10-30 mL IV	
Kit de antídoto para cianeto			
Nitrito de amilo	Em geral, não é usado	1 ampola em balão de oxigênio de ressuscitação (30 segundos com 30 segundos sem)	Envenenamento por cianeto
Nitrito de sódio (solução a 3%)	0,33 mL/kg IV	10 mL	Sulfito de hidrogênio (usar somente nitrito de sódio)
Tiossulfato (solução a 25%)	1,65 mL/kg IV	50 mL IV	
Deferoxamina	Dose inicial: 20 mg/kg IM/IV (15 mg/kg/h IV); 1 g (máximo)	Dose inicial: 1 g IM/IV (15 mg/kg/h IV); 6 g/dia (máximo)	Ferro
Glicose	0,5 g/kg IV	1 g/kg IV	Hipoglicemia
Digoxina-imuneFab	(Empírico)	(Empírico)	
Aguda	10-20 frascos IV	10-20 frascos IV	Digoxina e glicosídeos cardíacos
Crônica	1-2 frascos IV	4-6 frascos IV	
Etanol a 10% (para administração IV)	10 mL/kg por 30 minutos; em seguida, 1,2 mL/kg/h[a]		Etilenoglicol, metanol
Ácido fólico/ leucovorina	1-2 mg/kg, a cada 4-6 horas, IV		Metotrexato (apenas leucovorina)
Fomepizol	15 mg/kg IV, seguido de 10 mg/kg/12 horas		Metanol, etilenoglicol, disulfiram
Flumazenil	0,01 mg/kg IV	0,2 mg IV	Benzodiazepínicos
Glucagon	50-150 μg/kg IV	3-10 mg IV	Bloqueador de canal de cálcio, β-bloqueador

(*Continua*)

Quadro 40.3 • ANTÍDOTOS COMUNS: DOSES E INDICAÇÕES *(continuação)*

Antídoto	Pediátrico	Adulto	Veneno
Hidroxicobalamina (pode ser usada com tiossulfato de sódio)	70 mg/kg IV por 30 minutos (5 g no máximo)	5 g IV por 30 minutos	Cianeto, nitroprussiato
Emulsão lipídica IV a 20%	1,5 mL/kg IV por 1 minuto (pode repetir 2 vezes); em seguida, 0,25 mL/kg/min IV	100 mL IV por 1 minuto; em seguida, 400 mL IV por 20 minutos	Bloqueador de canal de cálcio, β-bloqueador (terapia de salvamento)
Azul de metileno	1-2 mg/kg IV Recém-nascidos: 0,3-1 mg/kg	1-2 mg/kg IV	Oxidantes químicos (p. ex., nitritos, benzocaína, sulfonamidas)
Octreotida	1 μg/kg SC, a cada 6 horas	5-100 μg SC, a cada 6 horas	Hipoglicemia refratária subsequente à ingesta de um agente hipoglicêmico
Naloxona	De acordo com a necessidade Dose inicial típica: 0,01 mg/kg IV	De acordo com a necessidade Dose inicial típica: 0,4-2 mg IV	Opiáceo, clonidina
Fisostigmina	0,02 mg/kg IV	0,5-2 mg IV	Substâncias anticolinérgicas (antidepressivos não cíclicos)
Pralidoxima (2-PAM)	20-40 mg/kg IV, seguido de 20 mg/kg/h	1-2 g IV, seguido de 500 mg/h	Substâncias colinérgicas
Protamina	1 mg neutraliza 100 U de heparina não fracionada; administrar durante 15 minutos		Heparina
	0,6 mg/kg IV (empírico)	25-50 mg IV (empírico)	
Piridoxina	Grama a grama de ingesta, se a quantidade de isoniazida for conhecida		Isoniazida, *Gyromitra esculenta*, hidrazina
	70 mg/kg IV (5 g no máximo)	5 g IV	
Bicarbonato de sódio	*Bolus* de 1-2 mEq/kg IV; em seguida, 2 mEq/kg/h IV		Bloqueadores de canal de sódio, alcalinização da urina ou soro
Tiamina	5-10 mg IV	100 mg IV	Síndrome de Wernicke, beri beri "úmido"
Vitamina K_1	1-5 mg/dia VO	20 mg/dia VO	Anticoagulantes (p. ex., varfarina)

[a]Trata-se de uma aproximação. As doses deve ser tituladas para níveis de etanol de 100 a 150 mg/dL.
VO, via oral; SC, subcutânea; IM, intramuscular.

paracetamol e os resultados da medida dos níveis de paracetamol não forem disponibilizados em até 8 horas após a ingesta. A NAC pode ser descontinuada quando os níveis de paracetamol tornarem-se não tóxicos e o paciente estiver assintomático. Qualquer paciente que requeira tratamento com NAC deve ser internado no hospital. Embora o nomograma não seja aplicável a ingestas ocorridas há mais de 24 horas antes da chegada ao SE, a terapia com NAC ainda poderá ser útil.

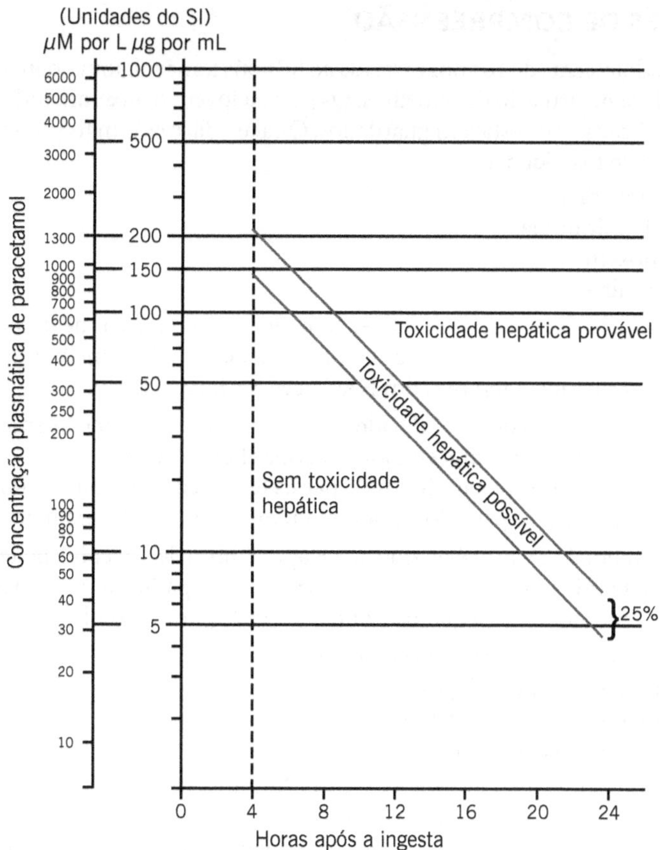

Figura 40.1 Nomograma de toxicidade do paracetamol baseado na concentração sérica de paracetamol *versus* tempo decorrido da ingesta.

O regime padrão de NAC de 72 horas consiste na administração de uma dose de carga oral (140 mg/kg) seguida da administração de doses de manutenção (70 mg/kg, a cada 4 horas, até um total de 17 doses adicionais). Por seu odor e sabor picantes, a NAC oral frequentemente induz náusea e vômito. Pode ser útil diluir o fármaco em suco de fruta ou refresco, bem como administrar agentes antieméticos.

Se o paciente apresenta vômito intratável ou insuficiência hepática fulminante, pode ser indicada a administração de NAC por via IV (dose de carga igual a 150 mg/kg, seguida de 50 mg/kg durante 4 horas e, subsequentemente, por 100 mg/kg durante 16 horas). A NAC IV deve ser usada com cautela, devido à possibilidade de ocorrerem reações anafilactoides associadas à velocidade.

Uma pequena fração de pacientes desenvolve insuficiência hepática fulminante associada a uma taxa de mortalidade de 60 a 80%. A maioria das mortes está associada à ocorrência de insuficiência hepática em 3 a 5 dias após a ingesta, atribuída a edema cerebral, sepse, hemorragia, falência de múltiplos órgãos ou síndrome do desconforto respiratório agudo.

QUESTÕES DE COMPREENSÃO

40.1 Uma adolescente de 16 anos é trazida ao SE após tomar algumas pílulas que a mãe guardava no armário de remédios. Os pais da jovem trouxeram todos os frascos de medicação que estavam guardados. Qual é o fármaco mais preocupante, em termos de toxicidade?

A. Ampicilina.
B. Difenidramina.
C. Fluoxetina.
D. Teofilina.

40.2 Um homem de 34 anos admite ter tomado "todo o frasco" de paracetamol em 36 horas, porque estava com uma forte cefaleia. Qual é o melhor guia para determinar quando a terapia com NAC deve ser iniciada?

A. Iniciar o curso de NAC devido a uma exposição potencialmente tóxica.
B. Níveis séricos de paracetamol e enzimas hepáticas.
C. Representar os níveis séricos de paracetamol em um nomograma.
D. Se já tiverem se passado 24 horas, a terapia com NAC será ineficaz.

40.3 Um homem de 25 anos é trazido ao SE após 1 hora de um episódio testemunhado de superdosagem de 20 a 25 comprimidos de paracetamol. Quando seria o melhor momento para quantificar os níveis de paracetamol?

A. Assim que o paciente chegar ao SE.
B. Em 2 horas após a ingesta.
C. Em 4 horas após a ingesta.
D. Em 8 horas após a ingesta.

40.4 Um professor escolar de 38 anos tomou "muitos comprimidos de paracetamol" e foi constatado que apresentava níveis séricos da ordem de 200 μg/mL. O tempo estimado de pós-ingesta é 8 horas. A primeira dose de NAC, então, é administrada. Qual é o próximo passo no sentido de orientar a terapia?

A. Checar os níveis de paracetamol em 4 horas após a administração de primeira dose de NAC e, se esses níveis estiverem abaixo da reta de toxicidade, então não será necessário administrar doses adicionais de NAC.
B. Checar os níveis de paracetamol em 12 horas após a administração de primeira dose de NAC e, se esses níveis estiverem abaixo da reta de toxicidade, então não será necessário administrar doses adicionais de NAC.
C. Checar os níveis de paracetamol e realizar testes de função hepática em 8 horas após a administração da primeira dose de NAC. Se os resultados obtidos estiverem na faixa normal/não tóxica, então não será necessário administrar doses adicionais de NAC.
D. Instituir o curso completo de NAC. Não há necessidade de obter medidas adicionais dos níveis de paracetamol.

Correlacione os seguintes antídotos (A a H) às situações clínicas (Questões 40.5 a 40.8):

A. Gluconato de cálcio.

B. Deferoxamina.
C. Digoxina-Fab.
D. Glucagon.
E. N-acetilcisteína.
F. Naloxona.
G. Fisostigmina.
H. Vitamina K.

40.5 Um homem de 45 anos tomou comprimidos de medicação anti-hipertensiva em excesso e está com uma frequência cardíaca de 40 bpm.

40.6 Uma gestante de 22 anos com pré-eclâmpsia está recebendo medicação IV para prevenção de convulsões. Agora, ela apresenta enfraquecimento e dificuldade para respirar.

40.7 Um homem de 24 anos é trazido ao SE apresentando sonolência, pupilas aguçadas e um rastro de marcas no braço.

40.8 Uma mulher de 56 anos está tomando comprimidos para "afinar o sangue". Foi constatado que suas gengivas estão sangrando e ela tem múltiplas contusões nos braços e pernas. Os sangramentos prejudiciais à vida podem ser tratados com transfusão contendo fatores de coagulação.

RESPOSTAS

40.1 **D.** A teofilina possui um índice terapêutico bastante estreito e está associada aos efeitos colaterais de taquicardia, náusea, vômito e convulsões.

40.2 **A.** Decorridas 24 horas da ingesta, a terapia com NAC ainda pode ser útil. Devido à exposição historicamente tóxica, o curso de NAC deve ser iniciado enquanto os níveis séricos de paracetamol e enzimas hepáticas estão sendo checados. Se os níveis de paracetamol forem indetectáveis e os níveis de enzimas hepáticas estiverem normais, as doses subsequentes de NAC podem ser suspensas. O nomograma de Rumack-Matthew não se aplica às ingestas ocorridas há mais de 24 horas antes da avaliação.

40.3 **C.** O níveis séricos de paracetamol devem ser medidos em 4 horas após a ingesta. O nomograma é relevante em 4 e 24 horas após a ingesta.

40.4 **D.** Se o nomograma determinar que a dose de paracetamol é potencialmente tóxica, todo o regime de NAC deve ser instituído. Medidas adicionais dos níveis de paracetamol são desnecessárias.

40.5 **D.** O glucagon é inefetivo para o tratamento da superdosagem de bloqueador de canal de cálcio ou de β-bloqueador.

40.6 **A.** Essa paciente provavelmente está recebendo sulfato de magnésio para profilaxia contra convulsão. O antídoto para a hipermagnesemia é o gluconato de cálcio.

40.7 **F.** A naloxona é o tratamento de escolha para a superdosagem de opiáceo. É provável que esse indivíduo seja usuário de heroína.

40.8 **H.** O caso dessa paciente é provavelmente uma superdosagem de varfarina, que é tratada com vitamina K.

DICAS CLÍNICAS

- Como os efeitos devastadores da toxicidade do paracetamol podem demorar de 24 a 72 horas e a terapia com antídoto é mais efetiva quando iniciada em 8 horas após a ingesta, o clínico deve ter um alto nível de suspeita de intoxicação por paracetamol diante de qualquer paciente envenenado.
- A toxicidade do paracetamol é causada pela formação de um metabólito tóxico, a NAPQI.
- A NAC é o antídoto para a toxicidade do paracetamol e deve ser fornecida se houver suspeita de ingesta tóxica, com base na dose ingerida ou nos níveis de paracetamol e nomograma de Rumack-Matthew.
- Ao lidar com um paciente vítima de superdosagem de paracetamol, as prioridades consistem em realizar uma avaliação rápida, estabilizar o ABC, descontaminar, minimizar a absorção e administrar NAC, quando apropriado.
- De uma forma geral, os níveis de paracetamol devem ser determinados em todos os casos de pacientes com história de superdosagem, mesmo que a ingesta de paracetamol seja negada.

REFERÊNCIAS

Aghababian RV, Allison EJ Jr, Boyer EW, et al, eds. Essentials of Emergency Medicine. Sudbury, MA: Jones and Bartlett; 2006:792-794.

Bizovi KE, Hendrickson R. Acetaminophen. In: Marx JA, Hockberger RS, Walls RM, eds. Rosen's Emergency Medicine: Concepts and Clinical Practice. 7th ed. Philadelphia, PA: Mosby Elsevier; 2009.

Heard KJ. Acetylcysteine for Acetaminophen Poisoning. *N Engl J Med.* 2008;359:285-292.

Schaider J, Hayden SR, Wolfe R, Barkin R, Rosen P, eds. Rosen and Barkin's 5-Minute Emergency Medicine Consult. 3rd ed. Philadelphia, PA: Lippinott Williams & Wilkins; 2007:22-23.

Tintinalli JE, Kelen GD, Stapczynski JS, eds. Emergency Medicine: A Comprehensive Study Guide. 7th ed. New York, NY: McGraw-Hill; 2011.

Wolf SJ, Heard KH, Sloan EP, Jagoda AS. Clinical policy: critical issues in the management of patients presenting to the emergency department with acetaminophen overdose. *Ann Emerg Med*; 2007;50:292-313.

CASO 41

Uma mulher de 30 anos, com história de anemia falciforme, chega ao serviço de emergência (SE) queixando-se de uma dor torácica que dura 2 dias. Ela relata que a dor está localizada no lado direito, piora com a inspiração e é mais forte do que suas habituais "crises de dor". A paciente tem febres subjetivas, falta de ar leve e tosse produtiva. Ela nega vômitos, hemoptise ou edema em membro inferior. Sua última crise de dor ocorreu há 3 meses. Ela costuma tomar paracetamol e hidrocodona para controlar a dor durante as crises, porém nenhuma dessas medicações foi efetiva em aliviar essa dor que está sentindo. Ao exame físico, sua temperatura está em 38,3°C, a pressão arterial é de 126/65 mmHg, a frequência cardíaca está em 98 bpm, a frequência respiratória é de 22 mpm e a saturação de oxigênio é de 94% sob ar ambiente. O exame pulmonar revelou a ocorrência de crepitantes junto ao campo pulmonar inferior direito. Não há nenhuma distensão venosa jugular, sensibilidade na panturrilha nem edema em membro inferior.

- ▶ Qual é o aspecto mais preocupante, com relação à condição dessa paciente?
- ▶ Qual é o tratamento inicial?

RESPOSTAS PARA O CASO 41

Crise falciforme

Resumo: a paciente é uma mulher de 30 anos que tem história de anemia falciforme e apresenta dor torácica, falta de ar e tosse. Ela está febril, taquipneica e hipóxica.

- **Aspecto mais preocupante:** síndrome torácica aguda.
- **Tratamento inicial:** oxigênio suplementar, hidratação intravenosa (IV), analgesia e antibióticos.

ANÁLISE

Objetivos

1. Reconhecer os sinais e sintomas clínicos da crise falciforme e suas complicações associadas.
2. Compreender o diagnóstico e tratamento da síndrome torácica aguda (STA).
3. Saber o tratamento das crises álgicas apresentadas por pacientes com anemia falciforme.

Considerações

A anemia falciforme é uma doença comum, que afeta cerca de 1 em cada 400 afro-americanos e 1 em cada 16.000 asiático-americanos. Essa condição pode afetar quase qualquer sistema orgânico e está associada a uma ampla variedade de manifestações clínicas. A STA é a principal causa de morte e a segunda principal causa de internação de pacientes com anemia falciforme. Essa síndrome pode se manifestar de forma primária ou se desenvolver após a internação do paciente com anemia falciforme que sofre uma crise vascular obstrutiva. A prioridade do clínico é diferenciar entre as crises leves e aquelas que ameaçam a vida para, então, tratá-las.

A paciente deste caso, uma mulher de 30 anos com anemia falciforme comprovada, **apresenta dor torácica de aparecimento agudo, tosse, febre e achados sutis ao exame pulmonar.** Sua **saturação de oxigênio, que é de 94% ao ar ambiente**, é considerada preocupante e exige acompanhamento por gasometria do sangue arterial. Embolia pulmonar, pneumonia e **STA** devem ser consideradas possibilidades diagnósticas, seja como condição individual ou como condições concomitantes. A obtenção de uma radiografia torácica pode ser útil. A STA é um conjunto de sintomas, que inclui dor torácica e taquipneia. Pode ter causas infecciosas ou não infecciosas (p. ex., infarto pulmonar). Essa síndrome, em geral, manifesta-se como uma combinação de dor torácica, febre, hipóxia e a presença de um novo infiltrado pulmonar à radiografia torácica. Com frequência, é impossível distinguir inicialmente a STA de uma pneumonia. Por esse motivo, é prudente tratar os pacientes com antibióticos, obter uma coloração de Gram e cultura de escarro, bem como interná-los no hospital. O tratamento da STA é de suporte e consiste no fornecimento de oxigênio, hidratação com líquidos intravenosos e analgesia. Todos os pacientes com anemia falciforme atendidos no SE requerem seguimento intensivo com um hematologista.

DEFINIÇÕES

SÍNDROME TORÁCICA AGUDA: presença de um novo infiltrado lobar ou segmentar observada na radiografia torácica, aliada à febre e a sintomas respiratórios e/ou dor torácica em um paciente com anemia falciforme.

CRISE VASCULAR OBSTRUTIVA: episódios dolorosos resultantes de um afoiçamento intravascular causador de obstrução do fluxo sanguíneo junto à microcirculação, levando à isquemia tecidual e microinfarto.

SEQUESTRO ESPLÊNICO: ocorre quando as hemácias são aprisionadas no baço, com consequente ampliação rápida do órgão, queda súbita dos níveis de hemoglobina a e potencial de choque.

CRISE APLÁSICA: interrupção transiente da eritropoiese, que resulta no aparecimento agudo de anemia e reticulocitopenia. A causa mais comum de crise aplásica parece ser a infecção, especificamente por parvovírus.

ABORDAGEM À
Crise falciforme

ABORDAGEM CLÍNICA

A anemia falciforme é causada pela produção de hemoglobina A anômala. Em seres humanos, a hemoglobina A é composta pode duas cadeias α e duas cadeias β. Entretanto, na anemia falciforme, há formação de hemoglobina S (HbS) quando uma valina é substituída por glutamina na posição 6 da cadeia β. Sob condições hipóxicas ou acidóticas, essa hemoglobina anômala sofre polimerização e afoiçamento, resultando na formação de depósitos dentro da microcirculação. Isso, por sua vez, causa hipóxia tecidual, isquemia, acidose e mais afoiçamento.

O gene codificador de HbS é autossômico recessivo. Os pacientes **heterozigotos** (traço falciforme) em geral são assintomáticos, exceto sob condições de estresse extremo (p. ex., desidratação grave, temperatura ou alteração da pressão). No entanto, esses pacientes tendem a ser **mais suscetíveis a infecções do trato urinário do que a população em geral.** Os indivíduos com anemia falciforme (homozigotos), em contraste, são altamente suscetíveis à obstrução vascular e crises de dor.

Os potenciais fatores deflagradores das crises falciformes são vários. Alguns dos deflagradores mais comuns são as infecções (bacterianas e virais), desidratação, exposição a temperaturas frias, ambientes pobres em oxigênio (como nas viagens aéreas e em recintos cheios de fumaça) e traumatismo. Entretanto, é preciso reconhecer que as crises espontâneas e inexplicáveis são comuns. Como esses pacientes se tornam funcionalmente asplênicos após a fase inicial da infância, também apresentam risco significativo de contrair infecções bacterianas, em especial aquelas causadas por **organismos encapsulados**, como *Salmonella typhi*, *Haemophilus influenza* do tipo B, *Streptoccoccus pneumoniae*, *Neisseria meningitides* e estreptococos do grupo B. De fato, **a taxa de mortalidade mais alta é observada entre crianças na faixa etária de 1 a 3 anos, como consequência de sepse.**

COMPLICAÇÕES COMUNS

A crise falciforme pode afetar múltiplos sistemas orgânicos (Quadro 41.1). Durante a avaliação dos pacientes com anemia falciforme, a obtenção da história deve enfocar a **identificação de quaisquer causas precipitadoras e complicações.** A dor que difere das crises de dor prévias pode ser um indicador da ocorrência de um evento potencialmente prejudicial à vida. Nesse caso, é importante realizar uma rápida avaliação dos sinais vitais e um exame físico abrangente, pois as complicações graves observadas na crise falciforme frequentemente se manifestam de maneira inespecífica. A preocupação do clínico deve ser intensificada diante de um paciente que apresenta febre, dor abdominal forte, sintomas respiratórios ou neurológicos, edema articular, priapismo ou dor que não é aliviada com as intervenções usuais.

Crise vascular obstrutiva

Os eventos vasculares obstrutivos (EVO) ou "crises dolorosas" são **as complicações mais comuns da anemia falciforme** e constituem a causa mais frequente de busca por atendimento no SE, nessa população de pacientes. A polimerização da hemoglobina falciforme faz as hemácias se tornarem rígidas e aderentes, bem como assumirem conformações semelhantes a uma foice – daí a denominação (falciforme). Essas hemácias falciformes subsequentemente causarão obstrução da microvasculatura. É provável que vários fatores contribuam para os EVO, entre os quais a função da hemácia, viscosidade do sangue, aderência das hemácias ao endotélio e fatores ambientais. Os pacientes podem viver em equilíbrio homeostático com suas hemácias falciformes circulantes, contudo um evento aparentemente irrelevante, como doença viral, desidratação, traumatismo ou exercício, pode romper esse equilíbrio e causar um EVO plenamente desenvolvido.

A **dactilia**, ou síndrome da mão-pé, pode ser a primeira manifestação clínica da anemia falciforme. Os infartos nos metacarpos resultam em episódios de dor e inchaço envolvendo as mãos e pés. Bebês e crianças pequenas com dactilia podem se tornar irritadiços, recusarem-se a andar ou chorarem ao ser tocados ou segurados no colo. Conforme as crianças com anemia falciforme vão crescendo, a dor desloca-se para os braços, pernas, dorso e pelve, enquanto os adolescentes também podem se queixar de envolvimento do tórax e abdome. Esses episódios de obstrução vascular duram de 3 a 9 dias, contudo não é atípico os pacientes que sofrem episódios mais longos continuarem apresentando padrões nos quais os episódios permanecem prolongados.

Infecção

A infecção é a principal causa de mortalidade na anemia falciforme. Quase todos os pacientes com essa condição são asplênicos e isto os predispõe à aquisição de infecções esmagadoras causadas por **microrganismos encapsulados.** Além da sepse, os pacientes são suscetíveis a outras infecções, como pneumonia, meningite e osteomielite. Embora a profilaxia com penicilina e vacinas contra pneumococos e *Haemophilus influenzae* do tipo B tenha reduzido a incidência de sepse nessa população de pacientes, **a sepse pneumocócica ainda é uma causa significativa de morte de crianças com anemia falciforme.** Os adultos são menos vulneráveis, pois contam com um sistema imune já amadurecido para a produção de anticorpos específicos. Entretanto, a febre deve ser seriamente considerada em todos os casos anemia falciforme.

Quadro 41.1 • CRISES FALCIFORMES

Tipo de crise	Comentários	Diagnóstico	Tratamento
Crises vasculares obstrutivas: os fatores precipitadores são infecção, desidratação, estresse, fadiga, frio e altitudes elevadas			
Dor musculoesquelética	Comumente, na região lombar, fêmur, tíbia, úmero	Exame: normal ou pode apresentar sensibilidade local	Hidratação, analgesia
Dor abdominal	Em geral, dor de aparecimento agudo, pouco localizada e recorrente; o amplo diagnóstico diferencial inclui doença hepatobiliar, esplênica ou renal	Exame: ausência de sinais peritoneais; hemograma completo, testes de função hepática	Tratar a etiologia subjacente; tratamento de suporte[a]
Síndrome torácica aguda	Dor torácica pleurítica, tosse, dispneia	Exame: febre, taquipneia, estertores; oximetria de pulso, radiografia torácica, gasometria de sangue arterial, cintilografia de V/Q, angiografia	Tratar a etiologia subjacente; tratamento de suporte, suplementação de oxigênio, antibióticos, anticoagulação
Crise do sistema nervoso central	Cefaleia, déficit neurológico, convulsão, alterações do estado mental; em geral, infarto em crianças e hemorragia em adultos	TC, punção lombar, RM	Transfusão de troca
Priapismo	Ereção dolorosa na ausência de estimulação sexual, causada pelo afoiçamento junto ao corpo cavernoso	Exame: pênis ingurgitado e dolorido	Tratamento de suporte, transfusão de troca, aspiração do corpo cavernoso, injeção intrapeniana de vasodilatador, consulta ao urologista
Dactilia	Inchaço das mãos e/ou pés; em geral, ocorre antes de 2 anos	Edema doloroso nas mãos e/ou pés	Tratamento de suporte, compressas quentes
Crise renal	Em geral assintomática; pode estar associada à dor no flanco	O exame de urina mostra hematúria ou tecido	Tratamento de suporte
Crises hematológicas			
Sequestro esplênico	Aparecimento rápido de fadiga, desatenção, palidez, dor abdominal; mais comum em crianças com idade < 6 anos	Exame: hipovolemia, esplenomegalia; anemia grave ou queda significativa dos níveis de hemoglobina	Correção da hipovolemia, transfusão de CHAD, transfusão de troca, esplenectomia
Crise aplásica	Precipitantes: infecção por parvovírus B19, deficiência de ácido fólico, fenilbutazona	Queda significativa dos níveis de hemoglobina com baixa contagem de reticulócitos	Líquidos IV, transfusão de CHAD; em geral, autolimitada
Crises infecciosas			
	Organismos comuns: encapsulados (*Haemophilus influenzae, Streptococcus pneumoniae*), *Salmonella typhi, Mycoplasma pneumoniae, Escherichia coli, Staphylococcus aureus*	Exame: febre; hemograma completo, exame de urina, hemoculturas e culturas de escarro e urina (conforme a indicação), radiografia torácica	Antibióticos de amplo espectro

TC, tomografia computadorizada; IV, intravenoso; V/Q, ventilação/perfusão; CHAD, concentrado de hemácias.
[a]Tratamento de suporte inclui hidratação e analgesia.

Síndrome torácica aguda

A STA consiste na presença de um **novo infiltrado lobar ou segmentar pulmonar em presença de febre, sintomas respiratórios ou dor torácica.** Várias causas podem contribuir para a STA, incluindo infecção, infarto pulmonar decorrente de obstrução vascular e formação de êmbolos de gordura a partir do infarto da medula. A dor torácica decorrente de obstrução vascular pode causar contratura e hipoventilação, levando ao desenvolvimento de STA em um paciente que, no início, sofre um episódio doloroso. Os organismos infecciosos associados à STA incluem *S. pneumoniae* (em crianças pequenas) e *Mycoplasma* ou *Chlamydia* (em adolescentes). A STA está associada a um alto risco de progressão para insuficiência respiratória e deve ser considerada em todos os casos de anemia falciforme com sinais ou sintomas respiratórios.

Todos os pacientes com STA devem ser internados no hospital. O achado de um infiltrado à radiografia torácica é diagnosticamente significativo. No entanto, é preciso admitir que uma radiografia inicial normal é comum. A avaliação laboratorial deve incluir hemograma completo, contagem de reticulócitos, hemocultura e cultura de escarro, além de tipagem e rastreamento. Uma medida de gasometria arterial deve ser obtida, seguida de medidas de seriadas, para avaliação da piora do gradiente A-a. Em pacientes com STA e hipoxemia (PaO_2 = 70 a 80 mmHg, saturação de O_2 = 92 a 95%), a **suplementação de oxigênio** deve ser feita via cânula nasal, a uma velocidade de 2 L/minuto. A **transfusão de troca (ou convencional)** deve ser iniciada em pacientes com hipóxia ou que tenham sofrido uma queda dos níveis de hemoglobina de mais de 2 g abaixo dos níveis basais. Todos os pacientes devem receber **antibióticos empíricos** com cobertura para microrganismos típicos e atípicos (mais comum, com um macrolídeo e uma cefalosporina de terceira geração). A analgesia para a dor torácica deve ser fornecida, desde que cuidadosamente supervisionada para evitar a hipoventilação. O uso regular de um espirômetro de incentivo comprovadamente promove diminuição significativa da frequência de episódios subsequentes de dor torácica. O fornecimento de líquidos IV aos pacientes com STA não deve exceder 1,5 vez o volume de manutenção, a fim de prevenir uma sobrecarga de volume.

Acidente vascular encefálico (AVE)

Os pacientes com anemia falciforme apresentam **risco bastante aumentado de AVE, tanto isquêmico quanto hemorrágico.** A maioria dos AVEs que ocorrem em crianças são eventos isquêmicos, em geral envolvendo artérias de grande calibre, enquanto os AVEs hemorrágicos são mais comuns em adultos. Entre os sinais e sintomas manifestados, estão hemiparesia, afasia, disfasia, paralisias de nervo craniano, convulsão ou coma. Uma varredura de tomografia computadorizada (TC) sem contraste deve ser realizada o quanto antes, seguida de um exame de imagem de ressonância magnética (RM) e de uma angiografia por ressonância magnética (ARM) com imagem ponderada difusa. O tratamento para AVE isquêmico **em crianças é a transfusão de troca,** uma vez que as terapias convencionais (fator ativador de plasminogênio tecidual e agentes antiplaquetários) não são indicadas. Os AVEs isquêmicos em **adultos** com anemia falciforme são considerados mais provavelmente decorrentes dos mecanismos comuns de AVE isquêmico. Para esse caso, portanto, **as terapias convencionais são recomendadas.**

Sequestro esplênico

O sequestro esplênico agudo é a causa mais comum de exacerbação aguda da anemia em pacientes com anemia falciforme. Essa condição ocorre quando as hemácias são aprisionadas no baço, com consequente queda súbita dos níveis de hemoglobina e surgimento de um potencial de choque. Os pacientes desenvolvem-na, em média, na faixa etária de 3 meses a 5 anos, apresentando enfraquecimento repentino, palidez, taquicardia ou tumefação abdominal. A mortalidade associada a essa condição é alta e a morte pode ocorrer em questão de horas, na ausência de um tratamento agressivo. Todos os pacientes devem receber transfusão de hemácias concentradas, em caráter emergencial. **Pode ser necessário realizar esplenectomia** em crianças que apresentam sequestro esplênico recorrente.

Crise aplásica

Os pacientes com anemia falciforme são suscetíveis à aplasia de hemácias transiente (AHT). A maioria dos casos de AHT é causada pela infecção por parvovírus B19. Esse vírus é diretamente citotóxico aos precursores eritroides e isso pode causar supressão transiente da eritropoiese e reticulocitopenia. A manifestação dessa condição será uma anemia significativa subsequente a uma doença em que não há sinais de hemólise, em geral em 5 dias após exposição e continuando por 7 a 10 dias. A infusão de imunoglobulina IV (IgIV) constitui o tratamento padrão, uma vez estabelecido o diagnóstico.

Priapismo

O **priapismo,** uma ereção peniana longa e dolorosa, é uma conhecida complicação da anemia falciforme que pode resultar em fibrose e impotência. Cerca de 50% dos pacientes com anemia falciforme relatam terem vivenciado pelo menos um episódio de priapismo antes dos 21 anos. Além do tratamento da dor, as estratégias efetivas para a promoção de uma detumescência imediata e sustentada consistem na aspiração de sangue a partir do corpo cavernoso, seguida de irrigação do corpo cavernoso com adrenalina diluída. Em todos os casos, uma consulta urológica é necessária.

Tratamento

É importante notar que a **dor** muitas vezes é queixa primária apresentada em todos os casos de crise associada à hemácia falciforme. Parece que essa dor é causada pela isquemia secundária ao afoiçamento. Isso provoca deposição e acidose local que, por sua vez, produzem mais afoiçamento. Em consequência, a dor piora.

Infelizmente, evidências recentes mostram que **os pacientes com anemia falciforme em geral recebem subtratamento para a dor.** É provável que isso se deva a fatores socioculturais, bem como aos desafios impostos pela subjetividade da dor. O tratamento adequado da dor é um componente vital do tratamento dos pacientes com anemia falciforme que procuram atendimento no SE.

A base do **tratamento de uma crise dolorosa é o tratamento de suporte: suplementação de oxigênio, hidratação e analgesia.** Devido à cronicidade dessas crises de dor e também pela dor prolongada resultante das complicações produzidas pelas hemácias falciformes (p. ex., necrose avascular), uma analgesia adequada exerce papel central no tratamento do paciente. Os pacientes com dor moderada a grave costumam necessitar de **opiáceos intravenosos.** Em pacientes com acesso vascular precário secundário à colocação de uma linha intravenosa crônica, a administração por via subcutânea e intramuscular constitui uma alternativa conveniente. Os opiáceos orais são usados no tratamento de pacientes com dor menos intensa. Apesar da falta de estudos definitivos que comprovem a superioridade dos opiáceos no tratamento das crises de dor, o sulfato de morfina ou a hidromorfona são comumente usados como agentes de primeira linha. A hidromorfona é uma opção satisfatória para os pacientes intolerantes aos efeitos colaterais da morfina (p. ex., náusea e prurido). A meperidina, um opiáceo comumente prescrito, deve ser evitada porque seu uso está associado ao risco aumentado de indução de convulsão e síndrome da serotonina. A terapia auxiliar com fármacos não hormonais, em particular o cetorolaco, deve ser considerada. Entretanto, o uso prolongado dessas medicações aumenta o risco de insuficiência renal e úlcera péptica. A dosagem dos analgésicos deve ser individualizada para cada paciente e titulada para aliviar a dor. Muitos pacientes saberão qual medicação, dose e frequência de administração são mais benéficos para si mesmos. Muitos pacientes com anemia falciforme que apresentam crises dolorosas recorrentes e outras complicações são iniciados em curso de **hidroxiureia**, um agente mielossupressor que comprovadamente diminui essas crises.

QUESTÕES DE COMPREENSÃO

41.1 Uma menina de 3 anos é trazida ao SE pela mãe, por estar pálida e irritadiça. A menina tem anemia falciforme comprovada. Qual exame poderia ajudar a diferenciar entre crise aplásica e crise vascular obstrutiva?

A. Contagem de reticulócitos.
B. Biópsia de medula óssea.
C. Esfregaço periférico.
D. Níveis de hemoglobina.
E. Níveis de haptoglobina.

41.2 Um menino de 2 anos, com anemia falciforme, é examinado pelo pediatra. Qual das seguintes alternativas exerceria o maior impacto sobre o risco de mortalidade?

A. Rastreamento com cultura de urina.
B. Radiografia óssea para avaliar a osteomielite.
C. Vacinação pneumocócica.
D. Radiografia torácica para avaliação de síndrome torácica aguda.
E. Biópsia de medula óssea para avaliar a anemia.

41.3 Uma menina de 12 anos é trazida ao SE, sob ordem do pediatra. A mãe da paciente relata que a filha tem anemia falciforme. Qual achado você consideraria mais preocupante?

A. Febre.
B. Dor típica de crises anteriores.
C. Dor abdominal leve.
D. Hematúria.
E. Estrabismo.

41.4 Qual das seguintes alternativas está mais acuradamente relacionada à síndrome torácica aguda?

A. Trata-se de uma complicação incomum da anemia falciforme.
B. Pode ser causada por infarto ou infecção pulmonar.
C. Pode ser excluída com um resultado normal de radiografia torácica.
D. Os antibióticos somente podem ser administrados mediante comprovação de que a paciente tem uma infecção.

RESPOSTAS

41.1 **A.** A **contagem de reticulócitos** é baixa na crise aplásica, mas está normal ou elevada na crise vascular obstrutiva. Uma biópsia de medula óssea é invasiva e atrasa o diagnóstico. Nem um esfregaço nem a quantificação de haptoglobina permitiriam diferenciar ambos os diagnósticos. Os níveis de hemoglobina podem não mostrar nenhuma diferença no contexto agudo.

41.2 **C.** A sepse pneumocócica é a principal causa de morte de crianças na faixa etária de 1 a 3 anos. Por isso, a administração da **vacina antipneumocócica** é essencial à prevenção.

41.3 **A.** O clínico deve preocupar-se em verificar se a paciente tem **febre,** dor abdominal forte ou sintomas neurológicos, inchaço articular, dor que não é aliviada com as intervenções usuais ou priapismo. Os outros sinais e sintomas descritos requerem *workup* adicional, mas não são preditores do mesmo nível de morbidade prenunciado pela febre.

41.4 **B.** A síndrome torácica aguda é causada por **infarto ou infecção pulmonar.** Trata-se de uma complicação da anemia falciforme, que é difícil confirmar apenas por radiografia torácica. Como é complexo diferenciar entre a síndrome e uma pneumonia, um curso de antibióticos é iniciado empiricamente.

DICAS CLÍNICAS

- A anemia falciforme pode manifestar-se em qualquer sistema orgânico e está associada a uma variedade de manifestações clínicas, que variam de leves a ameaçadoras à vida.
- Como os pacientes com anemia falciforme tornam-se funcionalmente asplênicos após a fase inicial da infância, correm risco de contrair infecções causadas por organismos encapsulados (p. ex., *Haemophilus influenzae*, *Streptococcus pneumoniae*) e, portanto, devem ser imunizados com as vacinas apropriadas.
- A STA é a principal causa de morte precoce de pacientes com anemia falciforme. É essencial adotar um alto grau de suspeição em casos de pacientes que apresentam queixas respiratórias, saturação de oxigênio anormal ou achados ao exame pulmonar.
- O tratamento da STA envolve suplementação com oxigênio, hidratação, analgesia, antibióticos empíricos e uma possível transfusão de troca.
- O sequestro esplênico está associado a uma mortalidade muito alta. Os pacientes sofrem uma queda brusca dos níveis de hemoglobina e desenvolvem potencial de choque, necessitando de transfusão e esplenectomia em caráter emergencial.
- A crise aplásica ocorre a partir de uma supressão transiente da eritropoiese. É caracterizada por uma anemia significativa, acompanhada de uma baixa contagem de reticulócitos. Sua causa mais comum é o parvovírus B19.
- Os pacientes em crise dolorosa requerem atendimento imediato e tratamento da dor. Os opiáceos intravenosos, como a morfina ou hidromorfona, são a base do tratamento da dor instituído no SE.

REFERÊNCIAS

DeBaun MR, Vichinsky E. Sickle cell disease. In: *Nelson Textbook of Pediatrics.* 18th ed. New York, NY: Saunders; 2007:2026-2031.

Givens M, Rutherford C, Joshi G, et al. Impact of an emergency department pain management protocol on the pattern of visits by patients with sickle cell disease. *J Emerg Med.* 2007;32:239-243.

Glassberg J. Current guidelines for sickle cell disease: management of acute complications. *Emergency Medicine Practice Guidelines Update.* 2009;1(3):1-3.

McCreight A, Wickiser J. Sickle Cell Disease. In: Strange GR, Ahrens WR, Schfermeyer R, Wiebe R, eds. *Pediatric Emergency Medicine.* 3rd ed; 2009:Chapter 100.

Zempsky W. Evaluation and treatment of sickle cell pain in the emergency department: paths to a better future. *Clin Pediatr Emerg Med.* 2010;11:265-273.

CASO 42

Um homem de 44 anos, sem-teto, é encontrado num banco de parque, em pleno inverno. Ele está frio e molhado devido à neve. Um cidadão que se preocupou com seu estado chamou o serviço de atendimento pré-hospitalar que o levou até o serviço de emergência (SE). O paciente está minimamente desperto e suas roupas estão encharcadas da cintura para baixo. No bolso de seu casaco, foram encontrados um maço de cigarros e uma garrafa de uísque. Ao exame, constata-se que o paciente está magro, descabelado, cheira mal e seus membros estão pálidos e frios. Sua pressão arterial é 110/70 mmHg, a frequência cardíaca é de 90 bpm e está irregular, a frequência respiratória é de 18 mpm e sua temperatura retal é de 30ºC. Ele não mostra evidências de traumatismo nem tremores.

- ▶ Qual será o próximo passo?
- ▶ Qual é o diagnóstico mais provável?
- ▶ Qual será o próximo passo no tratamento?

RESPOSTAS PARA O CASO 42

Geladura e hipotermia

Resumo: um morador de rua de 44 anos, desnutrido, com história de consumo abusivo de álcool e cigarro, ficou exposto a temperaturas congelantes e agora apresenta estado de consciência diminuído. Seu ritmo cardíaco está irregular, semelhante a uma fibrilação atrial. Ele não está tremendo e sua temperatura retal é de 30ºC.

- **Próximo passo:** transferência para o SE e prevenção contra novas perdas de temperatura sistêmica. Remoção de todas as roupas molhadas ou apertadas. Envolver o paciente em cobertores quentes e secos. As áreas afetadas devem ser imobilizadas, isoladas e afastadas de fontes de calor seco.
- **Diagnóstico mais provável:** lesão por exposição ao frio com consequente geladura e hipotermia.
- **Próximo passo no tratamento:** rápido reaquecimento central.

ANÁLISE

Objetivos

1. Reconhecer o espectro de lesões provocadas pela exposição ao frio.
2. Compreender a fisiopatologia da geladura e hipotermia, e o modo como essas condições afetam os diversos sistemas orgânicos.
3. Conhecer os tratamentos para geladura e hipotermia.

Considerações

A hipotermia acidental consiste numa entidade multifacetada que abrange uma gama de aspectos clínicos. A geladura ocorre quando a pele e os tecidos corporais são expostos a temperaturas frias por tempo prolongado. Para minimizar a lesão do tecido mole apresentada pelo paciente, o processo de reaquecimento não pode ser atrasado. A avaliação da temperatura corporal central é necessária para determinar se há hipotermia e em que grau. Uma vez removidas as roupas molhadas e apertadas do paciente, as técnicas de reaquecimento passivas podem ser empregadas para aumentar a temperatura corporal central. Os indivíduos que apresentam risco aumentado de hipotermia incluem os idosos; diabéticos; fumantes; alcoólatras; indivíduos com vasculopatias periféricas, neuropatias periféricas, doença de Raynaud; e indivíduos expostos ao clima frio, o qual aumenta a taxa de perda de calor a partir da pele.

ABORDAGEM À Geladura e hipotermia

DEFINIÇÕES

HIPOTERMIA: condição em que a temperatura corporal central cai para menos que a temperatura necessária ao metabolismo normal, ou seja, abaixo de 35ºC.

CRESTADURA OU *FROSTNIP*: deposição de cristais de gelo superficiais sobre a pele. Pode ser um sinal de alerta de geladura iminente. Trata-se, em geral, de um diagnóstico retrospectivo, pois é definida pela ausência de dano tecidual após o reaquecimento.

GELADURA OU *FROSTBITE*: ocorre quando o tecido cutâneo é congelado. A geladura superficial envolve a pele, enquanto a geladura profunda envolve estruturas de localização mais profunda, como músculos, tendões e ossos.

PÉ-DE-TRINCHEIRA: resulta da exposição prolongada dos membros a um ambiente frio e úmido, na ausência de congelamento. A exposição prolongada a esse ambiente resulta em diminuição da circulação periférica. Essa condição era comum nas trincheiras de guerra, durante a I Guerra Mundial.

FRIEIRA (PÉRNIO): condição relacionada ao frio e não congelante, que ocorre em ambientes frios e úmidos. É caracterizada por lesões avermelhadas e escamosas, frequentemente localizadas na face, nas mãos e nos pés.

ABORDAGEM CLÍNICA

Fisiologia

O objetivo da resposta humana ao frio é manter a temperatura corporal central e a viabilidade dos membros. Os termorreceptores existentes na pele são mais densos na região superior do tronco. Esses termorreceptores sinalizam para um termostato central, localizado na região pré-óptica do hipotálamo anterior, para ativação dos mecanismos autonômicos e comportamentais de perda e ganho de calor. O resfriamento periférico do sangue deflagra uma série de eventos, incluindo liberação de catecolaminas, estimulação da tireoide, termogênese por tremor e vasoconstrição periférica. A perda de calor é diminuída pela vasoconstrição periférica mediada pela estimulação simpática e liberação de catecolaminas. Por meio do uso das reservas de glicogênio, a termogênese por tremor consegue proporcionar várias horas de calor. Entretanto, depois que essas reservas são depletadas, os tremores cessam. Os membros são protegidos pela **reação da caça**, que consiste em ciclos irregulares de 5 a 10 minutos de vasodilatação e vasoconstrição alternadas, os quais protegem os membros contra períodos contínuos de vasoconstrição. Quando a exposição do corpo ao frio é prolongada ou de alta magnitude e a temperatura corporal central fica ameaçada, esse mecanismo é abandonado – o conhecido mecanismo vida *versus* membro. Depois que o corpo perde fisiologicamente a capacidade de compensar o frio, a lesão torna-se inevitável. As consequências fisiológicas da lesão pelo frio são consideradas por meio de uma abordagem de sistemas.

Existem quatro mecanismos básicos de perda de calor: condução, convecção, irradiação e evaporação. Na condução, há transferência de calor no sentido do corpo mais aquecido a um objeto mais frio. Em um ambiente úmido, essa transferência ocorre a uma taxa significativamente maior. A convecção consiste na transferência de calor a partir do movimento, com o vento atuando como fator que afasta o calor do corpo. A irradiação consiste na transferência de calor por ondas eletromagnéticas, a partir das áreas corporais sem isolamento. A evaporação da água resulta em perda de calor por exalação de ar quente.

Existem vários fatores predisponentes ao desenvolvimento de hipotermia (Quadro 42.1). Esses fatores podem ser generalizados em quatro categorias sobrepostas: interrupção da circulação, perda de calor aumentada, produção de calor reduzida e termorregulação comprometida.

Duas populações de alto risco são a de consumidores de etanol e a de idosos. O consumo de etanol predispõe à hipotermia de muitas formas. Primeiramente, compromete a capacidade de julgamento e a percepção térmica, aumentando, assim, o risco de exposição ao frio. O etanol predispõe à hipoglicemia, impede os tremores (i.e., a falta de combustível interfere nos tremores) e causa vasodilatação periférica (i.e., aumenta a perda de calor). Além disso, os efeitos do etanol sobre o hipotálamo resultam na diminuição do ponto de ajuste termorregulatório, com consequente diminuição da temperatura central. Os idosos apresentam comprometimentos relacionados à idade em muitos dos sistemas de termorregulação. Nos idosos, a resposta de

Quadro 42.1 • FATORES DE RISCO DE HIPOTERMIA

Interrupção circulatória	**Aumento da perda de calor**
Roupas apertadas	Ambientes frios e com vento
Medicações	Medicações
Tabagismo	Etanol
Diabetes	Extremos da idade
Vasculopatia periférica	Queimaduras
Desidratação	
Produção de calor diminuída	**Comprometimento da termorregulação**
Hipotireoidismo	Acidente vascular encefálico
Hipoadrenalismo	Tumor
Hipoglicemia	Etanol
Desnutrição	Benzodiazepínicos
β-bloqueadores	Opiáceos
Neurolépticos	Barbitúricos
Extremos de idade	Fenotiazinas Antipsicóticos atípicos α-bloqueadores Extremos de idade

tremor com frequência está comprometida e há também diminuição da mobilidade e desnutrição. A capacidade dos idosos de discriminar os ambientes frios é menor e muitas vezes falta a capacidade de realizar vasoconstrição adequadamente. Os riscos apresentados pelos idosos também são agravados pelas medicações, em particular os medicamentos cardíacos, que podem impossibilitar a termorregulação. O risco de queda é maior entre os idosos. É, ainda, fundamental excluir a hipótese de sepse como causa de hipotermia em idosos, em particular quando se trata de indivíduos hipotérmicos encontrados em ambientes internos. Ver, no Quadro 42.2, os efeitos sistêmicos da hipotermia.

Cardiovascular

As complicações cardiovasculares são comuns ao longo de todo o espectro de lesões causadas pelo frio. Inicialmente, diante do estresse causado pelo frio leve, há desenvolvimento de taquicardia. À medida que a temperatura diminua, a resposta do sistema cardiovascular muda da taquicardia para uma progressiva bradicardia refratária à

Quadro 42-2 • EFEITOS SISTÊMICOS DA HIPOTERMIA

Estágio	Temperatura central (°C)	Característica
Leve	37,6	Temperatura retal normal
	36	Aumento da taxa metabólica, PA e tônus muscular pré-tremor
	35	Resposta de tremor máxima
	34	Desenvolvimento de: fala indistinta, tropeços, tombos; amnésia, disartria, comprometimento do julgamento, estimulação respiratória máxima, taquicardia
	33,3	Desenvolvimento de ataxia e apatia, diminuição da ventilação-minuto, diurese fria
Moderado	32	Estupor, diminuição de 25% no consumo de oxigênio
	31	Extinção do reflexo do tremor
	30	Desenvolvimento de fibrilação atrial
	29	Diminuição progressiva do nível de consciência, pupilas dilatadas
Intenso	28	Diminuição do limiar de fibrilação ventricular; diminuição do consumo de oxigênio e da pulsação, hipoventilação
	27	Perda dos reflexos e movimento voluntário
	26	Anestesia e arreflexia
	25	Queda do fluxo sanguíneo cerebral e do débito cardíaco
	24	Hipotensão e bradicardia
	23	Perda dos reflexos corneais, arreflexia
	22	Risco máximo de fibrilação ventricular
Profundo	20	Retomada mais baixa da atividade eletromecânica cardíaca
	19	EEG silencioso
	18	Assístole
	13,7	Menor sobrevida de adultos com hipotermia acidental
	15	Menor sobrevida de bebês com hipotermia acidental
	9	Menor sobrevida terapêutica de vítimas de hipotermia

PA, pressão arterial; TC, tomografia computadorizada; EEG, eletrencefalograma.

atropina. Uma multitude de disritmias cardíacas é observada em casos de hipotermia, entre as quais a mais comum é a fibrilação atrial. A onda de Osborn ou onda J é uma conhecida manifestação da hipotermia, observada nos eletrocardiogramas (ECG) (Fig. 42.1). Caracteriza-se pela elevação ao nível da junção do complexo QRS e seguimento ST, ocorrendo, em geral, a temperaturas abaixo de 32ºC. Quando as temperaturas caem para menos de 28ºC, há fibrilação ventricular. À medida que a temperatura corporal central diminui, o consumo de oxigênio também cai. Acredita-se que, em alguns casos, esse declínio no consumo de oxigênio possa explicar o motivo pelo qual alguns pacientes profundamente hipotérmicos são ressuscitados com sucesso.

Respiratória

Inicialmente, em resposta ao frio, as respirações aumentam. E, de modo semelhante ao sistema cardiovascular, com a exposição continuada ao frio, a hiperativação do sistema respiratório começa a ceder. Ocorre depressão respiratória com a resultante acidose respiratória causada pela retenção do dióxido de carbono. Os mecanismos protetores da via aérea são comprometidos em consequência da diminuição da motilidade ciliar, broncorreia e espessamento das secreções respiratórias.

Renal

Uma desidratação leve e hipotensão causam diminuição do fluxo sanguíneo renal e da taxa de filtração glomerular. Por outro lado, a hipervolemia central decorrente da vasoconstrição periférica, inibição do hormônio antidiurético (ADH), compro-

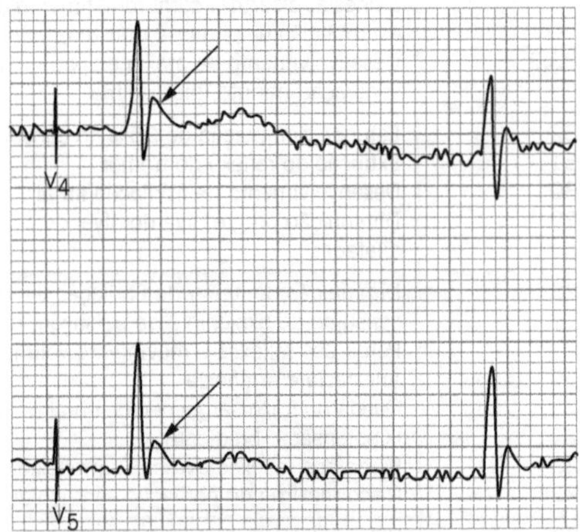

Figura 42.1 A onda J (Osborn) (setas) aparece nos eletrocardiogramas de cerca de 80% dos pacientes hipotérmicos. Em geral, a amplitude e duração da onda de Osborn estão inversamente relacionadas à temperatura corporal central. (Reproduzida, com permissão, de Hall JB, Schmidt GA, Wood LDH, eds. Principles of Clinical Care. 3rd ed. New York, NY: McGraw-Hill; 2005:1681.)

metimento da função tubular renal e perda das capacidades de concentração resulta numa volumosa diurese fria.

Gastrintestinal

A perfusão precária do fígado resulta na incapacidade de depurar toxinas, retenção de lactato e estabelecimento de uma acidose metabólica.

Neurológica

Conforme a temperatura declina, o nível de consciência do indivíduo também declina. A resposta pupilar à luz e os reflexos tendíneos profundos também entram em declínio, enquanto o tônus muscular tende a aumentar.

Hematológica

A hipotermia resulta em muitas alterações hematológicas. A mais comum consiste numa hemoconcentração sanguínea progressiva, com consequente elevação do hematócrito. Em adição, as temperaturas baixas inibem as reações enzimáticas da cascata de coagulação, levando ao desenvolvimento de coagulopatia progressiva.

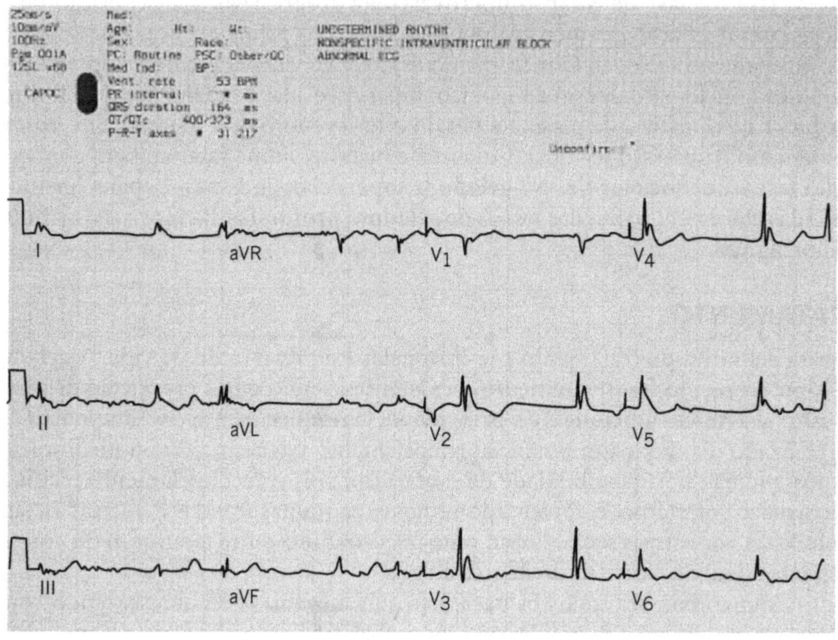

Figura 42.2 Eletrocardiograma mostrando ondas J em um paciente hipotérmico. (Reproduzida, com permissão, de Knoop KJ, Stack LB, Storrow AB. Atlas of Emergency Medicine. 2nd ed. New York, NY: McGraw-Hill; 2002:516.)

GELADURA

A manutenção da temperatura central tem prioridade sobre o reaquecimento dos membros. Quando o corpo é exposto a um frio de magnitude ou duração significativa o bastante para desorganizar a temperatura corporal central, há desenvolvimento de uma intensa e contínua vasoconstrição, com promoção de geladura no tecido exposto. **A geladura ocorre quando as temperaturas teciduais atingem menos de 0 °C.** Existem dois mecanismos de dano tecidual: dano celular arquitetônico decorrente da formação de cristais de gelo; e estase e trombose microvascular. A fase inicial da geladura, a **"fase pré-congelamento"**, é caracterizada pela queda das temperaturas teciduais para menos de 10°C e é quando sensação cutânea vai sendo perdida. Há vasoconstrição microvascular e vazamento endotelial de plasma dentro do interstício. A formação de cristal ocorre somente depois que as temperaturas teciduais estiverem abaixo de 0 °C. As áreas da pele em que o resfriamento ocorre lentamente apresentam formação de cristais de gelo junto à matriz extracelular, enquanto as áreas onde o congelamento ocorre rapidamente desenvolvem cristais de gelo intracelulares (esse último evento é menos favorável à sobrevida celular). Durante a **fase de congelamento-descongelamento**, há formação de cristais de gelo extracelulares. Numa tentativa de manter o equilíbrio osmótico, a água deixa as células, causando desidratação celular e hiperosmolalidade intracelular. Isso resulta em colapso e morte celular. A terceira fase é a **fase de colapso microvascular progressivo.** Há deposição de hemácias com formação de microtrombos ao longo das primeiras horas subsequentes ao congelamento tecidual. O mecanismo exato envolvido é desconhecido. O fluxo é prejudicado pelo vasoespasmo hipóxico, hiperviscosidade e dano endotelial direto. Por fim, há vazamento de plasma e desvio arteriovenoso que resultam em trombose, aumento da pressão tecidual, isquemia e necrose, numa fase também conhecida como **fase isquêmica tardia.** Na **geladura superficial,** pode haver aparecimento de **vesículas claras**, enquanto nas **lesões de geladura profundas**, há formação de **bolhas hemorrágicas.**

TRATAMENTO

A meta definitiva do tratamento pré-hospitalar é a preservação da vida. A **geladura e a hipotermia são frequentemente coexistentes, sendo que a prevenção de perdas de calor sistêmicas adicionais é a prioridade.** O reaquecimento em campo não deve ser realizado diante de um potencial congelamento interrompido ou incompleto, a menos que não haja possibilidade de evacuação, pois o **recongelamento tecidual é desastroso.** Entretanto, é apropriado remover as roupas úmidas e apertadas, substituindo-as por roupas secas. Existe uma relação direta entre a duração do congelamento tecidual e a extensão do dano celular.

Assim como para todos os pacientes que chegam ao SE apresentando condições graves, a avaliação e estabilização são realizadas ao mesmo tempo, enquanto via aérea, respiração, circulação (ABC) devem ser abordados imediatamente. O paciente deve ser colocado sob monitorização cardíaca e ter um cateter intravenoso (IV) instalado. Feito isto, deverá ser obtida uma história completa, que inclua levantamentos sobre temperatura ambiente, velocidade do vento, duração da exposição, tipo de vestuário usado, história de medicações e problemas médicos preexistentes que possam afetar a perda de calor. É preciso determinar a temperatura corporal central, e a melhor forma de obter esta medida é determinando a temperatura retal. A maioria dos termômetros-padrão usados nos hospitais fornece leituras a partir de 34ºC. Por isso, em casos de pacientes com suspeita com de hipotermia, é essencial medir a temperatura corporal central com auxílio de um termômetro especial, com capacidade de fornecer leituras de temperaturas mais baixas.

Os exames diagnósticos que podem ser úteis incluem a determinação dos níveis de glicose no sangue capilar à beira do leito. A correção da hipoglicemia logo no início da manifestação pode prevenir a necessidade de usar técnicas mais invasivas de reaquecimento. Conforme a temperatura declina, a oximetria de pulso poderá se tornar pouco confiável e, dessa forma, a medida de gasometria arterial poderá determinar a saturação do oxigênio. Um eletrocardiograma deve ser obtido para avaliar possíveis disritmias cardíacas, entre as quais a fibrilação atrial. Os exames laboratoriais podem revelar um hematócrito elevado, secundário à hemoconcentração, além de contagens plaquetárias baixas decorrentes de sequestro esplênico. A hipercaliemia é indicativa de acidose e atua como marcador de um prognóstico ruim. A elevação dos níveis sanguíneos de ureia e creatinina é um achado comum em pacientes hipotérmicos. Níveis baixos de hormônio da tireoide e cortisol podem revelar um indivíduo predisposto à hipotermia. Recomenda-se manter um alto grau de suspeição da existência de uma lesão traumática oculta, pois traumatismos e hipotermia podem ocorrer juntos. Considere a possibilidade de realizar uma varredura de tomografia computadorizada (TC) do encéfalo e outros exames radiográficos em casos de pacientes que apresentam alteração do estado mental ou que falham em melhorar com o reaquecimento.

Depois de estabilizar a temperatura central e tratar as condições associadas, é necessário proceder a um **rápido descongelamento.** A temperatura corporal central continuará caindo mesmo que o paciente seja retirado do ambiente frio, devido ao equilíbrio da temperatura entre a circulação central e a circulação periférica. A maioria dos pacientes sofre **desidratação.** Deve ser feita a administração de líquidos IV (cristaloides). Em casos de geladura, **o reaquecimento rápido do tecido total ou parcialmente descongelado é realizado por meio da imersão em água suavemente circulante, mantida a uma temperatura de 37 a 41ºC.** O reaquecimento é mantido até que o tecido se torne complacente e um eritema distal possa ser observado (geralmente, em 10 a 30 minutos). Uma movimentação suave e ativa é recomendável, mas a massagem direta do tecido deve ser evitada. A administração de analgésicos por via parenteral deve ser feita, porque o descongelamento tecidual causa uma dor latejante e ardente. A sensibilidade costuma diminuir após o descongelamento, para então desaparecer com a formação de brotamentos. A sensibilidade somente é normalizada após a completa cicatrização.

Após o descongelamento, os membros lesados devem ser elevados para minimizar o inchaço. Curativos estéreis devem ser aplicados e as áreas afetadas devem ser manejadas com cuidado. Os exercícios para os dedos devem ser incentivados, para ajudar a evitar a estase venosa. O tratamento inclui ainda a administração de fármacos anti-inflamatórios não esteroides (AINE), uso tópico de aloe vera, desbridamento das bolhas claras (isolando as bolhas hemorrágicas) e vacinação antitetânica deve ser fornecida, quando houver indicação. Os antibióticos também são administrados com frequência. Nos casos de gangrena, a amputação costuma ser adiada por até 3 semanas, dada a dificuldade para avaliar a extensão da lesão tecidual logo no início.

Com base na gravidade da hipotermia, vários esquemas de reaquecimento são seguidos. Entre estes, estão o reaquecimento passivo, reaquecimento externo ativo para hipotermina moderada, e reaquecimento central ativo para hipotermia grave.

O reaquecimento externo passivo possibilita o aquecimento do paciente via produção endógena de calor. Para tanto, a capacidade de tremor será necessária. Indivíduos desnutridos, hipoglicêmicos ou com temperatura corporal central abaixo de 30ºC não são candidatos para o reaquecimento externo passivo. Assim, essa é uma boa alternativa para pacientes saudáveis apresentando hipotermia leve. O paciente deve ser retirado do ambiente frio ou úmido e envolvido em cobertores, sacos de dormir ou outros materiais isolantes.

A decisão de proceder ao reaquecimento ativo de um paciente implica um grau mais alto de hipotermia e a possível coexistência de uma condição médica. O reaquecimento externo ativo envolve a aplicação de calor diretamente na pele, por meio do aquecimento superficial com ar forçado, imersão e água quente, fontes de calor radiante e bolsas de água quente. No contexto hospitalar, o reaquecimento com ar forçado é a opção mais prática.

O reaquecimento central ativo refere-se às técnicas que promovem o aquecimento do paciente de dentro para fora, usadas para reaquecer indivíduos gravemente hipotérmicos. Vários métodos são empregados no reaquecimento central ativo, entre os quais a ventilação por pressão positiva com ar aquecido; a irrigação peritoneal e pleural com soro fisiológico aquecido; e o reaquecimento extracorporal do sangue. Esses métodos são reservados para pacientes seriamente hipotérmicos e para aqueles em parada cardíaca.

Os pacientes hipotérmicos podem apresentar complicações secundárias ao reaquecimento. A termo "***afterdrop***" (pós-queda) refere-se ao declínio contínuo da temperatura corporal central depois que o paciente é retirado do ambiente frio. A teoria vigente sustenta que o reaquecimento causa desequilíbrio ao longo de um gradiente, de tal modo que o corpo é resfriado no sentido de fora para dentro e a temperatura corporal central continua caindo até se igualar à temperatura corporal periférica. Acredita-se que isso predisponha ao desenvolvimento de fibrilação ventricular. Entretanto, há poucas evidências que sustentam essa hipótese. Por outro lado, a fibrilação ventricular costuma resistir à desfibrilação até que a temperatura corporal central atinja mais de 28ºC.

Em casos de pacientes sem pulsação e sem sinais vitais, a morte somente é declarada se a temperatura corporal central do indivíduo estiver acima de 35ºC. Como a resposta fisiológica à hipotermia é extremamente variável, o conhecido adágio americano "*no one is dead until they are warm e dead*" ("uma pessoa só está morta se estiver quente e morta") é válido na maioria dos casos.

QUESTÕES DE COMPREENSÃO

42.1 Uma mulher de 72 anos, que sofre de demência, foi dada como desaparecida pelos funcionários de uma casa de repouso numa noite de dezembro. A paciente foi encontrada 2 horas depois de a polícia ter sido acionada, deitada em um banco do parque, totalmente encharcada, usando apenas a roupa de dormir e descalça. O serviço de atendimento de emegência então chega à cena. Qual é o próximo passo mais apropriado no tratamento?

A. Checar os níveis de glicose no sangue capilar e tentar alimentar a paciente.
B. Colocar a paciente imediatamente na maca, instalar uma linha IV e administrar líquidos por via IV.
C. Verificar via aérea, respiração, circulação e então manter a temperatura corporal central, removendo as roupas molhadas e envolvendo a paciente em cobertores secos e quentes.
D. Cobrir a paciente com qualquer material disponível, para que seja possível iniciar o reaquecimento passivo.

42.2 Um ávido apreciador de atividades ao ar livre estava fazendo trilha nas montanhas quando sua bota quebrou o gelo que havia na beira de um córrego e seu pé afundou na água. Esse paciente possui uma longa história de diabetes com neuropatia periférica comprovada. Ele conseguiu caminhar até o posto da guarda florestal e, ao chegar lá, havia perdido totalmente a sensibilidade no pé molhado. O paciente está com geladura nas bochechas, mãos e seu pé molhado exibe evidências de pé-de-trincheira. Toda a roupa molhada foi removida e ele está envolvido em cobertores. Na chegada ao SE, seus sinais vitais estão estáveis, exceto quanto à temperatura corporal central de 34°C. Qual é o próximo passo mais apropriado no tratamento?

A. Iniciar o reaquecimento extracorporal do sangue até que a temperatura corporal central atinja 37°C.
B. Iniciar rapidamente o reaquecimento com água em 40 a 42°C.
C. Secar a pele esfregando-o nos locais onde houver evidência de pé-de-trincheira, para diminuir as chances de formação de bolha.
D. Tratar a diabetes e a neuropatia periférica do paciente, e em seguida reavaliar a sensibilidade em cada membro.

42.3 Um adolescente de 14 anos perambulava pela floresta correndo atrás de seu cachorro e acabou se perdendo. Ao ser finalmente encontrado, foi levado ao SE com geladura grave nos dedos de ambas as mãos. No início, os dedos exibiam uma tonalidade bastante azulada e depois foram se tornando negros. Decorridas 24 horas da exposição, ele não havia recuperado a sensibilidade no local. Qual é o tempo de espera mais adequado, antes de decidir pela amputação dos dedos afetados?

A. 24 horas após o episódio.
B. 48 a 72 horas após o episódio.
C. 3 a 7 dias após o episódio

D. 7-10 dias após o episódio.
E. 2 a 3 meses após o episódio.

42.4 Um morador de rua, cuja idade é indeterminada, chega ao SE irresponsivo. As testemunhas acreditam que ele passou a noite inteira na rua, durante uma tempestade de neve. Sua temperatura corporal central é de 30°C. Qual é a disritmia cardíaca mais comumente observada na hipotermia?

A. Taquicardia sinusal.
B. Bradicardia sinusal.
C. Fibrilação ventricular.
D. Fibrilação atrial.
E. Síndrome do QT prolongado.

42.5 Uma moradora de rua de 35 anos, com história de esquizofrenia, chega ao SE queixando-se de formigamento nos dedos da mão. Os enfermeiros removeram suas roupas úmidas e a vestiram com uma camisola aquecida, do hospital. Seus sinais vitais incluem uma pressão arterial de 130/75 mmHg, frequência cardíaca de 80 bpm e temperatura igual a 36,05°C. Ao exame, você nota que as mãos dela estão pálidas e com geladura. Qual dos seguintes aspectos é um indicador prognóstico desfavorável na geladura?

A. Bolhas hemorrágicas.
B. Linha demarcadora de tecido viável.
C. Bolhas cheias de líquido claro.
D. Tecido subcutâneo edematoso.

RESPOSTAS

42.1 **C.** O primeiro passo no tratamento emergencial é sempre a abordagem e estabilização do ABC. Os métodos de reaquecimento passivo são apropriados, inclusive a remoção das roupas molhadas. É essencial evitar o reaquecimento rápido, caso a paciente demore em receber tratamento definitivo. O descongelamento incompleto e recongelamento é prejudicial aos tecidos. É importante checar a glicemia da paciente com estado mental alterado, mas isso somente deve ser feito após o tratamento do ABC.

42.2 **B.** O reaquecimento rápido em campo raramente é prático. Todavia, no SE, esse procedimento deve ser iniciado o quanto antes. É essencial evitar os efeitos deletérios do descongelamento incompleto e prevenir o recongelamento. Embora as comorbidades como o diabetes influenciem no tratamento de pacientes hipotérmicos, a falta de sensibilidade apresentada pelo paciente em questão é devida à lesão causada pelo frio, que deve ser tratada rapidamente, em vez de tratar apenas o diabetes.

42.3 **E.** Em geral, 3 semanas é o período mínimo que se deve aguardar para avaliar a viabilidade tecidual após uma geladura e determinar se há necessidade de amputação. O tecido considerado necrosado às vezes recupera a viabilidade. A linha demarcadora entre o tecido viável e o tecido inviável se torna nítida em 1 a 2 meses após a lesão inicial causada pelo frio, porém a cirurgia pode ser adiada por 2 a 3 meses.

42.4 **D.** A fibrilação atrial é a disritmia mais comum na hipotermia e é observada a temperaturas corporais centrais de 30°C. O prolongamento de qualquer intervalo, bradicardia, assístole, fibrilação/*flutter* atrial e taquicardia ventricular também podem ser observados. No caso desse paciente, o eletrocardiograma de 12 derivações mostrou uma onda de Osborne (J), que é indicativa de ritmo juncional e consiste com hipotermia. As ondas J podem ser encontradas diante de temperaturas abaixo de 32,2°C, mais frequentemente nas derivações II e V6. Com temperaturas corporais centrais inferiores a 25°C, essas ondas são encontradas principalmente nas derivações precordiais (sobretudo V3 e V4) e são maiores. Em geral, as ondas J são verticais em aVL, aVF e nas derivações precordiais.

42.5 **A.** As bolhas hemorrágicas são um indicador prognóstico ruim, porque estão associadas à lesão de tecidos profundos. Essas bolhas não devem ser desbridadas nem drenadas, pois isso causaria desidratação tecidual e agravaria a lesão. As bolhas claras, por outro lado, devem ser drenadas, pois seu líquido contém tromboxano, considerado um agente prejudicial à saúde tecidual. Uma linha demarcadora de tecido saudável é um sinal tardio, em casos de hipotermia. O tecido mole edematoso não atua como indicador prognóstico na geladura.

DICAS CLÍNICAS

- Como a hipotermia e a geladura com frequência ocorrem ao mesmo tempo, a prevenção de perdas de calor sistêmicas adicionais é a prioridade.
- O reaquecimento em campo raramente é justificado, devido ao potencial de reaquecimento incompleto ou interrompido. As partes lesadas devem ser protegidas, a temperatura corporal central deve ser estabilizada e o paciente deve ser transferido para o SE para ser rapidamente submetido ao reaquecimento. Um banho de reaquecimento deve ser mantido a uma temperatura de 37 a 41°C.
- Os termômetros-padrão usados nos hospitais somente fornecem leitura de temperaturas a partir de 34°C. Por isso, a medida correta da temperatura corporal central requer um termômetro especial para baixas temperaturas.
- Um paciente gravemente hipotérmico pode apresentar rigidez, assístole e pupilas fixas. Entretanto, esse paciente não deve ser declarado morto se sua temperatura corporal tiver sido elevada por aquecimento a pelo menos 35°C.
- Hipoglicemia, sepse e hipotireoidismo são condições que podem mimetizar ou coexistir com a hipotermia.
- Os indivíduos que fazem uso abusivo de álcool e também os idosos apresentam risco aumentado de lesão por exposição ao frio.

REFERÊNCIAS

Ahya SN, Flood K, eds. *The Washington Manual of Medical Therapeutics,* 33rd ed. St Louis, MO: Lippincott Williams & Wilkins; 2010.

Aslam AS, Aslam AK, Vasavada BC, Khan IA. Hypothermia: evaluation, electrocardiographic manifestations, and management. *Am J Med.* 2006;199:297-301.

Bessen HA, Ngo B, Hypothermia. In: Tintinalli JE, Kelen GD, Stapczynski JS, eds. *Emergency Medicine: A Comprehensive Study Guide.* 7th ed. New York, NY: McGraw-Hill; 2011.

Danzl DF. Frostbite. In: Rosen P, Barkin R, eds. *Emergency Medicine, Concepts and Clinical Practice.* 7th ed. Philadelphia, PA: Mosby; 2009.

Danzl DF. Accidental hypothermia. In: Rosen P, Barkin R, eds. *Emergency Medicine, Concepts and Clinical Practice.* 7th ed. Philadelphia, PA: Mosby; 2009.

Hermann L, Weingart S. Hypothermia and other cold-related emergencies. *Emerg Med Pract.* 2003;5(12):1-22.

Ikaheimo TM, Junila J, Hirvonen J, Hassi J. Frostbite and other localized cold-related injuries. In: Tintinalli JE, Kelen GD, Stapczynski JS, eds. *Emergency Medicine: A Comprehensive Study Guide.* 7th ed. New York, NY: McGraw-Hill; 2011.

McCauley RL, Killyon GW, Smith DJ, Robson MC, Heggers JP. Frostbite. In: Auerbach PS, ed. *Wilderness Medicine.* 5th ed. Philadelphia, PA: Mosby Elsevier; 2007:195-210.

Olin JW. Other peripheral arterial diseases. In: Goldman L, Bennett JC, eds. *Cecil Textbook of Medicine.* 24th ed. Philadelphia, PA: WB Saunders; 2011.

Van der Ploeg GJ, Goslings JC, Walpoth BH, Bierens JJ. Accidental hypothermia: rewarming treatments, complications and outcomes from one university medical centre. *Resuscitiation,* 2010:1550-1555.

CASO 43

Um grupo de adolescentes estava nadando em um lago quando, após saltar de uma plataforma e mergulhar, um dos rapazes não voltou à superfície. Ele foi rapidamente encontrado e salvo das profundezas do lago por outro nadador. Constatou-se que o paciente estava apneico e a ressuscitação cardiopulmonar (RCP) foi iniciada por um dos presentes. Após a chegada dos socorristas, constatou-se que o paciente estava respirando superficial e espontaneamente, apresentava fraca pulsação palpável e pontuava 7 na escala de coma de Glasgow (abertura ocular: 1; resposta verbal: 2; resposta motora: 4). Os socorristas intubaram o paciente e o transportaram para o serviço de emergência (SE). No SE, o paciente apresentava pulsação inicial de 70 bpm, pressão arterial de 110/70 mmHg, temperatura de 35,6°C, escala de coma de Glasgow igual a 6 (olhos: 1; verbal: 1; motor: 4) e saturação de oxigênio de 92% a uma fração inspirada de oxigênio (FiO_2) de 100%.

- Quais são as complicações associadas a essa condição?
- Qual é o melhor tratamento para esse paciente?

RESPOSTAS PARA O CASO 43

Lesão por submersão

Resumo: um adolescente em quase afogamento após sofrer um acidente durante um mergulho no lago.

- **Complicações:** a lesão por submersão resulta em hipóxia global e isquemia tecidual que afetam primariamente cérebro, pulmões e coração. Entre as complicações iniciais, estão edema pulmonar não cardiogênico, encefalopatia hipóxica, acidose respiratória e metabólica, disritmias e comprometimento renal. Coagulopatia, anormalidades eletrolíticas e hemodiluição ou hemoconcentração são sequelas raras, mas possíveis. A pneumonia e a síndrome do desconforto respiratório agudo podem ocorrer posteriormente, no decorrer da internação do paciente.
- **Melhor tratamento:** o tratamento mais importante para otimizar o resultado é a rápida iniciação da ressuscitação no contexto pré-hospitalar (i.e., estabilização de via aérea, respiração, circulação [ABC]). Para tanto, a RCP pode ser essencialmente importante. As vítimas de lesão por submersão muitas vezes requerem suporte respiratório agressivo, que pode variar da administração de suplementação de oxigênio à intubação. Havendo suspeita de lesão na espinha cervical (como no caso desse paciente, que saltou de uma plataforma), a estabilização da coluna cervical deve ser mantida até que a hipótese de traumatismo espinal seja excluída.

ANÁLISE

Objetivos

1. Aprender a fisiopatologia da lesão por submersão.
2. Conhecer a epidemiologia e prevenção do afogamento.
3. Saber quais são os problemas especiais associados à lesão por submersão em águas frias.

Considerações

O tratamento inicial dos pacientes que sofrem lesão por submersão consiste na estabilização do ABC e correção da hipoxemia. No SE, todos esses pacientes requerem monitoramento cardíaco contínuo e oximetria de pulso. Inicialmente, o diagnóstico pode incluir: hemograma completo, glicemia, eletrólitos, creatinina, gasometria arterial e radiografia torácica. Esse paciente precisará ser internado na unidade de terapia intensiva (UTI), onde poderá permanecer sob monitoramento cardiopulmonar contínuo e receber suporte de ventilação mecânica.

Ao encontrar um paciente com lesão por submersão, o médico do SE deve sempre considerar a possibilidade de haver fatores precipitantes que também exijam tratamento. Esses precipitadores podem ser: intoxicação por álcool ou drogas, convulsões, hipoglicemia, parada cardíaca, tentativa de suicídio ou homicídio e negligência ou abuso infantil. Além disso, se a submersão estiver associada a uma história de traumatismo (p. ex., mergulhar rápido na água, colisão de veículos), também deve ser considerada a hipótese de lesões na coluna cervical e na cabeça. A hipotermia também deve ser considerada, caso o paciente tenha submergido em águas frias. Depois que o paciente estiver hemodinamicamente estável, a obtenção de uma imagem radiográfica da coluna cervical (radiografias planas ou tomografia computadorizada [TC]) e a realização de um exame de TC de crânio poderão ser necessárias para excluir a hipótese de lesão concomitante.

ABORDAGEM À
Lesão por submersão

DEFINIÇÕES

AFOGAMENTO: morte subsequente a um evento de submersão.

VÍTIMA DE SUBMERSÃO: paciente com algum grau de desconforto por submersão, necessitando de avaliação médica e tratamento.

SÍNDROME DA IMERSÃO: síncope ou morte súbita, que ocorrem após a submersão em águas com temperatura no mínimo 5°C abaixo da temperatura corporal. Consequente às disritmias induzidas por estimulação vagal.

ABORDAGEM CLÍNICA

Epidemiologia e prevenção

O afogamento é a quarta causa mais comum de morte acidental nos Estados Unidos. Entre as crianças na faixa etária de 1 a 14 anos, é a segunda causa principal de morte (perdendo apenas para as colisões de automóveis). Os fatores de risco de afogamento incluem idade, sexo e etnia. A incidência das lesões por submersão chega ao pico entre as crianças pequenas, crianças, adolescentes e adultos jovens, bem como entre os idosos. Entretanto, as mortes por afogamento são mais comuns entre crianças pequenas e jovens no fim da adolescência. Os indivíduos do sexo masculino representam 80% das vítimas de afogamento com mais de 12 meses de idade. Entre 15 e 19 anos, o índice de afogamento entre rapazes afrodescendentes é 12 a 15 vezes maior do que entre brancos.

O consumo de bebidas alcoólicas e outras condições médicas também foram associados ao risco aumentado de lesões por submersão. Entre os adolescentes e adultos, o consumo de álcool pode atuar como fator contribuinte para 30 a 50% dos afogamentos. As convulsões, o autismo e outros distúrbios do desenvolvimento e transtornos comportamentais também aumentam o risco de afogamento. Em pacientes com síndrome do QT longo, a imersão em águas frias pode prolongar ainda mais o intervalo QT.

As lesões por submersão podem ocorrer em fontes d'água naturais (doce ou salgada), bem como no contexto doméstico (p. ex., banheiras e piscinas). Um bebê pode se afogar até mesmo na privada ou em um balde cheio de água. Entretanto, se ele tiver menos de 6 meses de idade ou exibir uma manifestação atípica, os profissionais da saúde devem manter uma forte suspeita de abuso. Os esforços empreendidos no sentido de diminuir a incidência das lesões por submersão e mortes por afogamento estão voltados para a educação da população e a intensificação da consciência em relação à adoção de medidas preventivas. Essas medidas de prevenção incluem cercar adequadamente a área em torno das piscinas; diminuir o consumo de bebidas alcoólicas durante a prática de atividades esportivas aquáticas; intensificar a supervisão das crianças que estiverem brincando perto da água; e aumentar o número de cidadãos treinados em RCP. A educação sobre segurança na água, para crianças, adolescentes e pais, que incentiva a utilização de dispositivos de flutuação e alerta para jamais nadar sozinho, deve ser reforçada na escola, na comunidade e nos consultórios médicos.

Fisiopatologia das lesões por submersão

As vítimas de lesão por submersão inicialmente prendem a respiração. À medida que desenvolvem hipóxia e ânsia por ar, elas eventualmente engolem e aspiram água de modo involuntário. Após a aspiração de 1 a 3 mL de água/kg, há diluição e lavagem de surfactante, com consequente atelectasia, diminuição das trocas gasosas por meio dos alvéolos, edema pulmonar não cardiogênico e incompatibilidade de ventilação-perfusão. Isso resulta na piora da hipóxia e no desenvolvimento de acidose respiratória e metabólica. Se esse processo continuar, a vítima sofre morte neuronal e colapso cardiovascular.

O termo **afogamento seco** era usado tradicionalmente em referência às mortes por afogamento que ocorriam sem aspiração de quantidades significativas de água (talvez, em decorrência de um grave laringospasmo, hipóxia e perda da consciência). Entretanto, a literatura médica não sustenta esse mecanismo de lesão. Os afogamentos secos provavelmente são causados por outros fatores além da simples submersão.

Tratamento

Os pacientes com lesões por submersão podem apresentar sinais de disfunção pulmonar e do sistema nervoso central, ou disritmias. O paciente pode chegar aos extremos de hipóxia, cianose, angústia respiratória grave ou parada respiratória. Outros achados pulmonares incluem taquipneia, sibilos, estertores ou roncos. Neurologicamente, as manifestações do paciente podem variar de uma alteração discreta da consciência ao coma. Os déficits neurológicos observados no momento da avaliação inicial não necessariamente prenunciam um resultado desfavorável para o paciente. As disritmias resultam principalmente de hipoxemia e acidose, podendo incluir fibrilação ventricular, taquicardia ventricular e assístole bradicárdica. Os pacientes com lesão por submersão grave podem desenvolver síndrome do desconforto respiratório agudo, encefalopatia hipóxica ou parada cardíaca.

Todos os pacientes devem permanecer sob monitoramento cardíaco contínuo e oximetria de pulso no SE. A obtenção de um eletrocardiograma (ECG) é útil para excluir a hipótese de prolongamento do intervalo QT e disritmias. Uma radiografia torácica também deve ser obtida para identificar quaisquer infiltrados ou edema pulmonar, com a advertência de que os achados iniciais desse exame são passíveis de evolução com o passar do tempo. Apesar dos resultados normais no início, é necessário obter os dados basais de um hemograma completo, eletrólitos, creatinina e glicose. A gasometria arterial pode ser útil para o monitoramento da acidose, hipercarbia e hipoxemia. Havendo preocupação com a possível ocorrência de rabdomiólise, a determinação dos níveis de creatina quinase sérica e mioglobina urinária pode ser útil.

Um dos elementos mais essenciais do tratamento bem-sucedido das vítimas de submersão consiste no fornecimento imediato e efetivo de suporte vital básico, ainda no cenário pré-hospitalar. A manobra de Heimlich atualmente não é recomendada para a expulsão de líquidos dos pulmões devido à alta taxa de aspiração induzida pela própria manobra e devido ao atraso que causa na iniciação da ventilação. Um paciente consciente e que esteja apresentando sintomas respiratórios leves pode ser beneficiado pela instituição de uma ventilação de pressão positiva não invasiva (VNI), apesar do risco de distensão gástrica e vômito associado ao uso desse recurso. As indicações para intubação incluem a falta de reflexos protetores da via aérea, angústia respiratória, hipercarbia, hipóxia (apesar do fornecimento de oxigênio não invasivo) e apneia.

A administração de líquidos intravenosos, que consistam na solução de Ringer lactato ou soro fisiológico normal, deve ser iniciada na maioria das vítimas. As soluções contendo glicose, em geral, são contraindicadas, exceto para os pacientes hipoglicêmicos. Pesquisas científicas indicam que as soluções de glicose podem piorar o resultado neurológico em animais com isquemia cerebral incompleta. De modo geral, os antibióticos empíricos não são indicados para pacientes com lesão por submersão. Os antibióticos podem ser benéficos para os pacientes que submergiram em águas contaminadas ou que manifestam sinais de infecção.

Os pacientes assintomáticos podem permanecer sob observação no SE por 4 a 6 horas. Se mantiverem saturações de oxigênio normal ao ar ambiente e apresentarem resultados normais ao exame pulmonar e nas radiografias torácicas, poderão receber alta. A internação é necessária em casos de pacientes sintomáticos, inconscientes, hipóxicos ou apneicos, com resultados anormais de radiografia torácica ou que apresentem evidências de disritmia.

Lesão por submersão em águas frias

A submersão em águas frias pode ser menos grave do que a submersão em águas quentes, devido à indução do reflexo do mergulho e da hipotermia. No reflexo do mergulho, o sangue é desviado dos tecidos periféricos da vítima para o coração e o cérebro, diminuindo o metabolismo e reduzindo a lesão anóxica. Esse reflexo é mais forte em crianças com menos de 6 meses e diminui com o avanço da idade. Seus efeitos protetores podem contribuir parcialmente para os relatos de recuperação neurológica completa de crianças que permaneceram submersas por tempo prolongado. A hipotermia teoricamente é neuroprotetora, devido à indução de um estado hipometabólico global, que leva à preservação de oxigênio e glicose para o metabolismo cerebral. Por outro lado, as águas frias também produzem efeitos potencialmente deletérios, entre os quais os mais significativos são a irritabilidade cardíaca (que leva a disritmias), exaustão e alteração do estado mental. Embora alguns relatos de caso tenha descrito pacientes que sobreviveram à submersão prolongada em águas frias, a hipotermia costuma ser indicadora de um prognóstico ruim.

QUESTÕES DE COMPREENSÃO

43.1 Cada um dos pacientes descritos a seguir está recebendo tratamento após uma experiência de submersão. Qual deles está em condições mais adequadas para receber alta do SE após ter permanecido sob observação por várias horas?

A. Um menino de 3 anos encontrado boiando de bruços na piscina, que necessitou de 4 minutos de RCP, apresenta retorno dos sinais vitais normais, pontuação 15 na escala de coma de Glasgow e desconforto respiratório leve.

B. Um menino de 12 anos encontrado inconsciente e submerso em uma piscina, após ter batido a cabeça no fundo. Sua radiografia torácica e TC da cabeça resultaram normais. Ele pontuou 14 na escala de coma de Glasgow. O menino queixa-se de cefaleia e não apresenta sintomas respiratórios.

C. Um menino de 6 anos de idade que foi levado para o alto mar por uma grande onda e resgatado por um expectador. Não houve necessidade de RCP e o menino inicialmente pontuou 14 na escala de coma de Glasgow. Seus sinais vitais estão normais. A radiografia torácica e o exame físico resultaram normais. A saturação do oxigênio ao ar ambiente é de 95%.

D. Um bebê de 3 meses foi trazido ao SE após sofrer uma submersão acidental na banheira. O exame físico resultou normal, exceto quanto à presença de contusões em ambos os braços e tornozelos. Sua radiografia torácica está normal e a saturação do oxigênio sob atmosfera ambiente é de 98%.

43.2 Entre as afirmativas a seguir, qual está correta sobre as lesões por submersão?

A. Os antibióticos podem beneficiar pacientes que permaneceram submersos em águas grosseiramente contaminadas.

B. O reflexo do mergulho é neuroprotetor em adultos que submergiram em águas frias.

C. Os déficits neurológicos detectados na avaliação inicial prenunciam um prognóstico ruim.

D. Uma radiografia torácica normal exclui a hipótese de lesão pulmonar.

RESPOSTAS

43.1 **C.** Embora o menino descrito na alternativa A esteja estável, a necessidade inicial de 4 minutos de RCP o coloca em situação de alto risco de sequelas pulmonares e neurológicas. O paciente descrito em B apresenta sintomas respiratórios leves, mas o mecanismo de sua lesão e os achados neurológicos são preocupantes quanto à possibilidade de um trauma contuso da cabeça, que requer observação adicional. O paciente descrito na alternativa D está estável, da perspectiva de uma lesão por submersão, contudo, os achados físicos são sugestivos de lesão intencional e requerem investigação adicional.

43.2 **A.** Os antibióticos podem beneficiar pacientes que permaneceram submersos em águas contaminadas ou que apresentam sinais de infecção ao exame. O reflexo do mergulho é mais forte em bebês e crianças pequenas. Os déficits neurológicos detectados durante a avaliação inicial não excluem a hipótese de recuperação neurológica. Os achados iniciais de radiografia torácica podem evoluir com o passar do tempo.

DICAS CLÍNICAS

- Fatores precipitantes (p. ex., consumo de álcool, convulsões e hipoglicemia) e as lesões associadas da coluna cervical e cabeça devem ser consideradas em todas vítimas de submersão.
- As complicações mais comuns envolvem disritmias ou disfunção do sistema nervoso central ou pulmonar.
- O tratamento mais importante para otimizar o resultado consiste na rápida iniciação da ressuscitação ainda no cenário pré-hospitalar. As vítimas de lesão por submersão muitas vezes necessitam de suporte respiratório agressivo.

REFERÊNCIAS

Bowers RC, Anderson TK. Chapter 44. Disorders due to physical and environmental agents. Stone CK, Humphries RL. eds. *Current Diagnosis and Treatment: Emergency Medicine.* 6th ed. Available at: http://www.accessmedicine.com/content.aspx?aID=3113673.

Causey AL, Nichter MA. Chapter 209. Drowning. In: Tintinalli JE, Stapczynski JS, Cline DM, Ma OJ, eds. *Emergency Medicine: A Comprehensive Study Guide.* 7th ed. New York, NY: McGraw-Hill; 2011. Available at: http://www.accessmedicine.com/content.aspx?aID=6379687.

Causey AL, Tilelli JA, Swanson ME. Predicting discharge in uncomplicated near-drowning. *Am J Emerg Med.* 2000;18:9-11.

Kuo DC, Jerrard DA. Environmental insults: smoke inhalation, submersion, diving, and high altitude. *Emerg Med Clin N Am.* 2003;21:475-497.

Richards DB, Knaut AL. Drowning. In: Marx JA, Hockberger RS, Walls RM, eds. *Rosen's Emergency Medicine: Concepts and Clinical Practice.* 7th ed. Philadelphia, PA: Mosby Elsevier; 2011: Chapter 143.

Volturo GA. Submersion injuries. In: Aaron CK, Abujamra L, eds. *Harwood Nuss' Clinical Practice of Emergency Medicine.* 4th ed. Lippincott Williams & Wilkins; 2005: Chapter 356.

Weinstein MD, Kriegr BP. Near-drowning: epidemiology, pathophysiology, and initial treatment. *J Emerg Med.* 1996;14:461-467.

CASO 44

Uma mulher de 50 anos queixa-se de uma cefaleia forte, de aparecimento abrupto e que já dura 10 horas. A dor é difusa, latejante e piorou quando a paciente saiu ao ar livre e se expôs à luz solar. Ela nega que recentemente teve febre, dor cervical, entorpecimento, enfraquecimento, vômito ou qualquer tipo de alteração visual. A paciente está preocupada porque nunca teve uma cefaleia tão forte quanto a atual. Sua história médica pregressa e a história familiar não forneceram achados relevantes. Ela não está tomando medicações, não fuma e somente toma bebidas alcoólicas socialmente.

Ao exame, sua temperatura é de 36,9°C, a pressão arterial é de 136/72 mmHg, a frequência cardíaca é de 88 bpm e a frequência respiratória é de 16 mpm. Ela não apresenta nenhum tipo de desconforto agudo, mas parece mostrar um leve incômodo. Suas pupilas estão iguais e reativas, bilateralmente. Não há evidências de papiledema ao exame fundoscópico. A movimentação do pescoço lhe causa um desconforto mais significativo. Seu exame neurológico resultou normal, incluindo a avaliação dos nervos cranianos, força, sensibilidade ao toque leve, reflexos tendíneos profundos e teste do índex-nariz. A varredura de tomografia computadorizada (TC) de encéfalo resultou normal.

- Qual é o diagnóstico mais provável?
- Qual é o próximo passo diagnóstico?

RESPOSTAS PARA O CASO 44

Cefaleia

Resumo: essa paciente é uma mulher de 50 anos, que se queixa do aparecimento agudo da "pior cefaleia que já teve em toda a vida".

- **Diagnóstico mais provável:** hemorragia subaracnóidea.
- **Próximo passo diagnóstico:** varredura de TC da cabeça, seguida de punção lombar (PL).

ANÁLISE

Objetivos

1. Aprender a diferenciar as causas emergenciais, urgentes e menos urgentes de cefaleia.
2. Conhecer os vários tipos de cefaleia.

Considerações

Essa mulher de 50 anos apresenta uma cefaleia forte, de aparecimento agudo, que descreve como "a pior cefaleia de sua vida". O aparecimento agudo e a gravidade dos sintomas levantam a suspeita de hemorragia subaracnóidea (HSA). A cefaleia é bastante comum como queixa principal entre os pacientes atendidos no serviço de emergência (SE), sendo responsável por até 2,2% das visitas a esse departamento. Ao avaliar pacientes com cefaleia, o clínico deve ter como metas identificar aqueles que apresentam condições sérias ou ameaçadoras à vida e aliviar a dor. Durante o exame físico, deve ser realizado um rastreamento das causas não neurológicas de cefaleia, que inclua a palpação dos seios da face (em busca de uma sensibilidade consistente com sinusite) e das artérias temporais (para detecção de dor à palpação ou de pulsações reduzidas sugestivas de arterite temporal [AT]). É importante realizar um exame completo dos olhos, que deve consistir em: avaliação das pupilas, avaliação da acuidade visual e exame fundoscópico. Um exame neurológico detalhado também deve ser realizado. A TC de encéfalo da paciente descrita nesse caso não forneceu achados relevantes, mas isso não exclui definitivamente a hipótese de HSA. Frequentemente, a varredura de TC é realizada para excluir a hipótese de existência de uma massa cerebral, antes de proceder à punção lombar (PL). A presença de eritrócitos no líquido cerebrospinal (LCS) ou um LCS xantocrômico são considerados diagnósticos de HSA. Por outro lado, a xantocromia pode demorar até 12 horas para aparecer. Dessa forma, um resultado negativo ao exame da PL diante de uma suspeita de HSA pode implicar na repetição da PL ou na realização de outros exames de imagem, como ressonância magnética (RM) ou angiografia.

ABORDAGEM À

Cefaleia

ABORDAGEM CLÍNICA

As cefaleias podem ser causadas por vários processos intra e extracranianos. Uma das formas mais simples de classificá-las consiste em agrupá-las em causas primárias e secundárias. As cefaleias primárias são mais comuns e incluem enxaqueca, cefaleias tensional e cefaleias em salvas. As cefaleias secundárias resultam de outro processo patológico (p. ex., infecção, tumores). Também podem ser subclassificadas em cefaleias de causas graves ou emergentes *versus* cefaleias de causa não emergencial. As cefaleias graves e emergenciais possuem uma etiologia que exige identificação e tratamento imediatos (Quadro 44.1). Em contraste, as cefaleias de causas não emergenciais são benignas e não representam uma ameaça imediata à vida dos pacientes. Nessa categoria, estão incluídas as síndromes de cefaleia primária e as cefaleias pós-PL. Menos de 1% dos pacientes com cefaleia apresentam uma etiologia potencialmente ameaçadora à vida, contudo, a identificação desses pacientes é fundamental.

Ao avaliar pacientes com cefaleia, a obtenção da história deve enfocar a natureza da dor (localização, gravidade, caráter, aparecimento), quaisquer sintomas associados e fatores agravantes ou de alívio. A história médica pregressa (incluindo histórico de traumatismo craniano, medicações) e a história familiar são importantes para identificar os fatores de risco de doença grave. Uma história de cefaleias antigas e dados de quaisquer exames diagnósticos previamente realizados também podem ser úteis. Entre os achados da história potencialmente ominosos, estão o aparecimento agudo da "pior cefaleia que o paciente já teve na vida"; cefaleias muito diferentes dos episódios anteriores; imunocomprometimento; surgimento de um novo episódio após os 50 anos; e aparecimento com o esforço.

Um exame físico completo, com avaliação neurológica detalhada, também pode ajudar a isolar uma causa emergencial dos demais tipos de causas. Os sinais vitais anormais podem anunciar a existência de condições ameaçadoras à vida. Outros sinais de alerta incluem o estado mental alterado, fundos normais, sinais meníngeos, déficits neurológicos focais e erupção cutânea com suspeita de meningococcemia. Alguns tipos de cefaleia estão associados a achados clássicos de história ou exame, que são úteis para estreitar o diagnóstico diferencial (Quadro 44.2).

Quadro 44.1 • CAUSAS GRAVES E EMERGENCIAIS DE CEFALEIA
Anemia
Anóxia
Abscessos cerebrais
Envenenamento por monóxido de carbono
Glaucoma
Encefalopatia hipertensiva
Meningite/encefalite
Doença das montanhas
Falha de desvio
Hemorragia subaracnóidea/outras hemorragias intracranianas
Arterite temporal
Tumor/massa cerebral

Quadro 44.2 • ACHADOS CLÁSSICOS DA HISTÓRIA E DO EXAME

Etiologia	História	Exame
Tumor cerebral	Cefaleia acompanhada de náusea e vômito, aparecimento gradual, piora de manhã, mais comumente metastática	Papiledema, dificuldades cognitivas, déficits neurológicos focais
Cefaleia em salvas	Dor periorbital intensa, unilateral, acompanhada de lacrimejamento e rinorreia; piora à noite; crises "em salvas" de curta duração; mais comum em homens	Injeção ipsilateral conjuntival, ptose, miose
Encefalopatia hipertensiva	Cefaleia latejante e difusa; piora de manhã	Pressão arterial diastólica > 120 a 130 mmHg, estado mental alterado, papiledema
Hipertensão idiopática intracraniana (pseudotumor cerebral)	Cefaleia acompanhada de queixas visuais, que ocorre classicamente em mulheres jovens e obesas, em idade fértil	Papiledema, defeitos de campo visual.
Meningite	Doença febril	Febre, meningismo, estado mental alterado; sinais de Kernig e Brudzinski
Enxaqueca	Cefaleia latejante, unilateral, acompanhada de náusea, vômito, fotofobia, fonofobia; pode ser acompanhada de perturbações visuais, motoras ou sensoriais; é mais comum em mulheres	
Pós-PL	Cefaleia latejante, bilateral; piora com o posicionamento vertical e melhora quando o paciente deita	
Hemorragia subaracnóidea	Manifesta-se como uma "cefaleia em trovoada", "a pior cefaleia de todas", náusea, vômito	Hemorragia de retina ou sub-hialoide, meningismo, paralisia do terceiro ou sexto nervo.
Arterite temporal	Dor sobre a artéria temporal; problemas visuais, claudicação mandibular; febre, mal-estar, perda de peso; dores articulares; piora à noite; é mais comum em mulheres com > 50 anos	Sensibilidade ou enduração na artéria temporal, pulsação diminuída ou ausente na artéria temporal, edema de nervo óptico
Tensional pericraniana	Cefaleia entorpecente, do tipo tensional	Sensibilidade da musculatura

Devido à inexistência de *workups* de rotina para cefaleias, os exames devem ser baseados em uma suspeita clínica de doença grave (Quadro 44.3). Os exames de diagnóstico por imagem do crânio devem ser considerados em casos de pacientes com cefaleias fortes de manifestação repentina, pacientes com positividade para o vírus da imunodeficiência humana (HIV) que apresentam um novo episódio de cefaleia, e diante de cefaleias associadas a novos achados anormais (p. ex., déficit focal, estado mental alterado). O tratamento inclui a estabilização de quaisquer condições ameaçadoras à vida, controle da dor e tratamento de quaisquer doenças subjacentes ou etiologias específicas.

Quadro 44.3 • EXAMES DIAGNÓSTICOS E TRATAMENTO

Etiologia	Exames diagnósticos	Tratamento
Tumor cerebral	TC; considerar uma varredura de TC com contraste ou RM	Consultoria neurocirúrgica. Se houver aumento da pressão intracraniana, considerar a intubação e hiperventilação leve, agentes osmóticos, esteroides
Cefaleia em salvas		Alto fluxo de oxigênio, sumatriptana, DHE; considerar administração de lidocaína por via intranasal
Encefalopatia hipertensiva	TC; excluir a hipótese de dano em órgão-alvo	Controlar a pressão arterial (p. ex., nicardipina, labetalol)
Hipertensão intracraniana idiopática	TC para exclusão de outras possíveis causas de pressão intracraniana aumentada; PL com pressão de abertura	PL seriadas, acetazolamida; pode haver necessidade de intervenção cirúrgica
Meningite	Uma varredura de TC pode ser necessária antes da PL; PL	Antibióticos intravenosos (sem atraso); considerar o uso de esteroides
Enxaqueca		Paracetamol, AINEs, antieméticos (p. ex., metoclopramida, proclorperazina), agonistas da serotonina (sumatriptana), ergotaminas (DHE); narcóticos (dor refratária); considerar o uso de esteroides
Pós-PL		Hidratação, repouso no leito, AINEs, narcóticos, cafeína; considerar um tampão sanguíneo epidural para sintomas graves e prolongados
Hemorragia subaracnóidea	TC, PL (TC negativa); pode ser necessário realizar exames de RM ou angiografia	Consulta neurocirúrgica, controlar a pressão arterial, analgesia, nimodipina, antieméticos, medicações anticonvulsivantes
Arterite temporal	Velocidade de hemossedimentação; considerar o exame de uma biópsia de artéria temporal (pode ser feito em caráter ambulatorial)	Esteroides
Cefaleia tensional		Ácido acetilsalicílico, paracetamol, AINEs, diminuição do estresse

TC, tomografia computadorizada; RM, ressonância magnética; DHE, di-hidroergotamina; PL, punção lombar; AINEs, fármacos anti-inflamatórios não esteroides.

HEMORRAGIA SUBARACNÓIDEA

A HSA possui uma incidência anual de 1 caso em cada 10.000 americanos. A maioria dos casos envolve pacientes na faixa etária de 40 a 60 anos. Sua manifestação pode ser bastante sutil, com um resultado normal de exame neurológico, pouca ou nenhuma rigidez nucal, nível normal de consciência e sinais vitais normais. Mesmo assim, a mortalidade associada à HSA aproxima-se de 50%. Sendo assim, o médico emergencista deve manter um alto grau de suspeição ao atender pacientes que apresentam cefaleia forte de manifestação aguda. A varredura de TC geralmente é o exame de imagem inicial. Embora os modernos exames de TC de alta resolução sejam mais sensíveis, nenhum procedimento de obtenção de imagem permite excluir definitivamente a hipótese de HSA. Por esse motivo, muitas autoridades defendem a realização de uma PL em todos os pacientes com suspeita de HSA, mesmo que a TC resulte normal. Uma PL que mostre um LCS xantocrômico é considerada o padrão-ouro do diagnóstico. Como a xantocromia pode demorar até 12 horas para se desenvolver, um LCS persistentemente hemorrágico também é preocupante quanto à possibilidade de HSA. A avaliação neurocirúrgica é importante, uma vez que o diagnóstico de HSA tenha sido estabelecido. A nimodipina pode ser útil para diminuir o espasmo arterial cerebral e a subsequente isquemia. Em geral, a avaliação angiográfica é realizada para avaliar a possível necessidade de intervenção cirúrgica em lesões como os aneurismas saculados. O prognóstico geralmente apresenta correlação com a condição neurológica inicial.

CAUSAS CEREBRAIS

As meningites virais ou bacterianas podem causar cefaleia forte. A PL é o melhor método para avaliar essas infecções. Os estados de imunocomprometimento, como a infecção pelo HIV, podem produzir sintomas mais sutis ou atípicos (p. ex., ausência de febre ou meningismo). A TC pré-PL não precisa ser realizada em pacientes sem fatores de risco de lesão com efeito de massa (como na infecção pelo HIV ou no câncer), com resultado normal de exame neurológico, nível de consciência normal e ausência de papiledema. Um acidente vascular encefálico (AVE) ou um ataque isquêmico transitório (AIT) podem se manifestar como cefaleia, mas, nesses casos, em geral, existe uma história de déficit neurológico contínuo. A manifestação clássica de um tumor cerebral (cefaleia associada a náuseas ou vômito, perturbações do sono) é incomum. Dessa forma, uma cefaleia atípica persistente (como uma nova manifestação que ocorre depois dos 50 anos), intensa ou associada ainda que sutilmente à função cognitiva ou neurológica requer investigação, em geral com TC.

ARTERITE TEMPORAL

A AT quase sempre ocorre em pacientes com mais de 50 anos e é mais comum em mulheres. É causada por uma arterite sistêmica, que se manifesta como uma cefaleia latejante e forte, localizada sobre a região frontotemporal. Com frequência, a artéria temporal apresenta pulsação diminuída, dor à palpação ou está pulsátil. Os pacientes são diagnosticados com AT quando atendem a três dos seguintes critérios: idade acima de 50 anos; aparecimento de uma cefaleia localizada; diminuição da pulsação ou sensibilidade dolorosa sobre a artéria temporal; velocidade de hemosedimentação superior a 50 mm/h; biópsia anormal da artéria temporal. A perda da visão é uma complicação em potencial, sendo que o tratamento imediato deve incluir a administração de 40 a 60 mg de prednisona/dia e encaminhamento em caráter de urgência.

SÍNDROMES DE CEFALEIA PRIMÁRIA

As cefaleias do tipo enxaqueca são comuns. Em geral, seu aparecimento ocorre na adolescência e as mulheres são afetadas com maior frequência do que os homens. A história familiar costuma ser positiva. A variedade mais comum é a enxaqueca sem aura, cujo aparecimento costuma ser lento, unilateral e latejante. Fotofobia, fonofobia, náusea e vômito frequentemente acompanham a dor. Os pacientes com enxaqueca com aura apresentam um tipo semelhante de cefaleia que é precedido por um fenômeno visual reversível (mais comum), parestesias, déficits motores ou dificuldades de linguagem. O tratamento inclui a hidratação intravenosa (caso os pacientes estejam desidratados) e a permanência em um recinto escuro e silencioso. As opções farmacológicas incluem a diidroergotamina (um agonista inespecífico da serotonina), sumatriptano (um agonista seletivo da serotonina) ou antagonistas da dopamina (p. ex., metoclopramida, clorpromazina ou proclorperazina). Em geral, os opiáceos são usados em casos de pacientes com dor refratária.

As cefaleias tensionais são extremamente comuns. Costumam ser caracterizadas por uma dor tensional bilateral e não pulsátil, localizada na região que vai da testa ao occipício. Náusea e vômito são incomuns. O tratamento inclui paracetamol, fármacos anti-inflamatórios não esteroides (AINEs) e técnicas de diminuição do estresse.

As cefaleias em salvas são mais raras do que outros tipos de síndromes de cefaleia primária. Ocorrem mais em homens e, em geral, surgem após os 20 anos de idade. Os pacientes costumam apresentar dor unilateral, forte e de localização orbital ou temporal, que muitas vezes está associada a lacrimejamento ipsilateral, congestão nasal, rinorreia, miose e/ou ptose. As cefaleias tendem a ocorrer "em salvas" ao longo de várias semanas e, então, entram em remissão por vários meses ou anos. A administração de oxigênio em alto fluxo tende a ser efetiva. Di-hidroergotamina (DHE) e sumatriptano também podem aliviar os sintomas.

QUESTÕES DE COMPREENSÃO

44.1 Vários pacientes são trazidos ao SE apresentando queixa de cefaleia. Qual dos pacientes descritos a seguir deve ser examinado primeiro (i.e., qual provavelmente tem uma condição mais prejudicial à vida)?

A. Um homem de 52 anos, com cefaleia há 8 horas e pressão arterial de 210/120 mmHg.
B. Uma mulher de 32 anos, com cefaleia latejante e forte envolvendo o lado direito da cabeça.
C. Uma mulher de 32 anos submetida à ligação de trompas bilateral sob anestesia espinal, realizada no ambulatório, que agora se queixa de uma forte cefaleia bilateral, sobretudo quando está sentada.
D. Uma mulher de 35 anos com cefaleia forte, que recebeu um diagnóstico de pseudotumor cerebral.

44.2 Uma mulher de 22 anos queixa-se de uma cefaleia que surgiu há 2 horas e é descrita como unilateral, latejante, acompanhada de náusea, fotofobia e fonofobia. Qual é o diagnóstico mais provável?

A. Cefaleia em salvas.
B. Tumor cerebral.
C. Enxaqueca.
D. Cefaleia tensional.

44.3 Uma mulher de 34 anos é trazida ao SE e queixa-se da "pior cefaleia de toda a sua vida". A paciente apresenta certo grau de letargia, fotofobia e rigidez nucal.

Uma PL foi realizada após o exame de fundo de olho. Qual dos seguintes achados no LCS é o mais preocupante quanto à hipótese de hemorragia subaracnóidea?

A. Hemácias.
B. Leucócitos.
C. Pressão de abertura elevada.
D. Xantocromia.

RESPOSTAS

44.1 **A.** O primeiro paciente está mais propenso a ter uma condição potencialmente ameaçadora à vida (crise hipertensiva).

44.2 **C.** A enxaquecas são descritas como unilaterais e latejantes, acompanhadas de náusea, fotofobia e fonofobia.

44.3 **D.** A xantocromia no LCS é mais preocupante quanto à possibilidade de hemorragia subaracnóidea. Como resulta do metabolismo da hemoglobina, a xantocromia pode demorar até 12 horas para se desenvolver.

DICAS CLÍNICAS

- Os achados fornecidos pela história considerados potencialmente ominosos incluem uma cefaleia de aparecimento súbito que é descrita como "a pior cefaleia de todas"; cefaleias que diferem drasticamente de todas as cefaleias anteriores; imunocomprometimento; aparecimento da cefaleia após os 50 anos; e manifestação da cefaleia com o esforço.
- Os exames diagnósticos devem ser baseados na suspeita clínica. Por exemplo, diante da preocupação com a possibilidade de hemorragia subaracnóidea, deve ser realizada uma varredura de TC de crânio e, se a TC resultar negativa, uma PL.
- Em geral, o tratamento inclui a estabilização de quaisquer condições ameaçadoras à vida e o tratamento de todas as doenças subjacentes ou etiologias específicas.

REFERÊNCIAS

American College of Emergency Physicians. Clinical policy: critical issues in the evaluation and management of adult patients presenting to the emergency department with acute headache. *Ann Emerg Med.* 2008;52:407-436.

Godwin SA, Villa J. Acute headache in the ED: evidence-based evaluation and treatment options. *Emerg Med Pract.* 2001;3(6):1-32.

Goldstein JN, Camargo CA Jr, Pelletier AJ, et al. Headache in United States emergency departments: demographics, work-up and frequency of pathological diagnoses. *Cephalalgia.* 2006;26:684-690.

Hamilton GC, Sanders AB, Strange GR, Trott AT, eds. *Emergency Medicine: An Approach to Clinical Problem-Solving.* Philadelphia, PA: WB Saunders; 2003:535-551.

Marx JA, Hockberger RS, Walls RM, eds. *Rosen's Emergency Medicine: Concepts and Clinical Practice.* 7th ed. Philadelphia, PA: Mosby Elsevier; 2009.

Mick NW, Peters JR, Silvers SM. *Blueprints in Emergency Medicine.* Malden, MA: Blackwell Publishing; 2002:139-142.

Tintinalli JE, Kelen GD, Stapczynski JS, eds. *Emergency Medicine: A Comprehensive Study Guide.* 7th ed. New York, NY: McGraw-Hill; 2011.

CASO 45

Um homem de 74 anos é encontrado em seu pequeno apartamento após sofrer uma convulsão, em um dia quente de verão. Os socorristas relatam que o encontraram num local mal ventilado e sem nenhum ar-condicionado. Antes de chegar ao serviço de emergência (SE), eles estabeleceram um acesso intravenoso (IV) com soro fisiológico e mediram a glicemia capilar, que resultou em 146 mg/dL. Como o paciente estava em estado pós-ictal durante o transporte, os socorristas não conseguiram obter nenhuma história sobre os problemas médicos prévios, medicações ou alergias do paciente.

Na chegada ao SE, sua temperatura era de 41,1ºC, a pressão arterial estava em 157/92 mmHg, a frequência cardíaca era de 156 bpm e a frequência respiratória era igual a 28 mpm. Ao toque, nota-se que o paciente está extremamente quente. Ele está combativo, gemendo e agitando os braços e pernas contra os atendentes. Suas pupilas são medianas e reativas à luz. As membranas mucosas estão ressecadas. O pescoço do paciente está flexível. A pele está avermelhada, quente e ressecada.

- Qual é o diagnóstico mais provável?
- Qual é o melhor tratamento inicial?

RESPOSTAS PARA O CASO 45

Doenças associadas ao calor

Resumo: esse paciente é um homem de 74 anos, que sofreu convulsão e apresenta hipertermia, taquicardia, taquipneia e estado mental alterado.

- **Diagnóstico mais provável:** convulsão secundária a uma termoplegia. Porém, é essencial excluir outras possíveis causas, como sepse e superdosagem de medicação.
- **Melhor tratamento inicial:** tratamento de via aérea, respiração, circulação (ABC) e resfriamento rápido.

ANÁLISE

Objetivos

1. Aprender os sinais e sintomas clínicos associados à doença relacionada ao calor.
2. Saber o manejo e tratamento da doença relacionada ao calor.

Considerações

Ao avaliar pacientes hipertérmicos, o clínico deve primeiro determinar se há febre ou termoplegia. O provável diagnóstico de termoplegia pode ser estabelecido com base nas condições ambientais e em evidências circunstanciais (dia quente, apartamento fechado e sem ar-condicionado nem ventilação adequada). O passo seguinte é determinar a gravidade da doença associada ao calor apresentada pelo paciente, que pode ser uma informação útil para orientar o tratamento. Como a **termoplegia está associada a uma mortalidade de 10 a 20%, mesmo quando tratada,** é essencial diagnosticar e iniciar a terapia imediatamente. Esse paciente apresenta uma grave termoplegia, que é evidenciada por seu estado mental alterado e pela convulsão. Ao mesmo tempo, devem ser realizados exames laboratoriais e radiográficos para excluir as hipóteses de etiologia infecciosa e superdosagem de fármacos.

ABORDAGEM ÀS

Doenças associadas ao calor

DEFINIÇÕES

ESTRESSE POR CALOR: sensação de desconforto e tensão fisiológica, com temperaturas corporais centrais normais. Os pacientes com essa condição apresentam tolerância diminuída ao exercício e ausência de outros sintomas.

EXAUSTÃO POR CALOR: desidratação leve, com ou sem anormalidades de sódio. Os pacientes apresentam sudorese profusa, sede, náusea, vômito, confusão e cefaleia, podendo entrar em colapso. As temperaturas corporais centrais variam de 38 a 40°C. Em geral, a vítima fica incapacitada de dar continuidade a suas atividades, em consequência das condições ambientais.

TERMOPLEGIA: desidratação grave com temperaturas corporais centrais acima de 40ºC. A pele dos pacientes afetados fica avermelhada, quente e ressecada. Os sintomas são aqueles associados ao sistema nervoso central (SNC), como tontura, vertigem, síncope, confusão, delírio e inconsciência. Classicamente, as termoplegias se desenvolvem devagar, ao longo de vários dias, e são mais frequentes em indivíduos de idade avançada com doenças crônicas.

TERMOPLEGIA DO ESFORÇO: termoplegia que afeta indivíduos envolvidos na prática de atividades físicas extenuantes. Esse tipo de termoplegia pode surgir mais rapidamente do que as termoplegias não relacionadas ao esforço. As condições climáticas, incluindo a alta umidade e as temperaturas elevadas, constituem fatores de risco. Os indivíduos de alto risco são atletas altamente motivados, trabalhadores braçais e soldados.

ABORDAGEM CLÍNICA

A anormalidade primária nas doenças associadas ao calor é a incapacidade do indivíduo afetado de transferir adequadamente o calor (produzido nas atividades metabólicas normais) para o meio ambiente, com consequente elevação da temperatura corporal central. Os fatores de risco de desenvolvimento da doença associada ao calor incluem o ambiente úmido e quente, extremos de idade, exercício extenuante, doença cardiovascular, desidratação, obesidade, comprometimento do raciocínio e diversas medicações (p. ex., diuréticos, anticolinérgicos, anti-histamínicos, fenotiazinas, antidepressivos tricíclicos, simpatomiméticos, álcool).

Em termos de gravidade, o espectro de doenças associadas ao calor varia desde benignas a graves. O Quadro 45.1 descreve as síndromes mais brandas. Em contraste com essas entidades benignas, a **termoplegia é caracterizada por perda da termorregulação, dano tecidual e falência de múltiplos órgãos.** Classicamente, os pacientes apresentam **hiperpirexia (temperatura > 41ºC),** disfunção do SNC (p. ex., estado mental alterado, convulsão, déficits neurológicos focais) e anidrose.

Diagnóstico

O diagnóstico da termoplegia é em grande parte uma questão de exclusão de outras possíveis causas de hipertermia com disfunção do SNC concomitante. O diagnóstico diferencial inclui abstinência do álcool, toxicidade do salicilato, fenciclidina, toxicidade da cocaína e anfetaminas, tétano, sepse; síndrome neuroléptica maligna; encefalite, meningite e abscesso cerebral, malária, febre tifoide, hipertermia maligna, toxicidade de anticolinérgico, estado epiléptico, hemorragia cerebral, cetoacidose diabética, e tempestade tireóidea.

Os exames laboratoriais devem incluir um hemograma completo, eletrólitos, ureia/creatinina, glicose, enzimas hepáticas, ensaios de coagulação, exame de urina, mioglobina urinária e gasometria arterial. A obtenção de um eletrocardiograma (ECG) deve ser considerada, caso o paciente sofra síncope ou tenha história de doença cardiovascular. As radiografias torácicas são úteis para excluir a hipótese de aspiração ou infecção pulmonar. Uma tomografia computadorizada (TC) do encéfalo e/ou punção lombar também podem ser necessárias.

Quadro 45.1 • DOENÇAS BRANDAS ASSOCIADAS AO CALOR

Diagnóstico	Causa	Sintomas	Tratamento
Edema do calor	Vasodilatação e acúmulo de líquido em áreas dependentes	Inchaço leve das mãos e pés	Autolimitado; elevação das pernas, uso de calças de sustentação; sem diuréticos
Erupções cutâneas do calor	Bloqueio dos poros da glândula sudorípara; pode haver infecção secundária por estafilococos	Erupções cutâneas pruriginosas, eritematosas e maculopapulares nas áreas cobertas com roupas	Anti-histamínicos para prurido, roupas confortáveis; creme à base de clorexidina, dicloxacilina ou eritromicina, em caso de infecção
Câibras pelo calor	Depleção de sais (frequentemente, por beber apenas água)	Câibras musculares intensas na musculatura esquelética fadigada (em geral, nas panturrilhas, coxas, ombros) durante ou após o exercício extenuante	Reposição de líquidos e sais; repouso
Síncope pelo calor	Vasodilatação, tônus vasomotor diminuído, depleção de volume	Hipotensão postural e síncope	Remoção da fonte de calor, reidratação, repouso
Exaustação do calor	Depleção de água e sais	Sudorese, enfraquecimento, fadiga, cefaleia, náusea, tontura, mal-estar, "cabeça leve", temperatura em geral < 40°C	Repouso, reposição do volume e de sal

Tratamento

Ao tratar a termoplegia, o clínico deve se empenhar para estabilizar o **ABC, iniciar o resfriamento rápido, repor as perdas de líquido e eletrólitos, e tratar quaisquer complicações.** A meta é baixar a temperatura do paciente para 40°C, a fim de evitar uma hipotermia por excesso de resfriamento. Existem vários métodos de resfriamento aplicáveis que podem ser agrupados nas categorias de técnicas evaporativas e técnicas de condução. **Embora existam fortes proponentes para os diferentes métodos de resfriamento, atualmente não há consenso quanto à técnica mais efetiva. Para todos os pacientes, as intervenções iniciais consistem na remoção do paciente do ambiente quente e, se possível, na remoção também de suas roupas.** O resfriamento evaporativo com uso de névoa fria e ventiladores é uma abordagem simples e efetiva para resfriamento em campo. A abordagem evaporativa é defendida por alguns pesquisadores, porque o princípio do resfriamento físico sugere que a evaporação de 1 mL de água está associada a uma quantidade equivalente a 7 vezes a quantidade de calor dissipada com o derretimento de 1 g de gelo. Entre os métodos de resfriamento alternativos, também está a colocação de compressas frias na virilha e axilas, uso de cobertores de resfriamento, imersão em água gelada, lavagem peritoneal e derivação cardiopulmonar. Os antipiréticos são inefetivos nesse contexto.

Adicionalmente, **o tremor pode ser controlado com benzodiazepínicos ou fenotiazinas.** Os benzodiazepínicos também podem ser usados para tratar qualquer tipo de convulsão. Se os exames laboratoriais mostrarem evidência de rabdomiólise, outras considerações são o manitol e a alcalinização da urina. As complicações mais comuns da termoplegia são: rabdomiólise, insuficiência renal, insuficiência hepática, coagulação intravascular disseminada, insuficiência cardíaca, edema pulmonar e colapso cardiovascular.

Foram identificados os seguintes fatores prognósticos negativos de sobrevida: idade > 80 anos, cardiopatia, câncer, temperatura corporal central > 40ºC, institucionalização, uso prévio de diuréticos, pressão arterial sistólica < 100 mmHg, escala de coma de Glasgow < 12 e transporte até o hospital por ambulância.

QUESTÕES DE COMPREENSÃO

45.1 Um homem de 33 anos foi encontrado comatoso em uma obra em construção, numa tarde quente de verão. Sua temperatura está em 41,7ºC. O médico emergencista deu ordens para iniciar as intervenções de resfriamento evaporativo e aplicação de compressas de gelo. O paciente começou a tremer intensamente. Qual é o próximo passo mais adequado?

A. Observação contínua.
B. Benzodiazepínico de ação breve.
C. Iniciar a administração IV de uma solução de resfriamento.
D. Aumentar o número de bolsas de gelo.
E. Parar o resfriamento.

45.2 Um homem de 70 anos é trazido ao SE com queixas de cefaleia e fadiga. Sua pressão arterial está em 100/70 mmHg, a frequência cardíaca está em 100 bpm e a temperatura corporal central caiu para 38ºC. Qual é o próximo passo mais adequado?

A. Observação por 4 a 6 horas e, em seguida, dar alta ao paciente se sua condição for estável.
B. Manter as bolsas de gelo até a temperatura corporal central atingir 36,7ºC.
C. Internação hospitalar para observação das complicações.
D. Administrar lavagem gástrica fria.
E. Liberar o paciente somente se ele puder mudar de ambiente após receber alta.

RESPOSTAS

45.1 **B.** A condição mais provável desse paciente é a termoplegia por esforço, em que as elevações da temperatura corporal central ocorrem rapidamente. Dessa forma, as intervenções voltadas para a redução da temperatura corporal central do paciente são apropriadas e devem ser mantidas. Os benzodiazepínicos são a terapia de primeira linha para os tremores ou convulsões que ocorrem na termoplegia.

45.2 **C.** Todos os pacientes com termoplegia ou exaustão por calor grave, em particular os idosos, devem ser internados.

DICAS CLÍNICAS

- A termoplegia é distinguida de outras doenças associadas ao calor pela perda da termorregulação, dano tecidual e falência de múltiplos órgãos. Classicamente, os pacientes afetados apresentam hiperpirexia e disfunção do sistema nervoso central.
- Como a termoplegia está associada a uma mortalidade de 10 a 20%, mesmo quando tratada, é essencial estabelecer o diagnóstico e iniciar o tratamento imediatamente.
- O tratamento da termoplegia consiste em estabilização do ABC, resfriamento rápido, reposição das perdas de líquido e eletrólitos, e tratamento de quaisquer complicações (p. ex., tremores, convulsões, rabdomiólise).

REFERÊNCIAS

Becker JA, Stewart LK. Heat-related illness. *Am Fam Physician.* 2011;83:1325-1330.

Hadad E, Rav-Acha M, Heled Y, Epstein Y, Moran DS. Heat stroke: a review of cooling methods. *Sports Med.* 2004;34:501-511.

Hausfater P, Megarbane B, Dautheville S, et al. Prognostic factors in non-exertional heatstroke. *Intensive Car Med*. 2010;36:272-280.

CASO 46

Você está no serviço de emergência (SE) e vê dois pacientes serem trazidos pelos socorristas. De acordo com o relatório, os pacientes são dois homens com idades próximas aos 20 anos, que foram atingidos por um relâmpago enquanto jogavam golfe. As testemunhas oculares presentes na cena relataram que as vítimas estavam a alguns metros de distância entre si, quando um dos homens foi atingido diretamente por um relâmpago. Então, os dois imediatamente caíram ao chão e perderam a consciência. Uma das vítimas foi encontrada sem pulsação no local do acidente e um dos presentes iniciou uma manobra de ressuscitação cardiopulmonar (RCP). O outro homem permaneceu inconsciente por vários minutos após o incidente e, depois, continuou em estado de confusão. Ao exame, a vítima que apresentava uma extensa queimadura de tecidos moles ao longo da região dorsal foi intubada e ventilada, sem apresentar respiração espontânea. Essa vítima não apresentava pulsação palpável e o monitor de eletrocardiograma (ECG) mostrou a ocorrência de uma fibrilação ventricular fina. A outra vítima está acordada e apresenta uma pulsação de 80 bpm, pressão arterial de 130/80 mmHg, frequência respiratória de 18 mpm, pontuação igual a 13 na escala de coma de Glasgow e ausência de sinais externos de lesão identificáveis.

- Quais são as complicações da lesão causada por relâmpago?
- E quais são as lesões identificadas?

RESPOSTAS PARA O CASO 46

Lesão causada por relâmpago e eletricidade

Resumo: duas vítimas adultas chegam ao SE após sofrerem lesão causada por relâmpago. O paciente que sofreu parada cardíaca parece ter sido diretamente atingido pelo relâmpago, enquanto a outra vítima parece apresentar sinais externos de lesão mínimos.

- **Complicações associadas ao relâmpago:** lesão cardíaca, geralmente em forma de arritmia, dano neurológico, queimaduras, lesão da medula espinal e parada respiratória.
- **Identificação das complicações:** a realização de um exame físico detalhado e cuidadoso, aliada à obtenção de um eletrocardiograma permitirão identificar a arritmia e as queimaduras cutâneas. A varredura de tomografia computadorizada (TC) do crânio é indicada para todos os pacientes com lesão grave causada por relâmpago e também para aqueles cujo exame neurológico resulta anormal. É necessário proteger a coluna espinal e imobilizar o paciente até que a hipótese de lesão seja excluída. É indicado que seja iniciada uma ressuscitação agressiva e persistente, segundo o protocolo de suporte vital avançado, que inclua o controle da via aérea e fornecimento de suporte ventilatório até que a respiração espontânea seja restaurada.

ANÁLISE

Objetivos

1. Aprender a identificar e tratar as complicações imediatas e tardias associadas às lesões causadas por choque elétrico e relâmpagos.
2. Saber a identificar o espectro de lesões associado a acidentes com relâmpago e eletrocussão.
3. Entender a relação existente entre a Lei de Ohm e as lesões produzidas por corrente elétrica.

Considerações

Um paciente foi atingido diretamente por um relâmpago e sofreu parada cardíaca. Devido ao contrachoque produzido por sua intensa corrente direta, um relâmpago pode induzir despolarização em todo o miocárdio e causar paralisação cardíaca. **A parada cardíaca imediata é a causa mais comum de morte por acidentes com relâmpagos.** Entretanto, também pode haver paralisia do centro respiratório junto à medula ou como resultado da tetania da musculatura respiratória provocada pela passagem da corrente elétrica atravessando o tórax. Muitos pacientes recuperam a função cardiopulmonar se as medidas de ressuscitação apropriadas forem iniciadas no momento certo e conseguirem sustentar a oxigenação e a circulação enquanto os sistemas orgânicos se recuperam.

Considerando que o primeiro paciente ainda é jovem e não apresenta comorbidades, a probabilidade de resposta às tentativas de ressuscitação é maior do que seria no caso de uma vítima em parada cardíaca por outras causas traumáticas. A automaticidade inerente ao coração possibilita a recuperação espontânea, desde que a desfibrilação imediata e a oxigenação tecidual sejam mantidas. O segundo paciente, embora esteja hemodinamicamente estável, sofreu uma lesão elétrica de alto risco seguida de perda da consciência. Um traumatismo craniano e/ou da coluna espinal pode ocorrer em consequência do paciente ter sido "arremessado" pelo relâmpago. Esse paciente requer avaliação por TC do crânio, eletrocardiograma, imobilização da coluna espinal, além de avaliação e observação inicial na unidade de terapia intensiva (UTI), com monitoramento intensivo da condição cardiopulmonar.

ABORDAGEM À
Lesão causada por relâmpago e eletricidade

ABORDAGEM CLÍNICA

Embora os acidentes com relâmpagos sejam um fenômeno raro, **a lesão associada é responsável por uma taxa de fatalidade de 25% e mais de 70% dos sobreviventes sofrem lesões permanentes.** Os acidentes com relâmpago causam cerca de 100 mortes a cada ano, nos Estados Unidos. A lesão elétrica, excluindo-se as lesões causadas por relâmpagos, é responsável por mais de 500 mortes anuais e cerca de 20% das vítimas têm menos de 18 anos. Os efeitos da lesão decorrente de choque elétrico estão relacionados à intensidade e magnitude da corrente elétrica. De acordo com a **Lei de Ohm**, o fluxo de corrente (amperagem) possui relação direta com a voltagem e relação inversa com a resistência presente no caminho percorrido pela corrente. Isso é representado pela fórmula: **corrente (amperagem) = voltagem/resistência.** Por oferecerem baixa resistência, **nervos, vasos sanguíneos, membranas mucosas e músculos são as vias preferidas de passagem de corrente elétrica, além de serem também as mais suscetíveis às lesões causadas por choque elétrico e relâmpagos.** Ossos, tecido adiposo e pele oferecem uma resistência relativamente alta e, por isso, sofrem menos danos associados às lesões causadas por relâmpagos e eletricidade. É necessário avaliar o provável caminho percorrido pela corrente elétrica. Por exemplo, **as queimaduras que afetam ambas as mãos indicam um trajeto que provavelmente passa pelo coração e isso está associado a um prognóstico ruim.**

Existem dois tipos de corrente elétrica: **corrente alternada (AC) e corrente contínua (DC).** A AC envolve o fluxo de elétrons para trás e para frente, em ciclos. Na DC, o fluxo de elétrons ocorre apenas em uma única direção. A AC é mais perigosa, pois pode causar contrações musculares tetânicas e produzir o fenômeno "*locking on*", impedindo a vítima de se soltar da fonte elétrica e, assim, prolongar a exposição à corrente. A queda de um relâmpago produz um tipo de lesão por eletricidade DC, com voltagem e amperagem extremamente altas, mas com exposição de curta duração. Na lesão causada por relâmpago, os elétrons fluem apenas em uma direção e, dessa forma, costumam induzir uma única contração muscular intensa, que "arremessa" a vítima e causa fraturas e lesão espinal simultâneas. Existem quatro tipos de lesões causadas por relâmpago (Quadro 46.1).

Fisiopatologia

A lesão causada por choque elétrico pode causar necrose direta do miocárdio, lesão isquêmica resultante de vasoconstrição decorrente da liberação excessiva de catecolaminas, ou perturbações do ritmo cardíaco. Até mesmo as correntes baixas são capazes de produzir arritmias, incluindo assístole e taquicardia ventricular. As disritmias tardias são incomuns em pacientes previamente saudáveis, mas podem ser produzidas por uma necrose miocárdica irregular e pela lesão ao nodo sinoatrial. O relâmpago é capaz de induzir paralisação cardíaca ao despolarizar totalmente o miocárdio. Devido à automaticidade inerente do coração, o ritmo sinusal normal frequentemente retorna de maneira espontânea.

Considerações clínicas

Efeitos cardiovasculares. Todas as vítimas de queda de relâmpago e choque elétrico de alta voltagem devem receber monitoramento por eletrocardiograma e suporte cardiopulmonar imediatos para manutenção da perfusão tecidual, de acordo com a necessidade. Um membro frio, apresentando diminuição da sensibilidade e da pulsação, costuma ser uma consequência de vasoconstrição e isquemia de nervos, que podem ser resolvidos espontaneamente, com o passar do tempo. Como pode haver desenvolvimento de síndrome compartimental nos membros, recomenda-se que o exame seja repetido e a pressão compartimental seja determinada em pacientes selecionados. O tratamento agressivo por fasciotomia é indicado para aqueles que apresentarem pressões compartimentais elevadas. As vítimas de choque elétrico que não sofrem perda de consciência nem apresentam achados de exame físico, permanecem

Quadro 46.1 • TIPOS DE LESÕES CAUSADAS POR RELÂMPAGO

Queda direta: é o tipo mais grave. Ocorre quando o principal trajeto da corrente do relâmpago atravessa a vítima.

***Flashes* laterais (espirros):** quando a corrente é descarregada em uma pessoa próxima, a partir da vítima ou de um objeto no qual o relâmpago tenha incidido diretamente. Nesses casos, a corrente percorre os caminhos que oferecem menos resistência até a vítima.

Corrente de terra ou potencial de queda: quando o relâmpago cai no solo e, em seguida, entra no corpo da vítima por um dos pés e sai pelo outro pé.

Fenômeno *flashover*: quando a força de um relâmpago nas proximidades provoca expansão e implosão do ar circundante, produzindo uma explosão.

Contusão: esse tipo de lesão pode ocorrer quando a vítima está muito próxima da onda de choque produzida pelo relâmpago. As forças envolvidas podem arremessar a vítima e causar rompimento da membrana timpânica e outras lesões por contusão.

assintomáticas e apresentam eletrocardiograma normal podem ser liberadas com segurança para irem para suas casas.

Efeitos neurológicos. O dano a nervos é comum após uma lesão causada por eletricidade, porém, nenhuma condição é patognomônica. Cerca de 75% dos pacientes atingidos por raios sofrem perda da consciência e parestesia ou enfraquecimento de membros de curta duração. As vítimas de queda de relâmpago apresentam queraunoplegia, que consiste numa perda de sensibilidade envolvendo, em geral, os membros inferiores. A força e a sensibilidade voltam ao normal dentro de algumas horas. Outros achados físicos comumente apresentados por esses indivíduos são confusão, amnésia, cefaleia, perturbação visual e convulsão. Há relatos de lesão direta da medula espinal subsequente ao fluxo elétrico de uma mão a outra, com dano em C_4 a C_8.

O efeito mais grave, especialmente comum após uma queda de relâmpago, é a lesão do centro de controle respiratório medular, com consequente parada respiratória. Além disso, as vítimas de lesões causadas por relâmpagos e eletricidade muitas vezes apresentam pupilas fixas e dilatadas, como resultado de respostas autonômicas. Entretanto, isso não deve ser interpretado como sinal de não sobrevivência sem que a função cerebral tenha sido completamente avaliada.

Assim como em qualquer vítima de traumatismo apneico, **a via aérea, a oxigenação e a ventilação** devem ser restauradas imediatamente. A **TC de crânio** é indicada em casos de pacientes com achados neurológicos ou que perderam a consciência, para avaliar a possível existência de uma patologia intracraniana. A **imobilização espinal** deve ser mantida até que o exame neurológico resulte normal ou a hipótese de lesão seja excluída por radiografia. A maioria das vítimas de choque elétrico ou relâmpago que não sofre parada cardíaca sobrevive, mas precisa ser esclarecida sobre a possibilidade de desenvolver sequelas persistentes, como déficit de memória, perturbações do sono, tontura, fadiga, cefaleia e déficit de atenção.

Pele. A queimaduras são comuns após uma lesão causada por choque elétrico de alta voltagem, mas são menos frequentes após a queda de relâmpago, devido ao tempo de exposição instantâneo. As vítimas de choque elétrico apresentam queimaduras avermelhadas, que são produzidas pelo calor gerado pela corrente elétrica, ou "queimaduras flamejantes", em geral causadas pela combustão das roupas. Devido ao tempo de exposição instantâneo, as queimaduras são menos comuns nas lesões causadas por relâmpagos. A queda de um raio pode causar queimaduras lineares de espessura parcial em áreas de alta concentração de suor e baixa resistência, que produzem na pele um padrão em samambaia transiente conhecido como figura de Lichtenberg, patognomônico de acidentes com relâmpago. Em crianças, o modo mais comum de lesão causada por eletricidade está associado à mastigação ou mordida de fios elétricos, que se manifesta como edema peritoneal e formação de escaras.

A realização de um **exame físico abrangente** mostrará quaisquer manifestações cutâneas de lesão causada por eletricidade. Um **acesso intravenoso** deve ser incialmente instalado para que o tratamento com líquidos seja instituído o quanto antes no paciente com queimaduras. Os líquidos devem ser titulados de acordo com o débito urinário. As lesões graves exigem a internação do paciente em uma unidade especializada em queimaduras. As crianças podem apresentar sangramento excessivo a partir da artéria labial, como consequência de queimadura **perioral**.

Considerações especiais

Outras lesões associadas a choques elétricos e queda de relâmpago incluem as **fraturas** decorrentes de contração muscular intensa ou traumatismo cego subsequente à exposição. As fraturas de membro superior e as fraturas espinais são comuns. Os rins são particularmente vulneráveis ao dano anóxico que acompanha a lesão produzida por eletricidade, quando a **rabdomiólise** é um achado comum. Entretanto, a rabdomiólise raramente ocorre após a lesão causada por relâmpagos. A **ruptura da membrana timpânica** ocorre em até 50% das vítimas de queda de relâmpago. As **cataratas** costumam surgir como sequelas tardias das lesões causadas por relâmpago. As **úlceras de Curling** são comuns nas vítimas de queimadura. O tratamento preventivo dessas úlceras de estresse deve ser iniciado na internação.

Quando os incidentes com queda de relâmpago não são testemunhados, algumas vítimas são simplesmente encontradas caídas no chão. Nesses casos, é necessário realizar avaliações detalhadas em busca de outras causas (acidente vascular encefálico, ingesta de substâncias tóxicas, lesão da medula espinal, lesões fechadas na cabeça, infarto do miocárdio e distúrbios convulsivos primários) responsáveis pelos déficits neurológicos e cardiovasculares inexplicáveis.

QUESTÕES DE COMPREENSÃO

46.1 Um homem de 40 anos, que trabalha como eletricista é trazido ao SE após sofrer um choque elétrico acidental, ficar grudado no fio de alta tensão e, então, cair de costas de uma escada de 2,4 m de altura no asfalto. O paciente estava deambulando na cena do acidente, mas, devido a uma dor persistente na mão e braço esquerdos, foi levado ao SE para receber tratamento. Ele está consciente e conversando, porém se queixa de dor intensa na região de uma queimadura de 3 cm localizada na mão esquerda, e também de dor em todo o antebraço esquerdo. Ao exame, o paciente pontua 15 na escala de coma de Glasgow e apresenta estabilidade cardiopulmonar. Ele tem uma escara ressecada sobre a ferida na mão esquerda e apresenta firmeza e sensibilidade em toda a extensão do antebraço esquerdo. Qual é o próximo passo mais apropriado?

A. Obter radiografias para excluir a hipótese de fraturas.
B. Medir as pressões compartimentais do antebraço.
C. Administrar antibióticos sistêmicos para prevenir infecção cutânea.
D. Obter eletroneuromiografias (ENMG) para excluir a hipótese de lesão no nervo periférico.
E. Realizar uma varredura de TC para avaliar a musculatura e os nervos.

46.2 Um homem de 49 anos estava consertando a fiação elétrica de sua casa durante uma reforma e foi negligente por não desligar o interruptor de eletricidade na caixa elétrica. Por isso, sofreu um choque elétrico considerável na mão direita e foi levado pelos socorristas ao SE. Qual das seguintes afirmativas é provavelmente a verdadeira, com relação às lesões causadas por choque elétrico?

A. A formação de cataratas costuma ocorrer somente quando há um ponto de contato com a cabeça.
B. A insuficiência renal geralmente resulta da lesão direta ao rim por choque elétrico.
C. Nas lesões de alta voltagem, a disritmia geralmente se desenvolve em 24 a 48 horas após a lesão.
D. As queimaduras elétricas comumente produzem uma queimadura cutânea em padrão de samambaia.
E. Uma lesão interna grave pode ocorrer mesmo com um envolvimento cutâneo mínimo.

46.3 Um adolescente de 13 anos e seu amigo estavam curiosos sobre o funcionamento interno dos transformadores de alta voltagem. Depois de escalarem a cerca em torno de um complexo de transformadores elétricos nas proximidades da escola, um dos meninos tocou o transformador, acreditando que estaria protegido contra choques elétricos por estar calçando um tênis com sola de borracha. Ele sofreu um forte choque elétrico de 10.000 V. Quais sistemas orgânicos são mais suscetíveis aos choques de alta voltagem?

A. Ossos, tendões e músculos.
B. Pele, cérebro e tecido adiposo.
C. Tecido adiposo, coração e músculo esquelético.
D. Sangue, nervos e membranas mucosas.
E. Cabelo.

46.4 Um contador de 45 anos estava entrando em seu carro, estacionado no topo do prédio onde trabalha, durante uma tempestade. Um relâmpago surgiu de repente e o lançou ao chão. Qual das seguintes afirmativas é a mais correta em relação às complicações de suas lesões?

A. As contrações tetânicas são mais comumente causadas por correntes AC.
B. A duração instantânea da exposição diminui o risco de queimadura cutânea, em comparação as outras lesões causadas por choque elétrico de alta voltagem.
C. A rabdomiólise é uma sequela tardia comum.
D. A parada respiratória é causada pela paralisia dos músculos torácicos.
E. A queda de relâmpago está associada a uma mortalidade de 80%.

RESPOSTAS

46.1 **B.** A história desse paciente de choque elétrico de alta voltagem e as queixas atuais de dor intensa no antebraço, diminuição da função sensorial e motora da mão e sensibilidade no antebraço são altamente suspeitas de síndrome compartimental secundária à ocorrência de micronecrose no antebraço. A medida da pressão compartimental direta é a abordagem mais rápida e confiável para o diagnóstico. Embora a queda possa ter resultado em fraturas, uma lesão óssea não seria responsável pelas alterações sensoriais e motoras na mão. O tratamento das queimaduras com antibióticos sistêmicos não é indicado. A varredura de TC não é uma técnica sensível para identificar a síndrome compartimental.

46.2 **E.** Mesmo quando o envolvimento cutâneo é mínimo, existe a possibilidade de uma lesão interna séria. A insuficiência renal subsequente aos choques elétricos em geral resulta de mioglobinúria. Embora a disritmia seja comum após um choque elétrico, seu desenvolvimento quase sempre ocorre imediatamente após a exposição. A formação de catarata pode ocorrer mesmo que não haja nenhum ponto de contato na cabeça. A figura de Lichtenberg consiste no padrão em forma de samambaia transiente que surge na pele das vítimas de queda de relâmpago. Esse padrão resulta do "espirro" da eletricidade sobre pele, segundo os padrões de distribuição vascular e nervosa cutâneos.

46.3 **D.** Na lesões causadas por choque elétrico de alta voltagem, a eletricidade tende a percorrer o caminho que oferece a menor resistência. Sangue, nervos e membranas mucosas com frequência são lesados após a exposição elétrica, porque oferecem baixa resistência. O tecido adiposo, ossos e tendões oferecem alta resistência.

46.4 **B.** Devido à exposição instantânea, as queimaduras são relativamente raras nas lesões causadas por relâmpagos. Um relâmpago é uma corrente DC e a parada respiratória em geral resulta da lesão ao centro de controle respiratório localizado na medula. A rabdomiólise é comum após as lesões causadas por choque elétrico de alta voltagem, mas raramente ocorre nas lesões causadas por relâmpago. Ao contrário das crenças populares, a mortalidade associada aos acidentes com queda de relâmpagos é baixa e a maioria dos estudos seriados recentes relata taxas de 5 a 10%.

DICAS CLÍNICAS

- As vítimas de queda de relâmpago devem ser tratadas com suporte ventilatório e circulatório agressivo, até que a função cerebral possa ser avaliada, pois muitos pacientes recuperam a função com o passar do tempo.
- Os sinais típicos de morte cerebral, pupilas fixas e/ou dilatadas e apneia, não necessariamente indicam que as vítimas de choque elétrico sofreram morte cerebral. Além disso, os critérios de rastreamento típicos para as situações de casualidade em massa não se aplicam à lesão causada por eletricidade.
- Mesmo diante de pequenos sinais externos de lesão, a ocorrência de danos internos graves é comum.
- As crianças podem apresentar sangramento excessivo por mastigarem fios elétricos.

REFERÊNCIAS

Fish RM, Geddes LA. Conduction of electrical current to and through the human body: a review. *Journal of Plastic Surgery*; 2009. www.eplasty.com

Katz RD, Deune EG. Electrical and lightning injuries. In: Cameron JL, Cameron AM, eds. *Current Surgical Therapy*, 10th ed. Philadelphia, PA: Elsevier Saunders; 2011:1047-1057.

O'Keefe Gatewood M, Zane RD. Lightning injuries. *Emerg Med Clin N Am.* 2004;22:369-403.

Ritenour AE, Morton MJ, McManus JG, et al. Lightning injury: a review. *Burn.* 2008;34:585-594.

Zimmermann C, Cooper MA, Holle RL. Lightning safety guidelines. *Ann Emerg Med.* 2001;39: 660-664.

CASO 47

Um menino de 10 anos, com anemia falciforme, chega ao serviço de emergência (SE) em plena crise presumivelmente falciforme, manifestada como uma dor abdominal forte, dor torácica pleurítica, dispneia e febre. Inicialmente, seus níveis de hemoglobina são de 9 g/dL, a contagem de leucócitos sanguíneos é de 15.500 células/mm^3 e a radiografia torácica revela um infiltrado inespecífico junto ao campo pulmonar esquerdo, com uma pequena efusão pleural à esquerda. O eletrocardiomiograma revela uma taquicardia sinusal. Após o tratamento com administração de líquidos por via intravenosa (IV), suplementação com oxigênio via cânula nasal, administração de analgésicos por via parenteral e instituição de terapia com antibiótico de amplo espectro, o paciente queixou-se de piora da dispneia e da dor torácica, necessitando de uma suplementação de oxigênio mais intensa via máscara facial e eventual intubação endotraqueal. Nesse contexto, a terapia com transfusão de troca está sendo considerada.

- Quais são as complicações associadas às transfusões sanguíneas, nesse contexto?
- Quais são os meios disponíveis para diminuir a incidência de complicações relacionadas à transfusão?

RESPOSTAS PARA O CASO 47

Complicações transfusionais

Resumo: um menino de 10 anos está em crise falciforme associada a sintomas respiratórios graves (síndrome torácica aguda). O paciente continua apresentando sintomas respiratórios significativos, mesmo após receber terapia de suporte e por isso a instituição de uma terapia transfusional de troca está sendo considerada.

- **Complicações da transfusão:** reações transfusionais e infecções relacionadas à transfusão.
- **Formas de minimizar as complicações transfusionais:** complacência estrita aos protocolos de identificação do paciente, manipulação da amostra e armazenamento do sangue, bem como revisão detalhada da história transfusional. A transfusão de hemoderivados deve ser feita com base nas necessidades e não em fatores deflagradores de transfusão arbitrários.

ANÁLISE

Objetivos

1. Desenvolver conhecimentos sobre a epidemiologia e fisiopatologia básica das reações transfusionais.
2. Aprender a avaliar e tratar as complicações transfusionais agudas e ameaçadoras à vida.
3. Saber quais são as indicações para a realização da transfusão de hemoderivados.

Considerações

Como a anemia falciforme predispõe o paciente à anemia crônica, é mais do que provável que esse paciente, em particular, possua uma extensa história de transfusões. Dessa forma, é essencial realizar uma revisão detalhada de sua história transfusional. Se o paciente ou seus registros médicos indicarem a ocorrência prévia de pequenas reações transfusionais, então poderá ser útil administrar uma pré-medicação à base de anti-histamínicos e/ou antipiréticos. Como um todo, os pacientes homozigotos para hemoglobina falciforme apresentam risco notavelmente aumentado de desenvolvimento de complicações decorrentes da terapia transfusional, incluindo as infecções relacionadas à transfusão (cerca de 10% dos pacientes são infectados pelo vírus da hepatite C) e as etiologias não infecciosas relacionadas à aloimunização (que afetam até 50% dos indivíduos com anemia falciforme). Os riscos aumentados de aloimunização estão primariamente relacionados à exposição recorrente a antígenos e às desigualdades fenotípicas existentes entre as células sanguíneas presentes no suprimento sanguíneo doado predominantemente por indivíduos brancos e os pacientes afrodescendentes com anemia falciforme.

Para diminuir o risco de complicações relacionadas à transfusão, os bancos de sangue americanos intensificaram o processo de prova cruzada para transfusões destinadas a pacientes com anemia falciforme. Como resultado, observou-se uma queda demonstrável das taxas de aloimunização. **Os concentrados de hemácias (CHAD) leucócito-reduzidos são recomendadas para pacientes com anemia falciforme e também para indivíduos com outras doenças que necessitem de transfusões recorrentes.** Entre os benefícios adicionais, estão uma taxa reduzida de aloimunização com antígeno leucocitário humano (HLA) e possíveis taxas reduzidas de reações transfusionais não hemolíticas febris (RTNHF).

ABORDAGEM ÀS Complicações transfusionais

ABORDAGEM CLÍNICA

Teoricamente, as complicações transfusionais são mais adequadamente classificadas em reações imunomediadas agudas, reações imunomediadas tardias, complicações não imunológicas e complicações infecciosas.

REAÇÕES IMUNOMEDIADAS AGUDAS

Reações transfusionais hemolíticas agudas

As reações transfusionais hemolíticas agudas ocorrem numa proporção de 1:25.000 transfusões, com mortalidade de 1:470.000 transfusões. **A maioria das reações transfusionais hemolíticas agudas** é devida a **erros cometidos durante o processamento do sangue,** seja à beira do leito do paciente ou no banco de sangue. A maioria dessas reações pode ser evitada com o processamento meticuloso das amostras, identificação do paciente e obediência às diretrizes transfusionais. O surgimento da reação é **imediato, manifestando-se como uma combinação de hipotensão, taquipneia (muitas vezes com a sensação de constrição torácica), taquicardia, febre, calafrios, náusea, hemoglobinúria e dor corporal (articulações, região lombar, pernas).** A hemólise pode ser intravascular (mais grave) ou extravascular, é dirigida contra as hemácias do doador e, em geral, é mediada por anticorpos pré-formados (anti-A, anti-B) presentes no soro do paciente (receptor). Como os anticorpos causais dirigidos contra os antígenos ABO são preexistentes nos indivíduos suscetíveis, não há necessidade de exposição prévia a aloantígenos para que a hemólise ocorra. Por outro lado, a sensibilização recente a outros aloantígenos (p. ex., em um paciente Rh-negativo exposto ao sangue Rh-positivo) pode resultar no desenvolvimento de uma patologia semelhante, caso uma transfusão sanguínea subsequente contenha o(s) mesmo(s) aloantígeno(s). Devido ao potencial de formação de novos aloanticorpos, uma amostra de sangue do receptor somente deve ser usada em ensaios de prova cruzada dentro de um período de 48 horas após a coleta.

O tratamento imediato dos casos suspeitos inclui parar a transfusão e trocar a tubulação IV ou usar sítios de acesso alternativos para iniciar infusões agressivas de cristaloide, com o objetivo de **manter o débito urinário acima de 1 a 1,5 mL/**

kg/h, por 24 horas. O restante da transfusão e uma amostra do sangue do paciente devem ser enviados para o banco de sangue para realização de testes. As sequelas da hemólise aguda incluem **necrose tubular aguda (NTA), coagulação intravascular disseminada (CID) e isquemia do miocárdio** (como consequência de instabilidade hemodinâmica). A CID pode ser confirmada pela presença de **hemoglobinúria e hemoglobina livre de plasma.** O diagnóstico definitivo das reações transfusionais hemolíticas agudas é estabelecido por meio do **teste de antiglobulina direto** (TAD, também conhecido como ensaio de Coombs direto), que detecta anticorpos ou complemento ligados à superfície das hemácias doadas presentes em uma amostra do sangue do receptor.

Reações transfusionais não hemolíticas febris

Essas reações ocorrem com cerca de 0,5 a 1% das unidades de hemácias; 2% das unidades de plaquetas de aférese; e 5 a 30% dos *pools* de plaquetas doadas. As **RTNHF constituem as complicações mais comuns e menos preocupantes da transfusão de hemoderivados.** Os pacientes podem apresentar febre, calafrios, rigidez, cefaleia, mal-estar e taquicardia, mas **não desenvolvem instabilidade hemodinâmica nem comprometimento respiratório.** Dada a necessidade de uma história prévia de transfusão para que essa reação ocorra, **a febre em um paciente que recebe transfusão pela primeira vez deve ser tratada como uma reação hemolítica aguda, até que se prove o contrário.** Por outro lado, os episódios anteriores de RTNHF apontam o risco aumentado de recorrência.

O tratamento pode incluir a interrupção da transfusão, administração de antipirético e tranquilização do paciente. Os indivíduos com história de reações febris podem ser pré-medicados com antipiréticos. **A medicação antipirética** é uma questão de preferência, mas **em geral deve ser evitada para aqueles que recebem a primeira transfusão, nos quais é mais provável que a febre represente a existência de sequelas graves.** Como a RTNHF é um diagnóstico de exclusão, as amostras de sangue do paciente e de transfusato devem ser enviadas para análise, a fim de excluir a hipótese de reação hemolítica ou **contaminação** bacteriana.

Reações transfusionais alérgicas

A incidência dessas reações alérgicas é de 1 a 3% das transfusões e as reações são causadas pelos anticorpos presentes no receptor (imunoglobulina E [IgE]) dirigidos contra as proteínas séricas do doador. Os sintomas podem variar de urticária até a franca anafilaxia. A urticária pode ser tratada de maneira sintomática, à base de anti-histamínicos, e com a breve interrupção da transfusão até a resolução dos sintomas. As reações alérgicas brandas não requerem a descontinuação da transfusão, uma vez que os sintomas não estão estritamente relacionados à dose. Os pacientes propensos ao desenvolvimento dessas reações podem ser pré-medicados com anti-histaminicos para prevenção do desenvolvimento das reações alérgicas brandas.

As reações anafiláticas francas aos hemoderivados são raras (1:20.000 a 1:170.000) e podem ocorrer em questão de segundos após a iniciação da transfusão. As reações anafiláticas são mediadas pela IgE e, na maioria dos casos, resultam da **deficiência genética de IgA no receptor,** com consequente produção de anticorpos anti-IgA e anti-IgE. Outras causas menos comuns de anafilaxia incluem as reações causadas pela IgE dirigidas contra os alérgenos presentes no sangue transfundido, e a transferência passiva de IgE reativa do doador para o receptor. **Os pacientes com deficiência de IgA comprovada devem receber hemácias e plaquetas lavadas para eliminação de proteínas plasmáticas. Os componentes plasmáticos transfundidos em pacientes com deficiência de IgA devem ser oriundos de doadores deficientes de IgA.**

A anafilaxia deve ser tratada com a pronta abordagem do ABC (via aérea, respiração, circulação) acompanhada da administração de **adrenalina, anti-histamínicos e corticosteroides,** aliada à imediata descontinuação da transfusão. Os **pacientes que tomam inibidores da enzima conversora de angiotensina (ECA)** desenvolvem reações anafiláticas mais graves (i.e., angioedema grave) por serem **incapazes de degradar a bradicinina.**

Lesão pulmonar aguda relacionada à transfusão

A lesão pulmonar aguda relacionada à transfusão (TRALI, do inglês *transfusion related acute lung injury*), com uma incidência estimada de 1:4.500 transfusões, consiste numa **complicação transfusional ameaçadora à vida** subidentificada. A TRALI é considerada uma condição **mediada por anticorpos antileucócitos,** que resulta em inflamação sistêmica e lesão pulmonar mediada por neutrófilos. Ela geralmente se manifesta em 6 horas de exposição aos produtos transfusionais contendo plasma, sendo que a maioria dos casos ocorre em 1 a 2 horas. As transfusões de plaquetas de doadores aleatórios (*pool* de plaquetas) são responsáveis pela maioria dos casos. Os pacientes com malignidades hematológicas e cardiopatia apresentam risco aumentado de desenvolvimento de TRALI. Febre, taquicardia e dispneia são os sintomas mais manifestados. **A principal característica dessa complicação é a angústia respiratória acompanhada de infiltrações intersticiais e alveolares bilaterais e difusas observadas nas imagens de radiografia.** A TRALI pode ser facilmente confundida com um edema pulmonar agudo secundário à sobrecarga de volume. Como **os pacientes com TRALI apresentam pressão cardíaca do lado esquerdo normal a baixa, a ecocardiografia pode ser útil para diferenciar entre TRALI e edema pulmonar.** O tratamento dessa condição consiste em parar a transfusão e tratar imediatamente ABC. Para tanto, pode ser necessário submeter o paciente à intubação e à ventilação mecânica. O comprometimento respiratório costuma ser autolimitado dentro de um período de 48 a 72 horas. A taxa de mortalidade associada à TRALI é de cerca de 10%.

REAÇÕES IMUNOMEDIADAS TARDIAS

Reações transfusionais hemolíticas tardias

As reações transfusionais hemolíticas tardias (RTHT) são notavelmente menos sérias do que as reações hemolíticas agudas. Sua incidência aproximada é de 1:1.000 transfusões. Os mecanismos da RTHT estão relacionados ao fato de os receptores terem desenvolvido anticorpos dirigidos contra os aloantígenos das hemácias a partir de exposições prévias a hemácias estranhas, mais frequentemente por meio de transfusões ou gestações.

Diferente das reações hemolíticas agudas, que requerem altos níveis circulantes de anticorpos reativos, os **aloanticorpos responsáveis pela RTHT estão presentes apenas em baixas concentrações antes da transfusão.** Após a exposição a esses aloantígenos, a geração de anticorpos aumenta lentamente com o passar dos dias, resultando na hemólise das hemácias doadas. **Os sintomas associados à RTHT são brandos ou nulos.** Em geral, os pacientes apresentam febre baixa e anemia recorrente. Nenhuma terapia específica é garantida, com exceção das transfusões repetidas.

Doença do enxerto versus *hospedeiro*

A doença transfusional do enxerto *versus* hospedeiro (DEVH) é um distúrbio raro, em que os linfócitos do doador são enxertados e proliferam na medula óssea do hospedeiro. Com o tempo, esse enxerto pode promover uma grave reação contra os tecidos do hospedeiro, entre os quais a medula óssea. A condição é **fatal em mais de 90% dos casos.** Os sintomas da DEVH desenvolvem-se em média em 1 a 2 semanas após a transfusão e incluem febre, erupções cutâneas maculopapulares, hepatite, diarreia, náusea, vômitos, perda de peso e pancitopenia, com consequente desenvolvimento de sepse e morte do paciente. **Em especial, os receptores imunocomprometidos apresentam risco de DEVH e, por esse motivo, os produtos do sangue administrados a esses pacientes devem ser submetidos à radiação gama** para impossibilitar a proliferação dos leucócitos remanescentes. Os produtos do sangue doados por parentes de primeiro grau ou as doações envolvendo parentes com haplótipos HLA parcialmente compatíveis estão associadas a um risco maior de enxerto de linfócitos doados, devido à homologia entre os genes de HLA do doador e do receptor. Dessa forma, **os hemoderivados doados por familiares de primeiro grau devem ser irradiados antes das transfusões.** A maior incidência de DEVH ocorre nas regiões com população étnica homogênea e alta probabilidade de compartilhamento de haplótipo de HLA (p. ex., Japão). A DEVH é mais problemática quando os pacientes recebem sangue fresco, cujo processamento tenha sido realizado dentro de 7 dias após a coleta. Nos Estados Unidos, os produtos do sangue com mais de 7 dias em geral são isentos de linfócitos viáveis.

Púrpura pós-transfusional

A púrpura pós-transfusional é uma complicação rara, caracterizada pela ocorrência repentina de trombocitopenia em 5 a 10 dias após a transfusão de qualquer hemoderivado. Sua fisiopatologia envolve a destruição das plaquetas nativas, que é mediada por anticorpos dirigidos contra o antígeno plaquetário-1 (PLA-1). Os anticorpos anti-PLA-1 desenvolvem-se em pacientes previamente expostos a plaquetas estranhas, por meio de transfusões ou gestações. Esses pacientes em geral apresentam sangramento espontâneo (membranas mucosas, epistaxe, hematoquezia, hematúria). **O desenvol-**

vimento de hemorragia intracraniana pode ocorrer em 9% dos pacientes afetados. O tratamento envolve a administração de imunoglobulina por via IV, corticosteroides, terapia de troca de plasma e transfusão com **plaquetas PLA-1-negativas.** Sem tratamento, a trombocitopenia costuma ser resolvida de maneira espontânea, dentro de 2 semanas após o aparecimento.

Aloimunização

A aloimunização refere-se à formação de novos anticorpos contra os antígenos presentes nas células doadas. **A formação de aloanticorpos contra moléculas HLA de superfície pode tornar os pacientes refratários às transfusões de sangue.** Isso sustenta a administração de sangue reduzido de leucócitos em pacientes que tendem a necessitar futuramente de plaquetas exógenas. A presença de aloanticorpos é primariamente responsável pelas taxas aumentadas de complicações transfusionais observadas entre os receptores de transfusões repetidas.

Complicações infecciosas

A complicação infecciosa mais frequente e preocupante da terapia transfusional é a contaminação bacteriana, que pode ser detectada em até 2% dos produtos sanguíneos. O organismo mais isolado em produtos refrigerados (i.e., hemácias) é a *Yersinia enterocolitica*, que pode crescer a temperaturas mínimas de até 1°C. Outros organismos criofílicos incluem *Pseudomonas*, *Enterobacter* e *Flavobacterium*. As plaquetas, que são armazenadas à temperatura ambiente (de 22 a 24°C), são mais propensas ao desenvolvimento de contaminação grosseira, do que os produtos refrigerados. *Staphylococcus* e *Salmonella* são com frequência relatados em casos fatais de sepse relacionada à transfusão de plaquetas. Os sinais e sintomas podem incluir febre, rigidez, calafrios, erupção cutânea, hipotensão e até choque séptico. Os sintomas podem se desenvolver imediatamente ou após algumas horas. Os casos com suspeita de contaminação devem ser tratados com fornecimento de suporte respiratório e circulatório, descontinuação imediata da transfusão e terapia antibiótica de amplo espectro. Devido à dificuldade para distinguir entre algumas das reações imunomediadas e a transmissão de bactérias, **qualquer transfusão que cause hipotensão no contexto de febre requer o teste imediato do sangue doado com coloração de Gram e cultura, além da instituição do *workup* padrão para reações hemolíticas.**

Indicações de uso de hemoderivados

Considerando as potenciais complicações da transfusão de hemoderivados, é importante que os médicos conheçam e sigam as indicações de uso das transfusões sanguíneas. A transfusão de produtos do sangue é indicada para pacientes que apresentam perda aguda de sague associada à instabilidade hemodinâmica e também indivíduos hemodinamicamente instáveis que estejam perdendo grandes volumes de sangue. Antigamente, o uso de deflagradores de transfusão era uma prática comum.

Entretanto, segundo os achados de um ensaio clínico randomizado controlado (o estudo TRICC), os pacientes internados mantidos com níveis de hemoglobina de 7 a 9 g/dL apresentaram menor mortalidade intra-hospitalar do que aqueles mantidos com valores de hemoglobina de 10 a 12 g/dL. Os achados do estudo TRICC demonstraram que os pacientes gravemente enfermos (exceto os pacientes com síndrome coronariana aguda) conseguem tolerar níveis de hemoglobina bem menores, sendo que a transfusão de hemácias concentradas deve ser determinada com base nas necessidades do pacientes e não em valores laboratoriais arbitrários. A transfusão de plaquetas em geral é indicada para pacientes com contagens de plaquetas < 10.000/μL; 10.000 a 20.000/μL com sangramento; < 50.000/μL com traumatismo grave; e para aqueles com tempo de sangramento superior a 15 minutos. A transfusão de plasma fresco congelado é considerada apropriada para pacientes com tempo de protrombina > 17 segundos e após a realização de transfusões maciças, em que a reposição com 1 unidade de plasma fresco congelado e 1 unidade de plaquetas doadas para cada unidade de hemácias de sangue periférico transfundida é recomendada como estratégia para melhorar a coagulação e a hemostasia (ressuscitação hemostática).

QUESTÕES DE COMPREENSÃO

47.1 Um homem de 40 anos, hemodinamicamente estável, que apresenta sangramento gastrintestinal (GI) e concentração de hemoglobina igual a 6 g/dL está recebendo transfusão de CHAD. Logo após a iniciação da transfusão sanguínea, o paciente apresentou confusão, desenvolveu urticária e, subsequentemente, tornou-se irresponsivo, apresentando pressão arterial sistólica de 60 mmHg. Qual agente pode ter piorado a condição desse paciente?

A. Lisinopril (inibidor e ECA).
B. Atenolol.
C. Solução de Ringer lactato.
D. Sulfato de morfina.
E. Salicilato.

47.2 Uma mulher de 60 anos, com anemia crônica decorrente de mielofibrose, é levada do consultório do oncologista à sala de emergência. Ela apresenta níveis de hemoglobina de 6 g/dL. A paciente notou que estava bastante letárgica na semana anterior, além de ter sentido um leve desconforto torácico ao subir a escadaria de sua casa, na noite anterior. Foram realizadas uma tipagem e uma prova cruzada para 2 unidades de CHAD, que foram fornecidas sem nenhum incidente. Os sintomas da paciente melhoraram significativamente. Enquanto recebia do médico emergencista as orientações para liberação, a paciente sentiu-se febril e com uma discreta falta de ar. Nos minutos que se seguiram, sua dispneia piorou acentuadamente. Os sinais vitais foram avaliados e mostraram uma saturação de oxigênio de 93%, frequência cardíaca de 120 bpm e pressão arterial de 95/55 mmHg. O quadro da paciente continuou piorando, do ponto de vista respiratório, mesmo com o fornecimento de suplementação de oxigênio, e foi necessário realizar a intubação. Uma radiografia torácica portátil mostrou evidências de infiltração bilateral difusa. Qual das seguintes afirmativas é a mais correta acerca da condição dessa paciente?

A. É provável que a pressão diastólica final ventricular esquerda dessa paciente esteja elevada.
B. Essa condição está associada a uma taxa de mortalidade de até 90%.
C. É improvável que a terapia diurética seja efetiva.
D. O desenvolvimento das anormalidades radiográficas ocorre após vários dias do aparecimento das manifestações clínicas.
E. O suporte ventilatório mecânico em geral é inútil.

RESPOSTAS

47.1 **A.** Os pacientes que tomam inibidores de ECA podem desenvolver uma reação anafilática mais forte, em comparação aos outros pacientes, devido à incapacidade de degradar a bradicinina. Entretanto, esses agentes não aumentam o risco de anafilaxia. A identificação incorreta do paciente é a principal causa evitável das reações transfusionais.

47.2 **C.** Os pacientes com TRALI não apresentam sobrecarga de volume, mas sofrem de aumento da permeabilidade capilar da vasculatura pulmonar. Dessa forma, esses pacientes apresentam pressões cardíacas de lado esquerdo normais a baixas, e somente são prejudicados pela terapia diurética, devido ao potencial de causar hipoperfusão de órgãos. As taxas de mortalidade ficam em torno de 10%. As anormalidades radiográficas surgem quase imediatamente e persistem por vários dias após a resolução das manifestações clínicas. O suporte ventilatório mecânico é a base da terapia fornecida aos pacientes com TRALI, uma vez que o processo em geral é autolimitado.

DICAS CLÍNICAS

- A TRALI, considerada mediada por anticorpos antileucócitos, manifesta-se com febre, taquicardia e dispneia, como sintomas mais comuns.
- A principal característica da TRALI é o desconforto respiratório acompanhado da presença de infiltrados intersticiais e alveolares difusos bilaterais, observados nas radiografias.

REFERÊNCIAS

Herbert PC, Wells G, Blajchman MA, et al. A multicenter, randomized, controlled clinical trial of transfusion requirement in critical care. Transfusion requirements in critical care investigators, Canadian Critical Care Trials Group. N Engl J Med. 1999;340:409-417.

Leo A, Pedal I. Diagnostic approaches to acute transfusion reactions. Forensic Sci Med Pathol. 2010;6: 135-145.

Vamvakas EC, Blajchman MA. Blood still kills: six strategies to further reduce allogeneic blood transfusion-related mortality. Transfus Med Rev. 2010;24:77-124.

CASO 48

Um adolescente de 17 anos chega ao serviço de emergência (SE) após ter desenvolvido manifestação aguda de uma dor intensa no testículo direito, há cerca de 4 horas, enquanto jogava futebol. O paciente nega ter sofrido traumatismo recente na área, febre, disúria ou secreção peniana. Embora ele esteja nauseado, não há dor abdominal nem vômito.

Ao exame, sua temperatura é de 37,5ºC, a pressão arterial está 138/84 mmHg, a frequência cardíaca é de 104 bpm e a frequência respiratória é de 22 mpm. O paciente apresenta desconforto agudo em consequência da dor. Sua condição abdominal é benigna. À inspeção visual, o paciente apresenta inchaço e eritema escrotal de lado direito, na ausência de secreções ou lesões penianas. Devido à sensibilidade escrotal intensa e difusa, é difícil examinar a região de forma mais detalhada. Entretanto, não ocorre subida testicular quando a porção interna da coxa do paciente é golpeada. O exame de urina mostrou a presença de 3 a 5 leucócitos sanguíneos/campo de maior aumento (CMA).

- ▶ Qual é o diagnóstico mais provável?
- ▶ Qual é o próximo passo diagnóstico?

RESPOSTAS PARA O CASO 48

Dor escrotal

Resumo: esse paciente é um adolescente de 17 anos que apresenta dor intensa no escroto direito, de manifestação aguda, na ausência de traumatismo precedente.

- **Diagnóstico mais provável:** torsão testicular.
- **Próximo passo diagnóstico:** consulta urológica. A reversão manual da torsão pode ser tentada, durante a espera pela consulta.

ANÁLISE

Objetivos

1. Aprender o diagnóstico diferencial da dor escrotal aguda.
2. Reconhecer os sinais e sintomas clínicos associados à torsão testicular.
3. Compreender o diagnóstico e a abordagem terapêutica da suspeita de torsão testicular.

Considerações

O diagnóstico diferencial da dor testicular aguda inclui torsão testicular, epididimite, orquite, torsão de apêndices, hérnia, hidrocele e tumor testicular (Quadro 48.1). Devido ao risco de isquemia e infarto testicular, a torsão de testículos requer abordagem prioritária como condição a ser logo identificada e tratada. Esse paciente de 17 anos não tem história de traumatismo. Durante a puberdade, os adolescentes estão especialmente sujeitos ao risco de torsão testicular, devido à intensa estimulação hormonal. A história relatada de manifestação aguda da dor, em especial a associação com a prática de atividade física vigorosa, é clássica. Ao exame, nota-se que o testículo envolvido está firme, dolorido e localizado numa posição escrotal mais alta. Em adição, o reflexo cremastérico está ausente e isso, mais uma vez, também é consistente com uma torsão testicular. Quando a manifestação clínica é obscura, os exames com Doppler do fluxo sanguíneo intratesticular podem ser úteis. No entanto, o diagnóstico desse paciente está claro e o tempo é a principal preocupação.

Quadro 48.1 • DIAGNÓSTICOS DIFERENCIAIS PARA DOR ESCROTAL AGUDA

Diagnóstico	Comentários	Achados clínicos	Tratamento
Epididimite	Meninos: a causa da condição pode ser o refluxo estéril ou bactérias coliformes; homens com menos de 35 a 40 anos: a condição em geral é causada por *C. trachomatis* ou *N. gonorrhoeae*. Homens com idade acima de 35 a 40 anos: a condição geralmente é causada por *E. coli* e *Klebsiella*. Manifestação mais gradual. Pode estar associada à febre e sintomas urinários.	Sensibilidade, eritema, escroto quente (pode estar isoladamente no epidídimo/testículo posterolateral, incialmente). ± Secreção uretral. A dor melhora com a elevação do escroto (sinal de Prehn). US Doppler: fluxo sanguíneo testicular aumentado, epidídimo hipoecoico aumentado.	Antibióticos, analgesia, repouso no leito com elevação do escroto, suporte escrotal, compressas geladas.
Gangrena de Fournier	Infecção polimicrobiana que causa fasceíte necrosante nas regiões perineal, genital ou perianal. Fatores de risco: diabetes, imunocomprometimento, alcoolismo crônico. Taxa de mortalidade: 40%.	Doença ao nível sistêmico. A dor escrotal (inicialmente, uma dor desproporcional ao exame), eritema perineal e edema. Enduração, equimose e crepitação, como achados tardios. US: inchaço difuso e espessamento do escroto.	Ressuscitação com líquido, antibióticos intravenosos, desbridamento cirúrgico. Considerar a opção de tratamento com oxigenação hiperbárica.
Hidrocele	Manifestação gradual.	Inchaço escrotal e transiluminação. US: cavidade cheia de líquido.	Seguimento urológico.
Hérnia inguinal	Manifestação gradual, dependendo da idade e do tipo de hérnia.	Inchaço e dor inguinal e escrotal. ± Sinais de obstrução intestinal, caso haja encarceramento ou estrangulamento.	Cirurgia.
Orquite	Etiologia mais comumente viral (p. ex., caxumba). A orquite bacteriana em geral está associada à epididimite. Manifestação gradual.	Dor à palpação e edema testicular. ± Sintomas sistêmicos com a orquite bacteriana ou parotite associada à orquite por caxumba.	Antibióticos para os casos de etiologia bacteriana. Nos demais casos, tratamento sintomático (analgesia, repouso no leito, suporte escrotal, compressas geladas).
Tumor testicular	Malignidade mais comum em homens jovens. Os seminomas são mais frequentes. Progressão gradual.	Com frequência, inchaço indolor, ainda que possa haver dor acompanhada de hemorragia intratumoral. Massa testicular, firmeza, inchaço. US: massa intratesticular.	Encaminhamento urgente ao urologista. Orquiectomia radical, radioterapia e quimioterapia podem ser necessárias.
Torsão de apêndices	Torsão de uma das quatro estruturas vestigiais dos testículos (mais comumente os apêndices testiculares). É mais comum em meninos com 7 a 14 anos. Náusea e vômito são menos comuns do que na torsão testicular.	Dor escrotal aguda (embora seja menos intensa do que na torsão testicular), nódulo sensível (próximo da cabeça do testículo ou do epidídimo), "sinal do ponto azul". US Doppler: fluxo sanguíneo testicular normal ou aumentado.	Analgesia, repouso no leito, suporte escrotal. Em geral, é resolvida em 3 a 10 dias. Considerar a excisão cirúrgica, em casos graves ou refratários.

US, ultrassonografia.

ABORDAGEM À
Dor escrotal

ABORDAGEM CLÍNICA

Diante de qualquer homem que apresente dor escrotal, a hipótese de torsão testicular deve ser considerada. O diagnóstico e tratamento imediatos são essenciais, pois os atrasos podem acarretar isquemia, perda do testículo e comprometimento da fertilidade. Em geral, o melhor tempo de salvamento dos testículos é 4 a 6 horas após o aparecimento da dor, contudo, os parâmetros clínicos costumam ser pouco confiáveis. Os pacientes com torsão testicular muitas vezes apresentam uma deformidade congênita "em badalo", que permite ao epidídimo e ao testículo balançarem livremente e girarem no interior do escroto. Quando a torsão ocorre, o cordão espermático é torcido e interrompe o suprimento sanguíneo para o testículo. Embora a torsão possa ocorrer em qualquer idade, é mais comum em crianças com menos de 1 ano e próximas da puberdade.

Ao obter a história, o clínico deve enfocar o aparecimento e a duração da dor, os fatores aliviadores e agravadores, bem como quaisquer sintomas associados, como náusea e vômito, febre, secreção uretral e disúria. O clínico também deve ter em mente que alguns pacientes podem se queixar de uma dor abdominal, em vez de dor escrotal. Além disso, é importante perguntar sobre os episódios anteriores e quaisquer traumatismos recentes. Um paciente com **torsão testicular** em geral apresenta **manifestação súbita de dor grave na região abdominal inferior, área inguinal ou escroto**. É comum haver náusea e vômito associados. A dor costuma ser precedida de atividade física extenuante ou traumatismo, embora os episódios também possam ocorrer durante o sono. A dor que persiste por mais de 1 hora após um traumatismo escrotal é anormal e requer investigação adicional. A ocorrência de episódios anteriores que se resolveram de maneira espontânea é comum.

Ao exame, o clínico deve prestar atenção especialmente nos achados abdominais, edema escrotal ou alterações cutâneas, secreção peniana ou erupções cutâneas, hérnia ou linfadenopatia inguinal, além de massas ou dor à palpação testicular. Classicamente, **um testículo torcido apresenta sensibilidade difusa e edema, bem como posicionamento horizontal anormal. Costuma haver** perda do reflexo cremastérico no lado afetado. Entretanto, nenhum achado fornecido pela história ou pelo exame permite distinguir de maneira definitiva a torsão testicular de outros processos patológicos. Adicionalmente, os bebês e, crianças podem não apresentar os achados típicos fornecidos pelo exame.

A torsão testicular é, em grande parte, um diagnóstico clínico. Nenhum exame diagnóstico deve atrasar a avaliação urológica e a exploração cirúrgica. Quando o diagnóstico é incerto, a realização de um exame de ultrassonografia (US) com Doppler de fluxo colorido ou uma cintilografia com radionuclídeo podem ser úteis. Havendo torsão testicular, a US com Doppler irá mostrar um fluxo sanguíneo testicular diminuído ou inexistente. A utilidade desses exames pode ser limitada pela disponibilidade e oportunidade. Além disso, a cintilografia não fornece informações anatômicas adicionais e, por esse motivo, não permite diferenciar entre epididimite e torsão do apêndice testicular. Com frequência, leucócitos são encontrados na urina de homens com torsão testicular. Esse achado não deve desviar a atenção do clínico no diagnóstico.

Tratamento

Quando o diagnóstico de torsão testicular é considerado, a consulta urológica é obrigatória. O tratamento definitivo envolve exploração cirúrgica emergencial, reversão da torsão e orquipexia. Durante a espera pela consulta urológica, o clínico pode tentar reverter a torsão manualmente. Como a maioria das torsões ocorre no sentido lateral-medial, o testículo inicialmente deve ser girado no sentido medial-lateral, como no movimento de abrir um livro. As reversões de torsão bem-sucedidas promovem alívio significativo da dor. No entanto, se a dor piorar, a manobra deve ser tentada no sentido oposto. Também é necessário estabelecer um acesso intravenoso e administrar analgésicos. O diagnóstico diferencial para dor escrotal aguda inclui várias condições benignas e malignas (Quadro 48.1).

QUESTÕES DE COMPREENSÃO

48.1 Um jogador de beisebol de 22 anos chega ao SE queixando-se de uma dor intensa no testículo direito que começou há 10 horas. Ele nega história de traumatismo. Ao exame, seu testículo direito apresenta dor à palpação difusa e enduração, sendo que a dor não sofre alteração quando o paciente muda de posição. O reflexo cremastérico está presente no lado direito. Qual é o próximo passo mais adequado?

A. Continuar sob observação.
B. Antibióticos orais.
C. Repouso no leito, compressa gelada sobre o escroto e elevação do escroto.
D. Exploração cirúrgica do escroto.

48.2 Um maratonista de 32 anos é trazido ao SE apresentando manifestação aguda de dor intensa no testículo esquerdo. Foi estabelecido o diagnóstico de torsão testicular e a reversão manual da torsão foi bem-sucedida. Qual é a recomendação mais apropriada para esse paciente?

A. É provável que não haja necessidade de terapia adicional.
B. Uma exploração cirúrgica poderá ser necessária, caso ocorra outro episódio de torsão.
C. Será preciso realizar uma correção cirúrgica, mas não necessariamente com urgência.
D. Será preciso realizar uma exploração cirúrgica dentro das próximas 24 horas.

Estabeleça a correspondência entre os prováveis diagnósticos (A a F) e os quadros clínicos descritos nas Questões 48.3 a 48.6:

A. Torsão de apêndice testicular.
B. Torsão testicular.
C. Epididimite.
D. Orquite.
E. Tumor testicular.
F. Prostatite aguda.

48.3 Um homem de 24 anos queixa-se de uma dor escrotal intensa no lado esquerdo, que piorou ao longo das últimas 24 horas. O exame de urina mostra a presença de 25 leucócitos sanguíneos/campo. A avaliação do fluxo sanguíneo com Doppler mostrou um fluxo intratesticular aumentado.

48.4 Um homem de 58 anos apresenta queixas de urgência, disúria, lombalgia e dor à ejaculação.

48.5 Um adolescente de 14 anos queixa-se de uma dor testicular que já dura 2 dias. Ao exame, parece haver um nódulo sensível no testículo. A transiluminação revela uma pequena mancha azul na área afetada.

48.6 Um homem de 28 anos queixa-se de uma sensação de peso no escroto. Ao exame, é detectada uma massa firme e indolor envolvendo o testículo direito.

RESPOSTAS

48.1 **D.** A história clínica é consistente com uma torsão testicular. A presença de reflexo cremastérico não exclui a hipótese de doença. A exploração escrotal emergencial é o procedimento de escolha quando a história, o exame físico e os exames de imagem não excluem a hipótese de torsão testicular.

48.2 **C.** A reversão manual da torsão testicular converte uma condição emergencial em uma condição amenizável por correção eletiva. A reversão manual da torsão não é a terapia definitiva.

48.3 **C.** Um achado de ultrassonografia Doppler consistente com epididimite é um fluxo sanguíneo aumentado ou preservado. Do mesmo modo, a epididimite em geral está associada a uma dor de manifestação mais gradual. 50% dos pacientes com epididimite apresentam piúria ou bacteriúria.

48.4 **F.** A prostatite aguda costuma ocorrer em paciente de idade mais avançada. A urgência urinária, hesitação, frequência e dor perineal com a ejaculação são sintomas comuns. O organismo causador mais frequente é a *Escherichia coli*. As escolhas antibióticas incluem as fluoroquinolonas (ciprofloxacina, ofloxacina, norfloxacina) e sulfametoxazol-trimetoprim.

48.5 **A.** A torsão de um apêndice testicular classicamente se manifesta como um nódulo testicular sensível e, ao exame de transiluminação, é possível observar um "ponto azul". A avaliação do fluxo sanguíneo com Doppler colorido está aumentada ou normal.

48.6 **E.** O carcinoma testicular manifesta-se como uma massa escrotal indolor.

DICAS CLÍNICAS

- A torsão testicular deve ser sempre considerada nos diagnósticos diferenciais de dor abdominal ou escrotal aguda.
- Nenhum achado fornecido por história ou exame permite distinguir definitivamente uma torsão testicular de outros processos.
- "Tempo é testículo". Havendo suspeita de torsão testicular, uma consulta urológica imediata é obrigatória.
- O tratamento definitivo da torsão testicular é a cirurgia. A reversão manual da torsão pode ser tentada como medida temporizadora.

REFERÊNCIAS

Lewis AG, Bukowski TP, Jarvis PD, et al. Evaluation of acute scrotum in the emergency department. *J Pediatr Surg.* 1995;30:277-282.

Marx JA, Hockberger RS, Walls RM, eds. Rosen's Emergency Medicine: Concepts and Clinical Practice. 7th ed. Philadelphia, PA: Mosby Elsevier; 2009.

Mufti RA, Ogedegbe AK, Lafferty K. The use of Doppler ultrasound in the clinical management of acute testicular pain. *Br J Urol.* 1995;76:625-627.

Rabinowitz R. The importance of the cremasteric reflex in acute scrotal swelling in children. *J Urol.* 1984;132:89-90.

Ringdahl E. Testicular torsion. *Am Fam Physician.* 2006;74(10):1739-1743.

Tintinalli JE, Kelen GD, Stapczynski JS, eds. Emergency Medicine: A Comprehensive Study Guide. 7th ed. New York, NY: McGraw-Hill; 2011.

CASO 49

São quase 2 horas da madrugada quando uma mulher chega ao serviço de emergência (SE) com o filho de 3 anos. Segundo a mãe, à noite o menino estava brincando e caiu do andar de cima do beliche. Ao exame, a criança está sonolenta. Sua frequência de pulsação é de 110 bpm, a pressão arterial está em 100/85 mmHg, a frequência respiratória é de 28 mpm e sua pontuação na escala de coma de Glasgow é igual a 11 (abertura ocular: 2; resposta verbal: 5, resposta motora: 4). Nota-se uma contusão no tecido mole sobre a região frontal esquerda do couro cabeludo, bem como equimose na região periorbital esquerda. O tórax está limpo e apresenta sons respiratórios bilaterais. O abdome está levemente distendido e doloroso à palpação em toda a sua extensão. A coxa esquerda do paciente está bastante inchada e sensível, e todos os seus membros estão manchados e frios.

- Qual é o mecanismo mais provavelmente responsável pelo quadro clínico desse paciente?
- Quais são os próximos no tratamento desse paciente?

RESPOSTAS PARA O CASO 49

Traumatismos nos extremos de idade

Resumo: um menino de 3 anos chega ao SE várias horas após ter sofrido uma queda não testemunhada, apresentando sonolência e sinais externos de lesão na cabeça. Além das contusões no couro cabeludo, seu abdome está distendido e doloroso à palpação; a coxa esquerda está edemaciada e dolorosa à palpação; e sua pele está manchada e fria.

- **Mecanismo responsável mais provável:** essa criança apresenta múltiplas lesões, possivelmente secundárias a um traumatismo intencional.
- **Próximos passos no tratamento:** avaliação do traumatismo e ressuscitação com iniciação da administração de líquidos intravenosos (IV), realização de um exame completo e varredura por tomografia computadorizada (TC) da cabeça e do abdome. A criança deve ser protegida por meio de um relato de potencial abuso infantil e internação hospitalar.

ANÁLISE

Objetivos

1. Familiarizar-se com a avaliação e o tratamento de pacientes pediátricos e geriátricos que apresentam múltiplas lesões graves e estado de choque.
2. Reconhecer os sinais observáveis na apresentação de crianças e idosos que sejam consistentes com abuso e saber a resposta adequada.

Considerações

A apresentação dessa criança deve ser considerada preocupante por diversos motivos. É de suma importância priorizar devidamente atenção para esses aspectos. A prioridade deve ser a preocupação com a condição clínica do menino e não o mecanismo da lesão. Os sinais vitais apresentados pelo paciente no contexto deste caso não estão fora da faixa considerada normal para sua idade (Quadro 49.1). Apesar dos sinais vitais normais, seu quadro geral aponta para o potencial de lesões multissistêmicas e, aliado ao achado de pele manchada e fria, em princípio indica que a criança está em **choque hemorrágico.** Os sinais vitais apresentados por uma criança com lesões podem permanecer dentro das faixas consideradas normais por um período de tempo prolongado, graças a uma excelente capacidade de compensar fisiologicamente a hipovolemia. No entanto, quando os limites da reserva compensatória são alcançados, a capacidade da criança de tolerar o choque torna-se precária e sua condição tende a declinar bem rápido.

A preocupação secundária com relação a essa criança é o modo pelo qual ela se apresentou, sugerindo um potencial abuso. Os fatores que geram as preocupações incluem o **atraso na apresentação,** a extensão **das lesões que parecem ser significativamente mais graves do que a história sugere, a idade** da criança e o **relato de lesão não**

Quadro 49.1 • SINAIS VITAIS NORMAIS POR FAIXA ETÁRIA

Faixa etária (anos)	Frequência cardíaca (bpm)	Pressão arterial (mmHg)	Frequência respiratória (mpm)
0-1	120	80/40	40
1-5	100	100/60	30
5-10	80	120/80	20

testemunhada. Todos os 50 Estados americanos possuem leis que obrigam os médicos responsáveis por casos suspeitos a relatarem o abuso infantil. Seja qual for o plano de tratamento, essa criança deve ser transferida para um ambiente protegido (internação hospitalar) e um relatório de suspeita de abuso deve ser realizado. Entretanto, as suspeitas ou emoções do médico encarregado do caso não devem atrasar o tratamento da criança (que é a primeira responsabilidade). O primeiro passo e também o mais importante consiste em avaliar e documentar os achados, sem tendenciosidades. A confrontação com os familiares no meio da sala de avaliação de traumatismos raramente é frutífera, além de poder prejudicar os esforços para tratar a criança.

ABORDAGEM AO Paciente pediátrico com traumatismo

ABORDAGEM CLÍNICA

Uma **abordagem sistemática e rápida** para crianças com lesões cujos mecanismos sejam desconhecidos ou capazes de produzir lesão multissistêmica deve incluir um levantamento rápido de todas as potenciais lesões, **consideração da necessidade de intubação, administração de líquidos IV e prevenção de perdas de calor. A varredura de TC do crânio e do abdome** pode se realizada para fins de avaliação adicional, de acordo com a necessidade, e o paciente deve ser preparado para receber tratamento operatório conforme a indicação. Em casos de pacientes com múltiplas lesões identificadas, é importante priorizar o problema mais ameaçador à vida. Mesmo diante da suspeita de hemorragia intracraniana baseada na apresentação física, a ameaça imediata para a maioria das crianças com lesões multissistêmicas é o choque hipovolêmico por lesão abdominal e outras fontes hemorrágicas. A abordagem da fonte de hemorragia é decisiva não só para a correção do choque hipovolêmico como também para a prevenção de lesões cerebrais secundárias nesses pacientes.

As diretrizes encontradas nos manuais Advanced Trauma Life Support (ATLS) e Pediatric Advanced Life Support (PALS) devem ser seguidas no tratamento inicial de crianças com lesões. **As prioridades iniciais** são a avaliação e manutenção da **via aérea, oxigenação e ventilação.** A determinação da necessidade de intubação imediata depende da avaliação inicial da criança e dos recursos disponíveis. Certamente, havendo qualquer tipo de **comprometimento da via aérea** ou se o **estado neurológico** gerar preocupação com a proteção da via aérea (**pontuação de escala de coma de Glasgow < 9**; Quadro 49.2), então a **intubação torna-se obrigatória.** Na ausência de comprometimento da via aérea e diante de uma pontuação de escala de coma de Glasgow adequada, então a decisão de optar pela intubação eletiva pode ser determinada pelo nível de cooperação do paciente para a conclusão oportuna dos exames diagnósticos com potencial de salvar vidas, como o exame de imagem de TC.

A circulação e o estado neurológico devem ser as próximas prioridades. Cerca de 90% dos pacientes pediátricos que apresentam traumatismo contuso são tratados com sucesso sem intervenção cirúrgica. Entretanto, **os sinais iniciais de choque, incluindo taquicardia, alterações cutâneas e letargia, representam uma perda aproximada de 25% do volume de sangue de uma criança** (Quadro 49.3). A probabilidade de lesão com necessidade de controle cirúrgico da hemorragia é significativamente maior nessas crianças e é preciso ter cuidado com a quantidade de líquido ou sangue necessária à manutenção da estabilidade dos sinais vitais. Um acesso IV de grande calibre deve ser instalado e dois *bolus* sequenciais de **20 mL/kg de solução de cristaloide aquecida** devem ser administrados. Se houver necessidade de mais líquido, então deve ser considerada a administração de concentrado de hemácias (10 mL/kg). Uma avaliação do **abdome por ultrassonografia (em caso de instabilidade)**

Quadro 49.2 • ESCORES VERBAIS DA ESCALA DE COMA DE GLASGOW EM PACIENTES PEDIÁTRICOS

5	Palavras apropriadas ou sorriso sociável, fixação e seguimento
4	Chora, mas é consolável
3	Persistentemente irritável
2	Inquietação, agitação
1	Nada

Quadro 49.3 • RESPOSTAS SISTÊMICAS À HEMORRAGIA EM PACIENTES PEDIÁTRICOS

Perda < 25% do volume sanguíneo	**Perdas de 25 a 45% do volume sanguíneo**	**Perda > 45% do volume sanguíneo**
Pulsação fraca e tênue; frequência cardíaca aumentada	Frequência cardíaca aumentada	Hipotensão, taquicardia a bradicardia
Paciente letárgico, irritável, confuso	Alteração do nível de consciência, resposta embotada à dor	Comatoso
Frio, pegajoso	Cianótico, diminuição do tempo de enchimento capilar, membros frios	Palidez, frio
Diminuição mínima do débito urinário; aumento da gravidade específica	Débito urinário mínimo	Sem débito urinário

Dados de ATLS Manual, American College of Surgeons.1997:297.

ou varredura de TC deve ser realizada para determinar a extensão das lesões. **Se os sinais vitais piorarem** durante a tentativa de realização da TC do crânio e do abdome, então essas ações devem ser abandonadas e uma **laparoscopia deve ser realizada** para controlar qualquer hemorragia.

Não resta dúvidas de que as crianças como a descrita no caso costumam representar um desafio considerável. A possibilidade de abuso não só desperta emoções fortes, que são difíceis de ignorar durante a avaliação, como também tem o potencial de causar múltiplas lesões ameaçadoras à vida que devem ser priorizadas. Uma abordagem sistemática e eficiente, que enfoque os aspectos mais preocupantes, não pode ser suficientemente enfatizada (Quadro 49.4).

A CRIANÇA MALTRATADA

Existem pouquíssimos aspectos adicionais encontrados pelos médicos que despertam emoções tão desagradáveis quanto o abuso infantil. Por isso, relatar esses casos não seria grande problema. Entretanto, para relatar um caso de abuso infantil, o médico primeiro tem que reconhecer que a criança é vítima de abuso. Essa tarefa é dificultada pelas sutilezas do reconhecimento de um abuso infantil, bem como pelo medo de fazer acusações infundadas e que não pareçam fazer sentido sobre os cuidadores. O relato e a proteção de uma criança maltratada é confundido ainda mais pelos requerimentos legais de comprovação adequada e completa por parte do médico, que muitas vezes faltam quando a suspeita de abuso não é considerada na apresentação inicial.

A lesão intencional é responsável por cerca de 10% de todos os casos de traumatismo envolvendo crianças com menos de 5 anos. Embora esses dados possam ser alarmantes, também sugerem que a maioria dos casos de traumatismo infantil é na verdade acidental. Existem vários aspectos decisivos encontrados na história, no exame físico e na apresentação da criança que devem alertar o médico quanto à possibilidade de um traumatismo não acidental. O Quadro 49.5 lista as características

Quadro 49.4 • TRATAMENTO INICIAL DA CRIANÇA COM LESÃO
Avaliação primária • Estabelecimento de via aérea confiável • Ventilação • Estabelecimento de acessos IV de grande calibre • Suporte circulatório • Avaliação rápida do estado neurológico
Avaliação secundária • Exames diagnósticos • Estabelecimento das prioridades cirúrgicas • Lesão com efeito de massa no cérebro • Lesões torácicas e abdominais • Lesões vasculares periféricas • Fraturas

Dados de O'Neill JA. Principles of Pediatric Surgery. St Louis, MO: Mosby; 2003:783.

Quadro 49.5 • PADRÕES SUGESTIVOS DE ABUSO FÍSICO	
Apresentação	Idade < 3 anos (capacidade de comunicação limitada) Atraso significativo entre a lesão e a apresentação Presença de fatores de risco • Doença crônica • Parto prematuro • Deficiências congênitas • Deficiência mental
História	Lesão não testemunhada Lesões inconsistentes ou mais significativas do que a história sugere Respostas evasivas Relato de autolesão inconsistente com o estágio de desenvolvimento da criança
Exame físico	Lesões múltiplas Sinais de lesões e fraturas prévias Lesões e estágios diferentes de cicatrização Padrão de lesões • Lesões de queimadura e/ou lesões nas nádegas demarcadas • Hemorragia de retina • Múltiplas contusões • Marcas de mão ou chicotada • Queimaduras de cigarro

sugestivas que devem alertar o médico quanto à possibilidade de abuso. As lesões na pele e nos tecidos moles são as mais encontradas em casos de abuso infantil. Em seguida, estão as fraturas, que costumam ser múltiplas ou repetitivas. O terceiro problema mais associado ao abuso infantil é o traumatismo craniano. Infelizmente, esse é o tipo de lesão associado à maior taxa de mortalidade.

Nos Estados Unidos, atualmente não há nenhum padrão federal em termos de requerimentos legais para relatos de abuso infantil. Entretanto, todos os Estados americanos possuem uma legislação que estabelece a obrigatoriedade do relato de casos suspeitos de abuso infantil, que inclui profissionais da saúde, funcionários de escolas, assistentes sociais e oficiais da lei. São poucos os Estados que reconhecem o privilégio da comunicação entre médico e paciente como dispensado desses requerimentos de relato. A maioria dos Estados americanos impõe uma penalidade de multa ou detenção aos indivíduos que consciente ou intencionalmente falham em relatar um abuso. Entretanto, vários Estados também impõem penalidades para relatos falsos de abuso infantil.

Diante de uma suspeita de lesão intencional em um caso de traumatismo pediátrico, o órgão responsável pela proteção infantil deve ser notificado após o tratamento da condição clínica da criança. Durante o processo investigativo, é de responsabilidade da equipe médica propiciar à criança um ambiente protegido de alta visibilidade. Embora seja emocionalmente tentador para o médico envolver-se no processo de investigação, é importante, nesse estágio, **manter o foco na condição clínica.** Isso se torna particularmente importante em termos de documentação adequada. Um **exame físico e uma história completa, não distorcida e bem registrada**, podem ser essenciais à proteção da criança, futuramente.

Entre as informações importantes, estão o mecanismo de lesão relatado; o momento da ocorrência e da apresentação; a presença de testemunhas; conflitos; e inconsistências. Um exame físico completo deve ser documentado e incluir fotos ou diagramas esquemáticos de todas as contusões; documentação colorida de cada contusão; exame neurológico completo; e exame genital. É necessário realizar um exame ocular para detecção de hemorragias retinais, pois esses achados são encontrados com frequência em casos de traumatismo cerebral e na "síndrome do bebê sacudido". Devem ser realizadas avaliações radiográficas de todos os membros, para buscar padrões de lesão prévia (Quadro 49.6). Quaisquer relatos de internações anteriores (inclusive em outros hospitais) devem ser referenciados.

TRAUMATISMO GERIÁTRICO

Os pacientes idosos muitas vezes apresentam problemas médicos coexistentes que podem causar impacto sobre a resposta às lesões agudas. Os detalhes relativos aos eventos associados à lesão inicial frequentemente são relevantes (p. ex., reações médicas, dores torácicas, acidentes vasculares encefálicos). Mesmo assim, a abordagem básica para pacientes idosos que sofrem traumatismo é a mesma abordagem adotada para pacientes adultos.

Ao avaliar um paciente geriátrico vítima de traumatismo, deve ser considerada a possibilidade de abuso do idoso. Diante da suspeita de abuso, os médicos devem seguir os mesmos passos da avaliação da suspeita de abuso infantil.

Alterações fisiológicas

O grupo dos idosos é um dos que mais cresce entre os setores populacionais nos Estados Unidos. Sendo assim, espera-se que o número de incidentes de traumatismo geriátrico (definido de maneira arbitrária como aquele que envolve pacientes na faixa etária de 65 a 70 anos) acompanhe esse aumento. As lesões apresentadas por esses indivíduos estão associadas a uma mortalidade mais alta e internações hospitalares mais prolongadas. Com o envelhecimento, ocorrem muitas alterações fisiológicas (Quadro 49.7). Uma dessas alterações é a progressiva perda numérica e aumento do volume dos miócitos, que resulta em rigidez ventricular e disfunção diastólica cardíaca. Em adição, as alterações ateroscleróticas provocam enrijecimento dos vasos de grande calibre e aumento da pós-carga. Além disso, o envelhecimento contribui

Quadro 49.6 • MANIFESTAÇÕES MUSCULOESQUELÉTICAS DE ABUSO
Fraturas espinais atribuídas a quedas
Calcificação subperióstea na ausência de história de lesão
Fraturas múltiplas em vários estágios de cicatrização
Fraturas "em alça de balde" ou separação e fragmentação epifisária-metepifisária causadas por forças de tração ou sacudida
Fraturas inexplicáveis associadas a hematomas subdurais crônicos

Dados de O'Neill JA. Principles of Pediatric Surgery. St Louis, MO: Mosby; 2003.

Quadro 49.7 • ALTERAÇÕES FISIOLÓGICAS ASSOCIADAS AO ENVELHECIMENTO
Cardiovasculares • Perda de miócitos com aumento recíproco do volume dos miócitos e diminuição do volume diastólico cardíaco • Calcificação de vasos de grande calibre com aumento da pós-carga • Diminuição da resposta cronotrópica cardíaca à estimulação β-adrenérgica • Hiperplasia da íntima e diminuição da complacência vascular resultando em diminuição da perfusão arterial
Pulmonares • Diminuição do volume expiratório forçado em 1 segundo (VEF_1), em decorrência da diminuição da força da musculatura respiratória e aumento da rigidez da parede torácica • Diminuição da área de superfície alveolar respiratória funcional
Renais • Diminuição do tamanho renal após os 50 anos • A glomerulosclerose pode ocorrer como resultado de processos degenerativos, como hipertensão e diabetes, levando à perda da taxa de filtração glomerular
Hepáticas • Diminuição do tamanho do fígado após os 50 anos • Diminuição e retardo da capacidade regenerativa do fígado
Imunológicas • Comprometimento da imunidade mediada por linfócitos T, resultando em risco aumentado de infecção • Diminuição das respostas com mediação inflamatória (TNF-α, IL-1, IL-6 e expressão da molécula de adesão leucocitária) e consequente diminuição das respostas inflamatórias

para a diminuição da resposta β-adrenérgica cardíaca e consequente diminuição da resposta da frequência cardíaca. Devido às alterações cardiovasculares associadas à idade, **o paciente idoso apresenta uma capacidade significativamente diminuída de responder aos aumentos das demandas de débito cardíaco. O infarto do miocárdio é a principal causa de morte entre pacientes de 80 anos, nos contextos de pós-operatório e pós-lesão.** A capacidade diminuída do paciente idoso de responder ao estresse e às lesões levou alguns grupos a adotarem a idade (> 70 anos) como critério único para ativação da equipe de trauma. Com a adaptação a esta abordagem, os pesquisadores conseguiram promover uma diminuição significativa da mortalidade associada ao traumatismo geriátrico.

Fatores preditivos de desfecho em pacientes geriátricos

Vários grupos tentaram identificar os fatores preditivos de desfecho na população de pacientes geriátricos vítimas de traumatismo (Quadro 49.8). Os pacientes de alto risco podem ser identificados com base no mecanismo e em parâmetros fisiológicos e laboratoriais. No tratamento de pacientes de alto risco, a internação precoce na unidade de terapia intensiva (UTI), com rápida iniciação de monitoramento hemodinâmico invasivo, e a ressuscitação agressiva baseada em parâmetros hemodinâmicos estão associados a uma diminuição da mortalidade entre os pacientes geriátricos de traumatismo. Dessa forma, uma ação útil consiste em **liberar o paciente precocemente para possibilitar a rápida iniciação do monitoramento invasivo e**

Quadro 49.8 • FATORES PREDITIVOS DE MORBIDADE E MORTALIDADE
FATORES PREDITIVOS DE MORBIDADE Mecanismos • Colisão de automóvel com pedestre • Espancamento difuso Parâmetros fisiológicos • Pressão arterial sistólica < 150 mmHg Parâmetros laboratoriais • Déficit basal (≤ -6 mEq/L) • Ácido láctico (> 2,4 mmol/L) Lesões anatômicas • Traumatismo torácico contuso com fratura de costela
FATORES PREDITIVOS DE MORTALIDADE • Pressão arterial sistólica < 90 mmHg • Hipoventilação (frequência respiratória < 10 mpm) • Escala de coma de Glasgow = 3

da ressuscitação. Scalea e colaboradores (1990) mostraram que a ressuscitação precoce de pacientes idosos com traumatismo de alto risco, **voltada diretamente para a obtenção de um débito cardíaco** > 3,5 L/min e/ou uma **saturação venosa mista** > **50%,** promoveu melhoras desde 7% de sobrevida em controles históricos a 53% entre os pacientes submetidos ao tratamento agressivo. Observações mais recentes não sustentaram as medidas de ressuscitação agressiva adotadas com base nos parâmetros predeterminados, pois uma ressuscitação com líquidos excessivamente agressiva pode contribuir para o desenvolvimento de complicações pulmonares e cardiovasculares. A observação e monitoramento intensivos voltados para a prevenção da hipoperfusão tecidual e minimização dos estresses relacionados à hipotermia e à dor são as prioridades importantes a serem consideradas durante o tratamento inicial das vítimas de lesão traumática de idade avançada.

Considerando a sobrevida geral mais precária dos pacientes geriátricos que sofrem traumatismo, foram levantadas algumas questões relacionadas à qualidade de vida dos sobreviventes. Estudos de longa duração sobre pacientes geriátricos vítimas de traumatismo indicam que a maioria dos sobreviventes recupera o nível anterior de independência. Os fatores associados à **diminuição da independência** em longo prazo incluem **o choque hemodinâmico no momento da internação, escala de coma de Glasgow ≤ 7, ≥ 75 anos, traumatismo craniano e sepse.**

QUESTÕES DE COMPREENSÃO

49.1 Um menino de 3 anos chega ao SE apresentando múltiplas contusões, abrasões e várias lacerações profundas sobre a região do flanco. Seus pais relatam que ele caiu da cama. Qual é o próximo passo mais importante na abordagem desse paciente?

A. Relatar as lesões apresentadas pela criança aos órgãos de proteção infantil.

B. De modo firme, porém sem julgamentos, confrontar os pais da criança acerca da discrepância existente entre a história e as lesões.

C. Obter fotos nítidas das lesões e guardá-las em um envelope para servirem de evidência.
D. Avaliar vias aéreas, respiração, circulação (ABC) e quaisquer lesões urgentes.
E. Acionar os seguranças para que se posicionem nas saídas do hospital e impeçam os pais da criança de deixarem o local.

49.2 Um bebê de 11 meses é trazido ao SE após ter rolado de uma escadaria, sem sair da cadeirinha de transporte em que fora colocado. O bebê está chorando, mas é consolável pela mãe. Sua frequência cardíaca é de 116 bpm e a pressão arterial, em repouso, é de 80/40 mmHg. O exame físico revelou apenas contusões leves sobre os joelhos. O abdome não apresenta dor à palpação. Qual é o próximo passo mais adequado?
A. Uma TC do abdome para avaliar quanto à possibilidade de hemorragia intraperitoneal.
B. Obter uma radiografia torácica para avaliar quanto à possibilidade de hemorragia pleural.
C. Observação contínua e tranquilização.
D. Estabelecer um acesso IV e infundir soro fisiológico normal (10 mL/kg).
E. Transfundir concentrado de hemácias (10 mL/kg).

49.3 A avaliação de uma idosa de 80 anos, que foi atropelada por um carro a uma velocidade de 32 km/h, detectou uma fratura na tíbia direita e outra na fíbula, uma fratura no ramo pubiano direito e lacerações faciais. Os sinais vitais da paciente são: pulsação de 80 bpm, pressão arterial de 120/70 mmHg, frequência respiratória de 20 mpm e escala de coma de Glasgow igual a 15. Qual das seguintes sequências de eventos é a mais apropriada para o tratamento dessa paciente?
A. TC do abdome; radiografias planas da pelve, membros inferiores e coluna espinal; imobilização das fraturas; e monitoramento invasivo na UTI.
B. Varredura de TC do abdome; imobilização das fraturas; monitoramento invasivo na UTI; e radiografias da pelve e dos membros inferiores.
C. Monitoramento invasivo na UTI; imobilização das fraturas; TC do abdome.
D. Imobilização das fraturas; monitoramento invasivo na UTI; TC do abdome; e radiografias da pelve e dos membros.
E. Laparotomia exploratória, imobilização da fratura no fêmur; e fixação pélvica.

RESPOSTAS

49.1 **D.** A primeira e a mais importante das prioridades é a condição clínica do paciente e, como de costume, a abordagem inicial do ABC. Os órgãos de proteção infantil provavelmente terão que ser notificados e as lesões deverão ser documentadas. Em geral, os pais não devem ser confrontados, e sim interrogados para a obtenção de suas histórias.

49.2 **C.** Os valores normais de frequência cardíaca e pressão arterial de uma criança diferem substancialmente dos valores normais de qualquer adulto. No bebê descrito, todos esses valores estão normais. Por isso, a adoção de medidas mais agressivas não é indicada no momento.

49.3 **B.** Essa sequência de eventos destacada é a mais apropriada para fins de identificação imediata de uma possível fonte hemorrágica intra-abdominal em uma paciente cujo mecanismo de lesão é capaz de produzir múltiplas lesões. Quando esse problema ameaçador à vida é excluído, o passo seguinte consiste em iniciar rapidamente o monitoramento invasivo na UTI e estabilizar as fraturas para diminuir a dor e os danos aos tecidos moles adjacentes. Ao mesmo tempo, devem ser conduzidos esforços no sentido de identificar outras lesões não ameaçadoras à vida. A laparotomia exploratória não é indicada no momento para essa paciente, porque sua condição hemodinâmica está estável e não há sinais claros de existência de lesões intra-abdominais.

DICAS CLÍNICAS

- A prioridade número um da avaliação de pacientes pediátricos ou geriátricos vítimas de traumatismo é o ABC.
- A lesão que mais ameaça à vida de crianças intencionalmente lesadas é traumatismo cranioencefálico.
- As lesões em crianças são mais comumente em tecidos moles e na pele.
- O infarto do miocárdio é a principal causa de morte entre pacientes com 80 anos, no contexto pós-lesão.
- O tratamento inicial do paciente geriátrico de traumatismo deve ser voltado para a rápida iniciação do monitoramento dos pacientes para evitar a hipovolemia, o tratamento inadequado da dor e a hipotermia.

REFERÊNCIAS

Aalami OO, Fang TD, Song HM, et al. Physiologic features of aging persons. Arch Surg. 2003;138: 1068-1076.

Cooper A. Early assessment and management of trauma. In: Whitefield Holcomb III G, Murphy JP, Ostlie DJ, eds. *Ashcraft's Pediatric Surgery*. 5th ed. Philadelphia, PA: Saunders Elsevier; 2010:167-181.

DiScala C, Sege R, Li G, Reece R. Child abuse and unintentional injuries: a 10-year retrospective. Arch Pediatr Adolesc Med. 2000;154(1):16-22.

Victorino GP, Chong TJ, Pal JD. Trauma in the elderly patient. Arch Surg. 2003;138:1093-1098.

CASO 50

Uma paciente de 24 anos (G0P0) é trazida ao serviço de emergência (SE) e apresenta história de sangramento vaginal com duração de 8 dias. Segundo a paciente, o sangramento está mais intenso do que o normal e, como os absorventes ficam encharcados, ela precisa trocá-los até 20 vezes/dia. Além disso, ela tem eliminado coágulos "do tamanho de bolas de golfe". A paciente sente fraqueza e tontura. A mãe relata que as menstruações da filha sempre foram irregulares, ocorriam a cada 30 a 70 dias, com sangramentos ora intensos, ora leves. Ao exame, a pressão arterial da paciente está em 90/60 mmHg e a frequência cardíaca é de 120 bpm. De um modo geral, ela está ansiosa. As membranas mucosas estão úmidas e o turgor da pele está normal. Observa-se um tempo de enchimento capilar de 2 segundos. Os exames cardíaco e pulmonar resultaram normais. O exame abdominal revelou uma obesidade discreta e ausência de cicatrizes ou dor à palpação. O exame pélvico mostrou um sangramento ativo e de cor vermelha brilhante. A abóboda da vagina contém 30 mL de sangue. A cérvice aparentemente está normal. Ao exame pélvico, o útero apresenta tamanho normal e não há massas acessórias. Nota-se uma leve dor, porém sem agravamento com a mobilização cervical. Os níveis de hemoglobina são de 8 g/dL e a contagem de plaquetas é de 160.000/mm^3. O teste de gravidez resultou negativo.

- ▶ Qual é o diagnóstico mais provável?
- ▶ Qual é o tratamento inicial?
- ▶ Qual é a etiologia mais provável da condição dessa paciente?
- ▶ Quais são as opções terapêuticas para a hemorragia apresentada pela paciente?

RESPOSTAS PARA O CASO 50

Sangramento uterino disfuncional

Resumo: uma mulher de 24 anos, nulípara, é trazida ao SE apresentando menometrorragia significativa de 8 dias de duração. A paciente possui uma longa história de oligomenorreia. Ao exame, a pressão arterial é de 90/60 mmHg e a frequência cardíaca está em 120 bpm. A paciente, de uma forma geral, está ansiosa. O turgor da pele, membranas mucosas e reenchimento capilar estão normais. O exame pélvico mostra um sangramento ativo e vermelho brilhante. A abóbada vaginal contém 30 mL de sangue. Nenhuma anormalidade foi encontrada ao exame pélvico. Os níveis de hemoglobina estão em 8 g/dL e a contagem de plaquetas é de 160.000/mm^3. O resultado do teste de gravidez foi negativo.

- **Diagnóstico mais provável:** sangramento uterino disfuncional (SUD).
- **Tratamento inicial:** avaliar via aérea, respiração, circulação (ABC), infusão intravenosa (IV) de soro fisiológico, exame urgente de ultrassonografia pélvica e consultoria ginecológica.
- **Etiologia mais provável:** estado anovulatório, resultando num endométrio proliferativo e em descamação endometrial fragmentada.
- **Opções de tratamento para a hemorragia:** administração IV de estrogênio *versus* dilatação e curetagem.

ANÁLISE

Objetivos

1. Ser capaz de definir o SUD e saber que essa condição está associada a um sangramento vaginal anormal.
2. Listar as etiologias comuns do sangramento vaginal anormal.
3. Descrever uma abordagem lógica para o sangramento vaginal anormal e saber que o SUD é a causa mais comum de hemorragia vaginal anormal não relacionada à gravidez.
4. Saber quais são os tratamentos comumente utilizados em casos de SUD.

Considerações

Essa mulher de 24 anos possui história antiga de oligomenorreia, possivelmente decorrente de síndrome do ovário policístico (SOP). A paciente está obesa, mas não há qualquer menção a hirsutismo ou intolerância à glicose. Inicialmente, a atenção deve ser voltada para a avaliação da volemia da paciente e instituição de ressuscitação volêmica, de acordo com a necessidade. A hipótese de gravidez deve ser excluída, uma vez que o sangramento vaginal associado à gravidez costuma representar aborto incompleto e é tratado com dilatação e curetagem (D&C), em vez de terapia clínica. O médico emergencista também deve considerar a possibilidade de coagulopatia como etiologia, fazendo perguntas sobre a ocorrência de contusões simples e tendências ao sangramento. Uma vez excluída a hipótese de gravidez e na ausência de contraindicações significativas (doença hepática ativa, câncer de mama, suspeita de câncer de endométrio, trombofilia), a administração de estrogênio por via IV pode ser iniciada.

O sangramento costuma ser dissipado dentro de algumas horas e diminui bastante em 8 horas. A consulta ginecológica é fundamental, pois é preciso considerar a obtenção de amostra de endométrio se houver suspeita de hiperplasia ou câncer endometrial. No caso dessa paciente, a idade torna essas hipóteses menos prováveis. Após a administração de estrogênio por via IV (p. ex., 3 a 4 doses de 25 mg de estrogênio equino conjugado administradas por via IV, a cada 6 horas), a medicação da paciente em geral é trocada por um anticoncepcional oral e as menstruações são normalizadas com esses medicamentos.

ABORDAGEM AO Sangramento uterino disfuncional

DEFINIÇÕES

MENORRAGIA: sangramento vaginal excessivo, que classicamente excede 80 mL durante as menstruações ou dura mais de 7 dias, levando ao desenvolvimento de anemia na ausência suplementação com ferro. A menorragia não está associada a menstruações irregulares, e sim a menstruações intensas.

MENOMETRORRAGIA: sangramento vaginal prolongado e/ou excessivo, que ocorre a intervalos regulares, em geral decorrente de anovulação.

OLIGOMENORREIA: menstruações que ocorrem a intervalos de mais de 35 dias.

AMENORREIA: ausência de menstruação por mais de 6 meses.

ABORDAGEM CLÍNICA

Abordagem inicial

A condição inicial do paciente determina a rapidez da avaliação, bem como as manobras terapêuticas empregadas. Uma paciente que chega ao SE em estado de choque franco em decorrência de um sangramento vaginal excessivo deve receber tratamento urgente para hipovolemia. Essa paciente deve receber hemoderivados enquanto são buscadas informações diagnósticas básicas. É essencial determinar se a paciente está grávida e isso deve ser feito com base em um teste confiável realizado no hospital/consultório, em vez da simples consideração da história da paciente (contracepção, abstinência, teste de gravidez feito em casa). As perguntas e o exame de rastreamento para avaliar a quantidade de sangramento vaginal e a presença/ausência de coágulos, números de trocas de absorventes e grau de saturação de cada absorvente podem ser úteis, contudo, múltiplos estudos científicos destacaram a falta de confiabilidade das avaliações realizadas pelas próprias pacientes de seus sangramentos menstruais. A avaliação realizada pela paciente descrita nesse caso deve abordar as seguintes questões:

1. A paciente está em choque hipovolêmico?
2. A paciente está grávida?
3. A paciente está sangrando ativamente? Qual é a intensidade do sangramento?
4. Existe uma etiologia evidente para o sangramento vaginal (fibroides uterinos, coagulopatia, câncer cervical, laceração do trato genital)?

Devido à **dificuldade para caracterizar a quantidade de sangramento vaginal,** as mulheres com SUD às vezes apresentam anemia profunda ou depleção de volume bem compensada. Uma avaliação sistemática da volemia irá prevenir atrasos indevidos. Do mesmo modo, no caso das pacientes de idade avançada, deve ser considerada a possível ocorrência de infarto do miocárdio e acidente vascular encefálico se a hipotensão for prolongada. O tratamento do choque hipovolêmico é o mesmo dispensado a outras condições, como o traumatismo.

A hipótese de gravidez deve ser confirmada ou excluída de maneira confiável logo no início da avaliação das pacientes com SUD. Uma complicação da gestação costuma indicar aborto incompleto, de modo que o procedimento de D&C torna-se necessário para deter o sangramento. Outras condições a serem consideradas incluem a gestação molar e o sangramento vaginal pré-parto, como na placenta prévia ou no descolamento de placenta. Quando o útero está acima do nível do umbigo de uma gestante que apresenta sangramento vaginal, um exame com espéculo ou exame digital devem ser evitados, pois são ações que podem exacerbar a placenta prévia. Em vez disso, um exame de ultrassonografia será útil diante de condições de hemorragia vaginal relacionadas à gestação.

O sangramento vaginal ativo requer tratamento mais agressivo. Ao examinar uma mulher, **a detecção de sangue escorrendo nas pernas aponta a ocorrência de um sangramento significativo** e a provável necessidade de transfusão. Nesse caso, o exame com espéculo deve ser realizado para avaliar a intensidade do sangramento, detectar lesões na vagina ou cérvice e esclarecer se o sangramento é oriundo do útero (supracervical) *versus* cérvice ou vagina. As lacerações na vagina ou cérvice podem indicar instrumentação ou traumatismo. O exame pélvico digital é realizado para avaliar a existência de patologias cervicais, bem como o tamanho e formato do útero. Diante de um caso de SUD, e uma vez excluída a hipótese de anormalidades estruturais do trato genital, o sangramento ativo requer terapia com alta doses de estrogênio administradas por via parenteral ou D&C uterina. Nas situações em que o sangramento ativo é menos intenso, pode ser considerada a possibilidade de terapia hormonal oral.

Uma abordagem sistemática deve ser conduzida para avaliar as causas subjacentes de SUD. Uma história de uso de medicação (p. ex., anticoncepcionais orais, dispositivo intrauterino [DIU], depoprovera), história familiar de coagulopatia, lesões estruturais do útero ou cérvice (Quadro 50.1) e diagnóstico diferencial de disfunção ovulatória também devem ser todos considerados (Quadro 50.2).

Sangramento uterino disfuncional

O diagnóstico de SUD é estabelecido após a exclusão da hipótese de outros distúrbios. O sangramento é devido em grande parte à anovulação, ou seja, ao efeito não contraposto do estrogênio sobre o endométrio, que leva ao supercrescimento endometrial na ausência do controle negativo exercido pela progesterona. Fragmentos de endométrio se desprendem, levando ao sangramento a partir do endométrio desnudo. A SOP é uma condição comum que está associada à SUD. A SOP consiste num conjunto de obesidade, anovulação, hirsutismo, intolerância à glicose, oligo-

Quadro 50.1 • DIAGNÓSTICO DIFERENCIALDE SUD
Complicações relacionadas à gravidez (aborto incompleto, placenta prévia, descolamento de placenta)
Laceração/traumatismo
Coagulopatia
Distúrbios estruturais do trato genital (fibroides uterinos, pólipos endometriais ou cervicais)
Hiperplasia ou câncer do endométrio
Infecções do trato genital

Quadro 50.2 • ETIOLOGIAS DA DISFUNÇÃO OVULATÓRIA
Hipotireoidismo
Hiperprolactinemia
Síndrome do ovário policístico
Insuficiência ovariana precoce
Perimenopausa, menarca
Exercício excessivo
Estresse
Perda de peso excessiva
Doença crônica
Excesso de andrógeno (síndrome de Cushing, tumor de suprarrenal, tumor de ovário)
Terapia hormonal (contracepção)

menorreia e hiperandrogenismo. Em uma mulher com mais de 35 anos ou em uma paciente mais jovem que apresentem secreção de estrogênio não contraposta persistente e prolongada, é necessário obter amostras do endométrio para avaliar quanto à ocorrência de hiperplasia ou câncer endometrial. Um *workup* razoável para SUD é descrito no Quadro 50.3.

O tratamento agudo da SUD consiste sobretudo na terapia hormonal contendo estrogênio. Diante de um sangramento significativo, a administração IV de estrogênios conjugados promove a reepitelização do endométrio desnudado, cessando o sangramento a partir dessas "superfícies despeladas". Assim, após a administração de 3 a 4 doses de estrogênio por via parenteral, o sangramento deve diminuir significativamente e o tratamento da paciente é trocado por um regime combinado de

Quadro 50.3 • *WORKUP* DO SUD
Hemograma completo e teste de gravidez
Exame de ultrassonografia do útero e da pelve
Considerar a obtenção de amostra de endométrio
Considerar uma avaliação para detecção de diátese hemorrágica (TP, TTPa, tempo de sangramento, fator de Von Willebrand)
Considerar uma avaliação com testes de função hepática
Considerar a avaliação da função da tireoide

TP, tempo de protrombina; TTPa, tempo de tromboplastina parcial ativada.

estrogênio/progestina oral. Na maioria das situações que envolvem um sangramento menos importante, os agentes anticoncepcionais orais podem ser usados. Existem vários regimes usados. Um método comum consiste em tomar 3 comprimidos diários contendo uma combinação de anticoncepcionais orais por 7 dias e, decorridos mais 7 dias, a paciente deve começar a tomar 1 comprimido do mesmo anticoncepcional oral por dia. Espera-se que o sangramento melhore dentro de 2 dias e seja mínimo em 4 a 5 dias. O seguimento deve ser agendado dentro de 1 semana. A terapia hormonal não deve ser iniciada antes da exclusão das hipóteses de gravidez e lesões estruturais do útero. Uma amostra de endométrio deve ser obtida antes de iniciar a terapia hormonal, sempre que possível. Notavelmente, o sangramento causado pela presença de fibroides uterinos de modo característico é irresponsivo à manipulação hormonal.

Para algumas pacientes, a terapia com estrogênio é contraindicada. Entre essas pacientes, estão aquelas com doença hepática ativa, câncer de mama ativo ou alto risco de trombose. Nessas mulheres, a instalação de um balão de Foley no útero foi descrita como medida temporizadora e pode salvar a vida das pacientes impossibilitadas de receber estrogênio e que não são candidatas adequadas à cirurgia. Por outro lado, a maioria dessas pacientes é submetida a um procedimento de D&C, tanto para diagnóstico como para hemostasia. É importante notar que o processo patológico subjacente indutor do sangramento não é tratado por D&C e, se a causa da condição não for abordada, a paciente terá que retornar após vários meses. As mulheres com SOP que apresentam contraindicação ao uso de anticoncepcionais orais ou progestina podem necessitar de terapia cirúrgica para o sangramento, como ablação endometrial ou histerectomia.

QUESTÕES DE COMPREENSÃO

50.1 Uma adolescente de 16 anos é trazida ao SE e se queixa de um sangramento vaginal intenso durante as menstruações. Mensalmente, o sangramento menstrual dura 5 dias e o fluxo intenso requer o uso de 25 a 30 absorventes. Ela está cansada e sente tontura durante as menstruações. Ao exame, sua pressão arterial é de 80/60 mmHg e a frequência cardíaca é de 120 bpm. Os genitais externos são normais e não há lesões na cérvice nem na vagina. O útero apresenta tamanho normal e antevertido. Não há massas nem sensibilidade. O teste de gravidez resultou negativo. Seus níveis de hemoglobina estão em 7 g/dL. O médico emergencista solicitou uma transfusão. Qual é o próximo passo mais adequado?

A. Realizar um rastreamento para doenças sexualmente transmissíveis.
B. Iniciar um curso IV de progestina.
C. Consultar um ginecologista para realização de ablação endometrial.
D. Realizar rastreamento para detecção de coagulopatia.

50.2 Uma mulher de 32 anos atendida no SE apresenta sangramento vaginal intenso. Ela relata que suas menstruações estão irregulares há 3 anos e, às vezes, ela elimina "coágulos do tamanho de bolas de golfe" pela vagina. Ao exame, sua pressão arterial é de 120/70 mmHg e a frequência cardíaca está em 90 bpm. Seu útero exibe um tamanho equivalente ao de 4 semanas e não apresenta dor à mobilização. Nenhuma anormalidade foi encontrada ao exame pélvico, inclusive durante o exame especular da cérvice e da vagina. Cerca de 30 mL de sangue escuro foram encontrados na abóbada vaginal, além de um fluxo sanguíneo moderado oriundo da cérvice. Seus níveis de hemoglobina são de 10 g/dL. Qual é o próximo passo adequado para essa situação?

A. Iniciar um curso IV de estrogênio.
B. Administrar progestina por via intramuscular.
C. Transfundir 2 unidades de concentrado de hemácias.
D. Iniciar um curso de anticoncepcionais orais, com 3 pílulas/dia.

50.3 Uma mulher de 42 anos apresenta sangramento vaginal profuso. Ela tem história de diabetes melito. Ao exame, sua pressão arterial é de 100/60 mmHg e a frequência cardíaca é de 105 bpm. O útero da paciente é irregular, está aumentado e não apresenta dor à mobilização. Existe um sangramento ativo oriundo do útero. Os níveis de hemoglobina estão em 9 g/dL, os níveis de glicose estão 140 mg/dL e o teste de gravidez resultou negativo. Qual é o melhor tratamento para essa paciente?

A. Iniciar uma terapia com estrogênio IV.
B. Iniciar uma terapia com progestina oral.
C. Iniciar uma terapia com anticoncepcional oral.
D. Reduzir os níveis de glicemia.
E. Encaminhar a paciente para histerectomia.
F. Obter uma amostra de endométrio.

RESPOSTAS

50.1 **D.** Entre as adolescentes com menorragia significativa necessitando de transfusão, a incidência de coagulopatia se aproxima de 20 a 30%. A doença de von Willebrand é a etiologia mais comum e com frequência responde à administração de desmopressina (DDAVP). A hipótese de coagulopatia deve ser excluída antes de iniciar a terapia com estrogênio, embora isso às vezes seja impossibilitado por questões laboratoriais. A administração de progestina por via IV não exerce nenhum papel nessa condição. A ablação endometrial é apropriada para mulheres de idade mais avançada, que passaram da idade fértil, e também para mulheres submetidas à avaliação quanto a uma possível patologia. A ablação endometrial não deve se realizada em pacientes mais jovens.

50.2 **D.** Essa paciente é candidata apropriada para a terapia combinada com anticoncepcionais orais. Ela não apresenta contraindicações, dispensando a obtenção de amostras do endométrio e seu sangramento parece não ter etiologia estrutural. A administração de estrogênio por via IV geralmente é reservada para mulheres com sangramento ativo significativo e que necessitam de internação.

50.3 **F.** Essa paciente de 42 anos tem **SUD** e, portanto, seu caso exige a obtenção de uma amostra de endométrio. Em geral, o endométrio deve ser avaliado nos casos em que a paciente tem mais de 35 anos, antes da iniciação da terapia hormonal.

A glicemia não precisa ser agudamente reduzida. Embora o tamanho do útero esteja aumentado e seu aspecto seja irregular, indicando a possível presença de fibroides uterinos, é necessário realizar uma avaliação antes de proceder à histerectomia, como um exame de ultrassonografia pélvica e amostragem de endométrio.

DICAS CLÍNICAS

- O SUD é um diagnóstico de exclusão e indica a ocorrência de um sangramento excessivo ou prolongado, na ausência de patologia estrutural do trato genital.
- A causa mais comum de SUD é a anovulação, cujo padrão de sangramento é intenso e imprevisível.
- As opções terapêuticas para casos de hemorragia vaginal significativa ativa e aguda decorrente de SUD incluem a terapia com estrogênio IV e a D&C uterina. O efeito clínico produzido pelo estrogênio pode ser constatado dentro de 4 horas.
- A hipótese de gravidez deve ser excluída em todos os casos de pacientes com SUD.
- A amostragem de endométrio deve ser considerada em todos os casos envolvendo mulheres com mais de 35 anos que tenham SUD, bem como nos casos de pacientes que apresentem risco de hiperplasia/câncer de endométrio.
- Os agentes anticoncepcionais orais representam uma opção razoável de tratamento para pacientes com SUD hemodinamicamente estáveis, desde que tenham sido excluídas as hipóteses de gravidez, coagulopatia e lesões estruturais do útero.
- Uma adolescente com SUD pode apresentar diátese hemorrágica (p. ex., von Willebrand).

REFERÊNCIAS

American College of Obstetricians and Gynecologists. Endometrial ablation. *ACOG Practice Bulletin 81*. April 2007.

American College of Obstetricians and Gynecologists. Menstruation in girls and adolescents: using the menstrual cycle as a vital sign. ACOG Committee Opinion 349. November 2006.

American College of Obstetricians and Gynecologists. Polycystic ovarian syndrome. *ACOG Practice Bulletin 108*. December 2009.

Morrison LJ, Spence JM. Vaginal bleeding in the nonpregnant patient. In: Tintinalli JE, Stapczynski JS, Ma OJ, Cline D, Cydulka R, Meckler G, eds. Emergency Medicine: A Comprehensive Guide. 7th ed. New York, NY: McGraw-Hill; 2010:647-653.

CASO 51

Um homem de 28 anos chega ao serviço de emergência (SE) queixando-se de uma dor torácica que surgiu há 3 dias, após múltiplos episódios de ânsia de vômito e vômito subsequentes a uma noite de bebedeira. Ele relata o aparecimento de febre subjetiva e suores no dia seguinte ao dos vômitos iniciais. Ele apresenta intolerância a tudo que engole e urinou apenas 2 vezes desde o aparecimento dos sintomas. O paciente descreve dor na região torácica anterior inferior que não irradia e tem intensidade moderada. Ele não tem história de dor torácica. O paciente também se queixa de dor de garganta intermitente e deglutição dolorosa. Aparentemente, não está com falta de ar, mas afirma precisar controlar a respiração para evitar uma "sensação de aperto na garganta". O paciente relata que a voz está "diferente", sente fraqueza e sofre desmaios. A revisão dos sistemas resultou negativa. A temperatura é de 37ºC, a frequência cardíaca é de 132 bpm, a pressão arterial é de 168/94 mmHg e a frequência respiratória é de 22 mpm, com uma saturação de oxigênio de 98% ao ar ambiente. O exame físico mostrou que o paciente está doente e aparenta desconforto, além de apresentar taquicardia e hipertensão, mas não tem febre. Suas membranas mucosas estão ressecadas. Ele apresenta crepitantes bibasilares tênues. Não há história médica pregressa significativa e nenhuma medicação atualmente em uso.

- Qual é o diagnóstico mais provável?
- Quais são as próximas etapas diagnósticas?
- Quais terapias devem ser instituídas imediatamente?

RESPOSTAS PARA O CASO 51

Dor torácica não cardíaca

Resumo: esse paciente tem 28 anos e apresenta dor torácica aguda intensa, diaforese e dispneia subsequentes a múltiplos episódios de vômito.

- **Diagnóstico mais provável:** perfuração esofágica espontânea ou síndrome de Boerhaave.
- **Próximos passos no diagnóstico:** colocar o paciente em monitor cardíaco, estabelecer um acesso intravenoso (IV) e obter um eletrocardiograma (ECG) imediatamente. Uma radiografia torácica deve ser obtida o quanto antes.
- **Terapias imediatas:** regime de nada pela boca (NPO), instalação de sonda nasogástrica (SNG), iniciar a ressuscitação com administração de líquidos isotônicos por via IV, administrar antibióticos de amplo espectro, tratar a dor e providenciar uma consultoria cirúrgica imediatamente.

ANÁLISE

Objetivos

1. Familiarizar-se com as causas graves da dor torácica não cardíaca (DTNC).
2. Considerar a hipótese de perfuração espontânea do esôfago no diagnóstico diferencial da dor torácica e reconhecer os principais sinais e sintomas da síndrome de Boerhaave.
3. Conhecer a abordagem terapêutica para DTNC e, em particular, para a síndrome de Boerhaave.

Considerações

Esse caso envolve um paciente jovem que chega ao SE apresentando dor torácica e doença grave. A falha em reconhecer, diagnosticar e tratar a agudeza e gravidade da condição desse paciente seria catastrófica. Neste caso, embora o diagnóstico seja de síndrome de Boerhaave, o diagnóstico diferencial também deve incluir: esofagite, doença do refluxo gastresofágico (DRGE), espasmo esofágico, corpo estranho no esôfago, úlcera péptica, hepatite, pancreatite, pneumonia, pneumomediastino, embolia pulmonar, pericardite, dissecção/aneurisma aórtico e distúrbios musculoesqueléticos. Apesar da arteriopatia coronariana ser uma condição bastante rara em indivíduos de 28 anos, também deve ser incluída no diagnóstico diferencial, especialmente em casos de pacientes jovens diabéticos ou que apresentem fatores de risco incomuns.

ABORDAGEM À

Dor torácica não cardíaca

DEFINIÇÕES

SÍNDROME DE BOERHAAVE: ruptura espontânea do esôfago induzida por barotrauma pós-emético.

GASTROGRAFINA: agente de contrate radiográfico iodado hidrossolúvel (cada 1 mL contém 660 mg de diatrizoato de meglumina e 100 mg de diatrizoata desódio). Cada 100 mL contém 37 g de iodo elementar.

BÁRIO: suspensão particulada hidrossolúvel de sulfato de bário usada como agente de contraste radiográfico.

ABORDAGEM PARA SUSPEITA DE SÍNDROME DE BOERHAAVE

Fisiopatologia

A síndrome de Boerhaave resulta de uma pressão intraesofágica negativa, decorrente de tensão ou vômito. Na maioria dos casos, a ruptura ocorre ao longo do aspecto posterolateral esquerdo do esôfago distal, que constitui a porção do esôfago com menor sustentação. Também pode ocorrer perfuração esofágica localizada ao nível cervical, que em geral segue um curso benigno. O esôfago é especialmente vulnerável a rupturas, pois não possui uma camada serosa e, portanto, não conta com fibras colágeno e elastina de sustentação. É mais comum entre homens com 40 a 60 anos.

A ruptura esofágica produzida por outras causas é uma entidade clínica relacionada, porém distinta. A maioria das rupturas esofágicas é iatrogênica, em decorrência da endoscopia.

A morbidade e mortalidade associadas à síndrome de Boerhaave são devidas a uma notável resposta inflamatória ao assolamento mediastínico causado por conteúdos gástricos e bactérias orofaríngeas depositados nos espaços mediastínico e pleural, com subsequente desenvolvimento de pneumonia, mediastinite, empiema, sepse e falência de múltiplos órgãos. *A síndrome de Boerhaave não tratada está associada a um índice de casos fatais de 100%.*

Avaliação

Tríade de Mackler: vômito, dor na região torácica inferior e enfisema cervical subcutâneo – todos classicamente associados à síndrome de Boerhaave, todavia, encontrados em uma minoria dos casos, na manifestação inicial. Os sinais e sintomas potencialmente importantes são a febre, dor torácica, lombalgia, taquipneia, taquicardia, dispneia, enfisema cervical subcutâneo e sinal de Hamman (uma "trituração ruidosa mediastínica" que é ouvida quando o coração bate circundado de ar). Os sons respiratórios podem estar diminuídos no lado da perfuração, devido à efusão pleural.

Havendo suspeita de perfuração esofágica, uma varredura de tomografia computadorizada (TC) torácica deve ser solicitada imediatamente. É provável que no início seja realizado um exame de radiografia torácica, que pode revelar efusão pleural, pneumomediastino, ampliação do mediastino ou pneumotórax. É preciso notar que, na apresentação inicial, a radiografia torácica pode resultar negativa. Uma varredura de TC é mais sensível e pode mostrar o espessamento da parede do esôfago, presença de líquido periesofágico, ar extraesofágico e/ou ar e líquido no interior dos espaços pleurais. Pode ser necessário obter radiografias com contraste do esôfago para localizar a perfuração. Embora seja superior à gastrografina para localização de uma pequena perfuração, o bário causa uma grave reação inflamatória no mediastino ou peritônio. As perfurações esofágicas pequenas são perdidas com frequência com o uso de ambas as técnicas de contraste. Se uma toracocentese for realizada, o líquido deve ser avaliado quanto à presença de partículas de alimento, pH < 6 e níveis altos de amilase. A endoscopia é inútil na avaliação da síndrome de Boerhaave e pode até exacerbar a perfuração, devido à insuflação realizada durante o procedimento.

Tratamento

Uma consultoria cirúrgica deve ser providenciada imediatamente. O tratamento definitivo depende do tamanho e da localização da perfuração, ocorrência de outra doença preexistente e se a perfuração está ou não contida. Quando a varredura de TC mostra a contenção da perfuração, o tratamento consiste em determinar o estado de NPO, instalação de SNG com sucção para remoção dos líquidos gástricos e prevenção de nova contaminação, administração de antibióticos de amplo espectro por via IV e nutrição parenteral. Se a perfuração não estiver contida, então há indicação para reparo cirúrgico. Uma analgesia com narcóticos liberal e antieméticos para prevenção da indução de barotrauma pela manobra de valsalva adicional devem ser fornecidos o quanto antes, no curso do tratamento.

Complicações

Qualquer atraso em estabelecer o diagnóstico ou iniciar o tratamento resultará em aumento da morbidade e mortalidade. A morte em consequência de uma ruptura esofágica espontânea geralmente é relatada em 20 a 40% dos casos tratados. As complicações do reparo cirúrgico incluem vazamentos esofágicos persistentes, mediastinite e sepse. Mesmo quando o reparo é feito corretamente, é possível que ocorra vazamento contínuo em 30% dos pacientes.

ABORDAGEM CLÍNICA

A dor torácica é responsável por mais de 6 milhões de atendimentos prestados nos SE americanos, anualmente. A avaliação da dor torácica aguda deve começar sempre pela obtenção de uma história completa, enfocando a qualidade, irradiação da dor, contexto do aparecimento, duração, fatores de risco e fatores exacerbadores.

Devido à alta morbidade e mortalidade associadas ao infarto do miocárdio, um eletrocardiograma deve ser obtido imediatamente após a chegada do paciente, para ajudar a avaliar a possibilidade de isquemia aguda. Mesmo que haja suspeita de DTNC, é necessário reavaliar o paciente se houver fatores de risco cardíaco tradicionais sugestivos de uma alta probabilidade pré-teste de cardiopatia. Um estudo recente mostrou que 2,8% da população estudada diagnosticada com DTNC apresentaram eventos cardíacos adversos dentro de um período de 30 dias. Essa informação apresenta uma correlação significativa com o índice de diagnósticos perdidos relatados de 1 a 5% entre pacientes atendidos no SE com infarto agudo do miocárdio. A probabilidade pré-teste de uma etiologia cardíaca para um episódio de dor torácica aumenta com o avanço da idade do paciente e com um perfil de fatores de risco positivo.

Qual é o grau de sensibilidade do eletrocardiograma para predição de cardiopatias? A resposta depende de como essa pergunta é feita. Uma metanálise sobre os resultados dos testes de tolerância ao exercício relatou uma sensibilidade de 68% e especificidade de 77% para a isquemia cardíaca. Um eletrocardiograma isolado não pode ser melhor do que esse resultado. Outro estudo relatou a ocorrência de anormalidades de eletrocardiograma em 50 a 90% dos pacientes que acabaram morrendo por infarto do miocárdio. Em resumo, um *workup* que inclua um eletrocardiograma na presença ou ausência de dor e determinação dos níveis de enzimas cardíacas provavelmente é indicado logo no início da apresentação, para qualquer paciente que apresente uma probabilidade pré-teste moderada ou aumentada de cardiopatia, antes de receber o diagnóstico de DTNC.

A DTNC em geral é definida como uma dor torácica que ocorre em pacientes com anatomia normal da artéria coronária epicárdica de grande calibre. Portanto, a DTNC não está relacionada à isquemia miocárdica. Um pequeno percentual desses pacientes pode apresentar isquemia decorrente de vasoespasmo ou arteriopatia distal isolada, mas isso não muda a abordagem geral nem o diagnóstico diferencial. O diagnóstico diferencial global de DTNC para qualquer paciente deve incluir as seguintes etiologias, em ordem decrescente de prevalência: musculoesquelética, esofágica/gastrintestinal (GI), psiquiátrica, pulmonar, outras causas cardíacas (pericardite, etc.) e causas diversas/inespecíficas. A causa mais comum de DTNC no contexto do SE é a DRGE.

Diagnóstico diferencial de dor torácica não cardíaca

Dor torácica musculoesquelética (DTME): a DTME costuma estar associada a uma história de traumatismo, lesão específica ou uso repetitivo. Essa condição deve ser reprodutível durante um cuidadoso exame realizado por meio de palpação ou de deslocamentos ou movimentação específica das estruturas anatômicas envolvidas. A dor também pode ser pleurítica ou estar associada à respiração profunda. Os pacientes com frequência mostram-se extremamente ansiosos, dificultando o diagnóstico. Os sintomas associados devem ser mínimos se o efeito dessa ansiedade for descontado. Para avaliar completamente essa causa de DTNC, é necessário ter conhecimentos detalhados sobre a anatomia muscular e óssea do pescoço, tórax e porção superior do abdome. Com frequência, a única avaliação necessária será a obtenção de uma história detalhada e completa, além da realização do exame físico. Mesmo assim, é conveniente obter uma radiografia torácica quando a hipótese de doença óssea ou pulmonar é considerada. Um exame de ultrassonografia à beira do leito ou uma ecocardiografia formal podem ser usados para excluir as hipóteses de pneumotórax, pericardite, cardiopatia estrutural ou patologia aórtica. A utilização liberal do eletrocardiograma é indicada e apropriada. Uma vez estabelecido o diagnóstico, o tratamento apropriado inclui tranquilização, administração de analgésicos e fármacos anti-inflamatórios não esteroides (AINEs), além de restrições comportamentais temporárias para minimização das lesões reincidentes. Para esses pacientes, é recomendado que o seguimento seja feito em 1 a 2 semanas, com o médico da assistência primária.

Causas de dor torácica esofágicas e GI: múltiplas patologias do esôfago podem resultar em dor torácica. Entre elas estão o refluxo e a esofagite química; ulceração esofágica; corpo estranho; perfuração; e espasmo. A perfuração esofágica é discutida em outras seções deste capítulo. A presença de corpo estranho no esôfago costuma ser evidenciada pela história do paciente, exceto em crianças pequenas e idosos. No caso descrito, com certeza existe a possibilidade de aspiração de um corpo estranho. Nessas circunstâncias, a radiografia torácica e as chapas de radiografia da região cervical identificam corpos estranhos radiopacos, porém outros objetos requerem exame adicional por endoscopia da porção superior. As entidades patológicas remanescentes podem ser agrupadas sob a denominação de DRGE. A história dos pacientes com DRGE pode incluir uma dor epigástrica que surge à noite, quando o paciente deita de costas, e a correlação com a realização de refeições fartas próximo da hora de ir dormir. O consumo de cafeína, bebidas alcoólicas e cigarro resulta na diminuição da pressão no esfincter esofágico inferior e, assim, no aumento da probabilidade de refluxo. Os AINEs e o consumo de álcool causam lesões na mucosa do esôfago. O refluxo prolongado e a esofagite induzem alterações histológicas típicas na mucosa esofágica distal e produzem o esôfago de Barrett, ambas condições diagnosticadas por exame de biópsia. O exame físico é inespecífico e pode mostrar apenas a dor à palpação subxifoide ou epigástrica. Os tratamentos agudos são inúteis, em termos de estreitamento das possibilidades do diferencial. A nitroglicerina alivia não só o espasmo esofágico associado à DRGE como também a dor torácica cardíaca. O clássico "coquetel GI" de antiácidos, lidocaína, alcaloides da *Belladonna* e fenobarbital aliviam a dor associada à DRGE, mas também anestesiam os nervos transmissores das sensações dolorosas geradas por outras patologias mediastínicas potencialmente letais. Dessa forma, nenhum desses tratamentos deve ser usado para excluir ou confirmar qualquer diagnóstico isolado. O tratamento prolongado dos distúrbios esofágicos envolve a modificação do comportamento do paciente para prevenção do refluxo noturno e o uso de vários medicamentos (inibidor de bomba de prótons [IBP], bloqueador H_2, protetores de mucosa) que possibilitam a cicatrização da mucosa do esôfago. A úlcera péptica com frequência está associada à DRGE. A terapia tripla com IBP, bloqueador H_2 e antibióticos para erradicação de *Helicobacter pylori* tem resultado em índices de cura > 90%. O encaminhamento do paciente a um gastrenterologista para avaliação do tratamento em curso é uma intervenção adequada em casos mais complicados.

As doenças que afetam órgãos localizados na região abdominal superior podem causar DTNC. A hepatite pode causar uma dor que irradia para a região torácica superior direita, em decorrência da inflamação do hemidiafragma direito. A colecistite pode resultar numa dor torácica subesternal e em dor epigástrica subxifoide. A pancreatite pode causar uma dor que irradia da região epigástrica para a região dorsal, e que pode irradiar para o lado esquerdo do tórax associada a uma efusão pulmonar transudativa. Um infarto ou hematoma esplênico pode resultar numa dor torácica que irradia para o lado esquerdo da região torácica superior, em decorrência da inflamação do hemidiafragma esquerdo.

Causas pediátricas da dor torácica: a depressão com frequência resulta em queixas de dor torácica ou abdominal. O paciente pode ou não saber que está com depressão. Os pacientes que se queixam de dor torácica devem ser interrogados sobre os sintomas de depressão, como anedonia, acordar cedo, insônia e perda do interesse ou do prazer em realizar atividades normais. O exame físico de pacientes organicamente deprimidos pode revelar a ocorrência de labilidade emocional, apatia, ideação suicida ou retardo psicomotor, mas, em geral, resulta negativo para achados específicos associados a outras causas físicas de dor torácica. O termo "somatização" é empregado em referência a um tipo específico de distúrbio de conversão, em que os sintomas depressivos do paciente encontram foco em uma queixa física específica, como a dor torácica ou a dor abdominal. O paciente pode estar fixamente concentrado na queixa física relatada e, assim, não percebe o componente depressivo de sua queixa. O *workup* diagnóstico desse tipo de paciente deve ser orientado pela obtenção de uma anamnese detalhada e realização do exame físico. Para esses casos, é indicada a realização de uma avaliação inicial razoavelmente extensa. Uma metanálise recente revelou a existência de uma potencial associação entre os diagnósticos de ataque de pânico com dor torácica induzida por ansiedade e de arteriopatia coronariana nos contextos de assistência primária e SE. O médico também deve ter em mente que a depressão pode coexistir com outras causas orgânicas de dor torácica e que esse risco aumenta com o avanço da idade. Também é preciso lembrar que a depressão por si só pode ter consequências letais e requer diagnóstico acurado, bem como terapia agressiva instituída pelo psiquiatra.

Causas pulmonares da dor torácica: os pulmões, a traqueia, os brônquios e a pleura podem todos causar desconforto torácico. A irritação da pleura pode ser consequente a uma inflamação pneumônica periférica de causa infecciosa, como pneumonia; isquemia decorrente de infarto ou embolia pulmonar; ou irritação mecânica produzida pela desorganização da anatomia normal da pleura visceral e/ou parietal em decorrência de um pneumotórax, pneumomediastino, efusões exsudativas e alguns cânceres. A suspeita de causas infecciosas da dor torácica frequentemente é considerada quando o paciente tem febre e hipóxia. A suspeita de pneumotórax ou embolia pulmonar deve ser considerada quando paciente apresenta dor pleurítica unilateral aguda. A dor torácica pleurítica unilateral ipsilateral a um traumatismo torácico contuso é fortemente sugestiva de pneumotórax. Contudo, o pneumotórax pode ocorrer de modo espontâneo. O desvio traqueal, a hipóxia, a hipotensão e o hipertimpanismo do hemitórax contralateral ao desvio traqueal indicam a presença de pneumotórax hipertensivo. Essa é uma condição imediatamente ameaçadora à vida que requer descompressão emergencial com agulha do hemitórax hipertimpânico, com auxílio de uma agulha de grande calibre ou angiocateter. Quando disponível e manuseada por profissional experiente, a ultrassonografia realizada à beira do leito permite diagnosticar rapidamente o pneumotórax. Se o paciente estiver instável, o tratamento de um pneumotórax hipertensivo jamais deverá ser atrasado pela espera da confirmação diagnóstica. Uma hipóxia oculta pode ser descoberta por oximetria de pulso ambulatorial. O exame físico do tórax pode revelar estertores, roncos, sibilos, sons respiratórios diminuídos, sinais de consolidação ou efusão, e/ou anormalidades na parede torácica. Esses achados podem ocorrer juntos ou isolados e devem ser correlacionados com a história e com duas vistas de radiografia torácica para determinar com acurácia a causa e o escopo da patologia apresentada pelo paciente. Havendo suspeita de uma etiologia infecciosa em um paciente propenso a necessitar de internação hospitalar, a administração de antibióticos deverá ser iniciada o quanto antes. Nos EUA, os esforços atualmente empreendidos no sentido de melhorar a qualidade em todo o país, patrocinados pelo Centers for Medicaid and Medicare Services (CMS), especificam uma janela ≤ 6 horas (a partir do momento da chegada do paciente) para o início da administração de antibióticos aos pacientes internados com pneumonia.

Outras causas de dor torácica: a pericardite é uma causa não isquêmica de dor torácica cardíaca que resulta da inflamação do pericárdio, o saco de tecido conectivo que envolve o coração. A dor associada a essa entidade piora quando o paciente deita de costas e melhora com o posicionamento vertical ou sentado. A ausculta cardíaca pode revelar um som de atrito grosseiro que é bastante diferente do sopro associado à sístole e diástole cardíacas. Esse som é conhecido como atrito pericárdico. Os achados de eletrocardiograma variam no decorrer do curso da doença e, em geral, são caracterizados por elevações difusas do segmento ST. A pericardite possui muitas causas. Elas incluem (mas não se limitam a) o pós-infarto (síndrome de Dressler), autoimunidade, infecções (viral, bacteriana, fúngica) e traumatismos. A infecção viral é a causa não associada a infarto mais comum. A avaliação deve incluir eletrocardiograma, determinações seriadas dos níveis de marcadores de lesão miocárdica e ecocardiografia. Até que seja provado o contrário, a hipótese de cardiopatia isquêmica deve continuar sendo considerada no diferencial. A ecocardiografia pode demonstrar um pericárdio espessado ou uma efusão pericárdica típica da doença, e excluir a hipótese de uma complicação potencialmente letal da doença, o tamponamento pericárdico. Pode haver desenvolvimento de tamponamento se a pressão da efusão for alta o suficiente para causar comprometimento significativo do enchimento cardíaco. O tratamento emergencial consiste na drenagem pericárdica imediata via aspiração com agulha. O tratamento da pericardite é mais sutil e consiste na administração de analgésicos, AINEs e seguimento frequente, até que a melhora seja alcançada.

O médico deve manter um alto grau de suspeição de aneurisma/dissecção e embolia pulmonar, a fim de evitar que o diagnóstico do paciente não seja corretamente estabelecido ou que resultados finais sejam potencialmente catastróficos. Em ambas as condições, o aparecimento da dor torácica pode ser repentino e estar associado à síncope. No aneurisma aórtico, o paciente queixa-se de uma dor torácica que irradia para o dorso. Se a dissecção envolver a raiz da aorta e, assim, as artérias coronárias, então o paciente também poderá sentir dor torácica decorrente de isquemia cardíaca. A realização precoce de uma ecocardiografia e/ou de exames de imagem de TC permitirá estabelecer o diagnóstico no tempo certo. É indispensável não tratar o paciente às cegas, pois o tratamento destinado à embolia pulmonar pode exacerbar a dissecção aórtica e/ou a ruptura do aneurisma e acarretar consequências ameaçadoras à vida.

Diante de um paciente com dor torácica que apresenta vômitos, outra consideração é uma condição de menor gravidade, ainda que potencialmente prejudicial à vida, denominada laceração de Mallory-Weiss. Essa entidade envolve a ruptura traumática da mucosa, em geral ao nível da junção gastresofágica ou da cárdia gástrica. Essas lacerações esofágicas podem resultar numa significativa hemorragia GI, com possibilidade de perfuração, caso as ânsias de vômito e vômito intensos persistam. As lacerações mais profundas da mucosa esofágica podem manifestar-se como hematomas esofágicos intramurais que se desenvolvem em perfurações esofágicas integrais com ruptura tardia, durante o enfraquecimento inflamatório que acompanha a cicatrização.

Há relatos de pneumomediastino espontâneo sem evidências de fonte GI ou pleural. Essa condição costuma ser observada em pacientes que passaram por um episódio de valsalva contra uma glote fechada, como pode ocorrer durante uma tosse forte. A dor torácica é universal e, ao exame, é possível ouvir um rangido alto, à medida que o ar mediastínico é espremido pelo coração que se contrai durante os batimentos (rangido de Hamman). Existe a hipótese de que o ar mediastínico surge a partir do enfisema intersticial pulmonar causado pelo barotrauma broncoalveolar. Os fumantes usuários de *crack* e cocaína parecem estar em uma situação particular de risco. Apesar dos ominosos achados fornecidos pela radiografia torácica, essa entidade segue um curso em geral benigno. Mesmo assim, o diagnóstico de pneumomediastino requer uma busca diligente e exaustiva de fontes pulmonares e GI.

A hipótese de patologia mamária deve ser considerada no diferencial da DTNC em mulheres atendidas no SE. As causas de dor na mama incluem etiologias infecciosas, mastite ou abscesso, nódulos benignos, cistos ou carcinoma inflamatório. O exame físico pode revelar a existência de massas assimétricas na mama, com ou sem sinais de induração local significativa, eritema e sensibilidade. As pacientes com etiologias mais graves costumam ser febris. A administração IV de analgésicos, uso de antibióticos e consultoria cirúrgica precoce são ações apropriadas.

A lista precedente não é exaustiva e os casos clínicos difíceis podem requerer avaliação para investigação de causas mais esotéricas de DTNC. Na população geriátrica, muitos pacientes podem apresentar mais de um diagnóstico como causa da DTNC. Neste caso, é imperativo providenciar seguimento junto à assistência primária para as pacientes que recebem esse diagnóstico.

Manifestação da síndrome de Boerhaave (ruptura esofágica induzida por pressão)

A manifestação clássica da síndrome de Boerhaave segue um episódio de ânsia de vômito e vômito forçados, além de incluir uma dor torácica retroesternal e/ou dor epigástrica. Odinofagia, dispneia, taquipneia, cianose, febre e choque são condições que o paciente pode desenvolver subsequentemente. Em uma revisão, 40% dos pacientes tinham história de consumo pesado de bebidas alcoólicas; 41% sofriam de úlcera péptica; 83% queixavam-se de dor; 79% tinham história de vômito; 32% apresentavam choque; e 39% apresentavam dispneia. O diagnóstico da síndrome de Boerhaave pode ser tardio, pois a manifestação clínica pode ser atípica e suas causas são amplas: parto, defecação, convulsões e erguer peso. Entre os erros diagnósticos comuns, estão infarto do miocárdio, pancreatite, abscesso pulmonar, pericardite e pneumotórax espontâneo. A intoxicação alcoólica concomitante também pode atrasar o diagnóstico.

QUESTÕES DE COMPREENSÃO

51.1 Na avaliação inicial da maioria dos pacientes com dor torácica atendidos no SE, qual é o exame diagnóstico mais importante?

A. Radiografia torácica.
B. Eletrocardiograma.
C. Marcadores cardíacos séricos.
D. TC.
E. Níveis de colesterol.

51.2 Qual é a causa mais comum de DTNC?

A. Musculoesquelética.
B. GI.
C. Diversas – inespecíficas.
D. Psiquiátricas.
E. Pulmonares.

51.3 Um homem de 45 anos, com história comprovada de síndrome de Boerhaave e reparo cirúrgico primário feito há 5 anos, chega ao SE queixando-se de 24 horas de dor torácica cada vez mais intensa e falta de ar. Qual exame diagnóstico deve ser solicitado para excluir a hipótese de perfuração?

A. Eletrocardiograma.
B. Radiografia torácica.
C. TC torácica.
D. Esofagrama com bário.

RESPOSTAS

51.1 **B.** A primeira indicação de exame é um eletrocardiograma para avaliar o paciente em busca de evidências de isquemia aguda. O médico deve ter sempre em mente que um eletrocardiograma negativo não exclui a hipótese de patologia cardíaca.

51.2 **A.** As condições musculoesqueléticas são a causa mais comum. Todas as respostas são causas de DTNC e estão listadas em ordem decrescente de prevalência na população em geral. A DRGE é a causa mais comum de DTNC entre os pacientes atendidos nos SE.

51.3 **C.** A TC torácica é, sem dúvida, o exame mais sensível e específico para avaliação da possibilidade de perfuração esofágica, especialmente nesse paciente, devido à cronologia dos sintomas e à história de cirurgia prévia.

DICAS CLÍNICAS

- A síndrome de Boerhaave deve ser sempre considerada no diagnóstico diferencial da dor torácica aguda e, sobretudo, se o paciente apresenta vômito ou pratica qualquer atividade em que um barotrauma possa ter sido sustentado em decorrência de uma manobra de Valsalva.
- A gastrografina deve ser usada no lugar do bário, a fim de evitar reações inflamatórias intrapleurais e mediastínicas graves durante a realização dos exames com contraste para localização do sítio de perfuração esofágica.
- O coquetel GI não pode ser usado para excluir com segurança a hipótese de etiologia cardíaca de um episódio de dor torácica.
- A resposta a um teste terapêutico de nitroglicerina sublingual não distingue entre arteriopatia coronariana e espasmo esofágico induzido por DRGE.
- Um único eletrocardiograma normal não pode ser usado para estabelecer o diagnóstico de DTNC.
- Um percentual significativo (2 a 3%) dos pacientes diagnosticados com DTNC sofre um evento cardíaco adverso dentro de um período de 30 dias.

REFERÊNCIAS

Chambers J, Bass C, Mayou R. Non-cardiac chest pain: assessment and management. *Heart.* 1999;82: 656-657.

Dumville JC, MacPherson H, Griffith K, et al. Non-cardiac chest pain: a retrospective cohort study of patients who attended a Rapid Access Chest Pain Clinic. *Fam Pract.* 2007 Apr;24(2):152-157.

Glombiewski JA, Rief W, Bösner S, et al. The course of nonspecific chest pain in primary care: symptom persistence and health care usage. *Arch Intern Med.* 2010 8;170(3):251-255.

Herring N, Paterson DJ. ECG diagnosis of acute ischaemia and infarction: past, present and future. *QJM.* 2006;99(4):219-230.

Katerndahl DA. Chest pain and its importance in patients with panic disorder: an updated literature review. *Prim Care Companion J Clin Psychiatry.* 2008;10(5):376-383.

Kiev J, Amendola M. A management algorithm for esophageal perforation. *Am J Surg.* 2007;194: 103-106.

Klinkman MS, Stevens D, Gorenflo DW. Episodes of care for chest pain: a preliminary report from MIRNET. *J Fam Pract.* 1994;38(4):345-352.

Long CM, Ezenkwele UA. Esophageal Perforation, rupture and tears. Available at: www.emedicine.com. (Accessed June, 2010).

Martina B, Bucheli B, Stotz M, et al. First clinical judgment by primary care physicians distinguishes well between nonorganic and organic causes of abdominal or chest pain. *J Gen Intern Med.* 1997;12(8): 459-465.

Mayou RA, Bass C, Hart G, et al. Can clinical assessment of chest pain be made more therapeutic? *QJM.* 2000;93(12):805-811.

Mayou RA, Bass CM, Bryant BM. Management of non-cardiac chest pain: from research to clinical practice. *Heart.* 1999;81(4):387-392.

Newby DE, Fox KA, Flint LL, Boon NA. A "same day" direct-access chest pain clinic: improved management and reduced hospitalization. *QJM.* 1998;91(5):333-337.

Svavarsdóttir AE, Jónasson MR, Gudmundsson GH, Fjeldsted K. Chest pain in family practice. Diagnosis and long-term outcome in a community setting. *Can Fam Physician.* 1996 Jun;42:1122-1128. Erratum in: *Can Fam Physician.* 1996;42:1672.

Triadafilopoulos G, LaMont JT. Boerhaave syndrome: effort rupture of the esophagus. Available at: www.uptodate.com (Accessed June 2010).

Verdon F, Herzig L, Burnand B, Bischoff T, Pécoud A, Junod M, et al. Chest pain in daily practice: occurrence, causes and management. *Swiss Med Wkly.* 2008 14;138(23-24):340-347.

CASO 52

Um homem de 54 anos é trazido ao serviço de emergência (SE) e apresenta queixas de enfraquecimento generalizado, náusea e sensação geral de adoecimento. Os sintomas do paciente têm progredido de maneira insidiosa ao longo dos últimos 2 a 3 dias. Ele tem história médica de diabetes antigo e hipertensão mal controlada. Atualmente, o paciente toma algumas medicações, incluindo uma sulfonilureia, um diurético e um inibidor de enzima conversora de angiotensina (ECA). Ao exame físico, o paciente mostra-se letárgico e doentio. Sua temperatura é de 36ºC, a pulsação está em 70 bpm, a pressão arterial está em 154/105 mmHg e a frequência respiratória é de 22 mpm. O exame de cabeça e pescoço mostrou que a conjuntiva e as membranas mucosas estão normais. Observa-se uma moderada distensão da veia jugular. Os pulmões apresentam estertores bibasilares mínimos. O exame cardíaco revelou frequência normal, ausência de sopros ou atritos e positividade para B_4. À palpação, o abdome está mole e não apresenta dor, os ruídos hidroaéreos estão hipoativos e não há organomegalia. O exame retal resultou normal. A pele está fria e ressecada. Nos membros, nota-se um edema depressível em ambos os joelhos, bilateralmente. Ao exame neurológico, o paciente gemeu e indicou fracamente a localização da dor. Ele está orientado em relação às pessoas e ao espaço, mas não consegue fornecer informações sobre sua história. O traçado do ritmo inicial é mostrado na Figura 52.1.

- Qual é o diagnóstico mais provável?
- Qual é o próximo passo?

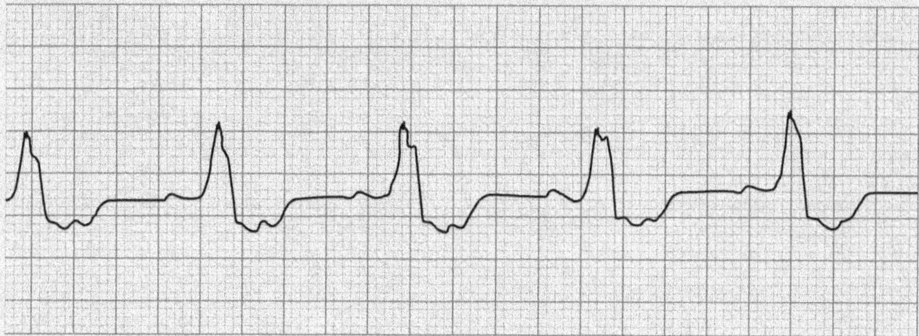

Figura 52.1 Eletrocardiograma.

RESPOSTAS PARA O CASO 52

Hipercaliemia por insuficiência renal

Resumo: um homem de 54 anos, com hipertensão e diabetes, queixa-se de enfraquecimento, náusea e sensação geral de adoecimento. Seus sintomas estão evoluindo lentamente há 3 dias. Entre as medicações atualmente usadas pelo paciente, estão uma sulfonilureia, um diurético e um inibidor de enzima conversora de angiotensina (ECA). Ao exame, o paciente parece letárgico e doentio. Sua pressão arterial é de 154/105 mmHg, a frequência cardíaca é de 70 bpm, a temperatura é de 36ºC e a frequência respiratória é de 22 mpm. O exame físico revela uma moderada distensão venosa jugular, alguns estertores bibasilares discretos e edema dos membros inferiores. O paciente apresenta orientação em relação a pessoas e lugares, mas está incapacitado de relatar sua história. O eletrocardiograma confirmou a existência de um ritmo amplo e complexo (Fig. 52.2).

- **Diagnóstico mais provável:** hipercaliemia.
- **Próximo passo:** tratamento do via aérea, respiração, circulação (ABC), incluindo o estabelecimento de um acesso venoso imediato e a colocação do paciente na monitoração cardíaca contínua; pronta administração gradual de medicação para reversão do efeito do excesso de potássio (cálcio); desvio de potássio para dentro das células (insulina, simpatomiméticos, possivelmente bicarbonato de sódio); e remoção de potássio do corpo (poliestireno sulfonato de sódio ou diurético). Providenciar uma diálise emergencial e internar o paciente no hospital.

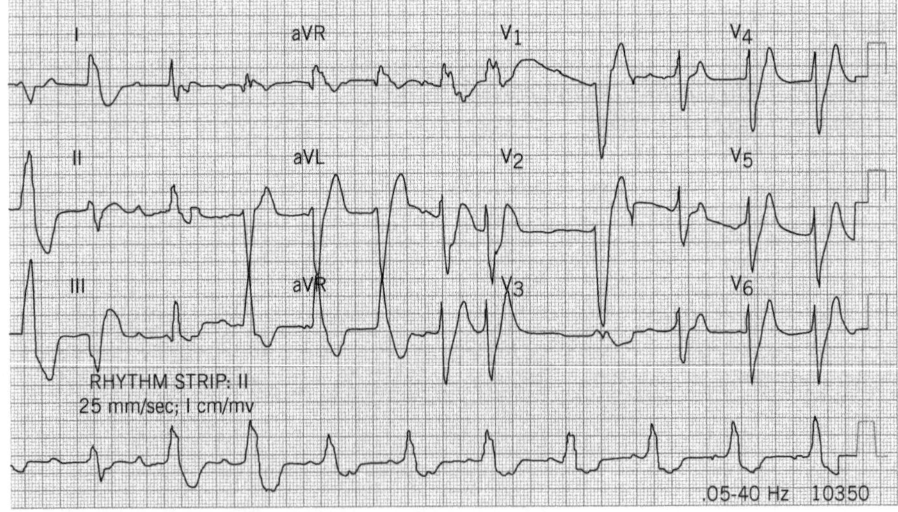

Figura 52.2 Eletrocardiograma.

ANÁLISE

Objetivos

1. Reconhecer os contextos clínicos, os sinais e sintomas, e as complicações da hipercaliemia.
2. Conhecer o diagnóstico e a abordagem terapêutica para suspeita de hipercaliemia.

Considerações

Esse paciente desenvolveu insuficiência renal em estágio terminal (também referida como doença renal crônica, estágio 5), em decorrência de diabetes e hipertensão de longa duração. Seus rins danificados apresentam capacidade mínima de excretar potássio. A terapia com inibidor de ECA contribui para retenção de potássio. A acidose e a resposta embotada à insulina fazem o potássio se deslocar para o espaço extracelular. As membranas das células cardíacas do paciente estão desestabilizadas pela alta concentração de potássio e existe um alto risco de morte por arritmia. O enfraquecimento e a sensação geral de adoecimento, ainda que inespecíficos, são bastante típicos de uma insuficiência renal não tratada. O enfraquecimento também pode ser um aspecto proeminente da hipercaliemia grave. É importante suspeitar dessa condição a partir dos dados da história e do eletrocardiograma, pois a disponibilização dos resultados dos exames laboratoriais pode demorar e, assim, o paciente pode morrer.

Os exames laboratoriais devem ser realizados e, no caso desse paciente, a contagem de leucócitos é de 9.000 células/L e existe uma leve anemia evidenciada por valores de hemoglobina de 10,5 e hematócrito de 32%. Os eletrólitos mostram uma concentração de sódio de 134 mEq/L, concentração de potássio de 7,8 mEq/L, níveis de cloreto de 101 mEq/L e concentração de bicarbonato igual a 18 mEq/L. A concentração de ureia é de 244 mg/dL e os valores de creatinina são de 10,5. A concentração de glicose no soro é de 180 mg/dL (10 mmol/L). Os níveis séricos de amilase, bilirrubina, aspartato aminotransferase (AST), alanina aminotransferase (ALT) e fosfatase alcalina estão dentro dos limites normais. Um eletrocardiograma de 12 derivações confirmou o ritmo alargado e complexo anteriormente demonstrado. A radiografia torácica do paciente mostra uma discreta cardiomegalia e congestão vascular pulmonar.

A apresentação clínica do paciente é bastante representativa de hipercaliemia associada à insuficiência renal. A hipercaliemia é uma complicação comum da doença renal crônica em estágio terminal, embora possa ocorrer em diversas condições clínicas. Os sintomas da hipercaliemia podem ser inespecíficos ou até mesmo nulos, sendo mais dominados pela doença que tenha predisposto o paciente a desenvolver elevação dos níveis de potássio. A morbidade e mortalidade podem ser resultantes do atraso do tratamento ou de uma terapia inadequada, uma vez que a hipercaliemia grave pode evoluir rápido para arritmia e parada cardíaca. A suspeita precoce, o reconhecimento imediato das alterações de eletrocardiograma associadas e a imediata ressuscitação com um agente efetivo são intervenções essenciais. Uma vez ressuscitado, o paciente terá que passar por uma consultoria para encaminhamento para hemodiálise emergencial.

ABORDAGEM À
Suspeita de hipercaliemia

ABORDAGEM CLÍNICA

A hipercaliemia é uma emergência metabólica grave. O atraso em iniciar o tratamento pode acarretar uma mortalidade significativa. Até um quarto dos pacientes com doença renal crônica em estágio terminal sofrem pelo menos um episódio de hipercaliemia ameaçadora à vida. A hipercaliemia pode resultar de diversas condições, entre as quais os efeitos colaterais de medicações, ingesta de suplementos contendo potássio, lesões por esmagamento e queimaduras, e redistribuição decorrente dos estados acidóticos (p. ex., cetoacidose diabética). Muitos casos de hipercaliemia são descobertos como achado laboratorial incidental. Os achados clínicos associados à hipercaliemia são resumidos no Quadro 52.1.

Homeostase do potássio

A dieta mediana fornece cerca de 100 mEq de potássio por dia. Desse total, a maior parte é excretada na urina e uma pequena quantidade é eliminada nas fezes. O equilíbrio em longo prazo é regulado predominantemente pelo sistema da aldosterona. A excreção renal pode ser afetada por qualquer comprometimento da função renal e também por uma ampla gama de medicações. Existem dois inibidores da excreção renal potentes e comuns, que são os inibidores de ECA e os diuréticos poupadores de potássio. O corpo possui um estoque intracelular de potássio muito amplo, enquanto o potássio sérico representa apenas 2% das reservas corporais totais de potássio, que são cerca de 3.500 mEq. Os níveis séricos de potássio são rigidamente controlados para que sejam mantidos gradientes apropriados por meio das membranas celulares. O potássio é ativamente transportado para dentro das células em troca de sódio, por ação da Na^+-K^+-ATPase ("bomba de sódio e potássio"). A Na^+-K^+-ATPase é alvo dos

Quadro 52.1 • SINTOMAS DE INSUFICIÊNCIA RENAL E HIPERCALIEMIA

	Hipercaliemia	Insuficiência renal crônica
Fadiga	+	++
Enfraquecimento	++	+
Parestesias	+	+
Paralisia	+	
Palpitações	+	
Anorexia, náusea, vômito	+	+
Edema		+

glicosídeos digitálicos e, consequentemente, a hipercaliemia é um aspecto proeminente do envenenamento grave por digoxina. A captação de potássio para o interior das células é estimulada pela insulina e pelos fármacos β-adrenérgicos. Nos estados de concentração aumentada de íons de hidrogênio (acidose), pode haver deslocamento de potássio para fora das células. Do mesmo modo, o potássio segue gradientes osmóticos e, assim, os estados hiperosmolares (p. ex., cetoacidose diabética) podem elevar os níveis séricos de potássio.

Classificação da hipercaliemia

Da perspectiva laboratorial, a faixa normal de valores séricos de potássio é de 3,5 a 5,0 mEq/L. Níveis de 5,1 a 5,5 mEq/L em geral não são considerados significativamente aumentados. A faixa de 5,5 a 6,0 mEq/L corresponde à hipercaliemia leve, e a ocorrência de alterações significativas de eletrocardiograma é incomum. Níveis a partir de 7,0 mEq/L constituem hipercaliemia grave e a pronta instituição de um tratamento agressivo é quase sempre justificada até mesmo com a ocorrência de alterações de eletrocardiograma pouco significativas. Embora a pseudo-hipercaliemia possa resultar da hemólise da amostra de sangue antes da realização da quantificação, a maioria dos laboratórios clínicos está atenta para esse tipo de problema e observa a ocorrência de hemólise quando esta é detectada.

Alterações do eletrocardiograma associadas à hipercaliemia

Uma das primeiras alterações do eletrocardiograma na hipercaliemia é o aparecimento de uma onda T apiculada. Infelizmente, não existe uma definição científica amplamente aceita de onda T apiculada, embora alguns pesquisadores tenham sugerido imaginar a onda T como um assento: se for pontuda demais para que seja possível sentar de maneira confortável, então provável que se trata de uma onda T em pico. Outras alterações descritas na hipercaliemia incluem a ampliação de QRS, prolongamento do intervalo PR, prolongamento de QT, alterações em ST (que podem mimetizar um infarto do miocárdio), ondas P amplas ou desaparecimento das ondas P. A hipercaliemia grave em geral produz um QRS muito amplo, que pode evoluir para um padrão de onda em sino e assístole. Uma variedade de bloqueios e disritmias também podem ser observadas.

Muitos livros-texto descrevem uma progressão clássica das alterações de eletrocardiograma e tentam correlacionar essas alterações aos níveis usuais de potássio. É essencial entender que essa é uma correlação precária. **Os pacientes podem apresentar hipercaliemia grave e alterações mínimas no eletrocardiograma, bem como alterações proeminentes no eletrocardiograma e hipercaliemia leve.** Está comprovado que os pacientes que apresentam alterações discretas no eletrocardiograma de repente podem evoluir para uma condição com alterações sérias e uma progressão gradual não pode ser levada em consideração. Apesar desses pontos fracos, o eletrocardiograma ainda é o melhor guia para a terapia inicial de pacientes com hipercaliemia.

Tratamento

A administração de cálcio por via intravenosa (IV) é um tratamento que salva vidas. O cálcio estabiliza as membranas celulares cardíacas e pode contrabalancear a hipercaliemia em questão de segundos a minutos. Infelizmente, seu efeito não é sustentado e desaparece em 10 a 20 minutos, por isso é necessário administrar agentes adicionais. Devido ao efeito breve e aos potenciais efeitos adversos da hipercaliemia, o autor reserva o cálcio para pacientes com alterações de eletrocardiograma demonstradas que sejam sugestivas de hipercaliemia. O cálcio deve ser fornecido a todos os pacientes de diálise que sofrem parada cardíaca, pois a hipercaliemia com frequência atua como fator causal contribuidor para a parada. Historicamente, acreditava-se que o cálcio era contraindicado para casos de potencial toxicidade da digoxina, em que o coração poderia iniciar uma contração tetânica que impossibilitaria a ressuscitação do paciente. Mas essa preocupação histórica não é sustentada pela ciência moderna (Quadro 52.2).

O cálcio é disponibilizado em duas formulações: cloreto de cálcio e gluconato de cálcio. O cloreto de cálcio contém cerca de 3 vezes mais cálcio elementar por unidade de volume, além de ser consideravelmente mais cáustico para os tecidos moles. Dessa forma, a prática geral consiste em usar cloreto de cálcio para tratar pacientes em parada cardíaca ou em situações de quase parada cardíaca, enquanto o gluconato de cálcio é usado no tratamento de pacientes com alterações de eletrocardiograma menos graves.

O bicarbonato de sódio administrado por via IV é um agente de segunda linha tradicionalmente usado em casos de hipercaliemia. Acredita-se que, ao reverter a acidose, o bicarbonato de sódio desloca o potássio para dentro das células. Além disso, o bicarbonato de sódio também eleva os níveis extracelulares de sódio e isso pode produzir efeitos benéficos sobre os potenciais de membrana. No entanto, alguns estudos questionaram os benefícios proporcionados pelo bicarbonato de sódio. Em estudos realizados com animais, nenhum efeito redutor de potássio consistente pode

Quadro 52.2 • MEDICAÇÕES USADAS NO TRATAMENTODA HIPERCALIEMIA

Medicação	Formulações disponíveis	Dose	Duração da ação
Cálcio	Cloreto de cálcio 10% (14 mEq/10 mL) Gluconato de cálcio (4,65 mEq/10 mL)	10-20 mL, lenta, IV 20-30 mL, lenta, IV	minutos
Bicarbonato de sódio	44,6 mEq/50 mL	50-150 mL	minutos-horas
Insulina	Regular	5-10 unidades, IV	1-2 horas
Glicose	Glicose a 50% em água	25-50 g	1-2 horas
Albuterol	5 mg/mL de concentrado	10-20 mg, nebulizado	1-3 horas
Poliestireno sulfonato de sódio	15 g/60 mL de suspensão	15-60 g, a cada 6 horas	horas

ser demonstrado. Por outro lado, talvez este seja um modelo inadequado de pacientes com insuficiência renal e até mesmo alguns nefrologistas que haviam questionado a eficácia do bicarbonato de sódio continuam a recomendar seu uso.

A terapia com insulina é uma das bases do tratamento agudo da hipercaliemia. A administração de 5 a 10 unidades de insulina regular, por via IV, diminui com segurança os níveis séricos de potássio em cerca de 0,5 mEq/L, por 1 a 2 horas. Essa terapia, sem dúvida, pode causar hipoglicemia, por isso a insulina costuma ser administrada com 25 g ou 50 g de glicose a 50%. Alguns defendem a administração apenas da glicose hipertônica, na expectativa de que as reservas endógenas de insulina do paciente diminuam os níveis de potássio. Entretanto, muitos pacientes com hipercaliemia tornam-se diabéticos e podem apresentar comprometimento ou ausência de liberação de insulina. Além disso, foi demonstrado em estudos de experimentação animal que as cargas osmolares amplas podem causar o aumento transiente da concentração sérica de potássio.

O albuterol, administrado em forma de aerossol, em doses de 10 a 20 mg, diminui com segurança os níveis séricos de potássio em média em 0,5 mEq/L, por 1 a 3 horas. Seu efeito é aditivo ao efeito da insulina. O albuterol também diminui a incidência e gravidade da hipoglicemia de rebote, que é observada com frequência após a terapia à base de glicose e insulina. Uma vantagem do uso do albuterol é dispensar o uso de acesso IV, possibilitando sua rápida administração. Os efeitos colaterais de tremor e taquicardia podem limitar seu uso por alguns pacientes, em especial aqueles com doença cardiovascular grave. Observe que as doses de albuterol são substancialmente maiores do que as doses típicas administradas no tratamento inicial da asma.

O poliestireno de sulfonato de sódio (PESS) é uma resina trocadora de íons administrada por via oral. Também pode ser fornecido por via retal, como enema, porém com menor efetividade e associado ao risco de lesão do colo. O PESS troca sódio por potássio ao longo do intestino, de modo que os pacientes que apresentam sobrecarga de volume grave podem ser intolerantes à referida terapia. O aparecimento da ação demora várias horas. Essa medicação é contraindicada em casos de íleo paralítico ou suspeita de perfuração/obstrução intestinal. Seu uso é mais efetivo na terapia de manutenção do que para tratamento agudo.

Se o paciente não estiver totalmente anúrico, a diurese é um meio notavelmente efetivo de excretar grandes quantidades de potássio. Esse método é inefetivo para pacientes com doença renal em estágio terminal submetidos a vários anos de diálise, mas é apropriado para muitos pacientes com hipercaliemia aguda decorrente de desidratação, rabdomiólise ou efeitos de medicação. Depois que o volume intravascular é restaurado com cristaloides podem ser administrados diuréticos de alça (p. ex., furosemida) para promoção da excreção de potássio.

A diálise é a opção terapêutica definitiva para todos os pacientes com doença renal que apresentam hipercaliemia significativa. Entretanto, é demorada e sua disponibilidade nem sempre é imediata. O estabelecimento de um acesso vascular confiável e sinais vitais razoavelmente estáveis são pré-requisitos para a hemodiálise, enquanto a diálise peritoneal, que é menos usada, requer um cateter peritoneal.

QUESTÕES DE COMPREENSÃO

52.1 Um homem de 55 anos está em parada cardíaca. Existe uma fístula de diálise em seu braço direito. Além das terapias padrão estabelecidas pela ACLS, qual é a mais apropriada para esse paciente?

A. 25 g de glicose a 50%, *push* IV.
B. 50 mL de bicarbonato de sódio, *push* IV.
C. Iniciar a hemodiálise imediatamente.
D. 20 mL de cloreto de cálcio, *push* IV lento.

52.2 Um homem de 45 anos é trazido ao SE por apresentar desidratação e enfraquecimento significativos. Seus níveis de potássio estão em 7,2 mEq/L. Qual das seguintes afirmativas sobre os altos níveis de potássio do paciente é a mais acurada?

A. Em geral, a hipercaliemia pode ser diagnosticada apenas com base nos sintomas.
B. Um eletrocardiograma que mostre ondas T em pico indica que o paciente está estável e que é possível adiar o tratamento com segurança, até que os resultados dos exames laboratoriais sejam disponibilizados.
C. A hipercaliemia pode mimetizar um infarto do miocárdio no eletrocardiograma.
D. A hipercaliemia é sinônimo de doença renal.

52.3 Qual das seguintes afirmativas sobre o tratamento da hipercaliemia em pacientes com certo grau de função renal é incorreta?

A. A administração de soro fisiológico normal pode acelerar a excreção de potássio.
B. A administração de furosemida pode acelerar a excreção de potássio.
C. A combinação de soro fisiológico com diurético é indicada com frequência, pois os pacientes com hipercalêmicos comumente estão desidratados.
D. Os pacientes com certo grau de função renal dispensam a diálise, mesmo que tenham hipercaliemia grave.

52.4 Um paciente com doença renal grave apresenta hipercaliemia e seu eletrocardiograma mostra ondas T em picos altos. Não há possibilidade de obter um acesso vascular imediatamente, porém os sinais vitais estão estáveis. Quais seriam as medidas temporizadoras mais apropriadas?

A. Administrar 2,5 mg de albuterol em 3 mL de soro fisiológico, por via inalatória.
B. Administração oral de bicarbonato de sódio com PESS por via retal.
C. Administrar 20 mg de albuterol por via inalatória e 30 g de PESS por via oral ou retal.
D. Administrar 25 g de glicose por via oral.

RESPOSTAS

52.1 **D.** O cálcio é o único agente com ação de aparecimento rápido e confiável o bastante para potencialmente ajudar esse paciente. O bicarbonato pode ser apropriado, mas sua ação demora mais para surgir do que a ação do cálcio e seu efeito é mais discutível. A diálise implica que o paciente esteja hemodinamicamente estável.

52.2 **C.** As alterações do segmento ST e da onda T associadas à hipercaliemia podem mimetizar o aspecto do eletrocardiograma característico de infarto do miocárdio. Os sintomas inespecíficos típicos da hipercaliemia também são observados com frequência em pacientes com infarto do miocárdio. As ondas T apiculadas indicam que, em adição à insuficiência renal, o coração do paciente foi significativamente afetado pela hipercaliemia.

52.3 **D.** A diálise é a terapia definitiva para a hipercaliemia. Os pacientes que possuem algum grau de preservação da função renal às vezes podem ser tratados sem recorrer à diálise, mas deve estar sempre disponível para aqueles que falham em responder rapidamente ao tratamento.

52.4 **C.** Doses altas de albuterol inalatório (10 a 20 mg) são efetivas para diminuir os níveis séricos de potássio com relativa segurança. O PESS pode remover o potássio por meio do trato gastrintestinal, mas seu efeito é lento. A administração de glicose e de bicarbonato, ambos por via oral, é inútil. As doses padrão de albuterol produzem um efeito discreto demais sobre os níveis de potássio.

DICAS CLÍNICAS

- Em um paciente com insuficiência renal suspeita ou comprovada, as alterações do eletrocardiograma consistentes com hipercaliemia devem ser tratadas imediatamente, como emergência ameaçadora à vida. Não se deve aguardar a confirmação laboratorial.
- Os achados de eletrocardiograma associados à hipercaliemia podem evoluir com bastante rapidez e não passam de modo confiável por todos os estágios descritos nos livros-texto como "típicos".
- A administração de cálcio por via IV é o antídoto de escolha para as arritmias ameaçadoras à vida relacionadas à hipercaliemia, mas seu efeito é breve e isso torna necessário o uso de agentes adicionais.
- Os sintomas de insuficiência renal e hipercaliemia costumam ser inespecíficos, por isso os fatores de risco devem ser considerados para estabelecer a suspeita diagnóstica.

REFERÊNCIAS

Evans KJ, Greenberg A. Hyperkalemia: a review. J Intensive Care Med. 2005;20(5):272-290.

Kamel KS, Wei C. Controversial issues in the treatment of hyperkalaemia. Nephrol Dial Transplant. 2003;18:2215-2218.

Levine M, Nikkanen H, Pallin DJ. The effects of intravenous calcium in patients with digoxin toxicity. *J Emerg Med.* 2011;40(1):41-46.

Mahoney BA, Smith WA, Lo DS, et al. Emergency interventions for hyperkalaemia. *Cochrane Database Syst Rev.* 2005;(2):CD003235.

Sood MM, Sood AR, Richardson R. Emergency management and commonly encountered outpatient scenarios in patients with hyperkalemia. Mayo Clin Proc. 2007;82(12):1553-1561.

Watson M, Abbott KC, Yuan CM. Damned if you do, damned if you don't: potassium binding resins in hyperkalemia. *Clin J Am Soc Nephrol.* 2010;5(10):1723-1726.

CASO 53

Uma mulher de 24 anos chega ao serviço de emergência (SE) apresentando queixa de dor no flanco e febre que surgiram há 1 ou 2 dias. A paciente relata que, no decorrer da semana anterior, estava sentindo dor ao urinar. No momento, está febril e nauseada, mas sem vômito. A dor no flanco direito é entorpecente, constante e que não irradia, classificada pela paciente como de grau 5 numa escala de 0 a 10. Na noite anterior, a paciente tomou 600 mg de ibuprofeno para facilitar o sono, porém, na manhã de hoje, a dor ainda persistia. Então, ela decidiu vir ao SE para ser examinada. A paciente relata ter vida sexual ativa e seu último período menstrual ocorreu há 1 semana. Ela nega ter secreções vaginais ou dor abdominal. Seus sinais vitais incluem temperatura de 38,3°C, frequência cardíaca de 112 bpm, frequência respiratória de 15 mpm e pressão arterial de 119/68 mmHg. Seu exame resultou significativo para dor à palpação junto ao ângulo costovertebral (ACV) direito.

- Qual é o diagnóstico mais provável?
- Qual é o melhor tratamento?

RESPOSTAS PARA O CASO 53

Pielonefrite aguda

Resumo: essa paciente é uma jovem aparentemente saudável, que apresenta disúria, dor no flanco, febre e náusea. Seu estado atual é febril e taquicárdico e ela apresenta sensibilidade junto ao ACV.

- **Diagnóstico mais provável:** infecção no trato urinário (ITU) agravada por pielonefrite.
- **Tratamento:** antibióticos, hidratação, analgesia, antipiréticos, exclusão de outras patologias.

ANÁLISE

Objetivos

1. Reconhecer os sinais e sintomas clínicos das ITUs.
2. Conhecer o diagnóstico e tratamento das ITUs.
3. Saber o espectro das ITUs e seu tratamento variável.

Considerações

As ITUs englobam um espectro de doenças que podem afetar qualquer parte do sistema urinário. Perdem apenas para as infecções do trato respiratório como problema mais encontrado pelos médicos. Os pacientes que chegam ao SE com queixas geniturinárias muitas vezes requerem a rápida anamnese completa e realização de um exame físico. As manifestações apresentadas pela paciente descrita (i.e., disúria, dor no flanco, náusea e febre) são consistentes com **pielonefrite aguda,** que é uma **infecção do parênquima renal.** Em geral, os aspectos clínicos associados à pielonefrite aguda **incluem febre, calafrios, disúria e dores no flanco e ACV.** As pacientes podem apresentar **náusea e vômito.** O manejo inicial consiste na avaliação da estabilidade da paciente e no tratamento imediato de quaisquer ameaças à vida. No decorrer do manejo, a paciente deve receber um antipirético (p. ex., paracetamol) e líquido intravenoso (IV) para hidratação.

O diagnóstico diferencial das pacientes com queixas urinárias é amplo e inclui cistite, pielonefrite, uretrite e vaginite. Além disso, as pacientes que exibem sinais de envolvimento sistêmico (p. ex., febre) devem ser avaliadas quanto à existência de outras patologias, incluindo gravidez ectópica, perfuração visceral, cálculo renal infeccionado, apendicite, pancreatite, colite e pneumonia. A anamnese e a realização do exame físico ajudarão o médico a estreitar essas possibilidades.

Os exames laboratoriais são úteis para confirmar o diagnóstico. O exame de urina costuma revelar a presença de leucócitos, hemácias e bactérias. Uma uro**cultura é essencial para guiar a terapia antibiótica.** As hemoculturas devem ser obtidas em casos de pacientes febris. Um hemograma completo, a determinação dos níveis de eletrólitos e a realização de testes de função renal também são recomendados. As pacientes com suspeita de pielonefrite em geral dispensam os exames de imagem. Por outro lado, as pacientes que clinicamente apresentam pielonefrite e obtiveram resultado negativo do exame de urina, assim como as pacientes com suspeita de obstrução urinária, devem ser submetidas a exames de imagem. No SE, o exame de imagem costuma ser uma ultrassonografia ou tomografia computadorizada (TC) com intensificação por contraste. **O tratamento de suporte** consiste em **hidratação IV, analgesia, antipiréticos e antieméticos.** Na pielonefrite aguda não complicada, as pacientes podem ser submetidas a um curso de **10 a 14 dias de antibióticos orais** (p. ex., fluoroquinolona) e liberadas para irem para casa. **Nos casos mais graves,** as pacientes devem ser **internadas** e tratadas com **antibióticos IV.**

ABORDAGEM ÀS Infecções no trato urinário

DEFINIÇÕES

DISÚRIA: micção dolorosa.

CISTITE: inflamação da bexiga, que geralmente resulta em disúria, polaciúria, urgência miccional e dor suprapubiana.

PIELONEFRITE AGUDA: inflamação renal secundária a uma ITU que afeta o parênquima renal e o sistema coletor. Costuma manifestar-se como uma síndrome clínica de febre, calafrios e dor no flanco.

BACTERIÚRIA: presença de bactérias na urina.

HEMATÚRIA: sangue na urina, que pode ser micro ou macroscópico.

PIÚRIA: pus na urina.

ITU NÃO COMPLICADA: infecção do trato urinário estrutural e funcionalmente normal, que em geral é erradicada após 3-5 dias de antibióticos.

ITU COMPLICADA: infecção de pacientes com doença imunológica, estrutural ou neurológica subjacente, que diminui a eficácia da terapia antimicrobiana padrão.

URETRITE: inflamação da uretra.

ABORDAGEM CLÍNICA

As ITUs são um diagnóstico comum no SE. Podem variar de uma cistite simples a uma pielonefrite que resulta em sepse e choque. As ITUs afetam mais as mulheres do que os homens. Entretanto, entre as crianças, os meninos são mais afetados até completarem 1 ano. As ITUs que ocorrem em crianças justificam a realização de avaliações ultrassonográficas do trato urinário, para exclusão de anormalidades congênitas. A prevalência estimada das ITUs ao longo da vida é de 14 mil casos a cada 100 mil homens e 53 mil casos a cada 100 mil mulheres.

As ITUs podem ser agrupadas em infecções **do trato inferior (uretra e bexiga) e do trato superior (ureteres e rins)**. Os sintomas das infecções do trato inferior são localizados e em geral consistem em cólicas suprapubianas, disúria, urina com odor pútrido ou de cor escura, hematúria, além de polaciúria e urgência miccional. Os pacientes com infecções do trato urinário superior geralmente aparentam maior debilitação e tendem mais a apresentarem sinais vitais anormais e sintomas sistêmicos (p. ex., febre, calafrios, náusea e vômito). É importante distinguir as infecções de trato inferior e superior, pois o tratamento em cada caso pode ser bastante diferente, conforme é discutido adiante.

Comumente, o organismo infeccioso ganha acesso ao trato urinário via entrada direta pela uretra. O corpo humano desenvolveu várias defesas contra as ITUs, incluindo o fluxo urinário, a concentração de ureia e acidificação da urina, e o revestimento epitelial uretral. A flora periuretral normal inclui as bactérias *Lactobacillus*, que conferem um mecanismo protetor simbiótico. A área perirretal e a vagina são potenciais sítios de colonização bacteriana e estão significativamente mais próximas do meato uretral nas mulheres. A uretra feminina também é mais curta do que a uretra masculina, trazendo o meato uretral para perto da bexiga e, assim, aumentando o risco de infecção por organismos externos. Nos homens, uma ITU costuma resultar da hipertrofia benigna da próstata, de cálculos renais infeccionados, instrumentação uretral (cirurgia ou cateterismo) ou estados de imunocomprometimento.

É preciso tomar cuidado ao excluir outras possíveis etiologias em casos de pacientes que apresentam queixas urinárias. A cervicite, vulvovaginite e doença inflamatória pélvica são condições importantes a serem excluídas nas mulheres e que tendem mais a se manifestar com secreção, ausência de bactérias no exame qualitativo de urina e ausência de frequência e urgência urinárias. Quando esses diagnósticos são considerados, a paciente deve ser submetida ao exame pélvico. Deve ser realizada a análise de amostras com sondas de DNA para gonococos e *Chlamydia*, assim como o tratamento dessas condições deve ser considerado. A hipótese de gravidez também deve ser considerada e testada em todas as mulheres em idade fértil que apresentem quaisquer sintomas urinários. Nos homens, as hipóteses de uretrite e prostatite devem ser excluídas antes da confirmação do diagnóstico de cistite ou pielonefrite.

As ITUs em geral são causadas por espécies bacterianas. **Das infecções, 8% são causadas por *Escherichia coli*, um bastonete gram-negativo.** *Staphylococcus saprophyticus* está em segundo lugar entre as causas mais frequentes de ITU em mulheres jovens. Os demais organismos incluem *Proteus*, *Klebsiella*, *Enterococcus* e *Pseudomonas*. A identificação do organismo exato raramente é indicada no contexto do SE. O padrão-ouro de cultura quantitativa demora vários dias, mas é útil para o tratamento, nos casos em que a paciente está sendo internada ou quando a terapia ambulatorial falha.

Os principais fatores de risco para mulheres na faixa etária de 16 a 35 anos incluem o intercurso sexual, gravidez, cateterismo da bexiga e uso de diafragma. Em fases posteriores da vida, os fatores de risco a serem considerados são a cirurgia ginecológica e o prolapso da bexiga. Em ambos os sexos, as condições que resultam em estase urinária aumentam com o avanço da idade, assim como a incidência das ITUs. A hipertrofia benigna da próstata é um dos principais fatores de risco em homens de idade mais avançada.

Exames laboratoriais

A **base do diagnóstico de uma ITU é exame qualitativo de urina e cultura.** A coleta de urina estéril é essencial, pois a o exame de uma amostra contaminada pode fornecer resultado falso-positivo. As técnicas de aspiração suprapubiana e o cateterismo permitem obter as melhores amostras. Entretanto, ambas são invasivas e desconfortáveis para os pacientes. A coleta limpa de amostras de urina, em que o paciente coleta uma amostra do jato intermediário de urina, é a técnica padrão e fornece amostras adequadas quando realizada corretamente. No caso das crianças, a coleta com "bolsa" de urina, em que uma bolsa é colocada sobre o períneo, deve ser evitada devido aos elevados índices de contaminação. A coleta de urina via cateterismo com preservativo é inaceitável para o exame, devido ao contato das glândulas masculinas com o frasco de coleta. Em geral, a urina contaminada apresenta elementos celulares (p. ex., células epiteliais) e não deve ser usada para determinar a ocorrência de ITU.

O exame de urina pode incluir o exame com *dipstick*, microscopia de urina e cultura de urina com sensibilidades. O Quadro 53.1 lista as sensibilidades e especificidades de diferentes componentes do exame qualitativo de urina.

Exame de urina com *dipstick*. Testa a urina quanto à presença de infecção, por meio da quantificação de duas entidades específicas: esterase leucocitária (um componente liberado com a ruptura dos leucócitos junto ao trato urinário) e nitrito (um composto produzido pela redução dos nitratos presentes nos alimentos por ação de algumas bactérias gram-negativas [p. ex., *E. coli*]).

Microscopia da urina. Examina a urina quanto à presença de leucócitos sanguíneos, bactérias e outras estruturas visíveis. Classicamente, os critérios para o diagnóstico de ITU por microscopia incluem a presença de mais de 5 leucócitos ou hemácias por campo de maior aumento ou a observação de bactérias. Os critérios microscópicos são altamente discutíveis e a presença de leucócitos, hemácias e bactérias deve ser considerada com a manifestação clínica para fins de confirmação do diagnóstico de ITU.

Quadro 53.1 • SENSIBILIDADE E ESPECIFICIDADE DO EXAME DE URINA

Exame diagnóstico	Sensibilidade (%)	Especificidade (%)
Esterase leucocitária	83 (67-94)	78 (64-92)
Nitrito	53 (15-82)	98 (90-100)
EL ou N	93 (90-100)	72 (58-91)
LEU	73 (32-100)	81 (45-98)

EL, esterase leucocitária; N, nitrito; LEU, leucócitos.

Cultura de urina. O diagnóstico e tratamento de uma ITU com base nos resultados dos exames são presuntivos, uma vez que o diagnóstico verdadeiro requer uma cultura de urina que forneça uma contagem de colônias > (10 × 5)/mL. No SE, as culturas de urina devem ser obtidas de populações de alto risco, incluindo bebês e crianças. As culturas também devem ser obtidas de pacientes idosos, homens adultos, gestantes, indivíduos com comorbidades ou em casos de falha da terapia antimicrobiana inicial. A coloração de Gram da urina também pode ser útil, mas não é indicada de forma rotineira.

Exames de imagem

A maioria dos pacientes com queixas urinárias dispensa a realização de exames de imagem no SE. Entretanto, em certos contextos clínicos, a solicitação de exames de imagem é indicada. Os pacientes que apresentam sinais ou sintomas clínicos de infecção urinária e resultado do exame de urina negativo, assim como aqueles com suspeita de obstrução urogenital e os casos de ITU complicada frequentemente requerem exames de imagem. Recomenda-se que sejam realizados exames de imagem nos casos de primeiro episódio de ITU em meninas com menos de 4 anos e em homens.

O exame de imagem do trato urinário consiste em ultrassonografia, varreduras de TC, pielografia IV (PIV) e varreduras com radionuclídeo. A ultrassonografia é aceitável como exame inicialmente realizado no SE, por ser rápida, não invasiva e detectar muitos problemas, entre as quais os abscessos perinéfricos, hidroureter, cálculos no trato urinário, pielonefrite e anormalidades congênitas. As varreduras de TC são mais sensíveis para a detecção dessas anormalidades, mas expõem o paciente a níveis de radiação altos e com frequência requerem a administração de contraste IV. A PIV e as varreduras com radionucleotídeo em geral não são realizadas durante a avaliação no SE, tendo o uso reservado para a investigação de pacientes internados ou atendidos em ambulatório.

Tratamento

A escolha correta do antibiótico pode ser uma tarefa difícil para o médico emergencista. Existem vários fatores que afetam essa decisão, como as alergias farmacológicas apresentadas pelo paciente, suscetibilidade bacteriana, flora da comunidade *versus* flora hospitalar, índices locais de resistência a antibióticos, comorbidades clínicas e a capacidade do paciente de pagar pela prescrição. O Quadro 53.2 lista os antibióticos mais usados no tratamento das ITU.

Os pacientes com **cistite sem complicação** são tratadas no ambulatório. Os antibióticos selecionados devem ser efetivos contra *E. coli* e incluem sulfametoxazol--trimetoprim (SMX-TMP), amoxicilina/clavulanato, nitrofurantoína, ciprofloxacina e levofloxacina. De forma típica, os pacientes são tratados durante 3 a 5 dias. As terapias mais longas em geral não são benéficas. Entretanto, para os casos de pacientes com suspeita de infecção de trato superior subclínica, comunidades com altos índices de resistência, extremos de idade e comorbidades, recomenda-se um curso

Quadro 53.2 • TIPOS DE ITU E OPÇÕES DE TRATAMENTO

Tipo de infecção	Regime de dosagem	Considerações
Inferior sem complicação	1 comprimido SMX-TMP 960 mg, 2 x/dia, por 3-5 dias 250 mg de ciprofloxacina, 2 x/dia, por 3-5 dias 100 mg de nitrofurantoína de liberação contínua, 2 x/dia, por 3-5 dias 875 mg de amoxicilina/125 mg de clavulanato, 2 x/dia, por 3-5 dias	Sem indicação para cultura[a] Ajustar conforme as suscetibilidades da comunidade
Superior sem complicação, ou inferior com complicação	500 mg de ciprofloxacina, 2 x/dia, por 7-14 dias 100 mg de nitrofurantoína de liberação contínua, 2 x/dia, por 7-14 dias 875 mg de amoxicilina/125 mg de clavulanato, 2 x/dia, por 7-14 dias	Culturas recomendadas Internação em casos graves

[a]Devido aos padrões de resistência crescentes, a cultura de urina deve ser considerada.

mais prolongado (i.e., 7 a 10 dias). Para promoção de alívio sintomático, os médicos costumam prescrever fenazopiridina, um fármaco que se concentra na urina e muitas vezes alivia a dor e a irritação ao urinar. Esse fármaco provoca uma mudança de cor distinta na urina, que costuma tornar-se laranja-escuro a avermelhada. A fenazopiridina é contraindicada para pacientes com deficiência de glicose-6-desidrogenase, porque pode causar hemólise fármaco-induzida.

A pielonefrite sem complicação pode ser tratada em regime ambulatorial, desde que a paciente tolere medicações orais, apresente sintomas brandos, tenha acesso a um seguimento efetivo e não esteja grávida. Os antibióticos SMX-TMP, amoxicilina/clavulanato ou fluoroquinolona devem ser prescritos por 10 a 14 dias. Todas as pacientes gestantes com pielonefrite devem ser internadas (Quadro 53.3).

A pielonefrite com complicação requer internação e administração de antibióticos por via IV. As opções de antibióticos são SMX-TMP, ceftriaxona, gentamicina (com ou sem ampicilina) e fluoroquinolonas. Para os casos mais graves, com suspeita de urossepse ou organismo resistente, pode haver indicação para tratamento com cefepima, ampicilina + tobramicina e piperacilina-tazobactam.

Todas as crianças e homens liberados após receberem o diagnóstico de ITU requerem seguimento urológico para avaliação de anormalidades anatômicas subja-

Quadro 53.3 • CRITÉRIOS DE INTERNAÇÃO PARA PIELONEFRITE

Sepse/choque (considerar o contexto de terapia intensiva)
Intolerância a antibióticos orais
Obstrução do trato urogenital
Gravidez
Extremos de idade
Falha de tratamento ambulatorial
Hospedeiro imunocomprometido
Seguimento inadequado/condições sociais precárias

centes. Os adultos com ITU complicada também necessitam de seguimento e avaliação do sistema geniturinário.

As pacientes gestantes requerem atenção especial. Uma simples bacteriúria assintomática **requer tratamento**, devido ao **risco aumentado de parto prematuro, mortalidade perinatal e pielonefrite materna.** É importante que a bacteriúria seja eliminada, mesmo que a paciente seja clinicamente assintomática. Os agentes de primeira linha incluem as penicilinas (p. ex., amoxicilina, ampicilina) e as cefalosporinas. As fluoroquinolonas e tetraciclinas são contraindicadas por seus efeitos comprovadamente teratogênicos. A possibilidade de internação deve ser considerada para pacientes no 3º trimestre de gestação, pacientes com suspeita de pielonefrite ou pacientes com intolerância à ingesta de líquidos pela boca.

Alguns paciente requerem o uso crônico de **cateteres internos**, que atuam como sítio de infecção. O tratamento da bacteriúria assintomática nesses pacientes não é indicado, pois a administração frequente de antibióticos provoca aumento da resistência dos microrganismos. Em geral, a remoção do cateter resulta na eliminação das bactérias. Os pacientes sintomáticos, que não podem ficar sem cateter, devem ser tratados com antibióticos, ter o cateter substituído e ser considerados para internação, devido ao alto risco de infecção sistêmica.

QUESTÕES DE COMPREENSÃO

53.1 Uma mulher de 64 anos é trazida ao SE por seus familiares e apresenta alteração do estado mental. Ela tem esclerose múltipla e usa autocateterismo para eliminar urina. Seus familiares relatam que, nos últimos dias, ela não tem se sentido bem. Neste dia, a paciente vomitou e estava se comportando de maneira incomum. Seus sinais vitais são pressão arterial de 83/38 mmHg, frequência cardíaca de 135 bpm, frequência respiratória de 26 mpm e temperatura retal de 38,8°C. Após a obtenção da história e realização do exame físico, qual é o próximo passo mais adequado no tratamento da paciente?

A. Realizar exame de urina e urocultura.
B. Iniciar um curso de antibióticos de amplo espectro.
C. Realizar uma punção lombar.
D. Estabelecer um acesso IV e colocar a paciente em monitor cardíaco.
E. Dar alta para a paciente, após providenciar um seguimento intensivo.

53.2 Uma mulher de 34 anos queixa-se de cólicas leves na região abdominal suprapubiana, disúria e polaciúria com duração de 3 dias. Ela não tem febre. Sua pressão arterial é de 125/70 mmHg, a frequência cardíaca é de 88 bpm, a frequência respiratória é de 16 mpm e a temperatura está em 36,8°C. A paciente não possui história médica pregressa significativa e consegue tomar líquidos pela boca com dificuldade. Foi realizado o exame de urina com amostra de urina de coleta limpa, que revelou a presença de esterase leucocitária 2+, nitrito 1+, sangue 1+ e bactérias 2+. O teste de β-hCG resultou negativo. Qual é o organismo mais provavelmente responsável pela condição dessa paciente?

A. *Klebsiella* spp.
B. *Escherichia coli.*
C. *Pseudomonas aeruginosa.*
D. *Proteus mirabilis.*
E. *Enterobacter* spp.

53.3 Uma mulher de 24 anos chega ao SE queixando-se de dor ao urinar nos últimos 2 dias, associada à urgência miccional. A paciente relata que está grávida de 12 semanas. A idade gestacional foi comprovada por ultrassonografia. Ao exame, seu aspecto é bom e ela permanece sentada confortavelmente no leito. Sua pressão arterial é de 115/70 mmHg, a frequência cardíaca é de 81 bpm, a frequência respiratória é de 16 mpm e a temperatura é de 37,2°C. Um exame de urina revelou a presença de 5 leucócitos/mm^3, esterase leucocitária 1+ e bactérias 1+. A urina resultou negativa para nitrito e sangue. Ao retornar para o leito da paciente trazendo os resultados, ela relata que a dor sumiu, está urinando sem dificuldades e quer ir para casa. Qual é a conduta mais apropriada no curso do manejo desta paciente?

A. Internar a paciente para administrar antibióticos por via IV.
B. Liberar a paciente com prescrição de antibióticos e orientá-la para somente seguir a prescrição se os resultados da cultura forem positivos.
C. Solicitar à paciente que se submeta a outro exame para avaliação de gonorreia e infecção por *Chlamydia.*
D. Administrar uma dose de ciprofloxacina no SE e orientar a paciente para entrar em contato com o hospital para saber os resultados da cultura.
E. Prescrever para a paciente um curso de nitrofurantoína de 5 a 7 dias e encaminhá-la para seguimento com um obstetra.

53.4 Um homem de 65 anos, com hipertensão e hiperplasia benigna da próstata, chega ao SE apresentando retenção urinária e ITU detectada por análise de urina obtida de cateter. Ele foi avaliado pelo urologista e recebeu alta para ir para casa, após a instalação de um cateter de Foley e do encaminhamento para seguimento em clínica urológica dentro de 1 semana. Qual é o antibiótico mais apropriado para esse paciente?

A. SMX-TMP, 2 vezes/dia, 3 dias.
B. 100 mg de nitrofurantoína, 14 dias.
C. 100 mg de amoxicilina, 3 vezes/dia, 14 dias.
D. 500 mg de ciprofloxacina, 2 vezes/dia, 14 dias.
E. 250 mg de levofloxacina, 1 vezes/dia, 3 dias.

53.5 Qual dos seguintes pacientes com pielonefrite pode receber alta com segurança para ir para casa com encaminhamento para seguimento intensivo?

A. Uma mulher de 23 anos, no 2º trimestre de gestação.
B. Uma menina de 13 anos que, apesar de estar tomando antiemético, não está tolerando a dieta.
C. Um homem de 88 anos com retenção urinária e desidratação.

D. Uma mulher de 67 anos com bactérias 3+ na urina, alergia a sulfas e história de lúpus.
E. Uma mulher de 44 anos com cálculo renal e hidroureter demonstrado por varredura de TC.

RESPOSTAS

53.1 **D.** Esta paciente de fato pode ter ITU. Entretanto, seus sinais vitais estão instáveis. A base do tratamento, na medicina de emergência, é tratar primeiro o ABC (via aérea, respiração, circulação) do paciente. Essa paciente está hipotensa (pressão arterial de 83/38 mmHg). O primeiro passo em seu tratamento é a colocação de um acesso IV para administração de líquidos. Ela também deve ser colocada em monitor cardíaco para acompanhamento de sua pressão arterial, frequência cardíaca e ritmo. Depois que o ABC for tratado, devem ser realizados exames laboratoriais, incluindo exame de urina e urocultura. Ela deve receber antibióticos de amplo espectro e um antipirético. Essa paciente pode necessitar de uma punção lombar, todavia, somente depois que o ABC tiver sido tratado. Ela precisa ser internada.

53.2 **B.** *E. coli* é o organismo infeccioso em mais de 80% de todas as ITUs. As demais alternativas também causam ITU, mas são menos comuns. *S. saprophyticus* é um organismo comum em mulheres jovens e sexualmente ativas. Em pacientes internados ou residentes de casas de repouso, *Pseudomonas* spp e *Staphylococcus* spp são patógenos encontrados com frequência. Os lactobacilos pertencem à flora uretral normal e não são considerados um organismo causal. Os casos de ITU complicada são mais provavelmente causados por outros organismos.

53.3 **E.** A paciente está grávida e apresenta evidências de ITU ao exame de urina. As pacientes gestantes apresentam alto risco de parto prematuro e mortalidade perinatal associado a infecções urinárias não tratadas. Dessa forma, essa paciente deve receber um curso de 5 a 7 dias de nitrofurantoína ou de um antibiótico à base de penicilina e ser encaminhada para seguimento com seu obstetra. É desnecessário internar a paciente para administrar antibióticos IV. Isso seria recomendável se a paciente tivesse sido diagnosticada com pielonefrite. A paciente não deve aguardar o resultado da cultura e atrasar o tratamento antibiótico. É importante erradicar a bacteriúria o mais rápido possível. No momento, ela não relata sintomas de gonorreia nem de infecção por *Chlamydia* (p. ex., secreção vaginal) e não requer avaliação adicional para essas condições. As fluoroquinolonas (p. ex., ciprofloxacina) são contraindicadas para gestantes devido ao risco de indução de anormalidades fetais (p. ex., defeito de desenvolvimento dos tendões).

53.4 **D.** Homens com ITU vão para a categoria de ITU "complicada". Portanto, a terapia mais apropriada é um curso de ciprofloxacina de 14 dias. Com exceção da monoterapia de amoxicilina, as demais alternativas são apropriadas para tratamento de certos tipos de ITU. As ITUs complicadas exigem uma terapia de 14 dias com um antibiótico adequado. O médico emergencista também deve considerar o envio de uroculturas desse paciente e providenciar um seguimento eficiente. Os pacientes com hipertrofia benigna da próstata ou outro tipo de obstrução no trato urinário inferior podem ser liberados após a colocação de um cateter de Foley, desde que sejam encaminhados para seguimento efetivo, saibam como manusear o cateter e não apresentem comorbidades significativas.

53.5 **D.** Apesar de sua condição clínica crônica, essa paciente pode receber alta com segurança para ir para casa. Como ela é alérgica a sulfas, SMX-TMP não deve ser administrado. Outras opções de tratamento incluem quinolonas, amoxicilina/clavulanato e nitrofurantoína. Todos os outros pacientes devem ser internados para receberem tratamento. Todas as pacientes grávidas com pielonefrite devem ser internadas. A menina de 13 anos e o idoso de 88 anos apresentam intolerância às suas dietas e requerem hidratação IV. A paciente de 44 anos apresenta obstrução urinária com ITU e, portanto, trata-se de um caso de ITU com complicação. Esses pacientes apresentam alto risco de desenvolvimento de sepse. Para a maioria dos pacientes internados, devem ser realizadas uroculturas para orientar a terapia antibiótica.

DICAS CLÍNICAS

- Todas as ITUs que ocorrem em homens são consideradas complicadas.
- O diagnóstico definitivo de uma ITU é estabelecido com base nos resultados da urocultura feita com amostra sem contaminação.
- É preciso ter o cuidado de excluir outras etiologias, como cervicite, vulvovaginite e doença inflamatória pélvica em casos de pacientes do sexo feminino com queixas urinárias.
- Todas as gestantes com bacteriúria requerem tratamento antibiótico para prevenção de complicações.
- Os pacientes com ITU e obstrução por cálculo renal apresentam alto risco de morbidade e requerem consulta urológica urgente.
- A terapia antibiótica deve ser ajustada de acordo com o tipo de ITU, índices de resistência vigentes na comunidade e capacidade do paciente de tolerar as medicações.

REFERÊNCIAS

Ban KM, Easter JS. Selected urologic problems. In: Marx JA, Hockberger RS, Walls RM, eds. *Rosen's Emergency Medicine: Concepts and Clinical Practice.* 6th ed. Philadelphia, PA: Mosby Elsevier; 2009.

Dielubanza EJ, Schaeffer AJ. Urinary tract infections in women. *Med Clin N Am.* 2011;95:27-41.

Howes DS, Bogner MP. Urinary tract infections and hematuria. Tintinalli JE, Stapczynski JS, Cline DM, Ma OJ, Cydulka RK, Meckler GD, eds. *Tintinalli's Emergency Medicine: A Comprehensive Study Guide.* 7th ed. New York, NY: McGraw-Hill; 2011.

Lane DR, Takhar SS. Diagnosis and management of urinary tract infection and pyelonephritis. *Emerg Med Clin N Am.* 2011;29:539-552.

Nicolle LE. Uncomplicated urinary tract infection in adults including uncomplicated pyelonephritis. *Urol Clin N Am.* 2008;35:1-12.

Schrock JW, Reznikova S, Weller S. The effect of an observation unit on the rate of ED admission and discharge for pyelonephritis. *Am J Emerg Med.* 2010;26:682-688.

CASO 54

Um homem de 87 anos, com história de acidente vascular encefálico, é trazido ao serviço de emergência (SE) por uma ambulância, vindo de uma casa de repouso especializada. Ele foi encontrado irresponsivo no leito, com respirações superficiais e rápidas. Nos últimos 3 a 4 dias, o paciente tem apresentado uma tosse sonora e úmida. Os socorristas relatam que a saturação do paciente ao ar ambiente era de 67%. No SE, ele está estuporoso, com ventilações ruidosas, esforça-se para respirar e elimina quantidades abundantes de escarro amarelado e espesso. Seus sinais vitais são os seguintes: temperatura de 38,7°C, pressão arterial de 90 a 58 mmHg, pulsação de 118 bpm, frequência respiratória de 29 mpm e saturação do oxigênio de 84% com máscara facial dotada de válvula unidirecional.

- ▶ Qual é o primeiro passo imediato no tratamento desse paciente?
- ▶ Quais fatores especiais precisam ser considerados?

RESPOSTAS PARA O CASO 54

Manejo da via aérea/insuficiência respiratória

Resumo: esse paciente é um idoso que apresenta nível de consciência baixo, hipóxia, desconforto respiratório e acúmulo de secreções. Sua oxigenação está ineficiente e a proteção da via aérea contra aspiração é precária.

- **Primeiro passo:** o paciente necessita de manejo imediato da via aérea e intubação endotraqueal.
- **Fatores adicionais:** como se trata de um paciente gravemente enfermo oriundo de uma casa de repouso especializada, é importante tentar checar se existe alguma ordem de não-reanimação antes de realizar a intubação. Também é importante considerar as causas subjacentes da alteração do estado mental e da disfunção respiratória.

ANÁLISE

Objetivos

1. Aprender a avaliar a via aérea e conhecer as indicações para intervenção.
2. Familiarizar-se com os procedimentos emergenciais de manejo da via aérea.
3. Entender a lógica e as etapas da intubação por sequência rápida de drogas (SRD).
4. Reconhecer e antecipar a existência de via aérea potencialmente difícil e circunstâncias especiais.

Considerações

No caso descrito, o paciente apresenta vários achados preocupantes, indicando que será necessário iniciar o manejo ativo da via aérea. Ele está hipóxico, taquipneico e com uma alteração do estado mental que, por sua vez, pode torná-lo incapaz de proteger a via aérea contra secreções ou êmese. Devido ao nível de consciência deprimido e à incapacidade de proteger a própria via aérea, o paciente não é um candidato apropriado à ventilação por pressão positiva não invasiva (p. ex., pressão da via aérea positiva de nível duplo [BiPAP]).

É provável que esse paciente esteja com pneumonia e/ou tenha passado por um evento de aspiração, mas também é importante considerar a possibilidade de ter havido um evento anterior à parte, como um acidente vascular encefálico ou uma superdosagem de medicação que tenha produzido a alteração do estado mental antes da ocorrência de aspiração. Os outros sinais vitais do paciente indicam que ele provavelmente apresenta sepse e terá que ser ressuscitado após o tratamento da via aérea.

ABORDAGEM AO

Manejo da via aérea

ABORDAGEM CLÍNICA

Abordagem clínica

Avaliar a via aérea e a respiração é o primeiro passo decisivo na avaliação de qualquer paciente realizada no SE. Essa avaliação começa pela observação geral da aparência do paciente, com atenção em particular aos marcadores de oxigenação e ventilação: observar a cor da pele para detectar a ocorrência de cianose e buscar evidências de broncoespasmo grave, como retrações intercostais, dificuldade para falar, saturação de oxigênio baixa ou em queda, e frequência ventilatória aumentada ou diminuída. A avaliação da via aérea inclui não só as estruturas da cabeça e do pescoço, mas também o estado mental do paciente e a quantidade de secreções ou sangue presentes na via aérea.

Indicações para intervenção ativa na via aérea:

Insuficiência respiratória: hipóxia persistente e/ou que esteja piorando; hipercarbia/acidose respiratória grave.

Proteção da via aérea: ausência do reflexo da ânsia, depressão do nível de consciência, excesso de secreções.

Obstrução iminente ou preexistente da via aérea: massa, infecção, angioedema, material estranho ou secreções excessivas, etc.

Favorecimento da realização de exames adicionais ou proteção da via aérea durante o transporte, quando for possível antecipar a deterioração.

Proteção da via aérea. Existem vários sinais de proteção inadequada da via aérea que indicam a necessidade de intubação: acúmulo de secreções (p. ex., ruídos de transmissão acompanhando a respiração), reflexo de tosse ausente ou fraco e estado mental deprimido, com frequência correspondente a uma pontuação igual a 8 na escala de coma de Glasgow. Em geral, um paciente com nível de consciência deprimido o bastante para tolerar a inserção de uma via aérea orofaríngea* não está protegendo a própria via aérea e necessita dessa proteção.

As causas reversíveis e/ou transientes de diminuição do nível de consciência devem ser consideradas antes da iniciação de uma intervenção ativa na via aérea. Tratar a hipoglicemia ou a suspeita de superdosagem de opiáceo antes realizar a intubação pode poupar o paciente de uma intervenção mais séria. Além disso, os médicos devem considerar a possibilidade de o paciente estar em estado pós-ictal, pois ele pode melhorar rapidamente e chegar a um ponto em que consegue proteger a via aérea.

Insuficiência respiratória. A insuficiência respiratória diz respeito à falha de oxigenação ou à falha da ventilação. A falha de oxigenação é refletida pela hipóxia, mesmo

---

*N. de R.T. Isto é, cânula nasofaríngea ou cânula de Guedel.

com a administração de suplementação de oxigênio máxima. A falha de ventilação, indicada por níveis altos de dióxido de carbono (quantificados por gasometria arterial ou capnografia) pode ser ameaçadora à vida e requer intervenção. A hipercapnia pode manifestar-se como sonolência, agitação ou estado mental aparentemente alterado.

Em pacientes selecionados que estão acordados e alertas, a BiPAP pode ser uma opção para retardar ou prevenir a intubação no contexto de uma insuficiência respiratória hipóxica ou hipercápnica.

Deterioração clínica antecipada. Existem vários cenários clínicos em que os pacientes acordados e sem insuficiência respiratória em curso podem necessitar de intubação. O médico emergencista deve prever o potencial curso clínico do paciente e pode desejar intubá-lo precocemente, a fim de evitar que posteriormente surjam condições de intubação menos controladas. As situações em que isso pode ser considerado incluem a piora da obstrução da via aérea do paciente, como na ocorrência de anafilaxia, angioedema, queimaduras graves ou inalação de fumaça, traumatismo cervical perfurante acompanhado de um hematoma em expansão no pescoço, epiglotite ou infecções no espaço cervical profundo. Os contextos clínicos que requerem a transferência de pacientes gravemente enfermos para níveis de terapia superiores exigem extrema atenção. Diante da previsão de deterioração do estado mental ou respiratório do paciente, pode ser prudente realizar a intubação antes da transferência.

Facilitação da avaliação médica. Às vezes, os pacientes requerem intubação para que os exames ou procedimentos necessários possam ser concluídos. Um exemplo disso é o paciente com traumatismo, que pode estar agitado ou combativo. Esses pacientes com frequência requerem exames de imagem de tomografia computadorizada (TC) como parte do *workup* inicial. Quando precisam ser sedados para facilitar a execução adequada de exames de imagem ou procedimentos, a intubação pode ser necessária para proteção da via aérea. Muitas vezes, esses pacientes podem ser logo extubados após a conclusão dos procedimentos, desde que não apresentem problemas respiratórios.

Intervenções. O manejo da via aérea vai muito além da simples intubação. Pode ser um procedimento tão simples quanto o fornecimento de suplementação de oxigênio ou o reposicionamento do paciente. Conhecer os dispositivos e manobras minimamente invasivas é essencial e pode salvar vidas.

Suplementação de oxigênio. A suplementação de oxigênio pode ser fornecida (em ordem crescente de FiO_2) via cânula nasal, máscara facial,* máscara com reservatório e válvula unidirecional.** Esses são os primeiros passos apropriados para pacientes hipóxicos e que ainda conseguem proteger a via aérea. A suplementação de oxigênio é apropriada para tratar a hipoxemia e é indicada como parte da preparação para uma intubação eventualmente necessária.

---

*N. de R.T. Isto é, máscara de Venturi.
**N. de R.T. Isto é, máscara de Hudson.

Posicionamento das via aérea. O posicionamento de um paciente com nível de consciência deprimido ou sonolência significativa pode ser bastante importante. A causa mais comum da obstrução de via aérea de pacientes semiconscientes ou inconscientes é a perda do tônus muscular, que faz a língua e os tecidos moles obstruírem as passagens respiratórias. A manobra corretiva mais simples consiste na elevação do mento (Seção I, Avaliação e tratamento de emergência) e consequente abertura da via aérea por hiperextensão cervical. Essa manobra é contraindicada para pacientes com suspeita de lesão na coluna cervical. Também pode ser realizada uma manobra de tração da mandíbula (Fig. I.2), em que 2 a 3 dedos são colocados atrás do ângulo da mandíbula e erguidos anteriormente. Como a manipulação do pescoço é desnecessária, essa manobra pode ser realizada com segurança no contexto de uma lesão na coluna cervical.

Outros processos obstrutivos, como massas mediastínicas, tonsilas muito grandes ou obesidade mórbida, também requerem um posicionamento verticalizado. Um paciente com insuficiência respiratória decorrente de edema pulmonar provavelmente será intolerante ao posicionamento horizontal e, portanto, é importante mantê-lo ereto.

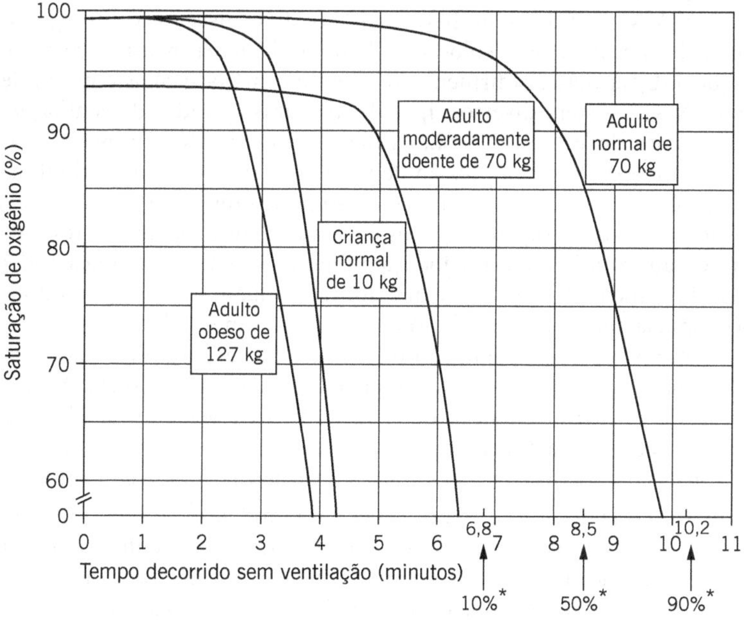

*Tempo médio de recuperação da paralisia desde a administração de 1 mg/kg de succinilcolina por via IV

Figura 54.1 Curva de dessaturação da hemoglobina.

Auxiliares de via aérea. Além do reposicionamento da via aérea, a colocação de uma via aérea orofaríngea (VAOF) ou nasofaríngea (VANF) é necessária e pode ser altamente efetiva. Uma VAOF é projetada para impedir que a língua obstrua a faringe posterior. Esse dispositivo somente é usado em pacientes inconscientes que não apresentam reflexo de tosse ou de ânsia. É importante usar uma VAOF do tamanho correto – um dispositivo pequeno demais será inefetivo, enquanto um que seja grande demais pode piorar a obstrução. É importante colocar uma VAOF ao instituir ventilações por pressão positiva (VPP) usando um dispositivo bolsa-máscara. Por outro lado, a aplicação de uma pressão externa sobre o queixo do paciente pode forçar a língua para dentro, numa posição obstrutiva.

No paciente semiconsciente com reflexo da ânsia intacto, a inserção de uma VAOF pode induzir vômito e possível aspiração. Uma VANF é o dispositivo auxiliar mais apropriado para esses pacientes, porque raramente induz ânsia de vômito. A VANF atua ajudando a desviar a obstrução causada pela língua, mas seu uso é contraindicado para pacientes com traumatismo facial grave, devido ao risco de intrusão cerebral.

A sucção pelas laterais da boca também é importante em pacientes com acúmulo de secreções. O dispositivo de sucção não deve ser profundamente inserido na orofaringe, onde tende a induzir ânsia de vômito e êmese.

Ventilação por pressão positiva não invasiva. A ventilação por pressão positiva não invasiva (VNI) é usada com frequência no SE. Consiste no emprego de suporte ventilatório mecânico sem colocação de uma via aérea invasiva, como um tubo endotraqueal. Uma máscara firmemente presa é o método mais comum de fornecimento de VNI. Existem diversos tipos de máscaras e modos de ventilação usados no fornecimento de VPPNI. No SE, os mais utilizados são a pressão de via aérea positiva contínua (CPAP) e a pressão de via aérea positiva de nível duplo (BiPAP). No paciente devidamente selecionado, seu uso pode prevenir a necessidade de intubação. Evidências atuais sugerem que os pacientes mais propensos a responderem à VNI apresentam condições como doença pulmonar obstrutiva crônica e edema pulmonar cardiogênico. Outras indicações clínicas incluem acidose respiratória grave, hipóxia, dispneia, taquipneia e esforço respiratório aumentado.

As contraindicações absolutas à VNI incluem coma, parada cardíaca, parada respiratória e qualquer condição que justifique uma intubação imediata. As contraindicações relativas incluem evidências de obstrução da via aérea, instabilidade cardíaca (choque com necessidade de agentes pressores, disritmias ventriculares), sangramento gastrintestinal (GI), incapacidade de proteger a via aérea e estado epiléptico.

Intubação. Como já discutido, as indicações para intubação endotraqueal podem ser diretas e objetivas ou sutis e vagas. A necessidade torna-se evidente diante de uma nítida falha de oxigenação ou ventilação com o uso de meios menos invasivos. A tomada de decisão torna-se bem mais difícil quando as indicações clínicas são menos extremas.

As intubações *crash* são indicadas para pacientes sem pulsação e apneicos, muitas vezes sem o uso de pré-oxigenação nem medicações. As intubações urgentes são realizadas em pacientes que precisam ser intubados em questão de minutos, em vez de segundos, e permitem usar pré-oxigenação e medicação de indução. Os pacientes estáveis que tendem a necessitar de proteção ativa da via aérea podem ser submetidos a um rastreamento de tratamentos alternativos e preparação intensiva.

INTUBAÇÃO POR SEQUÊNCIA RÁPIDA DE DROGAS

O que é isto?

A SRD é um método que tenta sedar e paralisar o paciente e; ao mesmo tempo, criar condições ideais de intubação. Seu principal objetivo é minimizar o tempo em que a via aérea permanece desprotegida. O procedimento parte do princípio de que o paciente está com o estômago cheio e apresenta alto risco de vômito e aspiração. A SRD é uma das habilidades mais importantes do médico emergencista e requer um preparo intensivo, porém rápido.

Quais são as etapas da SRD?

Uma vez estabelecido que o paciente necessita de intubação endotraqueal (e se houver tempo), existem várias etapas essenciais a serem seguidas. Essas etapas são bastante conhecidas como "os 7 P" e são descritas em sequência temporal a seguir.

Etapa 1: preparação

Avaliar o paciente. O paciente é um candidato adequado para SRD? Lembre-se de que estará paralisado e o médico deverá assumir o controle total de sua via aérea. A questão que deve ser sempre considerada é: qual a probabilidade de sucesso da intubação? Ainda, o paciente pode ser ventilado com um dispositivo bolsa-máscara, caso a SRD falhe? O paciente usa dentaduras que precisam ser removidas? O paciente apresenta sinais de obstrução da via aérea superior, como baba ou estridor, decorrentes de edema, traumatismo ou presença de massa? Existe algum tipo de restrição à mobilidade cervical? Uma barba abundante, um pescoço curto e grosso, um queixo rebaixado ou uma língua grande devem ser considerados potenciais impedientes ao uso do dispositivo bolsa-máscara ou da intubação endotraqueal. O pescoço deve ser examinado quanto à existência de cicatrizes cirúrgicas. Uma cicatriz produzida por uma cricotireoidotomia prévia é um sinal preocupante. Uma cifose grave ou imobilização da coluna cervical dificultarão a intubação.

Existem algumas regras para avaliação que podem ser úteis em casos de pacientes alertas e cooperativos. A primeira delas é a regra 3-3-2. O paciente deve ser capaz de inserir pelo menos **3** dedos na boca, orientados verticalmente, entre os dentes superiores e inferiores da frente. A distância hiomental (da cartilagem hioide até o queixo) deve medir pelo menos a largura equivalente a **3** dedos. Além disso, deve haver um espaço equivalente a no mínimo **2** dedos entre o soalho da boca e a cartilagem tireoide. A escala de Mallampati é outra forma de prever a dificuldade de intubação. O paciente é solicitado a esticar a língua enquanto abre a boca o máximo possível. A extensão da faringe posterior visível é dividida em quatro classes. A melhor visão é referida como de "classe 1" e inclui a visibilidade total das tonsilas, úvula e palato mole. As classes 3 e 4, de vistas mais limitadas, podem estar associadas a intubações difíceis.

A existência de aspectos preocupantes indicativos de que o paciente não é um candidato adequado para SRD requer a consultoria imediata com um anestesiologista. Um cirurgião também pode ser consultado em caráter emergencial, diante da possibilidade de uma cricotireoidotomia.

Preparação de materiais. É essencial garantir que todo o equipamento necessário esteja disponível e funcional antes de iniciar o procedimento. O equipamento de pré-intubação consiste em cânulas faríngeas nasais e orais, sucção, oxigênio e dispositivo bolsa-máscara. O equipamento de intubação básico inclui um laringoscópio manual e várias lâminas. As lâminas de laringoscópio mais usadas são a lâmina de Macintosh curva e a lâmina de Miller reta. Esses equipamentos devem ser testados antes de serem usados.

Tubos endotraqueais (TET) de tamanhos variados e estiletes também devem estar prontos para uso. O TET possui um balão distal que deve ser inflado e desinflado antes do uso, para testar vazamentos. O TET deve ser pré-montado com um estilete interno e, em geral, é inclinado, no formato de um bastão de hóquei, para possibilitar a passagem mais anteriormente. Também devem ser disponibilizados vários TET diferentes, com tamanhos que sejam pelo menos um terço maior e um terço menor. A fórmula usada para prever o tamanho do TET para crianças a partir dos 2 anos é a seguinte: (idade em anos + 16)/4.

Os dispositivos de "salvamento" da via aérea devem estar disponíveis e serem conhecidos pelo profissional médico, para serem usados em contextos de intubação difíceis. Esses dispositivos incluem sondas, videolaringoscópio e máscaras laríngeas de diferentes tamanhos. Os materiais para cricotireoidotomia devem estar sempre à mão.

As medicações selecionadas para indução e paralisia devem estar preparadas e prontas para uso. O paciente deve estar conectado ao monitor cardíaco, com ciclos frequentes de pressão arterial, um oxímetro de pulso e um monitor de CO_2. É importante que o paciente tenha um acesso intravenoso (IV) de fluxo desimpedido. Essas etapas são resumidas pela mnemônica SOAFEM IV (Quadro 54.1).

Etapa 2: pré-oxigenação. A pré-oxigenação é parte essencial da SRD e deve ser iniciada quando se considera a necessidade de tratamento ativo da via aérea. A finalidade da pré-oxigenação é ampliar a reserva de oxigênio nos pulmões, por meio de um *washout* de nitrogênio. Um alto fluxo de O_2 de 3 a 5 minutos é considerado adequado e permite que pacientes aparentemente sadios passem por um período apneico subs-

Quadro 54.1 • MATERIAL DE INTUBAÇÃO ENDOTRAQUEAL
Sucção **O**xigênio **A**uxiliares de via aérea **F**armacologia **E**quipamento de **M**onitoramento IV

tancial sem que ocorra dessaturação do oxigênio (Fig. 54.1). A pré-oxigenação com alto fluxo de oxigênio requer que o paciente esteja respirando. Estudos mostraram que, quando o paciente está apneico, a realização de 8 ventilações com dispositivo bolsa-máscara ao longo de 1 minuto tem ação equivalente. Todavia, a ventilação com dispositivo bolsa-máscara de um paciente que esteja respirando de forma espontânea é contraindicada devido ao aumento desnecessário do risco de distensão gástrica e aspiração.

Etapa 3: pré-tratamento. O pré-tratamento é um tópico controverso que merece ser mencionado. A manipulação da via aérea provoca um aumento transiente na pressão intracraniana (PIC). Em pacientes que já apresentam PIC aumentada (p. ex., pacientes com hemorragia intracerebral), qualquer elevação adicional pode ser potencialmente devastadora. Várias medicações podem ser usadas em sequência, numa tentativa de diminuir o efeito da manipulação da via aérea sobre a PIC. Com alguns minutos de antecedência em relação à indução, pode ser feita a administração de fentanil (3 a 5 µg/kg) seguido de lidocaína (1,5 mg/kg), com administração de uma dose desfasciculante de um agente paralisante (um décimo da dose de tratamento). Entretanto, existem dados conflitantes sobre os potenciais benefícios associados ao uso dessas medicações. Em adição, o pré-tratamento pode acarretar outras complicações e atrasar a intubação.

Etapa 4: indução e paralisação. A indução envolve a administração de uma medicação que produzirá uma sedação rápida e eficiente do paciente, antes da paralisação. De modo ideal, o agente sedativo não só deve exercer pouco efeito sobre a frequência cardíaca ou pressão arterial como não deve causar outros efeitos colaterais.

O agente de indução mais usado na Medicina de Emergência é o etomidato (0,3 mg/kg), que atende de maneira efetiva a esses critérios. Esse fármaco também é considerado cerebroprotetor. Um potencial efeito adverso do etomidato é a supressão transiente da suprarrenal. Embora a importância clínica de seu efeito seja incerta, alguns médicos evitam usá-lo ao intubar pacientes sépticos.

A cetamina é outro fármaco que pode ser usado para indução, idealmente em pacientes em estado asmático, choque anafilático e sepse. A cetamina é um derivado da fenilcicladina (PCP) e atua como agente dissociativo. O início de sua ação é rápido (1,5 mg/kg, IV) e causa elevação da pressão arterial e da frequência cardíaca, por meio da liberação de catecolaminas. Esse fármaco é o único* que preserva os reflexos da via aérea e não induz apneia. Além disso, possui propriedades broncodilatadoras e analgésicas. Deve ser usado com cautela por pacientes com arteriopatia coronariana comprovada.

O propofol e o tiopental são outros agentes sedativos de ação rápida e breve, mas que são usados com menor frequência na SRD por estarem associados à hipotensão.

*N. de R.T. A dexmedetomidina é um α-2-agonista que pode ser utilizado como agente indutor e também não induz apneia. Seu principal efeito colateral é a bradicardia.

Quadro 54.2 • AGENTES INDUTORES

Fármaco	Dose IV	Classe	Pressão arterial	Frequência cardíaca	Efeitos positivos/adversos
Etomidato	0,3 mg/kg	Derivado do imidazol	∅	∅	**Início rápido** **Hemodinamicamente neutro** **Cerebroproteção** Supressão da suprarrenal
Cetamina	1,5 mg/kg	Derivado da fenciclidina	↑	↑	**Broncodilatador**/aumenta a PIC* Evitar o uso em pacientes com arteriopatia coronariana
Propofol	1,5-2 mg/kg	Derivado de alquilfenol	↓↓	∅ ou ↑	**Início rápido** Hipotensão Alergia a ovos
Tiopental	3-5 mg/kg	Barbitúrico	↓	∅ ou ↑	**Início rápido, ação breve** Hipotensão Liberação de histamina

*N. de R.T. Apesar da cetamina provocar um aumento transiente na PIC, também ocorre um aumento na pressão arterial média – dessa forma, pouco se altera a pressão de perfusão cerebral.

Paralisação. Existem dois tipos básicos de fármacos paralisantes – despolarizantes e não despolarizantes, com ação descrita na junção neuromuscular. O único agente despolarizante usado na clínica é a succinilcolina, cuja ação surge mais rápido e dura menos do que a ação de todos os outros agentes paralisantes. É um análogo da acetilcolina (ACh) e atua ligando-se de maneira transiente aos receptores de ACh, mantendo os canais iônicos abertos e causando paralisia. A ação da succinilcolina ao nível da placa motora terminal promove efluxo de potássio, por isso seu uso deve ser evitado por pacientes com hipercaliemia. A succinilcolina produz efeitos sobre os níveis extracelulares de potássio que podem ser pronunciados, e por isso seu uso deve ser evitado em casos de pacientes com distúrbios neuromusculares recentes ou em curso, queimaduras subagudas, debilitação grave, lesões por esmagamento ou rabdomiólise. Os casos agudos de lesão na cabeça, queimadura e acidente vascular encefálico não são contraindicações ao uso da succinilcolina.

Os agentes não despolarizantes promovem inibição competitiva do receptor de ACh pós-sináptico e, dessa forma, previnem a despolarização e causam paralisia. Os agentes mais usados são o rocurônio e o vecurônio. Entre os agentes não despolarizantes, o rocurônio é preferido para uso na SRD, por sua ação mais rápida e menos duradoura.

Etapa 5: posicionamento e proteção. O posicionamento do paciente para realizar a SRD é uma etapa extremamente importante – e com frequência negligenciada no SE. Para pacientes adultos, o posicionamento correto da cabeça é a posição de "farejamento", com a base do pescoço flexionada para frente e a cabeça hiperestendida.

Quadro 54.3 • AGENTES PARALISANTES					
Fármaco	**Dose**	**Classe**	**Início**	**Duração**	**Contraindicações**
Succinilcolina	1,5 mg/kg	Despolarizante	45-60 segundos	6-10 minutos	Hipercaliemia, distúrbios neuromusculares, rabdomiólise
Rocurônio	1 mg/kg	Não despolarizante	45-60 segundos	30 minutos	Previsão de via aérea difícil
Vecurônio	0,01 mg/kg dose de *priming*, seguida de 0,15 mg/kg	Não despolarizante	2-3 minutos	20-40 minutos	Previsão de via aérea difícil

Na posição correta, a orelha do paciente fica ao nível do esterno. Essa posição amplia significativamente a visão das pregas vocais a partir da boca. Antes da administração dos medicamentos, a cabeça do paciente deve ser posicionada bem na extremidade do leito, cuja altura deve estar adequada para o operador. Depois que os agentes indutores são administrados, em geral a cartilagem cricóidea é firmemente pressionada para baixo (manobra de Sellick), para prevenir a distensão gástrica e uma possível aspiração. Entretanto, estudos recentes sugeriram que essa manobra pode ser desnecessária e até piorar a visão do operador.

Etapa 6: colocação e comprovação. Depois que o paciente é posicionado e paralisado, o TET deve ser colocado sem demora. O primeiro passo é abrir a boca do paciente e inserir a lâmina do laringoscópio pelo lado direito e no interior da orofaringe, movendo, então, o dispositivo para o centro e deslizando a língua para fora do caminho, com movimentos para cima e para baixo. Isso em geral permite visualizar as pregas vocais. O TET é empurrado adiante até que o balonete fique logo abaixo das pregas vocais. Então, o operador deve parar, inflar o balonete e remover o estilete.

O próximo passo é confirmar que o TET está no lugar certo. A melhor forma de fazer isso é, sem dúvida, observar o TET passar pelas pregas vocais. Outras medidas confirmatórias (mudança de corrente final de CO_2, embaçamento do tubo e ausculta dos sons respiratórios) também devem ser sempre realizadas, ainda que sejam apenas sinais inespecíficos que podem levar a erros em diversas circunstâncias.

Etapa 7: manejo pós-intubação. Depois da colocação e confirmação do posicionamento, o TET deve ser preso. Uma radiografia torácica é obtida para avaliar a profundidade adequada do tubo. A radiografia torácica não tem utilidade para diferenciar entre intubação traqueal e intubação esofágica. Em seguida, é necessário solicitar a administração de sedativos de ação mais prolongada e fornecimento de analgesia. Por fim, os parâmetros do ventilador a serem ajustados incluem o modo, a frequência respiratória, Fio_2, volume corrente e pressão expiratória positiva final (PEEP). Os "7 P" da SRD são resumidos no Quadro 54.4.

Quadro 54.4 • OS "7 P" DA SRD		
Etapa	**Denominação**	**Tempo para intubação**
1	Preparação	10 minutos
2	Pré-oxigenação	3-5 minutos
3	Pré-tratamento	3 minutos
4	Indução e paralisação	1 minuto
5	Posicionamento e proteção	45 segundos
6	Colocação e comprovação (*placement with proof*)	0
7	Manejo pós-intubação	+ 1 minuto

QUESTÕES DE COMPREENSÃO

54.1 A melhor forma de confirmar a colocação do TET é:

A. Radiografia torácica.
B. Corrente final de CO_2.
C. Sons respiratórios ouvidos nos campos pulmonares.
D. Observar o TET passar pelas pregas vocais.

54.2 Qual das seguintes alternativas é uma contraindicação ao uso de succinilcolina?

A. Queimaduras agudas.
B. Insuficiência renal aguda.
C. História de arteriopatia coronariana.
D. Sepse.

54.3 Um homem de 20 anos chega ao SE após ter sido picado por uma abelha. Sua pele está avermelhada e coberta de vergões. Observa-se um edema evidente nos lábios e na língua do paciente, porém na ausência de sibilos. Após o tratamento com as medicações apropriadas, o paciente queixa-se de inchaço da garganta e voz rouca. Suas inspirações estão estridentes, mas a frequência respiratória e a saturação de oxigênio estão normais. Qual é o manejo mais apropriado para a via aérea desse paciente?

A. Observação contínua, enquanto a saturação de oxigênio permanecer normal.
B. Solicitar anestesia e preparar para SRD.
C. Iniciar a nebulização de albuterol em doses altas e manter o paciente sob observação.
D. Preparar para uma cricotireodotomia.

54.4 No hospital, você foi a primeira pessoa a responder a um código azul. Você chegou e encontrou uma idosa inconsciente, com pulsação fraca e que parecia não estar respirando. Os primeiros passos de sua conduta foram:

A. Esperar o carrinho do código chegar e, então, intubar a paciente.
B. Iniciar as compressões torácicas e a ressuscitação boca a boca.

C. Tentar remover quaisquer corpos estranhos da boca da paciente e repor a via aérea levantando o mento ou tracionando a mandíbula.
D. Iniciar, imediatamente, ventilação com dispositivo bolsa-máscara.

RESPOSTAS

54.1 **D.** Observar o TET passar pelas pregas vocais é a melhor forma de garantir a colocação correta do tubo. Uma radiografia não tem utilidade para diferenciar entre intubação endotraqueal e intubação esofágica. As demais alternativas são úteis, mas não são seguras.

54.2 **B.** A succinilcolina promove elevação transiente dos níveis séricos de potássio. Seu uso é provavelmente contraindicado para pacientes com insuficiência renal, que, com frequência, apresentam níveis de potássio elevados. As queimaduras agudas não são uma contraindicação. Passados 2 a 3 dias da queimadura, inicia-se uma suprarregulação do receptor de ACh que pode levar ao desenvolvimento de hipercaliemia. Nem a arteriopatia coronariana nem a sepse são contraindicações ao uso de succinilcolina.

54.3 **B.** Esse paciente apresenta sinais de obstrução de via aérea eminente. O edema de via aérea que piorou, apesar da instituição de uma terapia adequada, exige a intubação do paciente antes que ocorra a total oclusão de sua via aérea e seja necessário realizar uma cricotireoidotomia. Não há sibilos indicativos de uma broncoconstrição que possa ser tratada com um broncodilatador como o albuterol. O estridor é um sinal preocupante de obstrução da via aérea superior. A frequência respiratória e a saturação de oxigênio normais não são motivo para adiar a intubação, pois a queda da saturação de oxigênio é um sinal tardio de insuficiência respiratória. A cricotireoidotomia somente é indicada como último recurso, depois que todas as outras medidas falharem.

54.4 **C.** A causa mais comum de obstrução de via aérea é a língua e/ou os tecidos moles do trato respiratório superior. O tratamento inicial dispensa outras intervenções auxiliares adicionais, com exceção do alívio da obstrução por meio do reposicionamento da via aérea. Essa intervenção certamente deve ser o primeiro passo em sua conduta e, para realizá-la, não é necessário esperar o carrinho de códigos. Não há indicação para as compressões torácicas, se a paciente apresentar pulsação palpável. Essa paciente irá precisar de ventilação com dispositivo bolsa-máscara após o reposicionamento da via aérea, bem como a instalação de uma via aérea oral. Se não houver problemas para ventilar a paciente, devem ser investigadas causas reversíveis de depressão respiratória, como uma superdosagem de narcóticos, que podem eliminar a necessidade de SRD.

DICAS CLÍNICAS

- Lembre-se das manobras e intervenções não invasivas que podem eliminar a necessidade de intubação: via aérea nasofaríngea, elevação do queixo, sucção e BiPAP.
- Tenha sempre à mão o equipamento de sucção.
- A ventilação com dispositivo bolsa-máscara é uma intervenção salvadora de vidas para a maioria dos pacientes com insuficiência respiratória – saiba como usá-la.
- Use uma via aérea orofaríngea ao ventilar um paciente com dispositivo bolsa-máscara.
- A posição da cabeça é decisiva tanto para o manejo básico como para o manejo avançado da via aérea.
- Reserve uma parte do tempo à preparação completa para realização da SRD. Uma preparação precária jamais deverá ser o motivo da falha de uma via aérea.
- Providencie consultoria com a anestesia e/ou cirurgia, diante da previsão de uma via aérea difícil.
- Antecipe sempre a via aérea difícil e garanta a disponibilização imediata de dispositivos de via aérea revisados.

REFERÊNCIAS

Baraka AS, Taha SK, Aouad MT, et al. Preoxygenation: comparison of maximal breathing and tidal volume breathing techniques. *Anesthesiology*. 1999;91(3):612-616.

Benumof JL, Dagg R, Benumof R. Critical hemoglobin destauration will occur before return to an unparalyzed state following 1 mg/kg intravenous succinylcholine. *Anesthesiology*. 1997;87(4):979-982.

Butler J, Sen A. Best evidence topic report. Cricoid pressure in emeceny rapid sequence induction. *Emerg Med J*. 2005;22(11):815-816.

Ellis DY, Harris T, Zideman D. Cricoid pressure in emergency department rapid sequence intubations: a risk-benefit analysis. *Ann Emerg Med*. 2007;50(6):653-665.

Ray DC, McKeown DW. Effect of induction agent on vasopressor and steroid use, and outcome in patients with septic shock. *Crit Care*. 2007;11(3):R56.

Robinson N, Clancy M. In patients with head injury undergoing rapid sequence intubation, does pretreatment with intravenous lidocaine lead to an improved neurological outcome? A review of the literature. *Emerg Med J*. 2001;18(6):453-457.

Walls, R M. Rapid Sequence Intubation in Manual of emergency airway management, Phildelphia Lipencott Williams & Wilkens; 2004.

Yeung JK, Zed PJ. A review of etomidate for rapid sequence intubation in the emergency department. *CJEM*. 2002;4(3):194-198.

CASO 55

Um homem de 50 anos chega ao serviço de emergência (SE) queixando-se de ansiedade, insônia e náusea. Ela nega ter alucinações ou convulsões. Relata que há anos consome diariamente cerca de meia garrafa de bebida alcoólica. Depois da ameaça de divórcio da esposa e de ter sido despedido do emprego em decorrência do alcoolismo, ele decidiu fazer "abstinência" do álcool. A última vez que consumiu bebidas alcoólicas foi há 2 dias. O paciente tem história de hipertensão e, por isso, toma hidroclorotiazida. Ele não fuma nem usa drogas ilícitas.

Ao exame, sua temperatura é de 38°C, a pressão arterial é de 175/95 mmHg, a frequência cardíaca é de 120 bpm e a frequência respiratória é de 24 mpm. O paciente está trêmulo e diaforético, parece estar levemente desidratado e suas membranas mucosas estão ressecadas. Os pulmões estão limpos à ausculta e as bulhas cardíacas estão regulares, ainda que taquicárdicas. Ele está alerta, orientado e não apresenta déficits neurológicos focais, com exceção da perda sensorial distal bilateral nas mãos e pés (com distribuição em meia-luva).

- Quais são as potenciais complicações?
- Qual é o melhor tratamento para esse paciente?

RESPOSTAS PARA O CASO 55

Abstinência de etanol

Resumo: o paciente é um homem de 50 anos que apresenta abstinência de álcool aguda, evidenciada pela ansiedade, tremor e sinais de hiperatividade autonômica (hipertermia, hipertensão, taquicardia, taquipneia, diaforese). Entretanto, ele não exibe sinais mais sérios de abstinência do álcool, como convulsão, alucinações ou delírio.

- **Potenciais complicações:** convulsões, alucinações (auditivas, visuais ou táteis), delírio (*delirium tremens* [DT]).
- **Tratamento:** líquidos por meio intravenoso (IV), repleção de eletrólitos de acordo com a necessidade, benzodiazepínicos para controle dos sintomas e prevenção das manifestações mais graves de abstinência (listadas anteriormente).

ANÁLISE

Objetivos

1. Identificar os sinais e sintomas clínicos da abstinência do etanol (incluindo convulsões, alucinações e delírio).
2. Conhecer a avaliação e tratamento dos pacientes com abstinência do etanol.

Considerações

Como o consumo abusivo de etanol é prevalente na comunidade, os médicos emergencistas devem estar preparados para tratar pacientes em abstinência do álcool. Os sintomas dessa condição podem variar de uma leve ansiedade, náusea ou vômito, insônia e tremor a alucinações, convulsões e delírio. Os casos brandos de abstinência podem ser tratados com a administração de benzodiazepínicos por via oral (VO). Entretanto, os pacientes que apresentam uma sintomatologia mais grave podem necessitar de doses altas de benzodiazepínicos administradas por via IV, hidratação IV, repleção de eletrólitos e internação hospitalar.

ABORDAGEM À

Abstinência do etanol

ABORDAGEM CLÍNICA

Segundo as estimativas, entre os pacientes atendidos no SE com queixas diversas, a prevalência do alcoolismo ou do consumo inapropriado de bebidas alcoólicas é de 8 a 40%. Alguns pacientes vão ao SE porque desejam parar de beber, enquanto outros já pararam de consumir álcool e buscam alívio para os sintomas de abstinência. Além disso, os dependentes de álcool que permanecem por tempo prolongado no SE podem ser indivíduos incapazes de manter o consumo habitual de etanol e, assim, começam a apresentar ansiedade ou tremores. Dessa forma, os médicos emergencistas irão se deparar com muitos pacientes em abstinência do álcool e devem estar preparados para tratar essa síndrome.

Como o etanol exerce efeito depressor sobre o sistema nervoso central (SNC), a abstinência causa excitação ao nível do SNC. Os sintomas podem variar de ansiedade leve, náusea ou vômito, insônia, tremores, agitação, alucinações, convulsões e delírio. Os pacientes muitas vezes manifestam sinais de hiperatividade autonômica (hipertermia, hipertensão, taquicardia, taquipneia, diaforese, hiperreflexia). A abstinência pode ocorrer assim que os níveis sanguíneos de etanol começarem a cair após a redução abrupta ou cessação da ingesta. A abstinência diminuída tende a surgir mais cedo e atinge o pico em 24 a 36 horas. Já a abstinência maior costuma ocorrer após 24 horas e atingir o pico em 50 horas.

As alucinações da abstinência do álcool podem ser auditivas, visuais ou táteis, embora as alucinações auditivas sejam as mais comuns. Nos pacientes com essa condição, o sensório é claro. As convulsões da abstinência do álcool são tônico-clônicas e podem ser isoladas ou múltiplas. Até um terço desses pacientes progride para DT. O DT é a forma mais grave de abstinência do álcool. Caracteriza-se por níveis flutuantes de consciência, distúrbios cognitivos, confusão profunda e hiperatividade autonômica séria. Com o tratamento, a mortalidade associada ao DT é de 1 a 10%.

O diagnóstico diferencial da abstinência do álcool é amplo e inclui infecções (p. ex., meningite, encefalite), outros distúrbios convulsivos (p. ex., epilepsia), distúrbios endócrinos (p. ex., tireotoxicose ou tempestade tireóidea), traumatismo (p. ex., hemorragia subdural), anormalidades metabólicas (p. ex., hipoglicemia), transtornos psiquiátricos (p. ex., esquizofrenia), intoxicações farmacológicas (p. ex., simpatomiméticos, anti-histamínicos) e outros tipos de síndromes de abstinência (p. ex., benzodiazepínicos). Os benzodiazepínicos são amplamente usados como ansiolíticos, auxiliares do sono, anticonvulsivos e relaxantes musculares. Como os benzodiazepínicos também são depressores do SNC, sua abstinência pode ser clinicamente indistinguível da abstinência do álcool. Uma história de uso prolongado ou de uso de benzodiazepínico em doses altas pode ser útil para diferenciar essas duas condições. A descontinuação abrupta dos benzodiazepínicos de ação breve pode ser sintomática após 2 a 3 dias, enquanto a abstinência dos agentes de ação prolongada pode manifestar-se em até 7 dias após a cessação.

Entre as informações importantes fornecidas pela história, estão a sintomatologia atual, quantidade média de bebidas alcoólicas consumida, quando ocorreu a última ingesta de álcool, comorbidades e quaisquer medicações ou drogas em uso. A avaliação inicial do paciente deve envolver a checagem (e, se necessário, estabilização) de via aérea, respiração, circulação (ABC). É essencial realizar o exame completo dos sinais vitais, para identificar qualquer hiperatividade autonômica. O paciente deve ser examinado da cabeça aos pés em busca de evidências de etiologias alternativas para os sintomas manifestados (p. ex., sinais de traumatismo associado à hemorragia intracraniana, rigidez nucal com meningite, tireomegalia com tireotoxicose, etc.). Além disso, deve ser realizado um exame neurológico completo para identificar quaisquer alterações no nível de consciência ou no estado mental, bem como quaisquer déficits focais.

Os exames diagnósticos são úteis para excluir diagnósticos alternativos e condições clínicas concomitantes. Os pacientes em abstinência alcoólica leve possivelmente não precisem de exames laboratoriais nem de exames de imagem. Aqueles em abstinência grave podem necessitar de um *workup* mais extenso, que inclua algum ou todos os seguintes exames: hemograma completo, eletrólitos, testes de função renal, glicose, enzimas hepáticas, gasometria arterial, teste de função da tireoide, enzimas cardíacas, exame qualitativo de urina, rastreamento de substâncias na urina, eletrocardiograma, radiografia torácica, tomografia computadorizada (TC) da cabeça e/ou punção lombar.

Tratamento

O tratamento da abstinência do álcool tem várias finalidades: alívio sintomático; acalmar o paciente para possibilitar uma avaliação adequada; e prevenção da evolução dos sintomas. A base do tratamento são os benzodiazepínicos, mais comumente o clorodiazepóxido, diazepam e lorazepam. Essas medicações são tituladas para controlar a agitação do paciente e, em alguns casos, é necessário usar doses muito altas. Os neurolépticos, como o haloperidol ou ziprasidona, podem ser considerados para pacientes que não respondem adequadamente aos benzodiazepínicos. Em adição, a infusão contínua de propofol pode ser benéfica para os pacientes em abstinência grave que são refratários a doses altas de benzodiazepínicos. O α-agonista clonidinina pode ser útil como auxiliar para contrapor a hiperatividade autonômica associada à abstinência do álcool. Os β-bloqueadores também podem ajudar a controlar a taquicardia e a hipertensão. Entretanto, esses agentes podem mascarar alguns dos sinais iniciais de DT iminente. Dependendo do estado hídrico e nutricional do paciente, pode ser necessário realizar uma hidratação IV e repleção de eletrólitos (p. ex., potássio, magnésio e fósforo). Os pacientes desnutridos também devem receber reposição de tiamina e folato.

A disposição dos pacientes em abstinência do álcool depende da gravidade dos sintomas, resposta ao tratamento e disponibilidade de suporte ambulatorial. Se o paciente responder bem à terapia no SE, poderá receber alta com escalonamento gradual do benzodiazepínico oral e participar em um programa de reabilitação. Entretanto, os pacientes que necessitam de doses altas de benzodiazepínicos e aqueles que apresentam sintomas mais sérios ou DT devem ser internados.

QUESTÕES DE COMPREENSÃO

55.1 Uma mulher de 25 anos toma clonazepam diariamente, há 3 anos, para tratamento de um transtorno de ansiedade generalizado. Ela está passando as férias na cidade, mas esqueceu a medicação em casa. Em quanto tempo ela provavelmente começará a manifestar os sintomas de abstinência?

A. 12 horas.
B. 2 dias.
C. 6 dias.
D. 10 dias.

55.2 Um homem de 50 anos foi internado em decorrência de uma fratura no fêmur, após se envolver em uma batida de carros. Após 2 dias de internação, ele passou a apresentar agitação intensa, tremor, diaforese, taquicardia e hipertensão. De qual substância ele pode estar apresentando abstinência?

A. Álcool.
B. Cocaína.
C. Maconha.
D. Oxicodona.

55.3 Um morador de rua de 60 anos chega ao SE em abstinência aguda do álcool. Ele recebeu 2 mg de lorazepam por via IV, mas ainda parece estar bastante agitado e ansioso. Qual é o próximo passo mais adequado?

A. Administrar 0,2 mg de clonidina, VO.
B. Administrar 5 mg de haloperidol, IV.
C. Administrar 2 mg de lorazepam, IV.
D. Administrar 100 mg de propranolol, VO.

RESPOSTAS

55.1 **C.** O clonazepam é um benzodiazepínico de ação prolongada. A descontinuação abrupta do uso de benzodiazepínicosde ação breve pode levar à manifestação de sintomas após 2 a 3 dias, enquanto a abstinência de agentes de ação duradoura pode manifestar-se em até 7 dias após a cessação. O tratamento da abstinência de benzodiazepínico envolve a reinstituição de um benzodiazepínico seguida de escalonamento gradual.

55.2 **A.** Agitação, tremores e hiperatividade autonômica apontam a ocorrência de abstinência do álcool. Todos os pacientes internados no hospital em decorrência de condições clínicas ou traumáticas devem ser interrogados sobre o uso de fármacos e álcool. Após a internação, esses pacientes talvez não tenham acesso às substâncias que costumam usar regularmente e podem apresentar síndromes de abstinência.

55.3 **C.** Embora todos esses tratamentos sejam apropriados para a abstinência do álcool, a dosagem de benzodiazepínico é escalonada para pacientes com agitação. Esse fármaco pode ser dosado novamente a intervalos de 10 a 30 minutos para pacientes em abstinência grave. Doses muito altas podem ser necessárias especialmente quando o paciente tem DT.

DICAS CLÍNICAS

- O álcool é um depressor do SNC. Sua abstinência causa estimulação do SNC e hiperatividade autonômica.
- O diagnóstico diferencial da abstinência do álcool inclui infecções, outros distúrbios convulsivos, distúrbios endócrinos, traumatismo, anormalidades metabólicas, transtornos psiquiátricos, intoxicações farmacológicas e outros tipos de síndromes de abstinência.
- A base do tratamento da abstinência do álcool são os benzodiazepínicos.

REFERÊNCIAS

Marx JA, Hockberger RS, Walls RM, eds. Rosen's Emergency Medicine: Concepts and Clinical Practice. 7th ed. Philadelphia, PA: Mosby Elsevier; 2009.

Kelly JF, Renner JA. Alcohol-related disorders. In: Stern TA, Rosenbaum JF, Fava M, Biederman J, Rauch SL, eds. *Stern: Massachusetts General Hospital Comprehensive Clinical Psychiatry.* 1st ed. Philadelphia, PA: Mosby Elsevier; 2006:2858-2882.

Kosten TR, O'Connor PG. Management of drug and alcohol withdrawal. *N Engl J Med.* 2003;348(18): 1786-1795.

Tintinalli JE, Stapczynski JS. *Tintinall'si Emergency Medicine: A Comprehensive Study Guide*. 7th ed. New York, NY: McGraw-Hill; 2011.

CASO 56

Um jovem de 18 anos chega ao serviço de emergência (SE) agitado, confuso e sofrendo alucinações. Seus amigos relatam que o grupo estava caminhando pela floresta, procurando "erva para fumarem" e "ficarem altos". O paciente foi o primeiro a fumar uma erva e logo em seguida ficou agitado. Seus amigos decidiram trazê-lo ao SE para ser examinado. No momento da chegada ao SE, os sinais vitais do paciente eram: pressão arterial de 180/100 mmHg, frequência cardíaca de 120 bpm, frequência respiratória de 18 mpm, temperatura de 38,3°C e oximetria de pulso de 98% ao ar ambiente. Ao exame físico, as pupilas do paciente medem 6 mm, sua pele está eritematosa e quente ao toque, as axilas estão secas, o abdome apresenta ruídos hidroaéreos diminuídos e o paciente está agarrando objetos imaginários.

- Qual é o diagnóstico mais provável?
- Qual é o próximo passo no tratamento?

RESPOSTAS PARA O CASO 56

Toxídrome antimuscarínica

Resumo: trata-se de um caso de ingesta de uma planta desconhecida por um paciente que apresenta vários sinais graves de toxicidade. Os aspectos relevantes deste caso incluem os sinais e sintomas da toxídrome, e o conhecimento de como estabilizar e tratar pacientes envenenados. O paciente descrito desenvolveu toxicidade antimuscarínica após fumar estramônio, que contém alcaloides da beladona. Esses alcaloides possuem fortes propriedades antimuscarínicas.

- **Diagnóstico mais provável:** toxicidade por estramônio (antimuscarínico).
- **Melhor tratamento inicial:** benzodiazepínicos e considerar a fisostigmina.

ANÁLISE

Objetivos

1. Desenvolver uma abordagem inicial para pacientes envenenados.
2. Aprender as cinco classes básicas de toxídromes.
3. Saber como classificar um paciente em uma categoria de toxídrome.
4. Conhecer os passos iniciais da estabilização de uma superdosagem sintomática.
5. Rever o tratamento básico de cada uma das toxídromes.

Considerações

O paciente apresenta vários aspectos clássicos da toxídrome antimuscarínica. Os esforços terapêuticos primários para o paciente envenenado são idênticos àqueles empreendidos para qualquer paciente: manutenção e estabilização da via aérea, respiração e circulação (ABC). Em **qualquer caso de superdosagem intencional, é preciso checar os níveis de paracetamol e salicilatos**, por sua ubiquidade nas medicações e potencial significativo de morbidade e mortalidade.

Neste caso, o paciente está febril. A febre no contexto de um problema toxicológico é preditor de morbidade e mortalidade aumentadas. A causa da febre geralmente é secundária à atividade muscular aumentada. O tratamento inicial deve incluir a administração de benzodiazepínicos (p. ex., diazepam, lorazepam) e líquidos por meio intravenoso (IV) para hidratação.

Em geral, os pacientes envenenados sintomáticos requerem internação para monitoramento continuado. Entretanto, um tratamento de suporte simples é efetivo na maioria dos casos.

O centro de controle de envenenamentos local deve ser contatado logo no início do *workup* de todas as superdosagens sintomáticas. Esse contato é importante para fins epidemiológicos e também no tratamento de pacientes complexos e para a continuidade no processo de cura. Nos Estados Unidos, o telefone disponibilizado para contato ao nível nacional do **centro de controle de venenos mais próximo é 1-800-222-1222***.

ABORDAGEM A Toxídromes

DEFINIÇÕES

TOXÍDROME: síndrome clínica essencial ao reconhecimento bem-sucedido dos padrões de envenenamento. Uma toxídrome é um conjunto de sinais e sintomas sugestivos de uma classe específica de envenenamento.

DESCONTAMINAÇÃO: prevenção de absorção contínua de um agente tóxico.

ABSORÇÃO DA SUBSTÂNCIA: movimento da substância (fármaco/droga) a partir do sítio de administração para dentro da circulação sanguínea.

ADSORÇÃO: ligação de um composto químico (p. ex., droga ou veneno) a um material sólido, como o carvão ativado.

ANTÍDOTO: remédio que contrapõe um veneno ou lesão.

OPIÁCEO: composto encontrado na papoula (p. ex., morfina, codeína, tébano, etc.) que se liga ao receptor de opiáceo.

OPIOIDE: composto sintético (p. ex., fentanil, metadona, tramadol, etc.) ou semissintético (p. ex., heroína, oxicodona, hidrocodona, etc.) que se liga ao receptor de opiáceos.

BODY PACKER:** indivíduo que ingere pacotes contendo drogas ilícitas, como cocaína, heroína, anfetaminas, *ecstasy*, maconha ou haxixe, para contrabando.

***BODY STUFFER*:** alguém que admite ou apresenta indícios fortes de ter ingerido drogas ilícitas com o objetivo de fugir das autoridades, e não para fins recreativos nem de contrabando além das fronteiras. A cocaína é a droga mais frequentemente envolvida na síndrome do *body stuffer*.

ABORDAGEM CLÍNICA

Tratamento geral da superdosagem

Via aérea e respiração. A abordagem geral para o paciente com superdosagem consiste em iniciar uma primeira avaliação que inclua a checagem do ABC. A causa mais facilmente corrigível de morte toxicológica é a falta de suporte respiratório. Os pacientes sedados podem apresentar via aérea parcialmente obstruída por uma língua

---

*N. de R.T. No Brasil, o telefone é 0800 722 6001 (Disque-intoxicação).
**N. de R.T. No Brasil, chamados de "mulas".

relaxada. Os pacientes obtundidos podem perder o reflexo da ânsia. É preciso ter em mente, ainda, que a respiração consiste em oxigenação e ventilação. Um paciente hipóxico com suspeita de superdosagem e sem história comprovada de problemas médicos também apresenta risco de deficiência ventilatória. O mascaramento dessa hipoventilação e hipóxia com suplementação de oxigênio pode na verdade diminuir a pulsão respiratória intrínseca do paciente e intensificar a hipoventilação. **O tratamento definitivo da via aérea inclui a intubação endo ou nasotraqueal.**

Circulação. As toxídromes podem levar aos extremos de hiper e hipotensão. A hipertensão extrema (simpatomiméticos) pode requerer o uso de um α_1-antagonista como a fentermina. A hipotensão deve ser tratada primeiro com líquidos IV. Outros agentes, como os vasopressores (noradrenalina, dopamina), podem ser requeridos. A função cardíaca também é afetada em muitos casos de toxídrome. As taqui e bradiarritmias são comuns. O tratamento depende da etiologia subjacente da disritmia.

Descontaminação. Além do ABC, também é essencial considerar a **descontaminação e eliminação** (ABCDE) no tratamento de pacientes envenenados. A descontaminação envolve a prevenção de absorção adicional pelo sistema. No caso das contaminações tópicas, a remoção das roupas do paciente e a lavagem da área afetada podem ser as únicas ações necessárias. Outra forma de prevenir a absorção pelo sistema é administrar carvão ativado. Existem duas formas de **carvão ativado:** com e sem sorbitol. O sorbitol é considerado um facilitador da movimentação do carvão ativado ao longo do trato gastrintestinal (GI). Entretanto, o sorbitol também causa irritação GI e a administração de mais de uma dose de carvão ativado com sorbitol não é recomendada. Os pacientes mais beneficiados pelo carvão ativado são aqueles que ingeriram compostos químicos efetivamente absorvidos pelo carvão ativado e que buscaram atendimento logo após a ingesta (1 hora), estando acordados e conseguindo beber o carvão ativado sem risco de aspiração.

Um dos aspectos mais preocupantes com relação à administração de carvão ativado é o potencial de aspiração e subsequente desenvolvimento de pneumonite por carvão. É possível minimizar esse risco administrando-o somente em pacientes acordados e capazes de proteger a via aérea. Além dessa complicação, o carvão ativado adsorve precariamente certos compostos químicos (Quadro 56.1) e, portanto, proporcionará poucos benefícios diante dessas ingestas. Além disso, os pacientes com

Quadro 56.1 • COMPOSTOS PRECARIAMENTE ABSORVIDOS PELO CARVÃO ATIVADO
Etanol
Metanol
Álcool isopropílico
Etilenoglicol
Hidrocarbonetos
Substâncias cáusticas (ácidos e bases)
Lítio e outros sais

lesões cáusticas muitas vezes são submetidos à endoscopia, e a administração prévia de carvão ativado pode complicar o procedimento.

Outro método de descontaminação é a **lavagem gástrica.** Um tubo orogástrico amplo (p. ex., 40 French) é inserido no estômago para a rápida administração e remoção de grandes volumes (vários litros) de líquido, numa tentativa de retirar os comprimidos inteiros antes que sejam dissolvidos e absorvidos. Um potencial efeito adverso é a lavagem dos pulmões e não do estômago. Para evitar isso, o paciente deve ser intubado antes de iniciar a lavagem. Devido ao número crescente de pacientes de cirurgia bariátrica, pode haver desenvolvimento de complicação se o tubo ficar preso em uma banda gástrica ou causar perfuração do estômago. Considerando o número de opções de tratamento disponíveis para ampla variedade de ingestas, a lavagem gástrica somente deve ser realizada em pacientes que procuram atendimento logo após a ingesta (< 1 hora) e que tenham ingerido uma substância ameaçadora à vida e para a qual existam poucas opções terapêuticas. Essa técnica não deve ser confundida com a lavagem nasogástrica (administração e subsequente remoção de líquido a partir de uma sonda nasogástrica [SNG]), que **não** tem ação comprovada na promoção de uma alteração substancial no curso de nenhum paciente significativamente envenenado e em geral acaba apenas removendo alguns excipientes (amidos, ceras e agentes ligadores).

Outro método de descontaminação é a **irrigação intestinal integral.** Nesse método, um grande volume de solução de lavagem de eletrólitos de polietilenoglicol (PEG-ELS) é administrado por meio de uma SNG a uma velocidade aproximada de 1 L/hora. A meta dessa terapia é empurrar os comprimidos pelo trato GI e, assim, evitar sua absorção. Esse método é útil no tratamento de *body packers* e *body stuffers*, bem como nos casos que envolvem medicações de liberação contínua.

Eliminação. Depois que a substância é absorvida no corpo, existem ainda algumas opções que podem ajudar a intensificar sua eliminação do organismo. Entre elas estão doses múltiplas de carvão, hemodiálise, hemoperfusão de carvão e alcalinização da urina. As **doses múltiplas de carvão** possuem efetividade comprovada para algumas substâncias, como a dapsona, carbamazepina, fenobarbital, quinina e teofilina. Embora a primeira dose de carvão administrada a esses pacientes possa conter sorbitol, as doses subsequentes devem ser isentas de sorbitol, que é um irritante GI e pode causar desidratação e perturbações.

A **hemodiálise** é efetiva para certos compostos que apresentam **baixo volume de distribuição** (i.e., hidrossolúveis) e pode ser usada quando não houver nenhum antídoto melhor disponível ou se o paciente estiver com doença grave. Alguns exemplos desses compostos são o lítio, metanol e ácido acetilsalicílico. O paracetamol tecnicamente também é amenizável por diálise, porém existe um antídoto não invasivo que é usado com mais frequência.

A **hemoperfusão de carvão** é similar à hemodiálise arteriovenosa, a não ser pelo fato de a substância atravessar um filtro de carvão antes do retorno sistêmico. Esse método é mais efetivo para as superdosagens de fenobarbital e teofilina, que são bem adsorvidas pelo carvão.

A **alcalinização da urina** consiste num regime terapêutico de intensificação da eliminação do veneno, por meio da administração de bicarbonato de sódio por via

IV para produção de pH urinário > 7,5. A urina alcalina facilita a captura e excreção de íons. Esse método é útil para as toxicidades causadas por ácido acetilsalicílico e fenobarbital.

Exames adicionais

Em todos os casos de superdosagem intencional, é necessário determinar os níveis de paracetamol e salicilato. Essas medicações podem ser prontamente avaliadas e suas superdosagens estão associadas a uma alta taxa de morbidade e mortalidade, ao mesmo tempo em que podem ser tratadas de modo bastante simples, desde que detectadas logo no início.

No caso do **paracetamol,** se o momento da ingesta for conhecido e tiver ocorrido uma única ingesta aguda, o uso do **nomograma de Rumack-Matthew** para representação da toxicidade por paracetamol permitirá determinar a necessidade de tratar o paciente. Entretanto, se o momento da ingesta for desconhecido e níveis detectáveis de paracetamol forem encontrados, torna-se necessário considerar a possibilidade de tratamento. Essa mesma consideração é justificada diante da elevação inexplicável dos níveis de transaminases.

Com relação aos **salicilatos,** níveis acima de 30 mg/dL devem ser tratados com infusão de bicarbonato e suplementação de potássio para aumentar a eliminação na urina (evitar a reabsorção). Alguns pacientes podem necessitar de diálise. Entre esses, estão aqueles com edema pulmonar induzido por salicilato, encefalopatia induzida por salicilato, acidose grave e níveis acima de 80 mg/dL num contexto clínico correto.

Um **eletrocardiograma de 12 derivações** pode ser útil na identificação inicial de **fármacos bloqueadores de canais de sódio** (p. ex., antidepressivos tricíclicos, difenidramina e diversos agentes antidepressivos e antipsicóticos). O bloqueio dos canais de sódio é manifestado por um complexo QRS prolongado. A primeira manifestação desse tipo pode ocorrer na derivação aVR, onde é possível ver um padrão R-R-*prime* e uma ausência de nitidez dos 30 ms terminais do complexo QRS. Administrar bicarbonato de sódio por via IV até que ocorra o estreitamento do complexo QRS ajudará a tratar essa condição.

Os pacientes com QRS amplo também podem apresentam prolongamento de QT. É preciso distinguir com cuidado entre prolongamento de QRS e prolongamento de QT. Os fármacos que afetam o efluxo ou influxo de potássio também causam prolongamento de QT. O tratamento com bicarbonato de sódio de um QRS prolongado pode piorar um intervalo QT prolongado por empurrar o potássio para dentro das células e, com isso, causar *torsade de pointes.*

A realização rotineira de exames de rastreamento de substâncias na urina é desnecessária para o tratamento de uma superdosagem aguda. Os exames de rastreamento de substâncias na urina são, na maioria, imunoensaios que avaliam a presença de metabólitos do composto, ajustados para uma molécula central específica. Esses exames não necessariamente detectam a presença do composto ativo nem informam se o paciente está sob efeito de uma determinado composto em particular. Muitos resultados falso-positivos e falso-negativos podem ser fornecidos para qualquer classe de substância testada em um rastreamento de substâncias na urina. O tratamento de uma superdosagem não deve aguardar os resultados do rastreamento.

Toxídromes

Sedativo-hipnóticos. Classe farmacológica ampla, que inclui os alcoóis, benzodiazepínicos, barbitúricos, hidrato de cloral, propofol, carisoprodol, entre muitos outros. De uma forma geral, a toxídrome sedativo-hipnótica é caracterizada por **sinais vitais relativamente normais (Quadro 56.2)** e resultados de exames também, exceto por uma **diminuição acentuada do nível de consciência.** O paciente pode estar hipotérmico, mas isso será devido à perda de calor ambiental e à perda da resposta de tremor. O tratamento dessa toxídrome é em grande parte um tratamento de **suporte da via aérea e da respiração.** No paciente em estado sedativo-hipnótico indiferenciado, a administração de **flumazenil, um antagonista de benzodiazepínico, não é indicada porque pode precipitar uma convulsão benzodiazepínico resistente.**

Opioide/Opiáceo. Essa classe inclui fármacos sintéticos e semissintéticos, como o fentanil e a meperidina, além de compostos encontrados na natureza e derivados

Quadro 56.2 • CARACTERÍSTICAS DO EXAME FÍSICO ENCONTRADAS NAS TOXÍDROMES

	Sedativo-hipnótico	Opiáceo	Simpatomimético	Antimuscarínico	Colinérgico
Sinais vitais	+/− (em geral relativamente normal, talvez hipotensão; bradicardia em casos graves de superdosagem; às vezes hipotermia, em caso de exposição prolongada)	↓ (frequência respiratória e oximetria de pulso diminuídas; às vezes hipotensão ou bradicardia; às vezes hipotermia, em caso de exposição prolongada)	↑ (febre, taquicardia, hipertensão, taquipneia)	↑ (febre, taquicardia, hipertensão, taquipneia)	↓ (bradicardia, às vezes taquipneia ou bradipneia, às vezes hipotensão, às vezes hipoxemia)
Ruídos hidroaéreos	+/−	↓	↓	↓	↑
Umidade da pele (axila)	+/−	+/−	↑	↓	↑
SNC	↓	↓	↑	↑	↓
Tratamento	Via aérea e respiração	Via aérea e respiração (considerar naloxona)	Benzodiazepínicos	Benzodiazepínicos e considerar fisostigmina	Atropina e pralidoxima

SNC, sistema nervoso central.

próximos, como a morfina e a codeína. Esses fármacos antagonizam os receptores de opiáceo existentes no corpo. O agonismo desses receptores causa **euforia, analgesia, efeitos antidepressivos e sedação,** bem como **depressão respiratória, miose, diminuição da motilidade GI e dependência.**

Os sinais vitais desses pacientes podem incluir diminuição das respirações e **baixa oximetria de pulso.** Nos casos graves de superdosagem, o paciente pode estar hipotenso ou bradicárdico, ou ambos. Ao exame físico, as pupilas podem estar diminuídas (**mióticas**), **os ruídos hidroaéreos estão diminuídos,** os reflexos estão diminuídos e o estado geral de consciência é menor. A menos que o paciente apresente hipotensão ou bradicardia, o foco deve ser a ventilação e a oxigenação. O tratamento da hipóxia em pacientes com superdosagem de opiáceo ou opioide é baseado na administração de **naloxona** ou **intubação endotraqueal.** No paciente sem doença grave, a quantidade de naloxona administrada deve ser estabelecida com base na resposta do paciente. A meta do tratamento é recuperar a respiração do paciente e não necessariamente mantê-lo acordado e falante. A naloxona deve ser evitada em casos de pacientes intubados com superdosagem de opiáceo ou opioide, pois esse fármaco pode induzir vômitos significativos.

Simpatomiméticos. Essa classe inclui os agentes estimulantes, como cocaína, *ecstasy* e metanfetamina, mas também inclui medicações terapêuticas, como o albuterol, pseudoefedrina e muitos outros. Seus mecanismos de ação variam, porém o resultado final é o aumento da **estimulação de receptores α- e β-adrenérgicos.** Essa estimulação α e β resulta em **taquicardia, hipertensão e hipertermia.** O exame físico muitas vezes revela pupilas dilatadas (**midríase**), aumento da atividade do sistema nervoso central (SNC) **(alucinações ou convulsões),** reflexos aumentados e **pele diaforética.** Essa toxídrome pode parecer bastante semelhante à toxídrome antimuscarínica, mas costuma ser diferente pela ocorrência de diaforese.

A mortalidade entre esses pacientes é em geral decorrente da **hipertermia**, por isso é essencial **mantê-los resfriados.** Conter fisicamente um paciente agitado ou delirante que não tenha recebido medicação sedativa pode acarretar rabdomiólise e provocar um aumento perigoso da temperatura. A base do tratamento inclui a administração de benzodiazepínicos e líquidos IV. Se o paciente continuar agitado após receber altas doses de benzodiazepínicos, será necessário considerar a administração de barbitúricos ou induzir paralisação e realizar intubação.

Antimuscarínicos. Existe uma ampla variedade de substâncias que caem na categoria de toxídrome antimuscarínica. Esses compostos também podem ser referidos como **fármacos anticolinérgicos**, no entanto existem poucos medicamentos que possuem atividade antinicotínica e, portanto, a forma mais correta de nos referirmos a esses agentes é como toxídrome antimuscarínica. O antagonismo ao nível dos receptores muscarínicos leva a um exame físico cujos achados são **bastante semelhantes aos achados associados à toxídrome simpatomimética**. Ambas as toxídromes diferem porque a **toxídrome antimuscarínica está associada a uma pele ressecada**, enquanto a toxídrome simpatomimética está associada à pele úmida. Os pacientes tendem a ser taquicárdicos, hipertensos e febris. Ao exame físico, esses pacientes apresentam pupilas midriáticas, alteração do nível de consciência (alucinação ou convulsão), retenção urinária e diminuição dos ruídos hidroaéreos. Existe uma mnemônica em inglês para essa toxídrome: *Mad as a hatter, dry as a bone, red as a beet, and blind as a bat*, que em português significa "Doido como chapeleiro (alucinações), seco como osso (anidrose), vermelho como bife (aumento da agitação e febre) e cego como morcego (midríase)".

O tratamento da toxídrome antimuscarínica é variável, dependendo da gravidade dos efeitos e se esses atuam mais ao nível periférico (anidrose) ou ao nível central (convulsão, frequência cardíaca e pressão arterial). A toxicidade antimuscarínica periférica pode ser tratada com benzodiazepínicos. A toxicidade antimuscarínica central também deve ser tratada à base de benzodiazepínicos e é preciso considerar o uso de uma medicação que aumente os níveis de acetilcolina, como a **fisostigmina,** que é um **inibidor de acetilcolinesterase.**

Colinérgicos. Os agentes colinérgicos são substâncias que aumentam os níveis de acetilcolina. Esse efeito em geral é produzido via inibição da acetilcolinesterase. Alguns exemplos dessas medicações incluem o edrofônio e a fisostigmina. Outras fontes de toxicidade colinérgica incluem os inseticidas, como os carbamatos e organofosfatos. Estes últimos são notáveis por terem potencial de se ligar de modo irreversível e inibir a acetilcolinesterase – num processo denominado envelhecimento, que é altamente dependente do tipo de organofosfato, de tal modo que um envelhecimento significativo pode variar de 2 a 36 horas após a ligação inicial.

O excesso de acetilcolina pode produzir efeitos tanto nos receptores muscarínicos como nos receptores nicotínicos, sendo que esses efeitos dependem da cronologia e da gravidade da toxicidade. Classicamente, está associada à **bradicardia** e à hipóxia secundária ao aumento de líquido nos pulmões ou à paralisia do diafragma. Outros achados encontrados ao exame físico incluem **pupilas mióticas** (aguçadas), **ruídos hidroaéreos hiperativos e secreção excessiva oriunda da boca, trato GI e pele.**

A mnemônica SLUDGE (**s**alivação, **l**acrimejamento, **u**rinação, **d**efecação, perturbação **G**I e **ê**mese) engloba alguns (e não todos) aspectos dessa toxídrome. A mnemônica não inclui a bradicardia, broncoespasmo e broncorreia nem as pupilas mióticas que são observadas ao exame físico. Outra mnemônica alternativa é **DUMBBELLS** (**d**efecação, **u**rinação, **mi**ose, **b**radicardia, **b**roncorreia/broncoespasmo, **ê**mese, **l**acrimejamento, **l**etargia e **s**alivação).

O tratamento envolve a administração de medicação anticolinérgica, como **atropina**, além de **pralidoxima (2-PAM).** A atropina deve ser administrada para ajudar a **controlar a broncorreia.** A pralidoxima deve ser administrada para prevenir a ligação e o envelhecimento da acetilcolinesterase em casos de envenenamento por organofosfatos.

QUESTÕES DE COMPREENSÃO

56.1 Um fazendeiro chega ao SE apresentando dificuldades para respirar. Seus sinais vitais incluem uma pressão arterial de 85/55 mmHg, frequência cardíaca de 50 bpm, temperatura de 36,5ºC, frequência respiratória de 28 mpm, e oximetria de pulso de 91% sob ar ambiente. Seu exame revelou sibilos; transpiração excessiva; vômitos; lacrimejamento; e pupilas medindo 1 mm. Qual é o melhor tratamento para a toxicidade deste paciente?

A. Benzodiazepínicos
B. Fisostigmina
C. Piridoxina
D. Pralidoxima
E. Naloxona

56.2 Um adolescente chega em casa, após visitar a avó que está com câncer. Seus pais acionaram o atendimento pré-hospitalar porque ele está minimamente responsivo. Eles o encontraram com uma pressão arterial de 90/60 mmHg, frequência cardíaca de 65 bpm, temperatura de 36,9ºC, frequência respiratória de 6 mpm, e oximetria de pulso igual a 89% ao ar ambiente. O exame mostrou pupilas medindo 2 mm, ruídos hidroaéreos diminuídos, hiporreflexia e responsividade somente a estímulos danosos. Os paramédicos checam sua glicemia, que está normal, e administram qual medicação?

A. Carvão
B. Naloxona
C. Flumazenil
D. Lorazepam
E. Atropina

56.3 Uma estudante universitária, com história de rinorreia, chega ao SE após ter sido encontrada com alteração do estado mental pela colega de quarto. Seus sinais vitais são uma pressão arterial de 160/90 mmHg, frequência cardíaca de 120 bpm, frequência respiratória de 18 mpm, temperatura de 38ºC, e oximetria de pulso igual a 100%. Ao exame, a paciente parece estar "pegando o ar", apresenta ruídos hidroaéreos diminuídos, pupilas medindo 6 mm e ausência de umidade nas axilas. Sua glicemia está normal. Qual medicação deve ser administrada nessa paciente?

A. Atropina
B. Pralidoxima
C. Fisostigmina
D. Flumazenil
E. Fomepizol

56.4 Uma moradora de rua de 55 anos chega ao SE trazida de ambulância. A polícia a encontrou tendo convulsões na rua. Seus sinais vitais incluem pressão arterial de 220/150 mmHg, frequência cardíaca de 140 bpm, temperatura de 38,3ºC, frequência respiratória de 16 mpm, e oximetria de pulso igual a 100% ao ar ambiente. Ao exame, suas pupilas medem 6 mm, a pele está bastante úmida, os ruídos hidroaéreos estão diminuídos e os membros movem-se sem controle. Sua glicemia é checada e resulta normal. Qual medicação essa paciente deve receber?

A. Fisostigmina
B. Lorazepam
C. Labetalol
D. Atropina seguida de pralidoxima
E. Fitonadiona

RESPOSTAS

56.1 **D.** Esse paciente apresenta toxídrome colinérgica. A mnemônica para esta condição é DUMBBELLS (defecação, urinação, miose, bradicardia, broncorreia/broncoespasmo, êmese, lacrimejamento, letargia e salivação). O tratamento consiste em evitar que o paciente se afogue com a própria saliva, administrando 1 g de atropina por vez, até as secreções secarem. Em adição, é feita a administração de pralidoxima (2-PAM) para aumentar a disponibilidade de acetilcolinesterase e diminuir os níveis de acetilcolina. Os benzodiazepínicos seriam inúteis para esse paciente. A fisostigmina é usada no tratamento da toxicidade antimuscarínica e poderia piorar a condição desse paciente. A piridoxina é a vitamina B_6 e pode ser útil para tratar as convulsões, se fossem causadas por isoniazida (INH). A naloxona é um antagonista de opiáceo e, embora a manifestação tenha alguma sobreposição com a toxídrome por opiáceo, esse paciente está taquipneico e apresenta excesso de secreções que não são observados na toxídrome por opiáceo. O paciente foi exposto a pesticidas na fazenda.

56.2 **B.** Esse paciente apresenta toxídrome por opiáceo. Suas pupilas estão mióticas e há diminuição das respirações, motilidade GI e estado mental. O tratamento adequado para esse paciente deve incluir um rastreamento com naloxona, que seja suficiente para aumentar a oxigenação. É provável que esse paciente tenha roubado a medicação opiácea da avó. O carvão ativado não tem utilidade, pois o paciente já está gravemente sintomático. Além disso, o uso de carvão ativado é contraindicado devido ao risco de aspiração. O flumazenil é um antagonista de benzodiazepínico. O lorazepam é um benzodiazepínico. A atropina é um fármaco antimuscarínico potente e seria inútil no tratamento desse paciente.

56.3 **C.** Essa paciente apresenta toxídrome antimuscarínica. Trata-se de uma condição caracterizada por taquicardia, febre, alucinações, pupilas dilatadas, ruídos hidroaéreos hipoativos e axilas secas. A mnemônica associada é: *Mad as a hatter, dry as a bone, red as a beet, and blind as a bat*, que, em português, significa: "Doido como chapeleiro (alucinações), seco como osso (anidrose), vermelho como bife (aumento da agitação e febre) e cego como morcego (midríase)". O tratamento deve ser a diminuição da agitação e da temperatura por meio da administração de benzodiazepínicos, ou o aumento dos níveis de acetilcolina pela inibição de sua metabolização (fisostigmina, um inibidor de acetilcolinesterase). A atropina é um fármaco antimuscarínico e seu uso pioraria a toxídrome dessa paciente. A pralidoxima é um fármaco que faz a acetilcolinesterase voltar a trabalhar após a exposição a um organofosfato. Essa paciente não apresenta sinais de excesso colinérgico e, portanto, seria inútil administrar pralidoxima. O flumazenil não deve ser administrado em pacientes adultos porque, ao atuar como antagonista de benzodiazepínico, pode precipitar convulsões irresponsivas aos benzodiazepínicos. O fomepizol é um inibidor da álcool desidrogenase e é útil no tratamento de pacientes envenenados cometilenoglicol, metanol ou outros alcoóis tóxicos. Essa paciente tomou uma superdose acidental de difenidramina, que costuma usar para tratar suas alergias sazonais.

56.4 **B.** Essa paciente apresenta toxídrome simpatomimética. Sua manifestação é bastante semelhante à manifestação apresentada pela paciente da Questão 56.3. Entretanto, a principal diferença reside no fato de essa paciente apresentar pele úmida, enquanto a outra exibia pele seca. Essa paciente deve receber lorazepam em quantidade suficiente para deter a convulsão e possibilitar a queda da temperatura. A fisostigmina é o tratamento para toxicidade antimuscarínica e seria inútil para essa paciente. O labetalol é um β-bloqueador. A paciente apresenta sinais de excesso simpatomimético ativo. O tratamento com um β-bloqueador pode levar a um agonismo α1 e potencialmente piorar a perfusão tecidual da paciente. Apesar da umidade, não há outros sinais de toxicidade colinérgica. Dessa forma, o uso de atropina e pralidoxima não é recomendado. A fitonadiona é vitamina K e é usada para tratar a toxicidade por varfarina. A paciente descrita nessa questão usou *crack*/cocaína recentemente.

DICAS CLÍNICAS

- Os pacientes hipóxicos por superdosagem em geral necessitam do estabelecimento de via aérea definitiva, como a intubação endo ou nasotraqueal.
- A febre associada à superdosagem é um indicador de prognóstico desfavorável e, na verdade, deve ser tratada com doses altas de benzodiazepínicos e líquidos IV.
- Os pacientes sintomáticos devem permanecer sob observação ou internados até se tornarem assintomáticos.
- No paciente com estado mental alterado indiferenciado, a glicemia deve ser checada imediatamente.
- Recomenda-se contatar o centro de controle de envenenamentos mais próximo em casos de superdosagem, ingesta acidental e efeitos colaterais farmacológicos.

REFERÊNCIAS

Aaron CK, Bora KM. Toxin ingestions in children. BMJ Point-of-Care. 2010; Available at: https://online.epocrates.com/u/2911885/Toxic+ingestions+in+children

Chyka PA, Seger D, Krenzelok EP, Vala JA. American Academy of Clinical Toxicology, European Association of Poisons Centres, Clinical Toxicologists. Position paper: single-dose activated charcoal. *Clin Toxicol (Phila)*. 2005;43:61-87.

Goldfrank L, Flomenbaum N, Lewin N, et al. *Goldfrank's Toxicologic Emergencies*. 9th ed. New York, NY: McGraw-Hill; 2010.

Roberts DM, Aaron CK. Management of acute organophosphorus pesticide poisoning. *BMJ*. 2007;334:629-634.

Wu AH, McKay C, Broussard LA, et al. National academy of clinical biochemistry laboratory medicine practice guidelines: recommendations for the use of laboratory tests to support poisoned patients who present to the emergency department. *Clin Chem*. 2003;49:357-379.

CASO 57

Um homem de 45 anos chega ao serviço de emergência (SE) com uma queixa de dor no ombro esquerdo. Sua história pregressa inclui vários abscessos cutâneos, hepatite C e uso de drogas injetáveis. Há 2 dias, ele injetou heroína "preto-alcatrão" no membro superior esquerdo. Ao exame, apresenta um leve desconforto. Ele está com febre baixa, frequência cardíaca de 115 bpm, e pressão arterial de 120/60 mmHg. A região posterior da parte superior do braço está eritematosa, endurecida e sensível. Não há nenhuma área de flutuação evidente. Um edema se estende para o ombro e região peitoral do tronco.

- Qual é o diagnóstico mais provável?
- Quais são os próximos passos no diagnóstico e tratamento?

RESPOSTAS PARA O CASO 57

Infecções de pele e tecidos moles

Resumo: o paciente é usuário de drogas injetáveis, está com febre e apresenta infecção de pele e tecidos moles (IPTM) no membro superior e ombro.

- **Diagnóstico mais provável:** abscesso tecidual decorrente do uso de drogas injetáveis. Entretanto, existe uma possibilidade distinta de infecção necrosante de tecidos moles (INTM) e o diagnóstico diferencial também inclui celulite e articulação do ombro séptica.
- **Próximos passos:** estabelecer um acesso intravenoso (IV). Os antibióticos IV geralmente são indicados quando uma IPTM provoca febre. Estabelecer um diagnóstico definitivo o mais rápido possível, começando com uma busca minuciosa por uma coleção de pus. Se um abscesso for encontrado, deverá ser drenado. Caso contrário, a INTM continua sendo uma possibilidade e há indicação para uma exploração cirúrgica imediata. Procurar sinais de sepse e, se houver, instituir a terapia dirigida por metas precoces (*early goal directed therapy*).

ANÁLISE

Objetivos

1. Reconhecer a gama de IPTM que, à inspeção, possam ser semelhantes.
2. Familiarizar-se com os patógenos mais frequentemente responsáveis pelas IPTM e com os agentes antimicrobianos usados na terapia empírica.
3. Saber que as INTM podem ser ameaçadoras à vida, evoluir rapidamente e dificultar o diagnóstico.
4. Reconhecer os fatores de risco associados às infecções necrosantes e às infecções por patógenos incomuns.
5. Observar que a cura dos abscessos simples muitas vezes requer apenas incisão e drenagem, em vez de antibióticos.

Considerações

As IPTM estão entre os problemas encontrados com mais frequência no SE, correspondendo a 3,4 milhões de atendimentos anuais apenas nos Estados Unidos. Recentemente, houve um aumento na incidência dessas infecções relacionado à emergência de uma cepa comunitária de *Staphylococcus aureus* resistente à meticilina. Embora os abscessos simples predominem, existem diferentes tipos de IPTM, que inclui os abscessos profundos, a celulite não purulenta e as INTM. As INTM podem ameaçar a vida do paciente e muitas vezes ser difícil estabelecer seu diagnóstico. As IPTM de todos os tipos são extremamente comuns entre os usuários de drogas injetáveis e, em consequência, nos SEs que atendem essa população de pacientes. Existem sinais de alerta que são identificados pelo clínico e indicam a ocorrência de infecção necrosante, bem como os patógenos incomuns que requerem antibióticos especiais. Para complicar ainda mais a situação, existem outras doenças que afetam a pele e os tecidos subjacentes que podem ser confundidas com infecção, em particular a gota e outras formas de artrite e bursite, reações alérgicas a picadas de insetos e trombose venosa profunda.

O diagnóstico e tratamento das IPTM podem ser traiçoeiros. Diferentes tipos de IPTM, que requerem diferentes abordagens terapêuticas, podem parecer semelhantes. Embora os exames diagnósticos, como ultrassonografia à beira do leito, tomografia computadorizada (TC) e determinação dos níveis séricos de lactato, possam ser úteis, na maioria dos casos o diagnóstico correto é estabelecido com base apenas nos exames realizados à beira do leito e no julgamento do médico emergencista. O tratamento efetivo muitas vezes requer apenas a administração de um anestésico, incisão e drenagem realizadas no SE. Entretanto, às vezes torna-se necessário realizar uma exploração imediata e desbridamento em sala cirúrgica. De modo semelhante, ao mesmo tempo em que o uso ponderado de antibióticos é uma parte importante do tratamento da maioria das IPTM simples, os casos graves de IPTM podem causar síndrome séptica para a qual a imediata administração de antibióticos e uma ressuscitação agressiva são imperativas.

ABORDAGEM ÀS Infecções de pele e tecidos moles

DEFINIÇÕES

INFECÇÃO DE PELE E TECIDOS MOLES (IPTM): infecção bacteriana que afeta a pele e/ou os tecidos moles subjacentes.

INFECÇÃO NECROSANTE DE PELE E TECIDOS MOLES (INTM): infecção bacteriana de rápida disseminação (mono ou polimicrobiana) que afeta os tecidos moles localizados sob a superfície da pele, incluindo o tecido adiposo, fáscia (fasceíte) e músculos (miosite).

CELULITE PURULENTA (CULTIVÁVEL): infecção e/ou alterações inflamatórias da pele localizadas ao redor de um foco purulento (em geral, um abscesso).

CELULITE NÃO PURULENTA (NÃO CULTIVÁVEL): infecção da pele e derme subjacente, na ausência de um foco purulento identificável.

ERISIPELAS: celulite não purulenta, restrita às camadas superficiais da pele, que apresenta uma borda precisamente demarcada.

ABORDAGEM CLÍNICA

Diagnóstico

A avaliação clínica das IPTM sempre começa com a procura por uma bolsa de pus, pois tanto o diagnóstico diferencial como o tratamento clínico dependem da existência/ausência de pus (Fig. 57.1). As infecções circulares (em oposição às infecções circunferenciais) localizadas nas nádegas, virilha e membros inferiores quase sempre abrigam pus no centro. Primeiramente, deve ser procurado um ponto visível de purulência ou necrose. Em seguida, o local deve ser cuidadosamente palpado para detecção de flutuação que, se houver, poderá ser sutil. A flutuação pode estar ausente em abscessos profundos, como aqueles encontrados na nádega ou coxa, ou se o abscesso ainda estiver em fase inicial. Abscessos intramusculares bastante profundos podem ocorrer com o uso de drogas injetáveis. A ultrassonografia à beira de leito, que emprega um transdutor linear de alta frequência, consegue identificar abscessos que não são detectados com o exame físico. À ultrassonografia, a cavidade do abscesso costuma ter uma apresentação anecoica (escura e sem eco). A varredura de TC é considerada o padrão-ouro do diagnóstico de abscessos e é empregada na identificação de abscessos localizados perto do pescoço, da virilha e do períneo.

Os abscessos cutâneos superficiais e espontâneos são denominados furúnculos. Os pacientes costumam atribuir esses abscessos a picadas de aranha. Os abscessos cutâneos costumam ser causados por *S. aureus* – em mais da metade dos casos por *S. aureus* resistente à meticilina (MRSA) – e pouco frequentemente são produzidos por espécies de estreptococos β-hemolíticos. Os abscessos associados ao uso de drogas injetáveis e aqueles localizados nas proximidades do períneo podem conter bactérias gram-negativas e bactérias anaeróbias. Os abscessos costumam ser circundados por quantidades variáveis de celulite (celulite purulenta) e os abscessos amplos podem causar febre.

Na ausência de abscessos, as principais considerações diagnósticas são a celulite *versus* INTM (Fig. 57.1).

A celulite não purulenta tende a ocorrer nos membros inferiores, seguindo um padrão circunferencial, muitas vezes numa área de edema preexistente. Sua etiologia costuma ser as espécies de estreptococos β-hemolíticos, entre as quais *S. pyogenes*. A celulite pode estar associada à linfangite e febre. As erisipelas são um tipo de celulite superficial e nitidamente demarcada, causada por *S. pyogenes*. Ocorrem mais em pacientes idosos, localizam-se na face ou membros inferiores, e causam febre e leucocitose.

Em determinados contextos, a celulite é sempre considerada de alto risco, seja porque pode ser causada por patógenos esotéricos ou resistentes, seja devido à pro-

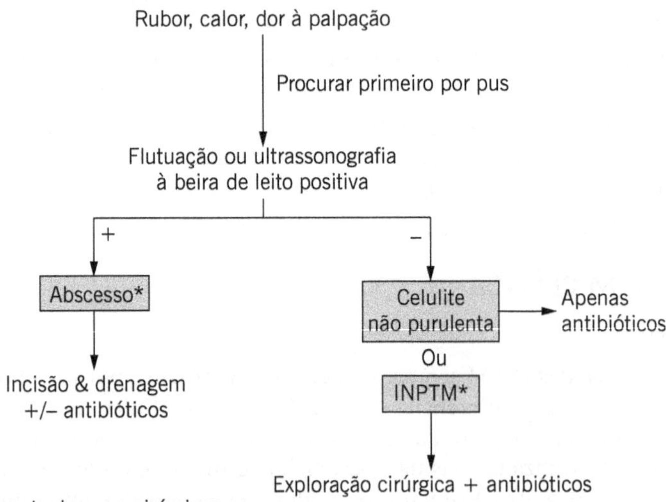

Figura 57.1 Abordagem para diagnóstico e tratamento das infecções de pele e tecidos moles. INPTM, infecção necrosante de pele e tecidos moles.

babilidade de desenvolvimento de doença grave com necessidade de internação ou cirurgia. As feridas de perfuração infeccionadas, de qualquer tipo, são consideradas de alto risco e tendem a envolver estruturas profundas como ossos, articulações ou tendões, e a responder precariamente ao uso isolado dos antibióticos convencionais. A tenossinovite, que constitui uma emergência ortopédica, pode agravar as feridas de perfuração na região palmar e nos dedos das mãos. As úlceras podais diabéticas, quando infeccionadas, tendem a abrigar múltiplos patógenos resistentes, podem acarretar INTM e em geral requerem tratamento especializado. Os ferimentos de mordida de mamífero infeccionados, que são abordados em outra seção deste livro, são de alto risco, frequentemente abrigam espécies de *Pasteurella* ou *Eikinella* (mordidas humanas) e em geral requerem internação. Os patógenos incomuns causadores de IPTM no contexto da exposição à água incluem *Vibrio vulnificus* (que com frequência causa infecção necrosante e sepse), *Erysipelothrix* e *Aeromonas.*

As INTM estão entre as infecções mais temidas na medicina. Essas infecções costumam disseminar-se com rapidez ao longo dos planos subcutâneo e musculares faciais, produzindo toxinas e deflagrando uma intensa resposta de citocinas, o que resulta em choque séptico. Classicamente, as INTM ocorrem no contexto de tecidos desvitalizados, como o de um ferimento produzido por estilhaços, e etiologia polimicrobiana, com *C. perfringens* entre os patógenos envolvidos. Existe ainda uma forma espontânea e monomicrobiana de INTM, causada em geral por *S. pyogenes* e às vezes por espécies clostridiais ou MRSA. O rápido estabelecimento do diagnóstico exige que o clínico esteja familiarizado com os fatores de risco de INTM e com os sinais de alerta revelados pelo exame físico (Quadro 57.1).

Um fator de risco importante de aparecimento de fasceíte necrosante na comunidade é o uso de drogas injetáveis, em particular do uso de injeções subcutâneas e intramusculares ("pipocamento cutâneo") de heroína "preto-alcatrão". Outros padrões de infecção que devem ser considerados "alertas vermelhos" são as úlceras podais diabéticas negligenciadas e as infecções do períneo, particularmente em homens. Os sinais cutâneos clássicos, como necrose, bolhas ou crepitação, costumam estar ausentes. As infecções clostridiais associadas ao uso de drogas injetáveis podem produzir um edema tecidual marcante e leucocitose extrema. A combinação de leucocitose extrema e hiponatremia é sugestiva de INTM. A realização de exames de imagem pode ser útil. As radiografias planas e varreduras de TC podem demonstrar a presença de gases ao longo dos planos faciais ou junto à musculatura, e também podem revelar um abscesso até então não suspeitado. Entretanto, diante de uma suspeita de INTM, a melhor abordagem diagnóstica é a exploração cirúrgica imediata. O diagnóstico é estabelecido com a detecção de tecido subcutâneo desvitalizado, necrose muscular e "pus em lavadura".

A bacteriologia das principais formas de IPTM é resumida no Quadro 57.2, com os respectivos antibióticos recomendados.

Tratamento

Os abscessos requerem drenagem. O tratamento começa com o fornecimento de analgesia completa para realização do procedimento. As opções disponíveis são os anestésicos locais, bloqueio de nervo regional e sedação para procedimento. Na maioria dos casos, a melhor forma de realizar a drenagem é criando uma incisão com auxílio de bis-

Quadro 57.1 • "SINAIS DE ALERTA" DE INFECÇÃO NECROSANTE DE PELE E TECIDOS MOLES
Fatores de risco
Uso de drogas injetáveis Úlcera podal diabética negligenciada Infecção do escroto ou períneo
Sinais cutâneos
Edema tensional *Vullae* Necrose cutânea Crepitação
Exames diagnósticos
Gás nos tecidos ao exame de radiografia ou TC Leucocitose extrema Hiponatremia

turi e explorando a cavidade utilizando uma pinça, embora a aspiração por agulha seja uma alternativa efetiva para pequenos abscessos localizados na face. Adiar a drenagem para uma consulta de seguimento raramente é o plano certo. Os abscessos pequenos dispensam curativos. Os abscessos maiores devem ser protegidos com curativo e ele deve ser trocado em 24 horas, seja durante o seguimento no SE ou pelo próprio paciente. Os abscessos mais simples dispensam a aplicação de antibióticos após a incisão e drenagem. Os abscessos pequenos e sem complicação raramente causam febre. Quando esses pacientes têm febre, fontes alternativas devem ser consideradas. O uso de antibióticos deve ser reservado para os abscessos complicados, definidos como > 5 cm, com

Quadro 57.2 • OS 3 TIPOS PRINCIPAIS DE INFECÇÕES DE PELE E TECIDOS MOLES: PATÓGENOS ETIOLÓGICOS USUAIS E ANTIBIÓTICOS COMUMENTE RECOMENDADOS

Tipo de IPTM	Patógenos	Antibióticos recomendados
Abscesso	*S. aureus* (com frequência MRSA)	SMX-TMP, clindamicina, vancomicina
Celulite não purulenta	*Streptococcus* β-hemolítico (p. ex., *S. pygenes*)	Cefalexina, cefazolina
INTM	*S. aureus* (incl. MRSA), *Streptococcus* β-hemolítico, espécies clostridiais (com frequência *C. perfringens*)	Clindamicina, vancomicina, piperacilina-tazobactam

IPTM, infecção de pele e tecidos moles; MRSA, *Staphylococcus aureus* resistente à meticilina; INTM, infecção necrosante de pele e tecidos moles; SMX-TMP, sulfametoxazol-trimetoprim.

uma ampla área de celulite circundante ou que ocorrem em hospedeiro imunocomprometido. A internação para administração IV de antibióticos deve ser considerada em casos de abscesso grande acompanhado de febre. A cobertura contra estafilococos, inclusive contra MRSA, é necessária. Entre os agentes recomendados, estão o sulfametoxazol-trimetoprim para terapia oral e a vancomicina para terapia IV.

A celulite não purulenta requer antibióticos para ser curada. A maioria dos casos pode ser tratada com antibióticos orais e elevação da parte do corpo afetada. É necessário conferir uma cobertura efetiva contra estreptococos, de preferência com uma cefalosporina de primeira geração. A terapia para celulite purulenta também deve fornecer cobertura contra *Staphylococcus*; ver anteriormente. A internação do paciente para administração de antibióticos por via IV em geral é necessária quando há febre, linfangite ou diabetes mal controlada.

Com relação às INTM, o maior desafio é estabelecer o diagnóstico sem atraso. Depois que o nível de suspeita atinge um limiar razoável, o médico emergencista deve consultar imediatamente um cirurgião e solicitar uma exploração cirúrgica para estabelecer o diagnóstico definitivo e iniciar o tratamento. A pronta iniciação de uma terapia com antibióticos de amplo espectro também é importante e deve cobrir as espécies estreptocócicas, anaeróbios e MRSA. Algumas opções efetivas são a vancomicina + clindamicina ou piperacilina-tazobactam. Se houver sinais de sepse (hipotensão ou lactato > 4 mg/dL), então deverá ser estabelecido um acesso central e iniciada a terapia dirigida por metas.

QUESTÕES DE COMPREENSÃO

57.1 Uma mulher de 40 anos queixa-se de uma picada de aranha na perna. Qual é o diagnóstico mais provável e o organismo etiológico?

A. Picada de aranha de espécies de aranha dermonecróticas.
B. Impetigo causado por estreptococcos do grupo A.
C. Abscesso causado por uma mistura polimicrobiana de espécies, incluindo *Streptococcus milleri*.
D. Furúnculo causado por MRSA.

57.2 Um homem de 35 anos, usuário de drogas injetáveis e positivo para infecção pelo vírus da imunodeficiência humana (HIV), queixa-se do aparecimento de um abscesso no quadril, onde ele injeta heroína. Sua temperatura é de 38,1°C e existe uma área circular (10 × 10 cm) de eritema e enduração na lateral da nádega, sem flutuação. Qual é o tratamento correto?

A. Prescrever cefalexina oral para a celulite e orientar o paciente a retornar em 24 horas para avaliar se houve desenvolvimento de abscesso.
B. Tentar aspirar com agulha o centro da infecção e, caso o resultado seja negativo, fornecer cobertura de antibióticos orais.
C. Procurar um abscesso com ultrassonografia à beira do leito e estabelecer uma linha IV antecipando o procedimento de drenagem. Internar o paciente para administrar antibióticos por via IV.
D. Consultar um cirurgião imediatamente, quanto à suspeita de INTM.

57.3 Um homem aparentemente saudável apresenta um abscesso de 5 cm na lateral da nádega. Ele não tem febre, então, o tratamento correto não inclui qual seguinte conduta?

A. Aplicar curativo sobre o abscesso e orientar o paciente para removê-lo em 24 horas e, subsequentemente, embeber ou banhar o local 2 x/dia.
B. Tratar com uma cefalosporina de primeira geração por via oral.
C. Fazer uma incisão com auxílio de bisturi, para explorar e abrir a cavidade utilizando uma pinça.
D. Fornecer analgesia com administração de ibuprofeno por via oral e colocação de um anel de anestésico local em torno do abscesso.

57.4 Qual das seguintes alternativas é verdadeira sobre as INTM?

A. A pressão arterial dentro da faixa normal e uma função renal normal são evidências fortes contra esse diagnóstico.
B. Em casos suspeitos, um tratamento razoável consiste na internação para administração de antibióticos por via IV e realização de consulta cirúrgica, de acordo com a necessidade.
C. A presença de bolhas na pele, necrose, crepitação subcutânea ou gases em tecidos detectados por radiografia são achados usuais.
D. O diabetes mal controlado é o fator de risco mais comum de aparecimento de infecção na comunidade.
E. A administração de vancomicina para conferir cobertura contra MRSA é um componente recomendado da terapia antibiótica empírica.

RESPOSTAS

57.1 **A.** As picadas de aranha são incomuns, enquanto os furúnculos espontâneos (abscessos cutâneos superficiais) são extremamente comuns na prática emergencial. Os pacientes com furúnculos muitas vezes queixam-se de "picada de aranha". O MRSA é responsável por 50 a 60% de todas as IPTM tratadas nos SE americanos e pode ser ainda mais comum nos casos de furúnculos espontâneos. Enquanto a maioria dessas infecções simples é curada apenas com incisão e drenagem, se realmente houver necessidade de usar antibióticos, a cobertura contra MRSA é obrigatória, seja com sulfametoxazol-trimetoprim, doxiciclina ou clindamicina.

57.2 **C.** Esse caso consiste numa manifestação clássica de abscesso profundo localizado na nádega ou na coxa associado à injeção de heroína. A hipótese de infecção necrosante ou infecção séptica no quadril também deve ser considerada, embora uma consulta para avaliação da suspeita de INTM neste momento ainda seja prematura. A celulite não purulenta é bastante improvável e tratá-la apenas com antibióticos é uma intervenção incorreta. Esses abscessos são bastante amplos e podem causar febre baixa. Diante da ausência de flutuação evidente, devem ser realizados exames de imagem de ultrassonografia ou TC para confirmar o diagnóstico e guiar a drenagem. A aspiração por agulha é reservada para os abscessos faciais pequenos e tem papel diagnóstico comprovado. Considerando a febre, esse paciente provavelmente necessitará de antibióticos IV e internação, bem como sedação para procedimento por via IV.

57.3 **B.** Em um hospedeiro sadio, um abscesso medindo no máximo 5 cm e circundado por uma celulite mínima ou moderada não requer tratamento com antibióticos. Isso foi comprovado por múltiplos estudos. Um anestésico local de ação prolongada, como a bupivacaína, deve ser depositado em um anel colocado ao redor do abscesso com antecedência de alguns minutos em relação ao procedimento de incisão e drenagem. A aplicação de curativo é indicada para os abscessos que medem em torno de 1 cm e estão localizados sob a superfície da pele, como aqueles comumente encontrados nas nádegas. Entretanto, esses curativos podem se removidos pelo próprio paciente, com ou sem colocação de outro curativo. Embeber e esfregar com água e sabão também é recomendável.

57.4 **E.** As INTM são incomuns, mas potencialmente devastadoras e somente em raros casos seu diagnóstico é evidente na apresentação inicial. O choque ou a disfunção orgânica no início são evidentes em apenas 0 a 40% dos casos. Os sinais cutâneos clássicos são os sinais de alerta importantes a serem identificados, embora com frequência estejam ausentes. A presença de gases observada nas radiografias planas ocorre no máximo em 30% dos casos. Entre os fatores de risco, estão a úlcera podal diabética, infecções do escroto e períneo em homens, e injeção de drogas – que, nos centros urbanos, são a principal causa de infecções necrosantes na comunidade. Significativamente, as INTM causadas por estreptococos do grupo A podem ocorrer espontaneamente. Há relatos de INTM causadas por MRSA da comunidade.

REFERÊNCIAS

Chen JL, Fullerton KE, Flynn NM. Necrotizing fasciitis associated with injection drug use. *Clin Infect Dis.* 2001;33(1):6-15.

Jeng A, Beheshti M, Li J, et al. The role of beta-hemolytic streptococci in causing diffuse, non-culturable cellulitis: a prospective investigation. *Medicine (Baltimore).* 2010;89(4):217-226.

Moran GJ, Krishnadasan A, Gorwitz RJ, et al. Methicillin-resistant *S aureus* infections among patients in the emergency department. *N Engl J Med.* 2006 17;355(7):666-674.

Napolitano LM. Severe soft tissue infections. *Infect Dis Clin North Am.* 2009;23(3):571-591.

Talan DA. Lack of antibiotic efficacy for simple abscesses: have matters come to a head? *Ann Emerg Med.* 2010;55(5):412-414.

CASO 58

Um menino de 3 anos é trazido ao serviço de emergência (SE) pelos pais, que relatam o aparecimento de erupções cutâneas na noite anterior. As erupções surgiram primeiro nos pescoço e tórax, e, então, espalharam-se gradualmente pelo corpo inteiro do menino, com exceção da face. Aparentemente, as erupções não são pruriginosas nem dolorosas. Embora tenha tido febre e tosse recentemente, a criança relata que "está se sentindo bem" e não apresentou nenhuma mudança de comportamento nem alterações na ingesta oral. Os pais negam episódios recentes de viagem, acampamento ou contato com animais. Entretanto, o menino tem ido à creche, onde várias crianças estiveram doentes há pouco tempo. A não ser pelas erupções, o paciente é um menino saudável, sem história de doença significativa nem alergia a medicamentos. Ele toma paracetamol quando tem febre e está em dia com as vacinas.

Ao exame, sua temperatura é de 38,9°C, a pressão arterial está em 96/50 mmHg, a frequência cardíaca é de 112 bpm, a frequência respiratória é de 18 mpm, e a saturação do oxigênio está em 98% sob ar ambiente. O menino está dormindo de modo confortável nos braços da mãe, mas é facilmente despertado durante o exame. Ele não parece estar agudamente enfermo. O único achado relevante fornecido pelo exame foram as erupções maculopapulares eritematosas que recobrem seu pescoço, tronco e membros.

- Qual é o diagnóstico mais provável?
- Como esse paciente deveria ser tratado?

RESPOSTAS PARA O CASO 58
Erupções cutâneas com febre

Resumo: o paciente é um menino de 3 anos que apresenta erupções cutâneas, febre e sintomas brandos envolvendo o trato respiratório superior. Ao exame, o paciente aparenta estar bem e hidratado. Ele apresenta erupções maculopapulares generalizadas por todo o corpo, exceto na face.

- **Diagnóstico mais provável:** exantema viral.
- **Tratamento:** alívio sintomático (p. ex., controle da febre) e seguimento com o médico da assistência primária, de acordo com a necessidade.

ANÁLISE

Objetivos

1. Definir a terminologia empregada na descrição das erupções cutâneas.
2. Rever as diversas causas de erupção acompanhada de febre.
3. Identificar os "alertas vermelhos" associados às causas sérias de erupção cutânea.

Considerações

Esse menino de 3 anos apresenta erupções maculopapulares associadas à febre e tosse leve. O diagnóstico diferencial é amplo, mas deve enfocar a obtenção de uma história detalhada e realização de um exame físico abrangente (que inclua a observação do aspecto e da distribuição das lesões cutâneas). Pode ser difícil identificar as etiologias específicas, pois existem múltiplos organismos e processos patológicos que costumam causar tipos similares de erupção cutânea. Embora a maioria das erupções cutâneas não esteja associada a distúrbios graves ou ameaçadores à vida, o médico do SE deve ser capaz de identificar os casos que fogem a essa regra.

ABORDAGEM ÀS
Erupções cutâneas com febre

ABORDAGEM CLÍNICA

Para os pacientes com erupção cutânea e febre, o diagnóstico diferencial é amplo e inclui tanto etiologias mais simples quanto etiologias ameaçadoras à vida. A história completa, o exame físico e a familiaridade com os padrões comuns de lesão cutânea e suas potenciais causas ajudarão o médico emergencista a estabelecer rapidamente o diagnóstico e elaborar um plano terapêutico adequado.

Entre as questões consideradas importantes referentes à história, estão: o aspecto e a localização das lesões cutâneas; a direção e velocidade da progressão; a duração das erupções; e os aspectos associados, como dor e prurido. O clínico também deve perguntar por queixas sistêmicas (p. ex., febre, tosse, dor de garganta, vômito, diarreia, convulsões, alterações do estado mental e dor articular) e exposições recentes (p. ex., medicações, alérgenos comprovados, animais, substâncias químicas, alimentos, viagens e contatos com pessoas doentes). As histórias sexual, familiar e médica pregressa também podem fornecer indícios da etiologia das erupções.

Os pacientes com sinais vitais anormais ou evidências de toxicidade podem necessitar de estabilização inicial, antes de poderem ser submetidos a um exame detalhado. Se o paciente estiver estável, é preciso ter o cuidado de inspecionar seu corpo inteiro, inclusive as membranas mucosas. É importante identificar a cor, morfologia (Quadro 58.1), localização e padrão de arranjo (incluindo a simetria e a configuração) de quaisquer lesões. Um exame físico completo pode ajudar a descobrir indícios diagnósticos adicionais (p. ex., examinar o pescoço quanto à existência de rigidez nucal; realizar exame neurológico em pacientes com suspeita de meningocococemia [Fig. 58.1]; ou realizar um exame pélvico em indivíduos com possível gonocococemia disseminada). Embora os exames laboratoriais sejam desnecessários para a avaliação da maioria das erupções, poderão ser úteis em algumas circunstâncias específicas, como os ensaios de coagulação e as contagens de plaquetas em casos de pacientes com petéquias ou púrpuras; ou o teste de VDRL (Venereal Disease Research Laboratory) para casos com suspeita de sífilis.

Ao desenvolver o diagnóstico diferencial, o clínico deve considerar três categorias principais: infecciosa, alérgica e reumatológica. O Quadro 58.2 inclui descrições de várias causas infecciosas de erupção cutânea acompanhada de febre. Diferenciar entre uma erupção infecciosa e uma erupção alérgica pode ser uma tarefa difícil. Classicamente, as erupções alérgicas são pruriginosas em vez de dolorosas. Podem estar associadas à adição recente de uma nova medicação ou ingesta de um agente agressor, ou podem ainda aparecer junto à área de contato com um alérgeno ambiental. Vergões e urticária com frequência estão associados a uma reação alérgica. As erupções reumatológicas podem parecer similares às erupções infecciosas ou alérgicas, mas em geral se manifestam com outros sintomas sistêmicos, como febre, fadiga ou artralgias.

Quadro 58.1 • DESCRIÇÕES DE LESÕES CUTÂNEAS COMUNS

Mácula	Achatada, área circunscrita, ≤ 1 cm de descoloração
Mancha	Achatada, área circunscrita, > 1 cm de descoloração
Pápula	Lesão sólida e saliente, com diâmetro < 0,5 cm
Nódulo	Semelhante à pápula, mas de localização mais profunda na derme ou no tecido subcutâneo; diâmetro > 0,5 cm
Placa	Lesão sólida e saliente, com diâmetro > 0,5 cm e comumente formada pela confluência de pápulas
Pústula	Circunscrita, saliente, contendo líquido purulento
Vesícula	Lesão circunscrita, saliente, contendo líquido e com diâmetro < 0,5 cm
Bolhas	Igual à vesícula, exceto pelo diâmetro > 0,5 cm
Petéquias	Manchas pequenas (< 2-3 mm), achatadas e de cor vermelha ou púrpura que não clareia, produzidas por hemorragia capilar
Púrpura	Descoloração maior (> 2-3 mm), achatada e de cor púrpura que não clareia
Vergão	Placa edematosa e transiente

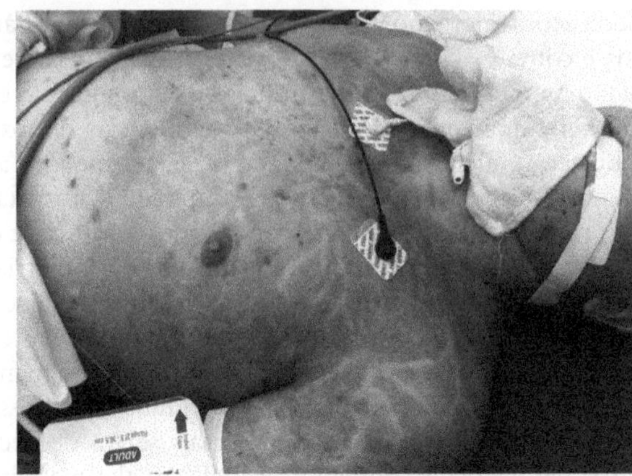

Figura 58.1 Meningococcocemia fulminante com extensivas placas púrpuras.

Os sinais de alerta para as causas de erupções cutâneas potencialmente graves ou ameaçadoras à vida incluem uma história de imunocomprometimento, febre, aspecto toxêmico, hipotensão, petéquias ou púrpura, eritema difuso, dor intensa ou localizada, e lesões mucosas. As petéquias e púrpura podem estar associadas a condições infecciosas, como a febre maculosa das Montanhas Rochosas ou a meningococcocemia, bem como as coagulopatias, como a coagulação intravascular disseminada. O eritema difuso pode ser precursor da síndrome do choque tóxico, síndrome da pele escaldada estafilocócica ou fasceíte necrosante. As lesões mucosas podem ser um sinal da síndrome de Stevens-Johnson ou necrólise epidérmica tóxica (NET). Essas condições estão classicamente associadas a exposições farmacológicas (p. ex., sulfas, fenitoína e carbamazepina) ou infecções virais, embora muitos casos sejam idiopáticos. Ambas as condições envolvem sintomas sistêmicos (p. ex., febre), erosões mucosas e lesões vesiculobolhosas cutâneas difusas com descolamento epidérmico. Essas lesões são diferenciadas pela extensão da área de superfície corporal (ASC) envolvida (NET: > 30% ASC de descolamento epidérmico). Os pacientes com síndrome de Stevens-Johnson e NET são propensos à infecção e desidratação.

Tratamento

O tratamento é baseado na identificação do processo subjacente. A causa específica de muitos exantemas virais permanece sem ser identificada. Em geral, esses pacientes são tratados de maneira sintomática, caso aparentemente estejam bem e hidratados. As erupções causadas por organismos bacterianos costumam requerer terapia antibiótica. O Quadro 58.2 lista alguns processos patológicos e seus achados diagnósticos e tratamentos apropriados. As reações alérgicas brandas podem ser tratadas com remoção do alérgeno agressor e administração de anti-histamínicos com ou sem

Quadro 58.2 • CAUSAS INFECCIOSAS DE ERUPÇÕES CUTÂNEAS COM FEBRE

Doença	Erupções	Diagnóstico
Rubéola	Erupções cutâneas maculares rosadas, que surgem na face e espalham-se para o tronco e membros.	As erupções antecedem a febre. Sintomas envolvendo o trato respiratório superior. Manchas de Forschheimer (petéquias no palato mole).
Sarampo	Erupções cutâneas maculopapulares, de cor vermelha a marrom que surgem na face, no pescoço e nos ombros, e, então, disseminam-se.	Tosse, coriza e conjuntivite. Associado à infecção do trato respiratório superior. A febre antecede as erupções cutâneas; manchas de Koplik (pápulas azul-esbranquiçadas sobre a base vermelha da mucosa bucal).
Roséola (herpes-vírus humano 6)	Erupções cutâneas maculopapulares rosadas que não ocorrem na face.	Classicamente descrita como erupções cutâneas que surgem de forma abrupta após a resolução de uma febre alta.
Quinta doença da infância (eritema infeccioso)	Erupções cutâneas faciais de cor vermelha-brilhante ou/com erupções reticulares rendadas.	Crianças: aparência de "batida na bochecha". Adultos: erupções que surgem após a febre e estão associadas a artralgias e mialgias. Pode estar associada à crise aplásica. É causada pelo parvovírus B19.
Doença da mão-pé-boca	Erupção do tipo úlcera localizada na boca, com erupções cutâneas maculares nas palmas das mãos e solas dos pés.	1 a 2 dias de febre seguidos do aparecimento de úlceras bucais e erupções cutâneas. É causada por enterovírus.
Febre escarlatina	Erupções eritematosas, do tipo "lixa", com vermelhidão acentuada nas dobras cutâneas.	Infecção aguda tonsilar ou cutânea recente. "Língua em morango", sinal de Pastia (petéquias confluentes nas dobras cutâneas).
Catapora	Pápulas, em seguida vesículas ("gotas de orvalho sobre uma pétala de rosa") e, por fim, pústulas que eventualmente formam crostas.	Pródromo viral. Em geral, surge sobre o tronco e espalha-se por outras regiões. São encontrados grupos de lesões em diferentes estágios. Pode haver envolvimento de mucosas. Considerar a administração de aciclovir, caso o paciente desenvolva complicações ou esteja imunocomprometido.
Doença de Lyme	Eritema migratório primário, erupção cutânea macular secundária.	Lesão inicial ("olho-de-touro") associada à picada de carrapato (é causada por *Borrelia burgdorferi*). Associada à febre, artralgias, mialgias e mal-estar. Tratar com doxiciclina, amoxicilina, ceftriaxona, eritromicina.
Febre maculosa das Montanhas Rochosas	Máculas rosadas a pápulas avermelhadas e, por fim, petéquias. Surgem nos punhos, antebraços e tornozelos, para então se espalhar pelo corpo.	Cefaleia, mialgias e erupções cutâneas, com exposição recente a carrapatos. Possível bradicardia e leucopenia. Tratar com doxicilina.
Sífilis secundária	Erupções cutâneas maculopapulares rosa-avermelhadas. Surgem no tronco e espalham-se para as palmas das mãos e solas dos pés.	Surge em 2 a 3 meses após o cancro inicial. Tratar com penicilina ou doxiciclina.

corticosteroides. Os pacientes com síndrome de Steven-Johnson ou NET requerem internação para recebimento de hidratação intravenosa e outras terapias de suporte.

QUESTÕES DE COMPREENSÃO

58.1 Um menino de 6 anos apresenta história de 3 dias de febre de até 39ºC e erupções cutâneas. Sua mãe relata a ocorrência de tosse associada, drenagem do olho direito e irritação nasal. Qual é o diagnóstico mais provável?

A. Sarampo
B. Roséola
C. Doença da mão-pé-boca
D. Rubéola

58.2 Um menino de 8 anos começou a apresentar erupções pruriginosas e febre subjetiva após voltar de uma viagem de acampamento que fizera com a tropa de escoteiros local, num fim de semana. Ao exame, observa-se a existência de erupções cutâneas maculopapulares confluentes e lineares na perna direita. Qual dos seguintes achados é o mais específico para dermatite de contato secundária à exposição ambiental?

A. Febre
B. Aspecto maculopapular
C. Prurido
D. Confluência linear

58.3 Uma menina de 2 anos é trazida pelos pais ao SE, por apresentar febre de 39,4ºC, diminuição da ingesta oral e "não estar agindo por si mesma". Ao exame, a criança está letárgica. Ela sente dor ao flexionar o pescoço. Em seu tronco e nas pernas, foram encontrados pequenos pontos avermelhados que não clareiam. Qual é a melhor opção de tratamento?

A. Desafio via oral e reavaliação
B. Iniciar uma hidratação intravenosa e tratamento antibiótico empírico
C. Controlar a febre e dar alta
D. Solicitar exames laboratoriais para estreitar o diagnóstico diferencial

58.4 Uma menina de 4 anos apresenta febre, erupções cutâneas bolhosas descamantes recobrindo o tronco e úlceras na boca e região da vagina. Seus pais querem saber a causa da condição da filha. Qual é a melhor resposta?

A. Infecção viral
B. Uso de medicação
C. Idiopática
D. Todas as anteriores

RESPOSTAS

58.1 **A.** Os sintomas apresentados pelo menino são consistentes com sarampo. Ele exibe as erupções cutâneas clássicas, além de tosse, conjuntivite e coriza.

58.2 **D.** Febre, prurido e erupções cutâneas maculopapulares podem ser observadas em várias condições. Entretanto, a confluência linear é mais consistente com uma reação alérgica secundária à exposição ambiental (p. ex., padrão decorrente do atrito de um objeto, como ervas venenosas, contra a perna do paciente).

58.3 **B.** Essa menina está letárgica. Ela tem febre, sinais meníngeos e uma erupção cutânea preocupante para meningocococemia. A terapia antibiótica empírica deve ser iniciada imediatamente.

58.4 **D.** A apresentação da menina é preocupante para síndrome de Stevens-Johnson, que pode ser causada por qualquer uma das etiologias mencionadas.

DICAS CLÍNICAS

- Uma história detalhada e o exame físico são úteis para estreitar o diagnóstico diferencial de pacientes que apresentam erupções cutâneas.
- Os pacientes com erupções cutâneas devem ser examinados da cabeça aos pés, incluindo as membranas mucosas.
- Os "sinais de alerta vermelho" para causas de erupção cutânea potencialmente ameaçadoras à vida incluem história de imunocomprometimento, febre, aspecto toxêmico, hipotensão, petéquias ou púrpura, eritema difuso, dor forte ou localizada e lesões mucosas.

REFERÊNCIAS

Centers for Disease Control and Prevention. Diseases and Conditions. Available at: cdc.gov/DiseasesConditions/Accessed: March 31, 2012.

Cydulka RK, Garber B. Dermatologic Presentations. In: GL Mandell, JE Bennett, RD Douglas, eds. *Mandell, Douglas, and Bennett's Principles and Practice of Infectious Diseases*. Philadelphia, PA: Churchill Livingstone/Elsevier; 2010.

Kliegman, R, Nelson WE. *Nelson Textbook of Pediatrics*. Philadelphia: Saunders; 2007.

Letko E, Papaliodis DN, Papaliodis GN, et al. Stevens-Johnson syndrome and toxic epidermal necrolysis: A review of the literature. *Ann Allergy Asthma Immunol.* 2005;94(4):419-436.

Marx JA, Hockberger RS, Walls RM, et al. *Rosen's Emergency Medicine: Concepts and Clinical Practice*. 7th ed. Philadelphia: Mosby/Elsevier; 2009.

Schlossberg D. Fever and rash. *Infect Dis Clin North Am.* 1996;10:101-10.

Tintinalli JE, Stapczynski JS. *Tintinalli's Emergency Medicine: A Comprehensive Study Guide*. New York: McGraw-Hill; 2011.

Wolff K, Johnson RA, Fitzpatrick TB. *Fitzpatrick's Color Atlas and Synopsis of Clinical Dermatology*. New York: McGraw-Hill Medical; 2009.

SEÇÃO III

Lista de casos

Lista por número do caso
Lista por tópico (em ordem alfabética)

LISTA POR NÚMERO DO CASO

CASO	TÓPICO	PÁGINA
1	Faringite estreptocócica ("dor de garganta estreptocócica")	18
2	Infarto agudo do miocárdio	30
3	Fibrilação atrial	40
4	Taquicardia com ritmo regular	54
5	Cetoacidose diabética	62
6	Sepse grave	70
7	Choque hemorrágico	82
8	Traumatismo penetrante do tórax, do abdome e dos membros	94
9	Fratura de membro e dor cervical	104
10	Anafilaxia	114
11	Exacerbação aguda de asma	124
12	Laceração facial	136
13	Raiva/mordedura de animal	150
14	Acidente vascular encefálico	160
15	Síncope	172
16	Embolia pulmonar	184
17	Encefalopatia hipertensiva	198
18	Dor abdominal aguda	210
19	Ingestão de corpo estranho	222
20	Obstrução intestinal	228
21	Diarreia aguda	238
22	Nefrolitíase	246
23	Retenção urinária aguda	254
24	Doença inflamatória pélvica aguda	262
25	Paralisia de Bell (paralisia facial idiopática)	270
26	Gravidez ectópica	276
27	Hiperêmese gravídica e emergências obstétricas com menos de 26 semanas de gestação	284
28	Febre sem foco definido em bebê de 1 a 3 meses	298
29	Olho vermelho	306
30	Meningite bacteriana	316
31	Convulsão induzida por lesão cerebral traumática	324
32	Estado mental alterado	336
33	Sinovite transiente	348
34	Convulsão febril	360
35	Lombalgia	368
36	Pneumonia bacteriana	374
37	Hemorragia digestiva	382
38	Insuficiência cardíaca congestiva/edema pulmonar	390

39	Intoxicação por cocaína	398
40	Toxicidade do paracetamol	404
41	Crise falciforme	414
42	Geladura e hipotermia	424
43	Lesão por submersão	438
44	Cefaleia	446
45	Doenças associadas ao calor	454
46	Lesão causada por relâmpago e eletricidade	460
47	Complicações transfusionais	468
48	Dor escrotal	478
49	Traumatismo nos extremos de idade	486
50	Sangramento uterino disfuncional	498
51	Dor torácica não cardíaca	506
52	Hipercaliemia por insuficiência renal	518
53	Pielonefrite aguda	528
54	Manejo da via aérea/insuficiência respiratória	540
55	Abstinência de etanol	554
56	Toxídrome antimuscarínica	560
57	Infecções de pele e tecidos moles	572
58	Erupções cutâneas com febre	582

LISTA POR TÓPICO (EM ORDEM ALFABÉTICA)

CASO	TÓPICO	PÁGINA
55	Abstinência do etanol	554
14	Acidente vascular encefálico	160
10	Anafilaxia	114
44	Cefaleia	446
5	Cetoacidose diabética	62
7	Choque hemorrágico	82
47	Complicações transfusionais	468
34	Convulsão febril	360
31	Convulsão induzida por lesão cerebral traumática	324
41	Crise falciforme	414
21	Diarreia aguda	238
24	Doença inflamatória pélvica aguda	262
45	Doenças associadas ao calor	454
18	Dor abdominal aguda	210
48	Dor escrotal	478
51	Dor torácica não cardíaca	506
16	Embolia pulmonar	184

17	Encefalopatia hipertensiva	198
58	Erupções cutâneas com febre	582
32	Estado mental alterado	336
11	Exacerbação aguda de asma	124
1	Faringite estreptocócica ("dor de garganta estreptocócica")	18
28	Febre sem foco definido em bebê de 1 a 3 meses	298
3	Fibrilação atrial	40
9	Fratura de membro e dor cervical	104
42	Geladura e hipotermia	424
26	Gravidez ectópica	276
37	Hemorragia digestiva	382
52	Hipercaliemia por insuficiência renal	518
27	Hiperêmese gravídica e emergências obstétricas com menos de 26 semanas de gestação	284
2	Infarto agudo do miocárdio	30
57	Infecções de pele e tecidos moles	572
19	Ingestão de corpo estranho	222
38	Insuficiência cardíaca congestiva/edema pulmonar	390
39	Intoxicação por cocaína	398
12	Laceração facial	136
46	Lesão causada por relâmpago e eletricidade	460
43	Lesão por submersão	438
35	Lombalgia	368
54	Manejo da via aérea/insuficiência respiratória	540
30	Meningite bacteriana	316
22	Nefrolitíase	246
20	Obstrução intestinal	228
29	Olho vermelho	306
25	Paralisia de Bell (paralisia facial idiopática)	270
53	Pielonefrite aguda	528
36	Pneumonia bacteriana	374
13	Raiva/mordedura de animal	150
23	Retenção urinária aguda	254
50	Sangramento uterino disfuncional	498
6	Sepse grave	70
15	Síncope	172
33	Sinovite transitória	348
4	Taquicardia com frequência regular	54
40	Toxicidade do paracetamol	404
56	Toxídrome antimuscarínica	560
49	Traumatismo nos extremos de idade	486
8	Traumatismo penetrante do tórax, do abdome e dos membros	94

ÍNDICE

Os números de páginas seguidos de *f* ou *q*
indicam figuras ou quadros, respectivamente.

A

ABC
na avaliação do traumatismo, 82-83, 83*f*
na avaliação inicial, 8*f*, 7, 9, 9*q*
na síndrome toxicológica antimuscarínica, 561-562
ABCDE, na avaliação do traumatismo, 94
Abdome anterior, 95, 98-100
Abdominal, infecção, 72*q*
Abelhas, alergia a, 116-117
Ablação por cateter com radiofrequência, 47-48
Aborto
espontâneo, 285-287
inevitável, 286-287
Abscesso
retrofaríngeo e peritonsilar, 23*q*
tubo-ovariano, 263
Abscessos cutâneos, 574-577, 576*q*
Absorção farmacológica, 561-562
Abstinência do álcool
abordagem clínica, 555-557
apresentação clínica, 553-554
complicações, 554
convulsões induzidas por, 329-330
diagnóstico diferencial, 555-556
diagnóstico, 556-557
dicas clínicas, 558
tratamento, 554, 556-557
Abuso infantil, 357-358
apresentação clínica, 485-488
incidência, 489-490
manifestações musculoesqueléticas, 490-491, 490*q*
padrões sugestivos de, 487-491, 490*q*
requerimentos de relato, 489-490
Aciclovir, 272
Acidente vascular encefálico
abordagem clínica, 161-167
apresentação clínica, 159-162
avaliação inicial, 160-161
cefaleia no, 450-451
definição, 160-161
diagnóstico diferencial, 165-167
dicas clínicas, 168
emergência hipertensiva no, 204-206
exames diagnósticos, 163-166, 168
na anemia falciforme, 418-419
tratamento, 166-167
Acidente vascular encefálico hemorrágico, 161-162, 162*q*, 166-167
Acidente vascular encefálico isquêmico
apresentação clínica, 161-162
emergência hipertensiva no, 204-206
incidência, 161-162
síndromes, 161*q*
terapia fibrinolítica para, 163*q*, 166-167
Ácido acetilsalicílico
na fibrilação atrial, 49, 48*q*
na síndrome coronariana aguda, 35-36
Ácido fólico, 407*q*
Ácido valproico, 327-329
Acidose
diagnóstico diferencial, 64*q*
na cetoacidose diabética, 65-66
no choque hemorrágico, 87-88
Acidose metabólica, 87-88
Acidose tubular renal, 256*q*
Adrenalina
em anestésicos locais, 138, 139*q*
para anafilaxia, 117-119, 118*q*, 120
para exacerbação da asma, 127-128
Adulto imunocompetente, suspeita de infecção, 72*q*
Afogamento a seco, 440-441
Afogamento, 439-440. *Ver também* Lesão por submersão

Afterdrop (na hipotermia), 431-432
Agentes anticolinérgicos
para exacerbação da asma, 129
superdosagem, 406*q*
Agentes colinérgicos, 406*q*, 567-568
Agentes indutores, 543, 547, 547*q*
Agentes paralisantes, 548-549, 547*q*
Agitação, 337, 339
Albuterol
para anafilaxia, 118*q*
para exacerbação da asma, 127-128
para hipercaliemia, 522*q*, 522-525
Alcalinização urinária, na eliminação farmacológica, 563-564
Alergias alimentares, 116-117
Aloimunização, 472-473
Alteplase, 166-167
Amenorreia, 499
Amidas, 139*q*
Aminofilina, 130
Amiodarona
para cardioversão farmacológica, 47*q*
para fibrilação atrial, 45*q*, 47-48
Amoxilina/clavulanato, 532-533, 533*q*
Ampicilina, 318*q*
Ampicilina/sulbactama, 265*q*
Anafilaxia
apresentação clínica, 113-114, 120
associada à transfusão, 470-471
causas, 116-117
critérios clínicos para diagnóstico, 117-118
diagnóstico, 116-118
dicas clínicas, 121
epidemiologia, 115
fisiopatologia, 115-117
prevenção, 117-118
tratamento, 115, 117-120, 120
Análise de composição de cálculo, 247
Análise do líquido sinovial, 351-352
Anemia falciforme, 414
Anestesia
isoflurano, 328-329, 332*q*
local, 138, 139*q*
Aneurisma aórtico, 512-513
Angina de Ludwig, 23*q*
Angina instável (AI), 31, 35-37. *Ver também* Síndrome coronariana aguda
Angiodisplasia, 383*q*
Angiografia pulmonar, 186-187
Antagonistas de leucotrieno, 130
Antibióticos
na lesão por submersão, 441-443
para abscessos cutâneos, 575-577
para diarreia do viajante, 241-242
para doença inflamatória pélvica, 263-266, 265*q*
para infecções de pele e tecido mole, 573, 576*q*
para infecções do trato urinário, 532-533, 533*q*
para infecções necrosantes de pele e tecido mole, 575-577
para meningite bacteriana, 318*q*
para pneumonia, 377-379
para sepse, 74-75
para síndrome torácica aguda, 418-419
pós-mordida de animal, 151-153
subsequente à infecção por *C difficile*, 241-242
Anticoagulantes
para trombose venosa profunda/embolia pulmonar, 186-189, 188*q*
pré-cardioversão, 45-48, 46*q*
Anticoncepcionais orais, para sangramento uterino disfuncional, 499, 501-502
Antidepressivos tricíclicos
convulsões induzidas por, 328-329
superdosagem, 406*q*
Antídotos, 407-408*q*, 561-562
Aplasia de hemácias transitória (AHT), 419-420
Arterite temporal, 311-312, 448*q*, 449*q*, 450-451
Artrite séptica, 348-350, 352-353
Asma
apresentação clínica, 123-125
critérios para admissão/alta, 131-132
deflagradores, 126*q*
diagnóstico, 125-127
dicas clínicas, 134
epidemiologia, 124-126
exacerbação aguda, 286-288
fases, 125-126
fatores de risco, 126*q*
fisiopatologia, 125-126
indicações para exames auxiliares, 127*q*
tratamento inicial, 124-125
tratamento, 124-134

Ataque isquêmico transitório (AIT), 160-161, 161*q*
Atenolol, 45*q*, 289-290
Ativador de plasminogênio do tipo tecidual recombinante (rt-PA), 166-167
Atrito pericárdico, 512-513
Atropina, 569
Autorregulação, 202-203
Azotemia, 253
Azul de metileno, 408*q*

B

Baço
- hematoma, 510-511
- ruptura, na mononucleose, 27

Bacteriúria, 529-530
Barbitúricos, paraconvulsões, 328-329
Bário, 507-508
Bateria em botão, ingestão, 223*q*, 226
Bebê de boa aparência, 361-362
Benzodiazepínicos, 555-556
- na intoxicação por cocaína, 400-402
- para abstinência do álcool, 556-558
- para convulsão, 327-329
- para estado mental alterado, 343-344
- para síndrome toxicológica ntimuscarínica, 560-561, 565*q*, 567-568
- para síndrome toxicológica simpatomimética, 565*q*, 566-567
- para termoplegia, 456-457
- superdosagem, 406*q*

β-bloqueadores
- β2-agonista, 287-288
- contraindicações, 400-402
- para fibrilação atrial, 45*q*
- para glaucoma de ângulo agudo, 308-309
- para hipertireoidismo, 289-291
- para síndrome coronariana aguda, 35-36
- para taquicardia de frequência regular, 58
- superdosagem, 407*q*, 408*q*

Bicarbonato de sódio, 400-401, 408*q*, 522*q*, 522-523
Bloqueadores de canais de cálcio, 45*q*
Bloqueio de canal de sódio, 564-566
Bochecha, 141-143, 143*f*
Bradiarritmias, 173
Brometo de ipratrópio
- para anafilaxia, 118*q*
- para exacerbação da asma, 28

Bumetanida, 393-394
Bupivacaína, 139*q*, 578-579

C

CAD. *Ver* Cetoacidose diabética
Câimbra por calor, 456*q*
Caixa cardíaca, 95
Cálculos de fosfato de amônio e magnésio, 248, 250-251. *Ver também* Nefrolitíase
Cálculos de oxalato de cálcio, 247, 248. *Ver também* Nefrolitíase
Campylobacter, 239*q*
Câncer colorretal
- obstrução intestinal no, 233
- sangramento no, 383*q*

Carbapenêmico, 377-378
Cardiopatia coronariana, 33*q*. *Ver também* Síndrome coronariana aguda
Cardioversão
- anticoagulação antes da, 45-48, 46*q*
- para fibrilação atrial, 43-48, 47*q*, 50

Carvão ativado, 407*q*, 562-563, 562*q*
Cateter urinário, 533*q*
Cateterismo da artéria pulmonar, no choque hemorrágico, 87-88
Cefaleia
- abordagem clínica, 447-449
- avaliação, 446-449
- causas cerebrais, 450-451
- dicas clínicas, 452
- etiologias, 447*q*, 448*q*
- exames diagnósticos e tratamento, 449*q*
- grave, 445-446
- história e achados do exame, 448*q*
- na hemorragia subaracnóidea, 448-451
- primária, 447, 450-452
- sinais de alarme, 447

Cefaleia em salvas, 448*q*, 449*q*, 451-452
Cefaleia tensional, 448*q*, 449*q*, 450-452
Cefalosporinas, 318*q*, 377-378
Cefotaxime, 265*q*, 319, 318*q*
Cefotetan, 265*q*
Cefoxitina, 265*q*
Ceftizoxima, 265*q*
Ceftriaxona
- para doença inflamatória pélvica, 265*q*
- para febre sem fonte 300-301
- para infecções do trato urinário, 532-533
- para meningite bacteriana, 319

Celulite não cultivável, 573
Celulite não purulenta, 573-577, 576*q*
Celulite orbital, 310-311
Celulite purulenta, 573-575
Ceraunoparalisia, 462-463
Cérebro, anatomia do, 162*f*
Cérvice imunocompetente, 286-287
Cetamina, 131-132, 543, 547, 547*q*
Cetoacidose diabética (CAD)
  abordagem clínica, 63-65-66
  apresentação clínica, 61-62
  causadora de doenças, 67-68
  complicações, 65-66
  diagnóstico, 62*q*, 63-65, 64*q*, 66-67
  dicas clínicas, 67-68
  fisiopatologia, 63
  tratamento, 64-66
Chlamydia trachomatis
  gravidez ectópica e, 276-277
  na doença inflamatória pélvica, 262
Chlamydia, pneumonia causada por, 374*q*
Choque
  definição, 84-85
  estágios, 85-86
  fisiopatologia, 84-85
Choque cardiogênico, 36-38
Choque compensado, 85-86
Choque hemorrágico
  abordagem clínica
  abordagem clínica, 84-87
  apresentação clínica, 81-83
  avaliação laboratorial, 86-88
  classificação, 86*q*, 90-91
  definição, 84-85
  dicas clínicas, 90-91
  em crianças, 488-489, 488*q*
  fisiopatologia, 85-87
  identificação de fonte de sangramento, 86-87
  monitoramento central, 87-88
  tratamento, 87-90
Choque irreversível, 85-86
Choque progressivo, 85-86
Choque séptico, 71. *Ver também* Sepse
CID. *Ver* Coagulação intravascular disseminada
Cimetidina, 118*q*
Ciprofloxacina, 242-243, 532-533, 533*q*
Cistite, 529-530, 532-533
Clarão lateral, 462*q*
Classificação ATLS, hemorragia, 86*q*
Claudicação, 349-350, 348*q*. *Ver também* Crianças, claudicação em
Clindamicina, 265*q*
Clonazepam, 557-558
Clonidina, 556-557
Clopidogrel
  na fibrilação atrial, 49
  na síndrome coronariana aguda, 35-36
Cloreto de cálcio, 407*q*, 521-522, 522*q*
Clorprocaína, 139*q*
Clostridium difficile, 239*q*
Clostridium perfringens, 239*q*, 240-241
Clostridium tetani, 141-143
Coagulação intravascular disseminada (CID)
  associada à transfusão, 469-470
  na sepse, 76-78
Cobertura corporal, 223*q*, 398-401
Colecistite, 510-511
Colelitíase, 267
Coluna dorsal, lesão com penetração da, 95, 99-100
Coma, 337, 339
Complicações da transfusão sanguínea
  aloimunização, 472-473
  apresentação clínica, 467-469
  doença do enxerto *versus* hospedeiro, 471-473
  fatores de risco, 468-469
  hemolíticas tardias, 471-472
  indicações, 473-474
  infecciosas, 472-473
  lesão pulmonar aguda, 470-472
  para choque hemorrágico, 89
  prevenção, 468-469
  púrpura pós-transfusional, 472-473
  reações alérgicas, 470-471
  reações não hemolíticas febris, 469-471
Complicações de vias aéreas
  associada à infecção, 18, 24, 23*q*, 27
    obstrução, 539-540, 551-552
  na anafilaxia, 114-115, 120
Complicações trombolíticas, 36-38
  contraindicações, 400-401
  definição, 160-161
  para acidente vascular encefálico, 163*q*, 166-168
  para embolia pulmonar, 191-192
  para infarto do miocárdio, 33-36, 35*q*, 36-38
Compressões torácicas, 8*f*

Concentrado de hemácias leucócito-reduzido, 468-469
Condução, 425-426
Confusão, 337, 339, 338*q*
Conjuntivite, 309-310
Contagem de reticulócitos, na crise falciforme, 421
Controle da glicose, na sepse, 76-77
Controle da hemorragia, para choque hemorrágico, 89-90
Convecção, 425-427
Convulsão
  classificação, 325-326
  definição, 324
  diagnóstico, 326-327, 333
  dicas clínicas, 334
  disposição do paciente, 331-332
  estado epiléptico, 325-326, 328-329, 333
  etiologias, 325-327, 331*q*
  fármaco-induzida, 328-330
  na abstinência do álcool, 329-330, 555-556
  na lesão cerebral traumática, 323-324
  na neurocisticercose infecciosa, 329-330
  tratamento em longo prazo, 331-332
  tratamento, 327-329, 332*q*
Convulsão febril. *Ver também* Convulsão
  abordagem clínica, 361-363
  apresentação clínica, 359-360
  complexa, 361-362
  prevenção, 362-363
  risco de recidiva, 362-363
  simples, 361-362
  tratamento, 363-365
Convulsões generalizadas, 325-326. *Ver também* Convulsão
Convulsões não epilépticas, 325-326. *Ver também* Convulsão
Convulsões neurogênicas, 325-326. *Ver também* Convulsão
Convulsões parciais, 325-326. *Ver também* Convulsão
Convulsões psicogênicas, 325-326
Corante de contraste, nefrotoxicidade, 249*q*
Corcova de Hampton, 190-191, 194-195
Corpo estranho
  abordagem clínica, 222, 224-226
  apresentação clínica, 221-222, 224
  aspirado, 509-510
  diagnóstico, 224-225
  dicas clínicas, 226
  ingerido
  tipos, 223*q*
  tratamento, 223*q*, 224-226
  versus aspirado, 224*q*
Corrente alternada, 461-462
Corrente direta (CD), 461-462
Corticosteroides
  para exacerbação da asma, 129-130
  para meningite bacteriana, 319-321
  para paralisia de Bell, 272
  para sepse, 75-76
Corticosteroidesinalatórios (CIs), 132
Crianças
  abuso. *Ver* Abuso infantil
  artrite séptica, 352-353
  avaliação e tratamento inicial, 487-488, 488*q*
  choque hemorrágico e, 488-489, 488*q*
  claudicação em, 357-358
  diagnóstico diferencial, 349-350, 356-357
  escores verbais da escala de coma de Glasgow, 488*q*
  exame físico de, 350-352
  exames laboratoriais em, 351-352
  fratura em espiral da tíbia, 385
  ingestão de corpo estranho em, 221-222, 224
  intencional. *Ver* Abuso infantil
  na doença de Legg-Calve-Perthes, 350-351, 353-354, 355*f*, 356-357
  na doença de Osgood-Schlatter, 355-356
  na epífise da cabeça femoral deslizante, 350-351, 353-354, 385, 355*f*, 356-357
  na sinovite transitória, 347-349
  obtenção da história, 349-351
  osteomielite, 350-353, 354*f*
  sinais vitais por faixa etária, 487*q*
  traumatismo em dicas clínicas, 495
Cricotireoidotomia, emergência, 24*f*
Crise aplástica, 415, 416*q*, 419-420
Crise falciforme
  abordagem clínica, 415
  apresentação clínica, 413-414, 421
  complicações transfusionais na, 467-469
  complicações, 416, 418-420
  deflagradores, 415
  diagnóstico, 417-416*q*
  dicas clínicas, 421
  hematológica, 416*q*
  infecciosa, 416*q*
  tratamento da dor na, 419-421
  tratamento, 417-416*q*

vasoclusiva, 415, 417-416*q*
Critérios de baixo risco de Nexus, 105-106
Critérios de Centor, para faringite estreptocócica, 21*f*, 20*q*, 27
Critérios de exclusão de embolia pulmonar (CEEP), 189-191, 190*q*
Critérios de Wells, embolia pulmonar, 190*q*
Cultura de urina, 531-532
Curva de dessaturação da hemoglobina, 546*f*

D

Dabigatrana, nafibrilação atrial, 47-49, 48*q*
Dactilite, 416, 418, 417*q*
Dalteparina, 188*q*. *Ver também* Heparina de baixo peso molecular
Deferoxamina, 407*q*
Deformidade do nariz em sela, 137, 140-141
Delírio, 337, 339, 341*q*
Delirium tremens, 329-330, 555-556
Demência, 337, 339, 341*q*
Depressão, 510-511
Depuração de lactato, na sepse, 75-76
Descontaminação, 561-562
Dexametasona, 319-321
Diaforese, na embolia pulmonar, 188-189
Diarreia
  apresentação clínica, 237-238, 240-242
  crônica, 240-241
  definição, 240-241
  dicas clínicas, 243-244
  etiologias, 239*q*, 240-241
  na obstrução intestinal, 230-231
  persistente, 240-241
  tratamento inicial, 238-239
  tratamento, 241-243
Diarreia do viajante, 242-243
Diazepam, 327-328, 332*q*
Difenidramina, 118*q*
Digoxina, 45*q*
Digoxina imune Fab, 407*q*
Di-hidroergotamina, 450-451
Diltiazem, 45*q*
DIP. *Ver* Doença inflamatória pélvica
Dispneia
  definição, 41
  na embolia pulmonar, 188-190
  na fibrilação atrial, 39-40
  na lesão pulmonar aguda associada à transfusão, 471-472
  no infarto do miocárdio agudo, 29-30
Dissecção aórtica, 204-206, 512-513
Distúrbio neuropsiquiátrico autoimune pediátrico associado aos estreptococos do grupo A (DNAEA), 22-23
Disúria, 529-530
Diverticulose, 383*q*
Dobutamina, 393-394
Doença associada ao calor
  abordagem clínica, 455-456
  apresentação clínica, 453-454
  fatores de risco, 455-456
  menor, 456*q*
Doença bacteriana grave, 299-304
Doença de Graves, 290-292
Doença de Legg-Calve-Perthes, 350-351, 353-354, 355*f*, 356-357
Doença de Osgood-Schlatter, 355-356
Doença do enxerto *versus* hospedeiro, associada à transfusão, 471-473
Doença do refluxo gastresofágico (DRGE), 509-511
Doença inflamatória pélvica (DIP)
  abordagem clínica, 263-266
  apresentação clínica, 261-262
  complicações, 264-266
  definição, 263
  diagnóstico, 263
  dicas clínicas, 267-268
  etiologias, 262265
  patogênese, 263-265
  tratamento, 263-266, 265*q*, 265*q*
Dofetilida, 47*q*
Dopamina, 393-394
Dor abdominal
  aguda
    abordagem clínica, 212-219
    apresentação clínica, 209-211
    causas cirúrgicas, 212-214
    causas não cirúrgicas, 212-211
    diagnóstico diferencial, 267
    dicas clínicas, 218-219
    em mulheres, 209-212, 280-281
    em pacientes idosos, 211-215
  crônica ou recorrente, 216-217
  na doença inflamatória pélvica, 262
  na gravidez ectópica, 276. *Ver também* Gravidez ectópica, 246-247. *Ver* Obstrução intestinal
  na pancreatite aguda, 214-217
Dor escrotal

apresentação clínica, 477-478
diagnóstico diferencial, 478, 479*q*
dicas clínicas, 483
Dor na mama, 513-514
Dor referida, 211-212
Dor somática, 211-212, 218-219
Dor torácica
abordagem clínica, 508-510
apresentação clínica, 505-506
avaliação, 508-509
dicas clínicas, 515-516
na síndrome coronariana aguda, 34*q*
no infarto do miocárdio, 29-30
Dor torácica, não cardíaca
avaliação, 507-509
causas esofágicas e gastrintestinais, 509-511
causas musculoesqueléticas, 509-510
causas psiquiátricas, 510-511
causas pulmonares, 188-190, 510-513
diagnóstico diferencial, 506, 509-514
Dor visceral, 211-212
Doxiciclina, 265*q*
Dronedarona, para fibrilação atrial, 45*q*, 47-48

E

ECG. *Ver* Eletrocardiograma
Eclâmpsia, 199, 210, 204-206
Edema cerebral, na cetoacidose diabética, 65-66
Edema por calor, 456*q*
Edema pulmonar
após o infarto do miocárdio, 36-38
cardiogênico. *Ver* Insuficiência cardíaca congestiva
Eletrocardiograma (ECG)
na embolia pulmonar, 184, 193-194
na hipercaliemia, 517*f*, 518*f*, 520-522, 524-525
na hipotermia, 427-429, 429*f*
na lesão por relâmpago e eletricidade, 460-461
na lesão por submersão, 440-441
na síndrome coronariana aguda, 31-32, 32*q*, 33*q*, 38
na superdosagem de paracetamol, 405
na taquicardia de frequência regular, 257, 56*f*, 57*q*, 59
sensibilidade na predição de cardiopatia, 508-510
Embolia pulmonar
apresentação clínica, 183-184, 188-190
avaliação inicial, 184
definição, 185
diagnóstico, 189-192, 190*q*, 192*f*, 193-195
dicas clínicas, 195-196
fatores de risco, 194-195
tratamento, 188*q*, 191-192
Emergências hipertensivas
abordagem clínica, 199-206
apresentação clínica, 197-198
cefaleia na, 448*q*, 449*q*, 452
condições associadas a, 204-206
definição, 199
diagnóstico, 200
dicas clínicas, 207-208
fisiopatologia, 200
na gravidez, 210
tratamento inicial, 198-199
tratamento, 210-204, 19-21
Êmese, 230-231
Emulsão lipídica, IV, 408*q*
Enalapril 205*q*, 203-204
Encefalopatia hipertensiva, 197-199, 204-206. *Ver também* Emergências hipertensivas
Endoftalmite, traumática, 310-311
Enoxaparina, 188-189, 188*q*. *Ver também* Heparina de baixo peso molecular
Ensaio de D-dímeros, 185-187, 191-192, 194-195
Entamoebahistolytica, 239*q*
Enteropatia inflamatória, 267
Envenenamento, 153-154
antídotos, 407-408*q*
paracetamol. *Ver* Toxicidade por paracetamol
síndromes toxicológicas, 406*q*
Envenenamento com metanol, 407*q*
Enxaqueca, 448*q*, 449*q*, 450-451, 452
Epididimite, 479*q*, 482
Epífise da cabeça femoral deslizante (ECFD), 350-351, 353-355, 355*f*, 356-357
Epiglotite, 23*q*
Epilepsia, 324. *Ver também* Convulsão
Equilíbrio do potássio, 520-521
Erisipelas, 573-575
Eritema migratório, 585*f*
Erupção com febre
abordagem clínica, 582-584, 586
apresentação clínica, 581-583, 584*f*
diagnóstico diferencial, 583-586, 585*q*
dicas clínicas, 587

etiologias, 585*q*
tratamento, 583-584, 586-587
Erupção por calor, 456*q*
Escala de coma de Glasgow, 6*q*, 340-342, 341*q*
Escala do National Institutes of Health para acidente vascular encefálico (NIHSS), 161-164, 164-162*q*
Escherichia coli
na diarreia, 239*q*, 240-241, 243-244
nas infecções do trato urinário, 530-531
Esclerite, 311-312
Esclerose múltipla, 259, 272-273
Escore CHADS2, 47-48-48*q*
Escore de Mallampati, 545-546
Escore de risco TIMI, 34*q*
Esgotamento infantil. *Ver* Abuso infantil
Esmolol, 45*q*, 202-203, 205*q*
Estado epiléptico, 325-326, 328-329, 333
Estado mental alterado
achados do exame físico para, 336-339*q*
apresentação clínica, 335-336
avaliação inicial, 340-343
diagnóstico de, 338*q*
dicas clínicas, 345-346
na meningite bacteriana, 316-317. *Ver também* Meningite bacteriana, abordagem clínica, 337, 339-342
tratamento, 340-344, 341*q*, 345-346
Estatinas, para sepse, 76-77
Ésteres, 139*q*
Estertores, na embolia pulmonar, 188-189
Estratificação do Risco de Síncope no Serviço de Emergência (ERSE), 177-180, 176*q*, 179*f*
Estreptococos β-hemolítico do grupo A (EBHA), 19-23. *Ver também* Faringite, estreptocócica
Estresse por calor, 454
Estrogênio, 499, 501-502
Etanol
abstinência de. *Ver* Abstinência do álcool
como antídoto, 407*q*
hipotermia e, 426-427
intoxicação por, 343-344
Etomidato, 543, 547, 547*q*
Evaporação, 426-427
Exame abdominal, 4
Exame cardíaco, 4
Exame da lâmpada de fenda, 306
Exame de cabeça e pescoço, 4
Exame de mama, 4
Exame de urina, 531-532, 531*q*
Exame físico, abordagem do paciente e, 4-7, 9, 6*q*
Exame genital, 5
Exame neurológico, 5
Exame pulmonar, 4
Exame ultrassonográfico focado no trauma (FAST), 85-86, 97-98, 98*f*
Exaustão por calor, 454, 456*q*

F

Faringite
abordagem clínica, 19-25, 21*f*, 20*q*, 26
apresentação clínica, 17-19
complicações, 21-24
diagnóstico diferencial, 19
dicas clínicas, 27
estreptocócica, 17-27
tratamento, 22-23
Fasceíte necrosante adquirida na comunidade, 575-576
Fasciotomia, 462-463
Febre baixa, na embolia pulmonar, 188-189
Febre sem fonte definida (FSF)
apresentação clínica, 297-298
avaliação, 299-301
definição, 299
diagnóstico, 299
patógenos, 300-301
tratamento, 300-301
Fenazopiridina, 532-533
Fenitoína, 327-328, 332*q*
Fenobarbital
efeitos colaterais, 327-328
mecanismos de ação, 327-328
para convulsões, 327-328, 332*q*
Fenoldopam, 205*q*, 203-204
Fenômeno *flashover*, 462*q*
Fenotiazinas, 400-401, 456-457
Fentermina, 562-563
Fentolamina, 400-402
Ferida(s). *Ver também* Mordida de animal
fechamento de mordida de animal, 139
Fertilização *in vitro*, gravidez ectópica e, 277-278, 280-281
Fibrilação atrial, 435
abordagem clínica, 41-43, 43*f*
apresentação clínica, 39-41
complicações, 42-43, 50

doenças associadas à, 41-43, 41*q*
fisiopatologia, 42-43
pérolas clínicas, 51
risco tromboembólico na, 42-43, 47-49, 48*q*
tratamento, 42-44, 45*q*
Fibrilação ventricular, 36-37, 37*q*
Figura de Lichtenberg, 463-464
Filtros da veia cava inferior (VCI), 188-189
Fisostigmina, 408*q*, 565*q*, 567-568
Fístula aortoentérica, 383*q*
Flanco, 95, 96*q*, 99-100
Flecainida, 47*q*
Flumazenil, 408*q*, 569
Fluoroquinolonas, 377-378
Fomepizol, 407*q*, 569
Fondaparinux, 188*q*
Fosfenitoína, 327-328
Fratura em espiral da tíbia, 385
Fratura em membro e dor cervical, 103-105-106
Fratura espinal, 370*q*
Fraturas do antebraço, 108-109
Fraturas metacarpais e falângicas, 109-110
Fraturas no osso do carpo, 108-110
Fraturas no rádio distal, 108-109
Fraturas, choque hemorrágico, 86-87
Frostnip, 425-426
FSF. *Ver* Febre sem fonte definida
Furosemida, 393-394
Furúnculos, 574-575, 578-579

G

Gangrena de Fournier, 479*q*
Gastrite, 383*q*
Gastrografina, 507-508
Geladura
apresentação clínica, 423-424
definição, 425-426
dicas clínicas, 435
fases, 429-431
fatores de risco, 424
fisiopatologia, 429-431
tratamento, 424, 430-432
Gentamicina, 265*q*
Giardia, 239*q*
Glaucoma de ângulo agudo
apresentação clínica, 305-306, 308*f*
diagnóstico, 307-308
fisiopatologia, 307-308, 313-314
tratamento, 307-309
Glicose, 407*q*, 522*q*, 522-523
Glomerulonefrite pós-estreptocócica, 22-23
Glucagon
como antídoto, 407*q*, 410-411
para anafilaxia, 118-119, 118*q*
Gluconato de cálcio, 407*q*, 410-411, 521-522, 522*q*
Gonadotrofina coriônica humana (hCG), 276, 277-278
Gravidez
achados de gasometria arterial na, 285*q*
complicações médicas com menos de 26 semana, 285-286, 293
infecções do trato urinário na, 533-536
Gravidez ectópica
abordagem clínica, 276-279
apresentação clínica, 275-276
como complicações médicas com menos de 26 semana de gestação, 286-287, 294-295
definição, 276-277
diagnóstico diferencial, 276-278
diagnóstico, 276-278
dicas clínicas, 282
fatores de risco, 276-277
incidência, 276-277
ocorrência, 276-277
rompida, 276-277
tratamento, 277-278, 279*f*
Gravidez ectópica interrompida, 276-277
Guia AMPLE, no traumatismo, 84*q*

H

Haemophilusinfluenzae, 374*q*
Haloperidol, 400-401, 556-557
Heliox, para exacerbação da asma, 126-128
Hematêmese, 383-385. *Ver também* Sangramento gastrintestinal
Hematoma auricular, 137
Hematoma septal, 140-141, 145-146
Hematúria, 248-249, 529-530
Hemodiálise, 563-564
Hemoperfusão com carvão, na eliminação de fármacos, 563-564
Hemorragia cerebelar, 162*q*
Hemorragia intracerebral, 162*q*
Hemorragia subaracnóidea, 448-451, 448*q*, 449*q*
Hemorragia subconjuntival, 311-312
Heparina de baixo peso molecular

para síndrome coronariana aguda, 35-36
para trombose venosa profunda/embolia pulmonar, 188-189
Heparina não fracionada (HNF), 188*q*
Hepatite, dor torácica na, 510-511
Hérnia inguinal, 479*q*
Hidralazina, 210, 205*q*, 203-204
Hidrocele, 479*q*
Hidrocloreto de labetalol
dosagem, 205*q*
efeitos colaterais e contraindicações, 205*q*
para emergências hipertensivas, 198-199, 202-203, 205*q*
Hidrocortisona, 118*q*
Hidrofobia, 150, 152-153
Hidromorfona, 419-420
Hidronefrose, 253
Hidroxicobalamina, 408*q*
Hidroxiureia, 419-420
Hifema, 311-312
Hipercalcemia, 342-343
Hipercalemia
alterações do ECG na, 520-522, 524-525
apresentação clínica, 517-520, 517*f*, 518*f*
classificação, 520-521
dicas clínicas, 524-525
na hipotermia, 430-431
na insuficiência renal, 517-519
tratamento, 519-523, 522*q*
Hiperêmese da gravidez, 285-286, 295-296
Hiperplasia benigna da próstata, 253
Hipertensão intracraniana idiopática, 448*q*, 449*q*
Hipertensão maligna. *Ver* Emergências hipertensivas
Hipertensão, 199
Hipertermia. *Ver* Doenças associadas ao calor
Hipertireoidismo, 289-292
Hipocalcemia, 342-343
Hipópio, 310-311
Hipotensão, síncope, e, 174
Hipotermia
avaliação, 430-431
definição, 425-426
dicas clínicas, 435
efeitos sistêmicos, 427-429, 427*q*, 428*f*
fatores de risco, 426-427, 426*q*
fisiopatologia, 425-427
tratamento, 430-432, 434-435
História cirúrgica, 3
História familiar, 3
História médica, 3
História social, 3
História, abordagem do paciente e, 2-4

I

IAMCSST. *Ver* Infarto do miocárdio com elevação do segmento ST
Ibutilida, 47*q*
Imunização antitetânica, 141-144, 144*q*, 145-146
Imunoglobulina antitetânica (IAT), 143-144
Imunoglobulina intravenosa (IgIV), 76-77
Índice tornozelo-braquial (ITB), 99-100
Infarto agudo do miocárdio, 204-206. *Ver também* Síndrome coronariana aguda
apresentação clínica, 29-30
complicações, 36-38, 37*q*
fisiopatologia, 30-31
otite média aguda, 361-363
tratamento, 30, 33-37, 35*q*
Infarto cerebral agudo/hemorragia, 204-206
Infarto do miocárdio
apresentação clínica, 29-30
complicações, 36-38, 37*q*
definição, 31
diagnóstico, 32-33, 34*q*, 38
na intoxicação por cocaína, 400-401
tratamento, 30, 33-37, 35*q*
Infarto do miocárdio com elevação do segmento ST (IAMCSST). *Ver também* Síndrome coronariana aguda
achados de ECG, 32, 32*q*, 33*q*
definição, 31
tratamento, 33-36, 35*q*
Infarto do miocárdio sem elevação ST (IAMSSST), 31, 35-37. *Ver também* Síndrome coronariana aguda
Infarto ventricular direito, 36-38
Infecção espinal, 370*q*
Infecções bacterianas por, 151-153
apresentação clínica, 149-150
dicas clínicas, 156
infecções de pele e tecido mole por, 575-576
manejo geral, 151, 155
Infecções de pele e tecido mole (IPTM)
apresentação clínica, 571-572
definição, 573

diagnóstico de, 573-577, 571*f*
etiologias, 576*q*
tratamento da, 571*f*, 575-577, 576*q*
Infecções do trato urinário. *Ver também* Pielonefrite, 303-304
classificação, 529-530
complicada, 529-530
descomplicada, 529-530
diagnóstico diferencial, 528, 530-531
dicas clínicas, 536-537
exames laboratoriais, 530-532, 531*q*
fatores de risco, 530-531
fisiopatologia, 530-531, 535-536
imagem, 531-533
na gravidez, 533-536
prevalência, 529-530
tratamento, 532-534, 533*q*, 535-537
Infecções necrosantes de pele e tecido mole (INPTM), 572-577, 576*q*, 576*q*, 578-579
Ingestão de etilenoglicol, 407*q*
Inibidores da bomba de prótons, 385-386
Inibidores da enzima conversora de angiotensina (ECA)
para insuficiência cardíaca, 393-394
reações transfusionais e, 470-471
Inibidores de anidrase carbônica, 308-309
Inibidores de ECA. *Ver* Inibidores da enzima conversora de angiotensina
Inibidores de HMG-CoA redutase, 76-77
Injeção conjuntival, 310-311
Insuficiência cardíaca
na sepse, 77-78
Insuficiência cardíaca congestiva
à direita, 391*q*, 394-395
à esquerda, 391*q*, 394-395
abordagem clínica, 390-392
apresentação clínica, 389-391, 391*q*
avaliação, 391-395
diagnóstico diferencial, 391-393, 392*q*
dicas clínicas, 394-395
etiologias, 391-392, 394-395
fisiopatologia, 390-392
tratamento, 390-391, 393-395
Insuficiência hepática, na sepse, 77-78
Insuficiência renal
hipercaliemiana, 517-519, 520*q*
na sepse, 77-78
Insuficiência respiratória, 539-542
Insulina
para cetoacidose diabética, 64-65
para hipercaliemia, 522*q*, 522-523
Intervenção coronariana percutânea (ICP), 33-36
Intestino anterior, 211-212
Intestino médio, 211-212
Intestino posterior, 211-212
Intoxicação por cocaína
apresentação clínica, 397-398, 400-401
avaliação, 400-401
complicações, 398-401, 399*q*
convulsões na, 328-329
diagnóstico diferencial, 398
dicas clínicas, 402
sintomas, 398-399
tratamento, 400-401
Intoxicação por fenciclidina, 401-402
Intubação endotraqueal. *Ver* Intubação por sequência rápida de drogas
Intubação por sequência rápida de drogas (ISRD), 545-550
colocação com prova, 548-550
indução e paralisia, 543, 547-549, 547*q*
manejo pós-intubação, 548-550
materiais, 546*q*
posicionamento e proteção, 548-550
pré-oxigenação, 546-547, 546*f*
preparo, 545-547
pré-tratamento, 546-547
resumo, 550*q*
Intubação, indicações para, 544-545. *Ver também* Manejo de vias aéreas
IPTN. *Ver* Infecções de pele e tecido mole
Irite, 310-311
Irrigação intestinal total, 563-564
Irrigação, ferida, 137
Isoniazida, convulsões induzidas por, 328-330
ISRD. *Ver* Intubação por sequência rápida de drogas

K

Kingellakingae, 349-350
Kit de antídoto para cianeto, 407*q*
Klebsiella pneumoniae, 374*q*

L

Laceração de Mallory-Weiss, 383*f*, 383*q*, 513-514
Laceração labial, 140-142, 142*f*, 145-146
Lacerações
abordagem clínica, 137-143

anestesia, 138, 139*q*
dicas clínicas, 147
fechamento da ferida, 139
irrigação, 137
tamanho da sutura, 138*q*
Lacerações do couro cabeludo, 139. *Ver também* Lacerações
Lacerações faciais. *Ver também* Lacerações
considerações anatômicas, 143*f*
apresentação clínica, 135-136
avaliação inicial, 136
dicas clínicas, 147
tratamento, 142*f*, 141-143, 145-146
Lacerações na fronte, 139-141. *Ver também* Lacerações
Lavado peritoneal diagnóstico (LPD), 99-100
Lavagem gástrica, 562-564
Legionella, 374*q*
Lei de Ohm, 461-462
Leitura, abordagem da, 9-14
Lesão cerebral traumática, 323-324
Lesão da coluna cervical
depuração no paciente com traumatismo cego, 106-108
dicas clínicas, 111-112
papel dos corticosteroides, 107-109
serviço de emergência, 107-108
tratamento da, 110-111
Lesão do punho cerrado, 151
Lesão elétrica
abordagem clínica, 461-462
complicações, 462-466
fisiopatologia, 461-463
tratamento, 462-464
Lesão por relâmpago
abordagem clínica, 461-462
apresentação clínica, 459-462
complicações, 460-464
dicas clínicas, 466
fisiopatologia, 461-463
tipos, 462*q*
Lesão por submersão
água fria, 441-442
apresentação clínica, 437-440
complicações, 438
dicas clínicas, 442-443
disposição do paciente, 441-443
epidemiologia, 439-440
prevenção, 439-440
tratamento, 438, 440-442
Lesão pulmonar aguda (LPA)
associada à transfusão, 470-472, 474-475
na sepse, 76-77
Lesões cutâneas, descritores de, 583*q*
Lesões em membros superiores, 108-110
Letargia 337, 339
Leucovorina, 407*q*
Levalbuterol, 129
Levetiracetam, 328-329
Levofloxacina, 532-533
Lidocaína, 58, 139*q*, 546-547
Líquido cerebrospinal, 319*q*
Litotripsia por onda de choque extracorporal, 247
Lombalgia
Lorazepam, 327-328, 332*q*, 556-557, 560-561, 569, 570
LPA. *Ver* Lesão pulmonar aguda

M

Manejo de vias aéreas
avaliação de, 541-545
deterioração clínica antecipada, 542-543
dicas clínicas, 551-552
envenenamento de vias aéreas no, 542-543
facilitação da avaliação médica, 542-543
indicações para intubação, 544-545
intervenções, 542-543
intubação por sequência rápida de drogas para. *Ver* Intubação por sequência rápida de drogas insuficiência respiratória, 541-542
proteção de vias aéreas, 541-542
suplementação de oxigênio, 542-543
ventilação de pressão positiva não invasiva nas, 544-545
vias aéreas auxiliares, 544-545
Manobra de empurre mandibular, 8*f*
Manobra de Sellick, 548-550
Marcadores cardíacos, 33-34
Marcha de Trendelenburg, 356-357
Margem vermelha, 137, 142*f*
Medicamentos antimuscarínicos, 566-567
Melena, 383-384, 384-385. *Ver também* Sangramento gastrintestinal
Membros, lesão penetrante em, 99-100
Meningite bacteriana
apresentação clínica, 315-316

cefaleia na, 448*q*, 449*q*
diagnóstico, 317-318, 318*q*, 321
dicas clínicas, 321
patógenos comuns e recomendações antibióticas, 72*q*
tratamento, 318-321, 318*q*, 321
Meningococcemia fulminante, 584*f*
Menometrorragia, 499. *Ver também* Sangramento uterino disfuncional
Menorragia, 499. *Ver também* Sangramento uterino disfuncional
Meperidina, 419-420
Mepivacaína, 139*q*
Metilprednisolona, 118-119, 118*q*
Metoprolol, 35-36, 45*q*, 289-290
Metotrexato
complicações, 280-281
para gravidez ectópica, 277-278
Metronidazol, 265*q*
Miastenia grave, 272-273
Microscopia de urina, 531-532
Midazolam, 332*q*
Miocardiopatia, 41-43
Mistura eutética de anestésicos locais (MEAL), 138
Mitóticos, 308-309
Mnemônica AEIOU TIPS, no estado mental alterado, 339-340, 338*q*
Mnemônica DUMBBELLS, na síndrome toxicológica colinérgica, 567-568, 569
Mnemônica MONA, parador torácica, 33-34
Mnemônica SLUDGE, na síndrome toxicológica colinérgica, 567-568
Mnemônica SOAP ME IV, 546*q*
Moeda, ingestão, 223*q*
Mononucleose, ruptura esplênica na, 27
Mordida de animal
Mordida de morcego, 149-150, 156. *Ver também* Mordida de animal
Mordidas humanas, 151, 155
Morfina, 36-38
Mulheres, dor abdominal em, 209-212
Multidose de carvão, na eliminação de fármacos, 563-564

N

N-Acetilcisteína, parasuperdosagem deparacetamol, 404, 406, 408, 407*q*, 408-411
Naloxona, 342-343, 408*q*, 411-412, 566-567, 569
Nariz, traumatismo no, 140-141
Necrólise epidérmica tóxica (NET), 583-584, 586-587
Necrose intestinal, 232-233
Necrose vascular da cabeça femoral, 353-354, 355*f*
Nefrolitíase
apresentação clínica, 245-251
definição, 247
diagnóstico diferencial, 246-247, 247*q*
dicas clínicas, 251-252
epidemiologia, 247-248
fatores de risco, 247-248, 248*q*
sinais de alarme, 250
tratamento, 250-251
Neisseria gonorrhoeae, 262, 349-350
Nervo facial
paralisia, 270*q*, 271. *Ver também* Paralisia de Bell
traumatismo, 136, 143*f*
Neurite óptica, 311-312
Neurocisticercose, 329-330
Neurolépticos, 556-557
Nicardipina, 205*q*, 203-204
Nimodipina, 449-450
Nitrato de amila, 407*q*
Nitrato de sódio, 407*q*
Nitrofurantoína, 532-533, 533*q*
Nitroglicerina
dosagem, 205*q*
efeitos colaterais e contraindicações, 205*q*
indicações, 205*q*
para emergências hipertensivas, 203-204
para insuficiência cardíaca, 393-395
para síndrome coronariana aguda, 33-34, 36-38
Nitroprussiato de sódio, 198-199, 202-203, 205*q*
Nomograma de Rumack-Matthew, 563-564

O

Obstrução da artéria basilar, 161*q*
Obstrução intestinal
alça aberta, 229
alça fechada, 229
apresentação clínica, 227-228, 230-231, 235
avaliação inicial, 228
complicações, 229, 233
diagnóstico diferencial, 228

dicas clínicas, 235
fisiopatologia, 230
funcional, 229
mecânica, 229
neurogênica, 229
pequena *versus* grande, 230*q*
simples, 229
tratamento, 232-233
Obtundido, 337, 339
Octreotida, 385-386, 408*q*
Olho vermelho
apresentação clínica, 305-306
diagnóstico diferencial, 309-312, 309*q*
dicas clínicas, 313-314
Oligomenorreia, 499
Opiáceos/opioide, 561-562, 564, 565*q*, 566-567
intoxicação, 402
na crise falciforme, 419-420
para enxaqueca, 450-451
superdosagem, 406*q*
Orelhas, traumatismo na, 141-143
Orquite, 479*q*
Ortostase, 174
Osservatorio Epidemiologico sulla Sincope nel Lazio (OESIL), 177-178, 176*q*, 179*f*
Osteomielite, 350-353, 354*f*
Oxigenação de membrana extracorporal, para sepse, 76-77

P

Paciente, abordagem do. *Ver também* Solução de problemas clínicos; Questões clínicas
exame físico, 4-7, 9, 6*q*
história em, 2-4
Pacientes idosos
alterações fisiológicas, 491-493, 492*q*
dor abdominal em, 211-215
hipotermia em, 426-427
traumatismo em, preditores do resultado de, 492-494, 493*q*
Pálpebras, lacerações de, 140-141. *Ver também* Lacerações
Pancreatite, 267, 510-511
Parada cardíaca, após um relâmpago, 460-461
Paralisia de Bell
abordagem clínica, 271
apresentação clínica, 269-270, 272-273
diagnóstico diferencial, 271-273
dicas clínicas, 274
sinais de alarme, 270*q*
tratamento, 270, 272
Pé-de-trincheira, 425-426
Penicilina
alergia a, 116-117
parafaringite por EBHA, 22-23
Pentobarbital, 332*q*
Peptídeo natriurético de tipo B, 392-394
Perda da visão, aguda, 309*q*, 311-312
Perda de calor, 425-427
Perfuração colônica, 233
Perfuração esofágica. *Ver* Síndrome de Boerhaave
Pericardite, 512-513
Pérnio (perniose), 425-426
Picada de cobra, 153-156
Pielograma intravenoso (PIV), 249
Pielonefrite. *Ver também* Infecções no trato urinário
apresentação clínica, 527-528
avaliação, 528-530
como complicações médicas com menos de 26 semana de gestação, 291, 293*f*, 294-295
critérios de admissão, 533*q*
definição, 529-530
na nefrolitíase, 248
tratamento, 532-533, 533*q*
Pilocarpina, 308-309
Piridoxina, 328-330, 408*q*
Piúria, 529-530
Plasma fresco congelado, 385-386
Pneumomediastino espontâneo, 513-514
Pneumonia
adquirida na comunidade, 375-376
associada aos cuidados de saúde, 373-376
bacteriana, 373-376, 374*q*
diagnóstico, 375-
dicas clínicas, 379
disposição, 377-378
fatores de risco, 375-376
fisiopatologia, 375-376, 374*q*
nosocomial, 375-376
tratamento, 377-379
Pneumonia adquirida no hospital, 375-376. *Ver também* Pneumonia
Pneumonia associada ao tratamento, 375-376
Pneumonia por *Mycoplasma*, 374*q*

Pneumotórax
apresentação clínica, 100-101
dor torácica no, 510-513
tensão, 97-98
Pneumotórax hipertensivo, 97-98, 512-513
Poliestireno sulfonato de sódio, 522*q*, 522-523
Pralidoxime, 408*q*, 565*q*, 567-568, 569
Pré-carga, 87-88
Prednisona
para anafilaxia, 118-119, 118*q*
para arterite temporal, 450-451
para exacerbação da asma, 129-130
para paralisia de Bell, 272
Pré-eclâmpsia grave, 199
Pré-eclâmpsia, 199, 210, 204-206
Pré-síncope, 173
Pressão arterial média (PAM), na sepse, 74-75
Pressão intraocular (PIO), 307-308
Pressão positiva de nível duplo nas vias aéreas (BiPAP), 131-132, 541-542
Pressão venosa central (PVC), na sepse, 74-75
Priapismo, na crise falciforme, 417*q*, 419-420
Prilocaína, 139*q*
Probenecida, 265*q*
Procaína, 139*q*
Propafenona, 47*q*, 47-48
Propiltiouracila (PTU), 290-291
Propofol, 328-329, 543, 547, 547*q*, 556-557
Propranolol, 45*q*
Prostatite, 482
Protamina, 408*q*
Proteína C ativada, para sepse, 75-77
Pseudoconvulsões, 329-332
Pseudomonas aeruginosa, 374*q*
Pseudotumor cerebral, 448*q*
Punção lombar
na avaliação da cefaleia, 446
na hemorragia subaracnóidea, 449-450
na meningite bacteriana, 317, 319*q*
seguimento da cefaleia, 448*q*, 449*q*
Púrpura pós-transfusional, 472-473

Q

Quase afogamento. *Ver* Lesão por submersão
Queimaduras com fogo, 463-464
Queimaduras por clarão, 463-464
Queixa principal, 2-3
Questões clínicas
complicações, 12-14
confirmação do diagnóstico, 11, 12
determinação da melhor terapia, 13-14
determinação do diagnóstico provável, 11
determinação da próxima etapa, 12
mecanismos da doença, 12-13
fatores de risco, 12-13

R

Rabdomiólise
na intoxicação por cocaína, 400-401
na lesão elétrica, 463-464
Rabdovírus, 152-153
Radiação, 426-427
Radiografia torácica
na embolia pulmonar, 190-191, 194-195
na insuficiência cardíaca congestiva, 392-393
na lesão por submersão, 440-441
na pneumonia, 376-378
na síndrome coronariana aguda, 33-34
no traumatismo torácico, 100-101
Raiva
apresentação clínica, 152-153
imunização, 152-154
profilaxia pós-exposição, 150, 152-154
transmissão, 152-153, 156
Ranitidina, 118*q*
Reação da caça, 425-426
Reação de hipersensibilidade do tipo 1, 115. *Ver também* Anafilaxia
Reações alérgicas. *Ver também* Anafilaxia
associada à transfusão, 470-471
história de, 3
Reações transfusionais hemolíticas agudas, 469-470
Reações transfusionais hemolíticas tardias, 471-472
Reações transfusionais não hemolíticas febris, 469-471
Reflexo vagal, 173
Região toracoabdominal, 95, 98-99
Regra canadense da coluna cervical (RCC), 105-106
Regra do 3-2-2, 545-546
Resposta imune
na anafilaxia, 115-117
na sepse, 71-73

Ressonância magnética (RM) em criança com claudicação, 351-352
indicações, 6
Ressuscitação líquida
na anafilaxia, 117-118, 118*q*
no choque hemorrágico, 87-89
no sangramento gastrintestinal, 385-386
para cetoacidose diabética, 64-67
para obstrução intestinal, 233
Retenção urinária, aguda
abordagem clínica, 253-258
apresentação clínica, 253-254
causas, 255*q*, 259
definição, 253
dicas clínicas, 259
exame físico, 256-255
medicações que causam, 257*q*
sintomas, 256
tratamento, 255-258, 259
RM. *Ver* Ressonância magnética
Rocurônio, 548-549, 547*q*
Ropivacaína, 139*q*
Rotavírus, 243-244
Ruptura de membrana timpânica, na lesão por relâmpago, 463-464
Ruptura de membranas prematura (RMP), 287-290
Ruptura de membranas pré-termo (RMPT), 287-290
Ruptura esofágica induzida por pressão, 513-514

S

Salicilato de bismuto, 242-243
Salmonella, 239*q*, 240-241
Salpingectomia, 276-277
Salpingostomia, 276-277
San Francisco *Syncope Rule* (SFSR), 177-180, 176*q*
Sangramento gastrintestinal
abordagem clínica, 383-386
apresentação clínica, 381-382
avaliação inicial, 382-384, 397-388
dicas clínicas, 397-388
etiologias, 383-384, 383*q*, 397-388
inferior, 384*f*
superior, 383*f*
tratamento, 385-388, 397
Sangramento uterino disfuncional
apresentação clínica, 497-498
avaliação inicial, 499-501
coagulopatia e, 503-504
diagnóstico diferencial, 501*q*
dicas clínicas, 504
etiologias, 501*q*
fisiopatologia, 500-502
tratamento, 501-503, 501*q*, 503-504
Saturação de oxigênio venoso central
SCA. *Ver* Síndrome coronariana aguda
($ScvO_2$), na sepse, 74-76
Sedativo-hipnóticos, 406*q*, 564-566
Seguimento trato GI superior-intestino delgado, 229
Sensibilidade ao movimento cervical, 263, 267
Sepse
apresentação clínica, 69-70, 72-74
avaliação, 73-77
complicações, 76-78
definição, 71
dicas clínicas, 79-80
fisiopatologia, 71-73, 72*q*
grave, 71
incidência, 70
na anemia falciforme, 415
tratamento, 74-80
Sequestro esplênico, 415, 416*q*, 418-419
Shigella, 239*q*, 240-241
Simpatomiméticos, 406*q*, 566-567
Sinais vitais, por faixa etária, 487*q*
Sinal de Westermark, 190-191, 194-195
Síncope
abordagem clínica, 173-179-180
apresentação clínica, 171-172
associada ao calor, 456*q*
definição, 172
diagnóstico, 175-177, 181-182
dicas clínicas, 181-182
etiologias, 173-175, 180-181
regras para decisão clínica, 176*q*
tratamento, 176-178, 177*f*, 181-182
Síncope cardíaca, 173. *Ver também* Síncope
Síncope por calor, 456*q*
Síncope reflexo-mediada, 173. *Ver também* Síncope
Síncope vasovagal, 173, 175-177. *Ver também* Síncope
Síndrome compartimental, 465-466
Síndrome coronariana aguda (SCA)
apresentação clínica, 29-30
avaliação, 31-34

achados de ECG, 31-32, 32*q*
história e achados físicos, 33*q*
definição, 31
dicas clínicas, 38
escore de risco TIMI, 34*q*
fatores de risco, 33*q*
fisiopatologia, 30-31
tratamento, 33-34-36-37, 35*q*
Síndrome da cauda equina, 367-369, 370*q*
Síndrome da disfunção de múltiplos órgãos (SDMO), 71, 77-78
Síndrome da resposta inflamatória sistêmica (SRIS), 70-71, 85-86
Síndrome da submersão, 439-440
Síndrome de Boerhaave
abordagem clínica, 508-514
apresentação clínica, 505-506, 513-514
avaliação, 507-509, 514-515
complicações, 508-509
definição, 507-508
diagnóstico diferencial, 506
dicas clínicas, 515-516
fisiopatologia, 507-508
tratamento, 508-509
Síndrome de Brown-Séquard, 111-112
Síndrome de Guillain-Barré, 272-273
Síndrome de Stevens-Johnson, 583-584, 586-587
Síndrome de Wolff-Parkinsons-White, 45*f*
Síndrome do desconforto respiratório agudo (SDRA), 76-77
Síndrome dos ovários policísticos (SOP), 501-502
Síndrome HELLP, 210
Síndrome torácica aguda, 414-416, 418, 417*q*, 418-419, 421
Síndrome toxicológia colinérgica, 565*q*, 567-569
Síndrome toxicológica hipnótico-sedativa, 564-566, 565*q*
Síndrome toxicológica simpatomimética, 565*q*, 566-567, 570
Síndrome vertebrobasilar, 161*q*
Síndromes medulares parciais, 105-106
Síndromes toxicológicas, 406*q*
antimuscarínica, 565*q*, 566-568
apresentação clínica, 559-561, 565*q*
colinérgica, 565q, 567-569
definição, 561-562
descontaminação na, 562-564
dicas clínicas, 570
eliminação na, 563-564
hipertensão na, 561-563
hipotensão na, 562-563
manejo da superdosagem na, 561-564
manejo de vias aéreas na, 561-562
opioide/opiáceo, 564-567, 565*q*
sedativo-hipnótica, 564-566, 565*q*
simpatomimética, 565*q*, 566-567
testes complementares, 563-566
tratamento de, 560-561, 565*q*, 566-569
Sinovite transitória, 347-349, 356-357
Sintomas de alerta, 368*q*
abordagem clínica, 369-371
apresentação clínica, 367-369
diagnóstico diferencial, 369, 370*q*
dicas clínicas, 372
etiologias, 370*q*
tratamento, 371
Solução de cristaloide, para choque hemorrágico, 87-88-89
Solução de problemas clínicos
avaliação e tratamento emergencial, 8*f*, 7, 9, 9*q*
avaliação da gravidade da doença, 9-9-11
estabelecimento do diagnóstico, 7, 9
monitoramento da resposta ao tratamento, 9-11
escolha do tratamento com base no estágio, 9-11
Somatização, 510-511
Staphylococcus aureus
na artrite séptica, 349-350
na diarreia, 239*q*, 240-241, 243-244
nas infecções de pele e tecido mole, 572
pneumonia causada por, 374*q*
Streptococcus pneumoniae
na anemia falciforme, 418-419
pneumonia causada por, 374*q*
Streptococcus pyogenes, 574-575
Sucção, 544-545
Succinilcolina, 548-549, 547*q*, 551-552
Sulfametoxazol-trimetoprim (SMX-TMP), 532-533, 533*q*
Sulfato de magnésio
para anafilaxia, 118*q*
para exacerbação da asma, 130
Sulfato de morfina
na crise falciforme, 419-420
na síndrome coronariana aguda, 33-34

Sumatriptano, 450-451
Superdosagem de ferro, 407*q*
Suturas, 138, 138*q*

T

Taenia solium, 329-330
Tamponamento cardíaco, 512-513
Taquicardia
  abordagem clínica, 257-58
  achados de ECG, 55, 56*f*, 57*q*, 59
  apresentação clínica, 255
  diagnóstico, 56, 58, 59
  dicas clínicas, 59-60
  fisiopatologia, 257
  frequência regular
  na embolia pulmonar, 188-189
  na hipotermia, 427-428
  nas reações transfusionais hemolíticas agudas, 469-470
  tratamento, 56, 58, 59
Taquicardia com frequência regular
  abordagem clínica, 257-58
  achados de ECG, 56*f*, 57*q*, 59
  apresentação clínica, 255-54
  diagnóstico, 257-56, 58-59
  dicas clínicas, 59-60
  fisiopatologia, 257
  tratamento, 56, 58-59
Taquicardia supraventricular (TSV), 257
Taquicardia ventricular (TV), 36-37, 37*q*, 257
Taquipneia
  na embolia pulmonar, 188-189
  nas reações transfusionais hemolíticas agudas, 469-470
TC. *Ver* Tomografia computadoriza da Celulite cultivável, 573-575
Tempestade tireóidea, 291-292, 295-296
Tênia de porco, 329-330
Teofilina, 410-411
Terapia auxiliar, 419-420
Terapia de oxigenação, para exacerbação da asma, 126-127
Terbutalina, 127-128-129
Termoplegia
  apresentação clínica, 453-456
  complicações, 456-457
  definição, 455-456
  diagnóstico, 455-456
  dicas clínicas, 458
  tratamento, 455-457
Termoplegia por esforço, 455-456
Termorregulação, 425-426. *Ver também* Hipotermia
Teste de antiglobulina direto, 469-470
Teste de *dipstick* de urina, 531-532
Teste de levantamento da perna estendida (LPE), 369-370
Teste de *log roll*, 350-351
Teste rápido de antígeno (TRA), 19-22, 21*f*
Teste rápido para vírus sincicial respiratório (RSV), 302-303
Testes complementares, no manejo da superdosagem, 563-566
Tétano, 137, 141-144
Tetanospasmina, 141-143
Tetracaína, 139*q*
Tiamina, 408*q*
Timolol, 308-309
Tioamidas, 290-291
Tiopental, 543, 547, 547*q*
Tiossulfato, 407*q*
Tomografia computadorizada (TC)
  angiografia com multidetectores, 190-191
  angiografia de alta resolução, 190-191
  angiografia pulmonar, 186-187
  indicações, na lesão por relâmpago, 460-461
  multidetector, 185-186-187
  na cefaleia, 446
  na cólica renal aguda, 249
  na convulsão, 326-327
  na dor abdominal, 218-219
  na hemorragia subaracnóidea, 449-450
  na meningite bacteriana, 318*q*
  na nefrolitíase, 249
  na obstrução intestinal, 228-229, 232-233
  na pancreatite aguda, 215-217, 213*q*
  nas emergências hipertensivas, 198
  no acidente vascular encefálico, 163-166
  no traumatismo penetrante, 97-98, 100-101
  venografia, 190-192
Toracotomia, ressuscitativa, 97-98
Tórax, 95
Torsão ovariana, 267
Torsão testicular
  apresentação clínica, 477-478, 479*q*, 482
  diagnóstico, 480-481

dicas clínicas, 483
tratamento, 479*q*, 481-482
Tosse
na crise falciforme, 414
na embolia pulmonar, 188-190
na pneumonia, 375-376
Toxicidade dos salicilatos, 563-566
Toxicidade por paracetamol, 563-564
apresentação clínica, 403-404
avaliação, 405-406, 408
complicações, 404
dicas clínicas, 411-412
fases clínicas, 405*q*, 407*f*
fisiopatologia, 405
tratamento, 406, 408-409
Transfusão de plaquetas, 472-473
Traumatismo
avaliação inicial, 82-85, 83*f*, 84*q*, 90-91
em crianças. *Ver* Crianças, traumatismo em
dicas clínicas, 90-91
em pacientes idosos, 491-494, 493*q*
facial, 137. *Ver também* Lacerações faciais
Choque hemorrágico
fechamento da ferida, 139
irrigação da ferida, 137
lacerações. *Ver* Lacerações
nos membros, 96*q*
pacientes, 106-108
penetrante
abdome anterior, 98-100
apresentação clínica, 93-94
avaliação inicial, 94, 95-97-98, 96*q*
complicações, 94
dicas clínicas, 101-102
toracoabdominal, 98-99
tratamento inicial, 96-98
Traumatismo abdominal, 96*q*, 98-99
Traumatismo facial, 137. *Ver também* Lacerações faciais
Traumatismo pélvico, 96*q*
Traumatismo torácico, 96*q*, 97-98
Tríade de Mackler, 507-508
Tromboembolia
definição, 41
fibrilação atrial, 42-43, 47-49, 48*q*
Tromboembolia venosa. *Ver* Trombose venosa profunda
Trombose venosa profunda (TVP), 194-195. *Ver também* Embolia pulmonar
definição, 185
diagnóstico, 186-187, 187*f*, 193-194
fatores de risco, 187*q*
Tubo de Sengstaken-Blakemore, 385-386
Tumor cerebral, 448*q*, 449*q*, 450-451
Tumor testicular, 479*q*, 482
TVP. *Ver* Trombose venosa profunda

U

Úlcera corneal, 309-311
Úlcera péptica, 383*q*, 397-388, 510-511
Úlceras de estresse, 463-464
Ultrassonografia
dupla venosa, 185
em criança com claudicação, 351-353, 352*f*
indicações, 7, 9
para infecções de pele e tecido mole, 573-575
para sepse, 75-76
pélvica, 211-212
transvaginal, 277-278
Ultrassonografia dupla venosa, 185, 186-187, 193-194
Uretrite, 529-530
Urgência hipertensiva, 199, 200, 204
Uveíte anterior, 310-311, 313-314

V

Vancomicina, 318*q*
Varfarina
na fibrilação atrial crônica, 48*q*
na fibrilação atrial, 47-48
para trombose venosa profunda/embolia pulmonar, 188*q*
pré-cardioversão, 45-46, 46*q*
Varizes, 385-386, 383*q*
Varizes esofágicas, 383*q*
Varizes gástricas, 383*q*
Varredura de perfusão e ventilação (V/Q), 185-187, 190-191
Varredura de ventilação e perfusão (V/Q), 185-187, 190-191
Varredura óssea, numa criança com claudicação, 351-352
Vasopressina, 385-386
Vecurônio, 547*q*
Veneno, 151, 153-154
Ventilação de pressão positiva não invasiva (VPPNI), 440-441

na insuficiência respiratória, 544-545
para exacerbação da asma, 131-132
para insuficiência cardíaca, 393-394
Verapamil, 45*q*
Vernakalant, 47*q*
Vias aéreas nasofaríngeas, 544-545
Vias aéreas orofaríngeas, 544-545
Vibrio cholerae, 239*q*, 243-244
Vitamina K, 385-386, 411-412
Vitamina K_1, 408*q*
Vítima de submersão, 439-440
Volume expiratório forçado (FEV_1), 286-287
Volume ventricular diastólico final esquerdo, 87-88
Vômito, na obstrução intestinal, 230-231

X

Xantocromia, 449-450, 452

Y

Yersinia enterocolitica, 472-473

Z

Ziprasidona, 556-557